**"十四五"职业教育国家规划教材**

供高职高专护理类专业使用

# 内 科 护 理

## （第三版）

主 编 张小来

副主编 张文娟　王荷菱　王凤华　朋彩虹　刘文慧

编 者（按姓氏汉语拼音排序）

代木花（曲靖医学高等专科学校）

方　欣（安徽医学高等专科学校）

黄　萍（湖北三峡职业技术学院第一临床医学院）

刘文慧（河套大学医学院）

陆一春（淮阴卫生高等职业技术学校）

朋彩虹（安徽医学高等专科学校）

王凤华（聊城职业技术学院）

王荷菱（贵阳护理职业学院）

王　静（湖北三峡职业技术学院第一临床医学院）

杨晓娟（安徽医学高等专科学校）

杨玉琴（江西医学高等专科学校）

张文娟（遵义医药高等专科学校附属医院）

张小来（安徽医学高等专科学校）

赵立波（承德护理职业学院）

绘 图 朱 彧

科学出版社

北 京

# 内 容 简 介

本教材是"十四五"职业教育国家规划教材,是国家精品课程主讲教材,是国家级精品资源共享课程的配套教材。

本教材特色为:①贴近临床护理岗位工作过程:重点疾病附有"典型工作任务"、"护理工作过程"。②理论与实践有机对接:在"治疗及其相关护理"后面附有"临床医嘱单";在"诊断要点"后面附有"情境"、"诊断分析"。③为"教学做"一体化创造条件:与配套教材《内科护理实训指导》联合,实现了边讲边做边练习。④根据学生认知特点安排教材内容:尽量用图片、图表展示教学内容,使繁杂内容简洁明了;类似疾病配有"疾病鉴别"。⑤融入护理职业标准:根据《临床护理实践指南(2011版)》及"全国护士执业考试大纲"要求组织编写。

本教材在编写时力求科学化、临床化、人文化、创新化,不仅适用于高职高专护理教学、学生自学,也可作为临床护理工作者的参考用书。

**图书在版编目(CIP)数据**

内科护理 / 张小来主编 . —3 版 . —北京:科学出版社 . 2015.1
"十四五"职业教育国家规划教材
ISBN 978-7-03-040513-5

Ⅰ. 内… Ⅱ. 张… Ⅲ. 内科学-护理学-高等职业教育-教材 Ⅳ. R473.5

中国版本图书馆 CIP 数据核字(2014)第 085725 号

责任编辑:许贵强 张 艳 / 责任校对:郑金红
责任印制:赵 博 / 封面设计:范璧合

**科 学 出 版 社** 出版
北京东黄城根北街 16 号
邮政编码:100717
http://www.sciencep.com

保定市中画美凯印刷有限公司印刷
科学出版社发行 各地新华书店经销

\*

2011 年 2 月第 一 版 开本:787×1092 1/16
2015 年 1 月第 三 版 印张:30
2025 年 2 月第二十次印刷 字数:721 000
**定价:85.80 元**
(如有印装质量问题,我社负责调换)

# 前　言

党的二十大报告指出："培养造就大批德才兼备的高素质人才，是国家和民族长远发展大计。"教材是教学内容的重要载体，是教学的重要依据、培养人才的重要保障。本教材的编写旨在贯彻党的二十大报告精神和党的教育方针，落实立德树人根本任务，坚持为党育人、为国育才。

本教材主编是 2010 年国家级精品课程、2013 年国家级精品资源共享课程（立项）《内科护理技术》的主持人，本教材是该精品课程的主教材。

本教材自 2007 年出版以来，以其别具一格的临床案例为特色，深受广大师生及临床护理人员的喜爱，但仍有缺憾，如对护理工作过程突出不够、护理技能偏少、不能充分体现"教学做"一体化的精神等。为此，我们在前面两版的基础上对本教材做了进一步的改进。

1. 将"护理工作过程"纳入教材　使学生知道如何将理论知识应用于临床，知道遇到此类病人应该做哪些护理工作，以及护理工作的先后顺序等。

2. 将"临床医嘱单"纳入教材　围绕"医嘱单"说明"医嘱思路及处理方法"，进一步帮助学生理解本病治疗要点，同时又使学生掌握了处理医嘱、配合治疗的技能。将治疗要点和相应护理措施融为一体，避免内容重复。

3. 边讲边做边练　本教材打破集中训练的惯例，与配套教材《内科护理实训指导》相结合，将各项实训穿插在整个教材之中，即"授课和训练同步进行"，为开展"教学做"一体化教学创造了条件。

4. 围绕情境进行诊断分析　培养学生的临床思维能力。

5. 根据学生认知特点安排教材内容　本教材注重用深入浅出的语言介绍理论知识，用图片、图表使繁杂的内容简洁明了，对一些类似疾病配有"疾病鉴别"，帮助学生迅速掌握疾病的特征、要点，便于学生自学、记忆。

6. 融入职业标准　本教材涵盖了《2014 年全国护士执业资格考试大纲》中所涉及的内科疾病，且在配套教材《内科护理实训指导》中设有与护士执业资格考试内容、题型配套的"练习题"及答案。

本教材在编写过程中力求准确、清楚、严谨做到层次分明、重点突出、逻辑性强、实用性强、临床性强，并且能够反映临床最新进展，同时将人文素质教育、创新思维训练和实践能力培养贯穿其中。本教材不仅适用于高职高专护理教学，也是临床护理人员自学、参考用书。

本教材编委来自全国各地 8 所高等院校、2 家医院，均是长期工作在内科护理教学一线的教师，其中 4 人是或曾是长期从事临床护理工作的护士长或医院副院长。安徽省立医院、安徽医科大学第一附属医院、合肥市第一人民医院的多位临床护理专家及临床医生对本教材进行了认真的审核,在此一并表示感谢。

由于编写时间短促,编者水平有限,书中难免有不尽完善之处,祈盼广大读者不吝指正。

张小来

2023 年 5 月

# 目　　录

# 第1章

# 绪　　论

**学习目标**

1. 能说出内科护理的课程目标、教学设计要点。
2. 知道内科护理的临床思维程序及内科护士角色功能。
3. 能记住内科护理常规包括哪些内容。
4. 能描述内科疾病分期护理异同点。能对内科病人进行心理护理。

## 一、内科护理的教学内容与方法

**1. 护理专业人才培养目标**　培养德智体全面发展、能适应各级各类医疗卫生机构需要的高素质技能型护理专业人才。

**2. 护理专业课程体系的构建**　见图1-1-1。

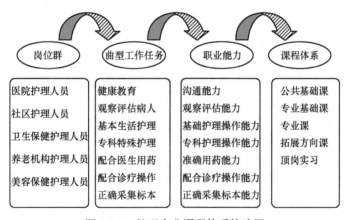

图1-1-1　护理专业课程体系构建图

**3. 内科护理课程定位**

（1）内科护理属于专业课程:是护理专业课程体系中的一个重要学习领域,是高职高专护理专业的核心课程,是专业技术课程,是以能力培养为主的理论与实践相结合的课程,对护理专业学生的综合职业能力培养起着重要的支撑作用,是实现护理专业培养目标的必修课程。

（2）内科护理课程与前后课程的关系:公共基础课→专业基础课→专业课(包括内科护理的及其他专业课)→专业拓展课→顶岗实习。

**4. 内科护理课程目标**　围绕护理专业人才培养目标,结合临床内科护理工作岗位要求、护士执业资格考试有关内科护理方面知识点及《内科护理》课程教学特点,与临床内科护理专家共同论证、确定高职护理专业内科护理课程目标为以下几点。

（1）素质目标:培养学生高度的责任心、同情心、爱心,良好的职业道德和敬业精神,勇于探索、自强不息的精神。

（2）能力目标:培养学生观察、判断病情变化的能力,配合医生进行诊疗操作的能力,配合医生合理用药的能力,对内科疾病实施护理的能力,进行健康教育的能力。

（3）知识目标:帮助学生掌握常见内科疾病的临床表现、护理措施,熟悉常见内科疾病的诊疗要点,了解常见内科疾病的病因、发病机制及主要辅助检查项目的临床意义。

**5. 内科护理课程作用** ①不论是在医院还是社区,内科疾病均是常见疾病。②临床内科护理工作岗位是护理专业学生就业的主要岗位之一。③内科护理知识占护士执业资格考试内容的30%~40%。④内科护理教学过程是渗透职业道德教育、加强学生人文修养、培养学生创新意识的过程。⑤内科护理教学过程也是理论与实践、教学与临床有机融合的过程。所以,内科护理课程是护理人员必须掌握的重要内容;对护理专业学生的综合职业能力发展和职业素养的养成起到了重要的支撑作用;是公共基础课、专业基础课等前导课程的依据;并与其他专业课程相平行并密切相关;是后续专业拓展课、顶岗实习的基础。

**6. 内科护理教学设计**

（1）职业化:内科护理教学设计职业化体现在基于护理岗位工作过程进行教学。教师根据临床护理岗位工作过程,以常见疾病护理为学习情境,按三大模块组织教学。模块一:入院护理。接待病人,评估病人一般情况及病情,及时执行医嘱。模块二:住院护理。制定护理计划、实施护理措施、进行健康教育。模块三:出院护理。评价病情转归,并进行相应的出院指导。

（2）实践化:内科护理教学设计包括以下实践能力培养。①护理技能仿真、实训:主要是基础护理技能、健康评估技能、专科护理技能。②临床见习:见习前告之见习目的和任务,见习后开展护理综合实训。③顶岗实习:在临床真实的环境、条件下得到真实的训练。④相关能力培养:开展各种社会实践活动、各类技能比赛、小发明展览等。

（3）情境化:以案例为载体,设计"学习情境"方案。基于内科护理职业岗位的工作过程,将每一情境按入院、住院、出院护理三大模块进行仿真教学,开展理论实践一体化的"学习情境"模拟训练,提高学生的临床护理技能,加强学生的护理职业素养。

（4）开放化:自2003年以来,我国已有多门内科护理的国家级、省级、校级精品课程资源上网,包括教学大纲、教学计划、授课教案、多媒体教学课件、教学录像、案例视频、综合实验指导、在线练习、在线测试等资料,丰富了教学资源,实现了资源共享,为学生自主学习搭建了平台。

此外,在教学设计中还要特别注意:①内科护理的学习情境是平行、包容的。②按人体系统设计内科疾病护理授课内容。国内多数综合性医院内科科室设置和全国护士执业资格考试大纲都是按人体系统划分的。按人体系统设计内科疾病护理课程,不仅条理清晰,便于知识技能的复制、迁移、创新,还有利于学生迅速适应临床,有利于学生顺利通过护士执业资格考试,尤其适合初学者学习。

**7. 教学内容组织形式与传统形式比较** 传统教学内容组织形式是按学科知识过程进行的,如病因、发病机制、临床表现等,本教材打破传统的教学内容组织形式,按照临床护理工作过程:入院、住院、出院护理三大模块组织教学,缩短了课堂教学与临床护理工作的差距。让学生在校学习过程中就开始知道临床做什么,怎么做,见图1-1-2。

**8. 教学内容组织形式的具体实施** 内科护理教学内容的组织安排是根据"工学结合"的思想,按照临床内科护理工作任务及工作过程进行整合和序化的,以案例为载体,将常见内科疾病护理设计成教学情境,理论实践交融,教学做一体化,教师根据临床护理工作过程进行仿真教学,学生进行模拟训练,边教、边做、边学。教学中始终贯穿着素质培养,见图1-1-3。

## 二、 内科护理的思维方法

内科护理是一门实践性、专业性很强的课程,应以医学理论知识为指导,结合病人临床情况进行

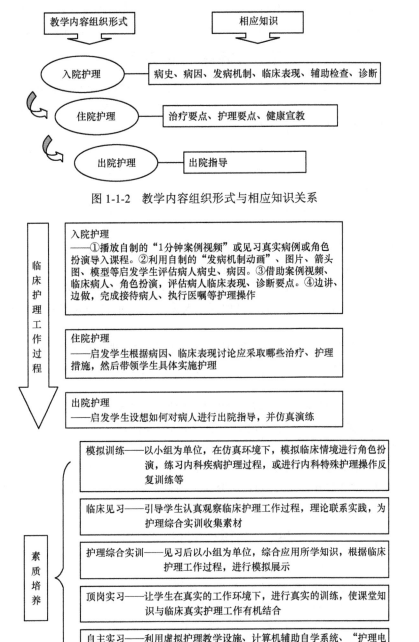

图 1-1-2 教学内容组织形式与相应知识关系

图 1-1-3 教学内容的组织与安排

综合分析、逻辑推理。内科护理思维程序为:根据病因(了解病史)、发病机制(应用医学基础知识)、临床表现(观察、评估病人)、辅助检查等错综复杂的线索→判断病情(借鉴医疗诊断),提出护理问题→找出首优问题→选择处理方法(配合治疗及其他护理措施等)。

内科护理思维方法是临床护理人员的基本功,但非一日之功,需要护生在学习过程中勤于思考、努力探索,在实践过程中善于观察、不断总结,尤其要注意多请教临床医务人员(包括护士、医生、医技人员等),注意在护理实践中综合应用各方面知识,注意不断地学习,不断地提高临床护理水平。

# 三、 内科护士的角色

**1. 照顾者** 做好照顾者首先要对病人充满爱心、同情心,要具备耐心、细心的基本素质,具有扎实的理论基础和精湛的操作技能。要注意根据病人的病情及对护理的需求,灵活采取护理措施,最大程度的提高病人自我照顾的能力。

**2. 协作者** 注意与医师、护士、营养师、康复治疗师、心理治疗师、社会工作者、家属的协作与配合,使各种治疗方案及护理计划得以顺利进行。要求护理人员不仅要有广博的知识,还要有灵活的沟通能力和团队精神。

**3. 教育者** 要使教育行之有效,护理人员要首先注意对受教育者进行评估,根据不同的需求及学习能力因材施教。常见护理教育对象及内容:①对住院病人进行健康教育、出院指导。②对慢性病人群进行干预、管理,指导人们如何自我保健护理,如何识别病情变化,如何及时就诊,如何现场急救等。③对护生、低年资护士、辅助护理人员进行教育。

**4. 代言者** 尊重和维护病人或家属的知情权,代替病人或家属向其他医务人员询问疑虑,表达意见,帮助他们了解有关信息,协助他们与其他医务人员进行沟通,使病人或家属能在知情情况下做出选择和决策。

**5. 管理者** 内科疾病医嘱量大、用药多、检查项目繁杂,对护理人员的综合管理能力要求较高。护理人员应具有合理的组织、协调与控制能力,对时间、空间、人员、资源进行合理的分配利用,提高工作效率,使护理对象得到优质服务。

**6. 计划者** ①入院时:评估病人自我照顾能力,主要照顾者是否有能力于出院后继续照顾病人等,初步制订出院后的护理计划及住院期间的相应培训指导计划。②住院期间:具体指导、教育病人,指导主要照顾者如何护理病人。③出院时:进一步完善出院护理计划。

**7. 研究者** 内科护理是一门实践性与科学性相结合的学科。要求护理人员具有敏锐的观察能力、周密的思考能力、冷静的分析能力,通过研究验证内科护理中的科学规律,总结经验并使之升华为科学理论。

# 四、 内科一般护理常规

内科一般护理常规简称内科护理常规,是内科长期医嘱单中必备医嘱,主要包括以下内容:

**1. 病室环境良好** 病室整洁、安静、舒适,空气新鲜,光线充足,室温恒定。

**2. 热情接待病人** ①根据病情安排床位,如危重者应安置在抢救室或监护室。②根据病情准备床单位,必要时配置橡胶中单和中单。③及时通知医生,准确执行医嘱。

**3. 卧位正确、舒适** 根据不同病情、不同疾病采取不同卧位。危重病人及特殊诊治需要的病人绝对卧床休息,病情较轻者可适当活动,呼吸困难、心力衰竭等病人取半坐卧位、端坐位,休克病人取中凹位。

**4. 必要时吸氧、吸痰、建立静脉通道。**

**5. 监测生命体征** 对新入院病人立即测体温、心率/脉搏、呼吸、血压、体重。对病情稳定病人每日下午测体温、脉搏、呼吸各一次,体温超过 37.5℃以上或危重病人,每 4~6 小时测 1 次,体温较高或波动较大者,随时测量。

**6. 留取标本** 入院 24 小时内留取大便、小便、血常规标本。做好其他标本的采集和及时送验工作。

**7. 及时准确地执行医嘱** 科学地配合用药,敏锐地观察药物疗效。

8. **进行入院指导** 护士自我介绍,介绍环境,介绍病人权益及应注意的事项。若病人病情较重,此项护理可以等病情稳定后再进行。

9. **填写有关入院表格、卡片** 收集资料,书写护理病历首页,制订护理计划。

10. **严密观察病情** 观察病人的生命体征及其他临床表现,观察治疗效果及药物的不良反应等。必要时观察神志、瞳孔、分泌物、排泄物、化验结果等,准确记录出入量,如果发现异常,立即通知医师。

11. **饮食护理** 按医嘱根据不同病情选择不同的饮食,并做好饮食标记。

12. **心理护理** 严格执行保护性医疗制度,帮助病人克服各种不良情绪的影响,积极配合治疗。

13. **认真做好基础护理、内科专科护理工作。**

14. **执行交接班制度** 书面交班和床头交班相结合,班班交接。

15. **根据内科疾病特点备好抢救物品** 如氧气、吸引器、气管插管物品、开口器、呼吸机、心电监护仪、心电图机、除颤器、三腔二囊管、静脉穿刺用物、呼吸兴奋药、抗心律失常药、强心药、升压药、止血药等,并积极参加抢救工作。

16. **病人出院前,做好出院指导。**

# 五、内科病人心理护理

(一)内科病人的心理特点

**1. 门诊内科病人的心理反应**

(1)急诊病人:起病急,有强烈的求医心理。常表现为焦虑、恐惧。

(2)慢诊病人:长期受病痛折磨,疗效甚微。常表现为焦虑、怀疑、思想负担较重,不易接受医护人员的解释。

(3)普通病人:起病时间短,病情轻,情绪较稳定、理智。常表现为求医择优、审慎等。

**2. 住院内科病人的心理反应**

(1)陌生、不适应:不熟悉医院的环境,对检查、治疗、护理、饮食、睡眠以及病友感到不适应。

(2)思想负担重:内科病人不仅遭受疾病折磨,还承受着巨大的精神压力。不少患内科疾病的病人病情比较复杂,有的疾病长期诊断不明,有的疾病需要反复进行各种检查,有的疾病可能会造成全身各系统不同程度地损害。此时,病人往往渴望能对疾病的病因、治疗、转归、预后有所了解,但常得不到满意地答复,以致背上沉重的思想包袱。

(3)焦虑、恐惧:与所患疾病病因不明、病人对疾病诊断毫无准备、惧怕检查、担心治疗对机体有一定影响以及医院环境的不良刺激有关。常表现为反复询问病情,对诊断半信半疑,注意力不集中,坐卧不安,食不甘味,夜不入眠,甚至哭泣、颤抖、心悸、呼吸加快等。

(4)烦恼、抑郁:多在长期住院、病情经久不愈的病人中出现。常表现为情绪低落,忧心忡忡,不愿活动,交往减少,沉默寡言等。

(5)悲观、绝望:与有些慢性疾病常反复发作、有些疾病至今尚无特效疗法、有些病人对治疗期望值过高等有关。常表现为消极怀疑、失去信心、不配合检查、抗药拒治,甚至产生轻生念头。

(6)依赖、自持:久病体弱、生活自理能力下降的病人易对医护人员产生依赖感,常表现为不能主动配合治疗、护理、康复等。有的病人道听途说,盲目自信,随意停药,拒绝检查,对诊断、治疗、护理指手画脚,自作主张,甚至提出一些毫无科学道理的要求。

(7)心理矛盾突出:有些内科病病程较长,经久不愈,易涉及经济问题、生活自理问题、生活习惯问题、社会交往问题、个人就业问题以及家庭问题等,导致病人心理矛盾重重,影响疾病康复。

(二)内科心理护理常用措施

**1. 主动热情的接待病人** 对于前来诊治的门诊病人要主动迎向前去,关切的询问。若是急诊病人要迅速配合医生采取紧急医疗措施。对于病人和家属的要求尽量满足,若暂时不能满足,也不可简单拒绝,要有礼貌地耐心解释。使病人及家属产生安全感、信任感。

**2. 理解、同情病人**

(1) 鼓励病人倾诉:耐心倾听病人的诉说,并做出善意的反应,如同情地说"我能理解……"等。也可以利用问卷、无记名提意见等方式鼓励病人把压在心里的想法尽量倾诉出来。

(2) 密切观察病人情绪和行为变化:了解病人心理需要,采取相应的心理护理措施,如简要介绍病人所患疾病知识,参与诊治的医务人员的业务水平等。

(3) 尊重关心病人:做到热情、礼貌、真诚地对待病人,尽量为病人解决一些实际困难,使病人备感亲切,消除陌生、恐惧感,增加信任感。

**3. 做好说明、解释工作** 诊疗护理前向病人及其家属进行耐心地说明和解释,取得他们的理解、信任和配合。对期望值过高的病人,要通过说服、解释使病人明白治疗需要一个循序渐进的过程,不能急于求成。

**4. 安慰、开导病人** 对沮丧、有绝望心理的病人,应多关心、体贴、安慰、鼓励,启发他接受现实,以积极的态度和行为面对疾病,如介绍其他病人战胜疾病的事例,暗示病人"你看起来好些了"等,树立病人与疾病斗争的信心,引导病人产生愉悦的正性情绪,以利于康复。

**5. 缓解病人心理压力** 对心理压力比较大的病人,尤其是多因素造成身心疾病的病人,要帮助其寻找心理疏泄途径,如耐心倾听病人诉说,病人哭泣时给予安抚等,使病人产生满足感、被尊重感、被理解感,摆脱心理障碍,保持生理、心理平衡状态。也可利用听音乐、看电视、读书报、听广播、散步等方式转移病人的注意力,减少不良情绪。

**6. 加强健康教育** 对盲目自信、产生否认心理的病人,应加强健康教育,提高病人对疾病的正确认识,使其积极主动地配合诊治。对能进行合作的病人,可以指导病人有意识地放松神经、肌肉,指导其深慢呼吸,学会自我调节情绪。对神志清楚的病人可以告知有关疾病常识及自我保健措施,帮助病人消除焦急、忧虑情绪。

**7. 激励、支持病人** 对有依赖心理的病人,在给予必要的合理照顾的同时,可采用语言激励、暗示、行动支持等手段,消除病人疑虑,鼓励病人进行自我锻炼,增强自理能力。帮助病人争取家属、亲朋好友、同事、单位、社会及组织的关爱和支持,增加病人战胜疾病的信心。

# 六、 内科疾病的分期护理

**(一) 急性期病人的护理**

**1. 急性期特点** 起病急骤,病势凶猛,进展迅速,自觉症状明显,如发热、疼痛、呼吸困难等。若诊断正确,抢救及时,治疗护理得当,病程可以迅速缩短,较快痊愈。反之,病情恶化、死亡,或病程迁延,转为慢性疾病,甚至留下残疾。急性期病人及家属面对突如其来的病痛和陌生的医疗环境及医务人员,往往缺乏思想准备,容易产生急躁情绪,导致医患纠纷发生。

**2. 护理措施**

(1) 消除不良心理反应:在护理过程中认真倾听病人主诉,针对病人不同个人背景,选择简短、关切的语言予以解释和安慰,不与病人及家属发生争执。护理技术操作动作准确、快捷、熟练、轻柔,消除病人及家属的疑虑,增加安全感。在进行每项医疗检查和护理操作前,均需向病人说明、解释,以取得理解、合作。

(2) 加强病情观察:急性期病人的病情变化较快,必须加强观察和记录。观察生命体征、临床表现、神志、尿量、饮食、睡眠等情况,注意疗效和不良反应,及时掌握病情变化信息,随时与医生保持联系。

(3) 疾病护理:根据病人存在的护理问题,迅速采取相应的护理措施。如高热给予降温护理、口腔护理、补充液体等,呼吸困难给予半坐卧位、吸氧等。

（4）加强营养:根据疾病及病情需要,鼓励病人进餐、饮水,以保证各种营养物质和液体的全面摄入,增强机体抗病能力。

（5）宣传卫生保健知识:选择适当的时间,根据病人的具体情况,酌情对病人进行健康知识的宣传教育。

**（二）慢性期病人的护理**

**1. 慢性期特点** 慢性期指病程长达 3 个月以上,一般不能完全康复者。由于病程较长,病情反反复复、疗效欠佳、身体不能及时康复,给病人带来了许多躯体和精神上的痛苦及巨大的经济负担,病人常表现出焦虑、抑郁、易怒等严重心理问题。

**2. 护理措施**

（1）心理护理:对于病人的机体痛苦和悲观失落感,应予以理解和同情,帮助病人提高对自身疾病的认识和适应能力。耐心倾听病人叙述烦恼,鼓励病人疏泄郁闷,给予心理抚慰,使病人认识到,即使目前不能彻底治愈,但只要掌握发病规律,与医务人员密切配合,坚持治疗,适当锻炼,参加力所能及的社会活动,病情是可以得到适当缓解的。

（2）对症护理:①对长期卧床的病人,应积极实施饮食护理、用药护理、活动护理等,消除病人不适,防止病情加重。②对能起床的病人,鼓励他们离床活动,根据实际情况进行积极训练,调节机体功能,促进康复。③对长期消耗和食欲不振的病人,要注意补充营养。④对长期用药的病人,要了解用药的种类、名称、剂量,注意观察用药后的不良反应,以便及时处理。指导病人不要随便改变和增减用药的种类和剂量。

（3）帮助病人提高适应能力:①积极为缓解期病人创造重归社会和家庭的条件,如在饮食、休息、用药、活动等方面的自理能力训练等。②指导病人积极安全的自我锻炼,增强体质,预防疾病复发,达到长期缓解的目的。

（4）健康教育:有计划地进行健康教育,使病人熟悉自身疾病发生、发展过程,知道如何自我护理、减轻病痛、避免诱因、预防并发症以及如何防止疾病复发。鼓励病人积极参加力所能及的社会工作、活动,提高生活质量。

**（三）危重期病人的护理**

**1. 危重期特点** 危重病人病情重笃,身体虚弱,常有神志改变和大小便失禁,病情变化迅速,有随时危及生命的危险。面对"死亡的威胁"神志清楚的病人常预感不测,十分惊恐,求治心切,往往视医务人员是求生的希望,是他最需要、最可信赖的人。此时,生存需要、安全需要是病人最重要的心理需求。

**2. 护理措施**

（1）减轻病人心理压力:做到抢救工作忙而不乱,动作敏捷、轻巧,用行动增加病人的安全感。守护在病床旁边,减轻或消除病人心理恐惧和孤独感。低声细语地安慰是病人最好的精神支持,有利于提高抢救成功率。

（2）全力以赴抢救病人:危重病人监测护理技术复杂多样,对护理工作质量要求较高。护理人员必须熟悉有关仪器设备的性能、操作程序、各种监测项目的数据分析和化验指标的临床意义。做到连续、准确地监测和观察病情,搜集、记录各项数据、资料。严防差错、事故发生,减少并发症。及时、准确地配合抢救工作,确保抢救顺利进行,取得最佳护理效果。

（3）做好基础护理:①尽量减轻病人不适和痛苦,如避免声、光和寒冷刺激,给予按摩肢体,协助排便,保持床褥清洁、舒适等。②注意室内空气和器械用具消毒,遵守无菌操作规程,谨防交叉感染和并发症。对大量使用广谱抗生素病人要防止真菌感染。③针对病情给予对症护理,如适当体位、排痰、吸氧、促进排泄等。减轻机体各脏器负荷,维护脏器正常功能。

(4) 加强营养:重症病人机体常处在应激状态下,代谢亢进,消耗较大,必须及时补充所耗能量,防止负氮平衡和病情恶化。对不能进食者尽量以鼻饲代替胃肠外营养,并注意维持水、电解质、酸碱平衡。

### (四)康复期病人的护理

**1. 康复期特点** 康复期护理质量决定了病人病愈后机体整体功能水平状况。良好的康复护理,有利于急性病痊愈、慢性病缓解、残疾部位功能获得改善。此期病人病情虽然比较稳定,但心情并不平静,尤其是慢性病和残疾者,常因个人前途和家庭生活等方面的问题而消极、焦虑、抑郁。

**2. 护理措施**

(1) 协助病人恢复心理平衡:同情病人,帮助他们正视现实,建立带病延年的观点。帮助急性病康复期病人克服过于急躁或过于小心谨慎两种不良心态,指导病人逐渐恢复体力活动。帮助慢性病人及有残疾者解除消极的思想顾虑,树立坚持到底、有朝一日各方面功能均会有所恢复的信念。

(2) 协助病人恢复机体功能:注意与其他医务人员(康复医生、心理治疗师、矫形支具装配师等)分工合作,按不同病情和对象,具体指导病人康复锻炼的项目、强度、次数和时间。在康复过程中要密切观察病情变化情况,防止因操之过急使病情恶化或发生并发症。根据病人情况适时调整康复计划。

(3) 帮助病人重归社会与家庭:注意训练病人掌握维持基本生活所必需的活动,如呼吸、饮食、排泄、独处、社交、工作、休息、安全、卫生、娱乐等,提高病人适应环境、适应社会的能力,使其重新恢复"自主"生活,融入家庭,走向社会。

(4) 培养病人康复保健的意识:向病人说明疾病发生之时,即康复开始之日,告知病人康复护理的早迟及持续时间与疾病预后密切相关的道理,调动病人参与康复训练的主动性、积极性。帮助病人制订适宜的自我锻炼计划及合理的饮食搭配,鼓励他们持之以恒,自觉坚持锻炼,促使疾病早日康复。

### (五)老年病人护理

**1. 老年病人的特点** 65岁以上的病人称老年病人。老年病人因体内各脏器以及神经系统的功能衰退,机体免疫能力、代偿能力减低,常有多种疾病并存。老年人记忆力减退,活动范围缩小,社会地位改变,可产生各种不良心理反应,如怀旧沮丧,孤僻抑郁,烦躁易怒,自卑固执等。

**2. 护理措施**

(1) 心理护理:帮助老年人正确认识自身衰老变化,树立良好的生活态度,提高生活能力和社会适应能力。尊重关心老年人,待老年人要主动、热情,了解他们心目中所悬念和期待的问题,并尽量帮助解决。重视老年病人的主诉和轻微的症状变化,要耐心地、不厌其烦地多加解释,多予安慰,并注意沟通方式。消除老年病人对独立能力下降的不安和疑虑,在力所能及的前提下,放手让老年人自己管理生活,提高生活自理能力。由于老年人反应迟钝,行动不灵活,在护理过程中还应适当减慢速度,让老年病人有充分的时间穿衣、进餐、沐浴和回答问题,以维护老年人的自尊和自信。

(2) 保证生理需要

1) 合理营养:老年人需要热量随年龄增加而减少,但对钙、铁等矿物质及维生素需要量则随年龄增长而应增加。老年人一般每日需要总热量1500~2000kcal。①蛋白质:占10%~15%,一般每日每千克体重1.0~1.2g,以鱼类、豆类为主,但不宜摄入过多蛋白质,不宜多食蛋类、动物内脏等,以免增加肾脏负担,增加血胆固醇。②碳水化合物:占60%~70%,可适量选择一些含有果糖的食物,如蜂蜜等。对于有糖尿病、冠心病、肥胖的老年人应限制糖类摄入。③脂肪:占20%~25%,每日摄入脂肪量以50g为宜。以富含不饱和脂肪酸的植物油为主。④钙、铁、维生素:多食新鲜水果和蔬菜,补充钙、铁、维生素。我国营养学会建议老年人每日钙的供给量为800mg。⑤适当控制钠盐摄入。

⑥水分:摄取足量水分,一般每日 1500~2000ml。⑦少食多餐:不宜多吃零食。

2)充足睡眠:早睡早起,保证每日有 6 小时夜间睡眠和 1 小时午睡。睡前忌饮咖啡、浓茶,但可食少量点心和热牛奶,以助入眠。入睡时避免声、光和寒冷等不利因素的刺激。

3)适当活动:帮助老年人克服不爱运动的习惯。对于卧床老人要经常帮助翻身、按摩、活动四肢,指导其做深呼吸运动,防止肢体废用萎缩,增加肺活量,促进胃肠蠕动,有助消化,减少便秘。对于能下床活动的老年人,鼓励其每天运动 1~2 次,每次 30 分钟为宜,每日运动累及时间不超过 2 小时,运动后适宜心率(次/分)= 170-年龄。运动时不宜动作过猛、过急,注意安全问题。

4)促进排泄:指导老年人平时多吃含粗纤维的食物,多饮水,多活动,少平卧,经常有规律地按摩腹部等。养成定时如厕、规律排便的好习惯。尽量不用导泻药,以免药物导致胃肠功能紊乱,反而加重便秘。

5)减轻疼痛:可采取交流、按摩、放松治疗、音乐治疗、遵医嘱药物治疗等方法,减轻或消除疼痛,避免疼痛带来的身体不适、心理焦虑等不良后果。

(3)满足安全需要:老年人活动区域应有照明,地面平坦、不滑,楼梯、卫生间均有扶手,以防跌倒。进食速度不宜过快,以防哽咽。洗澡不必过勤,水温不宜过高,以 35~40℃为宜,洗澡时间不宜超过 20 分钟,以防烫伤或晕倒,提倡坐式淋浴。大小便宜用坐式便器,以防下蹲过久引起一过性脑缺血。用降压药的老人,在改变体位时动作要慢,尤其起床时要缓慢坐起,以防直立性低血压。

(4)口腔、皮肤护理:老年人常因齿龈萎缩,牙齿脱落,胃酸和消化酶分泌减少而影响口腔卫生,需饭后漱口,早晚清洁口腔 2 次,防止口腔黏膜溃烂、感染。老年人皮肤干燥角化易裂,可涂油脂保护。内衣以全棉、柔软、弹性较好的布料为宜,减少对皮肤的刺激。由于老年人皮下脂肪缺乏、血液循环缓慢、御寒及抵抗力降低、感觉迟钝,应注意加强保暖,避免软组织长期受压。

(5)用药监护:由于老年人胃肠道、肝、肾功能发生退行性改变,对药物耐受性差,易出现药物不良反应,加重肝肾功能损害,应适当减少用药剂量和种类。避免长期使用半衰期较长的药物,防止蓄积中毒。由于记忆力、视力、听力减退,老年人易出现漏服、误服药物的情况,要注意给予详细、具体的用药指导,督促按时服药。用药期间需细心观察疗效,重视病人及照顾者的主诉。一旦发现药物不良反应,立即通知医生,并进行必要的处理。静脉输入给药时,要注意控制滴注速度。口服用药要注意不同药物的服药时间要求,避免刺激胃肠道,提高药物吸收率。

(6)自我保健:告诉患病老年人自我诊治、自我护理的重要性,介绍自我保健项目。指导健康老年人根据自身状况和生活习惯,建立一套自我养身保健方法。达到脑、体训练结合,适合个人生理、心理平衡,防病治病,延年益寿的目的。注意维护老年人应有的生活节奏,鼓励老年人经常参加体育锻炼,参与社会生活,保持稳定愉快的心情。

(张小来 杨晓娟)

# 第2章

# 循环系统疾病病人的护理

1. 能叙述常见循环系统疾病的病因、发病机制、辅助检查。
2. 能记住常见循环系统疾病的主要临床表现、治疗要点。
3. 能初步做出循环系统疾病的主要医疗诊断,提出主要护理问题。
4. 能对循环系统疾病病人实施基本的护理,能把握主要疾病的最主要的护理措施,进行健康教育。

## 第1节 循环系统基础知识

## 一、解剖结构

（一）心脏

**1. 大体结构** ①心脏是一个中空的肌性器官,位于胸腔中纵隔内,约三分之二位于正中线的左侧。②由左心房、左心室、右心房和右心室四个心腔组成。③左心房和左心室之间有二尖瓣,右心房和右心室之间有三尖瓣,左心室与主动脉之间有主动脉瓣,右心室与肺动脉之间有肺动脉瓣。④这些瓣膜可使血液呈单向流动,并阻止血液反流。⑤炎症、退行性改变等原因可引起瓣膜粘连、挛缩、钙化、僵硬等,导致瓣口狭窄和(或)关闭不全。见图2-1-1。

**2. 组织结构** 心壁由内到外可分为三层,即心内膜、肌层和心外膜层。心内膜是心腔内面,心外膜紧贴于心脏表面与心包壁层之间形成心包腔,心包腔内有少量浆液,在心脏收缩与舒张时起润滑作用。感染累及心脏可发生心内膜炎、心肌炎、心包炎,当心包腔内积液量增多达到一定程度时可产生心脏压塞的症状和体征。

**3. 营养供给** 冠状动脉是供应心脏本身血液的血管,起源于主动脉根部,围绕在心脏表面并穿透到心肌内,分为左、右冠状动脉,左冠状动脉又分两支,即前降支和回旋支。见图2-1-2。

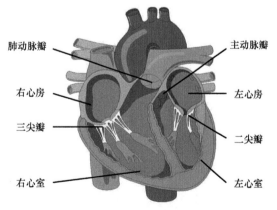

图 2-1-1　心脏解剖结构示意图

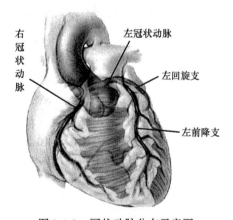

图 2-1-2　冠状动脉分布示意图

**4. 传导系统** ①心脏在心内传导系统的作用下,进行着有节律的收缩和舒张活动,具有驱动血液流动的泵血功能。②心脏传导系统包括窦房结、结间束、房室结、希氏束、左右束支及其分支和浦肯野纤维,负责心脏正常冲动的形成和传导。③正常心律起源于窦房结,窦房结冲动经传导系统激动心房和心室完成1次完整的心动周期,其激动顺序为:窦房结→结间束(到达心房)→房室结→希氏束→房室束(左右束支)→浦肯野纤维(到达心室)见图2-1-3。

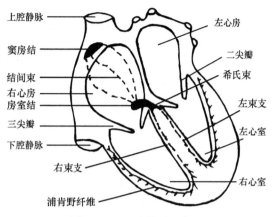

图2-1-3　心脏传导示意图

（二）血管

血管可分为动脉、静脉和毛细血管三种。动脉是引导血液流出心脏的管道,主要功能是输送血液到组织器官,动脉管壁有肌纤维和弹力纤维,能在各种血管活性物质的作用下收缩和舒张,改变外周血管的阻力,又称"阻力血管"。静脉主要功能是汇集从毛细血管来的血液,并将血液送回心脏,其容量较大,占机体血液的60%～70%,又称"容量血管"。阻力血管和容量血管对维持和调节心脏功能有重要作用。毛细血管位于小动脉与小静脉之间,呈网状分布,其管壁由单层的内皮细胞和基膜组成。体循环毛细血管是血液和组织液、氧气和二氧化碳、营养物质和代谢产物等的交换场所。肺循环毛细血管是血液与空气进行气体交换的场所。毛细血管又称"功能血管"。

（三）血液循环

**1. 肺循环**　右心室→肺动脉→肺毛细血管→肺静脉→左心房。见图2-1-4。

**2. 体循环**　左心室→主动脉→全身动脉→全身毛细血管→全身静脉→右心房。见图2-1-4。

# 二、生理病理要点

循环系统的主要生理功能是给全身组织器官供应血液。通过血液将氧气、营养物质和激素等供给组织,并将组织代谢产物运走,保证人体新陈代谢正常进行,维持机体的生命活动。循环系统的生理功能主要通过神经-体液调节。

**1. 调节循环系统的神经**　有两组,即交感神经和副交感神经。交感神经兴奋时可使心率增快、心肌收缩力增强、周围血管收缩、血管阻力增加及血压增高,副交感神经兴奋时,上述表现相反。

**2. 调节血液循环的体液因素**　主要有肾素-血管紧张素-醛固酮系统(RAAS)、血管内皮因子、电解质、代谢产物等。①RAAS:是调节钠、钾平衡,血压和血容量的重要因素。②血管内皮因子:如前列环素、一氧化氮等具有扩张血管作用;内皮素、血管收缩因子具有

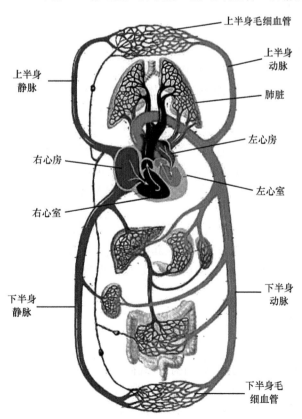

图2-1-4　血液循环示意图

收缩血管的作用。③电解质:如钙离子、钠离子等是人体体液调节的兴奋因素,可加速心率、增加心肌收缩力,而钾离子、镁离子等作用相反。④酸性代谢产物:具有扩张血管的作用。

## 三、 心血管病的分类

**1. 病因分类** 根据致病因素可将心血管病分为先天性和后天性两大类。先天性心脏病为心脏、大血管在胎儿期发育异常所致,如动脉导管未闭,法洛四联症等。后天性心血管病为出生后心脏、大血管受外来或机体内在因素作用而致病,如冠状动脉粥样硬化性心脏病、风湿性心脏病、原发性高血压、肺源性心脏病、贫血性心脏病等。

**2. 病理解剖分类** 不同病因的心血管病可同时或分别引起心内膜、心肌、心包或大血管具有特征性的病理解剖变化。包括心内膜病(心内膜炎、心瓣膜狭窄或关闭不全)、心肌病(心肌炎症、肥厚、缺血、坏死等)、心包疾病(心包炎症、积液、缩窄等)。

**3. 病理生理分类** 不同病因的心血管病可引起相同或不同的病理生理变化,如心力衰竭、心律失常、休克、心脏压塞等。

## 四、 循环系统疾病病人常见临床表现及护理

**1. 心源性呼吸困难** 指各种心血管疾病引起的呼吸困难。

(1)病因:最常见的病因是左心衰竭。

(2)临床表现:参见本章第4节"慢性心力衰竭病人的护理"相关内容。

(3)护理问题:气体交换受损 与肺淤血、肺水肿或伴肺部感染有关。

(4)护理措施:参见本章第4节"慢性心力衰竭病人的护理"相关内容。

**2. 心源性水肿** 指心血管疾病引起的水肿。

(1)病因:最常见的病因是右心衰竭。

(2)临床表现:心源性水肿特点是下垂部位凹陷性水肿。

(3)护理问题:体液过多 与体循环淤血、水钠潴留、低蛋白血症有关。

(4)护理措施:参见本章第4节"慢性心力衰竭病人的护理"相关内容。

**3. 胸痛**

(1)病因:常见病因有心绞痛、心肌梗死、肥厚型心肌病、心包炎等。

(2)临床表现:①心绞痛:胸骨后痛,休息或含服硝酸甘油可缓解。②急性心肌梗死:疼痛程度较心绞痛重,休息或含服硝酸甘油不能缓解。③急性心包炎:疼痛可因呼吸或咳嗽而加剧。④急性主动脉夹层动脉瘤:胸骨后撕裂样剧痛,可向背部放射。⑤心血管神经官能症病人:有短暂的心前区针刺样疼痛,但多不固定,多在负性情绪下发作。

(3)护理措施:①嘱病人卧床休息。②遵医嘱按时按量酌情给病人用止痛药或针对病因进行治疗。③密切观察病人生命体征、神志、疼痛性质、放射部位、疼痛程度、起始时间、持续时间、伴随症状等。④酌情给予心电监护,密切关注心律、血压变化情况。⑤酌情运用按摩、热敷等方法,酌情分散病人注意力。

**4. 心悸**

(1)病因:常见病因有心律失常、各种器质性心脏病等。

(2)临床表现:是一种自觉心脏跳动的不适感。

(3)护理措施:①评估:评估病人心悸发作诱因、伴随症状、用药史、既往病史等。观察病人意识状况、生命体征、心率、心律变化,注意有无胸痛、呼吸困难、发热及晕厥等伴随症状。了解辅助检查结果。②休息:保持环境安静、舒适。严重心悸时应卧床休息,可取半卧位。睡眠障碍者可按医嘱给予少量镇静剂。③放松:指导病人通过深呼吸、听音乐、看电视、与人谈话等方式转移注意力,使其情

绪放松。④饮食:饮食宜清淡,嘱病人少食多餐,避免过饱,避免摄入辣椒、浓茶、咖啡等刺激性的食物或兴奋性饮料,戒烟酒。⑤保持大便通畅。

**5. 心源性晕厥**

(1)病因:常见原因有病态窦房结综合征、房室传导阻滞、主动脉狭窄、梗阻性肥厚型心肌病等。

(2)临床表现:心排血量突然严重下降导致的一过性脑缺血、缺氧引起的急性而短暂的意识丧失状态,是病情严重而危险的征兆。一般心脏供血停止3秒以上,即可发生近乎晕厥(意识清楚、肌张力降低);5秒以上可发生晕厥;10秒以上伴有抽搐,称阿-斯综合征。

(3)护理措施

1)评估病人:①评估:晕厥发生时间、地点、持续时间、相关活动、相关体位、相关病史、相关用药等。②了解:晕厥发生先兆、诱因及发生后感觉等。③观察:病人生命体征、意识及心电图的变化等。注意有无心率增快、血压下降、心音低弱或消失、抽搐、瘫痪等伴随症状并及时通知医生。一旦发现脉搏消失或严重心律失常,立即配合医生进行抢救。

2)晕厥发作处理:①发现头晕、黑矇等晕厥先兆时:立即平卧休息,以免摔伤。②晕厥发作时:让病人立即平躺于空气流通处,头部放低改善病人脑供血。保持呼吸道通畅,衣领松解开,给予吸氧,注意保暖。③备齐抢救用物和药品。

3)配合病因治疗:是治疗晕厥的根本措施,如心率显著缓慢时给予阿托品、异丙肾上腺素、人工心脏起搏等治疗,其他心律失常可遵医嘱给予抗心律失常药物治疗。

4)避免晕厥诱因:避免情绪激动、疲劳、快速变换体位、恐惧等晕厥诱因。有晕厥史的病人应注意休息,避免单独外出,发作频繁时应卧床休息。

☞考点:①胸痛、心悸的护理要点。②晕厥发作处理及预防。

(张文娟)

# 第2节 心电图基础知识

## 一、心电图产生原理

**1. 概念** 心电图是利用心电图机从体表记录心脏每一心动周期所产生电活动变化的曲线图形。心脏电活动可通过人体组织传到体表。如果在体表不同部位放置电极,分别用导线连接至心电图机,即可将心脏电活动描记下来,形成一条曲线,即为心电图。

**2. 心肌细胞的生物电变化** 由极化状态→除极状态→复极状态,周而复始。

(1)心肌细胞静止时:此时又称为极化状态。细胞内为负电荷,细胞外为正电荷。见图2-2-1(A)。

(2)当心肌受到刺激时:此时又称为除极状态。细胞内、外电荷交换,细胞内为正电荷,细胞外为负电荷。见图2-2-1(B)。

(3)心肌细胞恢复到极化状态:此时又称为复极状态。细胞内为负电荷,细胞外为正电荷。见图2-2-1(C)。

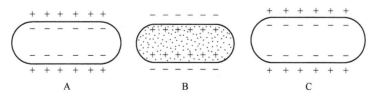

图 2-2-1 心动周期电活动变化示意图

## 二、 心电图各波段

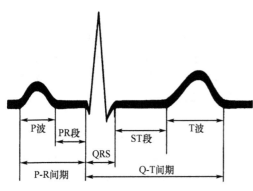

图 2-2-2 心电图各波段的组成、命名与测量

**1. 心电图各波段命名** 见图 2-2-2。若 Q、R、S 波分别<0.5mV 或小于同导联最高波幅的 1/2，用 q、r、s 表示。

**2. 心电图各波段意义** ①P 波:代表心房除极过程的电位与时间变化。②QRS 波群:代表心室除极过程的电位与时间变化。③T 波:代表心室复极过程的电位与时间变化。④U 波:发生机制不明。⑤P-R 间期:代表房室传导时间。⑥Q-T 间期:代表心室除极与复极过程的总时间。⑦ST 段:代表心室早期缓慢复极的电位与时间变化。

▲ **实训 2-2-1** 参见《内科护理实训指导》

## 三、 心电图常规 12 导联体系

**1. 导联** 在人体不同部位放置电极,并通过导联线与心电图机相连,这种记录心电图的电路连接方法称为导联。

**2. 常规十二导联** ①标准导联:Ⅰ、Ⅱ、Ⅲ(图 2-2-3)。②加压单极肢体导联:aVR、aVL、aVF(图 2-2-4)。③胸前导联:$V_1$、$V_2$、$V_3$、$V_4$、$V_5$、$V_6$(图 2-2-5)。其中标准导联和加压单极肢体导联都属于肢体导联。

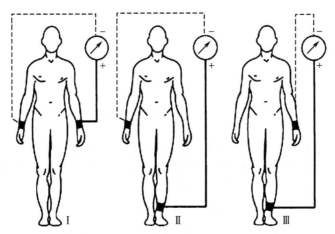

图 2-2-3 标准导联示意图

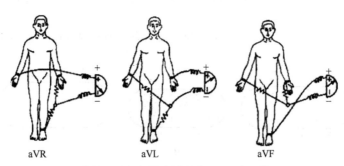

图 2-2-4 加压单极肢体导联示意图

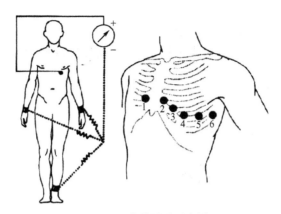

图 2-2-5 胸前导联示意图

# 四、 心电图仪的使用

**1. 肢体导联连接方式** ①红色:连接右上肢。②黄色:连接左上肢。③蓝色(或绿色):连接左下肢。④黑色:是地线,连接右下肢。

**2. 胸导联连接方式** 见表 2-2-1。

表 2-2-1 胸导联连接方式汇总表

| 导联 | 位置 | 代表颜色 | 导联 | 位置 | 代表颜色 |
|---|---|---|---|---|---|
| $V_1$ | 胸骨右缘第 4 肋间隙 | 红色 | $V_4$ | 左锁骨中线与第 5 肋间隙交点 | 棕色 |
| $V_2$ | 胸骨左缘第 4 肋间隙 | 黄色 | $V_5$ | $V_4$ 水平与腋前线交点 | 黑色 |
| $V_3$ | $V_2$ 与 $V_4$ 的中点 | 绿色 | $V_6$ | $V_4$ 水平与腋中线交点 | 紫色 |

▲实训 2-2-2、实训 2-2-3 参见《内科护理实训指导》

# 五、 测量心电图

**1. 心电图记录纸** 心电图纸由纵线与横线交织的小方格纸组成,小方格各边均为 1mm。纵向距离代表电压,横向距离代表时间。若心电图机走纸速度为 25mm/s,每小格代表 0.04 秒;若输入定准电压为 1mV,每小格代表 0.1mV。见图 2-2-6。

**2. 心电图各波段时间测量方法** 见图 2-2-2。

**3. 心电图各波段电压测量方法** 见图 2-2-7。

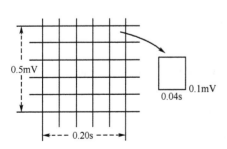

图 2-2-6 心电图记录纸表示的时间、电压

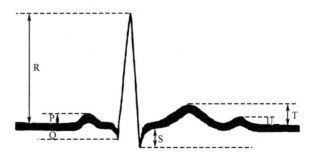

图 2-2-7 心电图各波段电压测量示意图

**4. 测量心率** 同一导联上 P-P 间期差异<0.12 秒称为心律规则。

(1)心律规则时:心率=60 秒/R-R 或 P-P 间期(秒)。

或心率=1500/小格数(R-R 之间)。

(2)心律不规则时:心率=30 大格内 QRS 波数量×10。

或测量 P-P 或 R-R 间期:测量 5 个或 5 个以上 P-P 或 R-R 间期,计算其平均值,60 除以该平均值即为每分钟的心率。

**5. 测量心电轴**　主要观察 Ⅰ、Ⅲ 导联(图 2-2-8)。

**6. 测量 ST 段**

(1)J 点:QRS 波群的终末与 ST 段起始的交接点(图 2-2-9)。

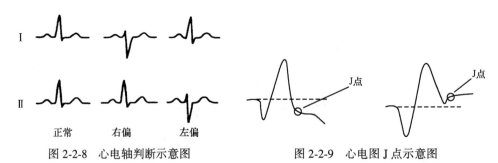

图 2-2-8　心电轴判断示意图　　　　图 2-2-9　心电图 J 点示意图

(2)ST 段移位:从 J 点后 0.06 秒处或 0.08 秒处测量,正常情况下 ST 段下移<0.05mV,ST 段上移在肢导联和 $V_4 \sim V_6$ 胸导联<0.1mV,在 $V_1 \sim V_3$ 胸导联<0.3mV 也属正常。

▲实训 2-2-4 参见《内科护理实训指导》

# 六、分析心电图

**1. 正常心电图各波段的方向、时间、电压**　见表 2-2-2。

(1)P 波:①方向:Ⅰ、Ⅱ、aVF、$V_4 \sim V_6$ 导联直立,aVR 导联绝对倒置。②时间:<0.12 秒。③电压:<0.25mV(肢体导联),<0.2mV(胸导联)。

(2)QRS 波群:①方向:Ⅰ、Ⅱ、aVF 导联 主波向上;aVR 导联主波向下。$V_1 \sim V_6$ R 波逐渐增高,S 波逐渐变浅。②QRS 波群时间:<0.11 秒。③QRS 波群电压:肢导联 $R_I + S_{III} < 2.5mV$;胸导联 $R_{V5} + S_{V1} < 3.5mV$(女)或 4.0mV(男)。④Q 波时间<0.04 秒。⑤Q 波电压:<同导联 R 波 1/4(aVR 导联除外)。

(3)P-R 间期:0.12~0.20 秒。

(4)Q-T 间期:0.32~0.44 秒。

(5)T 波:①方向:与主波方向一致。②电压:≥同导联 R 波 1/10(在以 R 波为主的导联中)。

(6)U 波:与 T 波方向一致,U 波<T 波。

表 2-2-2　常用波形、波段正常值

| 波形、波段 | 时间 | 电压 |
|---|---|---|
| P 波 | <0.12 秒 | <0.25mV(肢体导联),<0.2mV(胸导联) |
| QRS 波 | <0.11 秒 | |
| Q 波 | <0.04 秒 | <R 波 1/4 |
| T 波 | | ≥R 波 1/10 |
| P-R 间期 | 0.12~0.20 秒 | |
| Q-T 间期 | 0.32~0.44 秒 | |
| ST 段 | | 下移<0.05 mV、上移 $V_4 \sim V_6$<0.1mV、$V_1 \sim V_3$<0.3mV |

**2. 分析心电图步骤**

（1）分析 P 波的形态和出现规律，确定主导心律：若 P 波规律出现，形态、方向正常，P-R 间期在 0.12～0.20 秒，为窦性心律。

（2）测量心律是否整齐：若同导联 P-P 间距之差>0.12 秒，提示心律不齐。

（3）计算心率。

（4）测量心电轴。

（5）测量各波形、波段。

（6）初步结论：是否为窦性心律，心电图是否正常。

▲实训 2-2-5 参见《内科护理实训指导》

（张小来）

# 第3节　心律失常病人的护理

心律失常（cardiac arrhythmia）是指心脏冲动的起源、频率、节律、传导速度、激动顺序异常。

**1. 心律失常病因**　常见于器质性心脏病、自主神经功能紊乱、药物中毒、电解质紊乱、酸碱平衡失调等。

**2. 心律失常分类**　①按心率快慢分类：快速性心律失常、缓慢性心律失常。②按发生原理分类：见图 2-3-1。

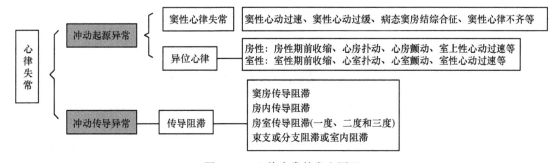

图 2-3-1　心律失常的发生原理

**3. 心律失常检测方法**　①普通心电图：是诊断心律失常最重要的一项无创性检查技术。②动态心电图（Holter）：记录 24 小时病人心电图，结合病人活动或出现症状的具体时间进行对比分析。③心电监护：是通过显示屏连续观察监测心脏电活动情况的一种无创性监测方法。

☞考点：心律失常概念。普通心电图是诊断心律失常最重要的一项无创性检查技术。

# 窦性心律失常

## 【窦性心动过速】

成年人窦性心律的频率>100 次／分，称为窦性心动过速（简称窦速）。

# 一、 病因与发病机制

窦性心动过速常与交感神经兴奋及迷走神经张力降低有关，可由多种原因引起。

**1. 生理性**　健康人运动、焦虑、情绪激动、饮浓茶、喝酒等引起。

**2. 病理性** 见于发热、血容量不足、贫血、甲状腺功能亢进及呼吸功能不全、低氧血症、低钾血症、心力衰竭等。

**3. 药物性** 应用肾上腺素、异丙肾上腺素、阿托品等药。

## 二、临床表现

病人可有心悸、出汗、头昏、眼花、乏力等症状,也可有原发疾病的表现,易诱发其他心律失常或心绞痛。

## 三、心电图特征

窦性心律>100 次/分,见图 2-3-2。

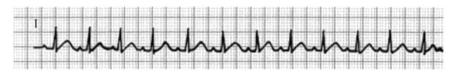

图 2-3-2 窦性心动过速

▲实训 2-3-1 参见《内科护理实训指导》

## 四、配合治疗

一般不需特殊治疗。消除诱因,治疗原发病。必要时用抗心律失常药治疗,减慢心率。

**【窦性心动过缓】**

成人窦性心律频率<60 次/分,称为窦性心动过缓(简称窦缓)。

## 一、病因与发病机制

**1. 生理性** 可见于健康成人,尤其是运动员、老年人以及睡眠状态时。窦性心动过缓最常见的原因是迷走神经张力增高。

**2. 病理性** 冠心病、急性心肌梗死、心肌炎、心肌病、病窦等器质性心脏病,或颅内压增高、血钾过高、甲状腺功能减退等。

**3. 药物性** 应用洋地黄、β 受体阻滞剂、利血平、呱乙啶或甲基多巴等药。

## 二、临床表现

病人多无自觉症状。当心率过慢致心排血量不足时,可有胸闷、头晕甚至晕厥等。

## 三、心电图特征

窦性心律<60 次/分,见图 2-3-3。

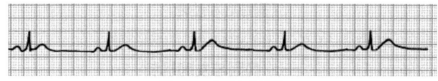

图 2-3-3 窦性心动过缓

▲实训 2-3-1 参见《内科护理实训指导》

## 四、配合治疗

无明显症状,不需治疗。若症状明显,可用阿托品、麻黄碱或异丙肾上腺素提高心率,但不宜长期使用,必要时安置人工心脏起搏器。若病理因素所致,应针对病因进行治疗。

### 【窦性心律不齐】

成年人窦性心律的频率在 60~100 次/分,快慢不规则,称为窦性心律不齐。

## 一、病因与发病机制

常见于年轻人,尤其是心率较慢或迷走神经张力增高时(如用洋地黄、吗啡后),常与呼吸周期有关。生理性窦性心律不齐随年龄增长而减少。

## 二、临床表现

很少有症状。

## 三、心电图特征

同一导联上 P-P 间期差异>0.12 秒。见图 2-3-4。

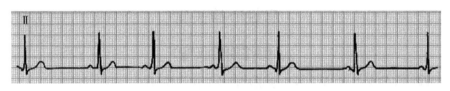

图 2-3-4　窦性心律不齐

▲实训2-3-1 参见《内科护理实训指导》

## 四、配合治疗

通常不必治疗,活动后因心率增快,心律不齐可以消失。

### 【病态窦房结综合征】

病态窦房结综合征(SSS,简称病窦)是由于窦房结病变导致窦房结功能减退,产生多种心律失常的综合表现。主要特征为窦性心动过缓,当合并快速性心律失常时称为心动过缓-过速综合征(简称慢-快综合征)。

## 一、病因与发病机制

所有影响窦房结功能的因素均可引起病窦,如冠心病、心肌病、心肌炎、风湿性心脏病、外科手术损伤、高血压等。

## 二、临床表现

1. **轻者**　起病隐匿,进展缓慢,有时被偶然发现。以心、脑等脏器供血不足的症状为主,如乏力、胸痛、心悸、头晕、失眠、记忆力减退、易激动、反应迟钝等。

2. **重者**　严重时可发生阿-斯综合征,即心排量严重下降导致的一过性脑缺血、缺氧而引起的急性而短暂的(一般 1~2 分钟)意识丧失状态。

## 三、 心电图特征

①明显而持久的窦性心动过缓,用阿托品不易纠正;②有慢-快综合征等。见图2-3-5。

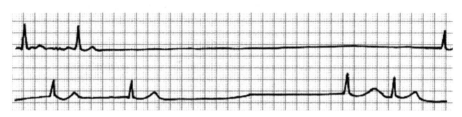

图 2-3-5　病态窦房结综合征

▲ **实训 2-3-1** 参见《**内科护理实训指导**》

## 四、 配 合 治 疗

首先应尽可能明确病因,给予病因治疗。症状明显者,最好安装心脏起搏器。

☞**考点**:窦速、窦缓、窦性心律不齐、病窦的心电识别。病窦最好安装心脏起搏器。

▲ **实训 2-3-2** 参见《**内科护理实训指导**》

## 房性心律失常

### 【房性期前收缩】

房性期前收缩(简称房早)是起源于窦房结以外心房的任何部位的心房激动。

## 一、 病因与发病机制

多为生理性的,如情绪激动、神经紧张、疲劳、消化不良、过度吸烟、饮酒、饮浓茶、喝咖啡等均可引起。部分病人是病理性或药理性的。

## 二、 临 床 表 现

偶发可无明显症状。频发可有心悸、心前区不适和乏力等症状。

## 三、 心电图特征

①P′波提前出现。②QRS 波不变形。③代偿间歇不完全。见图2-3-6。代偿间歇指期前收缩之后的长间歇。代偿间歇不完全指期前收缩前后两个窦性 P 波的间期短于其他窦性 P-P 间期的两倍。

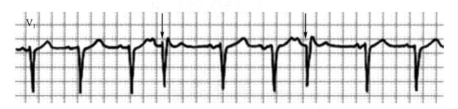

图 2-3-6　房性期前收缩

▲ **实训 2-3-1** 参见《**内科护理实训指导**》

## 四、配 合 治 疗

一般无需治疗。主要是避免病因。症状明显时酌情用抗心律失常药。

### 【心房扑动】

心房扑动(简称房扑)是心房内产生 300 次/分左右快而规则的冲动,心房收缩快而协调。

## 一、病因与发病机制

多为病理性的,如风湿性心脏病、冠心病、高血压性心脏病等病因所致。

## 二、临 床 表 现

心室率不快时病人可无明显症状。心室率快时可诱发心绞痛、心力衰竭等。

## 三、心电图特征

①无正常 P 波,代之以连续的大锯齿状 F 波,F 波波幅大小一致,间隔规整。②F 波常以 2∶1 或 4∶1 下传,心室律较规则。见图 2-3-7。

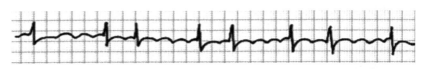

图 2-3-7　心房扑动

▲ **实训 2-3-1 参见《内科护理实训指导》**

## 四、配 合 治 疗

症状明显时用抗心律失常药或同步电复律。

### 【心房颤动】

心房颤动(简称房颤)是心房内产生 350～600 次/分的不规则冲动,心房内部分肌纤维极不协调地乱颤,心房失去了有效地收缩功能。房颤较房扑多见,是较常见的心律失常。

## 一、病因与发病机制

可见于正常人情绪激动、手术、饮酒、运动后,也可见于病理性的,如风湿性心脏病、冠心病、高血压性心脏病等疾病所致。

## 二、临 床 表 现

①房颤时心音强弱不等、心律绝对不齐,有脉搏短细。②房颤容易导致心房内血栓形成,脱落后可引起动脉栓塞,脑栓塞是最常见的并发症。③快速房颤指房颤病人心室率过快,此时,心排血量明显减少,心肌耗氧量明显增加,易导致心力衰竭、阿-斯综合征等严重情况,需迅速转为窦性心律或控制心室率。④一旦房颤心律变规则,有两种可能:转为窦性心律或发生房室传导阻滞。后者常见于洋地黄中毒。

# 三、 心电图特征

①无正常 P 波,代之以大小不等,形状各异的 f 波( 以 $V_1$ 导联最明显)。②心室律绝对不规则。见图 2-3-8。

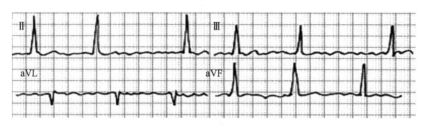

图 2-3-8　心房颤动

▲实训 2-3-1 参见《内科护理实训指导》

# 四、 配 合 治 疗

**1. 急性房颤治疗**

( 1 ) 目的:转为窦性心律。

( 2 ) 方法:①用抗心律失常药。②同步电复律。

**2. 慢性房颤治疗**

( 1 ) 目的:减慢心室率,防止血栓形成。因慢性房颤即使转为窦性心律也难以维持。若能有效控制心室率,慢性房颤对机体影响不大。

( 2 ) 方法:①用抗心律失常药。②用洋地黄制剂。③抗凝治疗。④射频消融治疗:施行房室阻断消融术,同时安置心室按需或双腔起搏器。

▲实训 2-3-3 参见《内科护理实训指导》

## 【阵发性室上性心动过速】

房性和房室交界性的心动过速在心电图上难以区分,故统称为阵发性室上性心动过速(简称室上速)。

# 一、 病因与发病机制

部分病人没有器质性心脏病,部分病人伴有器质性心脏病,如风湿性心脏病、甲状腺功能亢进性心脏病、冠心病及高血压性心脏病等。

# 二、 临 床 表 现

无器质性心脏病的青年人多见,发作常突然开始、突然终止,持续时间长短不一。①轻者感心慌、胸闷。②重者因血流动力学障碍而出现头晕、眼花、恶心呕吐、心绞痛、意识丧失,甚至可发生猝死。症状的轻重取决于发作时心室率的快慢及持续时间,也与基础疾病的严重程度有关。

# 三、 心电图特征

①QRS 波群形态基本正常,节律匀齐。②频率多在 150~240 次/分。③起止突然。见图 2-3-9。

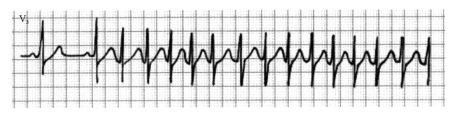

图 2-3-9 阵发性室上性心动过速

▲实训 2-3-1 参见《内科护理实训指导》

# 四、配 合 治 疗

**1. 处理急性发作**

（1）刺激迷走神经：是治疗室上速的首选方法。若病人血压和心功能良好，可尝试应用。①深吸气后屏气，然后用力做呼气动作（Valsalva 动作）。②刺激咽部，引起呕吐反射。③压迫颈动脉窦，病人取仰卧位，先按压右侧颈动脉窦 5～10 秒，若无效再按压左侧，切忌用力过猛或双侧同时按压，以免引起窦性停搏或严重脑供血不足，对有脑血管病变的老年人忌用此法。上述方法可反复多次使用。

（2）药物治疗：可选用抗心律失常药治疗。

（3）同步电复律：有血流动力学改变、胸痛、病情紧急时可选用同步电复律治疗。不宜电复律者，可经食管或心脏调搏终止室上速。

**2. 预防复发** ①用抗心律失常药。②射频消融治疗。

☞考点：①识别房早、房扑、房颤、室上速的心电图。②房颤的临床表现、治疗。③室上速常突发突止。刺激迷走神经是治疗室上速的首选方法。

# 室性心律失常

## 【室性期前收缩】

室性期前收缩（简称室早）是一种最常见的心律失常。是希氏束以下部位发生过早搏动。

# 一、病因与发病机制

正常人发生室早的机会随年龄增长而增加。电解质紊乱、精神紧张、烟、酒均可诱发室早。多数病人是病理性或药理性的室早。

# 二、临 床 表 现

心脏听诊时可在规则的心律中听见提早的心音，其后有一较长的间歇（代偿间歇），同时伴有脉搏减弱或消失。

# 三、心 电 图 特 征

①提前出现宽大畸形的 QRS-T 波群，QRS 时限>0.12 秒。②提前出现的 QRS 波前无 P 波。③T波与主波方向相反。④有完全代偿间歇。见图 2-3-10。完全代偿间歇指期前收缩前后两个窦性 P波的间期等于其他窦性 P-P 间期的两倍。

▲实训 2-3-1 参见《内科护理实训指导》

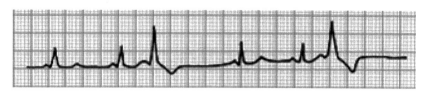

图 2-3-10　室性期前收缩

危险室早:指频发、联律、成对、多源、R on T 室性期前收缩,此类期前收缩易诱发短阵室性心动过速、室颤。①频发:期前收缩>5 个/分。否则称之为偶发期前收缩。②二联律:1 次窦性搏动后有 1 个期前收缩。③三联律:2 次窦性搏动后有 1 个期前收缩。④成对:窦性搏动后连续有 2 个期前收缩。⑤单源性:期前收缩由同一个异位起搏点引起。⑥多源性:期前收缩由多个异位起搏点引起,即心电图上可见 QRS 波形态不一样。⑦R on T 现象:提前出现的室性期前收缩恰好落在前一窦性心律的 T 波上。

# 四、 配合治疗

**1. 偶发室早或症状不明显时**　一般无需治疗。主要是避免病因。

**2. 危险室早或症状明显时**　用抗心律失常药,首选利多卡因。

**3. 洋地黄中毒伴室早**　应立即停用洋地黄,并给以钾盐、苯妥英钠治疗。

## 【室性心动过速】

室性心动过速简称室速,是连续 3 个或 3 个以上的室性期前收缩。及时正确的判断和治疗室速具有非常重要的临床意义。

# 一、 病因和发病机制

90%～95%的室速病人有器质性心脏病,其中最常见于冠心病,尤其是急性心肌梗死,此外严重和广泛的心肌病、严重高血压、风湿性心瓣膜病、洋地黄中毒等也可引起室速。少数见于无明显器质性心脏病或低钾血症。

# 二、 临床表现

室速多突然发作,病人感明显的心悸、胸闷,伴有血压降低、呼吸困难、大汗淋漓、四肢冰冷、心绞痛、急性左心衰等表现,甚至出现阿-斯综合征而发生猝死。心脏听诊心率快而规则。

# 三、 心电图特征

①3 个或 3 个以上连续而快速出现的室性 QRS 波群,QRS 时限>0.12 秒,并有继发性 ST-T 改变。②心室律基本匀齐,频率 100～250 次/分。见图 2-3-11。

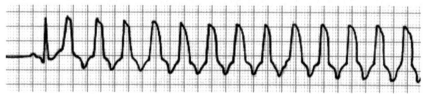

图 2-3-11　室性心动过速

▲实训 2-3-1 参见《内科护理实训指导》

# 四、配合治疗

**1. 处理急性发作** 是本病护理重点。室速往往预示室颤即将发生,必须争分夺秒治疗,立即给予纠正。

(1)药物治疗:首选利多卡因,50~100mg 稀释后缓慢静脉注射,无效时可重复使用,起效后以 1~4mg/min 静脉滴注维持,也可选用普罗帕酮或胺碘酮稀释后缓慢静脉注射,并静脉滴注维持。

(2)同步电复律:存在明显血流动力学障碍时首选同步电复律。

(3)射频消融治疗:若频繁发作、药物治疗无效,可行射频消融治疗。

**2. 病因治疗及对症处理** 积极治疗基础心脏病、补充钾盐。

**3. 预防发作** 可静脉滴注利多卡因,口服抗心律失常药预防发作。

## 【心室扑动与心室颤动】

心室扑动(简称室扑)和心室颤动(简称室颤)是心室肌快而微弱的收缩或不协调的快速乱颤,心脏排血量明显降低,有心跳停止的临床表现,是最严重的致命性心律失常,若不及时抢救,可能在数分钟内夺去病人的生命。室扑可发展成室颤。

# 一、病因与发病机制

①心脏病:如不稳定型心绞痛、急性心肌梗死、心肌病、病窦综合征、完全房室传导阻滞、主动脉瓣狭窄或关闭不全等。其中以急性心肌梗死最常见。②药物:洋地黄制剂、奎尼丁、普鲁卡因胺等药中毒也可引起室扑或室颤。③其他:严重低血钾或高血钾、触电、溺水、窒息或雷击等。

# 二、临床表现

室扑、室颤时,早期表现为阿-斯综合征发作,随之瞳孔散大、心音消失、脉搏消失、血压为零,继而呼吸停止,即猝死。

# 三、心电图特征

**1. 心室扑动** ①无正常 QRS-T 波群,代之连续快速而相对规则的大振幅波动。②频率为 150~300 次/分。见图 2-3-12。

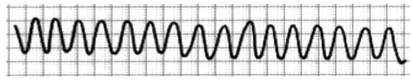

图 2-3-12 心室扑动

▲实训 2-3-1 参见《内科护理实训指导》

**2. 心室颤动** QRS-T 波群完全消失,出现大小不等、极不匀齐的低小波形。见图 2-3-13。

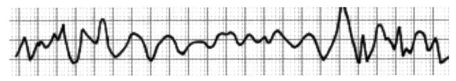

图 2-3-13 心室颤动

▲实训 2-3-1 参见《内科护理实训指导》

# 四、配合治疗

配合治疗是本病护理重点。室扑或室颤发作时,必须争分夺秒进行抢救。①立即非同步电复律。②进行胸外心脏按压及人工呼吸。③静脉注射抗心律失常药物及心三联(肾上腺素、阿托品、利多卡因)。④必要时给予临时起搏。

☞**考点:**①识别室早、室速、室扑、室颤心电图及临床表现。②识别危险室早。③配合抢救室速、室扑、室颤。

# 房室传导阻滞

房室传导阻滞指窦房结发出的冲动从心房传到心室过程中,发生传导延迟或不能传导。根据阻滞程度不同,可分为:①一度房室传导阻滞:房室传导时间延长,但心房冲动全部能传到心室。②二度房室传导阻滞:部分心房激动被阻,不能传至心室。二度房室传导阻滞又进一步分为二度Ⅰ型(莫氏Ⅰ型、文氏型)和二度Ⅱ型(莫氏Ⅱ型)。③三度房室传导阻滞:全部冲动均不能传至心室,故又称为完全性房室传导阻滞。

## 一、病因和发病机制

①器质性心脏病:各种原因的心肌炎最常见,也可见于冠心病、心肌病等。②迷走神经兴奋:常表现为短暂性房室传导阻滞。③药物:如洋地黄和其他抗心律失常药物。多数在停药后,房室传导阻滞消失。④其他:高钾血症、尿毒症等。

## 二、临床表现

①一度房室传导阻滞:病人常无症状。②二度房室传导阻滞:二度Ⅰ型房室传导阻滞病人症状较轻,预后较好。二度Ⅱ型房室传导阻滞病人常有疲乏、头晕、昏厥、抽搐和心功能不全,预后较差。③三度(完全性)房室传导阻滞:若心室率在40次/分以下,可引起晕厥、抽搐、阿-斯综合征发作或猝死。听诊心率慢而规则。

## 三、心电图特征

**1. 一度房室传导阻滞** ①P-R间期>0.20秒。②每个P波后均有一个相关QRS波群。见图2-3-14。

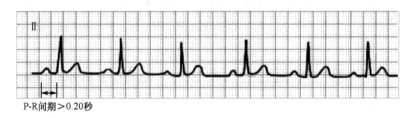

P-R间期>0.20秒

图2-3-14 一度房室传导阻滞

▲实训2-3-1参见《内科护理实训指导》

**2. 二度房室传导阻滞**

(1) 二度Ⅰ型房室传导阻滞:①P波规律出现。②P-R间期逐渐延长,直至一个P波后脱漏一个QRS波群。③脱漏后,P-R间期又缩短,之后逐渐延长,如此周而复始,称文氏现象。见图2-3-15。

▲实训2-3-1参见《内科护理实训指导》

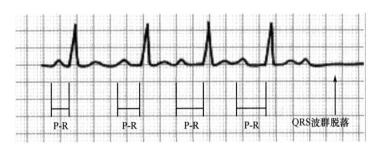

图 2-3-15　二度Ⅰ型房室传导阻滞

（2）二度Ⅱ型房室传导阻滞：①P-R 间期恒定不变,下传搏动的 P-R 间期时限大多正常。②突然出现 P 波后 QRS 波群脱落。见图 2-3-16。

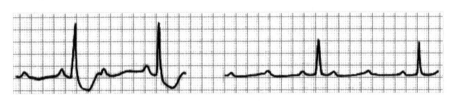

图 2-3-16　二度Ⅱ型房室传导阻滞

▲**实训 2-3-1** 参见《内科护理实训指导》

3. 三度房室传导阻滞　P 波与 QRS 波群无固定的时间关系,P 波频率快于 QRS 波频率,P-P 间隔与 R-R 间隔各有其固定规律,见图 2-3-17。

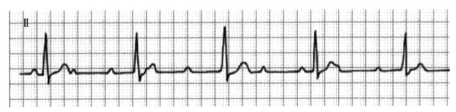

图 2-3-17　三度房室传导阻滞(阻滞部位高)

▲**实训 2-3-1** 参见《内科护理实训指导》

## 四、配 合 治 疗

**1. 治疗病因**

**2. 一度、二度Ⅰ型房室传导阻滞**　预后较好,无需特殊处理。若有明显症状,首选阿托品,也可选用异丙肾上腺素等药物治疗。

**3. 二度Ⅱ型、三度房室传导阻滞**　若心室率在 40 次/分以下,或临床症状明显,尤其是有阿-斯综合征发作时,宜安置永久人工心脏起搏器。

☞考点：①识别房室传导阻滞心电图。②二度Ⅱ型房室传导阻滞、三度房室传导阻滞宜安置永久人工心脏起搏器。

## 心律失常病人的护理

## 一、护 理 问 题

1. 活动无耐力　与心律失常致心排血量减少、组织缺血缺氧有关。

2. 潜在并发症:猝死、心力衰竭。

3. 焦虑 与心律失常反复发作、疗效欠佳有关。

# 二、护 理 措 施

**1. 指导休息** ①偶发、无器质性心脏病的心律失常病人,不需卧床休息,注意劳逸结合。②有血流动力学改变的轻度心律失常病人应适当休息,避免劳累。③严重心律失常者应卧床休息,直至病情好转后再逐渐起床活动,但要避免单独外出,防止意外。告知病人一旦有头晕、黑矇等不适,要立即平卧或倚靠坐下,以免跌倒。

**2. 饮食、排便护理** ①给予病人清淡、易消化、富含维生素的饮食。②避免饱餐、刺激性饮料(如浓茶、咖啡)、吸烟、酗酒等。③保持大便通畅,切忌用力排便,以免迷走神经兴奋加重心动过缓,或回心血量增加,心脏负担过重。

**3. 抗心律失常药物护理** 是本病护理重点。

(1) 一般护理:①准确使用抗心律失常药。②注意给药途径、剂量、速度。③注意观察药物疗效及不良反应。

(2) 抗心律失常药物分类

1) Ⅰ类药物为钠通道阻滞剂:又分3类。①Ⅰa类:适度阻滞钠通道,如奎尼丁、普鲁卡因胺等。②Ⅰb类:轻度阻滞钠通道,如利多卡因、苯妥英钠、美西律等。③Ⅰc类:重度阻滞钠通道,如普罗帕酮(心律平)、氟卡尼等。

2) Ⅱ类药物为β受体阻滞剂:如普萘洛尔、美托洛尔等。

3) Ⅲ类药物为延长动作电位时程药:如胺碘酮(可达龙)、伊布利特等。

4) Ⅳ类钙通道阻滞剂:维拉帕米(异搏定)、地尔硫卓等。

(3) 慎用抗心律失常药物

1) 利多卡因:可致头晕、嗜睡、抽搐、呼吸抑制、房室传导阻滞、低血压、心脏停搏等,所以静脉用药量不可过大,速度不可过快。

2) 奎尼丁:有较强的心脏毒性,可致血压下降、心率过缓、Q-T间期延长、心力衰竭等,甚至诱发室性心动过速、室颤而发生奎尼丁晕厥。①观察心电图、血压、心率、心律。②若有血压下降、Q-T间期延长、心率慢或心律不规则等,应暂停给药,并通知医师。③该药毒性反应较大,一般避免夜间给药。

3) 普萘洛尔(心得安):哮喘、心动过缓、房室传导阻滞、低血压、重度心力衰竭病人禁用。

4) 普罗帕酮(心律平):心动过缓、房室传导阻滞、低血压者、心力衰竭病人禁用。

5) 维拉帕米(异搏定):心动过缓、房室传导阻滞、低血压、心力衰竭病人禁用。

6) 胺碘酮:甲状腺功能异常、碘过敏者、心动过缓、房室传导阻滞、低血压、心力衰竭、Q-T延长综合征病人禁用或慎用。

7) 苯妥英钠:可引起皮疹、白细胞减少,故用药期间应定期复查白细胞计数。

▲实训2-3-4参见《内科护理实训指导》

**4. 抗凝药物护理** 慢性房颤病人常遵医嘱口服华法林抗凝,防止血栓形成。华法林主要是通过抑制维生素K参与的Ⅱ、Ⅶ、Ⅸ、Ⅹ凝血因子在肝脏内的合成,达到抗凝作用的。用华法林期间指导病人注意以下几点:①少食富含维生素K的食物:如猪肝、蛋黄、大豆油、胡萝卜、生菜、菠菜、包心菜、橘子、苹果等。②谨慎用药:提醒拟开药的医生病人目前正在用药情况。以免药物间相互作用,影响华法林的药效。③密切观察出血情况:如牙龈出血、鼻出血、便血、皮下瘀斑等,发现出血及时告知医务人员。④密切观察凝血象:了解用药后的效果,指导药物剂量的调整。

▲实训2-3-5、实训2-3-6参见《内科护理实训指导》

**5. 观察病情**

（1）观察临床表现：观察生命体征、神志、面色、尿量、电解质、酸碱平衡情况。观察有无阿-斯综合征发作、心脏骤停。

（2）心电监护：是本病护理重点。

1）识别常见心律失常心电图。

2）识别心律失常危险征象：①猝死危险：室速、室扑、室颤、三度房室传导阻滞、心率<40次/分、心率>160次/分等。②猝死危险征兆：危险的室早（频发、多源、联律、成对、R on T）、室上速、快速房颤、二度Ⅱ型房室传导阻滞等。发现心律失常危险征象应及时通知医师，配合抢救或给予相应治疗。

3）正确使用监护仪：①备齐用物。②接通电源，打开心电监护仪。③酒精清洁放电极片处皮肤：【三电极】RA在右锁骨下，靠近右肩；LA在左锁骨下，靠近左肩；LL在左下腹。【五电极】RA在右锁骨中线第一肋间；RL在右锁骨中线剑突水平；LA在左锁骨中线第一肋间；LL在左锁骨中线剑突水平。C在胸骨左缘第四肋间。④粘帖电极片。⑤调整报警界限、心电波形大小等参数。

▲**实训2-3-7** 参见《内科护理实训指导》

**6. 对症护理** 是本病护理重点。

（1）准备抢救药物和设备：严重心律失常者床边备抢救车、抗心律失常药、氧气、吸引装置、除颤器、临时起搏器等。

（2）心律失常抢救程序：病人卧床→吸氧→心电监护→建立静脉通道，备抗心律失常药，遵医嘱用药→备除颤器、临时起搏器。

（3）室颤抢救程序：病人卧床→立即除颤→心肺复苏→吸氧→心电监护→建立静脉通道，备抗心律失常药，遵医嘱用药→备临时起搏器。

（4）心悸护理、晕厥护理：参见本章第1节"循环系统基础知识"。

**7. 安装起搏器护理**

（1）休息：术后平卧位或半卧位，避免压迫植入起搏器侧肢体。①安置永久起搏器者：绝对卧床休息1~3天。指导病人6周内限制体力活动，避免植入侧手臂、肩部过度活动，避免剧烈咳嗽，防止电极移位或脱落。②安置临时起搏器：绝对卧床至拔出导管。卧床期间避免术侧肢体过度活动、外展。

（2）防止出血：伤口局部沙袋压迫6~12小时。

（3）监测：持续心电监护24小时，注意心率与起搏频率是否一致（图2-3-18），病人有无不适。密切观察有无并发症、有无导管电极移位或起搏器故障，发现异常及时通知医师，并协助处理。酌情记录12导联心电图。

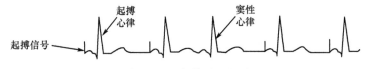

图2-3-18 起搏后心电图

（4）遵医嘱抗感染：预防性抗生素治疗3天。

（5）伤口护理：定期更换敷料，7天后拆线。

（6）健康指导：①避免剧烈运动：特别是安装起搏器的一侧肢体。②起搏器故障应急：告诉病人及家属，病人外出时需随身携带"心脏起搏器卡"，卡上有简单提示："当起搏器发生故障时要立即就近送医院处理，必要时做心肺复苏等"。③避免不良环境：避开强磁场和高压电，如起搏器不要靠近MRI、激光、理疗、手机等，不要把手机放在衬衫口袋内或与起搏器同侧的耳朵处等，出现不适，离开现场。若发现电器设备干扰了起搏器，应立即离开该电器，也可关闭电源。④自查：告诉病人起搏器设置频率、使用年限。教会病人自数脉搏，若脉搏与起搏器设置频率不一致时，应立即就诊。若有头晕、乏力、胸痛等不适,提示起搏器发生故障,也要及时就诊。⑤定期复查:出院后 1~3 个月随访 1 次,以后每半年随访一次,检查起搏器功能是否正常。⑥其他:死亡病人火葬前取出起搏器,防止爆炸。

**▲实训 2-3-8、实训 2-3-9 参见《内科护理实训指导》**

8. 心理护理　①心律失常病人往往担心预后,惧怕危及生命,心理负担较重。②要对病人进行解释、安慰,告知病人心律失常的治疗方法,说明心律失常的可治性,消除病人紧张心理和悲观情绪。③为病人安排安静、舒适的环境,避免不良刺激。必要时可酌情使用镇静剂。

☞考点:①心电监护内容。②心律失常抢救程序。③抗心律失常用药护理要点。

# 三、 健康教育/出院指导

1. 知识宣传　向病人介绍本病基本知识,使其主动避免情绪紧张、过度劳累、急性感染、受凉、寒冷、刺激性食物、吸烟、饮酒、喝浓茶及咖啡等诱发因素。高度重视本病,但又不过分紧张,能主动配合治疗、护理。能进行自我检测,每天早、晚和出现不适时能自测脉搏,并做好记录。

2. 生活指导　注意休息、劳逸结合,避免情绪激动。给予富含维生素、富含营养、易消化的清淡饮食,保持大便通畅。

3. 用药指导及应急处理　①遵医嘱用药,不随意增减药物或中断治疗,注意观察药物的不良反应。②指导病人家属掌握心律失常病人发作时的应急处理,如频发早搏时立即安置病人休息,及时送医院诊治,能够正确实施心肺复苏等。③告之安装人工心脏起搏器病人要随身携带诊断卡和阿托品等药物,主动避开磁共振、理疗等电磁场环境。

4. 定期复查

(1) 定期复查心电图,随时调整治疗方案。

(2) 告知病人和家属,出现下列情况要及时就诊:①脉搏少于 60 次/分,并有头晕、目眩感。②脉搏超过 100 次/分,休息及放松后仍不减慢。③脉搏节律不齐,有漏搏或早搏 5 次/分以上。④病人平素脉搏整齐,现在脉搏节律不整。⑤应用抗心律失常药物后出现不良反应等。

☞考点:①指导病人掌握进行自我检测方法。②遵医嘱用药,观察药物不良反应。③掌握应急处理方法及就诊指征。

# 小　结

▲重点掌握的心电图:病窦、快速房颤、室上速、室早、室速、室扑、室颤、二度Ⅱ型房室传导阻滞、三度房室传导阻滞等。

▲随时有猝死危险的心律失常:室速、室扑、室颤、三度房室传导阻滞、心率<40 次/分、心率>160 次/分等。

▲潜在引起猝死危险的心律失常:危险的室早(频发、多源、联律、成对、R on T)、室上速、快速房颤、二度Ⅱ型房室传导阻滞、病窦等。

▲室扑、室颤用非同步电复律;房扑、快速房颤、室上速、室速用同步电复律;病窦、期前收缩、传导阻滞不用电复律。

▲室颤时给予电复律、心肺复苏、静脉注射抗心律失常药、心三联(肾上腺素、阿托品、利多卡因)。

▲急性房颤可通过抗心律失常药,实施电复律等进行转律;慢性房颤用洋地黄、抗心律失常药减慢心率,用抗凝剂预防血栓形成。

▲室性心律失常药物治疗,首选利多卡因。

▲二度Ⅱ型、三度房室传导阻滞、病窦用起搏器治疗。

(代木花)

## 第4节 心力衰竭病人的护理

心力衰竭(heart failure,HF,简称心衰),是指在静脉回流足够的前提下,心脏收缩和(或)舒张功能下降,心排血量减少、组织灌注不足,不能满足组织代谢需要的一种临床综合征。以肺循环和(或)体循环淤血以及组织血液灌注不足为主要临床特征。主要表现为呼吸困难、体力活动受限和体液潴留。心功能不全或心功能障碍在理论上是一个更广泛的概念,伴有临床症状的心功能不全称之为心力衰竭。

心力衰竭的分类方法有以下几种。①按发生急缓:分为急性心力衰竭和慢性心力衰竭,临床以慢性居多。②按发生部位:分为左心衰竭、右心衰竭和全心衰竭,临床以左心衰竭较常见。③按心衰性质:分为收缩性心力衰竭和舒张性心力衰竭,临床上大多数是收缩性心力衰竭。

为了评估病情和预后,指导治疗方案的选择,临床常采用以下心功能分级、分期及心力衰竭分度方法:

**1. 心功能分级** 按能诱发心脏病病人乏力、心悸、呼吸困难症状的活动程度将心功能分为Ⅰ~Ⅳ级(表2-4-1)。这种分级方案的优点是简便易行,但缺点是仅凭病人的主观感受和(或)医务人员的主观评价,短时间内变化的可能性较大,病人个体间的差异也较大。

**表 2-4-1 心功能分级表**

| 分级 | 特点 | 表现 |
|---|---|---|
| Ⅰ级 | 活动不喘 | 日常活动不受限,一般活动不引起乏力、心悸、呼吸困难 |
| Ⅱ级 | 活动才喘 | 日常活动轻度受限,一般活动引起乏力、心悸、呼吸困难,休息时无自觉症状 |
| Ⅲ级 | 稍动则喘 | 日常活动明显受限,低于一般活动即引起乏力、心悸、呼吸困难,休息时无自觉症状 |
| Ⅳ级 | 不动也喘 | 日常活动严重受限,不能从事任何活动,休息时病人亦有心悸、呼吸困难 |

**2. 心功能分期** 见表2-4-2。心功能分期全面评价了病情进展阶段,为治疗提供依据。

**3. 6分钟步行试验** 见表2-4-3。是评定慢性心力衰竭病人运动耐力的简单、安全方法,也是评价心力衰竭严重程度的方法。要求病人在平直走廊里尽可能快的行走,测步行6分钟的距离。

**表 2-4-2 心功能分期表**

| 分期 | 器质性心脏病 | 症状 |
|---|---|---|
| A 期 | 无 | 无 |
| B 期 | 有 | 无 |
| C 期 | 有 | 有 |
| D 期 | 有 | 经严格内科治疗后,休息时仍有症状 |

**表 2-4-3 测量心力衰竭程度表**

| 心力衰竭程度 | 6分钟步行距离 |
|---|---|
| 重度心力衰竭 | <150m |
| 中度心力衰竭 | 150~450m |
| 轻度心力衰竭 | >450m |

☞考点:①心力衰竭概念。②心功能分级。

## 慢性心力衰竭病人的护理

慢性心力衰竭(chronic heart failure,CHF)是多种病因所致心脏疾病的终末阶段,也是多数心血管病的最主要的死亡原因。本病发病率较高,且与年龄成正比。

## 一、 病因与发病机制

### (一) 病因

冠心病、高血压是慢性心力衰竭最主要的病因。

**1. 原发性心肌损害** ①缺血性心肌损害:冠心病、心肌梗死最常见。②心肌疾病:各种类型的心肌病、心肌炎等,其中病毒性心肌炎和扩张型心肌病最常见。③心肌代谢障碍:糖尿病心肌病最常见。

**2. 心脏负荷过重** 心脏负荷分类与心脏结构有关,见图2-4-1。

(1) 前负荷(容量负荷)过重:①心瓣膜关闭不全使血液反流,如主动脉瓣关闭不全、肺动脉瓣关闭不全、二尖瓣关闭不全等。②心脏分流性疾病,如房间隔缺损、室间隔缺损、动脉导管未闭等。③高动力循环状态(休息状态下,心排血量比正常增高),如慢性贫血、甲状腺功能亢进等。上述因素使心脏内血容量相对增多。

(2) 后负荷(压力负荷)过重:高血压、主动脉瓣狭窄引起左心后负荷增加,肺动脉高压、肺动脉狭窄引起右心后负荷增加。

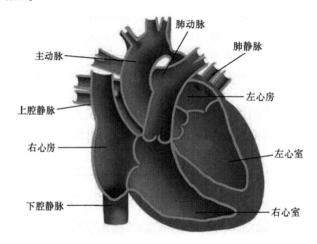

图2-4-1 心脏结构示意图

(二) 诱因

**1. 感染** 其中呼吸道感染是最常见、最重要的诱因。此外,也可见于感染性心内膜炎、全身性感染等。

**2. 心律失常** 心房颤动是最常见的心律失常之一,也是诱发心力衰竭的重要因素。其他各种类型的快速性心律失常以及严重缓慢性心律失常均可诱发心力衰竭。

**3. 治疗不当** 不恰当停用利尿剂、降压药物可诱发心力衰竭。

**4. 血容量增加** 如静脉输液或输血过多过快、钠盐摄入过多等。

**5. 身心过劳** 如过度体力劳动、分娩过程、情绪激动、精神紧张等。

**6. 原有心脏病变加重或并发其他疾病** 如冠心病发生心肌梗死,风湿性心瓣膜病出现风湿活动等。

▲实训2-4-1参见《内科护理实训指导》

(三) 发病机制

慢性心力衰竭的发病机制见图2-4-2。

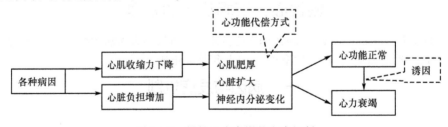

图2-4-2 慢性心力衰竭的发病机制

心功能代偿主要机制如下。

**1. 心脏扩大** 根据 Frank-Starling 定律:①早期:心室代偿功能表现为心脏扩大,心肌纤维长度增加,心肌收缩力和心脏做功相应增加,使心排血量增加。②晚期:当左心室舒张末压过高时,超过 Frank-Starling 机制最大效应,心室代偿功能消失,心排血量下降。

**2. 心肌肥厚** 心脏后负荷增加时主要通过心肌肥厚来增加心肌收缩力进行代偿,此种代偿方式可以使心排血量在相当长的时间内维持正常。心肌肥厚主要是心肌纤维增多而心肌细胞数目并不增多,心肌细胞处于能量的相对饥饿状态,容易发生心肌细胞缺血、坏死、纤维化,所以,心肌肥厚代偿作用也是有限的。

**3. 心脏重构** 指在心脏扩大、心肌肥厚的过程中,心肌细胞、细胞外基质、胶原纤维网等发生了变化。

**4. 神经体液代偿机制** 心力衰竭时,病人体内交感神经系统、肾素-血管紧张素-醛固酮系统激活,并有以下两方面作用。①一方面通过增加心肌收缩力、提高心率、收缩血管、引起水钠潴留而维持心排血量,故临床常将心率快、尿量少作为心力衰竭的重要观察指标。②另一方面,上述系统激活对心肌有直接毒性作用,如促使心肌细胞凋亡,参与心室重构(心脏扩大、心肌肥厚),增加心肌耗氧,加重心脏前负荷,促使心功能恶化等。见图 2-4-3。

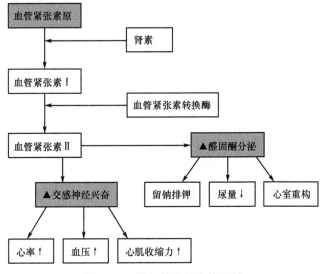

图 2-4-3 神经体液的代偿机制

**5. 体液因子改变** ①心钠肽(ANP):主要由心房肌细胞分泌,储存在心房,具有排钠、利尿、扩管作用。②脑钠肽(BNP):主要由心室肌细胞分泌,储存在心室,具有排钠、利尿、扩管作用。③内皮素:由血管内皮释放,具有很强的收缩血管作用,还参与心室重构。④精氨酸加压素:由下丘脑分泌,具有抗利尿和收缩血管作用。心力衰竭时上述体液因子均升高。血浆 ANP、BNP 升高,能对抗水、钠潴留效应,缓解心衰;内皮素、精氨酸加压素升高,不仅使血管阻力增大,而且还使血容量增加,参与心室重构,使心衰加重。

☞考点:①病因:原发性心肌损害、心脏负荷过重。②呼吸道感染是最常见、最重要的诱因。③心房颤动是诱发心力衰竭的重要因素。血容量增加、身心过劳也是重要的诱因。④临床常将心率快、尿量少作为心力衰竭的重要观察指标。

# 二、临床表现

（一）左心衰竭

主要表现为肺循环淤血和心排血量降低。

**1. 症状**

（1）呼吸困难：①劳力性呼吸困难：是最早出现及最常见的症状。其原因与活动使回心血量增加，左心房压力增高，加重了肺循环淤血有关。②夜间阵发性呼吸困难：是典型的症状。表现为病人入睡后突然憋气而惊醒，被迫采取端坐位，呼吸深快，严重时可伴有哮鸣音，称"心源性哮喘"，于端坐后缓解，与平卧时回心血量及肺血量增加、膈肌抬高致肺活量减少、夜间迷走神经张力增高及小支气管痉挛等因素有关。③端坐呼吸：与心力衰竭程度有关。上身与床形成的角度越大提示心力衰竭程度越重（如高枕卧位、半卧位、端坐位的心衰程度依次增高）。晚期心衰病人常取端坐位，以减轻呼吸困难。④急性肺水肿：是本病最严重的表现。具体参见本节"急性心力衰竭病人的护理"相关内容。

▲实训2-4-2参见《内科护理实训指导》

（2）咳嗽、咳痰、咯血：咳嗽、咳痰是肺泡和支气管黏膜淤血所致，坐位或立位减轻，白色泡沫痰为其特点。咯血是肺静脉长期淤血、压力升高，肺循环和支气管循环间侧支循环形成，支气管黏膜下的血管扩张、破裂所致。

（3）低心排血量症状：由于心排血量下降，组织器官血液灌注不足，病人可出现倦怠、乏力、头昏、嗜睡、失眠、烦躁、心悸、尿量减少甚至肾衰竭等症状。

**2. 体征**

（1）肺部湿啰音：湿啰音位于下垂部位，多见于两肺底，并随体位改变而变化。与肺毛细血管压力增高，液体渗到肺泡有关。

（2）心脏体征：除有原发基础疾病的心脏体征外，还有左心衰竭相关体征：①左心增大、心率增快、交替脉、舒张期奔马律。其中交替脉、舒张期奔马律是左心衰竭的特征性体征。②相对性二尖瓣关闭不全的反流性杂音，肺动脉瓣区第二心音亢进。

（3）发绀：与肺循环淤血，气体交换障碍有关。

（二）右心衰竭

主要表现为体循环静脉淤血。

**1. 症状**

（1）消化道症状：是最常见的症状。可因胃肠道、肝脏等脏器淤血而出现食欲不振、恶心、呕吐、腹胀、上腹部疼痛、便秘等症状。

▲实训2-4-3参见《内科护理实训指导》

（2）呼吸困难：常继发于肺部疾病或左心衰竭的病人。

**2. 体征**

（1）颈静脉征：肝颈静脉反流征阳性是诊断右心衰竭最可靠的体征。此外还有颈静脉充盈、怒张，搏动增强。

（2）肝大、压痛：晚期可发展为心源性肝硬化。

（3）水肿：是典型体征，其特点为首先出现在身体的下垂部位，如仰卧时，病人腰骶部和大腿下侧较明显，起床活动病人，足踝部和胫骨前部较明显。水肿常于下午出现或加重，为对称性、凹陷性水肿，严重时可出现全身性水肿或伴有胸水、腹水。

▲实训2-4-4参见《内科护理实训指导》

（4）心脏体征：除有基础心脏病的固有体征外，还可出现与右心衰竭有关的体征：①右心增大，心率增快，剑突下可见明显心尖搏动，中心静脉压（CVP）及外周静脉压增高。②三尖瓣相对关闭不全时可出现反流性杂音。

（5）发绀：口唇、甲床、耳郭等末梢组织较明显。与体循环淤血使还原血红蛋白增多有关。

### （三）全心衰竭

左心衰竭和右心衰竭的临床表现同时存在。因右心排血量减少，呼吸困难等肺循环淤血症状反而减轻。见图2-4-4。

☞考点：①左心衰竭4种呼吸困难特点。②左心衰竭体征：湿啰音、交替脉、舒张期奔马律。③右心衰竭：消化道症状是最常见的症状。右心衰竭体征有颈静脉征、肝大及压痛、水肿。

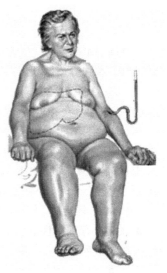

图2-4-4　全心衰竭

# 三、辅 助 检 查

**1. X线检查**

（1）心影扩大：心力衰竭时心影常扩大。根据心影扩大程度及动态改变可间接反映心功能情况。心影扩大部位常为心力衰竭部位。

（2）左心衰竭肺部淤血：其程度直接反映心功能状态。①肺静脉压增高：表现为肺门血管影增强。②肺动脉压增高：可见肺动脉增宽。③肺间质水肿：可见肺野模糊。④肺小叶间隔内积液：表现为肺部可见Kerley B线，是由于肺间质水肿引起小叶间隔增宽，在两肺下野外侧可形成水平线状影，一般垂直于侧肋胸膜。Kerley B线是慢性肺淤血的特征性表现。

（3）右心衰竭可见腔静脉扩张等。

**2. 超声心动图**　比X线检查能更准确地反映各心腔大小、瓣膜结构和功能变化情况。能准确的评估左心室射血分数（EF），EF是每搏输出量占心输出量的百分比，是反映心脏收缩功能障碍程度的主要指标，正常EF>50%，心力衰竭EF<40%。

**3. 有创血流动力学检查**　为了解心脏功能，常经大静脉插漂浮导管直至肺小动脉，沿途测定各部位压力，如中心静脉压（CVP）、右心房压力（RAP）、肺动脉压（PAP）、肺毛细血管楔压（PCWP）等，测量各部位血液含氧量，测量心输出量（CO），计算心脏指数（CI）等。正常CVP为5~12cmH$_2$O，PCWP<12mmHg；CI>2.5L/（min·m$^2$）。CVP明显升高提示右心衰竭，PCWP明显升高提示左心衰竭，CI明显降低提示心功能下降。

**4. 放射性核素检查**　是将放射性药物引入人体，用放射性探测仪器在体表测得放射性药物在脏器中随时间的变化情况。放射性核素心血池显影，不仅有助于判断心室腔大小，还可以计算射血分数。

**5. 心电图**　心室或心房电压增高。左心衰竭时电轴左偏，右心衰竭时电轴右偏。

**6. 脑钠肽（BNP）**　心力衰竭时心室扩张，心室肌细胞内BNP前体裂解、分泌BNP和N端脑钠肽前体（NT-proBNP），分泌量与心室充盈压的高低呈正比，可作为评定心衰进程和判断预后的指标。见图2-4-5。

☞考点：了解反映心功能状态的常用辅助检查项目。

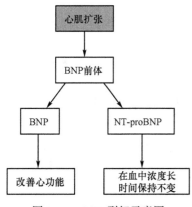

图2-4-5　BNP裂解示意图

# 四、诊断要点

①基础心脏病病史。②左心衰竭有呼吸困难、肺部啰音等肺循环淤血表现。③右心衰竭有颈静脉征、肝大、水肿等体循环淤血表现。④结合相关辅助检查。

【情境1】

病人,张××,女,29岁,有风湿性心脏瓣膜病、二尖瓣狭窄兼关闭不全6年,活动后心悸、气促3年,加重伴不能平卧、水肿、尿少一周,现安静状态下亦有心悸、呼吸困难。体检:T 37℃,P 110次/分,R 24次/分,BP 110/70mmHg,颈静脉怒张,心界向两侧扩大,两肺底可闻及湿啰音,二尖瓣区闻及杂音,肝肋下3cm,下肢轻度水肿。初步诊断:风湿性心脏瓣膜病、二尖瓣狭窄兼关闭不全、全心衰竭,心功能Ⅳ级。

【情境1诊断分析】

▲该病人有风湿性心脏瓣膜病、二尖瓣狭窄兼关闭不全病史。▲活动后心悸、气促多年,两肺底可闻及湿啰音,符合慢性左心衰竭的诊断。▲有水肿、颈静脉怒张、肝大,符合慢性右心衰竭的诊断。▲在以上症状基础上,心界向两侧扩大,提示全心衰竭。▲安静状态下亦有心悸、呼吸困难,提示心功能Ⅳ级。故初步诊断为风湿性心脏瓣膜病、二尖瓣狭窄兼关闭不全、全心衰竭,心功能Ⅳ级。▲若做辅助检查,如全胸片、超声心动图、BNP等检查,将有助于进一步明确诊断。

# 五、护理问题

1. 气体交换受损　与肺循环淤血有关。
2. 体液过多　与水钠潴留、体循环淤血有关。
3. 活动无耐力　与心排血量降低有关。
4. 潜在并发症:洋地黄中毒。

# 六、治疗及相关护理

治疗原则:防止和延缓心衰发生,缓解症状,改善长期预后,降低死亡率。

（一）一般治疗

**1. 病因治疗**　尽早治疗所有可能导致心力衰竭的疾病,如高血压、冠心病、糖尿病等。

**2. 消除诱因**　如控制呼吸道感染,降低房颤的心室率,纠正电解质和酸碱平衡紊乱,治疗甲状腺功能亢进,纠正贫血,避免输液过多过快,避免过度劳累和情绪激动等。

**3. 生活方式管理**　如指导休息、饮食、排便护理、体重管理等,具体内容参见本病其他护理。

（二）增强心肌收缩力药（正性肌力药）

**1. 洋地黄类药物**　是治疗心力衰竭的最常用、最主要的药物。其药理作用为:①加强心肌收缩力,增加心输出量。②减慢心率,抑制心脏传导。③增加迷走神经兴奋作用。

（1）常用制剂:①毛花苷C:每支0.4mg,稀释后缓慢静脉注射,适用于急性心力衰竭或慢性心力衰竭加重时,尤其适用于心力衰竭伴快速房颤者。注射后10分钟起效。②地高辛:每片0.25mg,适用于中度心力衰竭的维持治疗。每日口服用药一次,连续7天,使血药浓度达到稳态。

（2）按作用快慢分类:①速效制剂:如毛花苷C、毒毛花苷K等。②中效制剂:如地高辛等。③缓效制剂:如洋地黄毒苷等。根据发病急缓、病情轻重选择适宜制剂。

（3）禁忌证:①急性心肌梗死病后24小时内。②高度房室传导阻滞（二度Ⅱ型或三度房室传导阻滞）。③洋地黄中毒或过量。④心肌耐受力下降时,如老年人、肺心病、心肌炎、心肌病、低钾血症等。⑤流出道狭窄:梗阻性肥厚型心肌病、重度二尖瓣狭窄病人等。

（4）有效指征：心率减慢、肺部啰音减少或消失、呼吸困难减轻等。

（5）中毒表现：洋地黄制剂的治疗剂量与中毒剂量接近，易发生中毒。其毒性反应主要有：①胃肠道表现：最早、最常见。先有食欲不振，继之恶心、呕吐。②神经系统表现：视力模糊、黄视、绿视、头痛、头晕等。③心脏表现：是洋地黄中毒最严重的表现。主要表现为心律失常，以快速心律失常多见，其中最常见的是室性期前收缩，常表现为二联律。其次是房室传导阻滞、窦性心动过缓等。快速心律失常伴有传导阻滞是洋地黄中毒的特征性表现。心电图ST-T呈"鱼钩样"改变，是洋地黄效应，非洋地黄中毒。

▲实训2-4-5 参见《内科护理实训指导》

（6）中毒诱因：多种因素导致机体对洋地黄类制剂的耐受性降低，诱发中毒。①心脏本身的因素：心脏极度扩大、缺氧、老年人心功能减退。②水、电解质、酸碱平衡紊乱：尤其低钾、低镁血症。③肝、肾功能不全。④药物间的相互作用：胺碘酮、维拉帕米、奎尼丁等均可降低地高辛经肾排泄率而增加中毒的可能性。此外，用洋地黄期间及停药后7日内禁用钙剂。⑤洋地黄诱因中：心肌缺氧、低钾血症、感染尤为常见。存在诱因的病人使用洋地黄时要减少剂量。

（7）处理中毒：是本病护理重点。①首先停用洋地黄。②立即报告医生。③做心电图检查，观察是否有心律失常。④若伴有低钾血症，遵医嘱给予补充钾盐，暂停排钾利尿剂。⑤若伴有心律失常，遵医嘱纠正心律失常。快速型心律失常首选苯妥英钠或利多卡因。缓慢型心律失常可试用阿托品治疗。洋地黄中毒时禁用电复律，以免诱发心室颤动。

（8）预防中毒：是本病护理重点。①解释：给药前向病人解释洋地黄治疗的必要性，告知中毒表现，取得病人配合。②观察：给药前注意病人有无洋地黄中毒表现。如询问病人有无恶心、呕吐、乏力、色视等，检查心律或脉搏。若病人心率（脉搏）过慢（<60次/分），或节律改变即由规则变不规则或由不规则变规则，则可能为洋地黄中毒。③准确给药：洋地黄制剂的用量个体差异很大，应严格遵医嘱按时、按量给药，定期监测地高辛浓度。④慎重静脉注射：静脉用洋地黄时要稀释后缓慢注射，每次静脉注射时间>10~15分钟，注意观察病人的反应。

▲实训2-4-6 参见《内科护理实训指导》

**2. 非洋地黄类正性肌力药**

（1）常用制剂：①β受体兴奋剂：多巴胺、多巴酚丁胺等。此类药小剂量扩张肾、肠系膜、冠状血管；中剂量增加心肌收缩、心输出量、收缩血管；大剂量收缩血管、心肌兴奋性增高。②磷酸二酯酶抑制剂：氨力农、米力农等。通过抑制磷酸二酯酶活性，促进钙通道膜蛋白磷酸化，钙通道激活使钙内流增加，心肌收缩力增强。该类药短期效果较好，长期效果较差，且易导致心律失常。

（2）用药注意事项

1）β受体兴奋剂：①谨慎用药：静脉滴注速度不宜过快，时间不宜过长，剂量不宜过大，否则会引起血压升高、心律失常等不良反应，反而加重心力衰竭。②严密观察：用药中要加强巡视，严格控制用药速度、浓度，严密观察血压、心律、心率及心电图的变化情况。

2）磷酸二酯酶抑制剂：需缓慢静脉滴注，不宜长期使用。

（三）减轻心脏负荷药物

**1. 非药物疗法** 合理休息、低盐限水饮食、吸氧等能减轻心脏负荷。

**2. 利尿剂** 是心力衰竭治疗中改善症状的基石，是心衰治疗中唯一能控制体液潴留的药物，但不能单一治疗。

（1）常用制剂：①排钾利尿剂：利尿作用强。包括噻嗪类利尿剂（氢氯噻嗪、氯噻酮等）。袢利尿剂（呋塞米等）。②保钾利尿剂：利尿作用较弱。包括螺内酯（安体舒通）、氨苯蝶啶等。保钾利尿剂常与排钾利尿剂合用。

（2）禁忌证：①排钾利尿剂影响血脂、血糖、血尿酸代谢,故低钾血症、痛风病人慎用。②肾功能不全者慎用保钾利尿剂。

（3）用药注意事项：是本病护理重点。

1）用药时间：利尿剂给药时间以早晨或日间为宜,以免频繁排尿影响夜间睡眠。

2）观察效果：用药后认真观察水肿变化情况,准确记录尿量及 24 小时出入量。定期测量体重,了解利尿效果。

▲实训 2-4-7 参见《内科护理实训指导》

3）观察不良反应：①一般观察：监测心率、脉搏、血压、水电解质等。②警惕脱水：注意皮肤弹性、口渴情况,了解体重下降情况,警惕利尿过度导致脱水。③警惕低钾：排钾利尿剂可引起低钾血症,应注意观察有无肌无力、软瘫、恶心、腹胀等低钾表现,监测血钾的变化,注意心电图上 U 波是否增高。④警惕高钾：保钾利尿剂可有高钾血症等不良反应,应密切观察病情变化,注意血钾情况,必要时进行心电监护。

▲实训 2-4-8 参见《内科护理实训指导》

4）补钾方法：①食物补钾：含钾高的食品,有红枣、豆类、香蕉、橘子、西红柿、香蕉、无花果、马铃薯、深色蔬菜等。②口服补钾：应在饭后或与果汁一起服用,以减轻胃肠道不良反应。③静脉补钾：每 500ml 静脉滴注液体中氯化钾含量不宜超过 1.5g。

▲实训 2-4-9 参见《内科护理实训指导》

5）防治高血钾：使用保钾利尿剂时嘱病人避免摄入含钾高的食物。一旦发现高血钾情况,遵医嘱立即给予降低血钾处理,具体方法参见第 5 章第 4 慢性肾衰竭病人的护理相关内容。

▲实训 2-4-10 参见《内科护理实训指导》

**3. RAAS 抑制剂（肾素-血管紧张素-醛固酮抑制剂）**

（1）血管紧张素转化酶抑制剂（ACEI）：具有扩张血管,抑制血管紧张素Ⅱ的产生,抑制交感神经兴奋性,改善心室重构的作用（图 2-4-3）,是心衰治疗的基石和首选药物,适用于心功能Ⅰ～Ⅳ级。这类药物的化学名多以普利结尾,如卡托普利（开博通）、培哚普利（雅施达）、依那普利（悦宁定）、贝那普利片（洛丁新）等。

（2）血管紧张素受体阻滞剂（ARB）：主要通过选择性阻断血管紧张素Ⅱ受体,达到类似 ACEI 作用,当 ACEI 副作用较大时,可换用 ARB。其作用机制见图 2-4-3。这类药物的化学名多以沙坦结尾,如氯沙坦（科素亚）、缬沙坦（代文）等。

（3）醛固酮受体拮抗剂：此类药既是保钾利尿剂,又能抑制醛固酮的有害作用,改善心室重构（图 2-4-3）,延长病人寿命。常用螺内酯（安体舒通）等。

（4）用药注意事项：①ACEI、ARB 抑制醛固酮分泌,有保钾作用,不宜与保钾利尿剂（醛固酮受体拮抗剂）合用,肾功能不全者禁用。②ACEI 主要不良反应是低血压、肾功能一过性恶化、高钾血症、干咳、血管性水肿等,用药时需注意观察。③ARB 主要不良反应与 ACEI 相同,但无干咳、血管性水肿。④甾体类抗类药会阻断 ACEI 的疗效并加重其副作用,应避免使用。

▲实训 2-4-11 参见《内科护理实训指导》

**4. β 受体阻滞剂** 可对抗心衰代偿中交感神经兴奋的不利影响（图 2-4-3）,保护心肌细胞。

（1）常用制剂：此类药的化学名多以洛尔结尾,如拉贝洛尔（柳胺苄心定）、美托洛尔（倍他乐克）等。

（2）适应证：主要用于心功能Ⅱ～Ⅲ级病人。

（3）禁忌证：β 受体阻滞剂影响心肌收缩力、抑制窦性心律、抑制房室传导、加重气道痉挛、抑制脂肪分解。故支气管哮喘、心动过缓、病态窦房结综合征、房室传导阻滞病人禁用。

（4）用药注意事项：①注意观察有无心动过缓、血压下降、支气管哮喘、心律失常、高血脂及心功能恶化等情况。②当病人心率低于 50 次/分或血压下降时，应停止用药并及时报告医生。③不能突然停药或减量，以免病情恶化。

**5. 输液注意事项**　控制输液速度和总量,避免输注氯化钠溶液。

（四）其他治疗方法

①心脏再同步化治疗:安置三腔心脏起搏器,使心房、心室收缩同步。②左心室辅助装置:能增加心功能不全病人的左心室输出量,减轻心脏前后负荷。③心脏移植:是治疗顽固性心力衰竭的最终方法。

☞考点:①利尿剂是心力衰竭治疗中改善症状的基石及唯一能控制体液潴留的药物,但不能单一治疗心力衰竭。②排钾利尿剂、保钾利尿剂各自的优缺点。③ACEI 的优势。④β 受体阻滞剂的观察要点。⑤洋地黄类制剂的禁忌证、中毒表现、处理、预防。

【情境 1 医嘱示例】

**长期医嘱单**

| 姓名 | 张×× | 入院日期 | 2010.6.1 | 病区 | 心内科 | 床号 | 8 | 住院号 | 2467389 |
|---|---|---|---|---|---|---|---|---|---|

| | 起始日期 | 时间 | 医嘱 | | 医师签名 | 停止日期 | 停止时间 | 医师签名 | 录入者 |
|---|---|---|---|---|---|---|---|---|---|
| 录入长期护理单并执行 | 2010.6.1 | 9:00 | 心内科护理常规 | | H | | | | V |
| | 2010.6.1 | 9:00 | 一级护理 | | H | | | | V |
| | 2010.6.1 | 9:00 | 病重 | | H | | | | V |
| | 2010.6.1 | 9:00 | 半卧位 | | H | | | | V |
| | 2010.6.1 | 9:00 | 低盐限水饮食 | | H | | | | V |
| | 2010.6.1 | 9:00 | 记 24 小时尿量 | | H | | | | V |
| 录入长期服药治疗单并执行 | 2010.6.1 | 9:00 | 螺内酯　　20mg　　bid | | H | | | | V |
| | 2010.6.1 | 9:00 | 倍他乐克　　6.25mg　　bid | | H | | | | V |
| | 2010.6.1 | 9:00 | 贝那普利　　5mg　　qd | | H | | | | V |
| 录入长期静脉治疗单并执行 | 2010.6.1 | 9:00 | 5%GS　　20ml　　iv<br>毛花苷 C　　0.133mg　　慢　qd | | H | 6.4 | 10:00 | U | V |
| | 2010.6.1 | 9:00 | 5%GS　　20ml　　iv<br>呋塞米　　20mg　　慢　bid | | H | 6.4 | 10:00 | U | V |
| | 2010.6.1 | 9:00 | 5%GS　　250ml　　ivgtt<br>生脉注射液 40ml　　30 滴/分　qd | | H | | | | V |
| 录入长期静脉治疗单。核对皮试后执行 | 2010.6.1 | 9:00 | 5%GS　　100ml　　ivgtt<br>头孢曲松钠（　）　2.0　　30 滴/分　bid | | H | | | | V |
| 录入长期服药治疗单并执行 | 2010.6.4 | 10:00 | 地高辛　　0.125mg　　qd | | U | | | | V |
| | 2010.6.4 | 10:00 | 呋塞米　　20mg　　qd | | U | | | | V |
| | …… | …… | …… | | | | | | |

**短期医嘱单**

| 姓名 | 张×× | 入院日期 | 2010.6.1 | 病区 | 心内科 | 床号 | 8 | 住院号 | 2467389 |
|------|------|----------|----------|------|--------|------|---|--------|---------|

| 起始日期 | 时间 | 医嘱 | 医师签名 | 执行时间 | 执行者 | 录入者 |
|----------|------|------|----------|----------|--------|--------|
| 2010.6.1 | 9:00 | 尿常规 | H | | | V |
| 2010.6.1 | 9:00 | 大便常规 + OB | H | | | V |
| 2010.6.1 | 9:00 | 血生化 | H | | | V |
| 2010.6.1 | 9:00 | BNP | H | | | V |
| 2010.6.1 | 9:00 | 血常规　　　急 | H | | | V |
| 2010.6.1 | 9:00 | 血电解质　　急 | H | | | V |
| 2010.6.1 | 9:00 | 心电图(床边) | H | | | V |
| 2010.6.1 | 9:00 | 超声心动图 | H | | | V |
| 2010.6.1 | 9:00 | 全胸片 | H | | | V |
| 2010.6.1 | 9:00 | 头孢曲松钠皮试(　) | H | 9:00 | J | V |
| 2010.6.1 | 9:00 | 5%GS　　20ml　　　　　　IV | H | 9:00 | J | V |
| | | 毛花苷 C　　0.2mg　　　　慢　st | | | | |
| 2010.6.1 | 9:00 | 5%GS　　20ml　　　　　　IV | H | 续接 | J | V |
| | | 呋塞米　　　20mg　　　　慢　st | | | | |
| 2010.6.1 | 9:00 | 5%GS　　100ml　　　　ivgtt | H | 9:30 | J | V |
| | | 头孢曲松钠(　)　2.0　　30滴/分　st | | | | |
| …… | …… | …… | | | | |
| 2010.6.10 | 9:00 | 出院 | H | 9:00 | J | V |

左侧标注：
- 次日早晨留取标本,送检查
- 立即留取标本,安排送检查
- 安排送检查单
- 陪检,观察病情
- 执行者核对治疗卡并执行
- 执行者核对治疗卡、核对皮试结果后执行
- ◆通知相关部门　◆出院指导　◆办理出院手续

【备注】　①螺内酯(安体舒通):是保钾利尿剂,同时也是醛固酮受体拮抗剂。②贝那普利:是血管紧张素转换酶抑制剂。③倍他乐克(美托洛尔):是β受体阻滞剂。④毛花苷 C(西地兰):是静脉用洋地黄制剂,为快速强心药。⑤地高辛:是口服用洋地黄制剂。⑥呋塞米(速尿):是袢利尿剂,属排钾利尿剂。利尿作用强。⑦头孢曲松钠:为第三代头孢菌素。⑧生脉注射液:是中成药。益气养阴,复脉固脱。

# 七、其他护理

**1. 指导休息**　是本病护理重点。休息可以减少组织耗氧量、减慢心率、减少静脉回流,是减轻心脏负荷最好的方法。但长期卧床易导致静脉血栓、肺栓塞、压疮、坠积性肺炎等并发症的发生。因此,应根据心功能情况,合理安排病人的生活、休息与活动。

（1）心功能Ⅰ级:正常活动,但应避免重体力劳动和剧烈运动。

（2）心功能Ⅱ级:适当限制体力活动,保证充足的睡眠和休息。

（3）心功能Ⅲ级:严格限制体力活动,多卧床休息。日常生活自理或他人协助自理。

（4）心功能Ⅳ级:①绝对卧床休息,日常生活由他人护理。注意预防压疮、口腔溃疡等并发症。②心衰改善后,可在床上做肢体被动、主动运动,逐步过渡到翻身、坐床边、床旁使用便器等。

**2. 饮食、排便护理**

（1）低盐限水饮食:是本病护理重点。①低盐限水饮食可减少体液潴留,减轻心脏前负荷,是控制心力衰竭的重要措施。②轻度心力衰竭者食盐<5g/d,中度心力衰竭者食盐<3g/d,重度心力衰竭者食盐<2g/d。不食腌制品、海产品、发酵面食、罐头、味精、啤酒、碳酸饮料等含钠量高的食品。③大量利尿病人,可不必严格限制食盐,但仍应<5g/d。摄入水量为前一日尿量+500ml。

（2）低热量、高蛋白、高维生素饮食:低热量饮食可降低基础代谢率,减轻心脏负荷。多食蔬菜、水果、优质蛋白,戒烟、酒,尽量满足病人的饮食嗜好。

（3）清淡易消化、不胀气、无刺激饮食:因病人有胃肠道淤血、食欲不振,饮食应清淡、易消化、无刺激。进食产气少的食物,以免因腹部胀气或膈肌上抬而加重呼吸困难。少量多餐可减少消化食物时胃肠道的血液量,从而减轻心脏负荷。

（4）保持大便通畅是本病护理重点:①便秘原因:心衰病人因长期卧床、进食减少、肠道淤血、排便焦虑等因素,容易引起便秘。②便秘危害:用力排便会导致心脏负荷加重,诱发心力衰竭。③护理措施:指导病人严禁用力排便,应养成每日定时排便的习惯,多食富含纤维素的食品,经常做腹部顺时针按摩,必要时给缓泻剂治疗等。

▲**实训2-4-12** 参见《**内科护理实训指导**》

**3. 观察病情**

（1）严密观察心衰表现:是本病护理重点。①加强夜间巡视和床旁监护。②观察呼吸困难、肺部啰音、咳嗽、咳痰、心率、尿量、皮肤发绀及水肿等,其中心率、尿量是所有心力衰竭病人的重要观察指标。准确记录24小时液体出入量。③监测血气分析、血氧饱和度。④评估心功能级别。

（2）必要时测中心静脉压

1）机器测量过程:心电监护仪与中心静脉测压管连接→压力传感器固定在与右心房同一水平面上(卧位时腋中线第四肋间)→关闭静脉通道,传感器压力归零→传感器与中心静脉相通,显示中心静脉压。

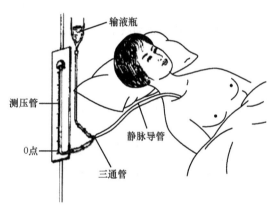

图2-4-6 测中心静脉压示意图

2）手工测量过程:备好中心静脉测压装置→固定测压管使零点与右心房同一水平面上(归零)→测压管内液面高于预计静脉压→静脉插管至胸腔右心房入口→静脉导管连接测压管,显示中心静脉压(图2-4-6)。

3）注意事项:①保持测压管道通畅。②输液瓶与静脉导管相通时不能测压。③每次测压前均应归零。④避免在测压通道输注血管活性药物。避免影响中心静脉压测量的因素,如体位、机械通气、腹内压增高等。⑤定期更换穿刺点敷料及各个管路。

4）中心静脉压正常值:5~12cmH$_2$O。

**4. 对症护理** 是本病护理重点。

（1）心源性呼吸困难护理:①病情观察:同上所述。②适宜体位:严重呼吸困难时协助病人采取半卧位或端坐位,注意体位的舒适与安全。③合理用氧:氧流量为2~4L/min。④保持呼吸道通畅:鼓励病人有效咳嗽、咳痰、翻身、叩背、湿化痰液。⑤严格控制静脉输液速度:输液速度和输液量一般为20~30滴/分。根据出入量情况决定输液量。⑥低盐限水饮食:同上所述。

（2）心源性水肿护理

1）病情观察:①评估水肿部位、时间、程度、范围、进展的速度、与体位关系。②于晨起(餐前、排尿后)测量体重、腹围。③记录24小时出入量。④注意有无胸水征、腹水征及移动性浊音等。

2）休息与饮食护理：①嘱病人多休息，严重水肿者卧床休息，伴胸水或腹水的病人宜采取半卧位。②低盐限水饮食：同上所述，根据病情适当补充蛋白质。

3）皮肤护理：①保持皮肤清洁、干燥。保持病人床褥清洁、柔软、平整、干燥，指导病人穿宽松、柔软、透气性好的棉质内衣。②严重水肿者可使用气垫床。男病人会阴部明显水肿时可用支架支托，下肢水肿可抬高下肢，伴胸水及腹水者可取半卧位或坐位，但要警惕坐骨结节发生压疮。必要时可使用半透膜敷料或者水胶体敷料保护受压皮肤（皮肤脆薄者禁用）。③经常按摩骨隆突处和受压部位，促进皮肤血液循环。④协助或指导病人每2小时翻身1次。⑤给病人翻身或协助病人使用便盆时注意动作轻巧，切勿强行拖、拉、拽病人，以免擦伤皮肤。⑥用热水袋保暖时，水温不宜太高，防止烫伤。⑦做肌内注射时应严格消毒皮肤并做深部注射，拔针后无菌棉签按压，严重水肿者穿刺后延长按压时间。⑧若发现破损皮肤处有组织液外渗情况，局部严密消毒，用无菌纱布遮盖，以防继发感染。

4）遵医嘱用药：使用利尿药或其他减轻水肿的药物后，观察药物疗效及副作用。尤其注意有无水电解质紊乱情况。

（3）常见并发症预防及护理：①预防肺部感染：安排适宜的休养环境，定期通风，注意保暖，保持呼吸道通畅。②预防静脉血栓形成：心功能改善后鼓励病人尽早活动。协助长期卧床病人翻身、按摩肢体、做肢体的被动活动或主动运动，用温水浸泡下肢。

（4）体重管理：体重改变往往出现在体液潴留的症状和体征出现之前，监测体重能简便、直观地反映病人体液潴留情况及利尿剂疗效。

▲实训2-4-13 参见《内科护理实训指导》

5. 心理护理　慢性心力衰竭是心血管病发展至晚期的表现。病人往往情绪低落、焦虑、绝望，使交感神经兴奋，心率加快，心脏负荷加重。要注意给予病人心理支持，减轻病人焦虑，增强治疗信心。对焦虑较重者可遵医嘱给小剂量镇静剂。

☞考点：①根据病人的心功能指导休息。②给予低盐限水饮食，保持大便通畅，避免用力排便。③心源性呼吸困难的护理：半卧位或端坐位，用氧，保持呼吸道通畅，严格控制静脉输液速度及量，低盐限水饮食。④心源性水肿的护理：评估水肿情况，记录24小时出入量，低盐限水饮食，皮肤护理，遵医嘱用利尿药。

# 八、健康教育/出院指导

**1. 知识宣传**

（1）向病人介绍本病基本知识，使其对影响本病的诱因有所了解，能注意防寒保暖，避免呼吸道感染，避免过度劳累、情绪激动，避免摄取过多钠盐，不暴饮暴食，注意预防便秘。患有心脏病的育龄妇女要注意避孕或在医生指导下妊娠、分娩。

（2）让病人高度重视本病，但又不过分紧张。告知病人治疗、护理目的，使其主动配合休息、饮食、用药、观察、护理，进行自我检测，随时注意尿量、脉律，发现异常及时就诊。

**2. 生活指导**

（1）休息：①指导病人合理安排活动与休息，避免重体力劳动和剧烈运动，如擦地、登梯、快走等。②活动量以不出现心悸、气急为原则。③循序渐进地进行运动锻炼，心功能恢复后可从事轻体力劳动或工作，提高活动耐力。④注意保障睡眠。

（2）饮食：注意控制水、盐的摄入，给予富含营养、高蛋白、高维生素、低热量、清淡易消化饮食，少量多餐，避免刺激性食物，戒烟、酒。

**3. 用药指导**

（1）指导病人遵医嘱用药：不随意加减药物，不随意停药。

（2）告诉病人药物名称、剂量、方法、不良反应,教会病人自我监测用药反应,如服用洋地黄类制剂时要自我监测脉率,若脉率<60次/分,有厌食、恶心、呕吐或色视时,应暂时停药,及时就诊。

（3）服用排钾利尿剂时,嘱病人多进食含钾丰富的食品、水果。若出现肌无力、软瘫、恶心、腹胀等低钾表现,要及时就诊。

（4）提醒病人在静脉输液时要主动告诉护士自己有心脏病史,以便控制输液速度和量,防止诱发心力衰竭。

▲**实训2-4-14 参见《内科护理实训指导》**

**4. 定期复查**　定期门诊随访,了解病情进展情况。

▲**实训2-4-15 参见《内科护理实训指导》**

☞考点:①避免心衰诱因。②注意休息、饮食指导。③自我监测用药反应。

【情境1护理工作过程】

▲**入院护理工作过程**

迎接病人→核对病人,为病人戴腕带→为病人称体重,送病人到病床→通知医生、护工、膳食科→测量并记录生命体征,初步评估病人心脏病史,判断心功能不全的程度→安慰病人→办理入院手续→遵医嘱给予强心、利尿、抗感染等治疗→遵医嘱立即留取标本,安排送检查→填写住院护理评估单及护理表格→告诉病人如何配合次日晨空腹抽血、留大小便标本→告诉病人如何避免影响心功能的因素→入院告知及安全教育

▲**住院护理工作过程**

指导病人休息→加强巡视,观察输液速度,观察生命体征、意识状态、心律、呼吸困难、腹胀、双下肢水肿、尿量等情况→执行医嘱,配合应用强心、利尿、ACEI、抗感染药物,严格控制输液速度,缓慢静脉注射→用药护理,尤其注意有无洋地黄中毒表现→低盐限水饮食→进行心理护理、健康教育→酌情填写护理记录单

▲**出院护理工作过程**

处理出院医嘱,撤销单据及卡片,整理出院病历,做好出院登记→指导病人避免影响心功能的因素,解释低盐限水饮食的重要性及方法,指导自我监测病情,定期复查→听取病人意见和建议,协助备好出院带药,交代遵医嘱用药及药物不良反应→协助办理出院手续→护送病人出院→通知护工、膳食科→常规清洁消毒床单位→填写出院护理记录

# 九、小　结

▲慢性心力衰竭主要是由心肌收缩无力,心脏负荷过重所致。

▲左心衰竭表现为肺淤血(四种呼吸困难、咳嗽、咳痰、咯血、两肺底湿啰音、左心大)。右心衰竭表现为体循环淤血(消化道症状、下肢水肿、颈静脉怒张、肝大及压痛、肝颈反流征阳性、右心大)。心力衰竭都表现为心率快、尿量少、心脏大、发绀。

▲治疗原则:强心、利尿、ACEI、β受体阻滞剂。

▲护理要点:①根据心功能分级指导休息。②低盐限水饮食。③警惕洋地黄中毒。④特别注意观察心率、尿量情况。

▲劳力性呼吸困难是最早出现及最常见的症状。夜间阵发性呼吸困难是典型的症状。端坐呼吸与心力衰竭程度有关,上身与床形成的角度越大,提示心力衰竭程度越重。急性肺水肿是最严重的表现。

# 急性心力衰竭病人的护理

急性心力衰竭(acute heart failure,AHF)是指心力衰竭急性发作和(或)加重的一种临床综合征。

可以是急性新发或慢性心衰急性失代偿。最常见的是急性左心衰竭所引起的急性肺水肿,急性右心衰竭临床少见,以下重点讨论急性左心衰竭。

☞考点:①急性心力衰竭的概念。②急性左心衰竭最常见。

# 一、病因与发病机制

## (一) 病因

**1. 急性弥漫性心肌损害** 急性心肌梗死、急性心肌炎等。

**2. 急性严重的心脏负荷增加** ①急性心脏后负荷增加:突然严重的二尖瓣狭窄、高血压急症等,其中高血压急症最常见。②急性心脏前负荷增加:突然静脉输液过快、过多,瓣膜穿孔、腱索断裂等。

**3. 严重心律失常** 持续发作的快速性心律失常(心率>180次/分)使左心室充盈严重障碍或重度心动过缓(心率<35次/分)使左心排量显著减少。

## (二) 发病机制

急性心力衰竭的发病机制见图2-4-7。

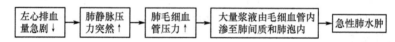

图2-4-7 急性心力衰竭的发病机制

☞考点:①最常见的病因是高血压急症。②发病机制主要是大量浆液由毛细血管内渗至肺间质和肺泡内。

# 二、临床表现

病人突然出现急性肺水肿等严重表现,病情进展迅速。

**1. 症状** ①呼吸:突发极度呼吸困难,常被迫取端坐位,呼吸频率达30~40次/分。②咳痰:频繁咳嗽、咳大量粉红色泡沫样痰,严重时可有大量泡沫样液体由口、鼻涌出,甚至咯血。③精神心理:烦躁不安,可有濒死感觉。见图2-4-8。

**2. 体征** ①面部、皮肤:表情恐惧、面色青灰、皮肤湿冷、唇指发绀、大汗淋漓。②呼吸音:两肺布满湿啰音、哮鸣音。③心音:心率增快,可闻及舒张期奔马律。心尖第一心音减弱,肺动脉瓣区第二心音亢进。④血压:早期可一过性血压升高,晚期血压常持续下降,直至休克。⑤意识:严重时,意识障碍,甚至猝死。

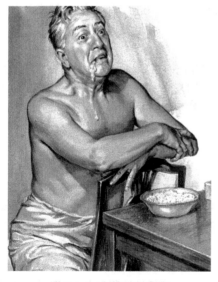

图2-4-8 急性左心衰竭

☞考点:急性左心衰竭典型表现:突发极度呼吸困难,端坐呼吸,咳大量粉红色泡沫样痰,两肺布满湿啰音、哮鸣音。

# 三、辅助检查

**1. X线检查** 除原有心脏病的心脏形态改变以外,主要为肺部改变。典型肺水肿者双侧肺门可见蝶形大片云雾阴影,重度肺水肿可见大片绒毛状阴影。

**2. 动脉血气分析** 病情越严重,动脉血氧分压($PaO_2$)降低越明显。

**3. 有创血流动力学监测** ①肺毛细血管楔压(PCWP):明显增高,提示左心衰竭。②中心静脉压:明显增高,提示右心衰竭。③心脏指数(CI):明显降低,提示心功能下降。

**4. 脑钠肽(BNP)** 心力衰竭时心脏分泌 BNP 和 N 端脑钠肽前体(NT-proBNP)增多。

## 四、诊断要点

①典型症状:突发极度呼吸困难,端坐呼吸,咳大量粉红色泡沫样痰。②典型体征:两肺布满湿啰音、哮鸣音。③疑似病人:可行 BNP 或 NT-proBNP 检测,阴性可排除急性心力衰竭。

【情境2】

病人,徐××,男,39 岁,原有高血压史 10 多年,未正规服降压药。拉板车时突发极度呼吸困难,烦躁不安,端坐呼吸,咳嗽,咳大量粉红色泡沫样痰。体检:T 36℃,P 136 次/分,R 34 次/分,BP 192/136mmHg,两肺布满湿啰音、哮鸣音,心尖部闻及舒张期奔马律。初步诊断:高血压急症、急性左心衰竭。

【情境2诊断分析】

▲该病人有高血压史,过度用力后血压短时间内急剧升高,BP≥180/120mmHg。符合高血压急症的诊断。▲突发极度呼吸困难,咳大量粉红色泡沫样痰,两肺布满湿啰音、哮鸣音等。符合急性左心衰竭的诊断。

## 五、护理问题

1. 气体交换受损 与急性肺水肿影响气体交换有关。
2. 恐惧 与极度呼吸困难有关。
3. 清理呼吸道无效 与肺淤血、呼吸道内大量泡沫痰有关。
4. 潜在并发症:心源性休克、呼吸道感染、下肢静脉血栓形成。

## 六、治疗及其相关护理

是本病护理重点。

**1. 端坐位,双腿下垂** ①协助病人取端坐位,双腿下垂(休克病人除外)。减少回心血量,减轻心脏负荷,增加肺活量,使痰较易咯出。②病人端坐位时给病人提供合适的支撑物,注意病人安全,防止坠床。

**2. 乙醇湿化氧疗** ①立即给予高流量(6~8L/min)鼻导管吸氧,氧气湿化液为 20%~30% 乙醇溶液,降低肺泡内泡沫的表面张力,使泡沫破裂,改善肺通气。注意用氧安全。②病情较重时可用无创呼吸机持续加压或双水平气道正压给氧,增加肺泡内压,既加强气体交换,又对抗组织液向肺泡内渗透。③保持呼吸道通畅,协助病人咳嗽、排痰。

**3. 配合用药** 立即建立 2 条静脉通路,遵医嘱用药。但要控制静脉输液速度,一般为 20~30 滴/分。

(1)镇静:①首选吗啡 3~5mg 缓慢静脉注射(或皮下注射),注射时间不少于 3 分钟。②吗啡能扩张小血管,减轻心脏负荷,减慢呼吸,减轻呼吸困难,降低耗氧量及镇静作用。③应用吗啡时要注意观察有无呼吸抑制、血压下降、尿潴留、便秘、心动过速等不良反应。④呼吸衰竭、昏迷、严重休克者禁用吗啡,老年人应减量或改为肌内注射。

(2)强心:常用毛花苷 C 0.2mg 以 5% 葡萄糖溶液 20ml 稀释后缓慢静脉注射。

(3)利尿:常用呋塞米 20~40mg 于 2 分钟内静脉注射。

(4)平喘:常用氨茶碱 0.25g 加入 10% 葡萄糖溶液 20ml 稀释后缓慢静脉注射。解除支气管痉挛,降低肺动脉压力,并有一定的增强心肌收缩力、扩张外周血管作用。但可能引起室性期前收缩、室性心动过速、血压下降、肌肉颤动、恶心呕吐等不良反应,应缓慢注射,密切观察用药反应。肝肾功能减退的病人、老年人应适当减量,警惕氨茶碱过量。

（5）扩张血管：降低外周阻力，减少回心血量，减轻心脏负荷。

1）硝普钠：动脉、静脉血管扩张剂。①输注速度：静脉滴注起始剂量 $0.3\mu g/(kg\cdot min)$，最好用输液泵（或注射泵）控制输注速度，根据血压逐步调整剂量。②严密监测血压：防止发生低血压。③现配现用：静脉用药后 2~5 分钟起效，作用仅维持 3~5 分钟。④不宜连续使用超过 24 小时：硝普钠在体内迅速代谢为氰化物，并进一步代谢为硫氰酸盐，大剂量持续应用硝普钠易致氰化物和硫氰酸盐蓄积中毒，尤其肾功能不好者更易发生中毒。⑤防止硝普钠遇光易分解变性：硝普钠变性表现为溶液颜色由淡棕色变为蓝色、绿色、暗红色。所以要避光应用，发现溶液变色应停止使用。⑥注意有无硝普钠所致不良反应：如恶心、呕吐、肌肉颤动等。防止滴注部位药物外渗，以免损伤局部皮肤和组织。

2）硝酸酯类：扩张小静脉，减少回心血量，使左心室舒张末压和肺毛细血管压降低。①常用硝酸甘油。②使用硝酸甘油时要严格控制输注速度，严密监测血压。注意有无心动过速、面色潮红、头痛、呕吐等不良反应。

**4. 严密监护** 有条件时安置病人于重症监护室，给予留置导尿、心电监护、经皮血氧饱和度监测等。

▲实训 2-4-16、实训 2-4-17 参见《内科护理实训指导》

**5. 其他治疗**

（1）机械辅助治疗：有条件时可用主动脉内球囊反搏、左心室辅助装置、临时心肺辅助系统等。

（2）病因治疗：对诱因、基本病因进行治疗，如降血压、控制液体入量等。

☞考点：急性心力衰竭抢救要点。①端坐位，两腿下垂。②20%~30% 乙醇溶液湿化吸氧，高流量（6~8L/min）。③吗啡镇静。④利尿、平喘、强心、扩管。⑤注意硝普钠应用注意事项。

【情境 2 医嘱示例】

**长期医嘱单**

| 姓名 | 徐×× | 入院日期 | 2009.7.1 | 病区 | 心内科 | 床号 | 6 | 住院号 | 110022 |
|---|---|---|---|---|---|---|---|---|---|

| 起始日期 | 时间 | 医嘱 | | 医师签名 | 停止日期 | 停止时间 | 医师签名 | 录入者 |
|---|---|---|---|---|---|---|---|---|
| 2009.7.1 | 16:30 | 内科护理常规 | | D | | | | N |
| 2009.7.1 | 16:30 | 一级护理 | | D | | | | N |
| 2009.7.1 | 16:30 | 病危 | | D | | | | N |
| 2009.7.1 | 16:30 | 卧床休息 | | D | | | | N |
| 2009.7.1 | 16:30 | 床边心电监护 | | D | 7.3 | 9:00 | D | N |
| 2009.7.1 | 16:30 | 血氧饱和度监测 | | D | 7.3 | 9:00 | D | N |
| 2009.7.1 | 16:30 | 吸氧 | | D | | | | N |
| 2009.7.1 | 16:30 | 低盐低脂饮食 | | D | | | | N |
| 2009.7.1 | 16:30 | 记 24h 出入量 | | D | | | | N |
| 2009.7.1 | 16:30 | 贝那普利 | 10mg  qd | D | | | | N |
| 2009.7.1 | 9:00 | 氨氯地平 | 5mg  qd | D | | | | N |
| 2009.7.3 | 9:00 | 地高辛 | 0.125mg  qd | D | | | | N |
| 2009.7.3 | 9:00 | 呋塞米 | 20mg  qd | D | | | | N |
| …… | …… | …… | | | | | | |

录入长期护理单并执行

录入长期服药治疗单并执行

**短期医嘱单**

| 姓名 | 徐×× | 入院日期 | 2009.7.1 | 病区 | 心内科 | 床号 | 6 | 住院号 | 110022 |
|---|---|---|---|---|---|---|---|---|---|

| 起始日期 | 时间 | 医嘱 | | | 医师签名 | 执行时间 | 执行者 | 录入者 |
|---|---|---|---|---|---|---|---|---|
| 2009.7.1 | 16:30 | 血电解质 急 | | | D | | | N |
| 2009.7.1 | 16:30 | 血气分析 急 | | | D | | | N |
| 2009.7.1 | 16:30 | 血 BNP 急 | | | D | | | N |
| 2009.7.1 | 16:30 | 血生化 | | | D | | | N |
| 2009.7.1 | 16:30 | 尿常规 | | | D | | | N |
| 2009.7.1 | 16:30 | 血常规 | | | D | | | N |
| 2009.7.1 | 16:30 | 大便常规 + OB | | | D | | | N |
| 2009.7.1 | 16:30 | 心电图(床边) | | | D | | | N |
| 2009.7.1 | 16:30 | 吗啡 5mg H st | | | D | 16:30 | P | N |
| 2009.7.1 | 16:30 | 呋塞米 20mg IV 慢 st | | | D | 16:30 | P | N |
| 2009.7.1 | 16:30 | 5%GS 50ml / IV st | | | D | 16:30 | P | N |
| | | 硝普钠 25mg / (注射泵注入)2ml/h | | | D | | | |
| 2009.7.1 | 16:30 | 5%GS 20ml / IV st | | | D | 16:30 | P | N |
| | | 毛花苷 C 0.4mg / 慢 | | | | | | |
| 2009.7.1 | 16:30 | 5%GS 20ml / IV st | | | D | 续接 | P | N |
| | | 氨茶碱 0.25 / 慢 | | | | | | |
| …… | …… | …… | | | | | | |
| 2009.7.8 | 9:00 | 出院 | | | D | 9:00 | A | N |

左侧标注（自上而下）：
- 立即留取标本,安排送检查
- 次日早晨留取标本,送检查
- 护士立即执行
- 执行者核对治疗卡并执行
- ◆通知相关部门 ◆出院指导 ◆办理出院手续

【备注】 ①贝那普利:是血管紧张素转换酶抑制剂。②氨氯地平(络活喜):是钙离子拮抗剂。③吗啡:为阿片受体激动剂。④呋塞米:利尿作用强。属袢利尿剂,排钾利尿剂。⑤硝普钠:强有力的血管扩张剂。⑥毛花苷 C 或地高辛:为强心药。⑦氨茶碱:对呼吸道平滑肌有直接松弛作用。

# 七、其他护理

**1. 指导休息** 指导病人绝对卧床休息。

**2. 饮食、排便护理** ①病情稳定后给予低盐限水、易消化、高营养、高热量饮食。少食多餐,避免进食产气食物。②保持大便通畅,避免用力排便。

**3. 观察病情** 严密观察病人意识、生命体征、咳嗽、咳痰量及痰色、肺部啰音变化、皮肤颜色及温度、尿量等,注意心电监护、监测血气分析情况,严格记录出入量。

**4. 对症护理** 加强基础护理,如口腔护理、预防压疮护理等。

**5. 心理护理** 抢救时护理人员应镇静、操作熟练,使病人产生信任感和安全感。尽可能守护在病人身旁,安慰病人,向病人做简要解释,消除病人的紧张、恐惧心理。告诉病人医护人员正在积极采取有效措施,病情会逐渐得到控制。注意语言简练,以免影响病人休息,导致病人疲惫,影响抢救效果。

☞考点:①观察病情。②心理护理。

# 八、 健康教育/出院指导

①抢救时:向病人家属介绍本病基本知识,使其主动配合抢救,主动提供疾病信息,主动安慰病人。②出院前:告之病人及家属出院后如何密切观察病人病情变化情况,如何避免诱因,如何坚持控制血压。发现异常立即到医院诊治。③提醒病人在静脉输液前要告知护士自己有心脏病史,以便输液时控制输液量及速度。

☞考点:知识宣传内容。

【情境 2 护理工作过程】

▲ 入院护理工作过程

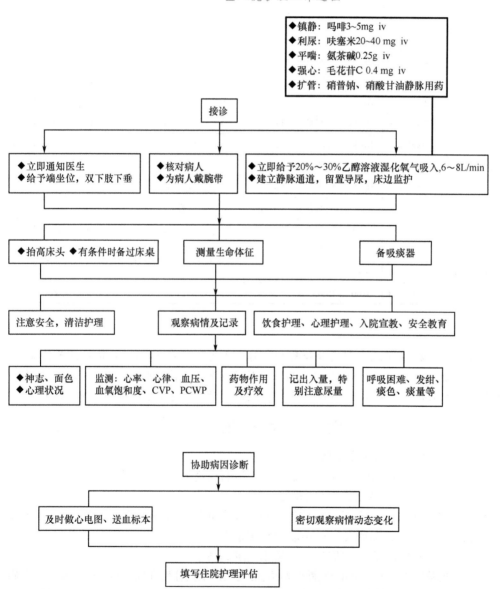

◆ 镇静: 吗啡3~5mg iv
◆ 利尿: 呋塞米20~40 mg iv
◆ 平喘: 氨茶碱0.25g iv
◆ 强心: 毛花苷C 0.4 mg iv
◆ 扩管: 硝普钠、硝酸甘油静脉用药

接诊

◆ 立即通知医生
◆ 给予端坐位,双下肢下垂

◆ 核对病人
◆ 为病人戴腕带

◆ 立即给予20%～30%乙醇溶液湿化氧气吸入,6～8L/min
◆ 建立静脉通道,留置导尿,床边监护

◆ 抬高床头 ◆ 有条件时备过床桌

测量生命体征

备吸痰器

注意安全,清洁护理

观察病情及记录

饮食护理、心理护理、入院宣教、安全教育

◆ 神志、面色
◆ 心理状况

监测: 心率、心律、血压、血氧饱和度、CVP、PCWP

药物作用及疗效

记出入量,特别注意尿量

呼吸困难、发绀、痰色、痰量等

协助病因诊断

及时做心电图、送血标本

密切观察病情动态变化

填写住院护理评估

▲ 住院护理工作过程

加强巡视,观察输液速度,观察生命体征,尤其注意血压、心率、心律情况,观察神志、尿量、咳嗽、排痰情况,观察病人卧位、心电改变情况,注意血气分析结果→遵医嘱用 ACEI、降压药、强心药、利尿剂,严格控制输液速度,保护静脉→做好生活护理,加强口腔、皮肤护理→避免诱发心力衰竭的有关因素→给予低盐限水,易消化饮食→进行心理安慰、健康教育→酌情填写护理记录单

▲ **出院护理工作过程**

处理出院医嘱,撤销单据及卡片,整理出院病历,做好出院登记→指导病人积极治疗原发病,避免与心力衰竭有关的因素,坚持控制血压,低盐限水饮食,定期复查,及时就诊→听取病人意见和建议,协助备好出院带药,交代遵医嘱用药及注意药物不良反应→协助办理出院手续→护送病人出院→通知护工、膳食科→常规清洁消毒床单位→填写出院护理记录

# 九、小　结

▲急性心力衰竭是左心排血量突然减少所致。

▲以急性肺水肿为主要表现。突然端坐呼吸、呼吸极度困难,咳大量粉红色泡沫痰,两肺布满湿啰音、哮鸣音等,同时伴有心率快,舒张期奔马律等心力衰竭体征。

▲抢救、护理重点:安置病人于端坐位、双腿下垂,给予 20%～30%乙醇溶液湿化吸氧(6～8L/min)。应用吗啡、强心剂、利尿剂、平喘药、硝普钠等。

# 十、疾病鉴别

慢性左心衰竭与急性左心衰竭的比较见表 2-4-4。

**表 2-4-4　慢性左心衰竭与急性左心衰竭的比较**

| 项目 | 慢性左心衰竭 | 急性左心衰竭 |
| --- | --- | --- |
| 病理改变 | 慢性肺淤血 | 急性肺水肿 |
| 起病 | 缓慢 | 突然 |
| 表现 | 劳力性呼吸困难、夜间阵发性呼吸困难、端坐呼吸。严重时有急性肺水肿表现。两肺底湿啰音随体位改变 | 急性肺水肿表现:端坐呼吸、呼吸极度困难,咳大量粉红色泡沫痰,两肺布满湿啰音、哮鸣音 |
| 安置体位 | 半卧位 | 端坐位,双腿下垂 |
| 吸氧 | 2～4L/min 氧气吸入 | 20%～30%乙醇溶液湿化氧气,6～8L/min |
| 注射吗啡 | 否 | 是 |

# 第5节　原发性高血压病人的护理

原发性高血压(primary hypertension,简称高血压)是指原因不明,以体循环动脉血压升高为特征,伴有或不伴有重要脏器如心、脑、肾等器官的病理及功能改变的全身性疾病。是多种心、脑血管疾病的重要病因和危险因素,是心血管疾病死亡的主要原因之一。我国高血压患病率总体呈明显上升趋势,但知晓率、治疗率、控制率很低。高血压患病率随年龄增长而升高,并且存在地区、城乡和民族差别,北方高于南方,沿海高于内地,城市高于农村,高原少数民族地区患病率较高。

高血压定义:在未用降压药情况下收缩压≥140mmHg 和(或)舒张压≥90mmHg。根据血压升高水平,又将高血压分为 1～3 级,见表 2-5-1。

**表 2-5-1　血压水平分类及定义**

| 类别 | 收缩压(mmHg) | | 舒张压(mmHg) |
| --- | --- | --- | --- |
| 正常血压 | <120 | 和 | <80 |
| 正常高值血压 | 120～139 | 和(或) | 80～89 |

续表

| 类别 | 收缩压(mmHg) | | 舒张压(mmHg) |
|------|------------|-----|------------|
| 高血压 | ≥140 | 和(或) | ≥90 |
| 1级高血压(轻度) | 140~159 | 和(或) | 90~99 |
| 2级高血压(中度) | 160~179 | 和(或) | 100~109 |
| 3级高血压(重度) | ≥180 | 和(或) | ≥110 |
| 单纯收缩期高血压 | ≥140 | 和 | <90 |

注:当收缩压与舒张压分别属于不同级别时,以较高级为标准。

▲实训2-5-1参见《内科护理实训指导》

☞考点:①高血压定义:在未用降血压药情况下收缩压≥140mmHg和(或)舒张压≥90mmHg。②血压水平分类。

# 一、病因与发病机制

## (一)病因

原发性高血压的病因尚未完全阐明,目前认为与遗传、摄入钠盐较多、高蛋白高脂饮食、酗酒、抽烟、精神过度紧张、体重超重、长期服避孕药、睡眠呼吸暂停低通气综合征等有关,其中体重超重是重要的危险因素。我国人群普遍缺乏叶酸,使血浆同型半胱氨酸水平增高,也是导致高血压的相关因素。

▲实训2-5-2参见《内科护理实训指导》

## (二)诱因

①情绪激动、精神紧张、身心劳累、精神创伤。②环境噪声。③寒冷。④便秘、用力咳嗽、屏气、剧烈运动等。⑤过热的水洗澡或蒸汽浴。⑥突然停用降压药。

## (三)发病机制

原发性高血压的发病机制见图2-5-1。

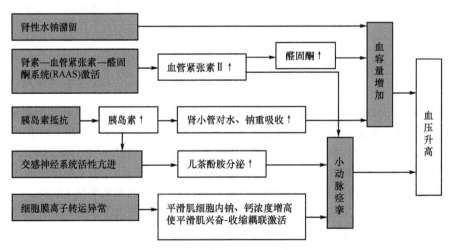

图 2-5-1　原发性高血压的发病机制

血压主要决定于心输出量和体循环周围血管阻力。血容量增加使心输出量增加,小动脉痉挛使体循环周围血管阻力增加。

☞考点:原发性高血压病因及血压升高的诱因。

# 二、临 床 表 现

**1. 一般表现** 起病缓慢,早期多无症状,常于体检时或发生并发症后才发现血压升高。部分病人以头痛为首发症状,可伴有头晕、头痛、耳鸣、乏力、失眠等症状。

**2. 并发症**

(1) 心:长期血压升高使左心室后负荷过重导致左心室肥厚并扩张,可出现左心衰竭。高血压可合并冠状动脉粥样硬化,心肌供血不足,导致心绞痛、心肌梗死、猝死等。部分病人会并发主动脉夹层(主动脉腔内的血液从主动脉内膜撕裂口进入主动脉中膜)。

(2) 脑:长期高血压可形成脑微小动脉瘤,破裂后可致脑出血,是原发性高血压最严重的并发症。高血压促使脑动脉粥样硬化,引起短暂性脑缺血发作(TIA)、脑血栓形成、腔隙性脑梗死等。

(3) 肾:长期血压升高使肾小球动脉硬化、肾小管损害,最终导致肾衰竭。恶性高血压可在短期内出现肾衰竭。

(4) 眼:视网膜小动脉痉挛、狭窄、渗出、出血、视盘水肿。

**3. 高血压急症** 高血压急症指原发性或继发性高血压病人在某些诱因作用下,血压突然和明显升高(一般超过 180/120mmHg)。高血压急症包括恶性高血压、高血压脑病、血压突然升高伴有严重靶器官损害。

(1) 恶性高血压:以靶器官进行性损害为特点。病情急骤发展,舒张压持续≥130mmHg,肾脏损害尤其突出,持续蛋白尿、血尿、管型尿。

(2) 高血压脑病:以颅内压增高症状为特点,与过高的血压突破了脑血流自动调节范围,脑组织血流灌注过多引起脑水肿有关。

(3) 血压突然升高伴有严重靶器官损害:脑出血、急性心力衰竭、急性冠状动脉综合征、脑梗死、主动脉夹层、子痫、急性肾小球肾炎、嗜铬细胞瘤危象、围手术期严重高血压等。

**4. 高血压亚急症(高血压危象)** 同高血压急症表现,但无新近发生的急性进行性靶器官损害。

▲**实训 2-5-3** 参见《内科护理实训指导》

**5. 危险分层** 见表 2-5-2。

表 2-5-2 高血压危险分层标准

| 危险因素和病史 | 血压分级 | | |
|---|---|---|---|
| | 1 级 | 2 级 | 3 级 |
| 无其他危险因素 | 低危 | 中危 | 高危 |
| 1~2 个危险因素 | 中危 | 中危 | 极高危 |
| ≥3 个危险因素或靶器官损害 | 高危 | 高危 | 极高危 |
| 有并发症或合并糖尿病 | 极高危 | 极高危 | 极高危 |

(1) 用于分层的危险因素:①高血压(1~3 级)。②男性>55 岁、女性>65 岁。③吸烟。④糖耐量异常或空腹血糖受损。⑤血脂异常。⑥早发心血管疾病家族史。⑦腹型肥胖或体重指数(BMI)≥28kg/m²。⑧血同型半胱氨酸升高。

(2) 用于分层的靶器官损害:左心室肥厚、颈动脉有粥样硬化斑块、血肌酐轻度升高、尿微量白蛋白增多、ABI(踝部收缩压和臂部收缩压的比值)<0.9 等。

(3) 用于分层的并发症:心脏疾病、脑血管疾病、肾脏疾病、周围血管疾病、视网膜病变。

☞考点:①常见高血压并发症:心、脑、肾、眼等靶器官受损。②恶性高血压、高血压危象、高血压脑病各自特点。

# 三、辅 助 检 查

**1. 血尿检查** 尿常规、血糖、血脂、肾功能、血尿酸、血电解质等,有助于了解高血压并存情况及对靶器官的损害情况。

**2. 其他检查**

(1) 心:心电图检查可见左心室肥大、劳损;X线检查可见主动脉弓突出、左室增大;超声心动图提示左室壁厚、左室大。

(2) 眼:眼底检查有助于对高血压严重程度的了解。

(3) 24 小时动态血压监测:有助于判断血压升高严重程度,了解血压昼夜节律,指导降压治疗以及评价降压药物疗效。

☞考点:上述辅助检查的意义。

# 四、诊 断 要 点

①静息和非药物状态下 3 次以上非同日血压测定值均达到收缩压≥140mmHg 和(或)舒张压≥90mmHg。②排除各种继发性高血压。

【情境 3】

病人,郭××,男,56 岁。机关干部。有烟酒嗜好 20 余年,腹型肥胖。主诉反复头痛、头晕 1 个月。连续 3 天测血压在 160～170/90～100mmHg。神志清楚,焦虑不安。体检:T 36.2℃,P 90 次/分,R 24 次/分,BP 170/100mmHg,双肺呼吸音清晰,心界不大,心律齐,未闻及杂音。其余检查未见异常。初步诊断为原发性高血压 2 级(高危)。

【情境 3 诊断分析】

▲该病人连续 3 天测血压均在 160～170/90～100mmHg,符合高血压 2 级诊断标准。▲该病人至少具有 3 个高血压危险因素(男性年龄>55 岁、吸烟史、腹型肥胖),尚无明显心、脑、肾、眼等并发症,故高血压危险分层属高危。▲无继发性高血压证据。故初步诊断为原发性高血压 2 级(高危)。

# 五、护 理 问 题

1. 有受伤的危险 与头晕、视力模糊有关。
2. 知识缺乏:缺乏有关高血压预防、治疗、保健知识。
3. 潜在并发症:心力衰竭、脑血管意外、肾衰竭。

# 六、治疗及其相关护理

目前尚无原发性高血压根治方法,常采用综合治疗措施,使血压降至正常或接近正常,预防或延缓并发症的发生,降低病死率和病残率。血压控制目标:普通高血压病人血压<140/90mmHg;糖尿病和肾病病人血压<130/80mmHg;老年收缩期高血压病人收缩压降至<150mmHg。

**1. 改善生活行为** 又称非药物治疗。是本病护理重点。适用于所有高血压病人。

(1) 减轻体重:尽量将体重指数(BMI)控制在 24kg/m² 以下。体重降低对改善胰岛素抵抗、糖尿病、血脂异常、左心室肥厚有益。

$$体重指数(BMI) = 体重(kg)/身高(m)^2$$

(2) 合理膳食:给予低盐低脂低胆固醇,高钾高钙高维生素饮食。①减少钠盐摄入:每日食盐量<6g。②补充钾和钙:每日新鲜蔬菜 400～500g,牛奶 500ml,可以补充钾 1000mg、钙 400mg。③减少脂肪摄入:膳食含脂肪量<25% 膳食总热量,少吃或不吃肥肉和动物内脏。④限制热量摄入:少吃糖类和甜食。⑤必要时补充叶酸制剂。

（3）戒烟、限酒：WHO建议饮酒越少越好，每日饮酒量不超过50g乙醇的量。不提倡饮高度烈性酒。

（4）保持大便通畅：避免用力排便。

▲**实训2-5-4 参见《内科护理实训指导》**

（5）适当运动：目的是减轻体重、改善胰岛素抵抗、提高心血管调节能力、稳定血压水平。①酌情运动：血压稍高者可进行一般活动，但避免劳累，保证足够睡眠。血压较高，症状较多或有并发症的病人要卧床休息，避免身心过度劳累。②运动方式：慢跑、步行、健身操、打太极拳、散步等有氧运动。可根据年龄、体质、血压情况选择运动方式。③运动量：一般每周运动3~5次，每次持续20~60分钟。运动强度指标为运动时最大心率不超过170-年龄。运动不可过量，要劳逸结合，避免快跑、举重、球类比赛等剧烈运动。运动时若出现头晕、心悸、呼吸困难等症状应就地休息。

（6）减轻精神压力：保持心态平衡。

**2. 降压药物治疗**

（1）降压药物治疗对象：①高血压2级或以上者。②改善生活行为无效者。③高血压危险分层为高危或极高危者。④高血压合并糖尿病，或有并发症者。

（2）常用降压药物及不良反应：见表2-5-3。

表2-5-3　常用降压药物及不良反应

| 药物分类 | | 药物名称 | 不良反应 |
|---|---|---|---|
| 利尿剂 | 噻嗪类（排钾） | 氢氯噻嗪、氯噻酮 | 低钾、低钠、低氯及高尿酸血症 |
| | 袢利尿剂（排钾） | 呋塞米 | |
| | 保钾类 | 氨苯蝶啶、螺内酯 | 血钾升高 |
| β受体阻滞剂 | | 美托洛尔、阿替洛尔、普萘洛尔、倍他洛尔、比索洛尔 | 支气管痉挛、抑制心肌收缩、心动过缓、房室传导阻滞 |
| 血管紧张素转换酶抑制剂（ACEI） | | 卡托普利、依那普利、贝那普利、赖诺普利、雷米普利、福辛普利、西拉普利、培哚普利 | 高血钾、干咳、血管性水肿 |
| 血管紧张素Ⅱ受体阻滞剂（ARB） | | 氯沙坦、缬沙坦、厄贝沙坦、坎地沙坦、替米沙坦、奥美沙坦 | 低血压、肾功能一过性恶化、高血钾 |
| 钙通道阻滞剂（CCB） | 二氢吡啶类 | 硝苯地平、硝苯地平控释片、氨氯地平、非洛地平缓释剂、尼卡地平、尼群地平、拉西地平、乐卡地平 | 下肢水肿、头痛、面色潮红、心率快 |
| | 非二氢吡啶类 | 维拉帕米缓释剂、地尔硫卓缓释剂 | 抑制心肌收缩和传导 |
| 其他 | α₁受体阻滞剂 | 哌唑嗪 | 低血压 |
| | 交感神经抑制剂 | 利血平 | 心动过缓、消化性溃疡 |
| | | 可乐定 | 低血压 |
| | 直接血管扩张剂 | 肼屈嗪 | 狼疮综合征 |
| | | 硝普钠 | 低血压、氰化物中毒 |

（3）常用降压药物作用特点

1）利尿剂：主要通过排钠、减少细胞外容量、降低外周血管阻力，达到降压作用。其降压起效平稳、缓慢，持续时间较长。适用于轻、中度高血压。见图2-5-2。

2）血管紧张素转换酶抑制剂（ACEI）：主要通过抑制血管紧张素转换酶，使血管紧张素Ⅱ生成减少，达到降压作用。其降压起效迅速、作用较强。ACEI具有改善胰岛素抵抗、减少蛋白尿的作用，尤其适用于合并肥胖、糖尿病及心、肾病变的高血压病人。见图2-5-2。

3）血管紧张素Ⅱ受体阻滞剂（ARB）：主要通过选择性阻断血管紧张素Ⅱ受体，达到降压作用。其降压起效缓慢，但持久而平稳，作用持续时间达24小时以上。适用范围同ACEI。见图2-5-2。

4）β受体阻滞剂：能选择性地与β肾上腺素受体结合，从而拮抗神经递质对β受体的激动作用。其降压起效迅速、作用强，持续时间因各种β受体阻滞剂剂型而异。尤其适用于心率较快的中、青年病人或合并心绞痛者。见图2-5-2。

5）钙通道阻滞剂（CCB）：主要通过阻滞细胞外钙离子进入血管平滑肌细胞内，减弱兴奋-收缩耦联，降低血管阻力，达到降压作用。其降压起效迅速、作用较强，但持续时间短，一般每天需服用3次。适用于合并糖尿病、冠心病、外周血管病、老年人等。见图2-5-2。

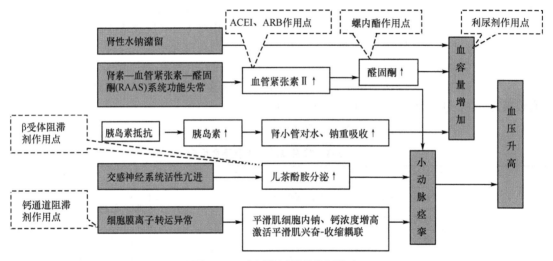

图 2-5-2　常用降压药的作用特点

（4）降压药的选择：①所选降压药需有效控制血压，适合长期治疗。尽量选择长效制剂，每日用药1次，避免血压波动。②所选降压药需副作用小，不影响生活质量。③选药注意个体化。逐步摸索适应个体的最佳方案是有效治疗的关键。④2级及以上高血压主张联合用不同降压机制的降压药。

（5）用药注意事项：①小剂量开始，逐渐增加药量，逐渐降压，以免影响脏器供血。②服用缓释或控释降压药时，嘱病人要吞服，不可嚼服。③睡前不宜服用降压药，以免诱发脑卒中。④密切观察用药效果：定时测量血压并记录，分析用药与血压的关系。⑤观察药物不良反应。

**3. 提高服药依从性**　是本病护理重点。①一旦用降压药，需终身治疗，规则服药，不宜频繁更换降压药或随意停药。②告诉病人自行调整降压药剂量，将导致血压波动，比持续高血压对脏器的危害更大。要在医生指导下调整用药，增减剂量。③不可漏服、少服、多服、停服降压药。④让病人和家属参与制订治疗计划。⑤指导病人在家中自测血压，起到提醒作用。

▲ 实训2-5-5参见《内科护理实训指导》

**4. 直立性低血压的防护**　服用降压药期间病人容易发生直立性低血压（又称体位性低血压），表现为眩晕、头昏、眼花、恶心，甚至晕倒等。

（1）预防：①用降压药期间避免洗澡水过热或蒸气浴。②不能大量饮酒。③改变体位时动作宜缓慢，特别是起床时动作不宜过猛（醒后静躺、缓慢坐起、小心站立）。④避免久立不动，久蹲不起。⑤尤其要警惕服降压药后的前几个小时及初用降压药时病人易发生直立性低血压。

（2）处理：一旦发生直立性低血压，应平卧，取头低足高位。

**5. 高血压急症治疗**　及时正确处理高血压急症，使病情在短时间内缓解，预防进行性或不可逆性靶器官损害,降低死亡率。

（1）迅速降压:首选静脉滴注硝普钠,其次选用硝酸甘油。严密监测血压,随时调整用药剂量,使血压迅速下降。

▲ **实训2-5-6 参见《内科护理实训指导》**

（2）控制性降压:为避免血压急骤下降导致心、脑、肾等重要脏器血流灌注减少,在迅速降压的前提下还要注意控制降压速度,即开始1小时内血压降低20%~25%,2~6小时内血压降至160/100mmHg左右,以后24~48小时逐步降至正常。一般静脉给药同时及早开始口服降压药,然后逐步停用静脉药物,维持口服用药,使血压长期稳定。

（3）避免使用的药物:①不宜使用强力利尿降压药:因高血压急症早期交感神经系统和肾素-血管紧张素-醛固酮系统过度激活,外周血管阻力明显升高,病人体内循环血容量明显减少,不能过度利尿。②利血平不宜用于高血压急症治疗:因其降压作用慢,易蓄积中毒。

（4）对症处理:①有脑水肿时,给予静脉滴注甘露醇等,降低颅内压。②有烦躁、抽搐时,给予镇静剂,如地西泮、巴比妥类药肌注或水合氯醛保留灌肠等。

（5）高血压急症的抢救流程:是本病护理重点。①绝对卧床休息:抬高床头15°~30°。避免一切不良刺激和不必要的活动,避免屏气或用力排便,协助生活护理。必要时使用镇静剂。②迅速控制性降压:立即建立静脉通道,遵医嘱尽早准确应用硝普钠等降压药。③立即吸氧:4~5L/min,保持呼吸道通畅。④严密观察:做好心电、血压、呼吸监测,尤其注意降压速度。注意神志、生命体征、尿量等病情变化情况。⑤注意安全:病人意识障碍时应加床栏,防止坠床,做好口腔和皮肤护理。神志清楚的病人起床时,嘱病人动作要慢,行走时要有人搀扶等。⑥避免使血压升高的诱因。

▲ **实训2-5-7 参见《内科护理实训指导》**

☞考点:①改善生活行为:减轻体重、合理膳食、戒烟、限酒、保持大便通畅、适当运动、减轻精神压力。②常用5类降压药及不良反应。提高用药依从性。③一般高血压需逐渐降压。防止直立性低血压。④高血压急症需迅速、控制性降压。首选硝普钠。

【情境3 医嘱示例】

**长期医嘱单**

| 姓名 | 郭×× | 入院日期 | 2010.8.19 | 病区 | 心内科 | 床号 | 18 | 住院号 | 1100077 |
|---|---|---|---|---|---|---|---|---|---|

| 起始日期 | 时间 | 医嘱 | | | 医师签名 | 停止日期 | 停止时间 | 医师签名 | 录入者 |
|---|---|---|---|---|---|---|---|---|---|
| 2010.8.19 | 8:30 | 心内科护理常规 | | | H | | | | V |
| 2010.8.19 | 8:30 | 二级护理 | | | H | | | | V |
| 2010.8.19 | 8:30 | 低盐低脂低胆固醇饮食 | | | H | | | | V |
| 2010.8.19 | 8:30 | 24h 动态血压监测 | 测血压 | q4h | H | | | | V |
| 2010.8.19 | 8:30 | 呋塞米 | 20mg | bid | H | | | | V |
| 2010.8.19 | 8:30 | 螺内酯 | 20mg | qd | H | | | | V |
| 2010.8.19 | 8:30 | 贝那普利 | 10mg | qd | H | | | | V |
| 2010.8.19 | 8:30 | 氨氯地平 | 5mg | qd | H | | | | V |
| 2010.8.19 | 8:30 | 美托洛尔 | 6.25mg | bid | H | | | | V |
| …… | …… | …… | | | | | | | |

录入长期护理单并执行（对应前4行）

录入长期服药治疗单并执行（对应后5行）

**短期医嘱单**

| 姓名 | 郭×× | 入院日期 | 2010.8.19 | 病区 | 心内科 | 床号 | 18 | 住院号 | 1100077 |
|---|---|---|---|---|---|---|---|---|---|

| | 起始日期 | 时间 | 医嘱 | | | 医师签名 | 执行时间 | 执行者 | 录入者 |
|---|---|---|---|---|---|---|---|---|---|
| 次日早晨留取标本,送检查 | 2010.8.19 | 8:30 | 尿常规 | | | H | | | V |
| | 2010.8.19 | 8:30 | 大便常规＋OB | | | H | | | V |
| | 2010.8.19 | 8:30 | 血生化 | | | H | | | V |
| | 2010.8.19 | 8:30 | 血常规 | | | H | | | V |
| 安排送检查单 | 2010.8.19 | 8:30 | 心电图 | | | H | | | V |
| 陪检,观察病情 | 2010.8.19 | 8:30 | 超声心动图 | | | H | | | V |
| | 2010.8.19 | 8:30 | 全胸片 | | | H | | | V |
| | 2010.8.19 | 8:30 | 双肾、肾上腺B超 | | | H | | | V |
| | 2010.8.19 | 8:30 | 双侧肾动脉彩超 | | | H | | | V |
| | 2010.8.19 | 8:30 | 眼底检查 | | | H | | | V |
| 执行者核对治疗卡,并执行 | 2010.8.19 | 8:40 | 常药降压片 | 1片 | st | H | 8:40 | J | V |
| | 2010.8.19 | 8:30 | 呋塞米 | 20mg | st | H | 8:40 | J | V |
| | 2010.8.19 | 8:30 | 螺内酯 | 20mg | st | H | 8:40 | J | V |
| ◆通知相关部门<br>◆出院指导<br>◆办理出院手续 | …… | …… | …… | | | | | | |
| | 2010.8.28 | 9:00 | 出院 | | | H | 9:00 | J | V |

【备注】 ①贝那普利:是血管紧张素转换酶抑制剂。②氨氯地平片:是钙离子拮抗剂。③美托洛尔:是β受体阻滞剂。④常药降压片(复方硫酸双肼屈嗪片):属于其他类降压药,降压作用迅速。⑤呋塞米:排钾利尿剂。⑥螺内酯:保钾利尿剂。

# 七、其他护理

**1. 观察病情**

(1) 严密观测血压及临床表现:注意病人头痛、头晕、心悸、失眠等症状有无好转。①若发现病人出现心悸、气急、夜间不能平卧、咳出粉红色泡沫痰,提示发生了左心衰竭。②若出现血压急剧升高、剧烈头痛、呕吐、烦躁不安、大汗、视物模糊、意识障碍及肢体运动障碍等,提示高血压急症或脑血管意外,应立即通知医生并配合抢救。

(2) 正确测量血压方法:①在静息状态下测量。测量血压前应休息20～30分钟,不要吸烟、饮浓茶、咖啡及其他刺激性饮料。②做到"四定",即定时间、定部位、定体位、定血压计。③血压计"0"点应与右心房、肱动脉在同一水平上,即坐位时平第四肋软骨,仰卧位时平腋中线。④为偏瘫病人测量应选择健侧肢体测量。

**2. 避免血压升高诱因** 是本病护理重点。①避免情绪激动、精神紧张、身心劳累、精神创伤。②环境安逸,避免噪声。③避免寒冷。④避免用力排便、用力咳嗽、屏气、剧烈运动等。⑤不用过热的水洗澡或蒸汽浴。

**3. 心理护理** 乐观而稳定的情绪对高血压病人来说尤为重要。通过宣教和咨询,引导病人正确对待自己和他人,以平常之心看待事物,做到知足常乐。避免激动、紧张等不良情绪,减轻精神压力。鼓励病人酌情参加社会活动、集体活动。

☞考点：正确测量血压,避免血压升高的诱因。

# 八、 健康教育/出院指导

**1. 知识宣传**

（1）向大众宣传本病相关知识,使其了解高血压的危险因素及血压升高诱因,并能注意避免。

（2）向病人介绍本病基本知识,使其高度重视本病,但又不过分紧张。告知病人本病虽难以彻底治愈,但通过改善生活行为、避免诱因、服用降压药物,能将血压控制在合适的水平,改善预后,使病人以积极的心态对待疾病。

（3）告之病人本病治疗、护理方法及目的,使其能主动配合治疗、护理。指导病人自测血压,定期测量、注意记录。

（4）告之病人家属高血压急症应急措施,如立即给予头高卧位休息、避免激动、用力,立即服用降压药,立即送往医院治疗等。

**2. 生活指导** ①低盐、低脂、低胆固醇,高钾、高钙、高维生素饮食。控制体重。②保持大便通畅。③禁烟限酒。④保持良好心态、坚持有氧运动、注意劳逸结合。

**3. 用药指导** 帮助病人做好长期治疗的思想准备,遵医嘱坚持药物治疗,不擅自增减和中断用药,提高用药依从性,注意观察药物不良反应。

**4. 定期复查** 了解血压控制情况,随访靶器官受损情况。发现胸痛、水肿、鼻出血、血压突然升高、心悸、剧烈头痛、视物模糊、恶心、呕吐、肢体麻木、偏瘫、嗜睡、昏迷等异常情况要随时就诊。

▲**实训 2-5-8、实训 2-5-9** 参见《内科护理实训指导》

☞考点：①指导病人自我监测血压。②指导生活行为。③提高用药依从性。

【情境 3 护理工作过程】

▲**入院护理工作过程**

迎接病人→核对病人,为病人戴腕带→为病人称体重,送病人到病床→通知医师、护工、膳食科→测量并记录生命体征、神志,初步评估病人是否存在明显靶器官损害,确定高血压危险分层→安慰病人,稳定病人情绪→办理入院手续→遵医嘱给予降压药应用,严密监测血压→遵医嘱立即留取标本,安排送检→填写住院护理评估单及护理表格→告诉病人如何配合次日晨空腹抽血、留大小便标本→告诉病人如何避免影响血压升高的因素,如何控制饮食,加强运动→入院告知及安全教育

▲**住院护理工作过程**

加强巡视,观察输液速度、生命体征、意识状态、并发症表现→执行医嘱,配合应用降压药物,严密监测血压→酌情给予低盐低脂低胆固醇,高钾高钙高维生素饮食→进行心理护理、健康教育,进行饮食、运动指导→酌情填写护理记录单

▲**出院护理工作过程**

处理出院医嘱,撤销单据及卡片,整理出院病历,做好出院登记→指导病人避免血压升高的因素,解释改善生活行为的重要性及方法。指导病人自测血压,严密监测血压,定期复查→听取病人意见和建议,协助备好出院带药,交代遵医嘱用药及药物不良反应→协助办理出院手续→护送病人出院→通知护工、膳食科→常规清洁消毒床单位→填写出院护理记录

# 九、 小　结

▲原发性高血压是指在静息状态且未服降压药情况下收缩压≥140mmHg 和（或）舒张压≥90mmHg,且病因不明。原发性高血压与遗传、摄入钠盐较多、高蛋白高脂饮食等因素有关,血压易受情绪、劳累、噪声、寒冷、用力等诱因影响而升高。

▲高血压分级是依据血压高低程度而定;高血压危险分层是依据血压高低程度、危险因素、靶器官损害、并发症而定。

▲本病无特异症状,主要是心、脑、肾、眼等并发症症状。

▲一般高血压要缓慢降压治疗,高血压急症要迅速控制性降压治疗;高血压急症常首选硝普钠静脉滴注,注意避光,现配现用,严密监测血压,严格控制滴速。

▲所有高血压病人都要注意改善生活行为(非药物疗法):包括低盐低脂低胆固醇,高钾高钙高维生素饮食,减轻体重、戒烟、限酒、保持大便通畅、适当运动、减轻精神压力。必要时在改善生活行为的基础上用降压药。

▲护理重点是配合用药、指导自我监测血压、避免血压升高诱因。

# 第6节　冠状动脉粥样硬化性心脏病病人的护理

冠状动脉粥样硬化性心脏病(coronary atherosclerotic heart disease,简称冠心病)指冠状动脉粥样硬化使血管腔狭窄或闭塞,导致心肌缺血缺氧或坏死而引起的心脏病,也称缺血性心脏病。是动脉硬化引起器官病变的最常见类型,其发病率高,死亡率高,严重威胁着人类的健康。

(一)动脉粥样硬化病因

**1. 年龄、性别**　年龄和性别属于不可控制的病因。动脉粥样硬化多见于40岁以上中、老年人,49岁以后进展加快。近年来发病有年轻化的趋势。男性多见,女性在更年期后发生率增加。

**2. 高脂血症**　脂代谢异常是动脉粥样硬化最重要的病因。表现为总胆固醇(TC)、三酰甘油(TG)、低密度脂蛋白(LDL)、极低密度脂蛋白(VLDL)增高,高密度脂蛋白(HDL)降低,其中以TC及LDL增高最受关注。HDL是保护因子,抗动脉粥样硬化。

**3. 高血压**　血压增高与动脉粥样硬化关系十分密切。可能与动脉壁承受较高的压力,内皮细胞损伤,LDL易于进入动脉壁有关。

**4. 长期吸烟**　现已公认,吸烟是仅次于高脂血症、高血压的动脉粥样硬化第三大危险因素。

**5. 糖尿病和糖耐量异常**　当糖尿病和糖耐量异常时,动脉粥样硬化发生率明显增高,且病变进展迅速。

**6. 其他**　肥胖、体力劳动少、高脂高热量高盐饮食、遗传因素、性情急躁等也与动脉粥样硬化发生有关。

▲实训2-6-1参见《内科护理实训指导》

(二)动脉粥样硬化发生机制

脂质透入动脉内膜:①产生两种泡沫细胞(单核细胞源性泡沫细胞、平滑肌细胞源性泡沫细胞),形成粥样物质。②内膜形成纤维帽,使动脉硬化。③粥样物质和纤维帽共同形成纤维粥样斑块(动脉斑块),凸入动脉腔内,引起管腔狭窄。动脉斑块是动脉粥样硬化最具特征性的病变。见图2-6-1。

(三)冠状动脉血栓形成机制

冠状动脉血栓形成机制见图2-6-2、图2-6-3。

(四)冠心病分型

**1. 经典分型**　1979年WHO根据冠状动脉的病变部位、范围、血管阻塞程度、心肌缺血的速度、程度及范围的不同将冠心病分为5型。

(1)隐匿型　亦称无症状型冠心病,病人没有临床症状,仅心电图有心肌缺血性改变,心肌无明显的组织形态改变。

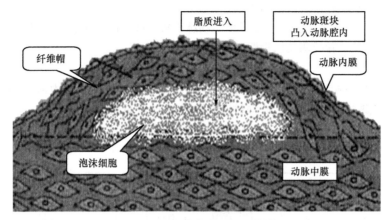

图 2-6-1 动脉粥样硬化发病机制示意图

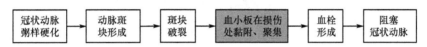

图 2-6-2 冠状动脉血栓形成机制

（2）心绞痛：有发作性的胸骨后疼痛，心肌无明显的组织形态改变。发作时有心电图改变。

（3）心肌梗死：剧烈的胸骨后疼痛，并可伴有心律失常、休克、心力衰竭等严重症状。心肌有明显的组织形态改变及心电图改变。

（4）缺血性心肌病：由于长期的心肌缺血导致心肌纤维化而引起，其临床表现与扩张型心肌病类似，表现为心脏增大、心力衰竭和心律失常。

（5）猝死：主要因缺血造成心肌局部电生理紊乱，而发生严重心律失常，导致病人心脏骤停。

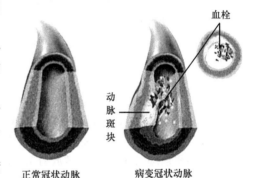

图 2-6-3 冠状动脉血栓形成示意图

**2. 趋向分型**

（1）急性冠状动脉综合征（ACS）：包括不稳定型心绞痛、非 ST 段抬高性心肌梗死、ST 段抬高性心肌梗死、冠心病猝死等。

（2）慢性冠脉病（CAD）：包括稳定型心绞痛、缺血性心肌病和隐匿性冠心病等。

☞考点：①冠心病的概念。②动脉粥样硬化的病因：年龄、性别是不可控制的病因；脂代谢异常是动脉粥样硬化最重要的病因；血压增高与动脉粥样硬化关系十分密切；长期吸烟、糖尿病和糖耐量异常也是本病病因。③动脉斑块是动脉粥样硬化最具特征性的病变。

# 心绞痛病人的护理

心绞痛（angina pectoris）是冠状动脉供血不足，心肌急剧的、暂时性的缺血、缺氧所引起的临床综合征。以发作性的胸痛或胸部不适为主要特点。

☞考点：心绞痛的概念。

# 一、 病因与发病机制

（一）病因

**1. 冠状动脉粥样硬化**　是最基本的病因。具体参见前述内容。冠状动脉粥样硬化使冠状动脉狭窄或痉挛,导致冠状动脉血流量增加受限。

**2. 冠状动脉血流量减少性疾病** 如重度主动脉瓣狭窄或关闭不全、梗阻性肥厚型心肌病、先天性冠状动脉畸形、冠状动脉栓塞及梅毒性主动脉炎等。

**(二) 诱因**

心肌需氧量增加或冠状动脉血流量急剧减少是心绞痛常见诱因,如体力活动、情绪激动(愤怒、兴奋)、饱餐、便秘、寒冷、吸烟、饮酒、心动过速或过缓、血压过高或过低、休克等。

**(三) 发病机制**

心绞痛的发病机制见图 2-6-4。

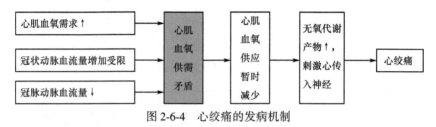

图 2-6-4 心绞痛的发病机制

心脏和胸部体表的痛觉传入纤维在脊髓同一水平的同一个神经元汇聚后上传至大脑皮质。由于平时疼痛刺激多来源于体表,因此大脑常习惯地将心脏痛误以为是胸部体表痛,这种现象称为心绞痛的牵涉痛。见图 2-6-5。

☞考点:①冠状动脉粥样硬化是心绞痛最基本病因。②主要发病机制是心肌血氧供需矛盾。

# 二、临床表现

**1. 症状** 心绞痛常以发作性胸痛或胸部不适为主要表现,老年人心绞痛症状常不典型,可仅感胸闷、气促、疲倦等。典型心绞痛发作特点如下。

**(1) 疼痛部位**:突然发生的胸骨体上段或中段之后的疼痛,范围约有拳头或手掌大小,可波及心前区,甚至横贯前胸,界限不清。常放射至左肩、左臂内侧达无名指和小指(图 2-6-6)。向上放射至咽、颈、下腭部,偶见于头部,向下放射至上腹部,少数也可放射至双腿及脚趾,向后放射至左肩胛骨。

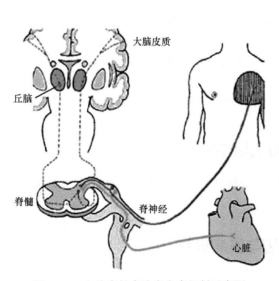

图 2-6-5 心绞痛的牵涉痛发病机制示意图

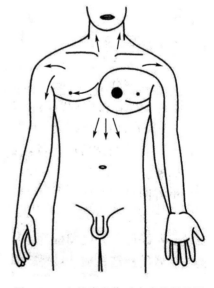

图 2-6-6 心绞痛发作时疼痛放射范围

一般每次发作的疼痛部位相对固定。偶因牙疼、背痛而被误诊。

（2）疼痛性质：典型胸痛表现为压榨样、发闷、窒息感或紧缩感，也可为烧灼样痛或钝痛，偶伴有焦虑或濒死的恐惧感，但不像针刺样或刀割样疼痛。疼痛出现后常逐渐加重，伴有冷汗。心绞痛发作时，病人常不自觉地停止原来的活动，直至症状缓解（图2-6-7）。

（3）持续时间：胸痛数分钟达高潮，以后逐渐减轻。一般持续3～5分钟，不超过15分钟。可数天或数周发作1次，亦可1日内多次发作。

（4）缓解方式：一般经休息或舌下含硝酸甘油等硝酸酯类药物后几分钟内缓解。

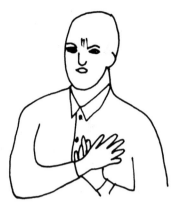

图2-6-7 心绞痛发作时状态

▲实训2-6-2参见《内科护理实训指导》

**2. 体征** 非发作时一般无异常体征。心绞痛发作时常见心率增快、血压升高、表情焦虑、面色苍白、皮肤湿冷。

**3. 分型** 有关心绞痛的分型命名有多种，目前临床趋向分为以下两种。

（1）稳定型心绞痛：疼痛发生部位、性质、诱因、持续时间、缓解方式相对固定。

（2）不稳定型心绞痛：疼痛部位、性质、诱因、持续时间、缓解方式不固定，具有进展至急性心肌梗死的高度危险性，必须予以足够的重视。

☞考点：①心绞痛胸痛部位、性质、诱因、持续时间、缓解方式。②不稳定型心绞痛，具有进展至急性心肌梗死的高度危险性。

# 三、辅助检查

**1. 心电图检查** 是发现心肌缺血、诊断心绞痛最常用的检查方法。

（1）普通心电图检查：①非发作时：心电图基本正常。②心绞痛发作时：绝大多数病人可以在以R波为主波的导联中出现暂时性心肌缺血性的ST段压低≥0.1mV，有时T波倒置，发作缓解后可逐渐恢复。

（2）运动负荷试验：若运动中出现典型心绞痛，心电图改变以ST段水平型或下斜型压低≥0.1mV，持续2分钟，为运动负荷试验阳性。

（3）24小时动态心电图：连续记录24小时心电图，可发现心绞痛发作时ST段压低，T波倒置等心肌缺血性改变和各种心律失常，以及异常心电与病人活动和症状的关系。

**2. 冠状动脉造影** 被认为是诊断冠心病的"金标准"，具有确诊价值。通过选择性的冠状动脉造影可明确冠状动脉狭窄部位、程度等，并指导治疗、判断预后。若冠状动脉管腔直径缩小70%以上时，将严重影响心肌供血。

☞考点：①冠状动脉造影具有确诊价值。②发作时心电图有ST段、T波改变。

# 四、诊断要点

①典型心绞痛发作特点。②休息或含服硝酸甘油能缓解。③辅助检查结果。

[情境4]

病人，徐××，女，55岁。发作性胸痛半年，每当急走或骑自行车上坡时感觉左胸压榨样疼痛，停止活动几分钟后缓解。辅助检查：冠状动脉造影示冠状动脉有狭窄，初步诊断为心绞痛。病人平时喜高盐、高脂饮食，睡眠时间较少，非常担心自己会发生急性心肌梗死。

【情境4诊断分析】

①该病人有动脉粥样硬化病因(年龄大于40岁、高脂饮食等)。②有体力活动等诱因。③有典型发作性胸痛,休息后能缓解。④做冠状动脉造影提示冠状动脉狭窄。基本符合心绞痛的诊断。

# 五、 护 理 问 题

1. 疼痛:胸痛 与心肌缺血、缺氧有关。
2. 活动无耐力 与心肌血、氧供需失调有关。
3. 知识缺乏:缺乏控制诱发因素及预防心绞痛发作的知识。
4. 潜在并发症:心肌梗死。

# 六、 治疗及其相关护理

**1. 发作时处理** 是本病护理重点。

(1) 就地休息:发作时指导病人立即停止活动,酌情协助病人就地安静坐下或卧床休息。指导病人采用缓慢深呼吸等方式放松,安慰病人,减轻其紧张不安感,必要时给予氧气吸入。

(2) 含服硝酸酯类药物:硝酸酯类药物是最有效、作用最快的终止心绞痛发作的药物。此类药既能扩张冠状动脉,增加冠状动脉循环血流,又能扩张静脉和其他动脉,减少回心血量,减少血管阻力,减轻心脏前、后负荷。

1) 常用制剂:①硝酸甘油:0.3~0.6mg舌下含化,1~2分钟即开始发挥作用,约半小时后作用消失。②硝酸异山梨酯:5~10mg,舌下含化,2~5分钟见效,作用维持2~3小时。

2) 用药注意事项:①嚼碎后含服硝酸酯类药物比未嚼碎含服起效快。②若含服硝酸甘油后3~5分钟仍不缓解可重复使用,每隔5分钟1次,连续3次仍未缓解者,应考虑非冠心病或急性冠状动脉综合征的可能,要及时报告医生。③对频繁发作心绞痛或用硝酸甘油效果差的不稳定型心绞痛病人,可遵医嘱静脉滴注硝酸甘油。④硝酸酯类药物其他用药注意事项参见本章第4节"急性心力衰竭病人的护理"相关内容。

**▲实训2-6-3参见《内科护理实训指导》**

**2. 缓解期治疗**

(1) 药物治疗:目的是通过作用持久的抗心绞痛药物,防止心绞痛再发作。常用制剂:①β受体阻滞剂:常用美托洛尔、普萘洛尔、阿替洛尔等。通过减慢心率、降低血压、减弱心肌收缩力、减少心肌氧耗,从而预防心绞痛。②硝酸异山梨酯:服后半小时起作用,维持3~5小时。该药缓释制剂可维持12小时。③钙通道阻滞剂:常用维拉帕米、硝苯地平、地尔硫卓等。通过抑制钙离子进入细胞内,抑制细胞兴奋-收缩耦联中钙离子的利用,从而扩张冠状动脉及周围血管,增加冠状动脉氧供、降低氧耗,缓解心绞痛。此类药更适用于伴有高血压的病人。④抑制血小板聚集药物:如阿司匹林、双嘧达莫等抑制血小板聚集药,可减少稳定型心绞痛病人发生急性心肌梗死的可能性,是心绞痛缓解期常用药物。⑤中成药:苏合香丸、苏冰滴丸、宽胸丸、保心丸等中成药具有芳香开窍、理气止痛等作用,可用于治疗或预防心绞痛。

(2) 介入治疗(PCI):对一些药物治疗效果不满意,日常活动仍明显受限制者,可考虑给予PCI。具体见本节"急性心肌梗死病人的护理"相关内容。

(3) 外科手术治疗:主要是在体外循环下施行主动脉-冠状动脉旁路移植术。该手术在冠心病发病率高的国家已成为普通的择期心脏外科手术,对缓解心绞痛有较好的效果。

**☞考点:**①发作时就地休息,嚼碎后舌下含硝酸酯类药物。②硝酸酯类药物是最有效、作用最快的终止心绞痛发作的药物。

# 七、 其他护理

**1. 指导休息** ①缓解期病人一般不需要卧床休息,在保证充足休息的前提下,鼓励他们适度的活动,如散步、打太极拳等,活动量以不引起症状为度。②若出现不适应则立即停止活动,必要时给予含服硝酸甘油等处理。③避免重体力劳动、剧烈运动、竞赛性活动、屏气用力等,避免情绪激动、精神过度紧张和长时间的工作。④外出、就餐、排便等活动前可含服硝酸甘油,预防心绞痛发作。

▲实训2-6-4参见《内科护理实训指导》

**2. 饮食、排便护理** ①给予低热量、低脂、低胆固醇、少糖、少盐、适量蛋白质、适量纤维素、丰富维生素、易消化的饮食。②三餐有规律,少量多餐,避免过饱,避免刺激性食物(浓茶、咖啡、辛辣刺激食物等),戒烟限酒。③肥胖者注意控制摄入量及热量。④保持大便通畅,避免用力排便。

**3. 观察病情** ①观察病人发生心绞痛的诱因。②观察发作时疼痛的部位、性质、程度、持续时间、缓解方式。③观察发作时心率、心律、血压、脉搏,注意有无面色苍白、大汗、恶心、呕吐等情况,同时立即描记心电图。④观察有无心律失常和急性心肌梗死等并发症的发生,一旦发现立即通知医生。

**4. 心理护理** 心绞痛发作时护士应守护在病人身旁,安慰病人。发作缓解期要耐心地向病人解释疾病性质、预后及治疗方案,使病人正确看待疾病,积极配合治疗,努力改变不良生活习惯,增加战胜疾病的信心。

☞考点:指导缓解期病人合理休息与活动。

# 八、 健康教育/出院指导

**1. 知识宣传**

(1) 普及宣传冠心病防治知识:使大众能高度重视防治高血压、高脂血症、糖尿病、肥胖、吸烟等冠状动脉粥样硬化病因。

(2) 向病人介绍心绞痛基本知识:①使其高度重视本病,但又不过分紧张。积极配合治疗,防止或制止心绞痛发作。②能主动避免过度体力活动、情绪激动、饱餐、寒冷等心绞痛诱因。

(3) 告诉病人及家属急性心肌梗死先兆:如心绞痛发作频繁、程度加重、持续时间延长、硝酸甘油不易缓解等。发现急性心肌梗死先兆应立即运送病人到医院就诊,切忌搀扶病人步行就诊。

**2. 生活指导** 心绞痛病人不宜在饱餐或饥饿状态下洗澡。洗澡时间不宜过长、水温不宜过高或过低,浴室门不要上锁,以免发生意外耽误抢救。

**3. 用药指导** 是本病护理重点。

(1) 指导病人将硝酸甘油片置于固定位置,并告知病人及家属,外出时随身携带硝酸甘油片,以备发作时及时含服。硝酸甘油片应放在棕色瓶内避光保存,注意有效期,最好6个月定期更换1次。

(2) 赶路、上高楼、演讲前、排大便前、寒冷、顶风行走、饱食、劳累时,可预防性舌下含服硝酸甘油片,预防心绞痛发作。

(3) 胸痛发作时可每隔5分钟含服硝酸甘油0.3~0.6mg,直至疼痛缓解,若连续含服3次胸痛仍未缓解,应警惕急性冠状动脉综合征,及时送往医院就诊。

(4) 告诉病人硝酸酯类药物能导致头、面部血管扩张引起面红、头痛、心率加快等不适,一般持续用药数天后可自行好转,解除其思想顾虑。还要告诉病人使用硝酸甘油时可能会发生低血压,应警惕。

**4. 定期复查** 定期进行心电图、血糖、血脂、血压检查。及时治疗高血压,注意控制血糖和血脂。

☞考点:①急性心肌梗死先兆:如心绞痛发作频繁、程度加重、持续时间延长、硝酸甘油不易缓解等。②指导正确使用硝酸甘油。

# 九、小　结

▲心绞痛是心肌急剧的、短暂的缺血、缺氧所引起发作性的胸痛或胸部不适,呈放射性,一般持续3~5分钟,经休息或嚼碎舌下含硝酸甘油后1~2分钟可缓解。

▲若心绞痛发作比以往频繁、程度加重、持续时间长、用硝酸甘油不易缓解等,应警惕急性冠状动脉综合征。

▲护理主要是指导病人避免心绞痛的诱因,指导发作时就地休息、含服硝酸甘油。

# 急性心肌梗死病人的护理

急性心肌梗死(acute myocardial infarction,AMI)是指在冠状动脉病变的基础上,发生冠状动脉供血急剧减少或中断,使相应的心肌发生严重而持久的缺血、缺氧,达20~30分钟以上,导致心肌坏死。急性心肌梗死是一种较常见、危及生命的严重心脏疾病,属冠心病的严重类型。

☞考点:急性心肌梗死概念。

# 一、病因与发病机制

(一)病因

**1. 冠状动脉粥样硬化**　是最基本的病因。90%以上的急性心肌梗死由冠状动脉粥样硬化引起。

**2. 其他**　冠状动脉栓塞(血栓、气体栓塞、心内膜炎时含有细菌的赘生物脱落引起栓塞等)、冠状动脉口堵塞(主动脉夹层动脉瘤等)、冠状动脉炎、冠状动脉痉挛、先天性冠状动脉畸形等。

(二)动脉粥样斑块破裂及血栓形成的诱因

①晨起(6:00~12:00)或寒冷时交感神经兴奋性增加、机体应激反应性增强、心血管活动性增加,使冠状动脉张力增加。②高脂饱餐后,血脂增高,血液黏稠度增高。③重体力活动、情绪激动、血压剧升、用力排便时,心脏负荷明显增加。④休克、脱水、出血、外科手术或严重心律失常,致心排量骤减,冠状动脉血流锐减。

(三)发病机制

急性心肌梗死的发病机制见图2-6-8。

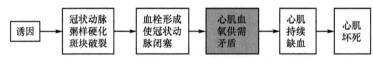

图 2-6-8　急性心肌梗死的发病机制

①冠状动脉闭塞后20~30分钟,病灶心肌即有坏死,即已开始了急性心肌梗死病理过程。②1~2小时内大部分病灶心肌呈凝固性坏死,间质充血、水肿,伴炎症细胞浸润。在心腔内压力作用下,病灶处心壁向外膨出,形成室壁瘤或破裂(室壁破裂、室间隔穿孔、乳头肌断裂等)。③坏死组织1~2周开始吸收,并逐渐纤维化,需6~8周形成瘢痕愈合,称陈旧性心肌梗死。④急性心肌梗死冠状动脉病变最常见部位为左冠状动脉前降支(图2-1-2),可引起左心室前壁、下侧壁、心尖部、室间隔的前2/3心肌、右室前壁一小部分及二尖瓣乳头肌病变。⑤急性心肌梗死病变范围及程度主要取决于冠状动脉闭塞部位、程度、速度、范围和侧支循环的情况。

急性心肌梗死的梗死灶分为三型:①透壁性心肌梗死:梗死累及心室壁全层或大部分。此型最为常见,下述讨论内容均指此型。②非透壁性心肌梗死:梗死只在心内膜下。③灶性心肌梗死:呈局灶性梗死,临床常易漏诊。

☞考点:①冠状动脉粥样硬化是急性心肌梗死最基本病因。②心肌缺血20~30分钟已开始了急性心肌梗死病理过程。

# 二、临床表现

临床表现与急性心肌梗死面积大小、部位、冠状动脉侧支循环情况有关,预后除与上述因素有关外,还与治疗是否及时有关。

**1. 先兆表现** 半数以上的急性心肌梗死病人于发病前数日有前驱症状以新发生心绞痛或原有心绞痛加重(转变为不稳定心绞痛)最为突出。

**2. 症状** 主要包括典型疼痛、三大严重症状(心律失常、心力衰竭、休克或低血压)。三大严重症状常发生在起病后数小时~1周内,24小时内发生率最高。其中心律失常是急性心肌梗死病人死亡最主要的原因。

(1) 典型疼痛:①是最早、最突出的症状,多发生于清晨。②表现为突然发作的胸骨后难忍的压榨样、窒息样或烧灼样疼痛,疼痛部位和性质与心绞痛相似,但疼痛程度较心绞痛更为剧烈,持续时间更久,可长达数小时甚至数天。胸痛持续时间是急性心肌梗死与心绞痛的主要鉴别点。③胸痛时常伴严重窒息感、冷汗、乏力、恶心、呕吐、面色苍白、烦躁不安、恐惧、濒死感。④经休息和含服硝酸甘油治疗不能缓解。

(2) 不典型疼痛:①无痛性:常以心力衰竭或休克为首发症状。②上腹部疼痛:易被误诊为急腹症。③下颌、颈、背部疼痛:易被误诊为骨关节痛。④牙痛:易被误诊为口腔疾病。

(3) 全身症状:发热,一般在梗死后1~2天内出现,体温多在38℃左右,持续约一周,主要由于坏死组织被机体吸收所致。

(4) 消化道症状:疼痛剧烈时,病人常伴有恶心、呕吐、上腹胀痛、肠胀气,严重者可有呃逆。与坏死心肌刺激迷走神经和心排血量降低致胃肠道血液灌注不足有关。

(5) 心律失常:①75%~95%病人发生心律失常,与梗死灶心肌缺血、缺氧,使心肌电生理紊乱及自律性增高有关。②心律失常中以室性心律失常最多见,尤其室性期前收缩更常见。③频发、多源、成对、联律、有R on T现象的室性期前收缩或阵发性室性心动过速常可诱发心室颤动而猝死。④心室颤动是急性心肌梗死早期特别是入院前病人死亡的主要原因。

(6) 低血压或休克:疼痛时常有血压下降,未必是休克。若疼痛缓解,收缩压仍低于80mmHg,有烦躁不安、面色苍白、皮肤湿冷、脉搏细弱、大汗淋漓、尿量减少、反应迟钝甚至昏迷,则为休克。本病导致的休克多在起病后数小时至1周内发生,主要与心肌广泛坏死,左心室排血量急剧下降,或剧烈胸痛引起神经反射性周围血管扩张及呕吐、大汗、摄入不足所致血容量不足等原因有关。

(7) 心力衰竭:主要是急性左心衰竭,严重者可继发右心衰竭。常在起病最初几天,或在疼痛或休克好转后发生。与急性心肌梗死后心脏收缩力显著减弱且不协调,心室顺应性降低有关。

**3. 体征** 较重者可有脸色苍白、肢端发凉、皮肤冷汗等、心率增快(或变慢)、可闻及奔马律,心音减弱、心包摩擦音,除早期血压可有升高外,几乎所有病人都有血压下降。合并心力衰竭或休克时可出现相应的体征。

**4. 并发症**

(1) 乳头肌功能失调或断裂:是本病最常见的并发症。轻者经治疗可恢复,严重者可导致心力衰竭甚至死亡。

（2）心脏破裂：少见，常在起病1周内发生，是严重的致命的并发症。

（3）栓塞：多发生在起病后1~2周内，若为左心室附壁血栓脱落所致，可引起脑、肾、四肢或脾等动脉栓塞。若由下肢静脉血栓脱落所致，主要引起肺动脉栓塞。

（4）心室壁瘤：主要见于左心室。可引起心力衰竭、栓塞、心律失常。

（5）心肌梗死后综合征：于急性心肌梗死后数周或数月出现。表现为反复出现心包炎、胸膜炎、肺炎等症状，可能是机体对坏死物质产生过敏反应所致。

☞考点：①先兆表现：心绞痛程度加重，以不稳定型心绞痛最为突出。②主要表现胸痛，严重者有心律失常、休克或低血压、心力衰竭。最早最突出症状是胸痛。胸痛持续时间是急性心肌梗死与心绞痛的主要鉴别点。③心律失常是急性心梗病人死亡最主要的原因。其中以室性心律失常最多见，尤其室性期前收缩更常见。④心律失常24小时内发生率最高，心室颤动是早期死亡，特别是入院前病人死亡的主要原因。⑤若有心力衰竭，主要是左心衰竭。

# 三、辅助检查

**1. 心电图** 是诊断急性心肌梗死的最快捷、最方便、最简单的方法，能确定梗死部位及范围，有助于估计病情演变和预后。

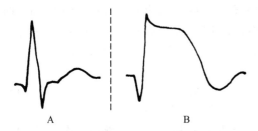

图2-6-9 正常心电图与心肌梗死心电图
A.正常心电图；B.典型急性心肌梗死心电图

（1）特征性改变（图2-6-9）

1）宽而深的异常Q波（坏死性Q波），代表心肌坏死情况。异常Q波是急性心肌梗死与心绞痛在心电图方面的主要鉴别点。

2）ST段弓背向上抬高，代表心肌损伤情况。

3）T波倒置，代表心肌缺血情况。

（2）动态演变：发生急性心肌梗死时，可见到早期、急性期、近期、陈旧期典型四期动态变化（表2-6-1、图2-6-10）。

**表2-6-1 急性心肌梗死各期图形特点**

| 分期 | ST段 | T波 | Q波 |
| --- | --- | --- | --- |
| 早期（数小时内） | 急性损伤性抬高 | 高尖 | 不明显 |
| 急性期（数小时后） | 显著升高或呈单向曲线 | 与ST段连接呈单向曲线 | 病理性 |
| 近期（数月） | 逐渐恢复至基线 | 平坦或倒置 | 永久存在 |
| 陈旧期（数年） | 基本正常或正常 | 倒置或逐渐恢复正常 | 永久存在 |

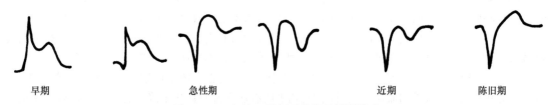

| 早期 | 急性期 | 近期 | 陈旧期 |

图2-6-10 急性心肌梗死分期及图形演变

（3）病灶定位：可根据有特征性改变的导联来判断急性心肌梗死的部位。见表2-6-2、图2-6-11。前壁心肌梗死易发生快速室性心律失常（室早、室速、室颤等），下壁心肌梗死易发生房室传导阻滞等。

表 2-6-2　急性心肌梗死心电图定位

| 心肌梗死部位 | 有特征性改变导联 | 心肌梗死部位 | 有特征性改变导联 |
|---|---|---|---|
| 前间壁 | $V_1 \sim V_3$ | 高侧壁 | $I$、aVL |
| 前侧壁 | $V_5 \sim V_7$ | 下壁 | $II$、$III$、aVF |
| 广泛前壁 | $V_1 \sim V_5$ | 正后壁 | $V_7 \sim V_8$ |

2. **血清心肌坏死标志物**　是诊断急性心肌梗死的敏感指标。以往沿用多年的肌酸激酶(CK)、天门冬酸氨基转移酶(AST)、乳酸脱氢酶(LDH),其特异性及敏感性不如下述血清心肌坏死标志物,已不再用于临床诊断。

（1）血肌红蛋白:出现最早,起病后 2 小时内升高,12 小时达到高峰,24~48 小时恢复正常。但特异性不如心肌钙蛋白和 CK-MB。

（2）血肌钙蛋白 I(cTnI)或 T(cTnT):是诊断急性心肌梗死的最特异和最敏感的标志物,可反映微型梗死。发病后 3~4 小时增高,肌钙蛋白 I 于 11~24 小时达到高峰,持续 7~10 天,肌钙蛋白 T 于 24~48 小时达到高峰,持续 10~14 天。

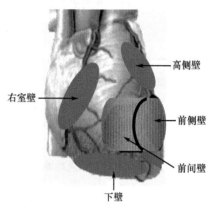

图 2-6-11　急性心肌梗死定位示意图

（3）肌酸激酶同工酶(CK-MB):发病后 4 小时内增高,16~24 小时达到高峰,3~4 天恢复正常。其增高程度能较准确地反映梗死范围,其高峰是否提前出现有助于判断溶栓治疗是否成功。

3. **放射性核素心肌显像**　急性心肌梗死发病后,用放射性核素心肌显像可观察心室壁运动和左心室射血分数,有助于判断心室功能,诊断梗死后室壁运动失调和室壁瘤。

4. **超声心动图**　能了解心室壁运动和左心室功能,有助于诊断室壁瘤和乳头肌功能失调。

5. **一般检查**　①起病 1~2 天后血白细胞增高至$(10 \sim 20) \times 10^9 /L$,中性粒细胞增多,嗜酸粒细胞减少或消失。②红细胞沉降率加快,数日后可恢复正常。③C 反应蛋白增高,可持续 1~3 周。④起病数小时至 2 日内血中游离脂肪酸增高。

6. **冠状动脉造影**　能提供详细的血管相关信息,帮助指导治疗并评价预后。

☞考点:①特征性心电图改变。异常 Q 波是急性心肌梗死与心绞痛在心电图方面的主要鉴别点。②心电图病灶定位。③血肌钙蛋白是最特异和最敏感的标志物。④CK-MB 增高能较准确地反映梗死的范围。

# 四、诊断要点

①典型的胸痛。②特征性心电图改变及其演变。③血清心肌坏死标志物检查结果。上述三项中具备两项即可确诊。凡年龄在 40 岁以上,发生原因不明的胸闷伴恶心、呕吐、出汗,或出现不明原因严重心律失常和心力衰竭,或不明原因突然血压下降者,应考虑有急性心肌梗死的可能。此外,心肌病、心肌炎、气胸、COPD、休克、严重代谢紊乱等病人的心电图也可见 Q 波,应注意鉴别。

▲实训 2-6-5、实训 2-6-6 参见《内科护理实训指导》

【情境 5】

病人,胡××,男,57 岁,既往有吸烟病史 20 年,高脂血症、冠心病、心绞痛史 10 年,近 2 周来心绞痛发作频繁,每次发作疼痛程度较前加重。晚 8 点饱餐后看足球比赛时,突感左胸剧烈压榨样疼痛,向左肩、左上肢内侧放射,先后舌下含服硝酸甘油 3 片,疼痛无缓解,持续约 3 个多小时,急诊入院。病人表情恐惧,担心有生命危险。体检:T 36℃,P 116 次/分,R 20 次/分,BP 120/80mmHg。辅助检查:心电图示:$V_1 \sim V_5$ 导联可见病理性 Q 波,ST 段弓背向上抬高,T 波倒置。初步诊断:冠心病、急性广泛前壁心肌梗死。

【情境 5 诊断分析】

▲该病人有动脉粥样硬化的易患因素(40 岁以上、长期吸烟、高脂血症),有心绞痛史,有高度兴奋等"动脉粥样斑块破裂及血栓形成"的诱因。▲有典型急性心肌梗死疼痛症状,含服硝酸甘油不能缓解。▲心电图提示:广泛前壁心肌梗死特征性改变。符合急性广泛前壁心肌梗死的诊断。若进行心肌坏死标志物检查则更有助于诊断。

# 五、 护理问题

1. 疼痛:胸痛　与心肌缺血坏死有关。
2. 恐惧　与剧烈疼痛造成的濒死感有关。
3. 活动无耐力　与心肌血、氧供需失调有关。
4. 有便秘的危险　与进食少、活动少、不习惯卧床排便有关。
5. 潜在并发症:心律失常、心源性休克、猝死、心力衰竭等。

☞考点:首优护理问题是疼痛。

# 六、 治疗及其相关护理

强调早发现、早住院,住院前就地处理。尽快恢复心肌血液供应(到达医院后 30 分钟内开始溶栓或 90 分钟内开始介入治疗),挽救濒死心肌,缩小心肌梗死范围。处理并发症,防止猝死。

(一)严密监护、积极抢救

是本病护理重点。

**1. 绝对卧床休息**　是治疗急性心肌梗死的重要环节。①急性心肌梗死病人应至少绝对卧床休息 12 小时。目的是减轻心脏负荷,减少耗氧量,防止病情加重。嘱病人安静休息,一切日常生活如进食、翻身、洗漱、擦身、排便等均由护理人员帮助解决。②保持环境安静,限制探视,避免不良刺激,避免不必要翻动病人。③保证病人睡眠,注意保暖。

**2. 立即监护**　①立即收住冠心病重症监护病房(CCU)。减少探视,防止不良刺激。②监护心电、呼吸、血压、意识、血氧饱和度、尿量等变化 3~5 天,以入院后第一天监护尤为重要,必要时可行血流动力学监测。③除颤器、起搏器、吸引器、急救车、呼吸机等处于备用状态。

**3. 迅速处理**

(1)给氧:鼻导管或面罩给氧,氧流量为 2~4L/min,持续吸入。

(2)迅速建立静脉通道。

(3)抗血小板聚集治疗:入院后若无禁忌证,遵医嘱立即让病人嚼服拜阿司匹林 300mg,然后每日 1 次,连服 3 日,再改为 75~150mg/d,长期服用。

(4)解除疼痛:心肌再灌注治疗是解除疼痛最有效的方法。再灌注治疗前可选用以下药物尽快解除疼痛。①吗啡或哌替啶:吗啡 2~4mg 静脉注射或哌替啶 50~100mg 肌内注射,必要时 5~10 分钟重复。减轻病人交感神经过度兴奋和濒死感。注意低血压和抑制呼吸的副作用。②硝酸酯类药物:能扩张冠状动脉。但下壁心梗、右室心梗、明显低血压者不宜使用。③β 受体阻滞剂:能减少心肌耗氧量,对降低急性期病死率有肯定的疗效。

**4. 做 18 导联心电图**　即常规 12 导联加 $V_7$、$V_8$、$V_9$、$V_3R$、$V_4R$、$V_5R$(图 2-6-12)。入院后 10 分钟内完成。

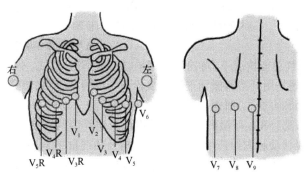

图 2-6-12　18 导联心电图电极位置示意图

▲ 实训 2-6-7 参见《内科护理》实训指导

（二）再灌注心肌治疗

再灌注心肌治疗是抢救急性心肌梗死成功的关键治疗之一,也是解除疼痛最有效的方法。到医院后 30 分钟内开始溶栓或 90 分钟内开始介入治疗,使闭塞的冠状动脉在起病 12 小时内(最好是 3~6 小时内)再通。再灌注有效指标:①2 小时内出现再灌注心律失常:可以表现为各种心律失常,最常见的是一过性室性心动过速,一般不必特殊处理。②2 小时内胸痛基本消失。③2 小时内抬高的 ST 段回落 50% 以上。④血清 CK-MB 降低(表现为峰值提前出现)。常采用以下 3 种再灌注方法。

**1. 经皮冠状动脉介入治疗(PCI)**　是用心导管技术疏通狭窄甚至闭塞的冠状动脉管腔,从而改善心肌血流灌注的方法。主要包括经皮冠状动脉腔内成形术(PTCA)(图 2-6-13)和冠状动脉内支架置入术(图 2-6-14)等。要求院前急救人员将心肌梗死病人送到能够实施 PCI 的医院,绕过急诊室,直接送到导管室(实施 PCI 的地方)。

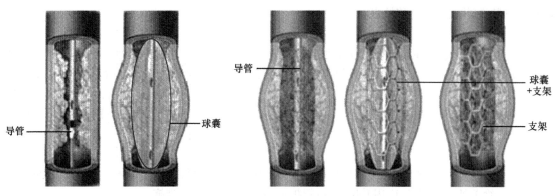

图 2-6-13　PTCA 示意图　　　　图 2-6-14　冠状动脉内支架置入术示意图

（1）直接 PCI:对能直接进行 PCI 的病人,边给予常规治疗和术前准备,边将病人送到心导管室,以免延误时机。

（2）补救 PCI:溶栓治疗后仍有胸痛,抬高的 ST 段降低不明显者,应尽快行冠状动脉造影,若显示相关动脉未再通,宜立即施行补救 PCI。

（3）溶栓治疗后再 PCI:溶栓治疗成功者,若无缺血复发表现,可在 7~10 天后行冠状动脉造影,若残留的狭窄病变适宜于 PCI,可再行 PCI 治疗,避免再梗死的发生。

（4）PCI 术后护理:是本病护理重点。①术后严密观察生命体征,注意胸痛、足背动脉搏动情况,鞘管留置部位有无出血。②为防止血栓形成,PCI 术后需持续静脉滴注肝素 3~5 天。③用肝素期间每天监测出凝血时间,观察有无出血现象。④停用肝素 4 小时后,复查出凝血时间,若在正常范围,拔除动脉鞘管,压迫止血。⑤术侧肢体制动,病人继续卧床 24 小时。

▲实训 2-6-8 参见《内科护理实训指导》

**2. 溶栓治疗** 在无禁忌证情况下,溶栓治疗越早,效果越好。反之,不但疗效不好,反而还会增加出血的风险。治疗原理是用纤溶酶激活剂激活血栓中纤溶酶原,使之转变为纤溶酶而溶解冠状动脉血栓,使闭塞的冠状动脉再通,心肌得到再灌注。

(1)**常用制剂**:链激酶(SK)、尿激酶(UK)和重组组织型纤溶酶原激活剂(rt-PA)等。可静脉或冠状动脉内给药,其中冠状动脉内给药溶栓效果更好,需药品剂量更少,但须先行冠状动脉造影。

(2)**禁忌证**:①正在使用抗凝药或已知出血倾向。②既往发生过出血性脑卒中。6 个月内有过缺血性脑卒中、脑血管事件等。③近 1 个月内有过内脏出血。④近 2 周有不能压迫部位的大血管穿刺术。近 3 周有外科手术史、创伤史、心肺复苏超过 10 分钟。⑤入院时未控制高血压,血压>180/110mmHg 或慢性严重高血压史。⑥未排除主动脉夹层。

(3)**溶栓前护理**:①向家属做好解释工作。②了解近期有无溶栓禁忌证。③做 18 导联心电图,查血常规、出凝血时间,酌情配血备用。④建立静脉通道:迅速、准确地配制、应用溶栓药物。

(4)**溶栓中护理**:①注意观察有无发热、寒战、皮疹等过敏反应,有无皮肤、黏膜或内脏出血及低血压等不良反应。②尿激酶在 30 分钟内静脉滴注 150 万～200 万 U,链激酶在 1 小时内静脉滴注 150 万 U,rt-PA 在 90 分钟内静脉给药 100mg。③用 rt-PA 前用肝素(也可用低分子肝素)静脉注射,溶栓后继续静脉滴注肝素 48 小时,以后改为皮下注射,每 12 小时 1 次,连用 3～5 天。

(5)**溶栓后护理**:①3 小时内每 30 分钟复查 1 次心电图。②注意有无再灌注心律失常,了解胸痛缓解情况及心电、CK-MB 改变情况,判断溶栓是否成功。③观察有无出血、过敏等溶栓抗凝药物的并发症。④若病人有出凝血时间延长,牙龈、皮肤、穿刺点、大小便出血等,应遵医嘱停止溶栓、抗凝,必要时用鱼精蛋白中和肝素或输新鲜血。

**3. 紧急主动脉-冠状动脉旁路移植术** PCI 失败或溶栓治疗无效时,有条件可争取 6～8 小时内实施主动脉-冠状动脉旁路移植术。

(三)消除心律失常

心律失常是引起急性心肌梗死病情加重及死亡的重要原因。①室颤:尽快采用非同步电复律(电除颤)。②室性心律失常:若室早或室速,立即给予利多卡因静脉注射及静脉滴注维持,情况稳定后改为口服抗心律失常药物治疗。③室上性快速心律失常:可选用维拉帕米、地尔硫卓、洋地黄制剂、胺碘酮等药,必要时用同步电复律。④缓慢性心律失常:可用阿托品等药。严重时可安装临时心脏起搏器。

(四)控制休克

有条件者应进行血流动力学监测,根据中心静脉压、肺毛细血管楔压判定休克的原因,根据病人不同情况,给予补充血容量、应用升压药、血管扩张剂、纠正酸中毒等措施。

(五)治疗心力衰竭

在严格休息、镇痛、吸氧基础上,使用利尿剂,也可以选用硝酸甘油等血管扩张剂减轻心脏负荷。注意急性心肌梗死 24 小时内应避免使用洋地黄制剂,以免诱发心律失常。

(六)其他治疗

**1. 极化液**

(1)**用药目的**:①促进心肌细胞摄取和代谢葡萄糖,为心肌细胞提供能量。②有利于钾离子进入细胞内,恢复心肌细胞膜的极化状态,促使心肌正常收缩,减少心律失常的发生。

(2)**使用方法**:10% 葡萄糖液 500ml 中加入氯化钾 1.5g、普通胰岛素 10u 静脉滴注。每日 1～2 次,7～14 天为一疗程。

**2. 血管紧张素转换酶抑制剂(ACEI)或血管紧张素受体拮抗剂** 在起病早期使用,有助于改善恢复期心肌重构,降低心力衰竭的发生率,从而降低病死率。

☞考点:①严密监护、积极抢救:绝对卧床休息、立即监护、迅速处理(给氧、测生命体征、建立静脉通路、嚼含拜阿司匹林、注射吗啡等)、入院后10分钟内做18导联心电图。②再灌注心肌:PCI、溶栓治疗等。③心律失常是引起急性心肌梗死病情加重及死亡的重要原因。④急性心肌梗死24小时内禁用洋地黄。⑤极化液包括:葡萄糖液、氯化钾、普通胰岛素。

【情境5 医嘱示例】

**长期医嘱单**

| 姓名 | 胡×× | 入院日期 | 2009.7.19 | 病区 | 心内科 | 床号 | 10 | 住院号 | 11000 | |
|------|------|----------|-----------|------|--------|------|-----|--------|-------|--|

| 起始日期 | 时间 | 医嘱 | | 医师签名 | 停止日期 | 停止时间 | 医师签名 | 录入者 |
|----------|------|------|---|----------|----------|----------|----------|--------|
| 2009.7.19 | 16:30 | 心内科护理常规 | | D | | | | N |
| 2009.7.19 | 16:30 | 特级护理 | | D | | | | N |
| 2009.7.19 | 16:30 | 病危 | | D | | | | N |
| 2009.7.19 | 16:30 | 吸氧 | | D | | | | N |
| 2009.7.19 | 16:30 | 绝对卧床休息 | | D | | | | N |
| 2009.7.19 | 16:30 | 心电监护 | | D | | | | N |
| 2009.7.19 | 16:30 | 血氧饱和度监测 | | D | | | | N |
| 2009.7.19 | 16:30 | 禁食 | | D | 7.21 | 9:00 | C | N |
| 2009.7.19 | 16:30 | 保持大便通畅 | | D | | | | N |
| 2009.7.19 | 16:30 | 波立维 75mg qd | | D | | | | N |
| 2009.7.19 | 16:30 | 贝那普利 10mg qd | | D | | | | N |
| 2009.7.19 | 16:30 | 美托洛尔 6.25mg bid | | D | | | | N |
| 2009.7.19 | 16:30 | 立普妥 20mg qd | | D | | | | N |
| 2009.7.19 | 16:30 | 克赛 4000U H q12h | | D | | | | N |
| 2009.7.19 | 16:30 | 10%GS 500ml / ivgtt | | D | | | | N |
| | | 10%KCl 15ml / 30滴/分 | | | | | | |
| | | 胰岛素 12U / qd | | | | | | |
| 2009.7.19 | 16:30 | 5%GS 500ml / ivgtt qd | | D | | | | N |
| | | 硝酸甘油 5mg / 8~10滴/分 根据血压调整滴速 | | | | | | |
| 2009.7.21 | 9:00 | 低脂、低热量、清淡流质饮食 | | C | | | | N |
| ...... | ...... | ...... | | | | | | |

左侧标注:
- 录入长期护理单并执行(对应:心内科护理常规 至 保持大便通畅)
- 录入长期服药治疗单并执行(对应:波立维 至 立普妥)
- 录入长期注射治疗单并执行(对应:克赛)
- 录入长期静脉治疗单并执行(对应:10%GS 至 硝酸甘油)
- 录入长期护理单并执行(对应:低脂、低热量、清淡流质饮食)

## 短期医嘱单

| 姓名 | 胡×× | 入院日期 | 2009.7.19 | 病区 | 心内科 | 床号 | 10 | 住院号 | 11000 |
|------|------|----------|-----------|------|--------|------|----|--------|-------|

| 起始日期 | 时间 | 医嘱 | | 医师签名 | 执行时间 | 执行者 | 录入者 |
|----------|------|------|--|----------|----------|--------|--------|
| 2009.7.19 | 16:30 | 血电解质　　　急 | | D | | | N |
| 2009.7.19 | 16:30 | 心肌酶、心肌坏死标志物　　　急 | | D | | | N |
| 2009.7.19 | 16:30 | 血常规　　　急 | | D | | | N |
| 2009.7.19 | 16:30 | 凝血象　　　急 | | D | | | N |
| 2009.7.19 | 16:30 | 心电图(18导)　　　(床边) | | D | | | N |
| 2009.7.19 | 16:30 | 拜阿司匹林　　0.3　嚼服　　st | | D | 16:30 | S | N |
| 2009.7.19 | 16:30 | 美托洛尔　　6.25mg　　　st | | D | 16:30 | S | N |
| 2009.7.19 | 16:30 | 立普妥　　20mg　　　st | | D | 16:30 | S | N |
| 2009.7.19 | 16:30 | 克赛　　4000U　H　st | | D | 16:30 | S | N |
| 2009.7.19 | 16:30 | 吗啡　　5mg　H　st | | D | 16:30 | S | N |
| 2009.7.19 | 16:30 | 0.9%NS　　100ml　／　ivgtt　st | | D | 16:30 | S | N |
| | | 尿激酶　150万U　　(30分钟内输完) | | | | | |
| 2009.7.19 | 16:30 | 5%GS　　500ml　／　ivgtt　st | | D | 续接 | S | N |
| | | 硝酸甘油　5mg　／　8~10滴/分　(据血压调整滴速) | | | | | |
| 2009.7.19 | 16:30 | 10%GS　　500ml　／　ivgtt | | D | 续接 | S | N |
| | | 10%KCl　　15ml | | | | | |
| | | 胰岛素　　12U　　30滴/分　st | | | | | |
| 2009.7.19 | 16:30 | 尿常规 | | D | | | N |
| 2009.7.19 | 16:30 | 大便常规 + OB | | D | | | N |
| 2009.7.19 | 16:30 | 血生化 | | D | | | N |
| 2009.7.19 | 16:30 | 血常规 | | D | | | N |
| 2009.7.19 | 16:30 | 免疫组合 | | D | | | N |
| …… | …… | …… | | | | | |
| 2009.7.28 | 9:00 | 出院 | | D | 9:00 | | N |

立即留取标本,安排送检查
护士操作
执行者核对治疗卡并执行
次日早晨留取标本,送检查
◆通知相关部门
◆出院指导
◆办理出院手续

【备注】　①拜阿司匹林(阿司匹林肠溶片):可抑制环氧化酶,减少血栓素 $A_2(TxA_2)$ 的产生,对血小板聚集有抑制作用,可防止血栓形成。②波立维(氯吡格雷片):可阻断引起血小板激活和聚集的 ADP 通道,对血小板聚集有抑制作用,可防止血栓形成。③立普妥(阿托伐他汀钙片):降血脂、降胆固醇。④克赛(低分子肝素注射液):预防血栓形成。⑤极化液(10% GS 500ml+10% KCl 15ml+胰岛素12u):为心肌细胞提供能量和恢复心肌细胞极化状态。⑥吗啡:镇静、镇痛作用。⑦硝酸甘油:扩张动脉、静脉系统,减轻心脏负荷。⑧尿激酶:有溶栓作用。⑨美托洛尔:属β受体阻滞剂。⑩贝那普利:是 ACEI。

# 七、其他护理

**1. 发病 12 小时后休息与活动**　是本病护理重点。

(1) 根据病情逐步增加活动量:①若无并发症:**发病 24 小时后鼓励病人开始在床上活动肢体。**第

3 天在床边活动,第 4~5 天起逐步增加活动直至每天步行 3 次,每次步行 100~150 米。②若有并发症:应适当延长卧床休息时间,直至并发症得到控制,病情稳定 7 天后,按无并发症的活动计划进行活动。

(2) 活动注意事项:①病人活动后出现呼吸困难或脉搏过快,且停止活动后 3 分钟未恢复,要减少活动量。②若活动中出现血压异常、胸痛、眩晕等应立即停止活动。

**2. 饮食、排便护理** 是本病护理重点。

(1) 饮食性质:①病初 12 小时内给予半量清淡流质,或酌情禁食。②以后随病情缓解逐渐过渡到全量流质、半流质、软食、普食。

(2) 饮食内容:给予低热量、低脂、低胆固醇、产气少、清淡、易消化、富含纤维素、维生素饮食。

(3) 饮食禁忌:避免吃含动物脂肪较高的食物。注意少量多餐,禁烟酒、避免刺激性的食品。伴心力衰竭时应适当限制钠盐、水的摄入。

(4) 预防便秘:便秘是最容易忽视的重要护理问题。①严禁病人用力排便。②向病人解释预防便秘的重要性,鼓励病人食用富含纤维素的食物,适当饮水。③急性期遵医嘱常规给予缓泻剂,保持大便通畅。必要时应用开塞露等辅助排便,但不能用硫酸镁等作用较强的泻药以及灌肠排便。④顺时针按压腹部,或给予适当腹部震荡,促进排便。

▲实训 2-6-9、实训 2-6-10 参见《内科护理实训指导》

**3. 观察病情**

(1) 了解胸痛情况:注意胸痛程度、持续时间,处理后是否缓解或加重,是否伴有消化道症状等。

(2) 观察表现:①观察有无心律失常:严密心电监护,若发现频发、多源、联律、成对、有 R on T 现象的室性期前收缩,或室速,或严重的房室传导阻滞,应警惕室颤或心脏骤停,立即通知医生,及时给予相应处理。②观察有无休克、心力衰竭等。

(3) 观察心肌坏死标志物变化情况:遵医嘱及时采集、送检血标本,了解检查结果。

(4) 观察有无出血倾向:如皮肤黏膜出血、消化道出血、泌尿道出血、颅内出血等。

**4. 对症护理**

(1) 心律失常、心力衰竭护理:参见本章第 3 节"心律失常病人的护理"和本章第 4 节"心力衰竭病人的护理"相关内容。

(2) 心源性休克护理:①取休克卧位,吸氧,密切观察生命体征、神志、尿量,必要时留置导尿管,观察每小时尿量。②保持静脉输液通畅,最好进行中心静脉或肺毛细血管楔压监测,合理调整输液量及速度,遵医嘱准确用药。③做好病人皮肤、口腔护理,按时翻身,预防压疮、肺炎等并发症,做好重症监护记录。

**5. 心理护理** 急性心肌梗死病人因病情危急,疼痛剧烈,常有濒死感及恐惧心理,家属也往往十分紧张。此时,护士应做好病人及家属的安慰工作,关心体贴病人,让病人有信任和安全感,保持情绪稳定。

☞考点:①病情稳定后酌情逐渐活动。②病初给予半量清淡流质或禁食。少吃动物脂肪及含胆固醇较高的食物。③便秘是最容易忽视的重要护理问题。④观察胸痛、心律失常、休克、心力衰竭、心肌坏死标志物、出血倾向等。

# 八、 健康教育/出院指导

**1. 知识宣传**

(1) 向大众普及冠心病相关知识:使其能积极配合治疗高血压、高脂血症、糖尿病等原发病(一级预防)。避免各种诱发因素,如紧张、劳累、情绪激动、便秘、感染、饱餐、寒冷等。

(2) 向病人介绍本病基本知识:使其积极预防心肌梗死(二级预防):①遵医嘱应用阿司匹林等抗血小板聚集药,应用硝酸酯类药预防心绞痛,酌情预防心律失常。②减轻心脏负荷。③缓解精神压力,克服不良情绪。④控制血脂。⑤控制血压:使血压在 140/90mmHg 以下,若有糖尿病或肾功能不全,应控制血压在130/80mmHg以下。⑥控制饮食:同上所述。⑦控制体重。⑧积极治疗糖尿病。⑨鼓励病人有计划适当运动,避免剧烈运动,避免劳累。

(3) 指导病人进行自我检测:注意胸痛规律、程度、持续时间,警惕不明原因的胸闷、烦躁、冷汗、恶心、呕吐等情况,发现异常,及时就诊。

(4) 告之病人家属本病的急救方法:①立刻就地休息,身心放松。②联系医院或急救站,立即运送病人到医院就诊,切忌搀扶病人步行就诊。③有条件时,就诊前给予吸氧、含服硝酸甘油等处理。

**2. 生活指导**

(1) 早期康复锻炼:对急性心肌梗死病人进行早期康复锻炼有利于改善疾病预后、提高病人生活质量。一般经2~4个月体力活动锻炼后,可恢复部分轻体力工作,此后,逐渐酌情恢复全天轻体力工作。活动过程中应避免操之过急,避免过度劳累,注意观察是否有胸痛、心悸、呼吸困难、脉搏增快,注意心律、血压及心电图的改变,一旦发现异常应停止活动,并及时就诊。

(2) 注意洗浴、如厕安全:①不在饱餐或饥饿时洗浴,水温不宜过高、过低,洗浴时间不宜过长。②洗浴、如厕时不必锁门,必要时有人陪同。③保持大便通畅,不可用力排便。鼓励病人注意饮水,多食富含纤维素食物,必要时用缓泻剂、润肠剂等。

**3. 用药指导** 指导病人观察所服药物的作用及不良反应。随身常备硝酸甘油等扩张冠状动脉的药物。

**4. 定期复查** 定期门诊复诊,了解病人病情,以便针对性治疗。

☞考点:①指导病人避免诱因,自我监测。②发病时的急救方法:就地休息、含硝酸酯类药物、送往医院。③逐步康复锻炼。

【情境5 护理工作过程】

▲入院护理工作过程

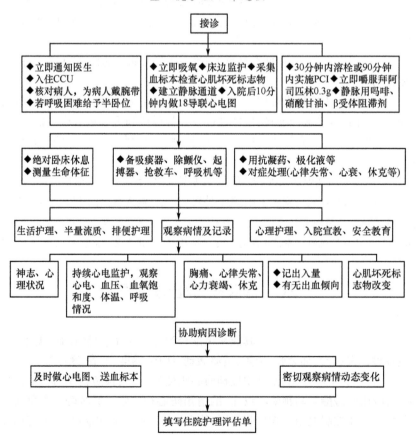

▲住院护理工作过程

指导病人休息、活动→加强巡视,观察心电、呼吸、血压、意识、尿量情况,倾听病人主诉→执行医嘱,配合应用抗凝、抗血小板聚集、极化液等药物,严格控制输液速度→用药护理,尤其注意有无出血倾向→发病初12小时内给予半量清淡流质,以后给予低热量、低脂、清淡饮食→进行心理安慰、健康教育→酌情填写护理记录单

▲出院护理工作过程

处理出院医嘱,撤销单据及卡片,整理出院病历,做好出院登记→指导病人合理休息、康复运动、适当饮食、自我监测病情,了解急救方法,定期复查→听取病人意见和建议、协助备好出院带药、交代遵医嘱用药及药物不良反应→协助办理出院手续→护送病人出院→通知护工、膳食科→常规清洁消毒床单位→填写出院护理记录

# 九、小  结

▲急性心肌梗死是冠状动脉供血急剧减少使相应心肌缺血、坏死。有三大特点:①持久、剧烈的胸痛。②心电图动态特征性改变。③血清心肌坏死标志物增高。

▲最早、最突出的症状是胸痛,最严重的症状是心律失常。

▲心电图检查快捷、方便,有特异性改变。肌钙蛋白、CK-MB增高是诊断心梗的敏感指标。

▲再灌注治疗(PCI、溶栓)是治疗关键。

▲护理原则为:绝对卧床休息、吸氧、监护、配合溶栓、早期低脂清淡易消化半量流质、或禁食保持大便通畅。

▲心梗抢救程序:立即安置在监护室→吸氧、心电监护→嚼服拜阿司匹林→做18导联心电图→止痛(吗啡等)、扩冠(硝酸甘油等)、PCI或溶栓→极化液、对症处理→休息、饮食、排便、心理护理。

# 十、疾病鉴别

心绞痛和急性心肌梗死比较,见表2-6-3。

表2-6-3  心绞痛和急性心肌梗死比较

| 项目 | 心绞痛 | 急性心肌梗死 |
| --- | --- | --- |
| 疼痛时限 | 短,一般15分钟内 | 长,数小时或数天 |
| 含硝酸甘油 | 立刻缓解 | 作用较差 |
| 心衰、休克、心律失常 | 极少 | 常有 |
| 心电图 | 暂时ST段和T波变化 | 有特征性改变和动态变化 |
| 血清心肌坏死标志物改变 | 无 | 有 |
| 主要治疗 | 含硝酸甘油 | PCI或溶栓 |
| 护理要点 | 发作时休息等 | 休息、吸氧、监护,吗啡、PCI或溶栓治疗,半量清淡流质或禁食、保持大便通畅等 |

# 第7节  风湿性心脏病病人的护理

风湿性心脏病(rheumatic heart disease,简称风心病),是风湿性炎症导致心脏瓣膜损害的一组心脏病。风心病是我国常见的心脏病之一,主要累及40岁以下人群。主要表现为瓣膜狭窄或关闭不全,见图2-7-1。以二尖瓣病变受累最为常见(二尖瓣狭窄尤为常见),其次为主动脉瓣。二个或二个

以上瓣膜同时受累,称联合瓣膜病,以二尖瓣与主动脉瓣同时受累多见,最常见的是二尖瓣狭窄合并主动脉瓣关闭不全。

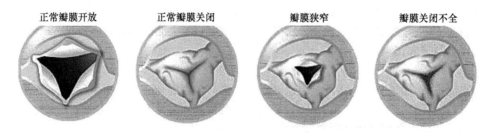

正常瓣膜开放　　　　正常瓣膜关闭　　　　瓣膜狭窄　　　　瓣膜关闭不全

图 2-7-1　正常瓣膜开闭及病变瓣膜开闭示意图

（一）病因

与甲组乙型溶血性链球菌(又称 A 组 β 型溶血性链球菌)感染导致风湿热有密切关系,该菌导致的是变态反应,不是直接作用所致。

（二）诱因

反复风湿活动、呼吸道感染、妊娠、分娩等是促使病情加重的主要诱因。

（三）发病机制

风湿性心脏病的发病机制见图 2-7-2。

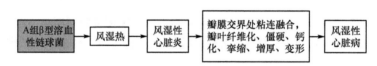

图 2-7-2　风湿性心脏病的发病机制

1. **风湿热**　是一种全身性变态反应性结缔组织疾病,主要累及心脏、关节,其次累及皮肤、血管、浆膜和脑组织等。①发病前 2~5 周:多数病人有上呼吸道 A 组 β 型溶血性链球菌感染史。②机体对链球菌的某些成分产生抗体:这些抗体不仅作用于链球菌,也作用于心肌、心内膜、关节等处,从而引起风湿热。③风湿热主要表现为:心脏炎和关节炎,常伴有发热、皮下结节(位于关节伸侧皮下组织,无粘连、无肿痛的小硬结)、环形红斑(位于躯干、肢体近端的淡红色环形斑,压之褪色,不痒)、舞蹈病(无目的、不自主的躯干或肢体的动作)、红细胞沉降率增快、血清抗链球菌溶血素"O"(抗"O")增高、C 反应蛋白阳性等。④风湿热治疗:常首选青霉素抗链球菌治疗;用水杨酸制剂抗风湿治疗;用糖皮质激素抑制炎症反应,防止瓣膜永久性损害。

2. **风湿活动**　风湿热发生或复发称之为风湿活动。

3. **风湿性心脏炎**　①风湿活动时有心律增快与体温不成比例、奔马律、心律失常、心音改变、心力衰竭等体征,称为风湿性心脏炎。②反复风湿热活动使风湿性心脏炎程度不断加重,导致心瓣膜纤维化、僵硬、钙化、挛缩、增厚、变形,发展成风湿性心脏病。

4. **风湿性关节炎**　表现为风湿活动时四肢大关节(膝、髋、踝、肘、肩、腕)游走性疼痛,关节局部红、肿、热、痛,但不化脓,愈后不留畸形。关节局部炎症的程度与有无风湿性心脏炎或心瓣膜病变无明显关系。

☞考点:①风湿性心脏病的概念。②二尖瓣狭窄尤为常见。③联合瓣膜病最常见的是二尖瓣狭窄合并主动脉瓣关闭不全。④与 A 组 β 溶血性链球菌感染密切相关。⑤风湿热、风湿活动概念及治疗要点。

# 二尖瓣狭窄

## 一、病因与发病机制

（一）病因

最常见的病因是风湿活动。正常二尖瓣口面积为 $4\sim6cm^2$。随着风湿活动频繁发生,二尖瓣粘连逐渐加重,二尖瓣口逐渐缩小。少见病因为瓣膜退行性变、先天性瓣膜病变、感染性瓣膜疾病等。

（二）发病机制

二尖瓣狭窄的发病机制见图 2-7-3。

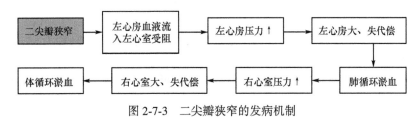

图 2-7-3　二尖瓣狭窄的发病机制

☞考点:①最常见的病因是风湿活动。②二尖瓣狭窄最终导致肺循环、体循环淤血。

## 二、临床表现

**1. 症状**　通常情况下,从初发风湿性心脏炎到出现明显二尖瓣狭窄症状可长达 10 年,此后10～20 年逐渐丧失活动能力。

（1）呼吸困难:为二尖瓣狭窄最常见、最早出现的症状。主要因肺淤血使气体交换障碍所致。其具体表现与左心衰竭相似,劳力性呼吸困难为最早表现,随着狭窄程度加重,逐渐出现端坐呼吸和夜间阵发性呼吸困难,甚至发生急性肺水肿。

（2）咯血:严重二尖瓣狭窄可有突然大咯血,与肺静脉曲张出血有关。

（3）咳嗽:比较常见,尤其冬季明显。

（4）其他:左心房扩大和左肺动脉扩张可压迫左喉返神经,引起声音嘶哑。左心房扩大还可压迫食道,引起吞咽困难。

**2. 体征**　①视诊:二尖瓣面容(面颊紫红、口唇轻度发绀)(图 2-7-4)。②触诊:心尖部可触及舒张期震颤。③叩诊:心脏相对浊音界向左扩大。④听诊:心尖部可闻及舒张期隆隆样杂音,是最重要的体征。当瓣膜有较好的活动性和弹性时,可闻及开瓣音。⑤心力衰竭体征。

**3. 并发症**

（1）心律失常:各种心律失常皆可出现,其中心房颤动是最常见心律失常。房颤的危害:①左心室充盈量进一步减少,易于诱发心力衰竭。②房颤时左心房淤血进一步加重,易于形成附壁血栓,血栓脱落可导致栓塞。

（2）栓塞:常见于二尖瓣狭窄伴房颤的病人,以脑栓塞最为多见,其次为周围动脉及肾栓塞。此外,重症心力衰竭病人

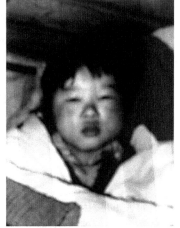

图 2-7-4　二尖瓣面容

因长期卧床,下肢静脉易形成血栓,若血栓脱落也可导致栓塞,常见肺栓塞。

（3）急性肺水肿:是重度二尖瓣狭窄的严重并发症,若不及时救治可以致死,是本病死亡的主要原因。

（4）感染:以肺部感染最多见,泌尿道及消化道感染亦较常见,感染是心力衰竭最常见的诱因。

（5）右心衰竭:是晚期常见的并发症。由于右心排血量下降,肺淤血减轻,病人呼吸困难症状反而有所缓解,发生急性肺水肿和大咯血的危险性反而减少。

☞考点:①呼吸困难是早期症状。有二尖瓣面容。心尖部可闻及舒张期隆隆样杂音。②心房颤动很常见。房颤易导致脑栓塞。③急性肺水肿是本病死亡的主要原因。④易并发肺部感染。

## 三、辅助检查

**1. X 线检查**　中度以上狭窄者,可见:①"梨形心":左心房增大,肺动脉干突出。②肺静脉高压及肺淤血。③右心室增大。

**2. 心电图**　①可见心房颤动波形。②左心房肥大者 P 波增宽有切迹,称为"二尖瓣型 P 波"。③右心室高电压,电轴右偏。

**3. 超声心动图**　是确诊二尖瓣狭窄最可靠的方法。可直接观察二尖瓣活动度、瓣口狭窄程度和瓣膜增厚等情况。

☞考点:①X 线可见"梨形心"。②心电图可见"二尖瓣型 P 波"。③超声心动图是确诊最可靠的方法。

## 四、诊断要点

①心尖部闻及舒张期隆隆样杂音。②X 线、心电图示左房大。③超声心动图检查证实。

## 五、治疗及其相关护理

**1. 内科治疗**

（1）预防链球菌感染和风湿活动:①最有效的是青霉素。应用苄星青霉素,120 万 U 肌注,每月1 次。②积极处理慢性扁桃体炎或咽喉炎,若药物治疗无效,可考虑手术摘除。但需术前无风湿活动,并进行青霉素预防性治疗。

（2）抗风湿治疗:首选非甾体类抗炎药,如阿司匹林等。

（3）并发症治疗:①急性肺水肿:处理原则与急性左心衰竭相似。但应注意避免使用扩张小动脉等减轻心脏后负荷的药,可选用扩张静脉系统为主,减轻心脏前负荷的硝酸酯类药物。洋地黄制剂对缓解二尖瓣狭窄性肺水肿无效,但可以减慢心室率。②大咯血:取坐位,用镇静剂,静脉注射利尿剂,降低肺动脉压力。③并发感染:如呼吸道感染或感染性心内膜炎,应针对病原菌积极抗感染治疗。④脑栓塞、房颤治疗:见相应章节内容。⑤心脏炎:一般采用糖皮质激素治疗。

（4）介入治疗:经皮球囊二尖瓣成形术是缓解单纯二尖瓣狭窄的首选方法。

**2. 外科治疗**　是根本措施。包括二尖瓣闭式分离术、二尖瓣直视分离术、人工瓣膜置换术等。

☞考点:①预防链球菌感染和风湿活动的措施。②介入治疗、手术治疗是根本措施。

## 二尖瓣关闭不全

①最常见的病因是风湿活动。②最重要的体征是心尖部可闻及吹风样全收缩期杂音。③超声心动图是确诊二尖瓣关闭不全最可靠的方法。④治疗与二尖瓣狭窄治疗相似。⑤发病机制见图 2-7-5。

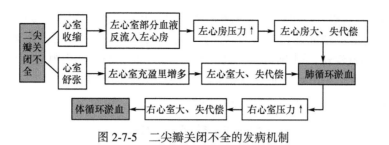

图 2-7-5　二尖瓣关闭不全的发病机制

☞考点：心尖部吹风样全收缩期杂音。

# 主动脉瓣狭窄

## 一、病因与发病机制

①最常见的病因是风湿活动。②发病机制见图 2-7-6。

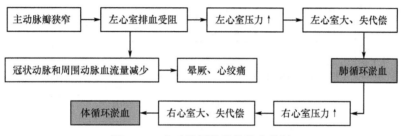

图 2-7-6　主动脉瓣狭窄的发病机制

## 二、临床表现

**1. 症状**　轻者可多年无症状。重者有劳力性呼吸困难、心绞痛、晕厥，即主动脉瓣狭窄"三联征"。①劳力性呼吸困难：是本病晚期肺淤血的首发症状。随着病情发展，进而发生夜间阵发性呼吸困难、端坐呼吸和急性肺水肿。②心绞痛：常由运动诱发，休息后缓解。主要由心肌缺血所致。③晕厥：多发生于直立、运动中或运动后即刻。主要由于脑缺血引起。④猝死：因心肌缺血引起的室颤及心脏骤停所致。

**2. 体征**　胸骨右缘第 2 肋间（主动脉瓣第一听诊区）可闻及粗糙而响亮的收缩期杂音，伴震颤。脉搏细弱。血压偏低。

**3. 并发症**　易发生感染性心内膜炎。病人若发生左心衰竭，自然病程明显缩短，以致右心衰竭少见。

☞考点：①劳力性呼吸困难、心绞痛、晕厥是主动脉瓣狭窄典型的"三联征"。②主动脉瓣第一听诊区可闻及粗糙而响亮的收缩期杂音。③易发生感染性心内膜炎。

## 三、辅助检查

超声心动图是确诊主动脉瓣狭窄最可靠的方法。

## 四、诊断要点

①主动脉瓣第一听诊区闻及粗糙而响亮的收缩期杂音。②超声心动图检查证实。

## 五、治疗及其相关护理

**1. 内科治疗**　①限制体力活动，防止晕厥、心绞痛或猝死。②预防房颤。主动脉狭窄病人不能耐受房颤。一旦出现房颤,应及时转复为窦性心律。③心力衰竭时,可用洋地黄制剂,但要慎用利尿剂,以免过度利尿导致心排量减少,发生直立性低血压。④不可使用小动脉扩张剂,以防血压过低。⑤预防感染:各种器械检查、手术前后,应注意防治感染。预防感染性心内膜炎和风湿活动。

**2. 外科治疗**　是根本措施,包括人工瓣膜置换术或主动脉瓣膜修复术等。

☞考点:内科仅对症治疗。外科治疗是根本措施。

# 主动脉瓣关闭不全

## 一、 病因与发病机制

(一)病因

最常见的病因是风湿活动。

(二)发病机制

见图 2-7-7。风湿性主动脉瓣关闭不全常与主动脉瓣狭窄并存。

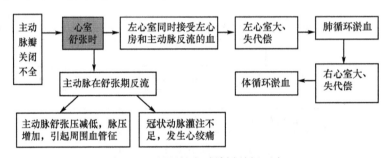

图 2-7-7　风湿性主动脉瓣关闭不全

## 二、 临 床 表 现

**1. 症状**　可长期无症状。部分病人有心绞痛。有明显主动脉瓣关闭不全及周围血管征的病人,可有头颈部搏动感,心悸等。

**2. 体征**

(1)杂音:胸骨左缘第 3、4 肋间(主动脉瓣第二听诊器区)可闻及叹息样舒张期杂音,坐位并前倾及深呼吸时明显。

(2)周围血管征:水冲脉、毛细血管搏动征、股动脉枪击音、随心脏搏动的点头征(De Musset 征)等,与脉压差增大有关。

**3. 并发症**　主动脉瓣关闭不全并发感染性心内膜炎发病率较高。晚期可发生房颤及心力衰竭等。

☞考点:①主动脉瓣关闭不全时主动脉瓣第二听诊区可闻及叹息样舒张期杂音。②有周围血管征。③部分病人有心绞痛。

## 三、 辅 助 检 查

超声心动图具有确诊价值。

## 四、 诊 断 要 点

①主动脉瓣第二听诊区闻及叹息样舒张期杂音、周围血管征。②超声心动图证实。

## 五、 治疗及其相关护理

预防感染,治疗并发症。人工瓣膜置换术等。

# 风湿性心脏病病人的其他护理

## 一、护理问题

1. 有感染的危险　与肺淤血、风湿活动有关。
2. 活动无耐力　与心输出量减少有关。
3. 潜在并发症：心力衰竭、心律失常、感染性心内膜炎、栓塞等。

## 二、其他护理措施

**1. 指导休息**　根据病情合理安排休息与活动。若活动时出现不适，应立即停止活动并给予吸氧。

（1）心功能代偿期：采取动静结合的形式，适当做一些力所能及的活动和锻炼，以不出现症状为度。

（2）心功能失代偿期：以卧床休息为主，保证足够的睡眠时间。待心功能恢复后再卧床 3～4 周。长期卧床，容易导致静脉血栓形成和栓子脱落而导致栓塞，以肺栓塞最常见，需给予肢体热敷、早晚用热水泡脚、被动活动等。

（3）房颤病人：不宜做剧烈活动。

（4）风湿活动病人：①绝对卧床休息：无心脏炎者卧床 2 周，有心脏炎，轻者卧床 4 周，重者卧床 6～12 周。待发热、关节痛等症状基本消失，红细胞沉降率正常后逐渐增加活动。②根据呼吸、心率、心音、疲劳情况调节活动量。③一般恢复正常活动所需时间为：无心脏受累者 1 个月，轻度心脏受累者 2～3 个月，严重心脏受累者 6 个月。

**2. 饮食、排便护理**　鼓励病人多进高热量、高蛋白、高维生素、易消化的清淡食物，适当多吃些新鲜蔬菜和水果。避免因大便燥结而影响心脏功能。少量多餐，不宜过饱。有心力衰竭者应限制钠盐及水的摄入。

**3. 用药护理**　是本病护理重点。①严格控制输液滴速，一般 20～30 滴/分，同时根据病人病情变化及药物反应，随时调整滴速，注意控制液体输入量。②阿司匹林对胃黏膜有刺激，宜在饭后服用。用药期间需密切观察有无消化道出血征象。③鼓励病人坚持按时注射苄星青霉素。

**4. 病情观察**

（1）观察生命体征：尤其注意对心率、心律及脉搏频率、节律的观察。

（2）观察风湿活动：风心病可因风湿活动的反复发作而加重，故应注意观察有无发热、关节疼痛、皮肤环形红斑和皮下结节等风湿活动的表现。

（3）观察并发症：①心脏瓣膜病最常出现的并发症是心力衰竭：注意有无呼吸困难、食欲减退、下肢水肿、尿少等心功能不全的表现。②合并房颤时：注意有无栓塞的表现。③观察有无感染：注意观察有无肺部感染、感染性心内膜炎等并发症的发生。④观察电解质：长期应用利尿剂和低钠饮食时，应注意观察有无低钾、低钠、低氯等电解质紊乱的表现。发现异常，及时通知医生，协助处理。

**5. 对症护理**

（1）预防风湿活动：注意保暖，避免潮湿、受寒，防止呼吸道感染。

（2）心力衰竭护理：心力衰竭是风湿性心脏瓣膜病首要并发症，也是就诊和致死的主要原因。要注意避免感染、风湿活动、心律失常、洋地黄使用不当、劳累和妊娠等心力衰竭的诱因。心力衰竭具体护理措施参见本章第 4 节"心力衰竭病人的护理"相关内容。

（3）预防并警惕栓塞发生：①避免长时间久蹲、久坐、盘腿，以防下肢静脉血栓形成。②观察栓塞发生征兆：如偏瘫、语言不清提示脑栓塞；肢体剧痛伴皮肤颜色改变提示肢体栓塞；剧烈腰痛提示肾栓塞;突然剧烈胸痛伴呼吸困难提示肺栓塞等。③合并房颤者遵医嘱服阿司匹林,防止附壁血栓形成。若已有附壁血栓形成,应避免剧烈运动或突然改变体位,以免附壁血栓脱落,引起栓塞。

（4）警惕亚急性感染性心内膜炎:参见本章第8节"感染性心内膜炎病人的护理"相关内容。

（5）关节炎护理:病变关节应制动、保暖,并用软垫固定,避免受压和碰撞。可局部热敷或按摩,增加血液循环,减轻疼痛。必要时遵医嘱使用止痛剂,如阿司匹林等。

**6. 心理护理** 解除病人种种思想顾虑和恐惧感,保持情绪稳定,以积极的心态配合治疗、护理。

☞考点:①根据病情合理安排休息与活动。②严格控制输液滴速和量。③观察心力衰竭、房颤、栓塞、感染性心内膜炎等并发症。

# 三、 健康教育/出院指导

**1. 知识宣传** 告诉病人及家属本病的病因和病程进展特点,说明本病治疗的长期性,鼓励病人树立信心。对于有手术适应证的病人,要劝病人择期手术。育龄妇女应根据心功能情况在医生指导下,控制好妊娠与分娩时机。对于病情较重不能妊娠与分娩者,做好病人及家属的思想工作。

**2. 生活指导**

（1）合理休息与活动:①注意休息,劳逸结合,避免过重体力活动。②但在心功能允许情况下,可进行适量的轻体力活动或工作。③病情稳定时,酌情体育锻炼,提高抵抗力。

（2）合理饮食:加强营养,给予富含营养、维生素的清淡、易消化饮食。心力衰竭者应给予低盐限水饮食,切忌食用盐腌制品。服用排钾利尿剂者多食用含钾高的水果,如香蕉、橘子等。

（3）避免潮湿、阴暗:保持居室通风、干燥、温暖,阳光充足,注意保暖,防止风湿复发。

**3. 用药指导** 是本病护理重点。

（1）积极防治链球菌感染性疾病:如扁桃体炎、猩红热、丹毒和龋齿等。避免呼吸道感染,一旦发生感染立即就诊,抗菌治疗。

（2）消除慢性病灶:对反复扁桃体感染的病人,宜在风湿活动控制后2~4个月手术摘除,以减少风湿活动。

（3）术前及术后治疗:若需拔牙或做其他小手术,最好在风湿活动静止后2~4个月进行。并请病人告诉医生自己有风湿性心脏病,以便手术前后应用抗生素预防感染,避免并发感染性心内膜炎,术后还要注意防止心力衰竭。

（4）预防性治疗:教育病人坚持按医嘱用药,按时注射苄星青霉素,预防链球菌感染,防治风湿活动。

（5）瓣膜置换术后终身服用抗凝剂。

**4. 定期复查** 定期门诊随访,了解瓣膜及心功能情况,了解有无并发症。

☞考点:①生活指导。②预防链球菌感染。

# 四、 小 结

▲风心病是与风湿热有关的心瓣膜病变。以二尖瓣狭窄最常见。

▲二尖瓣狭窄、二尖瓣关闭不全、主动脉瓣狭窄、主动脉瓣关闭不全,这四种瓣膜病变都可以有肺淤血、体循环淤血情况,都需要控制心衰、预防风湿活动,都可以进行人工瓣膜置换术,瓣膜狭窄时还可行瓣膜成形术。

▲治疗风心病的根本方法是手术。预防风湿活动的主要措施是用苄星青霉素预防链球菌感染。水杨酸制剂常用于抗风湿治疗。

▲诊断心脏瓣膜病最有意义的检查是超声心动图。

▲注意区别二尖瓣狭窄、二尖瓣关闭不全、主动脉瓣狭窄、主动脉瓣关闭不全这四种瓣膜病变的

杂音。掌握主动脉瓣狭窄"三联征",主动脉瓣关闭不全的周围血管征。掌握二尖瓣狭窄表现、并发症、防治要点及护理措施。

# 疾 病 对 比

常见风湿性心脏病瓣膜情况比较见表2-7-1。

**表2-7-1 常见风湿性心脏病瓣膜情况比较**

| 项目 | 心脏杂音 | 特殊表现 |
| --- | --- | --- |
| 二尖瓣狭窄 | 心尖部闻及舒张期隆隆样杂音 | 呼吸困难最早出现。二尖瓣面容。常伴心房颤动、脑栓塞。急性肺水肿是死亡主要原因 |
| 二尖瓣关闭不全 | 心尖部闻及全收缩期吹风样杂音 | 一旦发生心力衰竭,病情将急剧加重 |
| 主动脉瓣狭窄 | 胸骨右缘第2肋间可闻及粗糙而响亮的收缩期杂音 | 三联征:劳力性呼吸困难、心绞痛、晕厥 |
| 主动脉瓣关闭不全 | 胸骨左缘第3、4肋间可闻及叹息样舒张期杂音 | 周围血管征:水冲脉、毛细血管搏动征、股动脉枪击音、随心脏搏动的点头征 |

（张文娟）

# 第8节 感染性心内膜炎病人的护理

感染性心内膜炎(infective endocarditis,IE)是心脏内膜的微生物感染,伴赘生物的形成。赘生物为大小不等、性状不一的血小板和纤维素团块,内含大量微生物和少量炎细胞。心壁内膜、瓣膜、腱索、间隔缺损部位均易发生感染,瓣膜为最常受累部位。感染性心内膜炎又可以分为自体瓣膜心内膜炎、人工瓣膜心内膜炎、静脉药瘾者心内膜炎。根据病程分为急性和亚急性两类,见表2-8-1。

**表2-8-1 感染性心内膜炎按病程分类**

| 项目 | 急性感染性心内膜炎(AIE) | 亚急性感染性心内膜炎(SIE) |
| --- | --- | --- |
| 中毒症状 | 明显 | 轻 |
| 病程 | 短 | 长 |
| 进展 | 迅速,数天至数周 | 缓慢,数周至数月 |
| 感染迁移 | 多见 | 少见 |
| 病原体 | 金黄色葡萄球菌 | 草绿色链球菌 |
| 发病率 | 较高 | 高 |

☞考点:感染性心内膜炎的概念。

# 一、 病因与发病机制

（一）病因

**1. 病原微生物** 几乎所有病原微生物均可引起感染性心内膜炎。①急性感染性心内膜炎(AIE):常由金黄色葡萄球菌引起。②亚急性感染性心内膜炎(SIE):常由草绿色链球菌引起。

**2. 心血管病变** 大多数感染性心内膜炎常发生于伴器质性心脏病病人,常累及风心病的心瓣膜(以主动脉瓣膜病变多见),也可见于先天性心脏病、老年退行性心脏瓣膜病以及人工心瓣膜置换术后等。

（二）诱因

上呼吸道感染、拔牙、扁桃体摘除术以及心导管检查或心脏手术等是常见诱因。

（三）发病机制

近几年无器质性心脏病的病人发生感染性心内膜炎明显增加，可能与创伤性检查、治疗增多，以及毒瘾者使用未经消毒的注射器等有关。病原微生物可在咽峡炎、扁桃体炎、上呼吸道感染、拔牙、扁桃体摘除术、器械侵入性检查时进入血流。见图 2-8-1。

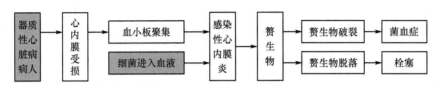

图 2-8-1　感染性心内膜炎发病机制

☞考点：①AIE 常见的致病菌是金黄色葡萄球菌。SIE 常见的致病菌是草绿色链球菌。②本病常累及风心病的主动脉瓣膜。③上呼吸道感染和创伤是常见诱因。

# 二、临床表现

**1. 全身症状**　发热是最常见的症状。多呈弛张型低热，体温在 37.5～39℃之间，AIE 多表现为高热。

**2. 心脏杂音**　心脏杂音性质和强度易发生变化是本病特征，甚至出现新杂音，与赘生物的生长、分裂、脱落有关。

**3. 周围体征**　可能是微血管炎和微栓塞引起的周围微血管受损所致。①瘀点和瘀斑：多分布于上腔静脉引流区如锁骨上皮肤、口腔黏膜、眼结合膜等。②Janeway 损害：较少见。主要见于 AIE，表现为手掌或足底的无压痛小结节或斑点状出血。见图 2-8-2。③Osler 结节：较少见。主要见于 SIE，表现为分布于手指或足趾末端的掌面，足底或大小鱼际处，呈红色或紫色痛性结节，略高出皮肤。见图 2-8-3。④Roth 斑：较少见。主要见于 SIE，为视网膜的卵圆形出血斑，中心呈白色。见图 2-8-4。⑤指（趾）甲下可见线状出血。

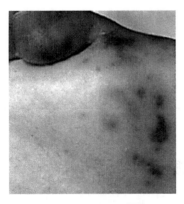

图 2-8-2　Janeway 损害

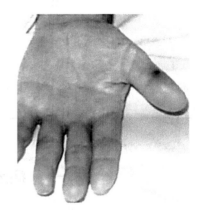

图 2-8-3　Osler 结节

**4. 脏器栓塞**　多见于病程后期。可发生于脑、肾、脾、肺、冠状动脉、肠系膜动脉、肢体动脉等处。其中脑栓塞的发生率最高。

**5. 非特异症状**　SIE 可有脾大、贫血、杵状指（趾）。

**6. 并发症**

（1）心脏受损：①心力衰竭：是最常见的并发症。主要因瓣膜关闭不全所致。②心肌脓肿、化脓性心包炎、心肌炎等。

（2）其他：细菌性动脉瘤、迁移性脓肿、神经系统受损、肾脏受损。

☞考点：①AIE主要表现为发热、心脏杂音易变、周围血管体征、栓塞。②SIE表现同AIE，此外还有脾大、贫血、杵状指（趾）。③发热是最常见的症状。④心脏杂音性质和强度易发生变化是本病特征。⑤心力衰竭是最常见的并发症。

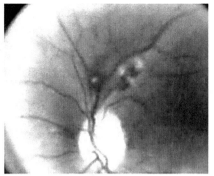

图2-8-4 Roth斑

# 三、辅 助 检 查

**1. 血培养** 是诊断本病的最重要、最有价值的方法。2周内未用过抗生素的病人阳性率可达95%。血培养阳性率与使用抗生素、采血方法、培养技术有关。

**2. 红细胞沉降率测定** 几乎所有病人红细胞沉降率都快。

**3. 超声心动图检查** 赘生物常附着在瓣膜上，超声心动图可发现赘生物。

☞考点：①血培养是感染性心内膜炎最重要的诊断方法。②超声心动图检查可发现赘生物。

# 四、诊 断 要 点

①发热。②心脏杂音易变。③脏器栓塞、周围血管受损。④超声心动图检查发现赘生物。⑤血培养阳性。

# 五、护 理 问 题

1. 体温过高 与感染有关。

2. 营养失调：低于机体需要 与长期发热致机体消耗过多有关。

3. 焦虑 与病情反复、疗程长、出现并发症有关。

# 六、治疗及其相关护理

**1. 抗生素治疗**

（1）治疗原则：早期、足量、联合（常联合庆大霉素）、有效、长疗程（4~6周）、静脉给药。

（2）选药原则：根据血培养和药物敏感试验的结果选用敏感的抗生素。在血培养和药物敏感试验的结果未出之前进行经验性治疗：①急性者选用针对金黄色葡萄球菌、链球菌和革兰阴性杆菌均有效的广谱抗生素加庆大霉素。②亚急性者选用针对链球菌、肠球菌的抗生素加庆大霉素。③培养出病原微生物后，应根据致病菌对药物的敏感程度选择抗生素。

（3）治疗方法：首选大剂量青霉素（1200万~1800万U/d）静脉滴入，或青霉素联合庆大霉素应用。或选用头孢曲松钠、万古霉素。

（4）用药注意事项：是本病护理重点。①遵医嘱应用抗生素，观察用药效果、副作用及毒性反应。②按时按量、现配现用抗生素。③注意保护静脉。保持血管通畅，抗生素静脉滴注速度适宜。④告诉病人本病病原菌隐藏在赘生物内和皮下，需要坚持大剂量、长时间应用抗生素才能杀灭，提高病人用药依从性。

**2. 手术治疗** 内科治疗病情稳定后，有手术指征可考虑手术。清除药物难以治愈的病原体感染病灶，同时为抗生素的选择提供直接依据。

☞考点：①本病抗生素使用原则。②首选大剂量青霉素治疗，或加用庆大霉素。③用药注意事项。

# 七、其他护理

**1. 指导休息** 病情严重时应卧床休息，随着病情好转逐渐进行活动。若有心力衰竭，应根据心功能指导病人休息与活动。

**2. 饮食、排便护理** 注意补充液体、维生素、营养，给予高热量、高蛋白、高维生素易消化的半流质或软食，保持大便通畅。

**3. 观察病情**

（1）观察体温：每4~6小时测体温1次，准确记录。

（2）了解心脏情况：注意心律、血压、杂音情况，评估心功能。

（3）注意有无脏器栓塞：如意识改变、肢体活动障碍、突发剧烈疼痛等。

（4）观察皮肤、黏膜：注意有无周围血管受损体征。

**4. 对症护理**

（1）保持室内环境清洁整齐：定时开窗通风，保持空气新鲜。注意防寒、保暖，预防呼吸道感染。

（2）发热护理：参见第3章第8节"肺炎病人的护理"相关内容。

（3）正确采集血培养标本：采集血培养标本对本病诊断、治疗十分重要，是本病护理的重要内容。

1）解释：首先告诉病人暂时停用抗生素和反复多次抽血的必要性，以取得病人的理解和配合。

2）采血时间：见表2-8-2。

表2-8-2　感染性心内膜炎采集血培养标本时间

| 分类 | 入院后3小时内 | 用抗生素时间 |
| --- | --- | --- |
| AIE | 每间隔1小时采血1次，共3次 | 随后开始抗生素治疗 |
| SIE | 每间隔1小时采血1次，共3次 | 若次日未见细菌生长，再次重复采血3次后，开始抗生素治疗 |
|  | 已用过抗生素病人，应在停药后3~7天采血 |  |

3）采血方法：①本病菌血症是持续性的，无需在体温正在升高之时采血。②采血前要严格消毒皮肤，待消毒液挥发后再采血。③采血后严格消毒培养基瓶塞，用酒精灯火苗消毒局部空气。④每次取静脉血10~20ml。

4）注意事项：①若同时进行厌氧菌和需氧菌培养，血标本先注入厌氧瓶，再注入需氧瓶。②避免从输液和留置导管部位采血。③立即送检，或置35~37℃孵箱内暂存，不能放普通冰箱里。

**5. 心理护理** 本病病程较长，病情易反复，病人常存在焦虑心理，应耐心告知病人本病基本知识，进行必要的安慰、解释，使病人心中有数，解除思想顾虑。

☞考点：血培养标本采集方法。

# 八、健康教育/出院指导

**1. 知识宣传** ①向病人介绍本病基本知识，使其知道本病的预防、治疗关键是病因预防。②若有心脏瓣膜病、心血管畸形应注意口腔卫生。③在进行有创检查、治疗时，如施行口腔手术前病人要主动向医生说明自己有感染性心内膜炎病史，以便医生常规给以抗生素预防。④病人能进行自我检测，监测体温变化，注意有无栓塞表现，发现异常情况，能及时就诊。

**2. 生活指导** 指导病人防寒保暖，注意卫生，加强营养，注意适度活动，增强机体抵抗力。

**3. 定期复查** 了解病情进展情况，注意有无并发症，及时调整治疗。

☞考点:增强体质,预防感染。

# 九、小　结

▲感染性心内膜炎是病原微生物感染性疾病,分急性和亚急性。亚急性更常见。

▲多见于器质性心脏病病人。常累及风心病病人主动脉瓣。

▲AIE 表现:发热、心脏杂音易变、周围体征、栓塞。

▲SIE 表现:同 AIE,另外还有脾大、贫血、杵状指(趾)。

▲血培养是本病最重要的诊断方法。超声心动图检查可发现赘生物。

▲治疗护理重点:做好血培养标本采集,配合应用抗生素。首选大剂量青霉素治疗,或加用庆大霉素。

## 第 9 节　心肌病病人的护理

心肌病是一组异质性心肌疾病,是由不同病因引起的。由其他心血管疾病继发的心肌病理性改变,不属于心肌病范畴。1995 年 WHO 和国际心脏病学会将心肌病分为:扩张型心肌病、肥厚型心肌病、限制型心肌病、致心律失常型右室心肌病、不定型心肌病(图 2-9-1)。其中以扩张型心肌病最常见,其次是肥厚型心肌病。以下重点阐述扩张型心肌病和肥厚型心肌病。

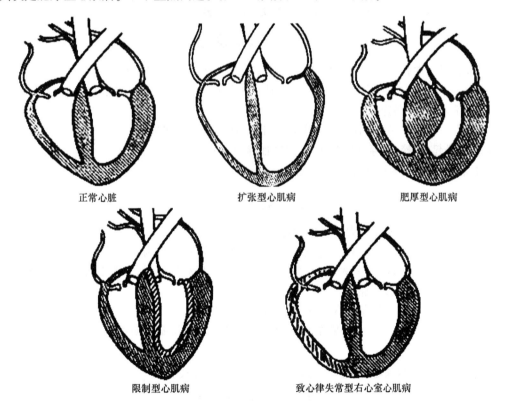

正常心脏　　　扩张型心肌病　　　肥厚型心肌病

限制型心肌病　　　致心律失常型右心室心肌病

图 2-9-1　正常心脏和心肌病示意图

## 扩张型心肌病

扩张型心肌病(dilated cardiomyopathy)的主要特征是一侧或两侧心腔扩张,心室壁变薄,心肌收缩功能减退(图 2-9-1)。是最常见的原发性心肌病,男性多于女性。临床上以心力衰竭为主要表现,常合并心律失常,病死率较高。

☞考点:扩张型心肌病的概念。

# 一、 病因与发病机制

## (一)病因

病因不完全清楚,可能与以下因素有关。①家族遗传:本病有家族性发病趋势。②感染因素:近年认为本病与病毒、细菌致各种心肌损害有关,特别是持续性病毒感染是最重要的原因。据长期随访表明,部分病毒性心肌炎可转为扩张型心肌病。③其他:药物中毒、酒精中毒、代谢异常、自身免疫反应致心肌损害也可导致本病。

## (二)发病机制

扩张型心肌病的发病机制见图 2-9-2。

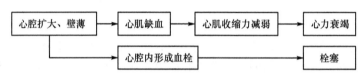

图 2-9-2　扩张型心肌病的发病机制

☞考点:①有家族性发病趋势。②病毒感染是最重要的原因。

# 二、 临床表现

扩张型心肌病常有"四大主要表现",即心脏扩大、心力衰竭、心律失常、栓塞。

1. **症状**　起病隐匿,病程进展缓慢,就诊时往往已有全心衰竭(如心悸、气促、端坐呼吸、水肿、肝大等),病情较重,容易猝死。

2. **体征**　①心脏病变:心脏扩大为主要体征,常伴有各类心律失常。②全心衰竭体征。③栓塞征象:本病常引起心、脑、肾等脏器栓塞,与附壁血栓形成有关。

☞考点:"四大主要表现"即心脏扩大、心力衰竭、心律失常、栓塞。

# 三、 辅 助 检 查

1. **X 线检查**　心脏明显扩大,呈普大型,有肺淤血表现。

2. **心电图检查**　常见心室增大,各种心律失常,ST-T 改变,少数病人可见病理性 Q 波。

3. **超声心动图**　表现为"一大"、"二薄"、"三弱"、"四反流"的特征。即心腔大、室壁薄、室壁运动弱、有二尖瓣及三尖瓣反流情况。

4. **心内膜活检**　对诊断有价值,但临床不常做此检查。

5. **心脏放射性核素检查**　可见左心室容积在舒张末期、收缩末期都增大。左心室射血分数降低。

☞考点:扩张型心肌病辅助检查提示:心脏大、室壁薄、射血分数下降。

# 四、 诊 断 要 点

①心脏大,室壁薄。②排除其他心脏病。

# 五、 治疗及其相关护理

1. **病因治疗**　针对病因进行控制细菌感染、抗病毒治疗、戒烟、限酒、改善不良生活方式等。

2. **心衰治疗**　心力衰竭时同一般心力衰竭处理,但以减轻心脏前、后负荷治疗为主。本病易发生洋地黄中毒,要慎用洋地黄制剂,警惕洋地黄中毒。必要时给予心脏再同步化治疗(置入起搏器,同步起搏心房、左、右心室,使心室收缩同步化)。

**3. 防治栓塞** 对有房颤或已形成附壁血栓或有栓塞病史的病人,可长期口服华法林抗凝治疗。

**4. 防治猝死** 置入心脏电复律除颤器。

**5. 心脏移植术**

☞考点:①扩张型心肌病慎用洋地黄制剂。②需长期抗凝治疗。

# 肥厚型心肌病

肥厚型心肌病(hypertrophic cardiomyopathy)是遗传性心肌病,以心室非对称性肥厚为解剖特点(图 2-9-1)。根据左心室流出道是否梗阻分为梗阻性与非梗阻性。以下重点讨论梗阻性肥厚型心肌病(室间隔肥厚程度较重,收缩时引起左室流出道明显梗阻)。梗阻性肥厚型心肌病是青少年、运动员猝死的主要原因,男性高于女性。

☞考点:心室非对称性肥厚。肥厚型心肌病分为梗阻性与非梗阻性。

## 一、病因与发病机制

**(一)病因**

病因不完全清楚,可能与以下因素有关。①遗传因素:半数病人有明显家族史。②其他:代谢异常、高血压、高强度运动、钙调节异常可能与本病有关。

**(二)发病机制**

肥厚型心肌病的发病机制见图 2-9-3。

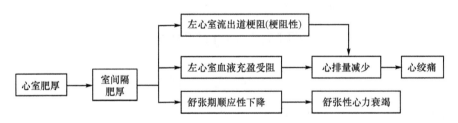

图 2-9-3 肥厚型心肌病的发病机制

☞考点:①有明显家族史。②心排血量下降致心绞痛。

## 二、临床表现

**1. 症状** ①劳力性呼吸困难:最常见。②劳力性胸痛(即心绞痛):较常见。③房颤:是最常见的心律失常。④晕厥:常于运动时出现,与室性快速性心律失常有关。

**2. 体征**

(1)杂音:胸骨左缘 3~4 肋间或心尖部可闻及收缩期杂音。

(2)杂音减弱原因:主要与左心排量增加有关,同时症状也减轻。①病人下蹲、紧握双拳等能直接使左心室容量增加,左心排量增加。②β受体阻滞剂使心肌收缩力下降,减轻左心室流出道受阻,左心排量增加。

(3)杂音增强原因:主要与左心排量减少有关,同时症状也加重。①病人含服硝酸甘油、做 Valsalva 动作(深吸气后紧闭声门,再用力做呼气动作)、站立位等,使左心室容量减少,左心排量减少。②洋地黄制剂能使心肌收缩力增强,左心室流出道受阻增加,左心排量减少。

☞考点:①梗阻性肥厚型心肌病常有劳力性呼吸困难、胸痛、房颤、晕厥。②梗阻性肥厚型心肌病所致心绞痛若含服硝酸甘油,心力衰竭若使用洋地黄制剂反而会使症状加重。③β受体阻滞剂使症状减轻。

## 三、 辅 助 检 查

**1. 心电图** 左心室肥厚及ST-T改变,伴有各类心律失常。

**2. 超声心动图** 对本病有非常重要的意义。可见左心室壁、室间隔均为非对称性肥厚,室间隔活动度差,梗阻性病人左室流出道狭窄。

☞考点:超声心动图对肥厚型心肌病有非常重要的诊断意义。

## 四、 诊 断 要 点

①中青年人出现不明原因的呼吸困难、心绞痛、晕厥等症状。②常有猝死家族史。③结合辅助检查。

## 五、 治疗及其相关护理

**1. 药物治疗**

(1) 治疗目的:①减慢心率,抗心律失常。②减弱心肌收缩力,减轻左室流出道的梗阻,增加心输出量。

(2) 常用制剂:β受体阻滞剂、钙通道阻滞剂。

(3) 用药注意事项:梗阻性肥厚型心肌病避免使用增强心肌收缩力的药物,如洋地黄制剂,以免加重左心室流出道梗阻。禁用硝酸酯类药物,以免减少左心室容量。

**2. 其他治疗** 乙醇消融、左室流出道心肌切除术、心脏移植术、置入双腔起搏器或置入心脏电复律除颤器等。

☞考点:①肥厚型心肌病常用β受体阻滞剂、钙通道阻滞剂治疗。②不用洋地黄制剂、硝酸酯类药物。

# 心肌病病人的其他护理

## 一、 护 理 问 题

1. 潜在并发症:栓塞、猝死、心律失常、心力衰竭等。

2. 疼痛:胸痛 与心肌氧耗增加、冠状动脉供血不足有关。

3. 有受伤的危险 与心排量减少有关。

## 二、 其他护理措施

**1. 指导休息** ①根据心功能指导有心力衰竭症状者休息。②对呼吸困难者,给予半卧位、吸氧。③避免剧烈运动、劳累、情绪激动、饱餐、寒冷及烟酒刺激等。④避免使梗阻性肥厚型心肌病病人心排量急剧减少的诱因:如屏气、持重、剧烈运动、情绪激动、突然立起等,以免晕厥或猝死。

**2. 饮食、排便护理** ①给予高蛋白、高维生素、富含纤维素的清淡饮食,少量多餐,避免饱餐,戒烟酒。②心力衰竭时给予低盐限水饮食。③防止因饮食不当所致便秘,避免用力排便。

**3. 病情观察**

(1) 观察生命体征、监测心电变化,准确记录出入量。

(2) 注意有无心力衰竭、心律失常、心绞痛、头晕、晕厥、缺氧等情况,发现异常,及时通知医生。

**4. 对症护理**

(1) 胸痛护理:是梗阻性肥厚型心肌病病人护理重点。①胸痛发作时下蹲或握拳。②给予吸氧。③遵医嘱使用β受体阻滞剂或钙通道阻滞剂,禁用硝酸酯类药物。④避免胸痛的诱因(同避免心排量急剧减少的诱因)。⑤采取促使静脉回流的动作:如下蹲、紧握双拳等,减轻胸痛。

(2) **心力衰竭护理**:参见本章第4节"心力衰竭病人的护理"相关内容。①扩张型心肌病慎用洋地黄制剂。②梗阻性肥厚型心肌病禁用洋地黄制剂。

(3) **心律失常、晕厥护理**:参见本章第3节"心律失常病人的护理"相关内容。

**5. 心理护理** 多与病人交谈,帮助病人消除不良情绪,解除病人思想顾虑。避免情绪激动使交感神经兴奋性增加、心肌耗氧增加而加重病情。

☞考点:①梗阻性肥厚型心肌病病人胸痛发作时可下蹲或握拳,不能用硝酸酯类药物。②扩张型心肌病、梗阻性肥厚型心肌病病人发生心力衰竭时不能随意应用洋地黄制剂。③避免使梗阻性肥厚型心肌病病人心排量急剧减少的诱因:如避免屏气、持重、剧烈运动、情绪激动、突然立起等。④梗阻性肥厚型心肌病病人要主要避免增加心肌收缩的活动:如剧烈运动、劳累、情绪激动、饱餐、寒冷及烟酒刺激等。

## 三、 健康教育/出院指导

**1. 知识宣传** 向病人介绍本病基本知识,使其能进行自我检测,发现水肿明显、尿量减少、食欲减退、心悸、胸闷、胸痛、脉搏异常、头晕等异常情况,能及时就诊。知道本病禁用、慎用药物,遵医嘱坚持用药。

**2. 生活指导** ①限制体力活动,无论有无症状都要注意休息。②梗阻性肥厚型心肌病病人要避免屏气、持重、剧烈运动、情绪激动、突然立起等心输出量减少的诱因。③避免心衰加重的诱因:如过度劳累、呼吸道感染等。④给予高蛋白、高维生素、清淡、富含纤维的易消化饮食。

**3. 定期复查** 了解心功能情况,注意有无并发症,以便调整治疗。

☞考点:病人知道本病禁用、慎用药物。能避免诱因。

## 四、 小 结

▲扩张型心肌病:①表现:心脏扩大、心力衰竭、心律失常、栓塞。②治疗护理:慎用洋地黄制剂。

▲肥厚型心肌病:①表现:以室间隔不均匀增厚为主,分为梗阻性与非梗阻性,其中梗阻性表现以心排血量减少(心绞痛、头晕等)为主。②治疗护理:不用洋地黄、硝酸酯类药物。可用β受体阻滞剂、钙通道阻滞剂治疗。采取促使静脉回流的动作,避免增加心肌收缩的活动,避免心排量急剧减少的诱因。

## 疾 病 鉴 别

常见心肌疾病比较见表2-9-1。

**表 2-9-1 常见心肌疾病比较**

| 项目 | 扩张型心肌病 | 梗阻性肥厚型心肌病 |
|---|---|---|
| 心脏变化 | 心腔扩张,心室壁变薄 | 室壁不均匀肥厚,室间隔非对称性增厚 |
| 主要表现 | 心力衰竭 | 心排量减少症状(头晕、心绞痛) |
| 栓塞 | 有 | 无 |
| 心绞痛 | 无 | 有 |
| 超声心动图 | 左心室扩大、室壁薄、左室流出道扩大 | 室壁不均匀肥厚,室间隔非对称性肥厚,左心室流出道狭窄 |
| 治疗注意点 | 慎用洋地黄制剂 | 不用洋地黄和硝酸酯类,可用β受体阻滞剂、钙通道阻滞剂 |
| 护理注意点 | 避免增加心脏负担 | ①采取促使静脉回流动作。②避免增加心肌收缩的活动。③避免心排量急剧减少的诱因:如屏气、持重、剧烈运动、情绪激动、突然立起等 |

## 第 10 节　病毒性心肌炎病人的护理

病毒性心肌炎(viral myocarditis)是指嗜心肌病毒感染引起的以心肌非特异性间质性炎症为主要病变的心肌炎。本病为感染性心肌炎中最常见类型。多数病人有病毒感染史。临床观察 1 个月异常体征消失者属轻症,重症病程长达 3 个月。多数病人可完全恢复健康,少数病人留有后遗症,甚至死亡。

☞考点:多数病毒性心肌炎病人有病毒感染史。

## 一、病因与发病机制

### (一)病因

多种病毒都可引起心肌炎,其中柯萨奇 B 组病毒最常见,占 30% ~ 50% 。此外流感、风疹、单纯疱疹、HIV、肝炎病毒等也都会引起心肌炎。

### (二)诱因

过度劳累、缺氧、营养不良、呼吸道感染、寒冷、酗酒等。

### (三)发病机制

病毒性心肌炎的发病机制见图 2-10-1。

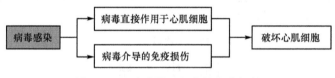

图 2-10-1　病毒性心肌炎的发病机制

☞考点:柯萨奇 B 组病毒是病毒性心肌炎最常见病因。

## 二、临床表现

病毒性心肌炎临床表现差异性很大,轻重不一,主要取决于病变范围。心肌局灶性炎症常无明显症状,心肌弥漫性炎症可引起猝死,具体表现为以下几点。

**1. 先兆表现**　病前 1 ~ 3 周常有上呼吸道或消化道感染史如发热、乏力、咳嗽、腹泻、呕吐等症状。

**2. 心脏受累表现**　轻者有心悸、气促、胸闷及胸部隐痛等表现。重者表现为高热、心功能不全、心律失常等,甚至出现心源性休克、阿-斯综合征、猝死,心律失常最为常见,可表现为各种心律失常,其中房性期前收缩、室性期前收缩最多见,其次为房室传导阻滞。心律失常是造成病毒性心肌炎猝死的主要原因。

**3. 心脏受累体征**　心率增快与体温增高不相符。部分病人有心脏扩大、第一心音低钝、奔马律、心包摩擦音。严重时可有颈静脉怒张、肝大、下肢水肿等心力衰竭的体征。

☞考点:①先兆表现。②最常见症状及常见猝死的原因是心律失常,其中房性期前收缩、室性期前收缩最多见,其次为房室传导阻滞。③心率增快与体温增高不相符。

## 三、辅 助 检 查

**1. 心脏磁共振**　可见心肌片状强化,对心肌炎诊断有较大价值。

**2. 病原学检查**　确诊有赖于心内膜、心肌或心包组织内病毒、病毒抗原、病毒蛋白的检出。因其有创,一般不常规检查。

3. **心电图检查** 常有 ST 段改变、T 波倒置、各种心律失常。严重损害可见病理性 Q 波。

4. **心肌坏死标志物** 血肌钙蛋白、CK-MB 明显增高。

5. **血液检查** 红细胞沉降率增快。C 反应蛋白等非特异性炎症指标升高。

6. **超声心动图** 可见心腔扩大或室壁活动异常。

☞考点:各项辅助检查的意义。

## 四、诊 断 要 点

①发病前 3 周内病毒感染史。②有心脏受累的相关临床表现。③辅助检查证据。尤其是心脏磁共振具有较大诊断价值。

## 五、护 理 问 题

1. **活动无耐力** 与心肌受损、并发心律失常有关。

2. **焦虑** 与担心疾病预后有关。

3. **潜在并发症:心律失常、心力衰竭。**

## 六、治疗及其相关护理

1. **对症治疗** 目前本病尚无特异性治疗,主要是对症处理。但不主张用糖皮质激素,因其可以抑制干扰素的合成与释放。慎重使用洋地黄类药物,以免发生洋地黄中毒。

2. **控制静脉输液** 尽量不给予静脉输液。若需静脉输液要严格控制输液量及速度,20~30 滴/分。

☞考点:慎用洋地黄制剂,不用糖皮质激素。严格控制输液量及速度。

## 七、其 他 护 理

1. **指导休息** 是本病护理重点,急性期最重要的护理措施。

(1) **卧床休息:** 能减轻心脏负荷,减少心肌耗氧,有利于心肌恢复。急性期需卧床休息 3~6 个月,直至症状消失,心电图、心肌坏死标志物恢复正常后方可逐渐增加活动量。

(2) **适当活动:** 以不出现心悸、气促、胸闷等表现为控制活动量的指标。1 年内不从事重体力劳动和妊娠。

2. **饮食护理** ①给予高蛋白、高维生素、清淡易消化饮食。②心力衰竭时给予低盐限水饮食。③体温过高者酌情多饮水,以补充丢失液体。④禁烟酒、浓茶、咖啡。

3. **观察病情** 是本病护理重点。①急性期进行心电监护,注意监测体温、心率、心律、血压变化。②观察有无呼吸困难、咳嗽、颈静脉怒张、水肿、奔马律等心力衰竭表现,注意有无心律不齐等心律失常表现。③准备好抢救药品和物品。④发现心力衰竭、心电异常(ST-T 下移、QT 延长、T 波倒置、心律失常等)立即通知医生,并配合治疗。⑤判断心肌炎好转指标:体温与脉率对称。活动后脉搏增加次数少于 170-年龄。

4. **对症护理** ①心律失常、心力衰竭等护理见相应疾病护理措施。②发热护理参见第 3 章第 8 节"肺炎病人的护理"相关内容。③指导病人避免诱因。

5. **心理护理** 向病人说明本病的发展过程及预后,告诉病人经过治疗大多数病人可以痊愈。耐心解释卧床休息的必要性,给予心理疏导,使病人安心养病。

☞考点:①急性期卧床休息是最重要的护理措施。②注意监测体温、心率、心律、呼吸、血压变化。观察有无心律失常、心力衰竭表现。

## 八、 健康教育/出院指导

**1. 知识宣传** 向病人介绍本病基本知识,使其能主动配合治疗、护理。能进行自我检测,发现心悸、气促、脉律异常、水肿、尿量减少、乏力、食欲减退等异常情况,能及时就诊。

**2. 生活指导** ①指导病人多食新鲜蔬菜、水果,摄取营养丰富易消化食物,避免刺激饮食,戒烟酒。②指导病人出院后至少休息3~6个月,1年内避免重体力劳动和妊娠。③注意防寒保暖,预防感冒,适当锻炼,增强机体抵抗力。

**3. 定期复查** 了解心功能情况,注意有无心律失常,酌情调整治疗。

☞考点:①进行自我检测。②出院后至少休息3~6个月,1年内避免重体力劳动和妊娠。

## 九、 小　　结

▲病毒性心肌炎是病毒感染引起的心肌非特异性炎症。柯萨奇B组病毒是病毒性心肌炎最常见的病因。

▲临床表现:①轻重不一,表现形式也各种各样。②最常见症状及常见猝死的原因是心律失常,其中房性期前收缩、室性期前收缩最多见,其次为房室传导阻滞。③心率增快与体温增高不相符。

▲病原学检查是确诊的证据。但临床主要靠病毒感染史、心脏受累表现、心脏磁共振进行诊断。

▲治疗护理最主要的是卧床休息,严密监测病情变化。慎用洋地黄制剂,不用糖皮质激素。严格控制输液量及速度。

## 第11节　心包疾病病人的护理

心包疾病是由感染、肿瘤、代谢性疾病、尿毒症、自身免疫性疾病、外伤等引起的心包病理性改变。按病程分为急性心包炎(病程<6个月)、亚急性心包炎(病程6周~6个月)、慢性心包炎(病程>6个月);按病因分为感染性、非感染性、过敏性或免疫性。临床上以急性心包炎、缩窄性心包炎最常见。后者多为慢性心包炎。

### 急性心包炎

急性心包炎(acute pericarditis)是心包发生的急性炎症。由于心包炎常是某种疾病表现的一部分或为其并发症,故常被原发病所掩盖,但也可单独存在。根据病理变化,急性心包炎可分为纤维素性心包炎和渗出性心包炎。

☞考点:急性心包炎分为纤维素性心包炎和渗出性心包炎。

## 一、 病因与发病机制

(一)病因

最常见的病因是病毒感染。其他包括细菌、肿瘤侵犯、尿毒症、心肌梗死后综合征、外伤及手术等病因。

(二)发病机制

正常情况下心包脏层、壁层之间是个封闭性囊袋,心包内面光滑,有少量液体润滑。

(1) 急性炎症早期:主要是纤维素性心包炎。渗出物以纤维蛋白、白细胞及少量内皮细胞为主,表现为心包内面粗糙、不光滑。见图2-11-1。

(2) 急性炎症晚期:主要是渗液性心包炎。渗出物为浆液性纤维蛋白,为黄而清的液体,偶为混浊不清、化脓性或血性液体,液量从 100~3000ml 不等,心包压急骤上升,影响心室舒张充盈,使体循环、肺循环不淤血,静脉压升高,从而出现急性心脏压塞的临床表现及呼吸困难(图 2-11-2)。一般积液在数周至数月内吸收,吸收后可伴有心包壁层与脏层粘连、增厚、缩窄。

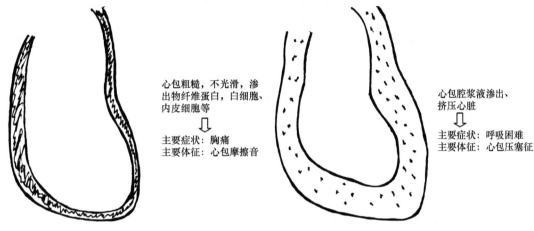

心包粗糙,不光滑,渗出物纤维蛋白、白细胞、内皮细胞等

⇩

主要症状:胸痛
主要体征:心包摩擦音

心包腔浆液渗出、挤压心脏

⇩

主要症状:呼吸困难
主要体征:心包压塞征

图 2-11-1 急性纤维素性心包炎　　　　图 2-11-2 急性渗液性心包炎

☞考点:①最常见的病因是病毒感染。②纤维素性心包炎:心包内面粗糙、不光滑。③渗液性心包炎:心包积液压迫心脏。

## 二、临床表现

**1. 纤维素性心包炎**

(1) 症状:心前区疼痛是最主要的症状,呈尖锐性、持续性的刺痛。常与呼吸有关,因呼吸、咳嗽、吞咽、变换体位而加重,可向左肩、左上肢部位放射。

(2) 体征:心包摩擦音是特异性体征,以胸骨左缘第 3~4 肋间、坐位时身体前倾、深吸气时最明显,可持续数小时至数周,随心包渗液增多而消失。

**2. 渗液性心包炎**

(1) 症状:呼吸困难是最突出的症状。严重呼吸困难时病人可呈端坐呼吸,身体前倾,伴胸闷、面色苍白。当大量心包积液压迫毗邻器官时可产生声音嘶哑,吞咽困难等症状。

(2) 体征:心尖搏动减弱或消失,心浊音界向两侧扩大,并随体位而改变,心率快,心音低钝而遥远。大量心包积液时,左肩胛骨下叩诊浊音可闻及因左肺受压引起的支气管呼吸音,称心包积液征(Ewart 征)。

(3) 心脏压塞征:①快速心包积液:呼吸困难、循环衰竭(心动过速、血压下降、脉压变小、大汗淋漓、四肢冰冷、神志恍惚、休克等)、静脉压升高。因动脉压极度降低,奇脉不明显。②慢速心包积液:呼吸困难、体循环淤血(颈静脉怒张、肝大、腹水、下肢水肿)、奇脉、Kussmaul 征(吸气时颈静脉充盈更明显)。奇脉是动脉搏动呈吸气性显著减弱或消失,呼气时又恢复的现象。奇脉也表现为吸气时动脉收缩压下降 10mmHg 以上。

**3. 其他临床表现**　发热、乏力、烦躁、心悸或原发性疾病的表现。

**4. 并发症**

(1) 复发性心包炎:是本病最难处理的并发症。表现为反复发病并伴严重的胸痛,多见于急性非特异性心包炎。

(2) 缩窄性心包炎:常发生于结核性心包炎、化脓性心包炎、创伤性心包炎之后。

☞考点:①纤维素性心包炎:最主要的症状是心前区疼痛,最特异性体征是心包摩擦音。②渗液性心包炎:最突出的症状是呼吸困难。③急性心脏压塞:主要表现为呼吸困难、循环衰竭。④慢性心脏压塞:主要表现为呼吸困难、体循环静脉淤血、奇脉、Kussmaul 征。

# 三、辅助检查

**1. 血液检查** 因原发病不同而异,细菌感染性心包炎常有白细胞计数增加,红细胞沉降率增快等。

**2. 心电图** 大量心包积液时 QRS 波群低电压。

**3. X 线检查** 当心包积液量超过 300ml 时,可见心脏阴影向两侧增大,典型者呈"三角烧瓶心",心脏搏动减弱或消失。肺部无明显充血而心影显著增大是心包积液的 X 线特征。

**4. 超声心动图** 对诊断心包积液迅速可靠。心包积液时可见明显的液性暗区。

**5. 心包穿刺** 通过心包穿刺抽液协助病因诊断。

☞考点:①肺部无明显充血而心影显著增大是心包积液的 X 线特征。②超声心动图对诊断心包积液迅速可靠。③心包穿刺抽液能明确病因。

# 四、诊断要点

①典型临床表现:如胸痛、心包摩擦音,或呼吸困难、心包积液、心脏压塞等。②辅助检查证实:如超声心动图检查、X 线检查、心包穿刺。

# 五、治疗及其相关护理

**1. 病因治疗** ①细菌感染性:用抗生素治疗。②非感染性:因病因而异,积极治疗原发病。③非特异性:用非甾体消炎药、糖皮质激素治疗。

**2. 对症治疗** ①纤维素性心包炎:镇痛。②呼吸困难:吸氧。③大量心包积液:心包穿刺抽液缓解压迫症状或心包切开引流。必要时在心包腔内注入抗生素或化疗药物等。

☞考点:①镇痛用于纤维素性心包炎。②心包穿刺抽液或心包切开引流用于渗液性心包炎。

# 缩窄性心包炎

缩窄性心包炎(constrictive pericarditis),指心脏被致密厚实的纤维化心包所包裹,使心脏舒张期充盈受限而产生一系列循环障碍的临床征象。多为慢性心包炎。

☞考点:缩窄性心包炎的概念。

# 一、病因与发病机制

**(一)病因**
我国缩窄性心包炎病因以结核性最为常见。

**(二)发病机制**
缩窄性心包炎的发病机制见图 2-11-3。

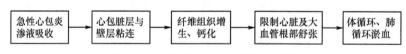

图 2-11-3 缩窄性心包炎的发病机制

☞考点:缩窄性心包炎的病因以结核性最为常见。

# 二、临床表现

**1. 症状** 劳力性呼吸困难是缩窄性心包炎最早的症状,与肺静脉压增高,活动时心排血量减少有关。同时病人可有乏力、纳差、腹胀、体重减轻等症状。

**2. 体征** ①体循环静脉淤血:颈静脉怒张是慢性缩窄性心包炎最重要的体征之一。此外,还可见肝大、腹水、下肢水肿、发绀等。与心力衰竭不同,本病腹水常比皮下水肿出现得早、明显得多。②心包叩击音:是额外心音,发生在第二心音后,与舒张期血液流入心室受到限制,引起心室壁振动有关。③Kussmaul 征:吸气时腔静脉和右心房压力不下降,颈静脉更加充盈。④其他:心率快,脉搏细弱无力,收缩压降低,脉压小。心浊音界正常或稍大,心尖搏动减弱或消失,心音减低,无杂音。

☞考点:①劳力性呼吸困难是缩窄性心包炎最早的症状。②体循环静脉淤血:颈静脉怒张是慢性缩窄性心包炎最重要的体征之一。③心包叩击音、Kussmaul 征。

## 三、 辅 助 检 查

**1. X 线检查** 多数病人可见心包钙化影,腔静脉扩张。

**2. 心电图** T 波低平或倒置,QRS 低电压。

**3. CT 和心脏磁共振成像(CMR)** 对本病诊断价值优于超声心动图。

**4. 右心导管检查** 中心静脉压(CVP)、右心房压力(RAP)、肺动脉压(PAP)、肺毛细血管楔压(PCWP)等增高,且趋于同一水平。心排血量(CO)减少。

☞考点:CT 和 CMR 对本病诊断价值较大。右心导管检查心排血量(CO)减少,其余指标都增高。

## 四、 诊 断 要 点

①临床有急性心包炎病史或结核感染史。②有呼吸困难、体循环静脉压增高。③有心包叩击音、Kussmaul 征等。④辅助检查结果。

## 五、 治疗及其相关护理

**1. 治疗原发病。**

**2. 外科治疗** 早期施行心包切除术是唯一有效的治疗方法。

**3. 内科治疗** 利尿、低盐限水饮食、对症处理。

☞考点:缩窄性心包炎早期施行心包切除术是唯一有效的治疗方法。

# 心包疾病病人的其他护理

## 一、 护 理 问 题

**1. 气体交换受损** 与肺淤血,肺组织受压有关。

**2. 疼痛:胸痛** 与心包纤维素性炎症有关。

**3. 心排量减少** 与心室舒张充盈受限有关。

**4. 体液过多** 与体循环淤血有关。

## 二、 其他护理措施

**1. 指导休息** 是本病护理重点。①本病有低心排血量情况,活动耐力受限,护士应指导病人注意卧床休息。②酌情帮助呼吸困难病人采取舒适卧位,如半卧位或前倾位等,以缓解呼吸困难症状。③环境舒适、安静。病情严重者应限制探视。

**2. 饮食、排便护理** 给予高热量、高蛋白、高维生素、易消化饮食,限制钠盐摄入。保持大便通畅,避免用力排便。

**3. 病情观察** ①密切观察生命体征,注意呼吸困难、发绀程度。②注意心脏压塞程度,有无胸痛,有无原发疾病加重等表现。③准确记录出入液量。

**4. 对症护理**

(1) 一般护理:根据病情给予吸氧。做好口腔、皮肤护理。防寒保暖,防止呼吸道感染。遵医嘱用药,控制输液速度。

(2) 胸痛护理:①嘱病人卧床休息。②减轻病人心理压力,协助其放松心理。③遵医嘱按时按量酌情给病人用镇痛药或针对病因进行治疗。④酌情指导病人听轻音乐、按摩、热敷等,分散病人注意力。⑤急性心包炎病人不宜深呼吸,勿用力咳嗽或突然改变体位。⑥密切观察病人生命体征、神志、疼痛性质、放射部位、疼痛程度、起始时间、持续时间、伴随症状等。必要时严密进行心电监护,注意心律、血压变化情况。

(3) 心包穿刺护理

1) 术前护理:做好解释工作。用镇静剂。禁食4~6小时。环境准备、物品准备。协助病人取坐位或半卧位。嘱病人在穿刺过程中不能咳嗽或深呼吸。

2) 术中护理:①指导病人勿用力咳嗽或深呼吸。②观察病人生命体征、面色,倾听主诉等。③采集心包积液标本时要注意随时夹闭胶管,防止空气进入心包腔。④缓慢抽液,第1次抽液不超过100ml。⑤若抽液为鲜血,要立即停止抽液;若抽液同时出现心包压塞征,应立即进行抢救;若心包积液为非血管损伤所致血性积液,则血液不凝固;⑥若损伤了血管所致血性积液,血液会凝固。

3) 术后护理:①嘱病人卧床休息。②术后每半小时测量脉搏和血压1次,共4次,以后每1小时测1次,至少观察24小时。③观察头晕、心电图情况,注意心包压塞征是否改善。④及时送检心包积液标本。记录抽液量、性质。⑤保持穿刺部位无菌,警惕感染发生。⑥做好心包引流管护理。

**5. 心理护理** 加强与病人的沟通,树立病人治疗信心,保持病人情绪稳定,以积极的心态配合治疗、护理。

☞考点:指导病人休息。减轻病人胸痛。

# 三、 健康教育/出院指导

**1. 知识宣传** 告诉病人本病的病因及发病机制,耐心解释遵医嘱治疗的重要性。告诉病人大部分急性心包炎经治疗均能痊愈,慢性缩窄性心包炎若及早实施手术,能有效地改善症状。树立病人战胜疾病的信心。

**2. 生活指导** 指导病人加强营养,心力衰竭时应给予低盐限水饮食。注意休息,适当活动,增强机体抵抗力。注意防寒保暖,防止呼吸道感染。

**3. 定期复查** 了解病情进展情况,注意有无并发症,酌情调整治疗方案。

☞考点:进行知识宣传,取得病人配合。

# 四、 小 结

▲心包炎分急性和慢性。

▲急性心包炎:①早期:主要是纤维素性心包炎。表现为胸痛。治疗以镇痛为主。②晚期:主要是渗液性心包炎。表现为心脏压塞。治疗以心包穿刺抽液为主。③心脏压塞征:快速心包积液表现为呼吸困难、循环衰竭。慢速心包积液表现为呼吸困难、体循环淤血、奇脉、Kussmaul 征。

▲缩窄性心包炎:以呼吸困难、体循环静脉淤血、心包叩击音、Kussmaul 征为主要表现。治疗以心包切除术为主。

# 疾 病 鉴 别

急性心包炎与缩窄性心包炎的比较见表 2-11-1。

**表 2-11-1　急性心包炎与缩窄性心包炎的比较**

| 项目 | 急性心包炎 | 缩窄性心包炎 |
|---|---|---|
| 病理 | 早期为纤维蛋白性,晚期为渗液性 | 心包纤维化、钙化 |
| 表现 | 早期胸痛。晚期有呼吸困难,心脏压塞征,可有奇脉 | 呼吸困难、体循环静脉压增高、心包叩击音,往往无奇脉 |
| X 线 | 渗液性心包炎有心包积液 | 心包钙化 |
| 超声心动 | 渗液性心包炎有心包积液 | 心包钙化 |
| 治疗 | 纤维蛋白性给予镇痛治疗,渗液性给予心包穿刺抽液、引流 | 心包切除术 |

（代木花）

# 第 12 节　循环系统疾病常见临床表现综合归纳（自学）

## 一、心源性呼吸困难

心源性呼吸困难的类别见表 2-12-1。

**表 2-12-1　心源性呼吸困难的类别**

| 类别 | 临床意义 | 常见疾病 |
|---|---|---|
| 劳力性呼吸困难 | 最早出现及最常见的症状 | |
| 夜间阵发性呼吸困难 | 典型症状 | 慢性左心衰竭 |
| 端坐呼吸 | 与心力衰竭程度有关,坐位越高提示心力衰竭程度越重 | |
| 急性肺水肿 | 最严重的形式 | 急性、慢性左心衰竭 |

## 二、心源性水肿

心源性水肿的特点见表 2-12-2。

**表 2-12-2　心源性水肿的特点**

| 类别 | 机制 | 临床特点 | 常见疾病 |
|---|---|---|---|
| 心源性水肿 | ①体循环淤血致有效循环血容量减少,醛固酮及抗利尿激素分泌增多致钠、水潴留。②肝淤血产生白蛋白少。③静脉压高使组织液产生多,回吸收少 | 首先出现在身体下垂部位呈凹陷性,常下午出现或加重 | 慢性右心衰竭 |

## 三、心　悸

心悸的类别见表 2-12-3。

**表 2-12-3　心悸的类别**

| 类别 | 原因 |
| --- | --- |
| 生理性 | 强体力劳动、精神紧张、大量吸烟、饮酒、浓茶、咖啡、用阿托品、咖啡因、氨茶碱、肾上腺素等药 |
| 病理性 | 心脏病、心律失常、甲亢、贫血、发热、低血糖反应等 |

# 四、晕　厥

晕厥的鉴别见表 2-12-4。

**表 2-12-4　晕厥的鉴别**

| 名称 | 原因 |
| --- | --- |
| 晕厥 | 一过性脑缺血、缺氧引起的急性而短暂的意识丧失状态。其特点是突然发作,意识丧失时间短暂(一般 1~2 分钟)。常不能保持原有姿势而倒地,可反复发作 |
| 心源性晕厥 | ①心律失常。为最常见的病因,多发生于病态窦房结综合征、三度房室传导阻滞、阵发性心动过速及心室颤动等。②急性心脏排血受阻。主要见于心脏瓣膜病(主动脉瓣狭窄)、左心室流出道梗阻(梗阻性肥厚型心肌病)、左房黏液瘤、心脏压塞等。③心肌病变。心肌炎、急性心肌梗死等 |
| 阿-斯综合征 | 心排血量突然严重下降导致晕厥,是病情严重而危险的征兆。是最严重的心源性晕厥 |
| 反射性晕厥 | 心血管迷走神经兴奋、直立性低血压、咳嗽性、排尿性等 |
| 其他原因晕厥 | 脱水、低血糖、重度贫血、过度换气 |

# 五、胸　痛

胸痛的鉴别见表 2-12-5。

**表 2-12-5　胸痛的鉴别**

| 名称 | 疼痛特点 |
| --- | --- |
| 心绞痛 | 位于胸骨后,呈压榨样痛,休息或含服硝酸甘油可缓解 |
| 急性心肌梗死 | 疼痛程度较心绞痛重,持续性剧痛,伴血压、心律改变,休息或含服硝酸甘油不缓解 |
| 急性心包炎 | 疼痛可因呼吸或咳嗽而加剧,呈持续性的刺痛 |
| 急性主动脉夹层动脉瘤 | 多见于胸骨后或心前区撕裂样剧痛或烧灼样痛,可向背部放射 |
| 心血管神经官能症病人 | 短暂的心前区针刺样疼痛,但多不固定,多在负性情绪下发作,常伴多汗、两手震颤等症状 |

（方　欣）

# 呼吸系统疾病病人的护理

1. 能叙述常见呼吸系统疾病的病因、发病机制、辅助检查。
2. 能记住常见呼吸系统疾病的主要临床表现、治疗要点。
3. 能初步做出呼吸系统疾病的主要医疗诊断,提出主要护理问题。
4. 能对呼吸系统疾病病人实施基本的护理,能把握主要疾病的最主要的护理措施,进行健康教育。

## 第1节 呼吸系统基础知识

### 一、解剖结构

呼吸系统由呼吸道、肺和胸膜组成。

**(一)呼吸道**

**1. 上呼吸道** 鼻、咽、喉称为上呼吸道。①鼻由外鼻、鼻腔和鼻窦三部分组成,对吸入气体有过滤、保湿、加温作用。②咽分为鼻咽、口咽和喉咽三部分,是呼吸系统和消化系统的共同通路。③喉是发音的主要器官。④咳嗽动作为:深吸气→声门关闭→声门突然开放,产生咳嗽。⑤会厌在吞咽时会覆盖喉口,防止食物进入下呼吸道。

**2. 下呼吸道** 下呼吸道由气管、支气管所组成(图3-1-1)。气管在胸骨角平面(平第4胸椎下缘)分为左、右两主支气管,在肺门处进入肺。右主支气管比左主支气管粗、短而陡直,与气管分叉角度较小,左支气管相对较细长且趋于水平,异物吸入更易进入右肺。从气管到终末细支气管分支数目逐渐增加,气道直径越来越小,使气流在运行过程中流速逐渐减慢。临床上把气管直径≤2mm、

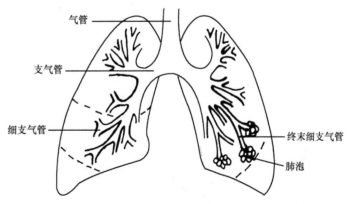

图3-1-1 下呼吸道组成示意图

壁厚<0.5mm支气管称为小气道。小气道管腔狭窄,管壁菲薄无软骨支持,气流速度慢,纤毛上皮细胞减少,易阻塞,是慢性支气管炎、COPD、支气管哮喘等呼吸系统疾病的好发部位。

**3. 支气管壁的组织结构** 由黏膜层、黏膜下层和外膜组成。①黏膜层:为假复层纤毛柱状上皮,具有清除呼吸道分泌物和异物的功能。其游离面附有能摆动的纤毛,纤毛有节律性的摆动,将含有灰尘、细菌的黏液排至喉部随痰排出体外。②黏膜下层:由疏松结缔组织组成,含有较多腺体。③外膜:由透明软骨和疏松结缔组织组成,构成管壁支架,保持气道通畅。透明软骨呈"C"形,其缺口处为气管后壁,由弹性纤维、腺体和平滑肌构成,平滑肌的舒缩与支气管口径以及肺的顺应性密切相关。

### (二) 肺

肺位于胸腔纵隔的两侧,呈圆锥体形,上端称肺尖,下端称肺底,有肋面、纵隔面。左肺有斜裂将其分为上、下两叶,右肺除斜裂外还有水平裂,故分为上、中、下三叶。在纵隔面中部有肺门,为主支气管、肺动脉、肺静脉、淋巴管及神经等出入肺之处。肺泡上皮细胞有 I 型细胞、II 型细胞。I 型细胞呈扁平型,占肺泡表面积的 95%,是气体交换的主要场所。II 型细胞分泌表面活性物质而降低肺泡表面张力,以防止肺泡塌陷。肺泡总面积约有 $100m^2$,平时只有 1/20 的肺泡进行气体交换,具有巨大的呼吸储备力。

### (三) 肺的血液循环

肺有肺循环、支气管循环双重血液供应。

**1. 肺循环**　由肺动脉-肺毛细血管-肺静脉组成,肺动脉入肺后不断分支,在肺泡周围形成肺毛细血管网,执行气体交换功能,然后逐级汇集成两条肺静脉出肺。

**2. 支气管循环**　由支气管动脉和静脉构成,称为营养血管。支气管动脉从胸主动脉发出,主要供应支气管壁、肺泡和胸膜的营养,然后汇集成支气管静脉。支气管静脉和肺动脉、肺静脉之间有吻合支存在,对侧支循环的建立具有一定的临床意义。

### (四) 胸膜和胸膜腔

胸膜腔是一个由脏层胸膜和壁层胸膜构成的密闭潜在的腔隙,脏层胸膜无感觉神经分布,壁层胸膜有感觉神经分布,胸膜病变时刺激壁层胸膜可引起疼痛。正常情况下胸膜腔内仅含有起润滑作用的少量浆液。胸膜腔内压力为负压,胸膜腔、胸廓及膈对维护呼吸运动起着重要作用。

▲ 实训 3-1-1 参见《内科护理实训指导》

# 二、生理病理要点

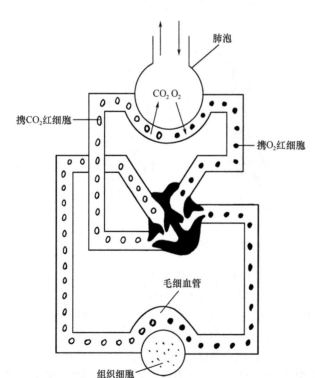

图 3-1-2　气体交换示意图

**1. 呼吸功能**　呼吸过程分三个环节:①外呼吸:指外环境与肺之间气体交换的肺通气,以及肺泡与血液之间气体交换的肺换气。②气体在血液中的运输:即由循环血液将氧气从肺运输到组织,将二氧化碳从组织运输到肺的过程。③内呼吸:指血液与组织、细胞之间的气体交换过程。此三个环节相互衔接,同时进行。呼吸是维持机体新陈代谢和其他功能活动所必需的基本生理过程之一,通过呼吸,机体从外界吸入氧气,并将体内二氧化碳排至体外(图 3-1-2)。

**2. 呼吸调节**　呼吸中枢包括大脑皮质、间脑、脑桥、延髓和脊髓等。呼吸主要通过呼吸中枢控制、肺牵张反射调节和化学感受性反射调节完成的。化学性调节作用具有重要的临床意义,缺氧主要通过刺激外周化学感受器(颈动脉体、主动脉体)对呼吸起兴奋作用。二氧化碳主要通过刺激中枢化学感受器维持和调节呼吸运动。

若动脉血二氧化碳($PaCO_2$)长时间持续升高,中枢化学感受器对 $PaCO_2$ 不敏感,此时,呼吸运动的调节主要依靠缺氧对外周化学感受器的刺激作用完成。多种因素可引起呼吸节律改变,如中枢神经系统疾病、颅内压增高等可引起潮式呼吸,代谢性酸中毒时可出现深大呼吸。

3. 呼吸系统防御和免疫功能  呼吸系统具有防止有害物质入侵的功能。主要包括:①物理防御:上呼吸道有加温、加湿及过滤空气作用。呼吸道纤毛参与净化空气和清除异物过程。咳嗽反射、喷嚏和支气管收缩等可避免吸入异物。②吞噬细胞防御:以肺泡巨噬细胞为主的防御力量,对各种吸入性尘粒、微生物等有吞噬或中和解毒作用。③免疫防御:呼吸道分泌的免疫球蛋白(B 细胞分泌 IgA、IgM)、溶菌酶、干扰素、补体等在抵御呼吸道感染方面起着重要作用。各种原因引起防御功能下降或外界刺激过度,均可引起呼吸系统损伤和病变。

近年来,呼吸系统疾病的研究和诊治技术取得了显著发展,如人体体积描记仪、强迫震荡技术、聚合酶链反应(PCR)技术、分子遗传学分析技术、高分辨率螺旋 CT 等使呼吸系统疾病的诊断和鉴别诊断更加灵敏和准确。微创技术(胸腔镜)、无创性面罩通气、肺移植以及呼吸监护病房的设置,使呼吸系统疾病的治疗、护理水平有了显著的提高。

▲实训 3-1-2 参见《内科护理实训指导》

# 三、 呼吸系统疾病病人常见临床表现及护理

(一)咳嗽与咳痰

①咳嗽、咳痰是一种保护性反射活动,一旦咳嗽、咳痰反射减弱或消失,可引起肺部感染和肺不张,甚至窒息。②过度咳嗽会使某些疾病病情加重,如诱发气胸、心力衰竭加重、血压升高、脑出血等。③咳嗽无痰为干性咳嗽,咳嗽伴有痰液为湿性咳嗽。

1. 病因  呼吸道感染、理化因素刺激呼吸道、过敏因素影响呼吸道等。

2. 护理问题

(1)清理呼吸道无效  与无效咳嗽、痰液黏稠、疲乏、胸痛、意识障碍有关。

(2)有窒息的危险  与意识障碍、无力排痰、呼吸道分泌物增多阻塞呼吸道有关。

3. 咳嗽护理

(1)祛除病因:若冷风刺激,给予关闭门窗、保暖;若心力衰竭所致,给予半卧位或端坐位;若肿瘤压迫或感染所致,需协助医生进行相应治疗。

(2)观察咳嗽情况:观察咳嗽性质、音色、程度、时间、伴随症状。

(3)药物治疗:干性咳嗽可遵医嘱给予止咳药,湿性咳嗽要在保持排痰通畅的基础上遵医嘱给予止咳药。

4. 排痰护理  是呼吸系统疾病护理重点。

(1)观察排痰情况:注意痰的颜色、性质、痰量、气味、是否容易咳出。

(2)翻身、叩背:①翻身:酌情每隔 1~2 小时改变体位 1 次,便于痰液引流。②叩背:可采用胸部叩击法(图 3-1-3、图 3-1-4)或"自动叩击器"(图 3-1-5),促使痰液松动,利于咳出。此法尤其适用于长期卧床、久病体弱、排痰无力的病人。一般在餐后 2 小时或餐前 30 分钟进行叩背,以免引起呕吐。雾化吸入或协助病人翻身后进行叩击,效果更佳。

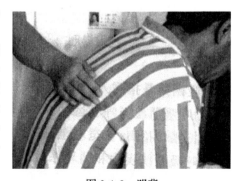

图 3-1-3  叩背

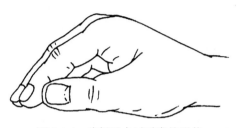

图 3-1-4　胸部叩击时手掌的形状

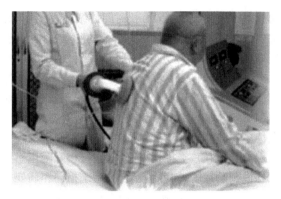

图 3-1-5　自动叩击器

（3）咳痰、吸痰:咳痰适用于神志清醒、能咳出痰液的病人。吸痰适用于无力咳出痰液或神志不清的病人。①坐位咳痰:病人身体前倾(图 3-1-6A、图 3-1-6B),于深吸气末短暂屏气,两手挤压腹部支持物的同时,用力咳嗽将痰液排出体外。②卧位咳痰:鼓励病人深吸气、屏气、咳嗽、排痰。咳痰时护理人员一手协助体弱病人将上身、头部抬高,一手置于病人腹部,于病人用力咳嗽时用手挤压、上推腹部。③胸痛时咳痰:咳嗽时用双手按压胸痛处,以减轻胸痛,必要时给予止痛药缓解疼痛。④吸痰:具体操作参见《基础护理技术》相关内容。

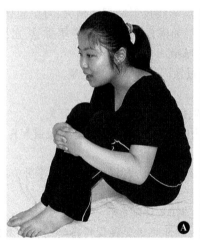

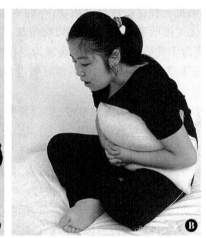

图 3-1-6　坐位咳痰

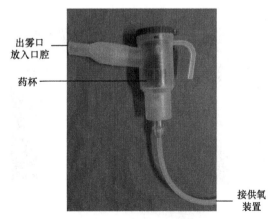

出雾口
放入口腔

药杯

接供氧
装置

图 3-1-7　氧驱动雾化器

（4）湿化痰液:是痰液黏稠不易咳出者的首要护理措施。

1）多饮水:鼓励病人每日饮水 1500ml 以上。保持机体液体平衡是最有效的祛痰措施。

2）室内湿度适宜:采取拖地、洒水、放置盛水容器、挂湿物等措施,维持室内温度 18～20℃、湿度 50%～60%。

3）雾化吸入:①雾化方式:超声雾化、氧驱动雾化(图 3-1-7)等。使用氧驱动雾化吸入器时氧气湿化瓶内不能装湿化液。②常用雾化液体:蒸馏水、生理盐水加糜蛋白酶等。糜蛋白酶有分解肽键作用,可使黏稠的痰液稀化,便于咳出,但要现配现用。

4)气管内滴入液体:从气管切开处或环甲膜处保留的塑料细管内间歇向气管内滴入糜蛋白酶溶液等。滴入液体时要严格无菌操作。

5)遵医嘱用祛痰药:如溴己新(必嗽平)等有助于湿化痰液。

▲**实训 3-1-3 参见《内科护理实训指导》**

**(二)肺源性呼吸困难**

**1. 分类**

(1)吸气性呼吸困难:吸气时呼吸困难显著,表现为吸气时间延长,与大气道狭窄、阻塞有关。多见于喉头水肿、喉气管炎症、上呼吸道机械性梗阻等。表现为"三凹征",即胸骨上窝、锁骨上窝、肋间隙在吸气时凹陷。

(2)呼气性呼吸困难:呼气时呼吸困难显著,表现为呼气时间延长,与小气管痉挛、狭窄和肺组织弹性减弱有关。多见于支气管哮喘、慢性阻塞性肺疾病。

(3)混合性呼吸困难:呼气、吸气时均困难,与肺部病变广泛有关。多见于重症肺炎、重症肺结核、大量胸腔积液、气胸等。

**2. 护理问题**　气体交换障碍　与呼吸系统病变有关。

**3. 护理措施**　是呼吸系统疾病护理重点。①给予半卧位或端坐位:尽量减少活动和不必要的谈话。②鼓励排痰:保持气道通畅。③按需给氧:在气道通畅前提下,根据病人病情和血气分析结果采取不同的给氧方法和氧浓度。④遵医嘱处理:酌情使用呼吸兴奋剂、呼吸机等。

▲**实训 3-1-4 参见《内科护理实训指导》**

**(三)咯血**

指喉及喉以下呼吸道及肺组织的血管破裂导致的出血并经咳嗽动作从口腔排出。

**1. 咯血先兆**　咽喉发痒、刺激感、咳嗽、胸闷加剧等。

**2. 咯血量**　①少量咯血:<100ml/d。②中等量咯血:100～500ml/d。③大量咯血:>500ml/d 或 1 次咯血量>300ml,甚至发生失血性休克。

**3. 咯血与呕血的鉴别**　见表 3-1-1。

表 3-1-1　咯血与呕血的鉴别

| 项目 | 咯血 | 呕血 |
| --- | --- | --- |
| 病因 | 肺结核、支气管扩张、肺癌、肺炎、肺脓肿、二尖瓣狭窄等 | 消化性溃疡、肝硬化、食道胃底静脉曲张、胃癌等 |
| 出血前症状 | 喉部痒感、胸闷、咳嗽等 | 上腹部不适、恶心、呕吐等 |
| 出血方式 | 咯出 | 呕出,可呈喷射状 |
| 出血的颜色 | 鲜红 | 暗红、棕色,量大时为鲜红色 |
| 血中混有物 | 痰、泡沫 | 食物残渣、胃液 |
| 酸碱反应 | 碱性 | 酸性 |
| 黑便 | 无,若将血咽下可有黑便 | 有,呕血停止后仍持续数日 |
| 出血后痰性状 | 痰中带血,常持续数日 | 无痰 |

**4. 护理问题**

(1)有体液不足的危险　与大量咯血有关。

（2）有窒息的危险　与大量咯血有关。

**5. 大咯血护理**　是呼吸系统疾病护理重点。主要是"三不原则"：不紧张、不活动、输液速度不快。

（1）休息与卧位：①绝对卧床休息。②取健侧卧位（肺结核取患侧卧位），有利于引流。③出血部位不明病人取仰卧位，头偏向一侧。④避免搬动病人，减少不必要的交谈，减少肺活动度。

（2）保持呼吸道通畅：是处理大咯血最重要措施。①及时清除口腔及气道内血液。指导病人将气管内积血轻轻咳出，避免窒息。②咯血时轻轻拍击健侧背部。③告知病人不要惧怕出血而采取屏气动作，不要忍着不咳嗽，以免诱发喉头痉挛，使血液引流不畅，导致窒息。④床旁备好气管插管、吸痰器等抢救用物，防止窒息。

（3）建立静脉通道

1）遵医嘱用止血药：首选垂体后叶素治疗。垂体后叶素可收缩小动脉，减少肺血流量，从而减轻咯血。①先用垂体后叶素 5～10U 加入 5% 葡萄糖液 40ml 中缓慢静脉注射，一般注射时间为 15～20 分钟。然后将垂体后叶素加入 5% 葡萄糖液按 0.1U/（kg·h）速度静脉滴注。②若静脉滴注或静脉注射垂体后叶素速度过快，将引起恶心、便意、心悸、面色苍白、血压过高等不良反应。③用垂体后叶素期间要严密观察血压、心率、心律，严格控制输注速度。④垂体后叶素能引起子宫、肠道平滑肌收缩和冠状动脉收缩，故冠心病、高血压病人及孕妇忌用。

2）及时补充血容量：①遵医嘱静脉输液或酌情配血、输血。②不宜用库存血，因库存血血小板破坏较多，凝血因子相对较少，不利于止血。③在兼顾补充血容量的基础上，输液、输血速度要慢，以免肺血管内压力迅速增高，加重出血。

（4）咯血不止时的护理：可经纤维支气管镜局部注射凝血酶或行气囊压迫止血。必要时胸部放置冰袋，配合止血。

（5）稳定情绪：情绪稳定对咯血病人来说尤为重要。要及时进行解释、安慰，消除病人紧张、恐惧心理。

（6）止咳、镇静：对咳嗽剧烈的病人，可遵医嘱给予小剂量镇静剂或镇咳剂。但禁用吗啡、哌替啶，以免抑制呼吸。应用镇静剂和镇咳药后要注意观察呼吸中枢和咳嗽反射受抑制情况，警惕因咯血不畅而导致窒息。

（7）饮食、排便护理：大量咯血者应禁食。保持大便通畅，避免用力排便。

（8）监测病情：①观察有无大咯血先兆、窒息先兆：发现异常立即通知医生，并积极配合抢救。②密切观察病人咯血情况：如咯血量、颜色、性质及出血的速度。注意血液是否容易咯出，是否伴有面色、脉搏、呼吸、心率、血压、尿量、神志的变化。③注意有无并发症：如阻塞性肺不张、肺部感染及休克等。④注意鉴别：排除口咽血液、呼吸道残留血液、呕血等干扰因素。

（9）保持清洁、舒适：①及时清除血迹，减少不良刺激。②为病人漱口，口腔护理，防止异味刺激引起剧烈咳嗽，诱发再度咯血。

▲实训 3-1-5 参见《内科护理实训指导》

**6. 少量咯血护理**　痰中带血或少量咯血以静卧休息为主，辅以对症处理，包括温凉流质饮食、止咳、镇静等。必要时遵医嘱用氨基己酸、氨甲苯酸（止血芳酸）、酚磺乙胺（止血敏）、卡络柳钠（安络血）等止血药。观察生命体征、意识、瞳孔、咯血情况。注意有无大咯血先兆。

（1）指导休息：以静卧休息为主，稳定病人情绪。

（2）饮食、排便：温凉流质饮食，避免用力排便。

（3）用药护理：配合用止血、止咳、镇静药。

（4）观察病情

**（四）窒息**

气道由于某种原因严重受阻,使机体明显缺氧、二氧化碳潴留,称为窒息。气道完全阻塞造成不能呼吸1分钟,心跳就会停止。若及时解除气道阻塞,使呼吸恢复,心跳随之恢复。窒息是危重症病人死亡的重要原因之一。

**1. 病因**　急性大咯血、咯血时精神高度紧张导致声门紧闭或支气管平滑肌痉挛、无力咳嗽、用镇静剂或镇咳剂抑制咳嗽反射等。

**2. 护理问题**　有窒息的危险　与痰液或咯出的血不易排出体外有关。

**3. 窒息护理**　是呼吸系统疾病护理重点。

（1）预防窒息:①咯血时:注意观察有无窒息先兆。鼓励病人轻轻把血、痰咳出。宽慰咯血病人,使其身心放松,避免喉头痉挛和屏气。②排痰时:观察痰液是否容易排出,是否痰液黏稠。鼓励病人及时排痰,注意湿化痰液,保持呼吸道通畅。③慎用镇静剂、镇咳剂:以免抑制咳嗽反射和呼吸中枢而发生窒息。④备好急救用品:如吸引器、气管插管包和气管切开包等,以便病人出现窒息征象时立即抢救,及时解除呼吸道阻塞。

（2）窒息先兆:表现为突然咯血或排痰减少或终止,呼吸极度困难、濒死感、表情恐怖、张口瞪目、烦躁不安、双手乱抓、大汗淋漓、面色苍白或青紫、唇指发绀、大小便失禁、意识丧失等。

（3）咯血致窒息抢救程序:立即采取头低脚高45°俯卧位,保持充分引流体位→轻轻拍击健侧背部→鼓励病人轻轻咳出积血,或手指裹上纱布从口咽部掏出血块,或用粗管吸出血块→告诉病人不能屏气,不能忍着不咳嗽→给予高浓度吸氧(4~6L/min)→遵医嘱静脉用药,大咯血时用垂体后叶素等→配合气管切开、气管插管,或在气管镜直视下吸取血块,或纤维支气管镜止血。

（4）痰堵致窒息抢救程序:立即湿化痰液,反复吸痰→抬高头部→叩击背部→鼓励病人咳痰→告诉病人不能屏气,不能忍着不咳嗽→酌情给予高浓度吸氧→必要时配合气管切开、气管插管,或在气管镜直视下吸痰。

▲实训3-1-6参见《内科护理实训指导》

☞考点:①排痰护理:翻身、叩背、咳痰、吸痰、湿化痰液。②呼吸困难护理要点。③咯血量判断、大咯血抢救。④预防窒息、窒息先兆、窒息抢救程序。

（陆一春）

# 第2节　急性呼吸道感染病人的护理

## 急性上呼吸道感染病人的护理

急性上呼吸道感染(acute upper respiratory tract infection,简称上感)是鼻腔、咽、喉部急性炎症的总称。发病率较高,是最常见的传染病之一。多数病人病情较轻、病程较短、可以自愈,预后良好。偶有并发症。

☞考点:上感发病率较高,是最常见的传染病之一。

## 一、病因与发病机制

**（一）病因**

①急性上呼吸道感染70%~80%是由病毒引起。常见病毒有鼻病毒、冠状病毒、流感病毒、副流感病毒、柯萨奇病毒等,其中柯萨奇病毒B组可引起病毒性心肌炎等并发症。②上感20%~30%由细菌引起,可单纯发生或继发于病毒感染之后。以溶血性链球菌多见,其次为流感嗜血杆菌、肺炎链球

菌和葡萄球菌等,其中溶血性链球菌可导致急性肾炎、风湿热等并发症。

（二）发病机制

淋雨、受凉、气候突变、过度劳累等诱因使呼吸道防御功能降低,寄生于上呼吸道的病毒、细菌迅速繁殖,或上呼吸道被病毒、细菌感染,而诱发本病。本病全年均可发生,以冬、春季节多发,多数为散发性,也可在气候突变时流行。

☞考点:①主要由病毒引起。柯萨奇病毒B组可引起病毒性心肌炎等并发症。②由细菌引起时以溶血性链球菌多见。溶血性链球菌可导致急性肾炎、风湿热等并发症。

## 二、 临 床 表 现

1. **普通感冒** 俗称"伤风",又称急性鼻炎或上呼吸道卡他。以鼻部症状为主,如打喷嚏、鼻塞、流涕等。若无并发症,5~7天痊愈。

2. **急性病毒性咽炎和喉炎** ①急性病毒性咽炎:咽部发痒和烧灼感,无明显疼痛。若有吞咽疼痛,常提示合并有细菌感染。②急性病毒性喉炎:主要表现为犬吠样咳嗽,声音嘶哑,喉鸣,吸气性呼吸困难、三凹征,可伴有发热、咽痛、咳嗽,咽喉明显充血、水肿,局部淋巴结轻度肿大、触痛。

3. **细菌性咽扁桃体炎** 多由溶血性链球菌引起。起病急,咽痛明显伴发热,扁桃体肿大、充血,表面有黄色脓性分泌物,局部淋巴结肿大、触痛。

4. **并发症** 少数病人并发急性鼻窦炎、中耳炎、气管-支气管炎、病毒性心肌炎、急性肾小球肾炎、风湿热、风湿性关节炎、风湿性心脏病等并发症,应予以警惕。

☞考点:①急性病毒性喉炎表现。②细菌性咽扁桃体炎表现。③常见上感并发症。

## 三、 辅 助 检 查

1. **血常规检查** ①病毒感染:白细胞计数正常或偏低,分类淋巴细胞升高。②细菌感染:白细胞计数增多,分类中性粒细胞升高。

2. **病原学检查** 明确病毒类型对治疗无明显帮助,所以,一般不做病原学检查。

☞考点:病毒感染时白细胞计数正常或偏低,细菌感染时白细胞计数增多。

## 四、 诊 断 要 点

根据鼻、咽、喉部症状和体征,结合胸部X线检查,即可诊断。

## 五、 护 理 问 题

1. 舒适改变:鼻塞、流涕、咽痛、头痛 与病毒、细菌感染有关。
2. 体温过高 与病毒、细菌感染有关。

## 六、 治疗及其相关护理

1. **对症治疗** 必要时遵医嘱用伪麻黄碱减轻鼻部充血,用解热镇痛药降温等。

2. **抗菌治疗** 若无细菌感染,普通感冒不使用抗生素。

3. **抗病毒药物治疗** 目前无有效抗病毒药。

4. **中草药治疗** 可用具有清热解毒作用的中成药,如板蓝根冲剂、清热感冒冲剂、银翘解毒片等。

☞考点:若无细菌感染,普通感冒不使用抗生素。

## 七、 其 他 护 理

1. **指导休息** 急性期注意休息,避免劳累。

**2. 饮食、排便护理** 鼓励病人多饮水,多食蔬果。给予清淡、易消化饮食,维持水、电解质平衡。保持大便通畅。

**3. 观察病情** 是本病护理重点。警惕出现并发症。①若有耳痛、耳鸣、听力减退、外耳道流脓等提示有中耳炎发生。②若病人发热、头痛加重,伴脓涕,鼻窦有压痛应考虑鼻窦炎。③恢复期若出现眼睑水肿、心悸、关节痛等症状,应及时到医院诊治,警惕肾炎、心肌炎、关节炎等并发症。

**4. 对症护理** ①避免交叉感染:保持病室空气流通,进行呼吸道隔离;餐前、便后洗手,进行接触隔离。②寒战时保暖,高热时降温。③咽痛、声嘶时给予雾化吸入或含片。④保持清洁,防止继发细菌感染。

**5. 心理护理** 向病人介绍本病基本知识,使其既重视本病,又不过分紧张,能主动配合治疗、护理。

☞考点:①注意休息。②多饮水。③警惕并发症。④避免交叉感染。

# 八、 健康教育/出院指导

恢复期进行适当的体育锻炼和耐寒训练,增强体质。

☞考点:耐寒训练,增强体质。

# 九、 小　　结

▲急性上呼吸道感染主要是鼻、咽、喉部症状。

▲病毒性咽炎吞咽时疼痛不明显,细菌性咽炎反之。

▲急性喉炎声音嘶哑,说话困难。

▲对因对症治疗、护理。急性期注意休息、隔离,警惕并发症。

▲**实训 3-2-1** 参见《内科护理实训指导》

# 急性气管-支气管炎病人的护理

急性气管-支气管炎(acute tracheobronchitis)是由病毒、细菌感染,物理、化学因素刺激或过敏所引起的气管、支气管黏膜的急性炎症。也可由急性上呼吸道感染向气管蔓延所致。常发生在气候突变或寒冷季节。

☞考点:本病是气管、支气管黏膜的急性炎症。常发生在气候突变或寒冷季节。

# 一、 病因与发病机制

**(一) 病因**

①微生物:病毒或细菌是本病最常见的病因,病原体与上呼吸道感染类似。②理化因素:吸入过冷的空气、粉尘、刺激性气体或烟雾(如二氧化硫、二氧化氮、氨气、氯气等)。③过敏反应:吸入花粉、有机粉尘,或钩虫、蛔虫的幼虫在肺的移行,或气管、支气管黏膜对某些物质过敏等。

**(二) 发病机制**

急性气管-支气管炎的发病机制见图 3-2-1。

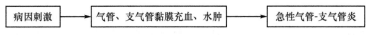

图 3-2-1 急性气管-支气管炎的发病机制

☞考点:病毒或细菌是本病最常见的病因。

## 二、临床表现

**1. 症状** ①起病急,可有发热。②常先有急性上呼吸道感染症状,炎症波及气管、支气管黏膜时,出现咳嗽、咳痰。③开始为频繁干咳,伴胸骨后不适,2~3天后痰由黏液性转为脓性,偶有痰中带血。④咳嗽、咳痰可延续2~3周。迁延不愈者可演变为慢性支气管炎。

**2. 体征** 两肺呼吸音粗,可有不固定的散在干、湿性啰音,咳痰后可减少或消失。

☞考点:咳嗽、咳痰、不固定的散在干、湿性啰音、胸骨后不适等。

## 三、辅助检查

①血常规检查与上呼吸道感染相似。②X线胸片检查可见肺纹理增粗。

☞考点:X线胸片检查可见肺纹理增粗。

## 四、诊断要点

①上呼吸道感染病史。②咳嗽、咳痰、肺部啰音。③结合血象和X线胸片检查结果。

## 五、护理问题

清理呼吸道无效 与呼吸道分泌物过多、痰液黏稠有关。

## 六、治疗及其相关护理

**1. 病因治疗** 根据感染的病原体及病情轻重,选用抗生素或抗病毒药物治疗。症状较重者可以肌内注射或静脉滴注给药。

**2. 对症治疗** ①一般不用镇咳剂、镇静剂,以免抑制咳嗽反射,影响痰液咳出。刺激性干咳可用喷托维林(咳必清)、可待因等镇咳。②痰液黏稠不易咳出时应用溴已新(必嗽平),必要时给予雾化吸入祛痰。③支气管痉挛时可用氨茶碱、β受体激动剂等治疗。④发热时可用解热镇痛药。

☞考点:遵医嘱用抗生素或抗病毒药物治疗。一般不用镇咳剂、镇静剂。

## 七、其他护理

**1. 指导休息** 与上感护理措施相似。

**2. 饮食、排便护理** 与上感护理措施相似。

**3. 观察病情** 主要观察咳嗽性质、咳痰量,注意体温及X线胸片情况,警惕并发肺炎。

**4. 对症护理** 是本病护理重点。

(1) 保持呼吸道通畅:警惕并发肺炎。排痰具体措施参见本章第1节"呼吸系统基础知识"相关内容。

(2) 发热护理:密切观察体温,必要时给予物理降温,遵医嘱用药物降温;鼓励病人多饮水,进食营养丰富、易消化饮食;保持口腔、皮肤清洁。

**5. 心理护理** 与上感护理措施相似。

☞考点:保持呼吸道通畅。

## 八、健康教育/出院指导

①警惕并发症:告知病人若2周后症状持续存在应及时就诊,寻找原因,调整治疗。②增强体质:注意保暖,防止感冒。③改善环境:不主动、被动吸烟,改善劳动与生活条件,减少空气污染,避免吸入过敏原。

☞考点:若2周后症状持续存在应及时就诊。

# 九、小 结

▲急性气管-支气管炎主要表现为咳嗽、咳痰,肺部湿啰音,肺纹理增粗。

▲由病毒引起时,血象不高;由细菌引起时,白细胞增高。

▲针对不同病因选用抗生素或抗病毒药物治疗。一般不用镇咳剂、镇静剂。

▲给予休息、饮食、对症治疗、护理。

▲实训3-2-2 参见《内科护理实训指导》

(方 欣)

## 第3节 慢性支气管炎病人的护理

慢性支气管炎(chronic bronchitis,简称慢支)是指气管、支气管黏膜及其周围组织的慢性非特异性炎症(没有特定感染源)。慢支是严重危害人民健康的常见病,多发生于中老年人,患病率随着年龄增长而增加,且与地区有关,北方高于南方,山区高于平原,农村高于城市。本病早期不影响工作、学习,晚期发展或有慢性阻塞性肺疾病、慢性肺源性心脏病、Ⅱ型呼吸衰竭等。

☞考点:①慢性支气管炎是慢性非特异性炎症。②是常见病。③晚期有可发展或 COPD、肺心病、Ⅱ型呼吸衰竭。

## 一、病因与发病机制

(一)病因

**1. 吸烟** 吸烟是慢性支气管炎发病的最主要病因。①吸烟时间越长、吸烟量越大,患病率越高。②吸烟危害:烟草中的焦油、尼古丁、氢氰酸等化学物质具有多种损伤效应。

▲实训3-3-1 参见《内科护理实训指导》

**2. 感染因素** 与病毒、支原体、细菌等感染有关。呼吸道感染是慢性支气管炎起病、加重和复发的主要原因。细菌感染常继发于病毒感染之后。

**3. 空气污染** 空气中刺激性烟雾、粉尘、有害气体(二氧化硫、二氧化氮、氯气、臭氧等)慢性刺激,引起支气管黏膜损伤。

**4. 其他因素** 部分慢支病人的发病还与免疫、年龄、气候、自主神经调节功能紊乱、遗传等因素有关。

(二)诱因

呼吸道感染、气候寒冷、刺激性气体等还是本病急性发作的主要诱因,其中呼吸道感染是最常见的诱因。

(三)发病机制

病理可见:支气管上皮细胞变性、坏死、脱落,纤毛粘连、倒伏、脱落,气管壁炎性细胞浸润,黏膜充血、水肿,黏液腺和杯状细胞增生、肥大。发病机制见图3-3-1。

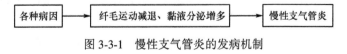

图 3-3-1 慢性支气管炎的发病机制

☞考点:①最主要病因是吸烟。②主要诱因是呼吸道感染、气候寒冷、刺激性气体等。

## 二、临 床 表 现

慢性支气管炎起病缓慢,病程较长,反复急性发作使病情不断加重。

**1. 症状** 主要症状为慢性咳嗽、咳痰或伴有喘息。一般晨起、睡前体位改变时咳嗽、咳痰较重，白天较轻。痰为黏液或泡沫状痰。

**2. 体征** 慢支早期可无任何异常体征。

**3. 分型** ①单纯型:咳嗽、咳痰;②喘息型:咳嗽、咳痰、喘息。

**4. 分期** ①急性发作期:指慢性支气管炎临床症状突然加重的时期。易在寒冷季节发生。感染是急性发作最常见的诱因。②慢性迁延期:咳嗽、咳痰、喘息症状迁延不愈1个月以上。③临床缓解期:症状基本消失或轻微咳嗽、痰液,持续2个月以上。

☞考点:①主要症状是咳、痰、喘。②急性发作期的主要诱因是感染,易在寒冷季节发生。

## 三、辅助检查

晚期 X 线胸片显示肺纹理增粗、紊乱。急性发作时白细胞和中性粒细胞计数增加,痰涂片或培养可获得致病菌。

☞考点:晚期 X 线胸片显示肺纹理增粗。

## 四、诊断要点

①咳嗽、咳痰和(无)喘息每年持续3个月以上。②连续2年以上。③排除其他具有咳嗽、咳痰、喘息的疾病。

▲实训3-3-2参见《内科护理实训指导》

【情境6】

病人,薛××,女,55岁,反复咳嗽、咳痰10余年,每年秋冬季节明显,且每年发作持续3~4个月。近1周咳嗽、咳痰加重伴发热。病人情绪低落。体检:T 38℃,P 116 次/分,R 32 次/分,BP 130/75mmHg,双肺可闻及湿啰音。初步诊断:慢性支气管炎(急性发作期)。

【情境6诊断分析】

①该病人有反复慢性咳嗽、咳痰病史,每年发病持续3个月以上,连续超过2年,基本符合慢支诊断标准。②近1周有呼吸道感染表现(咳嗽、咳痰加重伴发热),属于急性发作期。③无其他与咳嗽、咳痰、喘息相关的疾病。故初步诊断为慢性支气管炎(急性发作期)。

## 五、护理问题

清理呼吸道无效 与无效咳嗽、痰液黏稠有关。

## 六、治疗及其相关护理

**(一)急性发作期、慢性迁延期治疗**

以控制感染为主,祛痰平喘为辅。

**1. 抗生素类药物**

(1)常用制剂:喹诺酮类、大环内酯类、β-内酰胺类、头孢菌素类等,也可根据病原菌药物敏感试验选用抗生素。

(2)应用抗生素注意事项:病情轻者可口服抗生素,较重者可肌内注射或静脉滴注抗生素。抗生素类药一般不与其他药物配伍使用,不宜用高渗溶液配置,不宜加温使用。①青霉素类:有过敏史或过敏体质者禁用。现配现用,按时用药,不可将一天内不同时间段的青霉素类药物集中使用,不能缓慢滴注青霉素,以免效价降低。②头孢菌素类:对青霉素类药物过敏者慎用头孢菌素类。③大环内酯类:宜餐后服用。④氨基糖苷类:注意观察有无眩晕、耳鸣等耳毒性症状,有无肾功能改变等肾毒性症状。⑤喹诺酮类:一般空腹服药,服后多饮水,避免与抗酸剂同服。用药期间避免阳光或紫外线直接或间接照射,以免发生光毒性反应或光变态反应。

**2. 保持呼吸道通畅** 是本病护理重点。

（1）镇咳、祛痰药

1）常用制剂:①镇咳药:以干咳为主时可用镇咳药,如可待因、甘草片、喷托维林等。②祛痰药:常用溴己新(必嗽平)、鲜竹沥、乙酰半胱氨酸(痰易净、易咳净)、盐酸氨溴索等祛痰药,降低痰液黏度,促进支气管纤毛运动。

2）注意事项:①中枢性镇咳药:直接抑制延髓咳嗽中枢,使其对外周传来的刺激不敏感,对于各种原因引起的咳嗽都有一定效果。常用药物有右美沙芬、可待因、咳必清、咳美芬等。②末梢性镇咳药:抑制咳嗽反射弧中除咳嗽中枢以外其他环节的药物,对刺激性干咳或阵咳效果较好,常用药物有地布酸钠、甘草片等。注意与祛痰药联合应用,观察排痰情况。③中枢性和末梢性双重镇咳药:如苯丙哌林丙烷(咳快好),注意与祛痰药联合应用,观察排痰情况。④溴己新:该注射制剂要慎与其他药物混合配制,若注射制剂变为白色混浊物,应禁用。⑤年老、体弱、痰多、无力咳痰者:应以祛痰为主,不宜使用中枢性镇咳剂,以免抑制呼吸中枢,加重呼吸道阻塞,导致病情恶化。

（2）解痉、平喘药:松弛支气管平滑肌。常用氨茶碱、$\beta_2$受体激动剂（如沙丁胺醇）等药雾化吸入或口服或注射。

（3）排痰措施:主要措施是翻身、叩背、咳痰、吸痰、湿化痰液。具体措施参见本章第1节"呼吸系统基础知识"相关内容。

▲**实训3-3-3、实训3-3-4参见《内科护理实训指导》**

（二）临床缓解期治疗

参见本病健康教育/出院指导相关内容。

☞**考点:**①急性发作期治疗:止咳、化痰、平喘、抗感染。②慎用中枢性镇咳剂。③排痰措施:翻身、叩背、咳痰、吸痰、湿化痰液。

# 七、 其他护理

**1. 指导休息**

（1）环境适宜:室内每日通风2次,每次30分钟,必要时地面洒水,保持空气新鲜、洁净,温度18~20℃、湿度50%~60%。避免吸烟、寒冷、粉尘或刺激性气体等。不去人群密集处,防止感冒。

（2）酌情休息:①急性发作期:卧床休息。②慢性迁延期:少活动多休息。③临床缓解期:加强锻炼,增强体质,预防复发,避免劳累。

**2. 饮食、排便护理** 增加营养,给予高蛋白、高热量、高维生素易消化饮食。告知病人少食多餐,不宜过饱,避免油腻、辛辣等刺激性食物,戒烟酒。鼓励病人多饮水,有助于痰液稀释和排出。保持大便通畅。

**3. 观察病情** 观察慢支急性发作时间及诱因。注意病人咳嗽、咳痰、喘息症状及伴随体征。观察痰液,警惕窒息。

**4. 对症护理** ①避免诱因:如戒烟,注意防寒保暖,预防感冒;改善环境卫生,加强劳动保护,避免烟雾、粉尘和刺激性气体不宜去人多拥挤处。②正确留取痰标本:并及时送检。

**5. 心理护理** 本病为慢性疾病,病人心理负担较重,容易产生急躁、悲观等不良心理问题。所以,对待病人要热情、耐心,要理解、同情病人及家属。告知病人本病是一个长期过程,引导病人以积极的心态对待疾病。

☞**考点:**①避免诱因。②合理休息、饮食。

# 八、 健康教育/出院指导

**1. 知识宣传** 向病人介绍本病基本知识,使其主动避免诱因;进行自我检测,发现咳嗽、咳痰、喘息加重等异常情况,能及时就诊。

**2. 生活指导**

(1)适当休息:指导病人进行散步、慢跑、打太极拳等有氧运动锻炼,提高机体耐寒能力,增强免疫能力,预防感冒。运动强度以不感到疲劳为度,避免劳累。

(2)适当饮食:加强营养,增强机体抵抗力。

**3. 用药指导** ①指导病人遵医嘱合理用药,临床缓解期不必常规应用抗生素预防感染。②反复呼吸道感染者可遵医嘱试用免疫调节剂,如流感疫苗、肺炎疫苗、卡介苗多糖核酸、胸腺素等。

**4. 定期复查** 及时了解病情进展情况及有无并发症。

☞考点:加强锻炼,增强体质。

# 九、小    结

▲慢支是支气管非特异性炎症。

▲吸烟是最重要的病因。呼吸道感染、寒冷是主要诱因。

▲主要症状咳、痰、喘。实验室检查早期无明显异常,晚期可见肺纹理增粗等。

▲咳、痰、喘每年持续3个月以上,连续2年以上,排除其他疾患,即可诊断慢性支气管炎。

▲护理重点:保持呼吸道通畅。急性发作期治疗:止咳、化痰、平喘、抗感染。

## 第4节    慢性阻塞性肺疾病病人的护理

慢性阻塞性肺疾病(chronic obstructive pulmonary disease,COPD,简称慢阻肺)是以持续气流受限为特征,但可以预防和治疗的疾病。其气流受限多呈进行性发展,与有害气体或颗粒导致的慢性炎症反应有关。一些已知病因或有特征病理改变的疾病导致的持续气流受限不属于COPD,如支气管扩张、肺结核等。COPD主要病理改变是慢性支气管炎、肺气肿的病理变化。但只有慢支、肺气肿无持续性气流受限,也不是COPD。肺功能检查对确定气流受限有重要意义。

☞考点:①COPD以持续气流受限为特征。②COPD与慢支、肺气肿密切相关。

# 一、病因与发病机制

(一)病因

病因与慢性支气管炎病因相似。COPD高危人群为慢性支气管炎病人。

(二)诱因

诱因与慢性支气管炎病因相似。此外,过度用力,如剧烈咳嗽、打喷嚏、大笑、用力排便等会导致肺泡内压力突然升高,肺泡破裂,形成自发性气胸。

(三)发病机制

**1. 小气道病变** 在慢支病理变化的基础上,毛细支气管黏膜下平滑肌断裂、萎缩,纤维组织增生,毛细支气管壁损伤-修复过程反复发生,引起支气管壁结构重塑,疤痕形成,空气进大于出(吸气时大气压的压力能使空气通过狭窄小气道进入肺泡,呼气时肺泡弹性回缩力弱,不能使空气通过狭窄小气道呼出肺泡),发展成阻塞性肺气肿。见图3-4-1。

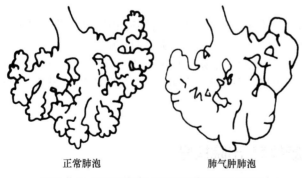

正常肺泡          肺气肿肺泡

图3-4-1    肺气肿肺泡与正常肺泡对比示意图

**2. 炎症作用** 中性粒细胞释放生物活性物质,破坏肺实质,使肺泡弹力纤维破坏,肺泡腔过度膨胀,肺泡壁变薄,甚至破裂、融合成肺大泡(也称为肺大疱)。

**3. 蛋白酶-抗蛋白酶失衡机制** 蛋白酶对组织有损伤破坏作用,抗蛋白酶能抑制蛋白酶破坏作用。吸入有害气体和有害物质可导致蛋白酶活性增强,氧化应激、吸烟等能降低抗蛋白酶的活性。肺泡受损严重,使肺弹性消失,肺泡腔扩大。

总之,小气道阻塞和肺泡弹性消失共同作用,造成慢阻肺病人持续气流受限,主要表现为呼气困难如肺气肿。

▲**实训 3-4-1 参见《内科护理实训指导》**

☞考点:①COPD 高危人群为慢性支气管炎病人。②本病病因、诱因同慢性支气管炎。此外,不能过度用力,以防自发性气胸。③小气道阻塞和肺泡弹性消失共同作用,造成持续气流受限和肺气肿。

# 二、 临床表现

**1. 症状** 起病缓慢,病程长。

(1)慢支症状:咳嗽、咳痰、喘息等。

(2)逐渐加重的呼吸困难:本病主要影响小气道,表现为呼气性呼吸困难。日常活动或休息时仍感到气促,是 COPD 的标志性症状。

(3)全身症状:如疲劳、食欲缺乏和体重减轻等。

**2. 体征** ①视诊:可见桶状胸(图 3-4-2),胸部呼吸运动减弱。严重者身体前倾,缩唇呼气。②触诊:胸部双侧语颤减弱或消失。③叩诊:呈过清音,心浊音界缩小或不易叩出,肺下界和肝浊音界下移。④听诊:双肺呼吸音减弱,呼气延长。

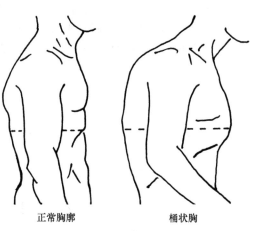

正常胸廓　　　　桶状胸

图 3-4-2 正常胸廓与桶状胸对比

**3. COPD 分期**

(1)急性加重期:呼吸困难明显加重,咳嗽、咳痰频繁剧烈,痰量增多,呈脓性,可伴有发热。往往与感染有关。

▲**实训 3-4-2 参见《内科护理实训指导》**

(2)稳定期:上述症状较轻或不明显。

**4. 并发症** 自发性气胸、肺部感染等。晚期可发展或慢性肺源性心脏病、慢性 Ⅱ 型呼吸衰竭等。

☞考点:①咳、痰、喘伴逐渐加重的呼吸困难。②桶状胸等典型肺气肿体征。

# 三、 辅助检查

**1. 肺功能检查** 是最具有诊断价值的辅助检查。是判断气流受阻的主要客观指标。

(1)持续气流受限:使用支气管扩张剂后($FEV_1$/FVC)% <70%(第一秒用力呼气容积占肺活量的百分比小于 70%)。

(2)肺充气过度:肺总量(TLC)、残气量(RV)增高,肺活量(VC)减低。

**2. X 线胸片检查** 两肺野透亮度增加。

**3. 动脉血气分析** 早期无变化。随着病情发展可有动脉血氧分压($PaO_2$)降低,二氧化碳分压

（PaCO₂）升高,并可出现呼吸性酸中毒等。

☞考点:①肺功能检查是主要客观指标。使用支气管扩张剂后,(FEV₁/FVC)%<70%可确定为持续气流受限。②X线胸片检查两肺野透亮度增加。

# 四、诊断要点

①吸烟、慢支病史。②逐渐加重的呼吸困难。③肺气肿体征。④肺功能异常是必备条件。

【情境7】

病人,郭×,男,60岁。吸烟40年,反复咳嗽、咳痰30年,每年发作持续超过3个月。近5年出现呼吸困难逐渐加重,2天前开始发热,咳黄脓痰,痰不易咳出,喘息加重。体检:T 38.6℃,P 102次/分,R 26次/分,BP 130/70mmHg。病人神志清楚,消瘦,口唇发绀,胸廓呈桶状,呼吸运动减弱,触觉语颤减低,叩诊过清音,呼吸音粗。血常规:白细胞12.2×10⁹/L。X线胸片:两肺透亮度增加。初步诊断:COPD(急性加重期)。

【情境7诊断分析】

▲该病人有吸烟、慢支病史,有逐渐加重的呼吸困难,有桶状胸等典型肺气肿体征,X线胸片有特征改变,基本符合COPD诊断。▲病人近期有发热、咳黄脓痰、痰不易咳出、喘息加重、白细胞升高情况,属于COPD急性加重期。故初步诊断为COPD(急性加重期)。▲但必须做肺功能检查后才能确诊。

# 五、护理问题

1. 气体交换受损　与气道阻塞、通气和换气功能障碍有关。
2. 清理呼吸道无效　与分泌物增多、无效咳嗽、痰液黏稠有关。
3. 潜在并发症:自发性气胸等。

# 六、治疗及其相关护理

目前尚无有效治疗方法使COPD逆转,各种治疗目的在于延缓COPD的发展,改善呼吸功能。

（一）急性加重期治疗

1. 控制感染　①抗生素:大多数COPD病人急性加重是由于细菌感染诱发,一般认为有脓痰是应用抗生素的指征。②糖皮质激素:在应用支气管舒张剂、抗生素的基础上酌情使用糖皮质激素。

2. 保持呼吸道通畅　是本病护理重点。保持呼吸道通畅,是纠正缺氧和二氧化碳潴留最重要的护理措施。

（1）排痰措施:参见本章第1节"呼吸系统基础知识"相关内容。

（2）支气管舒张剂:①吸入剂:如β₂受体激动剂(沙丁胺醇、特布他林、沙美特罗等);抗胆碱能药物(异丙托溴铵)。②静脉或口服用药:如茶碱类药物(氨茶碱等)。③联合用药:β₂受体激动剂、抗胆碱能药物、茶碱类药物联合应用,效果比单一用药好。

（3）祛痰药:参见本章第3节"慢性支气管炎病人的护理"相关内容。

（4）谨慎用药:禁止随意乱用强镇咳剂、安眠药、镇静药、止痛药、麻醉药,以免抑制呼吸和咳嗽反射。

3. 持续低流量吸氧　是本病护理重点,也是本病的基础治疗。吸氧可提高COPD病人动脉血氧分压、纠正缺氧、改善呼吸功能。但COPD病人吸氧浓度不能过高,因为,COPD常伴二氧化碳潴留,此时,呼吸中枢对二氧化碳刺激不敏感,主要通过缺氧刺激外周化学感受器反射性兴奋呼吸中枢。若吸氧浓度过高会削弱缺氧的刺激作用,抑制呼吸,加重二氧化碳潴留,严重时可导致呼吸停止。

（1）吸氧要求：①方法：一般给予鼻塞吸氧。$PaO_2 < 60mmHg$ 时使用鼻导管、面罩吸氧。②持续时间：每日持续吸氧>15 小时，睡眠时不停止吸氧。③低流量、低浓度：氧流量 1~2L/min，氧浓度 25%~29%。

（2）观察氧疗效果：①有效：吸氧后呼吸困难缓解、发绀减轻、心率减慢。②无效：有二氧化碳潴留面容、肺性脑病等表现时，提示二氧化碳潴留加重，应及时减少氧浓度和氧流量。

（3）注意事项：①告知病人及家属不要擅自增加氧流量，不能随意停止吸氧或减少氧流量。②吸入氧气温度、湿度适宜，以免干燥、寒冷的氧气刺激呼吸道，引起气道黏液栓形成和支气管痉挛。③保持导管通畅、清洁，防止交叉感染。④病室内严禁明火。

▲实训 3-4-3 参见《内科护理实训指导》

（二）稳定期治疗

主要是长期家庭氧疗、呼吸功能锻炼，具体方法参见本病健康教育/出院指导相关内容。稳定期所用药物与急性加重期所用药物相似，但一般不用抗生素。

☞考点：①急性加重期治疗：控制感染、保持呼吸道通畅、持续低流量吸氧（氧流量 1~2L/min，氧浓度 25%~29%）。②禁止随意乱用强镇咳剂、安眠药、镇静药、镇痛药、麻醉药。

【情境 7 医嘱示例】

**长期医嘱单**

| 姓名 | 郭× | 入院日期 | 2009.2.9 | 病区 | 呼吸科 | 床号 | 25 | 住院号 | 13738 |
|------|-----|---------|----------|------|--------|------|-----|--------|-------|
| 起始日期 | 时间 | | 医嘱 | | | 医师签名 | 停止日期 | 停止时间 | 医师签名 | 录入者 |
| 2009.2.9 | 16:30 | 内科护理常规 | | | | A | | | | E |
| 2009.2.9 | 16:30 | 一级护理 | | | | A | | | | E |
| 2009.2.9 | 16:30 | 持续低流量低浓度吸氧 | | | | A | | | | E |
| 2009.2.9 | 16:30 | 普食 | | | | A | | | | E |
| 2009.2.9 | 16:30 | 5%GS　　100ml　　　/　ivgtt | | | | A | | | | E |
| | | 氨茶碱　　0.25　　　qd | | | | | | | | |
| 2009.2.9 | 16:30 | 0.9% NS　　100ml　　　/　ivgtt | | | | A | | | | E |
| | | 头孢哌酮( )　　2.0　　　bid | | | | | | | | |
| …… | …… | …… | | | | | | | | |

录入长期护理单并执行 / 录入长期静脉治疗单并执行 / 录入长期静脉治疗单，核对皮试后执行

**短期医嘱单**

| 姓名 | 郭× | 入院日期 | 2009.2.9 | 病区 | 呼吸科 | 床号 | 25 | 住院号 | 13738 |
|------|-----|---------|----------|------|--------|------|-----|--------|-------|
| 起始日期 | 时间 | | 医嘱 | | | 医师签名 | 执行时间 | 执行者 | 录入者 |
| 2009.2.9 | 16:30 | 尿常规 | | | | A | | | E |
| 2009.2.9 | 16:30 | 大便常规 | | | | A | | | E |
| 2009.2.9 | 16:30 | 痰涂片找细菌 | | | | A | | | E |
| 2009.2.9 | 16:30 | 血常规 | | | | A | | | E |
| 2009.2.9 | 16:30 | 血生化 | | | | A | | | E |
| 2009.2.9 | 16:30 | 肺功能 | | | | A | | | E |
| 2009.2.9 | 16:30 | X 线胸片 | | | | A | | | E |

次日早晨留取标本，送检查 / 陪检，观察病情

续表

| 姓名 | 郭× | 入院日期 | 2009.2.9 | 病区 | | 呼吸科 | 床号 | 25 | 住院号 | 13738 |

| 起始日期 | 时间 | 医嘱 | 医师签名 | 执行时间 | 执行者 | 录入者 |
|---|---|---|---|---|---|---|
| 2009.2.9 | 16:30 | 头孢哌酮皮试( ) | A | 16:30 | C | E |
| 2009.2.9 | 16:30 | 5% GS　　100ml　　　　ivgtt | A | 16:30 | C | E |
| | | 氨茶碱　　0.25　　　　st | | | | |
| 2009.2.9 | 16:30 | 普米克令舒　　1mg | A | 16:30 | C | E |
| | | 爱全乐　　500ug　　雾化吸入 | | | | |
| | | 特布他林　　5mg　　　st | | | | |
| | | 0.9%NS　　2ml | | | | |
| 2009.2.9 | 16:30 | 0.9% NS　　100ml　　ivgtt | A | 续接 | C | E |
| | | 头孢哌酮( )　2.0　　st | | | | |
| …… | …… | …… | | | | |
| 2009.2.15 | 9:00 | 出院 | A | 9:00 | C | E |

执行者核对治疗卡后执行

执行者核对治疗卡及皮试后执行

◆通知相关部门
◆出院指导
◆办理出院手续

【备注】 ①氨茶碱:茶碱类药物。②头孢哌酮:第三代广谱半合成头孢菌素。③普米克令舒:糖皮质激素吸入制剂。④爱全乐:别名"异丙托溴铵",是短效抗胆碱能药物。⑤博利康尼:别名"特布他林",是短效 $\beta_2$ 受体激动剂。

# 七、其他护理

**1. 指导休息**

（1）环境适宜:与慢性支气管炎环境要求相似。

（2）急性加重期体位:是本病护理重点。协助病人取半卧位或端坐位卧床休息,由于重力作用,膈肌位置下降,肺活量增加,呼吸困难减轻。所以,呼吸困难程度越重,所需半卧位角度越大。

**2. 饮食、排便护理**

（1）加强营养:体重指数下降是 COPD 病人死亡的独立危险因素,营养状况决定着 COPD 病人病情及预后。①给予高热量、高蛋白、高维生素、易消化饮食,尤其要补充维生素 A、维生素 C。②必要时酌情采用鼻饲或胃肠外营养。

（2）鼓励病人多饮水,湿化痰液。

（3）饮食禁忌:①避免辛辣、刺激性食物,戒烟酒。②避免摄入过多碳水化合物,以免加重二氧化碳潴留。③避免进食汽水、萝卜、豆类等胀气食物,以免影响膈肌运动,加重呼吸困难。④少食多餐,以免饱胀引起膈肌活动受限,加重呼吸困难。

（4）避免用力排便:多食富含纤维素食品,保持大便通畅。

**3. 观察病情** ①一般观察:观察生命体征、神志、尿量、体位等。②咳嗽、咳痰情况:观察并记录病人咳嗽、咳痰情况,注意痰液性质、量和颜色,咳痰是否顺畅,注意肺部啰音。③呼吸困难程度:观察呼吸困难及活动与体位的关系。注意是否有缺氧及二氧化碳潴留的症状和体征。④辅助检查结果:监测动脉血气分析、血电解质、酸碱平衡情况。⑤并发症:注意有无自发性气胸、肺部感染等并发症。注意是否发展或慢性肺源性心脏病、慢性Ⅱ型呼吸衰竭。

**4. 对症护理** ①及时擦干病人身上的汗液,更换干燥、柔软的衣被,保持皮肤清洁、舒适。②必要时用翻身床或海绵圈。定时改变受压部位,保持皮肤完好,防止压疮发生。③生活不能自理时,做好口腔护理,防止口腔炎发生。做好病人会阴部的清洁护理,防止发生泌尿系统感染。④警惕神志不清者发生误吸。

**5. 心理护理** COPD病人往往有慢性支气管炎病史多年,心理负担较重,容易产生急躁、恐惧、悲观等不良心理问题。①要理解、同情、宽容病人,对待病人热情、温和、耐心,鼓励病人以积极的心态对待疾病。②密切关注情绪低落病人,防止意外。

☞考点:①呼吸困难取半卧位或端坐位。②避免摄入过多碳水化合物,避免产气食物。

# 八、 健康教育/出院指导

**1. 知识宣传**

(1) 向病人介绍本病基本知识:①使病人知道本病虽是不可逆病变,但通过积极避免诱因和治疗是可以减少急性发作、改善呼吸功能、延缓病情、提高生命质量的。②积极防治婴幼儿和儿童期的呼吸系统感染,有助于减少成年后COPD的发生。③对于COPD高危因素的人群,应定期进行肺功能监测,尽可能早期发现COPD并及时予以干预。COPD的早发现和早干预比治疗更为重要。

(2) 避免病因、诱因:是本病护理重点。①戒烟:让病人知道吸烟是最主要的病因,戒烟是预防COPD的重要措施,在疾病的任何阶段戒烟都有益于防止COPD的发生和发展。②避免有害环境:避免吸入有害粉尘、刺激性气体;避免到人群聚集处;净化空气(用食醋熏蒸房间,消毒空气,定时开窗通风等)。③避免寒冷刺激:注意防寒保暖,提高耐寒能力(如凉水洗脸等)。④避免用力:不能剧烈咳嗽、打喷嚏、大笑,不能用力排便,以免肺泡破裂,形成自发性气胸。

(3) 指导病人及时就医:发现气促、咳嗽、咳痰、发热等症状明显加重或有并发症表现时,及时就医,防止病情恶化。

**2. 缩唇腹式呼吸** 是本病护理重点。缩唇腹式呼吸属于呼吸功能锻炼,是COPD稳定期病人改善肺功能的最佳方法。

(1) 意义:缩唇腹式呼吸是缩唇呼吸与腹式呼吸的结合。①缩唇呼吸:可增加呼气时气道内压力,防止小支气管过早塌陷,以利肺泡气体排出,减少肺内残气量。②腹式呼吸:能通过膈肌和腹肌活动增加通气量,改善呼吸功能。③指导稳定期病人进行缩唇腹式呼吸,能改善呼吸状态,提高呼吸效率。

(2) 方法:用鼻吸气,吸气时腹凸,屏气1~2秒钟使肺泡张开,然后用口慢慢呼出气体,呼气时腹凹。吸与呼之比为1:2或1:3。呼吸时使胸廓保持最小活动度。见图3-4-3。

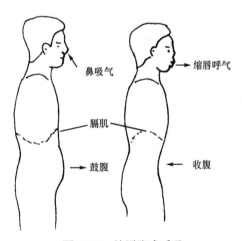

图 3-4-3 缩唇腹式呼吸

(3) 注意事项:①体位:以半卧位、膝半屈曲体位最适宜,若立位应上半身略向前倾,使腹肌放松,便于训练。②呼气流量:以能使距口唇15~20cm处与口唇相同高度水平的蜡烛火焰随气流倾斜而不熄灭为宜。③训练次数:每日训练3~4次,每次10~15分钟。熟练后可增加训练次数及时间,随时随地均可训练。

▲实训3-4-4参见《内科护理实训指导》

**3. 生活指导**

(1) 适宜体位,适当活动:①上身前倾:增加横膈升降幅度,改善呼吸困难,见图3-4-4。②支撑站立:背部有支撑点,双脚前移,以减轻胸廓对胸腔的压力,见图3-4-5。③适度锻炼:如散步、打太极拳等。鼓励病人生活自理,避免劳累。增强体质,提高机体免疫力。

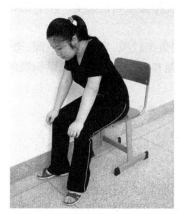
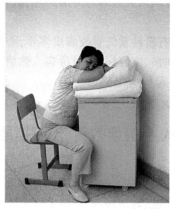
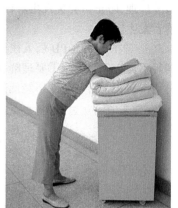

图 3-4-4　COPD 病人上身前倾位

（2）饮食、排便护理：同上所述。

**4. 配合治疗**

（1）长期家庭氧疗（LTOT）：具体方法同上述"持续低流量吸氧"。

（2）遵医嘱用药：①可采用中西医结合的综合治疗措施，延缓支气管、肺部疾病的进展。②免疫调节治疗：遵医嘱适当应用一些增强免疫功能的药物，如流感疫苗、肺炎疫苗、卡介苗多糖核酸、胸腺素等。

**5. 定期复查**　了解 COPD 程度，注意有无发展或慢性肺源性心脏病、Ⅱ型呼吸衰竭等并发症。

☞考点：①缩唇腹式呼吸：用鼻吸气时腹凸，屏气 1~2 秒钟，用口慢慢呼气时腹凹。吸与呼之比为 1：2 或 1：3。②LTOT 同"持续低流量吸氧"。

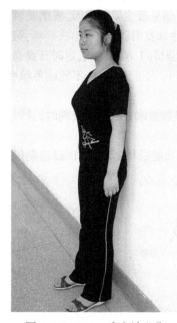

图 3-4-5　COPD 病人站立位

**【情境 7 护理工作过程】**

▲入院护理工作过程

迎接病人→核对身份→为病人戴腕带→送病人到病床，给予半卧位或端坐位→给予持续低流量低浓度吸氧，协助排痰→通知医师、护工、膳食科→测量并记录生命体征，初步评估病人神志，皮肤、黏膜有无发绀，呼吸困难程度，咳嗽、咳痰情况，了解辅助检查结果→安慰病人→办理入院手续→遵医嘱给予平喘、抗感染等治疗→填写住院护理评估单及护理表格→告诉病人如何配合次日晨空腹抽血、留大小便标本→入院告知及安全教育→制订护理计划

▲住院护理工作过程

加强巡视，观察神志、生命体征、发绀、呼吸困难、咳嗽、咳痰、循环系统情况等→给予持续低流量低浓度吸氧，协助排痰→执行医嘱，配合应用平喘、抗感染药物→加强基础护理，预防并发症→酌情给予高热量、高蛋白、高维生素、易消化清淡饮食，多食高纤维素食品，多饮水。避免辛辣刺激食品及饮料，戒烟酒，少食多餐，避免用力排便→若病人神志清楚进行心理护理、健康教育→酌情填写护理记录单→评估护理效果

▲出院护理工作过程

处理出院医嘱，撤销单据及卡片，整理出院病历，做好出院登记→指导病人如何避免吸烟、寒冷、感染等不良因素，如何有效咳嗽排痰、缩唇腹式呼吸、长期家庭氧疗。解释持续低流量低浓度吸氧的

重要性,解释高营养饮食的重要性及方法→指导病人严密监测病情,定期复查→听取病人意见和建议、协助备好出院带药、交代遵医嘱用药及药物不良反应,不可擅自用安眠药、止痛药等→协助办理出院手续→护送病人出院→通知护工、膳食科→常规清洁消毒床单位→填写出院护理记录

## 九、小 结

▲COPD 是以持续气流受限为特征,但可以预防和治疗的疾病。

▲COPD 主要病理改变是慢性支气管炎、肺气肿的病理变化。

▲典型症状是在咳、痰、喘基础上出现逐渐加重的呼吸困难。典型体征是视诊桶状胸、呼吸运动减弱,触诊语颤减弱,叩诊过清音,听诊呼吸音减弱。

▲肺功能检查:使用支气管扩张剂后,$FEV_1/FVC\% <70\%$ 可确定为持续气流受限。

▲COPD 病因、诱因同慢性支气管炎。COPD 病人不能过度用力,以免发生自发性气胸。

▲治疗护理重点:①急性期:控制感染、保持呼吸道通畅、持续低流量吸氧。②稳定期:长期家庭氧疗、呼吸功能锻炼。③禁止随意乱用镇咳药、安眠药、镇静药、止痛药、麻醉药。

## 十、疾病鉴别

随着病情进展,慢支晚期与 COPD 常合并存在。见图 3-4-6。

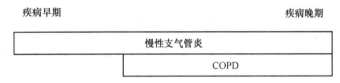

图 3-4-6 慢性支气管炎、COPD 关系图

## 第 5 节 呼吸衰竭病人的护理

呼吸衰竭(respiratory failure)是各种原因引起的肺通气和(或)换气功能严重障碍,以致在静息状态下亦不能维持足够的气体交换,最终导致低氧血症(缺氧)伴(或不伴)高碳酸血症($CO_2$潴留),从而引起一系列病理生理改变和相应临床表现的综合征。血气分析是呼吸衰竭的确诊依据。

☞考点:呼吸衰竭的概念。

## 一、病因与发病机制

(一)病因

外呼吸(肺通气和肺换气)的任何一个环节的严重病变,都可导致呼吸衰竭。如气道阻塞性病变、肺组织病变、肺血管病变、胸廓和胸膜病变、呼吸中枢及神经肌肉病变等。

(二)发病机制

呼吸衰竭往往是以下五个机制并存或先后参与引起肺通气和(或)换气过程发生障碍所致。

**1. 肺泡通气不足** 肺泡通气不足可引起缺氧、$CO_2$潴留。常见于 COPD 等疾病。

**2. 肺泡弥散障碍** 主要与肺泡弥散面积减少、肺泡膜增厚和通透性降低、血液与肺泡接触时间短有关。因 $CO_2$ 弥散能力为 $O_2$ 的 20 倍,故弥散障碍主要影响氧的交换,以缺氧为主。常见于间质性肺疾病等。

**3. 通气/血流比例失调** 肺泡通气量与肺泡外毛细血管血流量的比例称通气/血流比例。通气/血流比例失调,通常仅导致缺氧。正常成人在静息状态下,通气/血流比例为0.8。见图 3-5-1(A)。

①通气/血流 > 0.8:肺泡通气不能被充分利用,生理无效腔增大。常见于肺血管病变,如肺栓塞等。见

图 3-5-1(B)。②通气/血流比例 < 0.8:部分未经充分氧合的静脉血通过肺泡外毛细血管流入动脉(肺静脉),产生功能性肺动-静脉样分流。常见于肺部病变,如肺炎、肺水肿等。见图 3-5-1(C)。

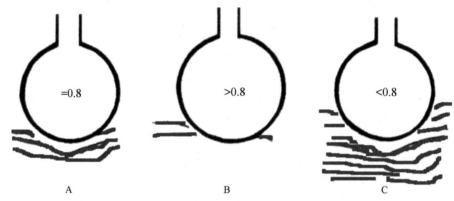

图 3-5-1 通气/血流比例示意图

**4. 肺内动-静脉解剖分流增加** 由于解剖原因,肺动脉内的静脉血未经氧合直接流入肺静脉,主要导致缺氧。常见于肺动-静脉瘘等。

**5. 耗氧量增加** 耗氧量增加时正常人通过增加通气量防止缺氧。若耗氧量增加同时伴有通气功能障碍,则会出现严重的缺氧,常见于发热、寒战、抽搐、严重哮喘等。

▲实训 3-5-1 参见《内科护理实训指导》

☞考点:①外呼吸的任何一个环节的严重病变,都可导致呼吸衰竭。②5 个发病机制中除肺泡通气不足导致缺氧、$CO_2$ 潴留外,其余 4 个发病机制都只导致缺氧。

# 二、分　类

**1. 按照动脉血气分类**

(1) Ⅰ型呼吸衰竭(低氧血症型):以缺氧为主,$PaO_2 < 60mmHg$。

(2) Ⅱ型呼吸衰竭(高碳酸血症型):表现为缺氧伴 $CO_2$ 潴留,$PaO_2 < 60mmHg$,$PaCO_2 > 50mmHg$。主要见于 COPD 病人。

**2. 按照发病急缓分类**

(1) 急性呼吸衰竭:常由某些突发的致病因素引起,如创伤、休克、电击、药物中毒、急性气道阻塞等,若抢救不及时,常可危及生命。

(2) 慢性呼吸衰竭:临床多见。主要是慢性疾病所致,其中 COPD 最常见。若慢性呼吸衰竭病情加重,称慢性呼吸衰竭急性加重。

**3. 按照发病机制分类**

(1) 换气性呼吸衰竭:即肺衰竭,主要表现为Ⅰ型呼吸衰竭。

(2) 通气性呼吸衰竭:即泵衰竭,主要表现为Ⅱ型呼吸衰竭。

☞考点:①Ⅰ型呼吸衰竭:$PaO_2 < 60mmHg$。②Ⅱ型呼吸衰竭:$PaO_2 < 60mmHg$,$PaCO_2 > 50mmHg$,主要见于 COPD 病人。③COPD 是慢性呼吸衰竭最常见的病因。

## 慢性呼吸衰竭病人的护理

慢性呼吸衰竭是一些慢性疾病使呼吸功能损害逐渐加重,经过较长时间发展为呼吸衰竭。

☞考点:慢性呼吸衰竭的概念。

# 一、 病因与发病机制

（一）病因

慢性呼吸衰竭常为支气管-肺疾病所引起，其中 COPD 最常见。

（二）诱因

①呼吸道感染是最常见的诱因。②滥用镇静安眠药、麻醉剂、止痛剂等。③$CO_2$ 潴留病人吸氧浓度过高。④耗氧量明显增加：如寒战、高热、手术、合并甲亢等。

▲**实训 3-5-2** 参见《内科护理实训指导》

（三）发病机制

主要是肺泡通气不足。

☞考点：①COPD 是最常见的病因。②呼吸道感染是最常见的诱因。

# 二、 临 床 表 现

慢性呼吸衰竭主要表现为缺氧和 $CO_2$ 潴留，即 Ⅱ 型呼吸衰竭。见图 3-5-2。

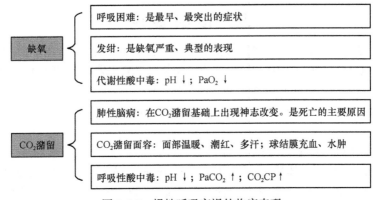

图 3-5-2　慢性呼吸衰竭的临床表现

**1. 呼吸困难**　常表现为胸闷、喘息、呼吸频率、节律和幅度发生变化。

**2. 发绀**　血流丰富的口唇、指甲、舌头等处可见发绀。其中舌头血流丰富，少有淤血，一般无色素沉着，是观察发绀的最佳部位。

**3. 肺性脑病**　简称肺脑，又称之为 $CO_2$ 麻醉。是缺氧、$CO_2$ 潴留、呼吸性酸中毒共同作用的结果。其诱因同慢性呼吸衰竭的诱因。主要表现为神志改变：①早期：表现为性格改变、表情淡漠、注意力不集中、反应迟钝及定向障碍。②晚期：头痛、多汗、烦躁、白天嗜睡、夜间失眠（昼夜颠倒）。③严重者：有谵妄、昏迷、抽搐、扑翼样震颤、视盘水肿，可因脑水肿、脑疝而死亡。

**4. 循环系统症状**　①$CO_2$ 潴留表现：四肢浅表静脉和毛细血管扩张，表现为皮肤温暖、潮红、多汗，$CO_2$ 潴留面容。②血压升高、脉搏洪大、心率加快。

**5. 酸中毒**　表现为呼吸深大、pH 下降、高钾血症。①严重缺氧时：主要是代谢性酸中毒。②严重 $CO_2$ 潴留时：主要是呼吸性酸中毒。

**6. 其他**　肝肾功能异常、消化道出血等全身各器官缺氧的表现。

▲**实训 3-5-3** 参见《内科护理实训指导》

☞考点：①Ⅱ型呼吸衰竭主要表现为呼吸困难、发绀、肺性脑病、$CO_2$ 潴留表现、呼吸性酸中毒等。②肺性脑病主要表现为，在 $CO_2$ 潴留的基础上出现神志改变。

# 三、辅助检查

**1. 动脉血气分析** 动脉血气分析是诊断本病的重要依据,可判断呼吸衰竭性质、程度和血液酸碱度,可以指导氧疗及机械通气各种参数的调节。

（1）$PaO_2$ 和 $PaCO_2$：呼吸衰竭时 $PaO_2 < 60mmHg$ 伴（或不伴）$PaCO_2 > 50mmHg$。

▲实训 3-5-4 参见《内科护理实训指导》

（2）pH：低于 7.35 为失代偿性酸中毒,高于 7.45 为失代偿性碱中毒。但 pH 异常不能说明是何种性质的酸碱失衡。

（3）剩余碱（BE）：为机体代谢性酸碱失衡的定量指标,其正常值范围在 0±2.3mmol/L。代谢性酸中毒时,BE 负值增大;代谢性碱中毒时,BE 正值增大。

（4）二氧化碳结合力（$CO_2CP$）：代谢性酸中毒或呼吸性碱中毒时 $CO_2CP$ 降低,呼吸性酸中毒或代谢性碱中毒时 $CO_2CP$ 升高。$CO_2CP$ 在一定程度上反映呼吸性酸中毒的严重程度,其正常值范围在 22～32mmol/L。

**2. 其他** 肺功能、肝功能、肾功能、电解质常有相应变化。

☞考点：动脉血气分析是诊断重要依据。

# 四、诊断要点

呼吸衰竭临床表现缺乏特异性,主要依赖动脉血气分析进行诊断。①在海平面、静息状态、呼吸空气条件下,动脉血氧分压（$PaO_2$）<60mmHg 伴或不伴动脉血二氧化碳分压（$PaCO_2$）>50mmHg。②排除心内解剖分流和原发心排出量降低等因素,可诊断为呼吸衰竭。

☞考点：呼吸衰竭时 $PaO_2$<60mmHg 伴或不伴 $PaCO_2$>50mmHg。

【情境8】

病人,丁××,女,68 岁,咳嗽、咳痰伴气喘 15 年,近两天来因受风寒,咳嗽加剧,痰呈黄色,不易咳出,夜间烦躁不眠,白昼嗜睡。体检:T 38℃,P 116 次/分,R 32 次/分,BP 150/85mmHg。答话有时不切题,半卧位,消瘦,发绀,皮肤温暖、多汗。球结膜充血、水肿。桶状胸,呼吸浅而快,肺部叩诊呈过清音,两肺散在哮鸣音。辅助检查:RBC $5.6×10^{12}$/L,Hb 160g/L,WBC $14.5×10^9$/L,$PaO_2$ 43mmHg,$PaCO_2$ 70mmHg。初步诊断 COPD（急性加重期）、慢性呼吸衰竭（Ⅱ型）、肺性脑病。

【情境8诊断分析】

▲该病人咳嗽、咳痰伴气喘 15 年,有呼吸困难、桶状胸、呼吸浅而快、肺部叩诊呈过清音,符合 COPD 诊断。▲有咳嗽加剧,痰呈黄色,不易咳出,发热等急性呼吸道感染等诱因,属于"COPD 急性加重期"。▲有发绀,皮肤温暖、多汗,球结膜充血、水肿等缺氧、$CO_2$ 潴留表现,动脉血气分析提示 $PaO_2 < 60mmHg$、$PaCO_2 > 50mmHg$,符合 Ⅱ型呼吸衰竭的诊断。▲在缺氧、$CO_2$ 潴留基础上有神志改变,符合肺性脑病诊断。故初步诊断为 COPD（急性加重期）、慢性呼吸衰竭（Ⅱ型）、肺性脑病。

# 五、护理问题

1. 气体交换受损 与呼吸衰竭有关。
2. 清理呼吸道无效 与肺呼吸功能受损、呼吸道分泌物增多及黏稠有关。
3. 生活自理能力缺陷 与意识障碍有关。
4. 潜在并发症:水、电解质紊乱、上消化道出血、肺性脑病。

# 六、治疗及其相关护理

**1. 保持呼吸道通畅** 是本病护理重点。气道通畅是纠正缺氧和 $CO_2$ 潴留的先决条件。

（1）一般处理方法：止咳、化痰、平喘、抗感染、排痰护理，具体参见本章第3节"慢性支气管炎病人的护理"相关内容。

（2）建立人工气道：常用经口或经鼻气管插管，或气管切开，也可经环甲膜穿刺。

**2. 合理供氧** 是本病护理重点。

（1）Ⅰ型呼吸衰竭氧疗：此类病人通气功能基本正常，主要是换气功能障碍，可给予较高流量较高浓度吸氧（流量>3.5L/min，浓度>35%），迅速缓解缺氧，但要警惕氧中毒。

（2）Ⅱ型呼吸衰竭氧疗：此类病人有$CO_2$潴留，应给予持续低流量吸氧，具体措施参见本章第4节慢性阻塞性肺疾病病人的护理相关内容。

**3. 增加通气量** 是纠正缺氧和$CO_2$潴留最重要的治疗措施。常采用呼吸兴奋剂、机械通气等方法。

（1）呼吸兴奋剂：通过兴奋呼吸中枢，增加呼吸频率和潮气量以改善通气。

1）常用制剂：尼可刹米、洛贝林、多沙普仑等药。

2）用药注意事项：①呼吸兴奋剂适用于以呼吸中枢抑制为主、通气量不足引起的呼吸衰竭病人。以肺换气功能障碍为主的呼吸衰竭病人不宜使用。②使用呼吸兴奋剂必须以呼吸道通畅、吸氧为前提，以免呼吸肌疲劳而加重$CO_2$潴留。③脑缺氧、脑水肿未纠正而出现频繁抽搐者慎用。④静脉滴注速度不宜过快。若病人出现恶心、呕吐、烦躁、心悸、面色潮红、肌肉震颤、抽搐等现象，提示呼吸兴奋剂过量，需要减慢滴速或停药，并及时通知医生。⑤用药期间注意观察病人神志、呼吸频率、节律的改变。⑥若用药无效应及时使用机械通气。

▲实训3-5-5参见《内科护理实训指导》

（2）机械通气：机械通气可增加通气量，缓解呼吸肌疲劳，有利于改善肺的气体交换功能，降低$PaCO_2$，是抢救严重呼吸衰竭病人生命的重要措施。

（3）谨慎用药：慎用镇静药、安眠药、止痛药、麻醉药等，以免抑制呼吸中枢，降低通气量诱发肺脑。

**4. 纠正酸碱平衡失调和电解质紊乱**

（1）呼吸性酸中毒：是本病最常见的酸碱平衡失调现象，常由$CO_2$潴留所致，治疗关键是积极改善通气，促使$CO_2$排出。慎用碳酸氢钠，以免加重$CO_2$潴留。

（2）代谢性酸中毒：多为缺氧所致的乳酸血症性酸中毒，主要通过改善缺氧来纠正，若pH<7.20应给予碳酸氢钠等碱性药物。

（3）代谢性碱中毒：慢性呼吸性酸中毒时，机体常以增加碱储备来进行代偿，当机械通气等方法迅速纠正呼吸性酸中毒时，增加的碱储备会导致代谢性碱中毒、低钾血症，应及时补充精氨酸、氯化钾等进行纠正。

（4）电解质紊乱：常见低钾血症、高钾血症、低氯血症、低钠血症。应酌情及时纠正。

**5. 积极控制感染** 慢性呼吸衰竭病人多为年老体弱、反复住院治疗的病人，常使用广谱抗生素治疗，常采用雾化吸入、气管插管或切开、机械通气等易导致气道污染的治疗方法，故慢性呼吸衰竭病人发生院内获得性感染的机会较多。病原菌大多为革兰阴性杆菌、耐甲氧西林金黄色葡萄球菌、厌氧菌等。病人往往对抗生素的耐药性较高，需谨慎选择抗生素。

**6. Ⅱ型呼吸衰竭治疗步骤** 呼吸道通畅→持续低流量吸氧→增加通气量→纠正水、电解质、酸碱平衡失调→抗感染。

☞考点：①气道通畅是本病治疗的先决条件。②Ⅰ型呼吸衰竭给予较高流量较高浓度吸氧。Ⅱ型呼吸衰竭给予持续低流量吸氧。③增加通气量的方法：呼吸兴奋剂、机械通气。④呼吸兴奋剂适用于以呼吸中枢抑制为主、通气量不足的病人。注意呼吸兴奋剂过量的表现。⑤慎用镇静剂、安眠药、止痛药、麻醉药等，以免诱发肺脑。⑥呼吸性酸中毒的处理：增加通气量，慎用碳酸氢钠。⑦Ⅱ型呼吸衰竭治疗基本步骤是：呼吸道通畅→持续低流量吸氧→增加通气量→纠正水、电解质、酸碱紊乱→抗感染。

# 七、其他护理

**1. 指导休息**  指导病人卧床休息,一般取半卧位或坐位。

**2. 饮食、排便护理**  ①给予高蛋白、高脂肪、低碳水化合物及适量维生素的流质或半流质饮食,必要时实施鼻饲、静脉高营养。②少食多餐,保证足够的能量。③进餐时维持给氧,防止血氧降低。④控制碳水化合物摄入,防止 $CO_2$ 潴留。⑤保持大便通畅。

**3. 观察病情**  ①观察生命体征、神志、皮肤颜色,记录24小时出入量。②监测动脉血气分析、肝肾功能。③密切观察有无上消化道出血、心力衰竭、休克、肺性脑病等。

**4. 肺脑护理**  是本病护理重点。①休息和安全:给予病人绝对卧床休息。有意识障碍时,给予床栏及约束带进行安全保护,必要时专人护理。②观察病情:定期监测动脉血气分析,密切观察生命体征和神志变化。③持续低流量吸氧。④用药护理:遵医嘱在气道通畅、吸氧前提下应用呼吸兴奋剂,观察药物疗效和不良反应。慎用镇静剂、安眠药等抑制呼吸中枢的药物。

▲实训3-5-6参见《内科护理实训指导》

**5. 采集动脉血气分析标本护理**  吸痰后不宜立即采集血气分析的标本,待吸痰20分钟后体内血气和酸碱值恢复后方可采集。

(1)操作前:每毫升含1500U肝素液湿润注射器内壁,来回推动活塞,使肝素溶液涂布注射器内壁,然后针尖朝上,排弃注射器内多余的肝素溶液和空气。

(2)操作中:抽血时尽量不拉针栓,若需拉也勿用力过猛,以免空气进入影响检测结果。

(3)操作后:①拔出采血针头后立即将针头刺入备好的橡皮塞或木塞中,以免空气混入。②立即用消毒干棉签按压穿刺点,勿揉,防止局部出血。③详细填写化验单:注明吸氧方法、氧浓度、呼吸机参数以及采血时间等。

▲实训3-5-7参见《内科护理实训指导》

**6. 血氧饱和度监测**

(1)操作方法:评估病人吸氧浓度、合作程度、指(趾)端循环、皮肤完整性、肢体活动情况、环境光线等→告知病人监测目的、方法及注意事项→准备脉搏血氧饱和度监测仪→协助病人取舒适体位→清洁病人局部皮肤及指(趾)甲→安放传感器于病人手指、足趾或耳郭处,方向正确,松紧适宜,接触良好→调整报警界限(一般低限为90%)→发现异常及时通知医生。

(2)注意事项:①避免干扰因素,如偏瘫、体温过低、低血压或休克、使用血管收缩药物、贫血、同侧手臂测量血压、环境光线太强、电磁干扰、指甲过长及涂抹指甲油等。②定时更换传感器放置部位,防止皮肤受损或局部血液循环障碍。③CO中毒的病人不宜选用脉搏血氧监测仪进行血氧饱和度监测。

**7. 生活护理**  加强口腔、皮肤护理,防止黏膜感染,皮肤压疮。

**8. 心理护理**  慢性呼吸衰竭病人病史较长,对工作、生活影响较大,所以,要首先了解病人心理反应及日常生活能力,评估家属、朋友、单位对病人支持的情况。针对病人焦虑、失落等不良心理进行相应心理护理。注意促进病人与家人及单位之间的沟通,树立病人战胜疾病的信心,以积极的心态对待人生。

☞考点:肺性脑病的护理主要是注意安全、观察神志、监测血气分析、持续低流量吸氧、配合应用呼吸兴奋剂等。

# 八、健康教育/出院指导

**1. 知识宣传**

(1)向病人介绍本病基本知识:使其理解本病康复保健的意义与目的。知道本病虽是不可逆病变,但积极预防和治疗可避免病情加重。

（2）使病人知道如何避免诱因：①进行耐寒锻炼和呼吸功能锻炼，如用冷水洗脸等，提高呼吸道抗病能力。②避免吸入刺激性气体，如戒烟等。③避免劳累、情绪激动等不良因素刺激。④不去人群拥挤的地方，避免与呼吸道感染者接触，减少感染的机会。⑤不滥用药。⑥按要求吸氧。

（3）指导病人进行自我检测：发现咳嗽加剧、痰液增多、颜色变黄、呼吸困难加重或出现神志改变等病情变化时，能及早就诊。

**2. 生活指导** ①指导病人制定合理的活动与休息计划，活动量以不出现呼吸困难、心律增快为宜。②指导病人合理安排膳食，加强营养，达到增强体质，提高机体抗病能力的目的。

**3. 配合治疗** ①指导病人遵医嘱正确用药，不乱用安眠药、止痛药等对呼吸有影响的药物。②熟悉正在使用的药物用法、剂量和注意事项等，观察药物不良反应。③指导病人保持呼吸道通畅。④指导Ⅱ型呼吸衰竭病人长期家庭氧疗及呼吸功能锻炼（缩唇腹式呼吸等），提高病人自我护理能力，加速康复，延缓肺功能恶化。

**4. 定期复查** 以便及时掌握病情进展情况，适当调整治疗方案。

☞考点：①避免诱因。②配合治疗。③指导Ⅱ型呼吸衰竭病人长期家庭氧疗及呼吸功能锻炼。

# 九、小　结

▲Ⅱ型呼吸衰竭最常见的病因是COPD，慢性呼吸衰竭病情加重的最常见诱因是急性呼吸道感染。

▲Ⅱ型呼吸衰竭临床主要表现为：①缺氧：呼吸困难、发绀。②$CO_2$潴留面容：皮肤温暖、潮红、多汗、球结膜充血、水肿等。③呼吸性酸中毒。④肺性脑病：$CO_2$潴留所致神志改变。

▲动脉血气分析是诊断呼吸衰竭的重要依据。

▲吸氧方法：①Ⅰ型呼吸衰竭给予高浓度高流量吸氧。②Ⅱ型呼吸衰竭给予持续低流量低浓度吸氧，辅助使用呼吸兴奋剂或呼吸机增加通气量。

▲Ⅱ型呼吸衰竭治疗基本步骤是：呼吸道通畅→持续低流量吸氧→增加通气量→纠正水、电解质、酸碱平衡紊乱→抗感染。

▲肺性脑病护理是本病特色护理。

## 急性呼吸衰竭病人的护理

急性呼吸衰竭是某些突发的致病因素引起肺通气和（或）换气功能迅速、严重障碍，短时间内引起呼吸衰竭。若抢救不及时，常可危及生命。

☞考点：急性呼吸衰竭的概念。

# 一、病因与发病机制

（一）病因

**1. 呼吸系统疾病** 严重呼吸系统感染、急性呼吸道阻塞性病变、重度或危重哮喘，各种病因引起的急性肺水肿、胸部外伤或手术损伤等。

**2. 呼吸中枢受抑制** 急性颅内感染、颅脑损伤、急性脑血管病变（脑出血、脑梗死）等。

**3. 神经-肌肉传导系统受损** 重症肌无力、有机磷中毒等损害了神经-肌肉传导系统，引起通气不足。

（二）发病机制

同"呼吸衰竭发病机制"。

☞考点：急性呼吸衰竭的三个主要病因。

# 二、临床表现

**1. 呼吸困难** ①若因上呼吸道梗阻所致：表现为吸气性呼吸困难，有明显的"三凹征"。②若中枢性呼吸衰竭:呼吸节律改变尤其明显,如陈-施呼吸、比奥呼吸等。

**2. 突然发绀**

**3. 肺性脑病症状** 参见本节慢性呼吸衰竭病人的护理相关内容。

**4. 循环系统表现** 多数病人有心动过速。突然发生严重缺氧、酸中毒,迅速引起心肌损害或周围循环衰竭,使血压下降、心律失常、甚至心脏停搏。

**5. 其他表现** 肝、肾功能突然异常,突然发生应激性溃疡,导致上消化道出血。

☞考点:急性呼吸衰竭突然出现呼吸困难、发绀、肺脑、各脏器功能异常。

# 三、辅助检查

与慢性呼吸衰竭相似。

# 四、诊断要点

①与慢性呼吸衰竭相似。②起病突然、进展迅速。

# 五、治疗及其相关护理

**1. 立即抢救** 收入 ICU 病房,集中人力、物力迅速抢救。

**2. 立即监护** 给予心电、血压、呼吸监护,记录出入量。监测动脉血气分析、出凝血时间、肝肾功能等辅助检查指标。

**3. 保持呼吸道通畅** 是最基本、最重要的护理措施。①若病人昏迷应立即使病人处于仰卧位,头后仰,托起下颌,将口打开开放气道。②及时吸痰,清除气道内分泌物及异物。③必要时建立人工气道。④若支气管痉挛,可静脉用 $\beta_2$ 受体激动剂、抗胆碱药、茶碱类等药,舒张支气管。

**4. 氧疗** 急性呼吸衰竭也分 I 型呼吸衰竭、II 型呼吸衰竭,具体氧疗方法参见本节慢性呼吸衰竭病人的护理相关内容。

**5. 增加通气量,减少 $CO_2$ 潴留** 应用呼吸兴奋剂、机械通气。

**6. 病因治疗** 是治疗急性呼吸衰竭的根本所在。

**7. 其他** 加强营养,纠正水、电解质、酸碱平衡紊乱,加强对重要脏器功能的监测与支持。

☞考点:立即抢救、立即监护、保持呼吸道通畅、酌情氧疗、增加通气量、病因治疗。

# 六、小　结

▲急性呼吸衰竭是迅速发生的呼吸衰竭。临床表现较慢性呼吸衰竭更急,更严重。

▲需要立即抢救、立即监护、保持呼吸道通畅、酌情氧疗、增加通气量、病因治疗。

## 急性呼吸窘迫综合征病人的护理

急性呼吸窘迫综合征(acute respiratory distress syndrome,ARDS)指心源性以外的各种严重的致病因素引起的急性、进行性、难以纠正的呼吸衰竭。是急性呼吸衰竭的特殊类型,死亡率较高,死亡原因主要与多脏器功能衰竭有关。

☞考点:ARDS 的概念。

# 一、病因与发病机制

(一)病因

严重休克、严重创伤、严重感染、吸入性损伤、放射性肺损伤、肺挫伤、肺脂肪栓塞、吸入有毒气体、误吸胃内容物、溺水、氧中毒、DIC、药物中毒、妊娠高血压综合征等。

**(二) 发病机制**

①ARDS 发病机制错综复杂,至今仍未完全阐明。ARDS 可能是全身炎症反应的肺部表现,也可能是机体正常炎症反应过度表达的结果。②ARDS 主要病理改变是肺广泛性充血水肿和肺泡内透明膜形成。③病理过程分为渗出期、增生期、纤维化期,三期常重叠存在。

☞考点:ARDS 主要病理改变是肺广泛性充血水肿和肺泡内透明膜形成。

## 二、 临床表现

**1. 原发病表现**

**2. 症状**　表现为严重缺氧及难以纠正的进行性呼吸窘迫。一般在原发病起病后 72 小时内(不超过 7 天)出现进行性呼吸窘迫(胸廓紧束、严重憋气)、气促(呼吸频率大于 35 次/分钟),且通过氧疗不能改善。

**3. 体征**　早期两肺多无阳性体征,中期可闻及湿啰音,晚期除闻及广泛湿啰音外,还有叩诊浊音及实变体征。

☞考点:严重的缺氧,难以纠正的进行性呼吸窘迫。

## 三、 辅助检查

**1. X 线表现**　早期胸片显示可无异常,重者可见小片状模糊阴影,继之两肺出现大片状的浸润阴影。晚期可出现肺间质纤维化的改变。

**2. 动脉血气分析**　①$PaO_2$ 降低、$PaCO_2$ 降低、pH 值升高。②氧合指数:即动脉血氧分压与吸入氧浓度的比值($PaO_2/FiO_2$)≤300mmHg(正常值为 400~500mmHg)。③密切监测动脉血氧分压:若 $PaO_2$ 有进行性下降趋势,应高度警惕 ARDS。

**3. 床边肺功能监测**　肺顺应性的改变,对病情严重性评价和疗效判断有一定临床意义。肺顺应性改变表现为肺容量、肺活量、残气、功能残气均随病情加重而减少。

**4. 血流动力学测定**　肺毛细血管楔压降低。

☞考点:①氧合指数≤300mmHg。②肺毛细血管楔压低。③胸部 X 线有片状的浸润阴影。

## 四、 诊断要点

①原发病起病后 1 周内出现进行性呼吸窘迫。②胸部 X 线有片状的浸润阴影。③不能用其他疾病解释的呼吸衰竭。④氧合指数≤300 mmHg。

## 五、 护理问题

1. 气体交换受损　与肺广泛性充血水肿、肺泡内透明膜形成有关。
2. 清理呼吸道无效　与呼吸道分泌物过多及黏稠、无力咳出有关。
3. 潜在并发症:多脏器功能衰竭。

## 六、 治疗及其相关护理

**1. 积极治疗原发病**　治疗原发病是 ARDS 治疗的首要原则和基础。感染是导致 ARDS 的常见原因,也是首位高危因素。本病所有病人都有感染的可能,宜选择广谱抗生素治疗。

**2. 纠正缺氧**　迅速纠正缺氧、尽快提高 $PaO_2$ 是抢救 ARDS 最重要的措施。给予高浓度(>50%)、高流量(4~6L/min)氧气吸入,以迅速提高氧分压。要注意充分湿化氧气,防止气道黏膜干裂受损。观察氧疗效果和副作用,防止发生氧中毒。

**3. 机械通气** ①尽早进行机械通气。早期轻症病人可试用无创正压通气,无效或病情加重时尽快行气管插管或气管切开,给予有创机械通气。②ARDS 的机械通气推荐采用肺保护性通气策略,即呼气末正压(PEEP)和小潮气量。

**4. 维持液体平衡** ①为了消除肺水肿,需严格控制输液速度及输入量,防止因输液不当加重肺水肿。②在保证组织器官灌注和血压稳定的前提下,液体出入量宜处于轻度负平衡状态,保持肺处于相对"干"的状态。③使用利尿剂促进水肿消退。④除非有低蛋白血症,一般不宜输注胶体溶液。

**5. 其他治疗** 可酌情使用糖皮质激素、表面活性物质和一氧化氮等。

☞考点:①原发病治疗是 ARDS 治疗的首要原则和基础。②迅速纠正缺氧是抢救 ARDS 最重要的措施。高浓度、高流量吸氧。③尽早使用机械通气。给予呼气末正压(PEEP)和小潮气量。④控制输液速度、输液量,不宜输注胶体溶液。

## 七、其他护理

**1. 指导休息** 安置病人于呼吸监护病室,给予端坐位,绝对卧床休息,实施特别监护,保持病室空气清新、清洁,防止病人受凉。

**2. 饮食、排便护理** ARDS 时机体处于高代谢状态,应补充足够的营养。给予高热量、高蛋白、高脂肪食物,严格限制钠、水摄入。提倡全胃肠营养,不仅可以避免静脉营养引起的感染和血栓形成等并发症,还可保护胃肠黏膜,防止肠道菌群移位。

**3. 观察病情**

(1)观察生命体征、神志、尿量,特别注意呼吸困难程度、发绀情况,观察每小时尿量变化,准确记录 24 小时出入液量。

(2)及时送检血气分析和各种检测标本。

**4. 对症护理** ①加强口腔、皮肤护理,防止并发症。②加强人工气道和机械通气护理。

**5. 心理护理** 本病病人往往处于极度恐惧状态,因插管又无法进行语言交流。护理人员要注意通过语言或非语言方式安慰病人,给予心理支持,稳定病人情绪。

☞考点:严格限制钠、水摄入。提倡全胃肠营养。

## 八、健康教育/出院指导

①出院后加强锻炼,增强体质,运动强度以不感到疲劳为度。②加强营养,增强机体抵抗力。③戒烟、酒,预防呼吸道感染。④定期复查。

☞考点:加强锻炼,加强营养,增强机体抵抗力。

## 九、小 结

▲ARDS 是指心源性以外的各种严重的致病因素引起进行性、难以纠正的急性呼吸衰竭。

▲主要临床表现为进行性加重的呼吸窘迫,通过吸氧不易纠正。

▲氧合指数≤300mmHg 是诊断 ARDS 的必要条件。血气分析提示 $PaO_2$ 降低,$PaCO_2$ 降低。

▲治疗、护理原则是积极治疗原发病、氧疗、机械通气(PEEP 和小潮气量)、控制输液量及速度,不宜输注胶体溶液。严格限制钠、水摄入。提倡全胃肠营养。

## 十、疾病鉴别

急、慢性呼吸衰竭、ARDS 特征比较见表 3-5-1。

表 3-5-1 急、慢性呼吸衰竭、ARDS 特征比较

| 项目 | 慢性呼吸衰竭 | 急性呼吸衰竭 | ARDS |
|---|---|---|---|
| 起病情况 | 缓慢 | 急 | 急 |
| 病理生理改变 | 肺通气、换气功能障碍 | 同慢性呼吸衰竭 | 肺广泛充血水肿,肺泡内透明膜形成,肺纤维化 |
| 血气分析 | Ⅰ型呼吸衰竭:$PaO_2$ 降低 | 同慢性呼吸衰竭 | $PaO_2$ 降低,$PaCO_2$ 降低,且难以纠正 |
|  | Ⅱ型呼吸衰竭:$PaO_2$ 降低,$PaCO_2$ 升高 |  |  |
| 吸氧 | Ⅰ型呼吸衰竭:高浓度高流量吸氧。 | 同慢性呼吸衰竭 | 高浓度高流量吸氧 |
|  | Ⅱ型呼吸衰竭:持续低流量低浓度吸氧 |  |  |
| 机械通气 | 早期用无创机械通气,一般不用有创机械通气 | 同慢性呼吸衰竭 | 主要用有创机械通气,给予 PEEP 和小潮气量 |

# 第6节 慢性肺源性心脏病病人的护理

慢性肺源性心脏病(chronic pulmonary heart disease,简称肺心病)是由肺组织、肺血管或胸廓的慢性病变导致肺血管阻力增加、肺动脉高压、右心室结构和(或)功能改变的疾病。①肺心病是呼吸系统的常见疾病,患病率随年龄的增长而增加,并存在地区差异,北方高于南方、农村高于城市、吸烟者比不吸烟者的患病率显著增高。②本病在冬、春季节和气候骤变时,容易加重。③肺心病常反复急性加重,多数预后不良,但经积极治疗可以延长寿命,提高病人生活质量。

☞考点:肺组织、肺动脉、右心之间的关系。

## 一、 病因与发病机制

(一)病因

1. 支气管、肺疾病 其中 COPD 最常见,占 80%~90%,其次为支气管哮喘、支气管扩张、重症肺结核等。

2. 胸廓运动障碍性疾病 相对少见。各种原因导致的严重胸廓或脊椎畸形,肺组织受压、支气管扭曲或变形,以致并发肺气肿或肺纤维化等,影响肺循环,加重右心室负荷,最终发展为肺心病。

3. 肺血管疾病 更少见。各种肺血管病变使肺小动脉狭窄、阻塞,肺血管阻力增加,从而加重右心室负荷,最终发展成肺心病。

4. 其他 原发性肺泡通气不足、睡眠呼吸暂停低通气综合征等,均可导致低氧血症,使肺血管收缩引起肺动脉高压,发展成肺心病。

(二)诱因

导致本病肺、心功能失代偿(病情急性加重)的诱因同"慢性呼吸衰竭"病情加重的诱因。

(三)发病机制

肺动脉高压形成是肺心病发生的先决条件及根本原因。缺氧是肺动脉高压形成最重要的因素。肺动脉高压使右心室后负荷加重,表现为右心室肥厚、扩大甚至右心衰竭。

☞考点:COPD 是肺心病最常见的病因。肺动脉高压是先决条件及根本原因。缺氧是肺动脉高压形成最重要的因素。最终导致右心衰竭。

▲实训 3-6-1 参见《内科护理实训指导》

## 二、 临床表现

在原有呼吸系统疾病的基础上逐步出现肺、心功能衰竭。

**1. 肺、心功能代偿期**　在咳嗽、咳痰、发绀、心悸、呼吸困难、COPD 等原有疾病表现的基础上,有肺动脉高压、右心室增大体征,如 X 线示肺动脉增宽、P2>A2、三尖瓣区出现收缩期杂音、剑突下可见心脏搏动增强等。

**2. 肺、心功能失代偿期**　是在 COPD 基础上并发Ⅱ型呼吸衰竭、右心衰竭,往往存在多脏器功能衰竭。

(1) Ⅱ型呼吸衰竭:是失代偿期最重要、最突出的表现。

(2) 右心衰竭:右心衰竭严重程度与呼吸衰竭程度呈正相关。

**3. 并发症**　肺性脑病、水电解质及酸碱平衡紊乱、心律失常、休克、消化道出血、DIC 等。其中肺性脑病是肺心病死亡的首要原因。

☞考点:①代偿期:肺动脉高压、右心室大。②失代偿期:Ⅱ型呼吸衰竭、右心衰竭。③肺性脑病是肺心病死亡的首要原因。

▲实训 3-6-2 参见《内科护理实训指导》

# 三、辅 助 检 查

**1. X 线检查**　除肺、胸基础疾患的 X 线征象外,尚有肺动脉高压征及右心室增大等征象。

**2. 心电图检查**　主要表现为右心室肥大改变(电轴右偏、重度顺钟向转位等)、肺型 P 波,是诊断肺心病的参考条件。

▲实训 3-6-3 参见《内科护理实训指导》

**3. 超声心动图检查**　肺动脉增宽、右心室流出道内径增大、右心室增大、右心室壁增厚等,可作为肺心病诊断依据。

**4. 血气分析**　一般有低氧血症。肺心病失代偿期常有呼吸衰竭指标。

☞考点:辅助检查提示肺动脉增宽、右心室增大、增厚,有肺型 P 波、呼吸衰竭等。

# 四、诊 断 要 点

①胸、肺基础疾病。②肺动脉高压、右心室增大、室壁厚和(无)右心衰竭表现。③X 线、EKG、超声心动图证实。

【情境 9】

病人,章××,男,67 岁,吸烟 40 余年,慢支病史 20 余年,气短 5 年。体检:T 36℃,P 96 次/分,R 20 次/分,BP 130/85mmHg。视诊现桶状胸,剑突下可见心脏搏动增强。触诊语颤减弱。叩诊过清音。听诊肺泡呼吸音减弱。辅助检查:白细胞 $11.0×10^9$/L,N 78%,L 22%。X 线胸片:双肺透亮度增加,肺动脉扩张。初步诊断:慢性肺源性心脏病。

【情境 9 诊断分析】

▲该病人有 COPD 表现。▲剑突下可见心脏搏动增强,提示右心大。▲X 线胸片:肺动脉扩张,提示肺动脉高压,符合肺心病诊断。▲目前该病人没有明显呼吸衰竭、心力衰竭表现。故初步诊断为慢性肺源性心脏病(代偿期)。

# 五、护 理 问 题

1. 气体交换受损　与肺血管阻力增高导致肺血流量减少有关。

2. 清理呼吸道无效　与呼吸道感染、痰多且黏稠有关。

3. 体液过多　与心排量减少、肾血流量灌注减少有关。

4. 活动无耐力　与心肺功能减退、机体缺氧有关。

5. 潜在并发症:肺性脑病。

## 六、 治疗及其相关护理

**1. 肺、心功能失代偿期治疗** 是本病护理重点。治肺为本,治心为辅。

(1) 呼吸衰竭治疗:同慢性呼吸衰竭治疗。主要是呼吸道通畅(止咳、化痰、平喘、抗感染、排痰护理)→持续低流量吸氧→增加通气量(用呼吸兴奋剂、机械通气等方式)→纠正水电解质、酸碱紊乱→抗感染→慎用镇静剂、安眠药、止痛药、麻醉药等。

(2) 控制心力衰竭:肺心病的心衰处理不同于常规心衰处理。

1) 首先抗感染:积极抗感染是首选、最重要的治疗措施,同时通畅气道,改善呼吸功能。若抗感染有效、呼吸功能有所改善、缺氧症状有所缓解,但心衰仍不能满意控制,再用利尿剂、强心剂。

2) 应用利尿剂:以缓慢、小量、间歇为原则。常选用作用较弱的利尿剂,以免引起血液浓缩、痰液黏稠、气道阻塞及低钾血症。

3) 应用强心剂:以快速、小量为原则。①应用指征:感染已被控制、呼吸功能已改善、利尿剂未能取得良好疗效、心衰仍为主要表现者。②选择药物及剂量:肺心病病人长期缺氧,对洋地黄耐受性低,容易中毒,故使用洋地黄类药时应选用作用快、排泄快的剂型,如毛花苷 C 等。剂量宜小,一般为常规剂量的 1/2 或 1/3 量。③防止中毒:用药前要积极纠正缺氧和低钾血症,用药时缓慢静脉注射,用药后注意观察药物的毒副作用。④密切观察:不能只以心率作为衡量洋地黄类药物应用和疗效考核的指征。

4) 血管扩张药:可减轻心脏前后负荷,对治疗心衰有一定的疗效。

**2. 肺、心功能代偿期治疗** 同 COPD 稳定期治疗。

☞考点:①治肺为本,治心为辅。②治疗肺心病心衰用药顺序:抗感染→利尿→强心等。③应用强心剂以快速、小量为原则。④应用利尿剂以缓慢、小量、间歇为原则。

▲实训 3-6-4 参见《内科护理实训指导》

## 七、 其他护理

**1. COPD 护理** 参见本章第 4 节"慢性阻塞性肺疾病病人的护理"相关内容。

**2. Ⅱ型呼吸衰竭护理** 参见本章第 5 节"慢性呼吸衰竭病人的护理"相关内容。

**3. 右心衰竭护理** 参见第 2 章第 4 节"慢性心力衰竭病人的护理"相关内容。但本病心力衰竭时用药顺序是:抗感染→利尿→强心。

**4. 缓解期护理** 同慢性阻塞性肺疾病病人缓解期护理,如长期家庭氧疗、呼吸功能锻炼等。

☞考点:肺心病护理是 COPD、Ⅱ型呼吸衰竭、右心衰竭护理的综合。

▲实训 3-6-5 参见《内科护理实训指导》

## 八、 健康教育/出院指导

①参见本章第 4 节"慢性阻塞性肺疾病病人的护理"、本章第 5 节"慢性呼吸衰竭病人的护理"、第 2 章第 4 节"慢性心力衰竭病人的护理"相关内容。②向大众宣传预防本病的关键是防治支气管、肺和肺血管等基础疾病,预防肺动脉高压、肺心病的发生发展。

☞考点:预防本病的关键是防治支气管、肺和肺血管等基础疾病。

## 九、 小 结

▲肺心病是胸、肺疾病引起右心病变。

▲代偿期除原有胸、肺疾病表现外,还有肺动脉高压、右心室大的征象。失代偿期主要表现为Ⅱ型呼吸衰竭、右心衰竭。

▲代偿期治疗同COPD稳定期治疗。失代偿期治疗是Ⅱ型呼吸衰竭治疗与心衰治疗的结合。但本病心衰处理不同于常规心衰处理,主要是先抗感染,再决定是否利尿、强心。

▲COPD是本病最常见的病因。本病肺、心功能失代偿的诱因同"慢性支气管炎"急性发作的诱因。

▲本病护理是COPD、Ⅱ型呼吸衰竭、右心衰竭护理的综合。

# 十、疾病鉴别

随着病情进展,慢支晚期、COPD、肺源性心脏病、Ⅱ型呼吸衰竭常合并存在,并相互关联。见图3-6-1。

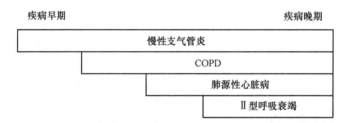

图 3-6-1　慢性支气管炎、COPD、肺源性心脏病、Ⅱ型呼吸衰竭的关系

(陆一春)

# 第7节　支气管哮喘病人的护理

支气管哮喘(bronchial asthma,简称哮喘)是由多种细胞和细胞组分参与的气道慢性炎症性疾病。主要特征包括:①气道慢性炎症。②气道对多种刺激因素呈现高反应性(气道对各种刺激因子出现过强、过早的收缩反应)。③广泛多变的可逆性气流受限。④随病程延长气道产生不可逆的缩窄(气道重构),即COPD。近年来哮喘患病率和病死率逐渐上升。约半数病人在12岁以前发病,许多病人病程长达十几年至几十年,是家庭和社会的沉重负担。为此,WHO与各国专家共同制定并不断更新全球哮喘防治倡议(简称GINA),GINA是指导全世界哮喘病防治工作的重要指南。

☞考点:①哮喘通常是可逆性气流受限。②主要特征:气道慢性炎症、高反应性、可逆性气流受限、气道重构。

▲实训 3-7-1 参见《内科护理实训指导》

# 一、病因与发病机制

(一)病因及诱因

**1. 遗传因素(过敏体质)**　多数学者认为本病是多基因遗传倾向疾病,同时受遗传因素和环境因素的双重影响。

**2. 环境因素(激发因素)**　即哮喘急性发作的诱因。

(1)变应原性因素:是支气管哮喘最主要的诱因。①室内变应原:尘螨、家养宠物、蟑螂等。②室外变应原:花粉、草粉、空气污染等。③职业性变应原:油漆、饲料、活性染料、二氧化硫、氨气等。④食物:鱼、虾、蟹、蛋类、牛奶、椰子等食物。⑤药物:普萘洛尔(心得安)、阿司匹林、抗生素等。

(2)非变应原性因素:呼吸道感染、气候、情绪、吸烟、运动、肥胖、月经、妊娠等。其中呼吸道感染是哮喘急性发作最常见的诱因。

▲实训 3-7-2 参见《内科护理实训指导》

（二）发病机制

哮喘的发病机制见图 3-7-1。

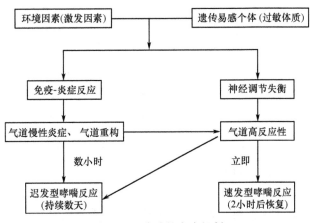

图 3-7-1　哮喘的发病机制

☞考点：①变应原性因素是哮喘急性发作最主要的诱因。②呼吸道感染是哮喘急性发作最常见的诱因。③迟发型哮喘反应：数小时后发生，持续数天。④速发型哮喘反应：立即发生，持续 2 小时后恢复。

# 二、临床表现

**1. 症状**

（1）典型表现：反复发作性的呼气性呼吸困难（喘息）、胸闷、咳嗽等，常在夜间及凌晨发作或加重，可自行缓解或治疗后缓解。

▲实训 3-7-3 参见《内科护理实训指导》

（2）其他表现：①哮喘先兆：哮喘发作前常有先兆症状，如干咳、打喷嚏、流眼泪、流鼻涕、胸闷等。②咳嗽变异型哮喘：咳嗽为唯一的症状。③胸闷变异型哮喘：胸闷为唯一的症状。④运动性哮喘：运动时出现伴有哮鸣音的喘息、气急、胸闷、咳嗽。

**2. 体征**　①呼吸快、心率快。②哮鸣音：因病变主要在小气道，所以，双肺可闻及广泛的哮鸣音，呼气音延长。③伴有奇脉。④轻度哮喘或危重哮喘发作时，可无哮鸣音、奇脉。

**3. 哮喘分期**

（1）急性发作期：指喘息、气急、胸闷、咳嗽等症状突然发生或加重。

（2）非急性发作期：指在相当长的时间内仍有不同程度的喘息、气急、胸闷、咳嗽等症状。

**4. 哮喘严重程度分级**　见表 3-7-1。

表 3-7-1　哮喘严重程度分级表

| 临床特点 | 轻度 | 中度 | 重度 | 危重 |
|---|---|---|---|---|
| 气短 | 步行、上楼时 | 稍动 | 休息时 | |
| 体位 | 可平卧 | 喜坐位 | 端坐呼吸 | |
| 讲话方式 | 连续成句 | 常有中断 | 单字 | 不能讲话 |
| 精神状态 | 较安静 | 稍烦躁 | 焦虑、烦躁 | 嗜睡、意识模糊 |
| 出汗 | 无 | 有 | 大汗淋漓 | |

| 临床特点 | 轻度 | 中度 | 重度 | 危重 |
|---|---|---|---|---|
| 辅助呼吸肌活动、三凹征 | 无 | 有 | 常有 | 胸腹反常运动 |
| 哮鸣音 | 散在 | 较响亮、弥漫 | 响亮、弥散 | 无 |
| 脉率 | <100 次/分 | 100~120 次/分 | >120 次/分 | 脉搏慢、不规则 |
| 奇脉 | 无 | 有 | 常有 | 无 |
| 用 $\beta_2$ 激动剂后 PEF 与预计值比 | >80% | 60%~80% | <60% | |
| $PaO_2$（吸空气） | | ≥60mmHg | <60mmHg | |
| $PaCO_2$ | | ≤45mmHg | >45mmHg | |
| $SaO_2$（吸空气） | | 91%~95% | ≤90% | |

**5. 哮喘持续状态** 又称为重症哮喘。

（1）概念：指严重的哮喘发作持续 24 小时以上。

（2）诱因：①呼吸道感染未控制。②过敏原未清除。③严重脱水、痰液黏稠、形成痰栓，阻塞细支气管，导致肺不张。④治疗不当或突然停用糖皮质激素。⑤精神过度紧张。⑥严重缺氧、酸中毒、电解质紊乱。⑦有并发症。

**6. 并发症** ①哮喘严重发作时可并发自发性气胸、肺不张、呼吸衰竭等；②长期反复发作或感染可并发 COPD、肺源性心脏病等，其中最常见的并发症是 COPD。

☞考点：①发作性呼气性呼吸困难，伴哮鸣音、奇脉。②常在夜间及凌晨发作或加重，可自行缓解或治疗后缓解。③轻度哮喘或危重哮喘发作时，可无哮鸣音、奇脉。④哮喘持续状态：严重的哮喘发作持续 24 小时以上。⑤最常见的并发症是 COPD。

# 三、辅 助 检 查

**1. 痰液检查** 痰涂片检查可见较多嗜酸粒细胞。

**2. 肺功能检查**

（1）通气功能检测：哮喘发作时第一秒用力呼气容积（$FEV_1$）和呼气峰流速（PEF）均下降，缓解期可逐渐恢复。其中第一秒用力呼气容积/用力肺活量（$FEV_1/FVC$）%<70% 为判断气流受限的最重要的指标。

（2）呼气峰流速（PEF）变异率：哮喘有通气功能昼夜变化的特点，若哮喘发作 24 小时内 PEF 昼夜波动率≥20%，提示气道阻塞可逆。PEF 可通过袖珍式峰流速仪（图 3-7-2）测得。

（3）支气管激发试验：用于测定气道是否存在高反应性。①吸入型支气管激发剂：醋甲胆碱、组胺、甘露醇、高渗盐水等。②激发试验阳性标准：吸入激发剂后病人 $FEV_1$ 下降≥20%。③适应证：激发试验只适用于非哮喘发作期、$FEV_1$ 在正常预计值 70% 以上的病人。

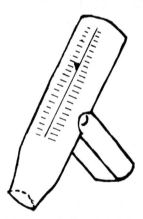

图 3-7-2 袖珍式峰流速仪

（4）支气管舒张试验：用以测定气道是否有可逆性阻塞。①吸入型支气管舒张剂：沙丁胺醇、特布他林及异丙托溴铵等。②舒张试验阳性标准：吸入舒张剂后 20 分钟，$FEV_1$ 较用药前增加≥12%，且其绝对值增加≥200ml。

**3. 动脉血气分析** 判断病人是否存在呼吸衰竭及其严重程度，对诊断和治疗具有重要指导意义，是重症哮喘的首要检查项目。

**4. 胸部 X 线/CT 检查** 缓解期多无明显异常。哮喘发作时可见两肺透亮度增加，呈过度通气状态。

**5. 特异性变应原的检测** 测定变应原有助于病因诊断,指导预防。①皮肤过敏原测试:根据病史和当地生活环境选择可疑的过敏原进行检查,可通过皮肤点刺、划痕、皮内注射等方法进行。②吸入过敏原测试:将可疑变应原稀释液从气管内吸入,然后测气道压力。此法虽然结果可靠,但有一定风险性。③血清检测:过敏性哮喘病人血清特异性IgE较正常人明显增高。

☞考点:①(FEV$_1$/FVC)%<70%为判断气流受限的最重要的指标。②24小时内PEF昼夜波动率≥20%,提示气道阻塞可逆。③血气分析是重症哮喘的首要检查项目。

## 四、诊断要点

**1. 诊断要素** 符合以下1~4条或4、5条者可以诊断为支气管哮喘。

(1) 第一条:反复发作的喘息、气急、胸闷、咳嗽。

(2) 第二条:双肺可闻及哮鸣音和(或)呼气延长。

(3) 第三条:上述症状可经治疗缓解或自行缓解。

(4) 第四条:除外其他疾病所引起的上述症状。

(5) 第五条:临床表现不典型者(如无明显喘息或体征)但有下列3项中至少1项阳性:①支气管激发试验或运动试验阳性;②支气管舒张试验阳性;③昼夜PEF变异率≥20%。

**2. 哮喘与左心衰竭引起的呼吸困难鉴别** 左心衰竭特点:①常有高血压、冠心病等心血管病史。多在夜间平卧时突然发生呼吸困难,被迫采取端坐位。②重者咳出粉红色泡沫痰。③两肺除有哮鸣音外,还有湿啰音。④坐起后症状可有所缓解。⑤胸部X线检查有心脏扩大、肺淤血征。若一时难以鉴别,可先用氨茶碱缓解症状,然后再进一步检查。诊断未明确前忌用吗啡和肾上腺素,以免发生危险。

▲**实训3-7-4 参见《内科护理实训指导》**

【情境10】

病人,李××,女,19岁,2小时前游园时突然张口喘息、大汗淋漓。体检:T 36.8℃,P 130次/分,R 32次/分,BP 110/70mmHg,神志清醒,仅能说单字,表情紧张,端坐位,口唇发绀,双肺叩诊过清音,呼气明显延长,双肺野闻及广泛哮鸣音,有奇脉。病人自幼常于春季发生阵发性呼吸困难,其母患有支气管哮喘。初步诊断:支气管哮喘(重度发作)。

【情境10诊断分析】

▲该病人在游园等环境因素作用下突然喘息,符合诊断第1条。▲双肺野闻及广泛哮鸣音,呼气明显延长,符合诊断第2条。▲该病人自幼有类似发作,能缓解,符合诊断第3条。▲该病人无其他能引起喘息症状的疾病,符合诊断第4条。故初步诊断为支气管哮喘。▲因为病人端坐位,大汗淋漓,P 130次/分,R 32次/分,仅能说单字,有奇脉,符合哮喘重度发作的表现。

## 五、护理问题

1. 气体交换受损 与支气管痉挛、气道炎症有关。

2. 清理呼吸道无效 与支气管黏膜水肿、痰液黏稠、无效咳嗽有关。

3. 知识缺乏:缺乏正确使用气雾剂、干粉吸入器的相关知识。

4. 有液体不足的危险 与液体丢失增加,水分摄入不足有关。

## 六、治疗及其相关护理

目前尚无根治哮喘的方法。治疗目的:①迅速控制症状。②尽量减少复发。

（一）脱离变应原

脱离变应原是防治哮喘最有效的方法。

（二）常用药物

**1. β₂受体激动剂**　兴奋呼吸道的 β₂ 受体，起到松弛支气管平滑肌的作用。

（1）常用制剂

1）速效 β₂ 受体激动剂（SABA）：作用维持 4~6 小时。是哮喘急性发作的首选药物。①常用剂型：吸入、口服、静脉三种剂型，首选吸入剂型。②常用吸入剂型：定量气雾剂（MDI）、干粉剂、雾化溶液等。③常用药物：沙丁胺醇、特布他林等。

2）长效 β₂ 受体激动剂（LABA）：作用维持 10~12 小时。①LABA 与吸入型糖皮质激素（ICS）：分别作用于支气管哮喘发病的不同环节，两药有协同和互补作用，联合应用可减少激素的用量和副作用，规律地联合使用 LABA 和 ICS 是最常用的哮喘控制性药物。常用制剂有氟替卡松/沙美特罗吸入干粉剂、布地奈德/福莫特罗吸入干粉剂等。②按起效时间分类：快速起效（数分钟起效），如福莫特罗等；缓慢起效（半小时左右起效），如沙美特罗等。

（2）注意事项：①β₂ 受体激动剂用量过大可引起低钾血症、肌震颤、心悸、严重心律失常，甚至发生猝死，要注意监测不良反应。②不宜单独、长期使用 β₂ 受体激动剂。因 β₂ 受体激动剂对气道炎症几乎无作用。③久用 β₂ 受体激动剂会产生耐药性，但停药 1~2 周可恢复药物敏感性。

**2. 糖皮质激素**　哮喘的病理基础是慢性非特异性炎症。糖皮质激素能抑制该炎症，降低气道高反应，是目前控制哮喘发作最有效的抗炎药物。

（1）常用制剂

1）吸入型糖皮质激素（ICS）制剂：常用倍氯米松、布地奈德、氟替卡松、莫米松等制剂。是长期治疗哮喘的首选药物。

2）口服糖皮质激素制剂：常用泼尼松（强的松）、泼尼松龙（强的松龙）等制剂。①用于吸入糖皮质激素无效或需要短期加强的病人治疗。②症状缓解后逐渐减量至停用，或改用吸入剂。

3）静脉注射糖皮质激素制剂：常用琥珀酸氢化可的松、甲泼尼龙（甲基强的松龙）等制剂。用于重度或严重哮喘发作时。

（2）用药注意事项：①一般规律应用吸入型糖皮质激素 1 周以上方能生效。②不宜长期口服糖皮质激素用于哮喘维持治疗。③地塞米松在体内半衰期较长，不良反应较多，不宜用于哮喘治疗。④需密切观察是否有糖皮质激素不良反应。⑤嘱病人遵医嘱用糖皮质激素，不得擅自停药、减量、加量。⑥长期吸入糖皮质激素的主要副作用是口咽部真菌感染、声音嘶哑或呼吸道不适等，应指导病人吸入激素后立即漱口、洗脸。

**3. 茶碱类**　茶碱是目前治疗哮喘的有效药物之一，常与糖皮质激素合用，具有协同作用。茶碱类的主要作用机制是：抑制细胞内磷酸二酯酶活性，提高 cAMP 浓度，舒张支气管平滑肌。

（1）常用制剂：氨茶碱、缓释茶碱。后者可维持较好的治疗浓度，昼夜血药浓度平稳，不良反应较少，平喘作用可维持 12~24 小时，可用于控制夜间哮喘。

（2）用药方法：经静脉、口服途径给药。静脉给药主要应用于重、危症哮喘。

（3）用药注意事项：①静脉注射氨茶碱速度要慢。静脉给药速度过快可引起胃肠道症状（恶心、呕吐等），心血管症状（心动过速、心律失常、血压下降、心脏骤停等），中枢神经系统毒性反应（头痛、眩晕、抽搐等）。②口服用药有消化道反应时，可与复方氢氧化铝（胃舒平）同服，或于饭后服。③茶碱类药物与西咪替丁、喹诺酮类、大环内酯类等药物合用，可影响茶碱代谢而使其排泄减慢，此时应减少茶碱类药物用量。④发热、妊娠、小儿、老年人，有心、肝、肾功能障碍及甲状腺功能亢进者慎用。⑤茶碱缓释片（舒弗美）内有控释材料，必须整片吞服。

**4. 抗胆碱药**　能阻断节后迷走神经通路，降低迷走神经张力，使支气管舒张，减少痰液分泌。

但其舒张支气管作用比 $\beta_2$ 受体激动剂弱。

（1）常用制剂：①短效抗胆碱能药：作用维持 4~6 小时，如异丙托溴铵。主要用于哮喘急性发作的治疗，尤其适用于多痰的病人。多与 $\beta_2$ 受体激动剂联合应用。②长效抗胆碱能药：作用维持 24 小时，作用强，不良反应较少，如噻托溴铵。主要用于哮喘合并 COPD 病人的长期治疗。

（2）用药注意事项：抗胆碱药吸入后，少数病人可有口苦或口干感，给予漱口、含糖片等处理后症状可消失。

**5. 白三烯调节剂** 通过调节白三烯的生物活性而发挥抗炎作用，同时具有舒张支气管平滑肌作用，是目前除 ICS 外唯一可单独应用的哮喘控制性药物，尤其适用于阿司匹林哮喘、运动性哮喘、过敏性鼻炎哮喘病人的预防或治疗。常用孟鲁司特、扎鲁司特等制剂。本类药不良反应较少。

**6. 其他药物** ①抗 IgE 抗体：是一种重组单克隆抗体，具有阻断游离 IgE 与 IgE 受体结合的作用。主要用于血清 IgE 水平增高的重症哮喘病人。②色甘酸钠：对于预防运动和过敏原诱发的哮喘有效。

**7. 治疗哮喘药物分类** 见表 3-7-2。①缓解性药物：此类药亦称支气管舒张药。主要通过舒张支气管，达到迅速缓解哮喘发作的目的。②控制性药物：此类药物亦称非特异性抗炎药。主要通过治疗气道炎症，达到控制或预防哮喘发作的目的。

▲ 实训 3-7-5 参见《内科护理实训指导》

表 3-7-2　哮喘治疗药物分类表

| 缓解性药物 | 控制性药物 |
| --- | --- |
| 短效 $\beta_2$ 受体激动剂（SABA） | 吸入型糖皮质激素（ICS） |
| 短效吸入性抗胆碱能药 | 白三烯调节剂 |
| 短效茶碱 | 长效 $\beta_2$ 受体激动剂（LABA） |
| 全身用糖皮质激素 | 缓释茶碱 |
| | 色甘酸钠 |
| | 抗 IgE 抗体 |
| | 联合药物（如 ICS/LABA） |

**（三）治疗方案**

**1. 哮喘急性发作时治疗方案** 是本病护理重点。见表 3-7-3。①中度发作：除用药外，还要给予吸氧。②重度、危重发作：不仅要用药、吸氧，还要注意维持水、电解质、酸碱平衡、预防呼吸道感染。若疗效不佳，可实施机械通气。

表 3-7-3　哮喘发作时治疗方案汇总

| 药物 | 轻度发作 | 中度发作 | 重度、危重发作 |
| --- | --- | --- | --- |
| $\beta_2$ 受体激动剂 | 定量气雾剂吸入 SABA。①第 1 小时内每 20 分钟吸入 1~2 喷。②随后调整为每 3~4 小时吸入 1~2 喷 | 第 1 小时内持续雾化吸入 SABA | 持续雾化吸入 SABA |
| 茶碱类 | 效果不佳时可加用缓释茶碱片口服 | 也可静脉注射茶碱类 | 静脉注射茶碱类 |
| 抗胆碱能药 | 效果不佳时可加用短效抗胆碱能药气雾剂吸入 | 短效抗胆碱药与糖皮质激素的混悬液雾化吸入 | 短效抗胆碱药与糖皮质激素的混悬液雾化吸入 |
| 糖皮质激素 | | 效果不佳时尽早口服糖皮质激素 | 尽早静脉用糖皮质激素，待症状缓解后改为口服 |

**2. 哮喘长期治疗方案** 非急性发作期哮喘病人仍存在慢性非特异炎症，需要制定长期治疗方案（表 3-7-4）。此方案为基本原则，需注意个体化、联合用药。

（1）共同治疗措施：第 1 级至第 5 级治疗都需要对哮喘病人进行哮喘知识教育、控制环境因素、避免诱发因素、按需使用速效 $\beta_2$ 受体激动剂。

（2）根据病情选择治疗级别：①非持续性轻度哮喘从第 1 级治疗方案开始。②未经治疗的持续性哮喘，初始治疗应从第 2 级治疗方案开始。③哮喘处于严重未控制状态，治疗应从第 3 级治疗方案开始。

（3）调整治疗步骤：从第 1 级到第 5 级是升级，从第 5 级到第 1 级是降级。①如果目前的治疗方案不能够使哮喘得到控制,治疗方案应该升级。②对于大多数控制剂来说,最大的治疗效果可能要在3~4个月后才能显现,所以只有在某种治疗方案维持3~4个月后,仍未控制哮喘,才考虑升级。③若哮喘已被控制,且至少维持3个月以上,治疗方案可以降级。

**表3-7-4 哮喘长期治疗方案**

| 第1级 | 第2级 | 第3级 | 第4级 | 第5级 |
|---|---|---|---|---|
| 哮喘知识教育、控制环境因素、避免激发因素 | | | | |
| 按需要使用速效 $\beta_2$ 受体激动剂 | | | | |
| 选择以下1种:<br>▲低剂量ICS<br>▲白三烯调节剂 | 选择以下1种:<br>▲低剂量ICS加LABA<br>▲低剂量ICS加白三烯调节剂<br>▲低剂量ICS加缓释茶碱<br>▲中剂量或高剂量ICS | 在第3级基础上,增加以下1种或1种以上:<br>▲中剂量或高剂量ICS加LABA<br>▲白三烯调节剂<br>▲缓释茶碱 | 在第4级基础上,增加以下1种:<br>▲口服糖皮质激素(最低剂量)<br>▲抗IgE治疗 | |

**3. 免疫疗法**

(1)特异性免疫疗法:又称脱敏疗法,或称减敏疗法。不少哮喘发病与特异性变应原有关,可采用特异性变应原(如螨、花粉、猫毛等)做定期反复皮下注射,诱导机体产生免疫耐受性,使病人脱敏。

(2)非特异性免疫疗法:如注射卡介苗、转移因子、疫苗等制剂,对增强机体免疫力有一定辅助疗效。

☞考点:(1)脱离变应原:是防治哮喘最有效的方法。

(2)常用药物:①SABA是哮喘急性发作的首选药物;首选吸入给药法;急性发作常首选沙丁胺醇气雾剂。②不宜单独、长期使用 $\beta_2$ 受体激动剂。③糖皮质激素是目前控制哮喘发作最有效的抗炎药物。④ICS是哮喘长期治疗的首选药物。⑤LABA和ICS联合使用是最常用的控制哮喘的方法。⑥静脉注射氨茶碱速度要慢。⑦白三烯调节剂是目前除ICS外唯一可单独应用的哮喘控制性药物,尤其适用于阿司匹林哮喘、运动性哮喘、过敏性鼻炎哮喘病人。

(3)治疗方案:①轻度发作:定量气雾剂吸入SABA,第1小时内每20分钟吸入1~2喷,以后3~4小时吸入1~2喷。②中度发作:第1小时内持续雾化吸入SABA。吸入抗胆碱能药、糖皮质激素,静脉用茶碱类,口服糖皮质激素。③重度、危重发作:持续雾化吸入SABA。吸入抗胆碱能药、糖皮质激素,静脉用茶碱类、糖皮质激素。④非急性发作:需制定长期治疗方案。

(4)禁用普萘洛尔、阿司匹林等药。

【情境10 医嘱示例】

**长期医嘱单**

| 姓名 | 李× | 入院日期 | 2007.4.5 | 病区 | 呼吸科 | 床号 | 23 | 住院号 | 2010621 |
|---|---|---|---|---|---|---|---|---|---|

| 起始日期 | 时间 | 医嘱 | | 医师签名 | 停止日期 | 停止时间 | 医师签名 | 录入者 |
|---|---|---|---|---|---|---|---|---|
| 2007.4.5 | 11:30 | 内科护理常规 | | B | | | | W |
| 2007.4.5 | 11:30 | 一级护理 | | B | | | | W |
| 2007.4.5 | 11:30 | 普食 | | B | | | | W |
| 2007.4.5 | 11:30 | 吸氧 | | B | | | | W |
| 2007.4.5 | 11:30 | 舒利迭 | 1喷 q12h | B | | | | W |

录入长期护理单,并执行

续表

| 姓名 | 李× | 入院日期 | 2007.4.5 | 病区 | 呼吸科 | 床号 | 23 | 住院号 | 2010621 |
|---|---|---|---|---|---|---|---|---|---|

| 起始日期 | 时间 | 医嘱 | | 医师签名 | 停止日期 | 停止时间 | 医师签名 | 录入者 |
|---|---|---|---|---|---|---|---|---|
| 2007.4.5 | 11:30 | 5% GS　　　　250ml | ／ ivgtt | B | | | | W |
| | | 氨茶碱　　　0.25 | ／ bid | | | | | |
| …… | …… | …… | | | | | | |

**短期医嘱单**

| 姓名 | 李× | 入院日期 | 2007.4.5 | 病区 | 呼吸科 | 床号 | 23 | 住院号 | 2010621 |
|---|---|---|---|---|---|---|---|---|---|

| 起始日期 | 时间 | 医嘱 | | 医师签名 | 执行时间 | 执行者 | 录入者 |
|---|---|---|---|---|---|---|---|
| 2007.4.5 | 11:30 | 尿常规 | | B | | | W |
| 2007.4.5 | 11:30 | 大便常规 | | B | | | W |
| 2007.4.5 | 11:30 | 痰培养 | | B | | | W |
| 2007.4.5 | 11:30 | 血常规 | | B | | | W |
| 2007.4.5 | 11:30 | 血生化 | | B | | | W |
| 2007.4.5 | 11:30 | X 线胸片 | | B | | | W |
| 2007.4.5 | 11:30 | 肺功能 | | B | | | W |
| 2007.4.5 | 11:30 | 5% GS　　　100ml | ／ ivgtt | B | 11:30 | J | W |
| | | 甲强龙　　40mg | ／ st | | | | |
| 2007.4.5 | 11:30 | 普米克令舒　　1mg | ／ 雾化吸入 | B | 11:30 | J | W |
| | | 异丙托溴铵　　500μg | ／ （氧气驱动） | | | | |
| | | 特布他林　　5mg | ／ st | | | | |
| | | 0.9%NS　　2ml | ／ | | | | |
| 2007.4.5 | 11:30 | 5% GS　　　250ml | ／ ivgtt | B | 续接 | J | W |
| | | 氨茶碱　　　0.25 | ／ st | | | | |
| …… | …… | …… | | | | | |
| 2007.4.10 | 9:00 | 出院 | | B | 9:00 | J | W |

左侧注释：
- 录入长期静脉治疗单并执行
- 次日早晨留取标本,送检查
- 陪检,观察病情
- 执行者核对治疗卡后执行
- ◆通知相关部门
- ◆出院指导
- ◆办理出院手续

【备注】 ①氨茶碱:属于茶碱类。②舒利碟:是吸入性长效 $\beta_2$ 受体激动剂和吸入性糖皮质激素的联合用药形式。③普米克令舒:是吸入性糖皮质激素制剂。④异丙托溴铵:是吸入性短效抗胆碱能药。⑤特布他林:速效、短效 $\beta_2$ 受体激动剂。⑥甲强龙:糖皮质激素。

# 七、其他护理

**1. 指导休息**

（1）环境适宜,避免变应原:是本病护理重点。①环境若有明确变应原,应尽快脱离此环境。②将病人安置在清洁、安静、空气新鲜、阳光充足的病室,室内温度在 18～22℃ 左右,湿度维持在 50%～60%。室内不宜布置花草、铺地毯,枕头内不宜填塞羽毛。③进行各项护理操作时,防止灰尘飞扬,注意保护病人,防止吸入变应原。

（2）体位舒适:哮喘发作时,协助病人取适宜体位,如坐位、半卧位或在床上放一张小桌子横跨于病人腿上,便于病人能伏桌休息,减轻体力消耗。

**2. 饮食、排便护理** 是本病护理重点。①加强营养:发作期给予营养丰富、高维生素、清淡、易消化的流质或半流质饮食,勿勉强进食。②避免诱因:严禁食用与本病发作有关的食物,如鱼、虾、蛋、蟹、牛奶等。戒酒、戒烟。③补充液体:急性发作时,病人呼吸增快、出汗较多,常伴有脱水、痰液黏稠,易形成痰栓阻塞小支气管加重呼吸困难,引起便秘。应鼓励病人多饮水,饮水量>2500ml/d,补充丢失的水分,稀释痰液,防止便秘。必要时静脉补充液体。④保持大便通畅:哮喘发作时避免用力排便。

**3. 观察病情** ①哮喘发作前,观察有无哮喘发作先兆。②哮喘发作时,观察病人生命体征、意识状态、尿量;注意呼吸频率、节律、深度及辅助呼吸肌肉是否参与呼吸运动等,观察呼吸音、哮鸣音变化;观察病人咳嗽情况、痰液性状和量。③警惕夜间和凌晨时哮喘加重或复发。④了解动脉血气分析和肺功能情况。

**4. 对症护理**

(1)保持呼吸道通畅:参见本章第3节"慢性支气管炎病人的护理"相关内容。目前不主张哮喘病人使用超声雾化吸入,可能与湿冷的小雾滴容易导致支气管痉挛,加重哮喘有关。

(2)正确使用气雾剂:是本病护理重点。气雾剂(图3-7-3)又称定量雾化吸入装置(MDI),起效快,携带方便,是哮喘病人常备药物剂型。气雾剂使用方法:

1)吸药前取下气雾剂保护盖,将药瓶上下摇动几次。

2)缓慢呼气至最大量,然后将喷口放入口内,双唇含住喷口,经口缓慢吸气,在深吸气过程中按压驱动装置,继续吸气至最大量,屏气10秒,使较小的雾粒在更远的外周气道沉降,然后再缓慢呼气。

3)若需要再次吸入,应等待至少1分钟后再吸入药液。间隔一定时间是为了待"第一喷"吸入的药物扩张狭窄的气道后,使再次吸入的药物更容易到达远端受累的支气管。见图3-7-4。

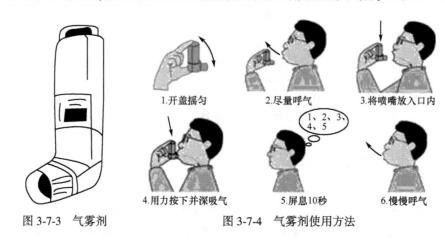

1.开盖摇匀　　2.尽量呼气　　3.将喷嘴放入口内

4.用力按下并深吸气　　5.屏息10秒　　6.慢慢呼气

图3-7-3　气雾剂　　　　图3-7-4　气雾剂使用方法

4)每次喷完药物后认真漱口,并将漱口水吐掉,减少咽部并发症。

▲ **实训3-7-6参见《内科护理实训指导》**

(3)正确使用干粉吸入器:是本病护理重点。常用干粉吸入器有舒利迭等制剂。干粉吸入器使用方法:①打开:用一手握住外壳,大拇指放在拇指柄上,向外推动拇指直至完全打开。②推动:用手推动滑动杆,听到咔嗒声提示干粉吸入器已做好吸药准备。③深呼气:远离干粉吸入器。④吸入:将干粉吸入器吸嘴对着口腔放入口中,深深地平稳地吸气,屏气10秒。⑤呼气:拿出干粉吸入器,缓慢地呼气。⑥关闭:将拇指放在拇指柄上,向后拉直至发出喀哒声表明已关闭装置。见图3-7-5。

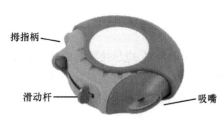

拇指柄

滑动杆　　　　吸嘴

图3-7-5　干粉吸入器

(4)雾化吸入方法:常用氧驱动雾化器,具体操作方法,参见本章第1节呼吸系统基础知识相关内容。

（5）重危哮喘护理：是本病护理重点。

1）给予半卧位或端坐位。

2）氧疗护理：重危哮喘病人往往伴有二氧化碳潴留，宜给予持续（每天超过 15 小时）低流量（1~2L/min）低浓度（25%~29%）鼻导管吸氧。①保证氧气管道通畅。②注意评估氧气治疗的疗效，如神志、发绀、呼吸困难、呼吸频率和节律的变化等。③若氧疗效果不佳，缺氧严重，提示气道不通畅，应做好气管插管或气管切开以及机械通气的准备。

3）合理输液：①一般每日补液量 2000~3000ml。②滴速 30~50 滴/分为宜，避免单位时间内输液过多而诱发心力衰竭。③输液期间注意双肺有无湿啰音，是否有咳粉红色泡沫痰等心力衰竭的表现。④及时纠正水、电解质、酸碱平衡紊乱。

4）病情监护：专人护理，严密监测病情变化。持续心电监护，一般每隔 10~20 分钟监测一次血压、脉搏、呼吸、神志。注意心电图、动脉血气分析、肺功能检查情况。注意有无自发性气胸、肺不张、脱水、酸碱失衡、电解质紊乱、呼吸衰竭、肺性脑病等并发症。认真填写特别护理记录单。

5）生活护理：加强口腔、皮肤护理，防止黏膜感染，皮肤压疮。

**5. 心理护理**　①哮喘发作与精神、心理有一定关系，要引导病人控制不良情绪，淡然处事，以积极乐观的态度对待人生。②若病人极度紧张、烦躁不安、影响休息，尽量不用镇静药，以免抑制呼吸。要守护于病人床旁，采用背部按摩等方法使病人感觉通气舒畅。并通过暗示、诱导等方法，使病人身心放松，情绪渐趋稳定。③重危哮喘病人常有恐惧感，护理人员要做好劝导工作，告知病人紧张反而会加重病情。稳定病人情绪，消除恐惧心理。

☞考点：①避免花草、地毯、皮毛、烟雾、尘埃飞扬等诱因。②避免食用与本病发作有关的如鱼、虾、蛋、蟹、牛奶等食物。饮水量>2500ml/d，③气雾剂、干粉吸入器的使用方法。④重危哮喘护理：半卧位或端坐位，持续低流量低浓度吸氧，每日补液量 2000~3000ml，严密监测病情变化，防止并发症。

# 八、 健康教育/出院指导

**1. 知识宣传**　是提高疗效、减少复发、改善病人生活质量的重要措施。

（1）避免诱因：是本病护理重点。使病人知道预防哮喘最关键的是避免吸入或接触变应原。避免摄入易引起哮喘的食物，不饲养宠物，不在室内摆放花草，不使用地毯、羊毛毯、羽毛枕、羽绒服。避免接触冷空气等刺激性气体，避开可疑环境。保持室内空气新鲜，预防呼吸道感染。清洗、暴晒床上用物。打扫卫生或喷洒农药时要离开现场。避免强烈的精神刺激和剧烈运动，避免持续的喊叫等过度换气动作。

（2）介绍本病基本知识：使病人既高度重视本病，又不过分紧张。让病人了解哮喘的病因、诱因、发病机制、疾病预后，以积极的心态对待疾病。

（3）使病人明确治疗目的：懂得哮喘虽不能彻底治愈，但只要坚持充分的正规治疗，完全可以有效地控制其发作，提高病人用药依从性。

（4）病人能自我监测：①能识别哮喘发作先兆和病情加重的征象。②会使用峰流速仪：取站立位，尽可能深吸一口气，然后用唇齿包住进气口，以最快的速度、最有力的呼气吹动游标滑动，游标最终停止到的刻度就是此次最高呼气流量，即呼气峰流速（PEF），见图 3-7-6。③病人能主动记录哮喘日记，为疾病预防和治疗提供参考资料。

（5）病人能应急处理：病人随身携带速效 $\beta_2$ 受体激动剂，哮喘发作时能正确使用气雾剂等应急止喘药。

**2. 生活指导**　①指导病人饮食、起居、清洁环境等，帮助病人寻找并避开变应原。养成规律的生活习惯，注意保暖，预防呼吸道感染。②指导病人进行体育锻炼和耐寒训练，增强抵抗力。③指导病人保持乐观情绪，向病人说明发病与精神因素和生活压力的关系，帮助病人做好与疾病长期作斗争的准备。动员病人的亲朋好友关心病人，为其身心康复提供各方面的支持。

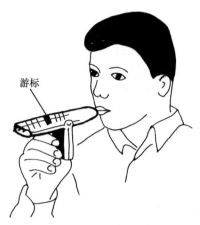

游标

图 3-7-6 峰流速仪使用示意图

**3. 用药指导** ①让哮喘病人熟知自己所用药物的名称、用法、用量及注意事项,了解药物的主要不良反应及处理。②不用可能诱发哮喘的药物,如阿司匹林、吲哚美辛(消炎痛)、普萘洛尔等。③嘱病人随身携带止喘气雾剂,有哮喘发作先兆时立即吸入。④发病季节前可以遵医嘱进行预防性治疗,避免哮喘复发。⑤与病人、医生共同制定长期管理、防止哮喘复发的计划(包括避免诱因、熟悉先兆、气雾剂使用、峰流速仪使用、记哮喘日记等)。

**4. 定期复查** 因为对于所有达到控制标准的病人,必须通过常规跟踪及阶段性地减少剂量来寻求最小控制剂量,所以要提醒病人定期复查。

☞考点:①病人知道如何避免吸入或接触变应原。②不用可能诱发哮喘的药物,如阿司匹林、吲哚美辛、普萘洛尔等。③随身携带止喘气雾剂,哮喘发作时能应急处理。④自我监测:识别哮喘发作先兆;正确使用峰流速仪;记哮喘日记。

【情境 10 护理工作过程】

▲入院护理工作过程

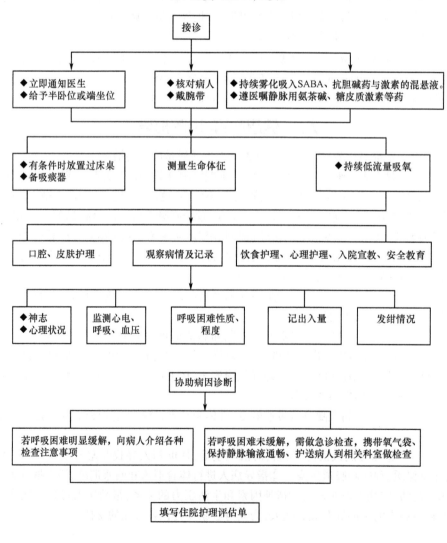

▲ **住院护理工作过程**

加强巡视,观察神志、生命体征、发绀、呼吸困难、咳嗽、咳痰、循环系统情况等→给予吸氧→执行医嘱,配合应用平喘、抗感染药物→协助排痰,加强基础护理,预防并发症→避免环境内有花草、地毯、羽毛,避免灰尘飞扬→酌情给予营养丰富、高维生素、清淡、易消化的流质或半流质饮食。多饮水。严禁食用蛋、鱼、虾、蟹、牛奶等致敏食物。戒烟酒→进行心理指导、健康教育→酌情填写护理记录单

▲ **出院护理工作过程**

处理出院医嘱,撤销单据及卡片,整理出院病历,做好出院登记→指导病人如何避免诱因,教会使用气雾剂及峰流速仪方法。提醒病人随身携带气雾剂,告之发作时如何处理→指导病人自我监测病情,识别发作先兆和病情加重征象,定期复查→听取病人意见和建议,协助备好出院带药、交代遵医嘱用药及药物不良反应→协助办理出院手续→护送病人出院→通知护工、膳食科→常规清洁消毒床单位→填写出院护理记录

# 九、小　结

▲支气管哮喘受遗传因素和环境因素的双重影响。环境因素是哮喘急性发作的诱因,其中变应原性因素是最主要的诱因,呼吸道感染是最常见的诱因。

▲典型表现是反复发作的喘息、气急、胸闷、咳嗽,呈呼气性呼吸困难,常伴哮鸣音、奇脉。哮喘症状可自行或经治疗后缓解。

▲使用峰流速仪监测最高呼气流量,若昼夜变异率≥20%,提示存在可逆性的气道阻塞。

▲常用平喘药物有β$_2$受体激动剂、茶碱类药物、抗胆碱能药、糖皮质激素等。β$_2$受体激动剂、茶碱类药物、抗胆碱能药以扩张气管为主,糖皮质激素以控制免疫炎症为主。

▲气雾剂给药方便、迅速、副作用小,是哮喘急性发作用药的首选剂型。如沙丁胺醇气雾剂。

▲护理重点是指导病人避免接触变应原,自我监测,发作时自我紧急处理等。

## 第8节　肺炎病人的护理

肺炎(pneumonia)是指终末气道、肺泡和肺间质的炎症。是最常见的感染性疾病之一。是呼吸系统的常见病、多发病。肺炎发病率高、病死率高可能与下列因素有关:人口老龄化、吸烟、有基础疾病者免疫功能低下、病原体变迁、医院获得性肺炎发病率增高、病原学诊断困难、不合理应用抗生素引起细菌耐药性增高等。重症肺炎常有其他系统受累情况。慢性肺炎病程常大于3个月。

☞考点:①肺炎的概念。②发病率高、病死率高。

# 一、病因与发病机制

(一)病因

肺炎可由多种病原微生物(细菌、非典型病原体、病毒、真菌、立克次体、寄生虫等)引起,也可由于理化因素、免疫损伤、过敏及药物所致。其中细菌感染引起的肺炎最为常见,占80%左右。

(二)发病机制

正常呼吸道免疫防御机制(支气管内黏液-纤毛系统、肺泡巨噬细胞等)使气管隆凸以下的呼吸道保持无菌。是否发生肺炎决定于病原体和宿主因素,若病原体数量多、毒力强,宿主抵抗力降低,即可发生肺炎。病原体可通过下列途径进入下呼吸道,引起肺炎:①空气吸入。②血行播散。③邻近感染部位蔓延。④误吸上呼吸道定植菌、胃肠道定植菌。⑤通过人工气道吸入环境中致病菌等。

见图 3-8-1。

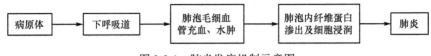

图 3-8-1 肺炎发病机制示意图

☞考点:细菌感染引起的肺炎最为常见。

# 二、分　类

(一)解剖分类

**1. 大叶性肺炎**　又称肺泡性肺炎。炎症累及单个、多个肺叶或整个肺段,通常不累及支气管。致病菌多为肺炎链球菌。

**2. 小叶性肺炎**　又称支气管肺炎。炎症累及细支气管、终末细支气管和肺泡。致病病原体有肺炎链球菌、葡萄球菌、病毒、肺炎支原体以及军团菌等。常继发于其他疾病,如支气管炎、支气管扩张、上呼吸道病毒感染以及长期卧床的危重病人。

**3. 间质性肺炎**　病变累及支气管周围间质组织及肺泡壁,有肺泡壁增生及间质水肿。呼吸道症状较轻,异常体征较少。致病病原体有细菌、支原体、衣原体、病毒或卡氏肺囊虫等。

(二)病因分类

**1. 细菌性肺炎**　是最常见的肺炎类型。其中肺炎链球菌性肺炎最多见;金黄色葡萄球菌、肺炎杆菌(肺炎克雷伯杆菌)肺炎其次;流感嗜血杆菌、铜绿假单胞菌肺炎少见。

**2. 病毒性肺炎**　如冠状病毒、腺病毒、呼吸道合胞病毒、流感病毒、麻疹病毒、巨细胞病毒、单纯疱疹病毒性肺炎等。

**3. 非典型病原体肺炎**　如军团菌、支原体、衣原体肺炎等。

**4. 真菌性肺炎(肺真菌病)**　如白色念珠菌、曲霉菌、隐球菌、肺孢子菌导致的肺炎等。

**5. 其他病原体所致肺炎**　如立克次体、弓形虫、寄生虫肺炎等。

**6. 理化因素所致的肺炎**　如放射性损伤引起的放射性肺炎,胃酸吸入引起的化学性肺炎,吸入内源性脂类物质引起的类脂性肺炎等。

(三)按感染来源分类

由于细菌学检查阳性率低,培养结果滞后,按病因分类比较困难,目前多按肺炎获得环境分类。

**1. 社区获得性肺炎**　指在医院外罹患的感染性肺实质炎症,包括具有明确潜伏期的病原体感染后入院于潜伏期内发病的肺炎。最常见的病原菌为肺炎链球菌,其潜伏期 1~2 天。

**2. 医院获得性肺炎**　指病人入院时不存在,也不处于潜伏期,常于入院 48 小时后在医院(包括老年护理院、康复院等)内发生的肺炎,包括呼吸机相关性肺炎、卫生保健相关性肺炎。最常见的病原菌是革兰阴性杆菌。

☞考点:①解剖分类:大叶性肺炎、小叶性肺炎、间质性肺炎。大叶性肺炎病原菌多为肺炎链球菌。②细菌性肺炎:最常见。病原菌主要是肺炎链球菌。③社区获得性肺炎:病原菌也主要是肺炎链球菌。④医院获得性肺炎:最常见的病原菌是革兰阴性杆菌。

## 肺炎链球菌肺炎病人的护理

肺炎链球菌肺炎(streptococcus pneumonia)是由肺炎链球菌(肺炎球菌)所引起的肺炎,约占社区获得性肺炎的半数,多数表现为大叶性肺炎。冬季和初春为高发季节。病人多为既往健康的青壮年男性,也可见于体质较弱的老年人、婴幼儿、吸烟者、患有慢性疾病者。

☞考点:本病约占社区获得性肺炎的半数,多数表现为大叶性肺炎。病人多为既往健康的青壮年男性。

# 一、 病因与发病机制

(一)病因

致病菌为肺炎链球菌。

**1. 特点** 为革兰染色阳性球菌,常成双排列或短链状排列。该菌对干燥的抵抗力较强,在阴暗干燥痰中存活数月,对温度抵抗力较弱,在阳光暴晒下存活 1 小时,加热至 52℃10 分钟即可杀灭,对一般消毒剂(如苯酚、含氯消毒剂等)敏感。

**2. 寄居部位** 肺炎链球菌常寄居在正常人的口腔及鼻咽部,形成带菌状态,一般不致病,只有在免疫力低下时才致病。

(二)诱因

受凉、淋雨、疲劳、酗酒、精神刺激、上呼吸道感染等是肺炎链球菌肺炎的诱因。

(三)发病机制

肺炎链球菌肺炎的发病机制见图 3-8-2。

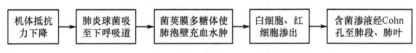

图 3-8-2 肺炎链球菌肺炎的发病机制

因肺炎球菌不产生毒素,故不引起原发性组织坏死和空洞形成,炎症消散后肺组织结构多无破坏,不留纤维瘢痕。肺炎链球菌肺炎病理变化分为充血期、红色肝变期、灰色肝变期和消散期 4 个过程。

☞考点:①病因是肺炎链球菌。②常见诱因:受凉、淋雨、疲劳、酗酒等。

# 二、 临 床 表 现

**1. 症状**

(1) 典型表现:①急骤起病。②寒战、高热(体温达 39~41℃)、稽留热。③发病 2~3 天咳铁锈色痰(红色肝变期)。④胸痛与病变累及胸膜有关,可放射到肩部或腹部,咳嗽或深呼吸时加剧。

(2) 消化道症状:胃纳差,因有恶心、呕吐、右上腹痛或腹泻,易被误诊为急腹症。

(3) 病程:①本病自然病程约 1~2 周,发病 5~10 天时,体温开始自行消退,症状随之好转。②使用抗生素后,病程可缩短,体温 1~3 天即可恢复正常。

**2. 体征** ①急性病容:面色绯红、呼吸困难、鼻翼扇动、口周及鼻周可有单纯疱疹、皮肤灼热干燥、心率快。②早期:肺部无明显异常体征。③实变期:有肺实变体征。视诊呼吸运动减弱,触诊语颤增强,叩诊呈浊音,听诊有支气管呼吸音(管状呼吸音)。④消散期:可闻及湿啰音。⑤累及胸膜:可闻及胸膜摩擦音。

▲实训3-8-1 参见《内科护理实训指导》

**3. 并发症**

(1) 休克型肺炎(又称休克中毒型肺炎、中毒性肺炎):此时肺炎典型症状并不突出(但有痰和X 线改变),主要表现为休克体征:①意识模糊或昏迷、烦躁。②体温不升或过高。③心率>140 次/分、脉搏细弱。④血压降低。⑤面色苍白、四肢厥冷、冷汗、发绀。⑥少尿或无尿等。

(2) 胸膜炎、脓胸、心包炎、脑膜炎等。

☞考点：①起病急骤、寒战、高热、稽留热、咳铁锈色痰、肺实变体征等临床典型特征。②休克型肺炎：肺炎的X线改变＋休克体征。

# 三、辅 助 检 查

**1. 血常规** 白细胞计数多在(10～20)×10⁹/L,中性粒细胞多在80%以上,并有核左移或中毒颗粒出现。年老体弱、免疫低下者白细胞计数常不增高,但中性粒细胞比例较高。

**2. 病原学检查** 痰病原学检测是确诊的主要依据。①痰涂片检查:可见大量中性粒细胞和革兰阳性、带夹膜的肺炎球菌。②痰培养:24～48小时可以确定病原体。③痰PCR检测及荧光标记抗体检测:可提高病原学诊断率。

**3. 胸部X线检查** 是诊断的重要依据。①早期:肺纹理增多或受累肺段、肺叶稍模糊。②实变期:可见大片状均匀致密的阴影。肋膈角可有少量胸腔积液征。③消散期:炎症逐渐吸收,一般起病3～4周后阴影才完全消散。

☞考点：①白细胞计数、中性粒细胞明显增多。②痰病原学检测是确诊依据。③胸部X线检查是诊断的重要依据。

# 四、诊 断 要 点

①典型症状、肺实变体征。②胸部X线大片状均匀致密阴影。③痰病原学检测阴性。④老人、小儿临床表现往往不典型,甚至以精神症状为首要表现,此时,主要依据病原学检测以及X线检查进行诊断。

☞考点：①典型肺炎链球菌肺炎诊断依据:症状、体征、胸部X线、痰液检查。②老人、小儿可以精神症状为首要表现,病原学检测、X线检查是诊断依据。

【情境11】

病人,徐×,女,35岁,2天前淋雨后寒战,高热,体温达40.3℃,伴咳嗽、胸痛,咳铁锈色痰。体检:T 39.7℃,P 118次/分,R 32次/分,BP 120/70 mmHg,神志清楚,呈急性病容,面色潮红,呼吸急促,右下肺部闻及管状呼吸音。辅助检查:X线胸片可见右下肺大片状阴影,呈肺段分布;痰涂片可见肺炎链球菌。初步诊断为:肺炎链球菌性肺炎或大叶性肺炎。

【情境11诊断分析】

▲该病人为青壮年,淋雨后有铁锈色痰等典型症状。▲胸部X线可见按肺段分布的大片状阴影。▲有肺部实变体征。▲痰涂片可见肺炎链球菌。符合肺炎链球菌性肺炎诊断,也符合大叶性肺炎的诊断。

# 五、护 理 问 题

1. 体温过高 与肺部感染有关。
2. 清理呼吸道无效 与胸痛、痰多且黏稠、疲乏无力有关。
3. 潜在并发症:休克型肺炎。

# 六、治疗及其相关护理

**1. 抗生素治疗** 本病一经诊断,不必等待细菌培养结果,立即给予抗生素治疗。

(1)常用制剂:首选青霉素G。①用药剂量及途径:视病情轻重、有无并发症而定。轻症肌内注射青霉素,重症静脉用药。②若病人对青霉素耐药:可用红霉素、林可霉素、头孢菌素或喹诺酮类药物。③若抗生素有效:用药后24～72小时体温即可恢复正常。④抗生素疗程:一般为7天,或在退热后 3 天停药。

（2）用药注意事项：参见本章第 3 节慢性支气管炎病人的护理相关内容。

**2. 休克型肺炎抢救与护理** 是本病护理重点。抢救的关键是首先补充血容量。

（1）一般处理：立即给予休克位（头胸部抬高 10°～20°，下肢抬高 20°～30°），保暖，吸氧。

（2）快速补充血容量：迅速建立两条静脉通道。

1）一条静脉通道：用于扩容及用抗生素等药。①一般先静脉输 5% 葡萄糖氯化钠溶液或低分子右旋糖酐，维持血容量，降低血液黏稠度，预防血管内凝血。②根据中心静脉压调整输液量、输液速度等。③老年人及心肺功能不好的病人输液不宜过快，以免发生心力衰竭和肺水肿。

2）另一条静脉通道：主要用血管活性药。①若扩充血容量和纠正酸中毒后，病人休克仍未纠正，可用血管活性药物，如多巴胺、间羟胺、多巴酚丁胺等，使血压维持在 90～100mmHg 左右。②必要时用血管扩张药改善微循环。③使用血管活性药物时加强巡视，防药液外渗引起局部组织损伤，严格控制滴速。

（3）密切观察病情变化：①观察生命体征、神志，尤其注意严密监测血压变化。②观察尿量：记录每小时尿量及 24 小时出入量，若血容量已补足而 24 小时尿量仍少于 400ml，应考虑有肾功能不全情况。③观察口唇、肢端温度。④注意监测血气分析及电解质情况。

（4）纠正水、电解质、酸碱失衡。

（5）加大抗感染力度：选用 2～3 种广谱抗生素，联合、大剂量、静脉用药。

（6）酌情使用糖皮质激素。

▲**实训 3-8-2** 参见《内科护理实训指导》

**3. 对症处理** ①胸痛时遵医嘱给予止痛剂，嘱病人患侧卧位。②烦躁、谵妄、失眠可遵医嘱酌情用地西泮或水合氯醛治疗。禁用明显抑制呼吸的镇静药。

☞**考点**：①首选青霉素 G 治疗。抗生素疗程一般为 7 天，或在退热后 3 天停药。②休克型肺炎抢救与护理：给予休克位、吸氧、快速补充血容量、密切观察病情、对症处理。③禁用明显抑制呼吸的镇静药。

【情境 11 医嘱示例】

**长期医嘱单**

| 姓名 | 初× | 入院日期 | 2009.9.10 | 病区 | 呼吸内科 | 床号 | 4 | 住院号 | 200937 |
|---|---|---|---|---|---|---|---|---|---|

| | 起始日期 | 时间 | 医嘱 | 医师签名 | 停止日期 | 停止时间 | 医师签名 | 录入者 |
|---|---|---|---|---|---|---|---|---|
| 录入长期护理单并执行 | 2009.9.10 | 9:00 | 内科护理常规 | Z | | | | C |
| | 2009.9.10 | 9:00 | 一级护理 | Z | | | | C |
| | 2009.9.10 | 9:00 | 半流饮食 | Z | 9.13 | 9:00 | A | C |
| | 2009.9.10 | 9:00 | 吸氧 | Z | | | | C |
| 录入长期静脉治疗单、核对皮试后执行 | 2009.9.10 | 9:00 | 5% GS　　　100ml　　／　　ivgtt | Z | | | | C |
| | | | 青霉素 G（ ）640 万单位／　　q8h | | | | | |
| 录入长期静脉治疗单并执行 | 2009.9.10 | 9:00 | 林格液　　　500ml　　／　　ivgtt | Z | | | | C |
| | | | Vit C　　　3g　　　／　　qd | | | | | |
| 录入长期护理单并执行 | 2009.9.13 | 9:00 | 普食 | Z | | | | C |
| | …… | …… | …… | | | | | |

**短期医嘱单**

| 姓名 | 初× | 入院日期 | 2009.9.10 | 病区 | 呼吸内科 | 床号 | 4 | 住院号 | 200937 |

| 起始日期 | 时间 | 医嘱 | | 医师签名 | 执行时间 | 执行者 | 录入者 |
|---|---|---|---|---|---|---|---|
| 2009.9.10 | 9:00 | 痰培养　　　急 | | Z | | | C |
| 2009.9.10 | 9:00 | 尿常规 | | Z | | | C |
| 2009.9.10 | 9:00 | 大便常规 + OB | | Z | | | C |
| 2009.9.10 | 9:00 | 血常规 | | Z | | | C |
| 2009.9.10 | 9:00 | 血生化 | | Z | | | C |
| 2009.9.10 | 9:00 | 血气分析 | | Z | | | C |
| 2009.9.10 | 9:00 | 心电图 | | Z | | | C |
| 2009.9.10 | 9:00 | CT | | Z | | | C |
| 2009.9.10 | 9:00 | 青霉素 G 皮试 ( ) | | Z | 9:10 | V | C |
| 2009.9.10 | 9:00 | 林格液　　　500ml | ivgtt | Z | 9:40 | V | C |
| | | Vit C　　　3g | st | | | | |
| 2009.9.10 | 9:00 | 5% GS　　　100ml | ivgtt | Z | 续接 | V | C |
| | | 青霉素 G ( )　640 万单位 | st | | | | |
| …… | …… | …… | | | | | |
| 2009.9.25 | 9:00 | 出院 | | Z | 9:00 | V | C |

立即留取标本,安排送检查 ←

次日早晨留取标本,送检查 ←

安排送检查单 ←

陪检,观察病情 ←

执行者核对治疗卡后执行 ←

执行者核对治疗卡、核对皮试结果后执行 ←

◆ 通知相关部门
◆ 出院指导
◆ 办理出院手续

【备注】　①青霉素 G:又称青霉素,治疗球菌感染效果较好。②林格液:又称林格氏液,是生理盐水中加入氯化钾和氯化钙的混合液。

# 七、其他护理

**1. 指导休息**　①病房安静、环境适宜,室温 18~20℃,湿度 50%~60%。②发热病人应卧床休息,减少耗氧量。③给予气急者半卧位。④给予胸痛者患侧卧位或用胶布固定胸壁,减轻疼痛。

**2. 饮食、排便护理**　是本病护理重点。

(1) 加强营养:给予高热量、高蛋白质、高维生素、易消化的流质或半流质。注意饮食富含纤维素,保持大便通畅。

(2) 补充液体:鼓励病人多饮水,1500~2000ml/d 以上。心、肾功能不全者酌情控入水量。

(3) 饮食禁忌:避免辛辣食品,戒烟酒,少食多餐。

**3. 观察病情**　①观察生命体征、神志、面色、尿量的变化情况。②注意痰色、痰量、发绀、胸痛程度。③若病人持续高热 3 日不退,或体温降而复升,或呼吸极度困难、神志明显改变,或心悸不能随体温下降而缓解等,均提示可能存在并发症。

**4. 对症护理**

(1) 排痰:给予翻身、叩背、咳痰、吸痰、湿化痰液等处理。

(2) 吸氧:氧流量 2~4L/min。

(3) 发热护理:是本病护理重点。

1）评估病人：①评估发热起始时间、持续时间、程度、诱因、伴随症状、意识状态、生命体征及检查结果。②了解病因、病史、诱因等。③监测体温变化，观察热型。记录24小时液体出入量。必要时留取血培养标本。

2）保暖：寒战时可用暖水袋或电热毯保暖，并适当增加被褥。

3）降温：①物理降温：可酒精拭浴，也可在头部、腋下、腹股沟等处放置冰袋、冰帽等；逐渐降温，防止虚脱，防止冻伤。②药物降温：尽量不用退热剂，以免过度出汗、脱水，干扰真实热型，导致临床判断错误。③降温处理后30分钟测量体温。④保持皮肤干燥：在病人胸、背、颈处放置吸水强的干纱布或毛巾，以便体温下降伴大量出汗时更换。及时擦干汗液，避免受凉。⑤防止水电解质紊乱：酌情补充水、电解质，记出入量。鼓励病人尽量多饮水，以防虚脱。

4）防止并发症：①环境空气新鲜，维持室温在18～22℃、湿度50%～60%。②加强生活护理，确保病人绝对卧床休息。③每天补液2000ml以上。④给予口腔护理、皮肤护理等。

（4）正确采集痰培养或痰涂片标本：①尽量在用抗生素之前采集痰标本。②用清水漱口，请病人深吸气后用力咳出气管深处痰液，留于无菌容器内。③若病人不能合作，可用吸痰法采集痰标本。④采集痰标本过程应注意保持无菌容器不受污染。⑤立即将痰标本送检。

▲实训3-8-3 参见《内科护理实训指导》

**5. 心理护理** 本病起病急，症状明显，病情较重，往往会给病人带来种种心理问题，如怕影响工作或学习，担心预后等。护理人员要安慰病人，解除病人顾虑，使病人能以积极心态配合治疗、护理。

☞考点：①鼓励病人多饮水。②高热3日不退、体温降而复升、呼吸极度困难、神志改变、心悸不能随体温下降而缓解等，均提示有并发症。③物理降温要防止虚脱，防止冻伤。尽量不用退热剂。④尽量在用抗生素之前采集痰标本。

# 八、 健康教育/出院指导

**1. 知识宣传** ①向病人介绍本病基本知识，使其了解肺炎的病因，注意避免淋雨、疲劳、酗酒、精神刺激、上呼吸道感染等诱因。②使病人明确治疗、护理的目的，能主动配合休息、饮食、用药、观察、护理。配合正确留取痰标本。

**2. 生活指导** ①加强营养，保持大便通畅。②生活有规律，不吸烟、酗酒。③注意劳逸结合，适当参加体育锻炼，增强体质。④注意保暖，防止受凉，防止感冒。加强耐寒训练。⑤对年老、体弱、免疫功能减退的病人，可注射肺炎疫苗，预防感染。

**3. 定期复查** 复查时携带X线胸片、病历等有关资料。

☞考点：避免诱因，配合治疗，增强病人机体抵抗力。

【情境11 护理工作过程】

▲入院护理工作过程

迎接病人→核对病人，为病人戴腕带→送病人到病床，取半卧位→吸氧→通知医师、护工、膳食科→测量并记录生命体征，初步评估病人神志，皮肤、黏膜有无发绀，呼吸困难程度，咳嗽、咳痰情况，了解辅助检查结果→心理安慰→办理入院手续→遵医嘱立即留取痰标本，及时安排送检→遵医嘱给予青霉素等药物治疗→实施降温护理、排痰护理，鼓励多饮水→填写住院护理评估单及护理表格→告诉病人如何配合次日晨空腹抽血、留大小便标本→入院告知及安全教育

▲住院护理工作过程

加强巡视，观察神志、生命体征、尿量、发绀、呼吸困难、咳嗽、咳痰、胸痛、循环系统情况等→执行医嘱，配合应用青霉素等药物，控制输液速度→协助排痰，加强基础护理，预防并发症→酌情给予高热量、高蛋白、富含维生素、易消化饮食，多食纤维素食品，多饮水。避免辛辣食品，戒烟酒，少食多餐，保持大便通畅→进行心理护理、健康教育→酌情填写护理记录单

▲ 出院护理工作过程

处理出院医嘱,撤销单据及卡片,整理出院病历,做好出院登记→指导病人如何避免淋雨、疲劳、酗酒、精神刺激、上呼吸道感染等诱因,如何增强机体抵抗力。严密监测病情,定期复查→听取病人意见和建议,协助备好出院带药,交代遵医嘱用药及药物不良反应→协助办理出院手续→护送病人出院→通知护工、膳食科→常规清洁消毒床单位→填写出院护理记录

# 九、小　　结

▲肺炎链球菌肺炎是由肺炎链球菌引起的肺炎。常见于院外感染,常表现为大叶性肺炎。

▲以突然起病,寒战、高热、稽留热、咳铁锈色痰、胸痛为典型特征。病程中期可有肺实变的体征。

▲首选青霉素 G 治疗。

▲护理主要是高热护理、休克型肺炎抢救护理。

# 革兰阴性杆菌肺炎病人的护理

革兰阴性杆菌肺炎(gram negative bacillary pneumonia)是医院内获得性肺炎的主要类型。机体免疫力明显下降时易于发病,常见于老年人、原有肺部疾病者,或正在接受抗生素、激素、细胞毒性药物等治疗的病人,或正在行气管插管、气管切开、应用机械通气等呼吸道创伤性治疗的病人。本病病情危重,易并发休克、多发性肺脓肿,治疗困难,死亡率高,是肺炎防治中的难点。

☞考点:①革兰阴性杆菌肺炎与医院获得性肺炎的关系。②易感人群。

## 一、病因与发病机制

(一) 病因

**1. 病原菌**　本病常见致病菌有肺炎克雷伯杆菌、流感嗜血杆菌、铜绿假单胞菌、大肠埃希菌、变型杆菌及不动杆菌等。

**2. 抵抗力下降**　慢性疾病、长期大量使用激素及抗生素、使用有创医疗仪器等均可使机体抵抗力下降。

(二) 发病机制

主要感染途径是口腔吸入。也可因肺外感染灶形成菌血症而将致病菌传播到肺部引起本病。

☞考点:①本病常见致病菌有肺炎克雷伯杆菌、铜绿假单胞菌等。②主要感染途径是口腔吸入。

## 二、临床表现

**1. 症状**　不少病人起病隐匿,只有低热、精神萎靡、厌食、懒言、乏力等一系列不典型症状。咳绿色脓痰常见于铜绿假单胞菌感染,咳红棕色胶冻样痰常见于克雷伯杆菌感染。

**2. 体征**　病变范围大者可有肺部实变体征,病变范围小者仅闻及肺部湿性啰音。

**3. 并发症**　①革兰阴性杆菌肺炎共同特点:病变易于融合,容易形成多发性脓肿,常累及双肺下叶。②本病中毒症状较重,出现早,常并发休克型肺炎。③若波及胸膜,可引起胸膜渗液或脓胸。

☞考点:①咳绿色脓痰常见于铜绿假单胞菌感染,咳红棕色胶冻样痰常见于克雷伯菌感染。②易并发多发性脓肿、休克型肺炎。③起病隐匿,临床表现不典型。

## 三、辅助检查

**1. 血常规**　白细胞升高或不升高,中性粒细胞增多,有核左移。

**2. 胸部 X 线检查**　可见两肺下方散在片状浸润阴影,甚至有小脓肿形成。

**3. 病原学检查** 痰培养革兰阴性杆菌阳性。

☞考点:痰培养革兰阴性杆菌阳性。胸部X线检查可见散在片状浸润阴影。

## 四、诊断要点

①有慢性疾病,或有长期大量使用激素、抗生素及使用医疗仪器等病史。②主要依据病原学检测(2次以上革兰阴性杆菌阳性)及胸部X线检查结果。

## 五、护理问题

参见本节中"肺炎链球菌肺炎病人的护理"相关内容。

## 六、治疗及其相关护理

本病常见于久病、多病、对抗生素产生一定耐药性的老年病人。抗菌治疗难度较大。抗菌治疗原则为:大剂量、长疗程、联合用药,以静脉用药为主,雾化吸入为辅。

**1. 病因不明** 试用氨基糖苷类抗生素加青霉素或头孢菌素。使用氨基糖苷类抗生素时注意现配现用,警惕过敏反应,注意此类药对肝、肾功能的损害,对耳产生的毒性反应。

**2. 病因明确** ①流感嗜血杆菌肺炎:首选氨苄西林。②大肠埃希菌肺炎:一般采用氨苄西林、羧苄西林与氨基苷类合用。③铜绿假单胞菌肺炎:可用β-内酰胺类、氨基糖苷类和喹诺酮类。

**3. 感染严重** 可选用第三代头孢菌素或喹诺酮类药物。

**4. 休克性肺炎处理** 参见本节中"肺炎链球菌肺炎病人的护理"相关内容。

☞考点:抗菌治疗原则:大剂量、长疗程、联合用药,以静脉用药为主,雾化吸入为辅。

## 七、其他护理

参见本节中肺炎链球菌肺炎病人的护理相关内容。加强对病室空气和医疗器械的消毒,尤其是呼吸机的消毒。医护人员应注意无菌操作,避免医源性感染。

## 八、健康教育/出院指导

①加强营养,生活规律,注意保暖,防止感冒。②适当活动,劳逸结合,增强体质,预防肺部感染。③促进排痰,保持气道通畅。④遵医嘱用药,慎用抗生素或激素,观察药物不良反应。⑤复查时携带X线胸片、病历等有关资料。

## 九、小　结

▲革兰阴性杆菌肺炎主要是革兰阴性杆菌感染所致。是医院内获得性肺炎的主要类型。

▲与病人抵抗力低下有关。主要感染途径是口腔吸入。

▲临床症状不典型。易并发休克、多发性肺脓肿。治疗困难,死亡率高。

▲护理主要是预防院内感染,其余与"肺炎链球菌肺炎病人的护理"有关内容相似。

## 肺真菌病病人的护理

肺真菌病(pulmonary mycosis)是由于真菌感染所引起的肺部炎症,是最常见的深部真菌病。近年来由于广谱抗生素、糖皮质激素、细胞毒药物及免疫抑制剂的广泛使用,艾滋病病毒(HIV)感染增多,肺部真菌感染发生率呈持续上升趋势。

☞考点:肺部真菌感染发生率上升的原因是广谱抗生素、糖皮质激素、细胞毒药物及免疫抑制剂的广泛使用,艾滋病病毒感染增多等所致。

# 一、 病因与发病机制

**（一）病因**

**1. 外源性** 真菌多在土壤中生长,孢子(真菌的繁殖器官)飞扬于空气中。

**2. 内源性** 正常情况下,部分真菌寄居于人的上呼吸道,为寄生菌,如白色念珠菌和放线菌等。

**3. 医源性** ①长期使用大量广谱抗生素导致菌群失调。②使用糖皮质激素、细胞毒药物、免疫抑制剂、放射治疗、化学治疗、导管治疗、插管治疗等导致机体抵抗力下降。

**4. 自身免疫缺乏** 如艾滋病病毒感染者、机体抵抗力低下的病人。

**（二）发病机制**

健康人对真菌有高度的抵抗力,一般不致病。当体质虚弱、免疫功能低下或长期应用抗生素导致菌群失调时,真菌可侵入下呼吸道而致病。若病人原有肺疾患,则更容易继发肺真菌病。

☞考点:肺真菌病主要与医源性因素有关。

# 二、 临床表现

①精神萎靡、乏力、纳差、呼吸困难、咳嗽、咳痰。②痰常为黏液胶冻状的白色黏痰,呈拉丝状,不易咳出,不易吐出。③部分病人有发热现象。④病变范围较大时可有肺部实变体征,较小时仅闻及湿性啰音。⑤有"二重感染":指长期使用广谱抗生素,使敏感菌群受到抑制,而一些不敏感菌(如真菌等)乘机生长繁殖,产生新的感染的现象。

☞考点:①本病的白色黏痰,呈拉丝状,不易咳出,不易吐出。②"二重感染"概念。

# 三、 辅助检查

**1. 病原学检查** 多次痰培养证实有真菌感染。

**2. 胸部 X 线检查** 可见形态各异,程度不同的病灶。

☞考点:胸部 X 线检查必不可少。痰真菌培养尤其重要。

# 四、 诊断要点

①咳嗽、吐拉丝白痰。②多次痰培养提示有真菌感染。③有 X 线胸片改变。

# 五、 护理问题

参见本节中肺炎链球菌性肺炎病人的护理相关内容。

# 六、 治疗及其相关护理

**1. 去除病因** 首先治疗原发病,去除诱发因素,如立即停用广谱抗生素,加强支持疗法,增强机体免疫力等。

**2. 抗真菌治疗** ①广谱抗真菌药氟康唑(大扶康)对深部真菌感染疗效较好。②两性霉素 B 脂质复合体可用于重症病人。③用抗真菌药期间要注意观察肝、肾功能。④临床常根据病人情况、真菌药敏结果选用抗真菌药。

☞考点:①去除肺真菌病的病因。②广谱抗真菌药氟康唑(大扶康)效果较好。

# 七、 其他护理

**1. 指导休息** 加强锻炼,鼓励病人多做床上、床下运动,多深呼吸、多震荡胸部,促使排痰。避免劳累。

**2. 饮食、排便护理** 增加营养,给予高蛋白、高热量、高维生素饮食,保持大便通畅。

**3. 观察病情** 主要观察咳嗽性质、咳痰量。尤其是长期用广谱抗生素者,若细菌感染症状有所好转,但出现白色拉丝黏痰时,要警惕真菌感染。

**4. 对症护理** 是本病护理重点。

(1)避免医源性诱因:合理使用抗生素、糖皮质激素、细胞毒药物及免疫抑制剂。尽量减少不必要的侵袭性检查、操作,如各种导管、插管等。

(2)保持口、咽部清洁:5%碳酸氢钠溶液漱口,每日 2 次。真菌喜在酸性环境生长,5%碳酸氢钠溶液可抑制真菌生长。此外,碱性溶液能降低痰对气道的黏附力,软化溶解痰痂,使黏痰变稀薄,易于排出。

(3)促进痰液排出:鼓励病人多饮水、增加室内湿度,湿化痰液,必要时给予雾化吸入。

(4)注意保暖,防止病情加重。

(5)协助留取痰标本:①因健康人痰中也有真菌,所以要连续 2~3 次以上痰培养有真菌生长才能考虑是肺真菌病。②为避免真菌污染,留痰标本时应先用清水含漱,然后咳痰,弃去前 1~2 口痰,留取以后深咳嗽排出的痰做标本。③立即送检痰标本,不可将痰标本放在室温下太久。

**5. 心理护理** 本病病人多是体弱、久病者,容易产生悲观、失望心理,要安慰病人,鼓励病人,告知病人如何配合治疗护理,使其以积极的心态对待疾病。

【考点】
①避免肺真菌病医源性诱因。②正确采集痰培养标本,防止干扰因素。③ 5%碳酸氢钠溶液漱口。

## 八、 健康教育/出院指导

加强锻炼、增加营养、避免医源性诱因、定期复查。

## 九、 小 结

▲只有在一定条件下才会发生肺真菌病,如机体免疫力降低,大量使用抗生素、糖皮质激素、细胞毒药物、免疫抑制剂以及侵袭性检查、操作等。

▲肺真菌病痰常为黏液胶冻状的白色拉丝黏痰,不易吐出。

▲常用氟康唑治疗。5%碳酸氢钠溶液漱口。

## 十、 疾病鉴别

肺炎的分类及特点比较见表 3-8-1。

表 3-8-1 肺炎的分类及特点比较

| 分类依据 | 类型 | 主要特点 |
| --- | --- | --- |
| 解剖分类 | 大叶性肺炎 | 炎症累及肺段或肺叶,致病菌多为肺炎球菌 |
| | 小叶性肺炎 | 炎症累及细小支气管和肺泡,常继发于其他疾病 |
| | 间质性肺炎 | 肺间质炎症,呼吸道症状轻、体征少 |
| 病因分类 | 细菌性肺炎 | 是最常见的类型。常见致病菌是肺炎链球菌 |
| | 肺真菌病 | 痰常为黏液胶冻状的白色拉丝黏痰,不易吐出 |
| | 其他 | 支原体、病毒、立克次体、理化因素等 |
| 患病环境分类 | 社区获得性肺炎 | 在医院外罹患的肺实质炎症,主要为肺炎链球菌肺炎 |
| | 医院获得性肺炎 | 入院 48 小时后在医院内发生的肺炎,主要为革兰阴性杆菌肺炎 |

肺炎链球菌肺炎、病毒性肺炎、肺真菌病特征比较见表3-8-2。

**表3-8-2　肺炎链球菌肺炎、病毒性肺炎、肺真菌病特征比较**

| 项目 | 肺炎链球菌肺炎 | 革兰阴性杆菌肺炎 | 肺真菌病 |
| --- | --- | --- | --- |
| 易感人群 | 健康的青壮年 | 常见于老年人、体弱者 | 免疫力低下,长期使用大量广谱抗生素者 |
| 常见病原体 | 肺炎链球菌 | 革兰阴性杆菌 | 白色念珠菌 |
| 主要感染途径 | 口咽寄居菌吸入 | 经口腔吸入 | 吸入真菌 |
| 临床特点 | 起病急,高热、寒战、咳嗽、咳铁锈色痰、胸痛 | 起病隐匿,临床表现不典型 | 痰常为黏液胶冻状的白色黏痰,呈拉丝状,不易咳出 |
| X线 | 肺叶、肺段阴影 | 散在片状浸润阴影 | 阴影形态各异 |
| 痰培养 | 肺炎链球菌 | 革兰阴性杆菌 | 真菌 |
| 首选药物 | 青霉素 G | 氨基糖苷类抗生素 | 氟康唑(大扶康) |
| 预后 | 预后较好 | 治疗困难,死亡率高 | 预后较差 |

（黄　萍）

# 第 9 节　肺结核病人的护理

肺结核(pulmonary tuberculosis)属于结核病(tuberculosis,TB),是结核分枝杆菌引起的肺部慢性传染性疾病。结核分枝杆菌可侵入全身多个器官,但以肺部最为常见。其基本病理特征为:渗出、增生、干酪样坏死,可伴空洞形成。

肺结核在 20 世纪仍然是严重危害人类健康的主要传染病,是全球关注的公共卫生和社会问题,也是我国重点控制的主要疾病之一。新中国成立以来,我国结核病总的疫情虽有明显下降,但结核病人数仍居世界第二位。针对结核病疫情恶化情况,WHO 于 1993 年宣布结核病处于"全球紧急状态",将 3 月 24 日定为"全球防治结核病日",同时积极推行全程督导短程化学治疗策略(DOTS),并将 DOTS 作为各国防治结核病规划的核心内容。

☞考点:①结核分枝杆菌可侵入全身多个器官,但以肺部最为常见。②肺结核是全球关注的公共卫生和社会问题,也是我国重点控制的主要疾病之一。

## 一、 病因与发病机制

（一）病因

**1. 结核分枝杆菌**　涂片染色具有抗酸性,故又称抗酸杆菌。

（1）结核分枝杆菌抵抗力强:①抵抗外界因素:结核分枝杆菌细胞壁的类脂质可防止菌体水分丢失及外界影响,故结核分枝杆菌对外界理化因素的抵抗力较强,如对干燥、冷、酸、碱等抵抗力强,耐寒、耐干燥、耐潮湿,在干燥环境中可存活数年,在阴湿环境下能生存 5 个月以上。②除污剂或合成洗涤剂对结核分枝杆菌完全不起作用。

（2）结核分枝杆菌敏感性:①对紫外线敏感:烈日下暴晒 2~7 小时、紫外线照射(10W 紫外线灯,距离 0.5~1 米)30 分钟即可被杀灭。②对湿热敏感:煮沸 100℃,5 分钟即可被杀灭。③对乙醇敏感:常用化学杀菌剂中,70% 酒精效果最佳,接触 2 分钟即可将其杀死。④最简便有效的杀菌方法是将痰液吐在纸上直接焚烧。

（3）菌体结构与生物活性:结核分枝杆菌含有类脂质、蛋白质、多糖类。类脂质与结核病的组织坏死、干酪液化、空洞发生、变态反应有关;蛋白质诱发皮肤变态反应;多糖类与血清反应等免疫应答有关。

（4）生长条件与速度：①结核分枝杆菌为需氧菌，所以最易侵犯氧气充足、血流、营养丰富的肺脏（尤其肺尖多见）以及骨骼的两端。②结核分枝杆菌生长适宜温度为37℃左右，合适酸碱度为 pH 6.8～7.2。③因结核分枝杆菌细胞壁的类脂质含量较高，影响营养物质的吸收，故生长缓慢，增殖一代需 14～20 小时，培养时间一般为 2～8 周。

（5）易产生耐药性：耐药性为结核分枝杆菌重要生物学特性，与治疗成败关系很大。可分为原发性耐药和继发性耐药，前者指从未接触过药物治疗的结核病人体内某些结核分枝杆菌对某些药不敏感，后者指接受过药物治疗的结核病人体内有些结核分枝杆菌发生诱导变异，逐渐适应含药环境而继续生存，使抗结核药治疗失败。

**2. 肺结核传播的 3 个主要环节**

（1）传染源：肺结核的主要传染源是痰中带菌的肺结核病人，尤其是未经治疗者。传染性的大小取决于痰内含菌量，痰涂片阳性者属于大量排菌，仅痰培养阳性者属于微量排菌。部分肺结核病人痰中不带菌。

（2）传播途径：肺结核通过空气、飞沫传播，其中飞沫传播是最主要的传播途径，主要通过咳嗽、喷嚏、大笑、大声谈话等方式将含有结核分枝杆菌的微粒排到空气中。经消化道或皮肤等其他感染途径传播已罕见。

（3）易感人群：主要是免疫力低下者，如婴幼儿、老年人、HIV 感染者、免疫抑制剂使用者、慢性疾病病人及未接种过卡介苗的人等。

▲实训 3-9-1 参见《内科护理实训指导》

（二）发病机制

**1. 发生结核病的条件** 人体感染结核分枝杆菌后发病与否，与结核分枝杆菌的菌量、毒力和人体的免疫状态、变态反应、空气中含菌浓度、室内通风情况、接触病人时间有关。

**2. 人体的反应性**

（1）人体免疫力

1）免疫力分类：人体对结核分枝杆菌的自然免疫力（先天免疫力）是非特异性的，接种卡介苗或感染结核分枝杆菌后所获得的免疫力（后天免疫力）是特异性的。卡介苗是两位法国学者卡迈尔、介兰发明的，他们用 13 年时间，将结核分枝杆菌经 230 次传代，终于获得了结核分枝杆菌减毒活疫苗株，现已广泛用于预防接种。

2）主要是细胞免疫。

（2）结核病的变态反应类型：结核杆菌侵入人体后 4～8 周，机体对结核分枝杆菌及其代谢产物所发生的敏感反应，属于第Ⅳ型（迟发型）变态反应，可通过结核菌素试验来测定。变态反应不等于免疫力，免疫力是保护机体的免疫反应，变态反应是损伤机体的免疫反应。

（3）结核病的基本病理变化：渗出、增生和干酪样坏死。

1）渗出：表现为组织充血、水肿和白细胞浸润，病变处往往有结核分枝杆菌。经及时治疗，渗出性病变可完全吸收。

2）增生：典型的改变是形成结核结节，直径约为 0.1mm，数个结节融合后肉眼可见。结节由淋巴细胞、成纤维细胞、朗汉斯巨细胞（是一种多核巨细胞。巨噬细胞集聚在结核分枝杆菌周围，吞噬或杀灭结核分枝杆菌，然后变成类上皮细胞融合而成）组成，是结核病的特征性病变，"结核"也因此得名。

3）干酪样坏死：常发生在渗出或增生病变的基础上。若入侵的菌量多、机体抵抗力低下、变态反应强烈，可在结核结节中间发生干酪样坏死。干酪样坏死病灶呈淡黄色，状似奶酪，含结核分枝杆菌量大，传染性强，肺组织坏死已不可逆。结核干酪样坏死所致局部溃疡，往往经久不愈。

（4）初次感染与再次感染

1）特点：1890年Koch观察到给豚鼠初次接种一定量的结核分枝杆菌（初次感染），注射局部溃疡长期不愈合，并经淋巴及血液向全身播散，导致豚鼠死亡。但同量结核分枝杆菌注入4~6周前曾受少量结核分枝杆菌感染的豚鼠体内后（再次感染），注射局部仅形成表浅溃疡，继之较快愈合，无全身播散。此现象称为科赫（Koch）现象。

2）结果：①初次感染结果：初次感染结核分枝杆菌导致的肺结核易向全身播散（菌血症），即原发型肺结核。②再次感染结果：若曾被结核分枝杆菌感染或已接种过卡介苗，机体产生了特异性免疫力，再次感染结核分枝杆菌导致的肺结核常发生局部反应，不易向全身播散，即继发型肺结核。

**3. 疾病转归**　见图3-9-1。

（1）愈合：化学治疗后结核分枝杆菌被消灭，或机体免疫力强，原发病灶被吸收、纤维化、钙化，即结核病灶愈合。

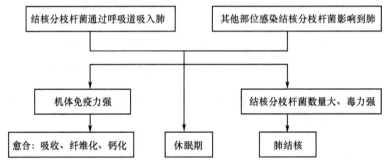

图3-9-1　肺结核疾病转归

（2）休眠期：原发病灶内少量结核分枝杆菌没有被消灭，长期处于休眠期，是继发型结核病的原因之一。

（3）肺结核：①形成浸润病灶。②形成干酪样坏死。③形成空洞：病灶液化，液体排出的结果。④形成胸膜炎等。⑤全身扩散。

☞考点：①杀灭结核分枝杆菌的有效方法。②耐药性为结核分枝杆菌重要生物学特性。③肺结核的主要传染源是痰中带菌的肺结核病人，飞沫传播是最主要的传播途径，易感人群主要是免疫力低下者。④肺部感染结核分枝杆菌后疾病转归：愈合、休眠、肺结核。⑤初次感染结核分枝杆菌导致的肺结核易向全身播散（菌血症），即原发型肺结核。⑥再次感染结核分枝杆菌导致的肺结核常发生局部反应，不易向全身播散，即继发型肺结核。

# 二、临床表现

**1. 全身症状**　①一般表现：午后低热最为常见，同时有盗汗、乏力、食欲减退、体重下降等结核病毒血症状。②高热：见于急性粟粒型肺结核、干酪样肺炎、结核性胸膜炎等。③其他：育龄妇女可有月经失调或闭经等。

**2. 呼吸系统症状**　咳嗽、咳痰2周以上或痰中带血是肺结核的常见可疑症状。

（1）咳嗽咳痰：以干咳为主。若合并支气管结核，为刺激性咳嗽；若空洞形成，痰量明显增多；若继发细菌感染，痰呈脓性。

（2）咯血：1/3~1/2的病人可出现咯血，量多少不定。①多数为痰中带血或少量咯血。②小血管损伤，可引起中等量咯血。③大血管损伤可致大量咯血，甚至发生失血性休克。大咯血时若血块阻塞大气道可引起窒息。④咯血量与病变严重程度不一定成正比。⑤咯血后持续高热常提示病灶播散。

(3) 胸痛:病变累及壁层胸膜时有胸壁刺痛,并随呼吸和咳嗽而加重,患侧卧位可减轻疼痛。胸痛可为结核性胸膜炎首发或主要症状。若伴有胸腔积液,胸痛常减轻或消失。

(4) 呼吸困难:一般肺结核无呼吸困难。若病变范围较大、干酪样肺炎、大量胸腔积液、自发性气胸等常有呼吸困难,甚至发绀。

**3. 其他症状** 若肺结核病人有头痛、恶心、呕吐、脑膜刺激征,提示病人可能并发结核性脑膜炎。

**4. 肺结核体征** 肺结核无特异性体征。①肺部病灶小或位置深者,多无明显体征。②当肺部渗出病变范围较大或有干酪样坏死或空洞形成或有结核性胸膜炎时,可出现相应的肺实变、肺空洞、胸腔积液体征。③当肺有广泛纤维条索形成或胸膜粘连增厚时,患侧胸廓塌陷、气管向患侧移位,对侧常有代偿性肺气肿体征。

☞考点:①全身毒性症状:午后低热、盗汗、乏力、食欲减退、体重下降等。其中午后低热最为常见。②咳嗽、咳痰 2 周以上或痰中带血是肺结核的常见可疑症状。③胸痛为结核性胸膜炎首发或主要症状。④咯血量与病变严重程度不一定呈正比。

# 三、辅 助 检 查

**1. 痰结核菌检查** 是确诊肺结核的主要方法,是治疗、隔离的主要依据,每一个被怀疑肺结核的病人都必须查痰。常用以下检查方法。

(1) 痰涂片检查:是最常用的方法。因肺结核病人痰排菌具有间断性和不均匀性的特点,即痰排菌病人也会出现查痰阴性的情况,所以,痰涂片检查要注意以下几点:①连续检查 3 次,包括清晨痰、夜间痰、即时痰。若无夜间痰,宜在留清晨痰后 2~3 小时再留 1 份痰标本。无痰病人可采用痰诱导技术获取痰标本。②若检查结果阴性,不能据此排除肺结核;若检查结果阳性应加强隔离。

(2) 痰培养:是肺结核诊断的金标准。可鉴定菌种,做药物敏感试验。但培养时间较长,一般为 2~8 周。

(3) PCR(聚合酶链反应法)检查:该方法快速、简便,标本中有少量结核分枝杆菌即可获阳性结果。不足之处是可能出现假阳性或假阴性。

(4) 药物敏感性测定:为临床耐药病例的诊断提供依据。

**2. 影像学检查** 胸部 X 线检查是诊断肺结核的常规首选方法,对临床分型、确定病变部位、范围、性质和选择治疗方法、判断疗效具有重要价值。病变多分布在上叶尖后段或下叶背段。肺部 CT 检查对发现微小或隐蔽性结核病灶,了解病变范围,帮助鉴别肺部其他病变具有一定意义。

**3. 结核菌素试验** 结核分枝杆菌纯蛋白衍化物(PPD,简称纯结素)是提取结核蛋白精制而成。

(1) 注射方法:通常在左前臂屈侧中上部 1/3 处,皮内注射 0.1ml(5IU)PPD。

(2) 判断

1) 测量直径:48~72 小时后测量皮肤硬结直径,得出平均直径,即(横径 + 纵径)/2,硬结平均直径≤4mm 为阴性,5~9mm 为弱阳性,10~19mm 为阳性,≥20mm 或虽<20mm 但局部有水泡、坏死为强阳性。结核菌素反应越强,对结核病的诊断越有价值。

2) 阳性意义:①成人 PPD 试验阳性表示曾受到结核分枝杆菌感染或接种过卡介苗,并不表示一定患病。所以,本试验在结核病的诊断和鉴别诊断中的应用价值有限。②若呈强阳性,常提示活动性结核病。③PPD 试验对婴幼儿的诊断价值大于成人,因年龄越小,自然感染率越低。3 岁以下强阳性反应者,应视为有新近感染的活动性结核病,应进行治疗。④PPD 反应如果 2 年内从<10mm 增加至 16mm 以上时,可认为有新的结核感染。

3) 阴性意义:①机体未感染结核分枝杆菌。②结核分枝杆菌感染后 4~8 周以内,机体处于变态反应前期。③病人机体免疫力下降,如应用糖皮质激素或免疫抑制剂、重症结核病、危重病人、免疫系统缺陷、严重营养不良等。

▲实训 3-9-2 参见《内科护理实训指导》

**4. 其他检查** ①纤维支气管镜检查,取病灶活组织做病理检查和培养,有重要诊断价值。②红细胞沉降率增快提示活动性肺结核。

☞考点:①痰涂片检查是最常用的方法。痰培养是肺结核诊断的金指标。②胸部 X 线检查是诊断肺结核的常规首选方法,对判断疗效具有重要价值。③PPD 试验阴性提示:未感染结核分枝杆菌,或机体处于变态反应前期,或机体免疫力下降。

# 四、 诊断要点与临床分型

**(一) 诊断要点**

①有肺结核的接触史。②有结核病全身或呼吸系统症状。③有胸部 X 线检查典型征象。④若痰中找到结核分枝杆菌,是确诊的依据。

**(二) 判断活动性**

如果诊断为肺结核,要进一步判断有无活动性,活动性肺结核需给予治疗。①活动性肺结核表现:结核毒血症状,或 X 线胸片显示病灶边缘模糊不清,或有空洞,或痰菌阳性。②非活动性肺结核表现:无结核毒血症状,X 线胸片显示钙化、硬结、纤维化,痰菌阴性。

**(三) 临床分型**

**1. 原发型肺结核** 此型多有原发综合征(原发病灶、淋巴管炎及肺门淋巴结肿大),胸部 X 线呈哑铃型阴影(图 3-9-2A)。多见于儿童及从边远山区、农村初进城市的成年人。症状多轻微而短暂,抵抗力强时大多数病灶可自行吸收或钙化。

**2. 血行播散型肺结核** 起病急,持续高热,全身毒血症状重,常并发结核性脑膜炎。X 线显示双肺满布粟粒状阴影,大小及密度均匀(见图 3-9-2B)。儿童常由原发型肺结核发展而来,成人更多是由肺结核病灶破溃,大量结核分枝杆菌进入血液循环所引起。

**3. 继发型肺结核** 继发型肺结核容易出现空洞和排菌,有传染性,是结核病防治工作的重点。常见两种起病方式:①内源性复发:当机体免疫力下降时,潜伏在肺内的结核分枝杆菌重新活跃而发病。②外源性重染:有肺结核病史但已愈合者与排菌病人接触再感染而发病。

(1) 浸润性肺结核:是最常见的继发型肺结核。病灶部位多在锁骨上下(肺尖),X 线显示为片状、絮状阴影,边缘模糊(图 3-9-2C)。

(2) 空洞性肺结核:病灶呈干酪样坏死、液化、排出,进而形成空洞(图 3-9-2D)。此时,病菌常从支气管播散,使病人痰中带菌。

(3) 结核球:易与肺癌混淆。干酪样坏死灶周围形成纤维包膜,或空洞的引流支气管阻塞,空洞内干酪物质不能排出,凝成球形病灶,称"结核球"(图 3-9-2E)。

(4) 干酪性肺炎:胸部 X 线可见大片状阴影,为干酪样坏死组织所致。病情呈急性进展,出现高热、呼吸困难等严重毒血症状,临床上称为干酪性肺炎或结核性肺炎(图 3-9-2F)。

(5) 纤维空洞性肺结核:是结核病重要传染源。由于肺组织纤维收缩,使肺门向上牵拉,肺纹理呈垂柳状阴影,纵隔向患侧移位,健侧呈代偿性肺气肿(图 3-9-2G)。由于空洞长期不愈,痰中结核分枝杆菌始终阳性,且常耐药,是肺结核治疗的老大难问题。关键要预防纤维空洞性肺结核发生。

**4. 结核性胸膜炎** ①干性胸膜炎:胸痛明显,可闻及胸膜摩擦音。②渗出性胸膜炎:胸痛减轻,若大量胸腔积液,常有呼吸困难。③结核性胸水:为渗出液,呈草黄色或血性,胸水中可查到抗酸杆菌(图 3-9-2H)。

**5. 其他肺外结核** 常按部位和脏器命名,如肾结核、肠结核、骨关节结核等。

**6. 菌阴肺结核** 菌阴肺结核为三次痰涂片及一次培养阴性的肺结核。

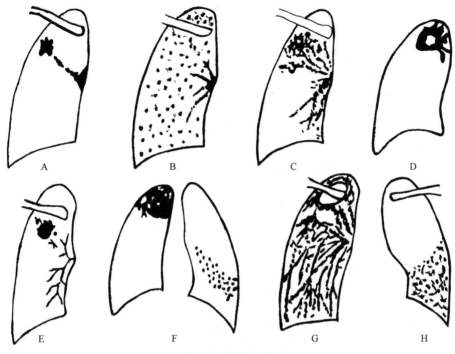

图 3-9-2　肺结核分型

（四）肺结核记录

**1. 痰菌检查记录**　以涂(+)、涂(-)、培(+)、培(-)表示。当病人无痰或未查痰时,注明(无痰)或(未查)。

**2. 治疗状况记录**

（1）初治:有下列情况之一为初治:①未开始抗结核治疗的病人。②正进行标准化学治疗(化疗)用药未满疗程的病人。③不规则化疗未满 1 个月的病人。

（2）复治:有下列情况之一为复治:①初治失败病人。②规则用药满疗程后痰菌复查仍阳性的病人。③不规则化疗超过 1 个月的病人。④慢性排菌病人。

**3. 肺结核记录方式**　按结核病分类、病变部位、范围,痰菌情况、化疗史程序书写。如"原发型肺结核左上涂(-),初治",表示该病人是原发型肺结核,病变在左肺上部,痰涂片未找到结核分枝杆菌,是初治病人。

【情境 12】

病人,章××,女性,29 岁。咳嗽、咳痰半年余,痰中带血 2 周。咳嗽多为干咳、痰量不多,有胸闷及夜间盗汗,发病以来食欲减退、消瘦明显,有自卑心理。体检:病人精神较差,T 38℃,P 90 次/分,R 23 次/分,BP 100/70mmHg。右锁骨下闻及细湿啰音。辅助检查:Hb 100g/L,WBC $6×10^9$/L,N 61%,L 39%。痰结核菌涂片检查(+)。X 线胸片显示右锁骨下絮片状阴影,边缘模糊。初步诊断:活动性浸润性肺结核。

【情境 12 诊断分析】

①该病人有结核病毒血症状,有呼吸系统症状。胸部 X 线显示片状阴影病灶,痰结核菌涂片检查(+)。符合肺结核的诊断。②胸部 X 线显示絮状阴影,边缘模糊,属于继发型肺结核中的浸润性肺结核。③该病人有结核毒血症状、痰菌阳性、病灶边缘模糊,提示是活动性肺结核。

# 五、护理问题

1. 活动无耐力　与结核病毒血症状有关。
2. 知识缺乏:缺乏有关肺结核传播及化疗方面的知识。
3. 营养失调:低于机体需要量　与机体消耗增加、食欲减退有关。

# 六、治疗及其相关护理

**1. 化学治疗(简称化疗)**　化疗对结核病的控制起着决定性的作用。凡是活动性肺结核病人均需进行化疗,迅速、彻底杀死结核分枝杆菌,使病人由传染性转为非传染性,防止产生耐药变异菌。

(1)结核分枝杆菌分群:根据结核分枝杆菌生长速度分为 A、B、C、D 四群。A 菌群处于快速繁殖状态,B 菌群、C 菌群处于半静止状态,D 菌群处于不繁殖休眠状态。各菌群之间可以相互转化。大多数抗结核药作用于 A 菌群,对 B 菌群、C 菌群作用较差,对 D 菌群无作用。

(2)化疗原则:早期、规律、全程、适量、联合。①早期:指发现和确诊结核后立即化疗。因疾病早期以 A 菌群为主,细菌生长代谢旺盛,病灶血流丰富,药效好。②规律:严格按照化疗方案规定的用药方法按时用药,不漏服、不随意停药、不自行更改方案,以免产生耐药性。③全程:必须按治疗方案,坚持完成规定疗程,提高治愈率、减少复发率。④适量:严格根据不同病情及不同个体给予适当的药物剂量,以保证疗效和减少药物的不良反应。⑤联合:根据病情及抗结核药物的作用特点,同时采用多种抗结核药物联合治疗,杀死病灶中不同生长速度的菌群,增强和确保疗效,减少和防止耐药菌的产生。

**2. 化疗药物**　抗结核药物是结核病化学治疗的主要药物。

(1)理想的抗结核药物:①具有杀菌作用(能迅速地杀死病灶中大量繁殖的结核分枝杆菌)、灭菌作用(能彻底消灭半静止或代谢缓慢的结核分枝杆菌)、防止耐药菌产生的作用。②毒性低、不良反应少、价廉、使用方便、药源充足。③口服或注射后药物能在血液中达到有效浓度,能渗入巨噬细胞、腹腔或脑脊液内,疗效迅速而持久。

(2)常用抗结核药物及不良反应:见表 3-9-1。

**表 3-9-1　常用抗结核药物及主要不良反应**

| 药名 | 作用性质 | 主要不良反应 |
| --- | --- | --- |
| 异烟肼(H,INH) | 全杀菌剂 | 周围神经炎、肝功能损害 |
| 利福平(R,RFP) | 全杀菌剂 | 肝功能损害、过敏反应 |
| 链霉素(S,SM) | 半杀菌剂 | 听力障碍、眩晕、肾功能损害、过敏反应 |
| 吡嗪酰胺(Z,PZA) | 半杀菌剂 | 胃肠道反应、肝功能损害、高尿酸血症、关节痛 |
| 乙胺丁醇(E,EMB) | 抑菌剂 | 视神经炎 |
| 对氨基水杨酸钠(P,PAS) | 抑菌剂 | 胃肠道反应、肝功能损害、过敏反应 |

**3. 抗结核药物作用性质**

(1)全杀菌剂:①异烟肼杀菌力最强,对巨噬细胞内外的结核分枝杆菌均具有杀菌作用。②利福平对巨噬细胞内外的结核分枝杆菌也有快速杀菌作用,特别对 C 菌群有独特的杀灭作用。③异烟肼和利福平都是全杀菌剂,两者联合应用可显著缩短疗程。

(2)半杀菌剂:①吡嗪酰胺能杀灭巨噬细胞内酸性环境中 B 菌群,是联合用药的第三个不可缺的重要药物。②链霉素对巨噬细胞外碱性环境中的结核分枝杆菌作用最强,对巨噬细胞内结核分枝杆菌作用较弱。③吡嗪酰胺和链霉素都是半杀菌剂。

**4. 用药方法**

(1)间歇化学治疗:结核分枝杆菌与抗结核药物接触后,需要经过若干天结核分枝杆菌才开始生长繁殖。结核分枝杆菌繁殖时化疗效果最佳,所以,要间歇化疗。

(2)顿服:临床研究结果证实顿服抗结核药物的效果优于分次口服。

(3)全程督导化疗:是 WHO 积极推行的治疗策略。指每次用药都必须在医务人员或经培训的家属直接监督下进行,若未能按时用药,需在 24 小时内采取补救措施。全程督导化疗能提高治疗依从性、减少耐药病例的发生。

5. 标准化疗

(1)标准化疗意义:为了解决滥用抗结核药物、化疗方案不合理造成的治疗效果差、费用高、产生耐药性、药物浪费等问题,必须采用标准化学治疗方案。

(2)标准化疗阶段:2 个月强化期和 4~6 个月的巩固期。①强化期:通常联合用 3~4 个杀菌药,使传染性病人 2 周内转为非传染性,症状得以改善。②巩固期:药物减少,但仍需有杀菌药,以便清除残余菌,防止复发。

(3)初治活动性肺结核治疗方案(不论痰涂片结果是阴性还是阳性)

1)每日用药方案:①强化期:前 2 个月用异烟肼、利福平、吡嗪酰胺和乙胺丁醇,每日顿服。②巩固期:后 4 个月用异烟肼、利福平,每日顿服。简写为 2HRZE/4HR。以下类推。

2)间歇用药方案:①强化期:前 2 个月用异烟肼、利福平、吡嗪酰胺和乙胺丁醇,隔日 1 次或每周 3 次,顿服。②巩固期:后 4 个月用异烟肼、利福平,隔日 1 次或每周 3 次,顿服。简写为 $2H_3R_3Z_3E_3/4H_3R_3$。每个药名右侧的下标"3"表示每周 3 次。以下类推。

(4)复治肺结核治疗方案(用于痰涂片结果是阳性者)

1)每日用药方案:①强化期:前 2 个月用异烟肼、利福平、吡嗪酰胺、链霉素、乙胺丁醇,每日顿服。②巩固期:后 6~10 个月用异烟肼、利福平、乙胺丁醇每日顿服。简写为 2HRZSE/6~10HRE。

2)间歇用药方案:①强化期:前 2 个月用异烟肼、利福平、吡嗪酰胺、链霉素、乙胺丁醇,隔日 1 次或每周 3 次,顿服。②巩固期:后 6~10 个月用异烟肼、利福平、乙胺丁醇,隔日 1 次或每周 3 次,顿服。简写为 $2H_3R_3Z_3S_3E_3/6~10H_3R_3E_3$。

(5)用药注意事项:是本病护理重点。

1)提高用药依从性:肺结核治疗主要是化疗,病人能否坚持化疗是抗结核治疗成败的关键。①向病人及家属解释化疗的意义、用药注意事项及药物副作用。强调坚持遵医嘱用药的重要性。②帮助病人分析治疗过程中可能会出现的问题,如忘记服药、过早停药等。制订切实可行的用药护理计划,如安排家属、照顾者提醒、监督服药,有条件时可配吃药提醒器(图 3-9-3)。③保证病人药物充足,避免发生缺药情况。④告诉病人未经医生允许,不可擅自停药等。⑤因故未用药时必须采取补救措施。⑥必要时实施全程督导化疗。

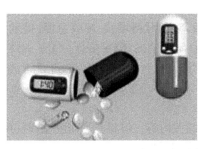 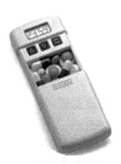 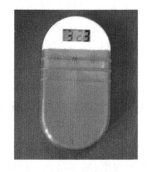

图 3-9-3　吃药提醒器

▲实训 3-9-3 参见《内科护理实训指导》

（2）观察药物不良反应：抗结核药物治疗周期长（至少6个月），对机体影响较大，易发生不良反应（表3-9-1）。用药时要注意观察病人有无黄疸、肝区不适、胃肠反应、眩晕、耳鸣、皮疹、末梢神经发麻等情况，发现异常及时与医师联系，及时进行相应处理。

**6. 手术治疗** 化疗方法迅速发展使外科治疗在肺结核治疗中的比重和地位显著降低。但对药物治疗失败或威胁生命的单侧肺结核病特别是局限性病变，外科治疗仍是可选择的重要治疗方法。

**7. 对症治疗**

（1）全身毒血症状：化疗1~2周内全身毒血症状常可消退，不需特殊处理。

（2）病情严重时：激素有助于改善病情严重症状，尤其是急性粟粒性肺结核、结核性脑膜炎、干酪性肺炎、胸膜炎伴大量积液者。加用糖皮质激素后，可以减轻炎症和过敏反应，促使渗液吸收，防止纤维组织形成和胸膜粘连。激素无抑菌作用，应在有效的抗结核治疗基础上慎用，以免促使结核分枝杆菌扩散。一般用激素1个月左右即应逐步撤停。

☞考点：①活动性肺结核病人均需进行化疗。②化疗原则：早期、规律、全程、适量、联合。③常用抗结核药物性质及不良反应。④用药方法：间歇化学治疗、顿服、全程督导化疗。⑤标准化疗阶段：2个月强化期、4~6个月巩固期。⑥在有效抗结核治疗基础上慎用激素。⑦用药注意事项：提高用药依从性、观察药物不良反应。⑧化疗1~2周内结核病毒血症状常可消退。

# 七、其他护理

**1. 指导休息**

（1）病情严重者：如高热、咯血、大量胸腔积液、干酪性肺炎、急性粟粒型肺结核等，必须卧床休息。

（2）痰菌阴性的轻症病人：可在坚持化疗的同时进行正常的工作或参与社会活动。但应注意劳逸结合、保证充足睡眠及休息时间，活动量以不引起疲劳为度。

（3）恢复期病人：不必严格限制活动，但要避免劳累及过度兴奋。随着症状减轻或已进入恢复期，可适当增加户外活动，加强体质锻炼，如散步、打太极拳、做操等，充分调动机体在康复能力，提高机体的抵抗力。

**2. 饮食、排便护理** 肺结核是一种慢性消耗性疾病，由于分解代谢加速和抗结核药物的毒性反应，机体营养状况较差、抵抗力下降，需要加强营养支持。常给予高热量、高蛋白、高维生素、富含纤维素饮食，多饮水，避免烟、酒及刺激性食物。①给予鱼、肉、蛋、牛奶、豆制品等含有充足蛋白质的食物，增加机体抗病能力及机体的修复能力。②多食富含维生素类的新鲜蔬菜和水果食物。③保持体内水、电解质平衡。鼓励病人多饮水，每天摄入水不少于1500~2000ml，保证机体代谢需要和体内毒素排泄，必要时遵医嘱给予静脉补充液体。④鼓励病人多食纤维素食物，保持大便通畅，必要时使用缓泻剂，避免排便用力时腹压增加引起咯血。⑤避免饮浓茶、咖啡等刺激性饮料，避免进食生硬、刺激性饮食。戒烟酒。

**3. 观察病情** ①观察生命体征变化情况：若高热持续不退，脉搏增快、呼吸急促，提示病情较重。②注意全身毒血症是否减轻。③观察咳嗽、咳痰、咯血、胸痛情况，警惕窒息。④了解痰找结核菌情况，了解胸部X线变化情况。⑤每周至少测体重1次并记录，判断病人营养状况是否改善。了解血红蛋白、红细胞情况，判断贫血程度是否减轻。

**4. 对症护理**

（1）咯血护理：参见本章第1节"呼吸系统基础知识"相关内容。但要取患侧卧位，既可控制患侧肺的活动度，减少咯血，又可防止结核分枝杆菌向健侧扩散，见图3-9-4。

（2）窒息护理、排痰护理：参见本章第1节"呼吸系统基础知识"相关内容。

**5. 控制肺结核传播的3个主要环节**

（1）管理传染源：配合医生治疗、护理肺结核病人。

（2）切断传播途径：消毒、隔离是切断传播途径的重要手段，也是本病护理的重点。

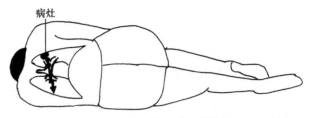

图3-9-4 肺结核健侧卧位病菌扩散到对侧示意图

1）空气、飞沫传播隔离：①保持病室空气流通、阳光充足，或每日紫外线消毒。其中通风换气是减少肺结核传播的最有效措施。②痰菌阳性者需独居一室。病人外出时应戴口罩。避免与他人面对面讲话，防止飞沫传播。

2）正确处置分泌物：①嘱病人咳嗽、打喷嚏时用双层纸遮掩口鼻。②严禁随地吐痰。可将痰吐于纸盒或纸袋中，焚烧处理（最简单、有效的处理方法），或将痰液经过含有效氯2000mg/L的消毒液处理2小时后再倾倒。

3）日常防护：①同桌进餐时使用公筷。②病人餐具用后应先煮沸5分钟或用含有效氯2000mg/L的消毒液浸泡后再清洗。③剩余饭菜煮沸10分钟后弃去。④接触痰液的双手须用流水清洗并消毒。⑤便器、痰具用含有效氯2000mg/L的消毒液浸泡消毒2小时后再清洗。⑥被褥、书籍需在烈日下暴晒6小时以上。

（3）保护易感人群：参见本节"健康教育/出院指导"相关内容。

▲实训3-9-4参见《内科护理实训指导》

**6. 胸腔穿刺护理**

（1）观察病情：①术中观察：密切观察病人有无头晕、面色苍白、出冷汗、心悸、胸部剧痛、刺激性咳嗽等"胸膜反应"情况，一旦发生立即停止抽液，并作相应处理：如协助病人平卧，必要时遵医嘱皮下注射肾上腺素。②术后观察：观察病人呼吸、脉搏情况，观察有无气胸、血胸、肺水肿及胸腔感染等并发症。注意观察穿刺点有无渗血或液体漏出。告诉病人如有不适立即告诉医务人员。

（2）按需留取胸水标本：①查抗酸杆菌：根据检查要求，留取足够标本立即送检。②做细菌培养：用无菌试管留取标本，立即送检，防止污染。③检查癌细胞：至少取100mL液体，并立即送检，防止细胞自溶。

（3）认真记录：记录抽液、抽气时间，抽出液体的色、质、量，以及病人的生命体征等情况。

（4）控制抽吸量：一次抽吸量不应过多、过快。诊断性抽液，抽50~100ml即可。减压抽液（或抽气），首次不超过600ml，以后每次不超过1000ml，以防纵隔复位太快，产生头晕、面色苍白、出冷汗、心悸、血压下降等不良反应。两次抽吸时间一般间隔为5~7天，积液量大时可每周抽2~3次，如为脓胸，每次应尽量抽尽。

**7. 心理护理** 肺结核病程长、易复发，具有传染性，病人常有急躁、自卑心理。护士应理解和尊重病人，耐心向病人讲解疾病知识，使之了解只有坚持合理、全程化疗，本病才能完全康复。树立治疗信心，建立良好的休养心境，促使疾病早日康复。

☞考点：①病情严重者必须卧床休息。②要加强营养支持。③取患侧卧位。④空气、飞沫传播隔离。阳光、紫外线消毒。通风换气是减少肺结核传播的最有效措施。⑤痰液焚烧处理是最简单、有效的处理方法。⑥痰液等分泌物及接触分泌物的用具需经过含有效氯2000mg/L的消毒液处理2小时。餐具可煮沸5分钟消毒。

# 八、健康教育/出院指导

**1. 知识宣传**

（1）向病人介绍本病基本知识：①使其知道休息和营养对疾病康复的重要性。②知道及时正规治疗是控制结核病的关键，能主动到正规医院接受正规治疗。③知道咯血发生时的正确卧位及自我处理措施。

（2）面向社会宣传结核病防治知识：①使大众知道肺结核属于乙类传染病，了解尽早控制传染源的重要性。了解如何预防结核病、如何控制传染源、如何保护易感人群等常识。②与结核病人密切接触后或有机体异常不适情况，应尽早去医院进行有关检查，以便及时发现病情，尽早进行治疗。③掌握切断传播途径的方法。

2. **保护易感人群** ①给予未被结核分枝杆菌感染的新生儿、儿童及青少年接种卡介苗。卡介苗是减毒活疫苗株，能使人体对结核菌产生特异性免疫力。一般在新生儿出生后24小时内接种卡介苗。特殊情况。如体重小于5斤或伴有其他疾病的，暂不接种，但不能超过3个月。②对肺结核易发高危人群（HIV感染者、与肺结核病人密切接触者、糖尿病、长期使用糖皮质激素或免疫抑制剂者、35岁以下结核菌素试验硬结直径≥15mm者），采用预防性化学治疗，如异烟肼300mg/d顿服6~8个月。③有条件时居住在空气新鲜、气候温和的海滨、湖畔、山区。加强锻炼，增强体质，避免劳累，戒烟、限酒。

▲实训3-9-5参见《内科护理实训指导》

3. **用药指导** 最重要的是全程督导化疗。指导病人坚持规律用药、全程用药，提高用药依从性，具体方法参见本病治疗及其相关护理相关内容。向病人介绍抗结核药物可能会出现的不良反应，告知一旦发现不良反应要随时就诊。

4. **定期复查** 指导病人每年做胸部X线检查1次；定期复查肝肾功能、痰结核菌检查；了解病情变化，及时发现药物不良反应，及时调整治疗方案；密切关注治疗效果，争取彻底治愈肺结核。

☞考点：①宣传预防肺结核知识。②注意保护易感人群。③全程督导化疗。提高用药依从性。

# 九、小　结

▲肺结核是结核分枝杆菌引起的肺部慢性传染性疾病。肺结核发生、发展与机体免疫力、结核分枝杆菌数量、毒力有关。

▲痰中排菌病人是重要的传染源。

▲全身表现有午后低热、盗汗、消瘦等，局部表现有咳嗽、咳痰、咯血等。

▲临床类型包括原发型肺结核、血型播散性肺结核、继发型肺结核、结核性胸膜炎。

▲痰找结核菌：是确诊肺结核的主要依据。影像学检查：是诊断肺结核的重要方法，也是判断病情发展、治疗效果及肺结核分型的主要依据。

▲化疗原则：早期、规律、全程、适量、联合。

▲主要护理：全程督导化疗、消毒隔离、咯血护理、窒息抢救。

（陆一春）

# 第 10 节　支气管扩张症病人的护理

支气管扩张症（bronchiectasis）是指继发于急、慢性呼吸道感染和支气管阻塞后，反复发生支气管炎症，致使支气管壁结构破坏，引起支气管不可逆性扩张和变形。典型临床表现为慢性咳嗽、大量脓痰和（或）反复咯血。多见于儿童和青年。随着人民生活水平的提高，麻疹、百日咳疫苗的预防接种和抗生素的应用，本病的发病率已明显降低。

☞考点：①支气管扩张症的概念。②典型临床表现为慢性咳嗽、大量脓痰和（或）反复咯血。

# 一、病因与发病机制

（一）病因

1. **反复严重感染损伤** 大多数支气管扩张症是由于支气管、肺组织感染和支气管阻塞引起。

两者相互影响,促使支气管扩张发生、发展。

**2. 婴幼儿支气管病变** 是最常见的原因。以婴幼儿麻疹伴支气管炎、百日咳、支气管肺炎更为常见。与婴幼儿支气管较细、管壁薄弱,易阻塞、易变形扩张有关。

**3. 先天性支气管发育缺陷及遗传因素** 遗传性 $\alpha_1$-抗胰蛋白酶缺乏、肺囊性纤维化等。

**4. 免疫功能失调** 类风湿性关节炎、溃疡性结肠炎、系统性红斑狼疮、支气管哮喘等免疫性疾病可同时伴有支气管扩张。

（二）发病机制

支气管扩张症的发病机制见图3-10-1。

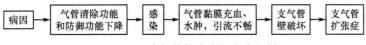

图3-10-1 支气管扩张症的发病机制

☞考点:①由于支气管、肺组织感染和支气管阻塞引起。②婴幼儿支气管病变是支气管扩张最常见的原因,其中麻疹伴支气管炎、百日咳、支气管肺炎更为常见。

# 二、临床表现

**1. 症状**

（1）慢性咳嗽伴大量脓痰:①与体位改变有关:起床、就寝时咳嗽明显、痰量增多。因为病变的支气管壁丧失了清除分泌物的功能,痰液积滞。当体位改变时,痰液移动,刺激咳嗽及大量排痰。②痰量估计:轻度<10ml/d,中度10~150ml/d,重度>150ml/d。③痰液性质:痰为黄绿色脓痰。痰液静置后可分三层(图3-10-2),上层为泡沫黏液,中层为浆液,下层为脓性物或坏死组织。④常见病原体:铜绿假单胞菌、金黄色葡萄球菌、流感嗜血杆菌、肺炎链球菌等。若有厌氧菌混合感染时,痰有恶臭味。

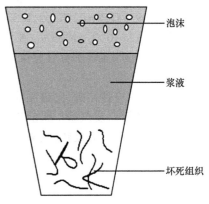

图3-10-2 大量脓痰静置后分层示意图

（2）反复咯血:为本病的特点。①50%~70%的病人有程度不等的咯血,与小动脉破裂有关。②大咯血病人最危险且最常见的并发症是窒息。③咯血量与病情严重程度、病变范围不尽一致。④部分病人咯血为唯一症状,平时无明显咳嗽、脓痰等症状,临床上称为"干性支气管扩张",其病变多位于引流良好的上叶支气管。

（3）反复肺部感染:其特点是同一肺段反复发生肺炎并迁延不愈。与扩张的支气管清除分泌物功能丧失,引流差,易于反复发生感染有关。

（4）慢性感染中毒症状:反复继发感染,引起发热、乏力、食欲减退、消瘦、贫血、气促、发绀等中毒症状。

**2. 体征** 早期或干性支气管扩张可无异常肺部体征。病情重或继发感染时可在下胸部、背部闻及固定而持久的局限性湿啰音(支扩的典型体征),部分病人有杵状指(趾)。

☞考点:①起床、就寝时咳嗽明显、痰量增多。②痰量估计:轻度<10ml/d,中度10~150ml/d,重度>150ml/d。痰液静置后上层为泡沫黏液,中层为浆液,下层为脓性物或坏死组织。若有厌氧菌感染,痰有恶臭味。③窒息是大咯血病人最危险且最常见的并发症。④干性支气管扩张:咯血为唯一症状,平时无明显咳嗽、咳脓痰等症状。⑤支气管扩张症的典型体征:病情较重时下胸部、背部闻及固定而持久的局限性湿啰音。

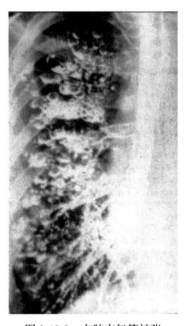

图 3-10-3　右肺支气管扩张

# 三、辅 助 检 查

**1. 胸部高分辨 CT 检查**　已成为支气管扩张症的主要诊断方法。

**2. 支气管碘油造影**　曾经是确诊支气管扩张的金标准,现已被高分辨 CT 所取代。

**3. 胸部 X 线检查**　早期轻症病人无特殊发现。晚期可见粗乱的肺纹理中有多个不规则的蜂窝状透亮阴影,感染时阴影内出现液平面,但不具有特异性。见图 3-10-3。

☞**考点:**胸部高分辨 CT 检查已成为支气管扩张症的主要诊断方法。

▲**实训 3-10-1 参见《内科护理实训指导》**

# 四、诊 断 要 点

①慢性咳嗽、大量脓痰、反复咯血。②胸部高分辨 CT 检查证实。

**【情境 13】**

病人,汪×,男,32 岁,咳嗽、咳大量脓痰、反复咯血 7 年。近 3 天因受凉后出现发热,咳嗽加剧,痰液增多,混有少量血液,恶臭味。体检:T 39.5℃,P 102 次/分,R 32 次/分,BP 115/70 mmHg,消瘦,表情紧张不安,呼吸急促。辅助检查:WBC $12×10^9/L$,N 85%。X 线胸片显示:左下肺野纹理紊乱呈蜂窝状改变,可见小的液平面。初步诊断:支气管扩张症伴感染。

**【情境 13 诊断分析】**

①该病人有慢性咳嗽、大量脓痰、反复咯血、反复肺部感染病史。X 线可见肺纹理紊乱呈蜂窝状改变,基本符合支气管扩张症诊断。若做胸部高分辨 CT 检查或支气管碘油造影检查将更有助于确诊。②该病人有发热,咳嗽加剧,痰液增多,痰恶臭味。白细胞总数及中性粒细胞增高,胸部 X 线可见蜂窝状改变伴小的液平面,符合支气管感染的诊断。故初步诊断为支气管扩张症伴感染。

# 五、护 理 问 题

1. 清理呼吸道无效　与大量脓痰滞留呼吸道有关。
2. 有窒息危险　与大咯血有关。
3. 营养失调:低于机体需要量　与机体消耗增加、摄入不足有关。
4. 活动无耐力　与营养不良、贫血有关。

# 六、治疗及其相关护理

**1. 控制感染**　①有发热、咳脓痰等感染症状时:依据痰革兰染色、痰培养、痰细菌药物敏感试验指导抗生素应用。②痰培养结果未出来之前:经验性抗感染治疗。③抗感染疗程:以控制感染为度,即全身中毒症状消失,痰量及脓性成分减少,肺部湿啰音减少或消失即可停药,不宜长期使用抗生素。

**2. 体位引流**　是本病护理重点。体位引流是利用重力作用促使痰液流入大气管,并咳出体外。

（1）准备:①引流前向病人说明体位引流的目的及操作方法,消除病人顾虑,取得病人合作。②痰液黏稠不易咳出者,先给予超声雾化吸入或应用祛痰药稀释痰液。③应用支气管舒张剂,提高引流效果。④备好排痰所用纸巾或可弃去的一次性容器。备好垫枕及其他所需用物。

（2）体位:根据病变部位及病人自身体验,采取相应的体位。原则上抬高患肺位置,使引流支气管开口向下,借助重力作用使痰液流入大气管,并咳出体外(图 3-10-4)。

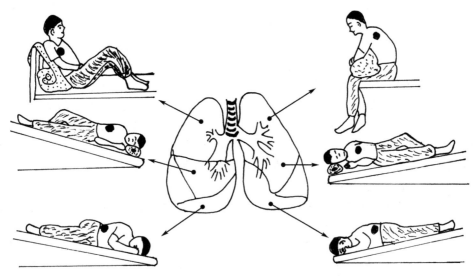

图 3-10-4　体位引流示意图

（3）时间:引流不宜在饭前、饭后 1 小时内进行,以免呕吐。引流时间可从每次 5～10 分钟逐渐加到每次 15～30 分钟,每日 1～3 次。一般安排在早晨起床时、下午及睡前进行引流。

（4）观察:引流时应有护士或家人协助,观察病人有无出汗、脉搏细弱、头晕、疲劳、面色苍白等症状,评估病人对体位引流的耐受程度。若病人出现咯血、眩晕、发绀、呼吸困难、出汗、心率超过 120 次/分、脉搏细速、心律失常、高血压、低血压、疲劳等情况,应立即停止引流并通知医生。

（5）排痰:在体位引流过程中,鼓励并指导病人深呼吸及有效咳嗽,辅以叩背,促进痰液排出。痰液较多的病人引流时,应注意将痰液逐渐咳出,以防发生痰液大量涌出而窒息。

（6）引流完毕:①帮助病人采取舒适体位,嘱病人休息。②反复漱口,保持口腔清洁,消除口臭,减少呼吸道感染机会。③观察病人咳痰情况,注意痰量、性质并记录。了解肺部呼吸音改变情况,评价体位引流的效果。④痰液用漂白粉等消毒剂消毒或焚烧后弃去。⑤痰具用 1∶2000 含氯消毒剂浸泡消毒或煮沸消毒或高压蒸汽灭菌处理。

（7）体位引流禁忌证:高龄、病情不稳定者、头外伤、胸部创伤、咯血、严重心、脑、肺疾患病人(如高血压、心力衰竭、呼吸衰竭、脑血管疾病者)禁止采用头低脚高体位引流。

▲实训 3-10-2 参见《内科护理实训指导》

**3. 手术治疗**　适用于病灶范围较局限,全身情况较好,经内科治疗后仍有反复大咯血或感染者。

**4. 咯血的处理**　参见本章第 1 节"呼吸系统基础知识"相关内容。

☞考点:①不宜长期使用抗生素。②体位引流操作方法,尤其是体位安置。③体位引流时,病人出现异常,停止引流。

# 七、 其他护理

**1. 指导休息**

（1）适当休息与活动：①急性感染或病情严重者：卧床休息。②大咯血者：绝对卧床休息，禁止搬动。③病情缓解时：鼓励病人根据自己的耐受程度进行活动，避免劳累，保证充足的睡眠。

（2）环境适宜：①提供安静、舒适、温度和湿度适宜的休息环境。②避免尘埃飞扬，保持室内空气流通，空气新鲜，注意保暖。③大量脓痰者使用除臭剂，去除室内臭味。使用一次性带盖痰杯，及时倾倒痰液。④保持衣、被清洁。⑤指导病人戒烟。

**2. 饮食、排便护理** 目的是加强营养，纠正贫血，增强机体抵抗力。①给予高热量、高蛋白质、高维生素、易消化饮食，少食多餐。给予富含纤维素饮食，保持大便通畅。②忌食冰冷、辛辣食物，忌饮浓茶、咖啡等刺激性饮料，以免引起刺激性咳嗽。③鼓励病人多饮水，饮水量>1500ml/d，稀释痰液，促进排痰。④指导病人在咳痰后或进食前、后用清水或漱口液漱口，保持口腔清洁，增进食欲。

**3. 观察病情** ①观察痰液：观察痰量、颜色、性质、气味与体位的关系；痰液静置后是否有分层现象；记录24小时痰液排出量。②观察咯血：注意颜色、性质及量。③观察病人缺氧情况：注意是否发绀、气促等。④注意全身症状：注意有无发热、消瘦、贫血等。

**4. 对症护理** 是本病护理重点。

（1）促进排痰：①鼓励病人经常变换体位，通过痰液流动刺激气管反射性引起咳嗽、咳痰。②注意环境湿润，多饮水，湿化痰液。③遵医嘱应用祛痰药、支气管舒张剂、雾化吸入等。

（2）窒息抢救及预防：参见本章第1节"呼吸系统基础知识"相关内容。对痰液过多且无力咳嗽者，为防止窒息，在翻身前护士应先给病人吸痰。痰液较多的病人体位引流时，要逐渐咳痰，防止窒息。

（3）大咯血护理：参见本章第1节"呼吸系统基础知识"相关内容。

**5. 心理护理** 本病常反复发作，病程较长，病人易产生悲观、焦虑心理，尤其伴有咯血时，病人往往十分恐惧。护理人员要了解病人心理状态，向病人介绍有关疾病常识和自我护理知识，进行心理劝导，鼓励病人之间进行治病经验交流，相互支持，相互安慰，减轻病人心理压力，树立治疗信心。

☞考点：鼓励病人经常变换体位，饮水量>1500ml/d，促进排痰。窒息抢救及预防。

# 八、 健康教育/出院指导

**1. 知识宣传** ①告知病人体位引流的方法及引流的注意要点，指导病人经常采取有利于引流的体位。②教会病人有效咳嗽、排痰、化痰的方法。指导家属帮助病人叩击背部、雾化吸入及体位引流。③指导病人进行病情监测和自我护理，以便及时识别病情变化征象，发现异常及时就诊。④指导病人咯血时保持镇静，尽量将血咯出，以免导致窒息。

**2. 生活指导**

（1）预防感染：①广泛开展麻疹、百日咳等呼吸道传染病的预防接种工作，积极防治支气管肺炎、肺结核等呼吸道感染性疾病，减少支气管扩张的发生。②积极治疗诱发上呼吸道感染的慢性病灶，如扁桃体炎、鼻窦炎、龋齿等，减少呼吸道反复感染的机会。③注意口腔清洁卫生，既可防止呼吸道感染，又能去除口腔异味。常用复方硼酸溶液漱口，一日数次。④气候变化时及时添加衣服，避免受凉，防止感冒。鼓励病人戒烟，避免烟雾、灰尘及刺激性气体的吸入。

（2）补充足够的营养和水分：告知病人补充营养对机体康复的重要性，指导病人多进食肉类、蛋类、豆类、新鲜蔬菜、水果等高蛋白、高热量、富含维生素和矿物质的食物，补充体能消耗，增强机体抵抗力，以利于痰液排出。

（3）规律生活：保持心态平和，避免情绪激动、剧烈运动或过度体力劳动。建立规律的生活方式，注意劳逸结合。指导病人进行适当的体育锻炼，增强体质，促进呼吸功能的改善。

☞考点：①指导病人经常采取有利于引流的体位。②咯血时病人能保持镇静，尽量将血咯出。③病人能注意尽量避免呼吸道感染。

# 九、小　结

▲支气管扩张是支气管感染和阻塞后导致支气管不可逆性扩张和变形。

▲典型临床表现为慢性咳嗽、大量脓痰和（或）反复咯血。感染严重时可闻及固定而局限的湿啰音。

▲胸部高分辨 CT 检查是诊断的重要依据。

▲治疗、护理重点是体位引流、促进排痰、控制感染。

（黄　萍）

# 第 11 节　肺血栓栓塞症病人的护理

肺血栓栓塞症（pulmonary embolism，PTE）是来自静脉系统或右心的血栓阻塞肺动脉或其分支所导致的以肺循环和呼吸功能障碍为主要临床特征和病理生理特征的疾病。其发病率、病死率都很高，是世界性的重要医疗保健问题。由于 PTE 的症状缺乏特异性，确诊需特殊的检查技术，故我国 PTE 检出率偏低，存在严重的漏诊、误诊现象，需予以重视。

☞考点：肺血栓栓塞症的概念。

## 一、病因与发病机制

（一）病因

血栓主要来自深静脉或右心，下肢深静脉血栓多见。PTE 与深静脉血栓实质上是一种疾病过程在不同部位的表现。

（二）发病机制

血栓引起肺动脉及其分支栓塞→血流动力学改变→气体交换障碍→肺梗死。

☞考点：血栓主要来自深静脉或右心，下肢深静脉血栓多见。

## 二、临床表现

1. 症状　PTE 症状多样，一般无特异性。约 20% 病人有呼吸困难、胸痛、咯血"三联征"。部分病人无症状。①呼吸困难：原因不明的突然呼吸困难，是最多见的症状。②胸痛。③咯血：常少量咯血。④晕厥：可为 PTE 唯一症状或首发症状。⑤烦躁不安、惊恐、濒死感。⑥咳嗽、心悸、猝死等。

2. 体征

（1）呼吸系统体征：以呼吸急促最常见。此外，有发绀、哮鸣音、湿啰音等。

（2）循环系统体征：心动过速、血压变化、瓣膜区杂音等。

（3）发热：多为低热，少数为中度发热。

（4）原发病表现：如患肢肿胀、周径增粗、疼痛或压痛、皮肤色素沉着等。

3. 临床分型　根据起病急缓，分为 2 类。

（1）急性肺血栓栓塞症：根据肺栓塞面积分为：①高危（大面积）PTE：以休克或低血压为主要表

现,即体循环动脉收缩压<90mmHg,或较基础值下降幅度≥40mmHg,持续15分钟以上。此型病情变化快,病死率高。需积极抢救。②中危(次大面积)PTE:血流动力学稳定,但有右心功能不全或(和)心肌损伤。需严密监护。③低危(非大面积)PTE:血流动力学稳定,无右心功能不全或(和)心肌损伤。

（2）慢性血栓栓塞性肺动脉高压:有肺动脉高压相关表现,晚期有右心衰。影像检查可见肺动脉有钙化的团块状物质等慢性血栓栓塞征象。

☞考点:①呼吸困难、胸痛、咯血"三联征"。

# 三、辅 助 检 查

**1. 疑诊病人** 对有临床表现的病人,应进行血浆 D-二聚体(纤溶过程的特异性标记物)、动脉血气分析、心电图、X 线胸片、超声心动图。

**2. 需确诊断病人** 经初步检查提示是 PTE 的病人,应进行 PTE 确诊检查,如螺旋 CT、放射性核素肺通气/血流灌注(V/Q)显像、磁共振成像和磁共振肺动脉造影、肺动脉造影等。

**3. 需寻找病因的病人** 确诊 PTE 后,需进一步检查,明确病因。①下肢深静脉加压超声检查:血管彩超是最简便的方法,此外,还可进行静脉造影、放射性核素检查等。明确是否存在深静脉栓塞及栓子来源。②寻找诱因:如制动、创伤、肿瘤、长期口服避孕药等。同时注意有无易栓塞倾向。

☞考点:疑诊、确诊、求因检查方法及意义。

# 四、诊 断 要 点

①临床表现。②通过疑诊、确诊、求因检查取得相关证据。

# 五、护 理 问 题

1. 气体交换受损 与肺血管阻塞所致通气/血流比例失调有关。
2. 恐惧 与突发的严重呼吸困难、胸痛有关。

# 六、治疗及其相关护理

治疗原则:早期诊断,早期干预,根据危险的分层选择合适的治疗方案。

**1. 吸氧**

**2. 抗凝治疗** 是本病基本治疗方法,能有效地预防血栓再形成或复发。临床疑诊 PTE 时,如无禁忌证,应尽早开始抗凝治疗。

（1）常用制剂:普通肝素、低分子肝素、磺达肝癸钠、华法林等。

（2）用药注意事项:是本病护理重点。

1）抗凝治疗前:①测定凝血酶时间、凝血酶原时间、血常规(含血小板计数、血红蛋白)。②注意是否存在抗凝治疗禁忌证,如活动性出血、凝血功能障碍、未予控制的严重高血压等。

2）抗凝治疗后:严密观察病人出血情况。密切监测血小板。华法林所致出血可用维生素 K 拮抗。

**3. 溶栓治疗** 主要用于高危和中危 PTE 病例,低危 PTE 病例不宜溶栓。溶栓时间窗一般为 14 天以内,宜尽早溶栓。

（1）常用制剂:尿激酶、链激酶、重组组织型纤溶酶原激活剂(rt-PA)。

（2）用药注意事项:是本病护理重点。

1) 溶栓治疗前：①评估是否有溶栓治疗禁忌证,如活动性内出血、近期颅内出血等。②做好配血、输血准备。③留置外周静脉套管针,避免反复穿刺血管。

2) 溶栓治疗后：①严密观察病人出血情况。②用尿激酶、链激酶溶栓时不能同时用肝素治疗。③溶栓后每2~4小时测定一次凝血酶时间,当其水平降至≤60秒时,应启动规范的肝素治疗。

**4. 其他治疗** 肺动脉导管碎解和抽吸血栓、肺动脉血栓摘除术、放置腔静脉滤器等。

☞考点：①溶栓前、后注意事项。②抗凝前、后注意事项。

## 七、其他护理

**1. 指导休息** 是本病护理重点。①绝对卧床休息：遵医嘱适当用镇静、止痛剂,保证病人充分休息。②防止下肢血栓再次脱落：一般在充分抗凝前提下,将下肢抬高制动,卧床休息2~3周。注意下肢不能用力,不能过度屈曲、剧烈活动。禁忌按摩下肢,不能热水足浴。

**2. 饮食、排便护理** 给予清淡易消化饮食。给予富含纤维素饮食,保持大便通畅,避免用力排便,以免促进血栓脱落。

**3. 观察病情**

（1）严密监测：监测呼吸、心率、血压、心电及血气变化。

（2）观察下肢深静脉血栓形成的征象：如测量比较双下肢周径,观察局部皮肤颜色、疼痛情况等。①下肢周径测量方法：大、小腿周径的测量点分别为髌骨上缘以上15cm处和髌骨下缘以下10cm处,双侧下肢周径差>1cm有临床意义。②Homan征：轻轻按压膝关节并取屈膝、踝关节急速背曲,若出现腘窝部、腓肠肌疼痛,即为阳性,有临床意义。

**4. 对症护理**

（1）右心衰竭时,按右心衰竭进行护理。

（2）休克时,按休克抢救护理。

**5. 心理护理** 当病人突然出现严重的呼吸困难和胸痛时,护士要保持冷静,避免因慌乱加重病人的恐惧心理。要尽力陪伴病人,安慰病人,树立病人治疗信心,减少恐惧、焦虑心理。

☞考点：①指导正确休息,防止血栓脱落。②观察下肢深静脉血栓形成的征象：测量比较双下肢周径,观察局部皮肤颜色、疼痛情况等。

## 八、健康教育/出院指导

**1. 预防深静脉血栓形成** ①避免长时间保持坐姿、长时间静卧、长时间跷二郎腿。②适当活动,如床上主动、被动活动下肢,站立与坐卧交替,站立与行走交替。③抬高下肢、穿抗栓袜或气压袜,促进静脉回流,防止血栓形成。④积极治疗原发病。⑤遵医嘱用抗凝剂。

**2. 注意病情监测** ①有深静脉血栓危险病人的观察：一旦出现一侧肢体痛、肿胀,要警惕深静脉血栓形成的可能,需及时就诊。②深静脉血栓已形成病人的观察：一旦出现胸痛、呼吸困难、咯血等表现,要警惕PTE的可能,需及时就诊。

☞考点：①预防深静脉血栓形成。②有深静脉血栓危险病人的观察。③有深静脉血栓已形成病人的观察。

## 九、小 结

▲PTE的病因主要是来下肢深静脉血栓。

▲可以有呼吸困难、胸痛、咯血"三联征"。

▲PTE临床表现无特异性,易漏诊。

▲溶栓前后、抗凝前后都要注意凝血酶时间、病人出血情况等。

▲护理主要是防止下肢血栓脱落。观察是否有下肢深静脉血栓表现。

（杨晓娟）

# 第12节　原发性支气管肺癌病人的护理

原发性支气管肺癌（primary bronchogenic carcinoma，简称肺癌），是最常见的肺部原发性恶性肿瘤。癌症起源于支气管黏膜或腺体，常有区域性淋巴转移和血行转移。在我国，肺癌已成为癌症死亡的首要病因，且发病率和死亡率仍在明显上升。肺癌的预后很差，86%的病人在确诊后 5 年内死亡，尤其未分化小细胞肺癌死亡率更高。

☞考点：①原发性支气管肺癌的概念。②发病率高、病死率高。

## 一、病因与分类

（一）病因

**1. 吸烟**　吸烟是肺癌发病率高、病死率高的首要原因。国内外调查均表明，80%~90%的男性肺癌与吸烟有关，而且肺癌的发病率和死亡率与吸烟呈剂量依赖关系。实验证明，纸烟中含有多种致癌物质，与肺癌有关的主要是苯并芘、尼古丁、亚硝胺等。被动吸烟者也容易发生肺癌，所以，许多国家禁止在公共场所吸烟。我国是产烟大国，烟民最多，积极地劝阻和控制吸烟已成为我国防治肺癌综合措施中的一个关键问题。

**2. 职业因素**　已被确认的致人类肺癌的物质有石棉、砷、铬、镍、二氯甲醚、煤烟、焦油和石油中的多环芳烃、烟草的加热产物等，若长期接触这些物质可诱发肺癌。职业因素与吸烟具有协同致癌作用。

**3. 空气污染**　肺癌发病率在工业发达国家或地区比不发达国家高，城市高于农村，提示环境污染与肺癌有关。室外大环境污染主要来自汽车废气、工业废气、公路沥青等。室内小环境污染如被动吸烟、烹调时的烟雾、室内用煤以及装修材料的污染都是肺癌的危险因素。

**4. 电离辐射**　放射性物质，如铀、镭、中子和射线等均可引起肺癌。如日本原子弹伤害幸存者中，肺癌病人明显增多。

**5. 饮食与营养**　研究表明，富含 β 胡萝卜素的绿色、黄色、橘黄色蔬菜和水果，可减少肺癌发生的危险性，这一保护作用对于正在吸烟的人或既往吸烟者特别明显。

**6. 其他因素**　肺部慢性炎症、结核疤痕、遗传和基因改变等对肺癌的发生可能也有一定的作用。

（二）分类

**1. 按解剖部位分类**　分为中央型肺癌和周围型肺癌（图 3-12-1）。

**2. 按组织病理学分类**

（1）小细胞肺癌（SCLC）。

（2）非小细胞肺癌（NSCLC）：包括鳞状上皮细胞癌（简

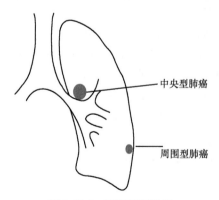

图 3-12-1　肺癌解剖分类

称鳞癌）、腺癌、大细胞癌等。

**3. 各种肺癌特点比较**　见表 3-12-1。

表 3-12-1　各种肺癌特点比较

| 名称 | | 发病率 | 生长 | 转移 | 恶性 | 治疗 | 易患病人群 |
|---|---|---|---|---|---|---|---|
| 小细胞肺癌 | | | 最快 | 最早 | 最高 | 化疗、放疗最敏感,但易耐药 | 年轻人 |
| 非小细胞肺癌 | 鳞癌 | 最常见 | 最慢 | 最晚 | 最低 | 手术机会较多 | 老年、男性、吸烟者 |
| | 大细胞癌 | 最少见 | | | | | |
| | 腺癌 | | | | | 化疗、放疗最不敏感 | 多见女性 |

▲ **实训 3-12-1** 参见《内科护理实训指导》

☞考点:①吸烟是肺癌发病率高、病死率高的首要原因。②富含β胡萝卜素的食物,可减少肺癌发生的危险性。③各种肺癌特点比较。

# 二、临床表现

肺癌临床表现与其发生部位、大小、类型、发展阶段、有无并发症及有无转移有密切关系。大多数病人因呼吸系统症状就医,约有 5% 病人发现肺癌时无症状。

（一）原发肿瘤引起的症状和体征

**1. 咳嗽**　为最常见的早期症状。表现为阵发性刺激性干咳或少量黏液痰,继发感染时,痰量增多呈黏液脓性。肿瘤增大引起支气管狭窄时,咳嗽加重,为持续性高音调金属音性咳嗽或刺激性呛咳。

**2. 血痰或咯血**　以中央型肺癌多见。多数病人表现为间断、反复或持续性少量痰中带血。部分病人以咯血为首发症状,若癌肿侵蚀大血管则有大咯血。

**3. 喘鸣、气急**　肿瘤引起小支气管狭窄,造成部分阻塞,可产生局限性哮鸣音。若压迫大气管可引起气急。

**4. 发热**　肿瘤压迫、阻塞支气管,导致肺不张、肺炎,引起发热,此种发热用抗生素治疗有效。肿瘤坏死引起的"癌性热",抗生素治疗无效。

**5. 体重下降**　消瘦为恶性肿瘤的常见症状之一,甚至恶病质。

（二）胸内扩展引起的症状和体征

**1. 胸痛**　约 30% 的肿瘤直接侵犯胸膜、肋骨和胸壁,出现持续、固定、剧烈的胸痛。

**2. 胸水**　肺淋巴结回流受阻所致,或肿瘤直接侵犯胸膜所致。

**3. 吞咽困难**　肿瘤侵犯或压迫食道所致。

**4. 声音嘶哑**　肿瘤侵犯或压迫喉返神经所致。

**5. 上腔静脉阻塞综合征**　肿瘤侵犯或压迫上腔静脉,导致上腔静脉曲张,上肢及颈面部水肿等症状。

**6. Horner 综合征**　常见于肺尖部肺癌。①肿瘤侵犯或压迫颈交感神经:引起患侧眼睑下垂、瞳孔缩小、眼球内陷、同侧额部与胸壁无汗或少汗,感觉异常(图 3-12-2)。②肿瘤侵犯或压迫臂丛神经:可有臂丛神经压迫征,表现为同侧自腋下向上肢内侧放射性、烧灼样疼痛。

（三）转移引起的症状和体征

**1. 转移至中枢神经系统**　常有颅高压征象,如头痛、呕吐等,以及其他症状,如共济失调、偏瘫、精神异常等。

**2. 转移至腹部**　出现腹痛、黄疸、腹水。

**3. 转移至骨骼**　可致骨痛。

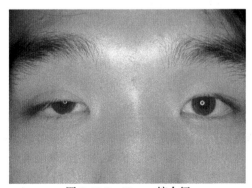

图 3-12-2　Horner 综合征

4. **胸膜转移** 常表现为血性胸腔积液,其内可查到癌细胞。

5. **转移至淋巴结** 可见锁骨上、腋下淋巴结肿大。

### (四)副癌综合征

又称为伴癌综合征。常出现在肺癌发现前、后,是肺癌的胸外表现,但不是肿瘤直接作用或转移引起的。常有肥大性肺性骨关节病、异位促性腺激素、分泌促肾上腺皮质激素样物、不适当分泌抗利尿激素、神经肌肉综合征、高钙血症、类癌综合征等。

### (五)临床分期

1. **肺癌的 TNM 分期** 见表 3-12-2。

表 3-12-2　肺癌的 TNM 分期

| 分期 | | 意义 |
|---|---|---|
| 原发肿瘤(T) | $T_X$ | 痰或支气管分泌物中找到癌细胞,但 X 线或纤支镜等检查未能发现肿瘤病灶,称隐性癌 |
| | $T_0$ | 无原发肿瘤的证据 |
| | Tis | 原位癌 |
| | $T_{1-4}$ | T 右下角数字表示肿瘤大小、侵犯附近组织,数字越大,肿瘤越大,侵犯越广 |
| 区域淋巴结(N) | $N_X$ | 区域淋巴结转移不能评价 |
| | $N_0$ | 没有区域淋巴结转移 |
| | $N_{1-3}$ | N 右下角数字表示区域淋巴结转移情况,数字越大,转移范围越广 |
| 远处转移(M) | $M_X$ | 远处转移不能评价 |
| | $M_0$ | 无远处转移 |
| | $M_1$ | 有远处转移 |

表 3-12-3　临床分期与 TNM 分期的关系

| 临床分期 | TNM 分期 |
|---|---|
| 隐性癌 | $T_X N_0 M_0$ |
| 0 期 | $Tis N_0 M_0$ |
| Ⅰa 期 | $T_1 N_0 M_0$ |
| Ⅰb 期 | $T_{2a} N_0 M_0$ |
| Ⅱa 期 | $T_1 N_1 M_0$;$T_{2b} N_0 M_0$;$T_{2a} N_1 M_0$ |
| Ⅱb 期 | $T_{2b} N_1 M_0$;$T_3 N_0 M_0$ |
| Ⅲa 期 | $T_{1-3} N_2 M_0$;$T_3 N_{1-2} M_0$;$T_4 N_{0-1} M_0$ |
| Ⅲb 期 | $T_{1-4} N_3 M_0$;$T_4 N_{2-3} M_0$ |
| Ⅳ 期 | $T_{1-4} N_{0-3} M_1$ |

2. **肺癌临床分期与 TNM 分期的关系** 见表 3-12-3。其中 a 较 b 程度轻。

☞考点:①咳嗽为最常见的早期症状。常为阵发性刺激性干咳。肿瘤增大时为高音调金属音性咳嗽或刺激性呛咳。②血痰多见于中央型肺癌。③上腔静脉阻塞综合征、Horner 综合征表现。④转移与副癌综合征鉴别点:临床表现是不是肿瘤转移引起的。

# 三、辅 助 检 查

1. **胸部影像学检查** 是发现肺癌的最重要的方法。一般先作 X 线正、侧位胸片,必要时进行 CT、MRI 或支气管造影等检查。X 线胸片提示肺癌的直接征象是肺内块状阴影,呈分叶状,周边有细毛刺样放射,可有空洞。肺癌的继发征象有阻塞性肺炎、肺不张、胸腔积液、肺门或纵隔淋巴结肿大及肿瘤转移侵蚀肋骨和椎体等。

2. **痰脱落细胞检查** 痰脱落细胞检查是最简单有效的早期诊断方法之一。采集痰标本方法:于清晨留取病人由深部咳出的痰液立即送检。多次(一般 3~4 次)反复检查可提高检出阳性率。

3. **支气管镜检查** 是早期诊断肺癌的方法之一。可直接窥视支气管和细支气管情况,取可疑组织做病理检查,或刷检、冲洗做细胞学检查。

4. **活组织病理学检查** 经皮穿刺肺组织活检取锁骨上或腋下淋巴结作病理学检查,可判断是否肿瘤转移及其组织细胞学类型。

☞考点：①胸部影像学检查是发现肺癌的最重要的方法。②痰脱落细胞检查是最简单有效的早期诊断方法之一。③支气管镜检查也是早期诊断肺癌的方法之一。④活组织病理学检查是确诊的重要手段。

## 四、诊断要点

①持续干咳、呛咳、痰中带血等表现。②X 线胸片有肺癌的直接征象。③痰脱落细胞或肺病理学检查找到癌细胞。

【情境 14】

病人，徐×，男，65 岁，吸烟 35 年。近几个月来明显消瘦，且有刺激性呛咳，剧咳时感胸痛，咯白色泡沫痰，带少量血丝，经抗感染治疗无明显效果。体检：T 36.7℃，P 92 次/分，R 22 次/分，BP 100/70 mmHg。辅助检查：胸部 X 线显示右肺肺门附近有不规则肿块阴影，无明显转移现象。初步诊断：中央型支气管肺癌(右侧)。

【情境 14 诊断分析】

①该病人年龄较大，有长期吸烟史，刺激性呛咳，胸痛，痰中带血等表现。X 线检查见肺部有不规则肿块阴影。基本符合支气管肺癌诊断。②肿块在右肺肺门附近，可能是中央型支气管肺癌(右侧)。③若做痰脱落细胞或肺病理学检查，找到癌细胞将更有助于诊断。

## 五、护理问题

1. 恐惧　与担心预后等因素有关。
2. 营养失调：低于机体需要量　与癌肿致机体消耗过度、化疗反应等有关。

## 六、治疗及其相关护理

综合治疗是肿瘤治疗的发展趋势。肺癌综合治疗方案为：①小细胞肺癌：首选化疗后放疗。②非小细胞肺癌：多为局限性。早期手术或放疗可以根治，分子靶向治疗也有一定疗效。非小细胞肺癌对化疗的反应较差。

**1. 手术治疗**　非小细胞肺癌Ⅰ期、Ⅱ期和部分Ⅲ期首选手术，术后视病情进行放疗及化疗。

**2. 化学治疗(简称化疗)**　①小细胞肺癌：就诊时 90% 以上已发生转移，因此主张化疗为主。化疗对小细胞肺癌疗效较好，化疗后小细胞肺癌病人的生存期明显延长。②非小细胞性肺癌：化疗可提高手术的疗效。

(1) 选择药物和方案：①根据细胞类型结合细胞动力学原理，合理选用化疗药物，制定用药方案，提高化疗效果。②为增加疗效，减低毒性，延缓耐药性的产生，多采用间歇、短程、联合用药。

(2) 常用制剂：环磷酰胺(CTX)、异环磷酰胺(IFO)、甲氨蝶呤(MTX)、长春新碱(VCR)、阿霉素(ADM)、顺铂(DDP)、足叶乙甙(VP-16)、丝裂霉素(MMC)等。

(3) 用药注意事项：是本病护理重点。参见第 6 章第 3 节"急性白血病病人的护理"相关内容。

**3. 放射治疗(简称放疗)**　小细胞肺癌对放疗敏感性较高。放疗分为根治性和姑息性两种。①根治性放疗用于病灶局限、因解剖原因不宜手术或病人不愿意手术者。②姑息性放疗目的在于抑制肿瘤的发展，延迟肿瘤扩散和缓解症状。③可采用 60 钴、γ 线或中子加速器照射。④单纯放疗效果较差，故目前多主张放疗加化疗。

**4. 生物反应调节剂和中药治疗**　小剂量干扰素、集落刺激因子和中药能增强机体对化疗、放疗的耐受性，提高疗效。

**5. 分子靶向治疗**　分子靶向治疗越来越广泛地用于非小细胞肺癌治疗。它主要是针对肿瘤发生、发展过程中的关键大分子，通过特异性阻断肿瘤细胞的信号传导，来控制其基因表达和改变生物学行为,从而抑制肿瘤细胞的生长和繁殖,发挥抗肿瘤作用。

☞考点:①小细胞肺癌首选化疗。②非小细胞肺癌早期首选手术,术后视病情进行放疗及化疗。

# 七、其他护理

**1. 指导休息** 肺癌早期可以适当活动,晚期要卧床休息。

**2. 饮食、排便护理** 与病人及家属共同制订合理的饮食计划。给予高热量、高蛋白、高维生素饮食。必要时酌情输血、血浆、复方氨基酸等,增强病人的抗病能力。病程中注意保持大便通畅。

**3. 观察病情** ①密切观察病人生命体征、咯血、胸痛等情况。②化疗前后都要密切观察血象变化,注意有无感染征象,警惕并发感染。③观察病人营养状况、休息情况,进行对症处理。

**4. 疼痛护理** ①评估疼痛:注意倾听病人对疼痛的诉说,了解病人疼痛部位、性质、程度、持续时间等,观察其非语言表达疼痛情况,对病人疼痛作出准确评估。②分散病人注意力:指导病人采用放松技术,如阅读书报、听音乐、看电视、交谈等方式转移注意力。③保证病人充分休息:保持病房适宜的温度、湿度。通风良好,环境安静,体位舒适。④物理方法止痛:如按摩、局部冷敷、针灸、经皮肤电刺激等,降低疼痛的敏感性。⑤遵医嘱按三阶梯止痛方案用止痛药:有条件酌情使用自控镇痛泵(PCA)。

表 3-12-4　皮肤急性放射损伤分级标准

| 分级 | 皮肤反应 |
|---|---|
| 0 级 | 无变化 |
| 1 级 | 滤泡样暗红色红斑,干性脱皮或脱发,出汗减少 |
| 2 级 | 触痛性或鲜红色红斑,皮肤皱褶处有片状湿性脱皮或中度水肿 |
| 3 级 | 皮肤皱褶以外部位融合的湿性脱皮,凹陷性水肿 |
| 4 级 | 溃疡、出血、坏死 |

**5. 放疗护理**

(1) 评估病人:了解放疗部位、面积、放射源种类、照射剂量。判断皮肤急性放射损伤的程度(表 3-12-4)。

(2) 指导病人:①向病人讲明放疗的目的、方法、副作用,告知放疗本身无痛苦,解除病人思想顾虑。②嘱病人勿自行将涂在皮肤放射部位上的标记擦去。③照射时协助病人取一定体位,不能随便移动。

(3) 皮肤护理:①充分暴露反应区皮肤,勿覆盖或包扎,外出注意防晒。②遵医嘱局部用药。③用温水和柔软的毛巾轻轻蘸洗反应区皮肤。④照射部位皮肤忌用肥皂、酒精、碘酒、油膏涂抹。⑤避免抓伤、压迫、摩擦、日照、冷热刺激照射部位。表皮脱屑时,勿用手撕剥。⑥禁止在照射部位贴胶布、用冰袋和暖具。禁止在照射部位剃毛发、注射。

▲实训 3-12-2 参见《内科护理实训指导》

(4) 放射性食管炎护理:①给流质或半流质食物,避免刺激性食物。②注意保持口腔清洁,饭后喝温水冲洗食管。③有咽下疼痛时,可口服氢氧化铝凝胶,疼痛难忍时可口含利多卡因溶液或服用利多卡因凝胶。

(5) 放射性肺炎护理:①尽早给予抗生素、糖皮质激素治疗。②协助病人进行有效排痰,防止痰液潴留。③咳嗽明显而痰不多者,适当给予镇咳药。④呼吸困难者给予吸氧。

**6. 心理护理** 是本病护理重点。根据病人年龄、职业、文化、性格等情况,进行沟通和心理支持。①未确诊前:劝说病人接受各种检查。②确诊后:根据病人心理承受能力决定是否向其透露真情,并进行必要的心理疏导。

(1) 对有一定文化素养,具有正确、豁达的人生观,迫切要求了解病情的病人,应尊重其求知权力。采用合适的语言将诊断结果告知病人,缩短其期待诊断的焦虑期。并不失时机地给予心理援助,引导病人面对现实,正确认识癌症。

(2) 对于心理承受能力差、性格内向、不愿或害怕知道诊断的病人,要适当隐瞒病情。将诊断结果告知家属,并协同家属采取必要的保护措施,以防病人精神崩溃,致使病情急转直下。

(3) 鼓励家庭成员和亲朋好友定期探视病人,使之感受到家庭、亲友的关爱,激发其珍惜生命、热爱生活的热情,克服恐惧、绝望心理,保持积极、乐观情绪与疾病做斗争。

☞考点:①了解疼痛部位、性质、程度、持续时间等,观察非语言表达疼痛情况。②放疗皮肤护理方法。③心理护理。

## 八、 健康教育/出院指导

**1. 面向大众进行宣传**　①宣传吸烟的危害:大力提倡戒烟,公共场所禁止吸烟。②宣传劳动保护重要性:避免吸入含有致癌物质的污染空气和粉尘。③宣传早期诊断的重要性:对高危人群进行重点普查,是早期发现、早期诊断和早期治疗的重要手段。低剂量 CT 是目前筛查肺癌最有价值的方法。

**2. 临终关怀**　①护士作用:护士是倡导者、组织者、协调者和实践者。要对癌症病人充满爱心,尽可能减轻他们在临终期的身心痛苦,提高生命质量。②身心护理:临终阶段应采取综合措施让病人躯体症状得到最大地缓解,心理上获得最大地安慰、支持,能安详、无撼、有尊严地离开人世。③安慰家属:癌症病人家属同样也需要医务人员帮其渡过哀伤期,维持身心健康,投入新的生活。

☞考点:①大力提倡戒烟。②对高危人群进行重点普查。低剂量 CT 筛查肺癌是早期诊治的重要手段。③临终关怀。

## 九、 小　　结

▲肺癌是最常见的肺部原发性恶性肿瘤。小细胞肺癌恶性程度最高,转移最快,鳞癌反之。吸烟是肺癌最主要的危害因素。

▲咳嗽为最常见的早期症状。主要表现为刺激性干咳伴血痰、高音调金属音咳嗽、刺激性呛咳。

▲辅助检查:①影像学检查是最重要的检查方法。②痰脱落细胞检查是最简单有效的早期诊断方法之一。支气管镜检查也是早期诊断肺癌的方法之一。③活组织病理学检查是确诊的重要手段。④对高危人群进行重点普查。低剂量 CT 筛查肺癌是早期诊治的重要手段。

▲小细胞肺癌首选化疗后加放疗。非小细胞肺癌早期手术、放疗、分子靶向治疗效果较好。

▲护理重点是配合治疗、心理护理、临终护理。

(方　欣)

## 第 13 节　自发性气胸病人的护理

自发性气胸(spontaneous pneumothorax)指在无外伤或人为因素情况下,因肺部疾病使肺组织及脏层胸膜自发性破裂,空气进入胸膜腔造成的胸腔积气和肺萎缩。见图 3-13-1。

☞考点:自发性气胸的概念。

## 一、 病因与发病机制

(一) 病因

**1. 原发性自发性气胸病因**　指常规胸部 X 线检查肺部无明显异常者所发生的气胸,多见于瘦高型男性吸烟青壮年。气胸的发生常与肺尖部脏层胸膜下肺大泡(又称肺大疱)有关,为肺泡先天发育不良所致。

**2. 继发性自发性气胸病因**　在肺疾病基础上发生的气胸,以 COPD 最常见,其次是肺结核、尘肺、肺癌等。主要因肺气肿、肺大疱破裂所致,也见于肺组织坏死波及脏层胸膜等情况。

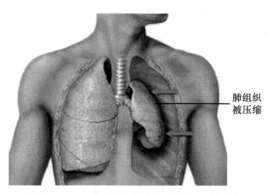

肺组织被压缩

图 3-13-1 左侧自发性气胸 肺组织被压缩

（二）诱因

自发性气胸的发生常与持重物、剧烈运动、剧咳、排便用力、打喷嚏等用力屏气动作使气道内压力突然增高有关,也与抬高上肢等牵拉动作有关。机械通气时压力过高也可诱发气胸。但也有一些病人无明显上述诱因。

（三）发病机制

自发性气胸的发病机制见图 3-13-2。

☞考点:①肺部疾病使脏层胸膜自发性破裂,空气进入胸腔。②COPD 是自发性气胸最常见的病因。③自发性气胸常见诱因:用力屏气、举手、机械通气等。

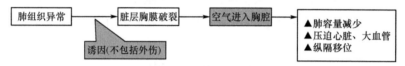

图 3-13-2 自发性气胸的发病机制

# 二、临床表现

**1. 症状** ①自发性气胸的首发症状是患侧突发胸痛,随之干咳和呼吸困难。②随着病情发展,胸痛有所减轻,但呼吸困难明显加重。③严重者烦躁不安、冷汗、发绀、呼吸浅快,甚至发生呼吸衰竭、休克。

**2. 体征** 视诊患侧胸廓饱满、呼吸运动减弱,触诊患侧语颤减低或消失、气管移向健侧、皮下气肿时有握雪感,叩诊患侧鼓音,听诊患侧呼吸音减低或消失。

**3. 临床分型** 根据胸膜破口情况及发生气胸后对胸膜腔内压力的影响,将自发性气胸分为以下三种类型。

（1）闭合性（单纯性）气胸:随着呼气时肺回缩及浆液渗出物的作用,脏层胸膜破口自行封闭,不再有空气进入胸膜腔。

（2）交通性（开放性）气胸:胸膜破口较大或两层胸膜间有粘连和牵拉,如气管胸膜瘘,使破口持续开放,空气在吸气和呼气时自由进出胸膜腔。

（3）张力性（高压性）气胸:胸膜破口呈活瓣样阻塞、吸气时开启,空气进入胸膜腔,呼气时破口关闭,胸腔内气体不能再经破口返回呼吸道排出体外,空气只进不出,使胸腔内压急剧增加,为内科急症。

**4. 并发症** 常见的有脓气胸、血气胸、皮下气肿、呼吸衰竭等。

☞考点:①主要表现为突发胸痛,随之干咳和呼吸困难。②气胸体征。③临床分为:闭合性气胸、交通性气胸、张力行气胸。其中张力性气胸是内科急症。

# 三、辅助检查

**1. 胸部 X 线检查** 是诊断气胸、判断疗效的重要方法。气胸侧透亮度增加、肺纹理消失,肺组织向肺门收缩,气管、纵隔向健侧移位。

**2. 胸腔内压测定** 胸内负压减低或呈正压。①闭合性气胸一般积气量不大,抽气后胸腔可维持负压,提示破口已闭合。②交通性气胸胸腔内压力维持在 0 上下,抽气后观察数分钟仍无变化。③张力性气胸胸腔内压力为正压,抽气至负压后不久又恢复正压。

☞考点:胸部 X 线检查是诊断气胸、判断疗效的重要方法。

## 四、诊断要点

①在无外伤情况下突然发生胸痛,刺激性干咳和呼吸困难。②有气胸体征。③X 线胸片检查显示胸腔积气和肺萎缩。

## 五、护理问题

1. 低效性呼吸型态　与肺扩张能力下降、疼痛、缺氧、焦虑有关。

2. 疼痛:胸痛　与胸腔置引流管有关。

## 六、治疗及其相关护理

治疗原则:排气减压,缓解症状,促肺复张,防止复发。

**1. 保守治疗**　适用于首次发作,肺萎缩在 20% 以下,不伴有呼吸困难者。①休息:嘱病人绝对卧床休息,少讲话,减少肺活动,有利于破裂口的愈合和气体吸收。一般气体可在 2~3 周内自行吸收。②吸氧:气急、发绀者,给予高浓度氧气间断吸入(10L/min),既促进气体吸收,又促进肺的复张。

**2. 排气减压治疗**　适用于呼吸困难明显者,或肺压缩>20% 病人。

(1) 紧急排气:张力性气胸可用小刀或大号针头直接从患侧锁骨中线第二肋间或腋前线第 4~5 肋间刺入胸腔进行急救。若时间允许,穿刺前在针尾部扎一橡皮指套,指套盲端切一小口,当胸腔压力大于大气压时,气体自动从小口逸出,小于大气压时,小口关闭,这样既可减少胸腔感染又便于病人的安全转运。

(2) 应用气胸箱:气胸箱可同时测压和抽气,一般每次抽气不超过 1 升,维持胸内压在 1~2cmH$_2$O 以下,必要时可重复抽气。

(3) 胸腔闭式引流:适用于经反复抽气疗效不佳的交通性气胸或张力性气胸。肺复张不满意时采用连续负压吸引。

**3. 胸膜粘连术**　用于经上述处理无效或反复发作的气胸。将化学粘连剂、生物刺激剂或 50% 葡萄糖等经胸腔插管或胸腔镜注入或喷撒在胸膜腔内,引起无菌性胸膜炎,由于局部炎症渗出,使脏层和壁层胸膜增厚、粘连、破裂口闭合,从而达到防治气胸的目的。

**4. 手术治疗**　慢性气胸(病程>3 个月)、复发性气胸、血气胸等酌情手术治疗。

**5. 原发病及并发症处理**　积极治疗原发病,避免诱因,预防和处理继发的细菌感染。

☞考点:①保守治疗:休息、吸氧。吸氧既促进气体吸收,又促进肺的复张。②张力性气胸可直接从患侧锁骨中线第二肋间或腋前线第 4~5 肋间刺入胸腔进行急救。

## 七、其他护理

**1. 指导休息**　是本病护理重点。绝对卧床休息,协助采取有利于呼吸的体位,如抬高床头,半坐位或端坐位等。避免屏气、咳嗽、打喷嚏、用力排便等本病诱因,满足病人的生理需要。

**2. 饮食、排便护理**　给予清淡易消化饮食。给予富含纤维素饮食,保持大便通畅,避免用力排便。

**3. 观察病情**　是本病护理重点。密切观察病情变化,注意胸痛、呼吸困难、生命体征及肺部体征的变化,经常巡视病房,听取病人主诉,观察胸腔引流情况。若病人突然烦躁、呼吸困难加重伴发绀应立即通知医生,积极配合抢救。

**4. 对症护理**

（1）胸腔闭式引流护理：参见《外科护理》相关内容。

（2）插管处疼痛护理：①指导病人深呼吸、咳嗽或活动时用枕头或手护住胸腔引流管处的伤口。②半卧位时可在胸腔引流管下垫一毛巾，以减轻病人的不适，同时防止引流管受压。③体位改变或活动时，用手固定好胸腔引流管，避免引流管移动而刺激胸膜，引起疼痛。④教会病人自我放松技巧，如缓慢地深呼吸，全身肌肉放松，听音乐、听广播等分散病人的注意力，减轻疼痛。⑤疼痛剧烈时，遵医嘱给予止痛剂，及时评价止痛效果并观察可能出现的副作用，如果疼痛不缓解，或病人主诉近期疼痛与以往比有明显加重时，及时与医生联系并有效地处理。

**5. 心理护理**　安慰病人，树立病人治疗信心，减少恐惧、焦虑心理。告知病人病情及治疗方法，指导病人积极配合治疗。

☞考点：①避免屏气、咳嗽、打喷嚏等诱因。②观察临床表现及胸腔引流情况。

## 八、 健康教育/出院指导

提醒病人坚持治疗原有肺部病变，避免气胸诱发因素，如避免抬举重物、避免劳累、避免情绪激动、避免剧烈运动，提倡戒烟，预防感冒。若病人突然感到胸闷、胸痛、气急或原有呼吸困难突然加重，应及时就诊。

☞考点：避免气胸诱因。

## 九、 小　　结

▲自发性气胸指肺组织自发破裂，空气进入胸膜腔。

▲典型表现为患侧突发胸痛、干咳、呼吸困难。体检：①视诊：患侧胸廓饱满、呼吸运动减弱。②触诊：患侧语颤减低或消失、气管移向健侧。③叩诊：患侧鼓音。④听诊：患侧呼吸音减低或消失。

▲X线胸片显示患侧透亮度增加、肺纹理消失、肺组织向肺门收缩。

▲最主要的治疗是排气减压治疗。

▲护理主要是卧床休息、谨慎运动、观察病情、避免诱因（屏气、咳嗽、打喷嚏、抬举重物、劳累、情绪激动、剧烈运动、抬举上肢等）。

## 第 14 节　呼吸系统疾病常见临床表现综合归纳（自学）

### 一、 痰液颜色与疾病的关系

痰液颜色与疾病的关系见表 3-14-1。

表 3-14-1　痰液颜色与疾病的关系

| 痰液颜色 | 临床意义 |
| --- | --- |
| 铁锈色痰 | 见于肺炎球菌性肺炎等 |
| 砖红色胶冻样痰 | 见于克雷伯杆菌性肺炎等 |
| 粉红色泡沫痰 | 见于肺水肿等 |
| 血痰（咯血） | 见于支气管扩张、支气管肺癌、肺结核、肺炎、肺脓肿等 |

### 二、 痰液检查与疾病的关系

痰液检查与疾病的关系见表 3-14-2。

表 3-14-2　痰液检查与疾病的关系

| 痰液检查 | 临床意义 |
|---|---|
| 痰培养 | 是确诊呼吸系统感染性疾病的金指标,但检查时间较长。多用于 COPD、肺炎、支扩、肺结核等呼吸系统感染性疾病的诊断 |
| 痰药敏试验 | 有助于指导呼吸系统感染性疾病的治疗 |
| 痰涂片找菌 | 迅速出检查结果。多用于呼吸系统感染性疾病的诊断 |
| 痰抗酸杆菌检查 | 有助于肺结核诊断 |
| 痰脱落细胞检查 | 多用于肺癌病理检查 |

## 三、 咳嗽、咳痰伴随症状、体征与疾病的关系

咳嗽、咳痰伴随症状与疾病的关系见表 3-14-3。

表 3-14-3　咳嗽、咳痰伴随症状、体征与疾病的关系

| 咳嗽、咳痰伴随症状、体征 | 疾病 |
|---|---|
| 清晨起床或夜间刚躺下时咳嗽加剧并咳出大量脓痰 | 慢性支气管炎、支气管扩张等 |
| 发热及与呼吸有关的胸痛、胸膜摩擦音 | 胸膜炎(干性)等 |
| 发热、呼吸困难,X 线胸片提示胸腔有积液 | 胸腔积液等 |
| 神志改变 | 肺性脑病等 |
| 双肺布满湿性啰音、极度呼吸困难 | 急性左心衰竭等 |
| 局部湿性啰音,X 线胸片提示大片状阴影 | 大叶性肺炎等 |
| 局部湿性啰音,X 线胸片提示小片状阴影 | 小叶性肺炎、肺结核等 |
| 大量脓痰 | 支气管扩张、肺脓肿等 |
| 刺激性呛咳、持续性高音调金属音 | 支气管肺癌等 |

## 四、 氧疗方法对比

氧疗方法对比见表 3-14-4。

表 3-14-4　氧疗方法对比

| 缺氧、$CO_2$ 潴留程度 | 氧疗方法 |
|---|---|
| 一般缺氧,无 $CO_2$ 潴留($PaO_2$ 50~60mmHg) | 流量(2~4L/min)、浓度(29%~37%) |
| 严重缺氧,无 $CO_2$ 潴留($PaO_2$<50mmHg) | 面罩法,短时间、间歇高流量(4~6L/min)、高浓度(37%~45%) |
| 缺氧,有 $CO_2$ 潴留者($PaO_2$<60mmHg,$PaCO_2$>50mmHg) | 鼻导管或鼻塞法,持续低流量(1~2L/min)低浓度(25%~29%) |

## 五、 各类呼吸困难特点及病因

各类呼吸困难的特点及病因见表 3-14-5。

表 3-14-5　各类呼吸困难的特点及病因

| 类型 | 特点 | 病因 |
|---|---|---|
| 吸气性呼吸困难 | 吸气显著费力,严重者可出现"三凹征",伴有干咳及高调吸气性喉鸣 | 大气道受阻。喉部、气管、大支气管狭窄与阻塞。如喉头水肿、气管异物等 |
| 呼气性呼吸困难 | 呼气费力、呼气缓慢、呼气时间明显延长,伴有呼气性哮鸣音 | 小气道受阻。慢性阻塞性肺气肿、支气管哮喘、慢性支气管炎等 |

| 类型 | 特点 | 病因 |
|---|---|---|
| 混合性呼吸困难 | 吸气、呼气均感费力,呼吸频率增快、深度变浅,可伴有呼吸音异常或病理性呼吸音 | 重症肺炎、重症肺结核、弥漫性肺间质疾病、大量胸腔积液、气胸和广泛胸膜肥厚等 |

## 六、 呼吸困难伴随症状、体征与疾病的关系

呼吸困难伴随症状、体征与疾病的关系见表3-14-6。

**表3-14-6　呼吸困难伴随症状、体征与疾病的关系**

| 伴随症状、体征 | 疾病 |
|---|---|
| 一侧胸痛 | 大叶性肺炎、急性胸膜炎、自发性气胸等 |
| 发热 | 呼吸道感染性疾病,如支气管感染肺炎、肺结核 |
| 哮鸣音 | 支气管哮喘、心源性哮喘 |
| 严重发绀和大汗淋漓、面色苍白、四肢厥冷、脉搏细速、血压下降 | 病情严重的表现 |

## 七、 胸痛辅助检查的临床意义

胸痛辅助检查的临床意义见表3-14-7。

**表3-14-7　胸痛辅助检查的临床意义**

| 辅助检查 | 临床意义 |
|---|---|
| 血常规检查,白细胞情况 | 判断有无并发感染 |
| 胸部 X 线检查或 CT 检查 | 确定病变部位、范围、性质 |
| 心电图检查 | 排除心脏疾病 |
| 痰液涂片、痰培养 | 确定病原体 |
| 胸腔积液检查 | 病因诊断 |

## 八、 胸腔积液的临床意义

胸腔积液的临床意义见表3-14-8。

**表3-14-8　胸腔积液的临床意义**

| 胸腔积液性质 | 临床意义 |
|---|---|
| 血性 | 常见于肺癌、肺结核 |
| 草绿色 | 结核性胸膜炎 |
| 脓性 | 脓胸 |
| 找到抗酸杆菌 | 结核性胸膜炎 |
| 找到细菌 | 脓胸、大叶性肺炎、感染性胸膜炎 |
| 找到癌细胞 | 肺癌 |
| 颜色清亮、未找到病原菌(漏出液) | 右心衰竭、严重低蛋白血症 |

（杨晓娟）

# 第4章

# 消化系统疾病病人的护理

## 第1节 消化系统基础知识

### 一、解剖结构

消化器官主要包括食管、胃、肠、肝、胆、胰等。见图4-1-1。

**1. 食管** 食管是咽和胃之间的消化管。上段约起于第6颈椎平面,距门齿约15cm,下端在膈下与贲门相连接,总长约25cm。在形态上,食管最重要的特点是有三处生理狭窄:①第一狭窄处:为食管起始处,有环咽肌围绕。②第二狭窄处:在主动脉弓水平,有主动脉和左主支气管横跨食管。③第三狭窄处:为食管通过膈的裂孔处。食管三处狭窄常为肿瘤等病变的好发部位。食管壁由内而外,可分为黏膜层、黏膜下层、肌层、外膜组成。

**2. 胃** 胃位于膈下、腹腔左上方,分为贲门部、胃底部、胃体部和幽门部(又称为胃窦)四部分,上口为贲门与食管相接,下口为幽门与十二指肠相通,见图4-1-2。胃壁由内而外,可分黏膜层、黏膜下层、肌层、浆膜层,见图4-1-3。肌层为薄层平滑肌,排列成内环外纵,在贲门和幽门处均增厚,形成括约肌。黏膜下层有丰富的血管、淋巴管及神经丛。黏膜层由丰富功能不同的细胞组成:①壁细胞:分泌盐酸和内因子,内因子能促进维生素 $B_{12}$ 吸收。②主细胞:分泌胃蛋白酶。③黏液细胞:分泌黏液,呈碱性,有保护黏膜、

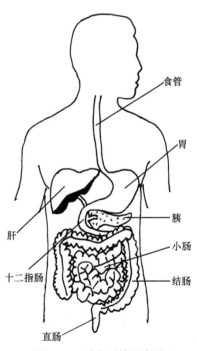

图4-1-1 消化系统示意图

对抗胃酸腐蚀作用。胃底和胃体部含有上述三种细胞。胃窦部只含黏液细胞。此外,胃黏膜还有多种内分泌细胞,其中,G细胞(在胃窦)分泌促胃液素,促进壁细胞分泌胃酸。D细胞(在胃贲门部、胃底部和幽门部)分泌生长抑素,抑制胃酸分泌,并能明显减少内脏器官血流量,减少胰腺的内分泌液和外分泌液等。

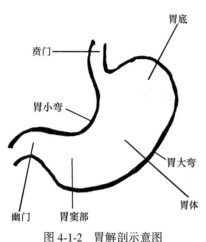

图 4-1-2　胃解剖示意图

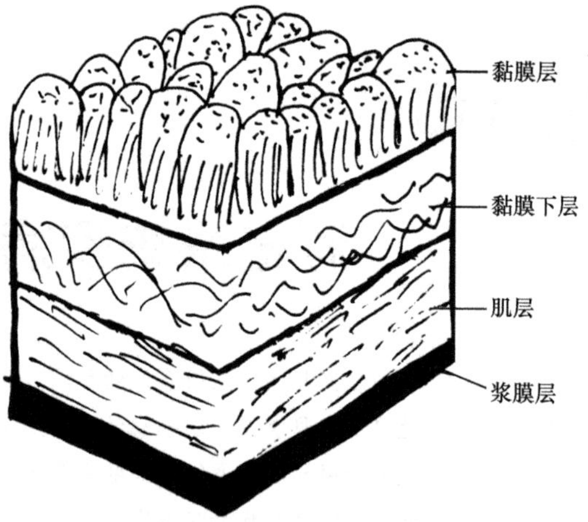

图 4-1-3　胃壁解剖示意图

**3. 小肠**　是消化管中最长的一段,由十二指肠、空肠和回肠构成。①十二指肠始于幽门,下端至十二指肠空肠曲与空肠相连。十二指肠分为球部、降部、横部、升部共四段。球部为消化性溃疡好发处,升部与空肠相连并由屈氏韧带固定,屈氏韧带为上、下消化道的分界。②空肠大部分位于左上腹部,回肠主要位于右下腹和盆腔,末端连接盲肠。③十二指肠的血供比较丰富,主要来自胰十二指肠上动脉和下动脉、胃十二指肠动脉的十二指肠上动脉和后动脉、胃网膜右动脉和胃右动脉的小分支等。空肠、回肠的血液供应来自肠系膜上动脉。小肠静脉分布与动脉相似,最后汇入门静脉。

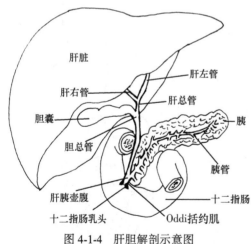

图 4-1-4　肝胆解剖示意图

**4. 大肠**　包括结肠、直肠、阑尾。①结肠:包括盲肠、升结肠、横结肠、降结肠和乙状结肠,下接直肠。回肠末端与盲肠交界处有黏膜和环形肌折叠成的回盲瓣,能阻止大肠内容物反流入小肠,并控制食物残渣进入大肠的速度。结肠静脉分别经肠系膜上下静脉汇入门静脉。②直肠:上接乙状结肠,下连肛管,长 10～14cm。

**5. 肝脏、胆囊**　肝是人体内最大的腺体器官。肝脏血流量约占心输出量的 1/4,由门静脉和肝动脉双重供血,75% 的血供来自门静脉,25% 来自肝动脉。肝外胆道系统包括胆囊和输胆管道(肝左管、肝右管、肝总管、胆总管)。肝内胆管开始于肝细胞间的毛细胆管,毛细胆管集合成小叶间胆

管,然后汇合成肝左管、肝右管自肝门出肝,出肝后汇合成肝总管,并与胆囊管汇合成胆总管,见图 4-1-4。

**6. 胰腺**　胰腺是一个狭长的腺体,位于腹膜后壁,分头、颈、体、尾四部。胰管与胆总管汇合成肝胰壶腹,共同开口于十二指肠乳头,在开口处有奥狄氏括约肌(Oddi 括约肌)环绕,见图 4-1-4。进食时 Oddi 括约肌松弛,胆汁和胰液流入十二指肠,不进食时 Oddi 括约肌收缩。

## 二、生理病理要点

**1. 门静脉侧支循环**　正常情况下,门静脉血流能通过肝脏到达腔静脉。当门静脉血液流入

肝脏不畅时(如肝硬化等),导致门静脉高压,使门静脉与腔静脉之间建立多条门-体侧支循环。临床上主要有三支重要的侧支循环:食管和胃底静脉曲张、腹壁静脉曲张、痔静脉曲张,见图4-1-5。

**2. 食管** 食管的主要功能是把食物输送到胃内。因食管壁没有浆膜层,故食管病变易扩散至纵隔。门静脉高压时食管下段静脉曲张,破裂时可致大出血。

**3. 胃** 是暂时储存及消化食物的重要器官。①通过胃蠕动研磨食物并将食物与胃液充分混合,形成食糜以进一步消化,并推进胃内容物进入十二指肠。混合性食物从进食到胃完全排空需4~6小时,在三种主要营养食物中,糖类排空最快,蛋白质次之,脂肪最慢。②胃黏膜具有自我保护机制,如黏液碳酸氢盐屏障、上皮细胞的更新与修复、胃黏膜的血流量、黏膜组织中酸碱平衡、前列腺素等在防御机制中发挥着重要作用,可防御胃酸、胃蛋白酶、药物及食物中有害物质的侵蚀。

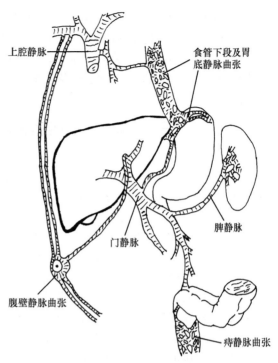

图4-1-5 门静脉系示意图

**4. 小肠** 是消化和吸收食物的重要场所。①小肠黏膜分泌含有多种酶的碱性溶液,促使食糜在小肠内分解和吸收。②小肠具有巨大的吸收面积,食物在其中停留时间长达3~8小时,营养物质通过小肠吸收入机体。③肠黏膜炎性和肿瘤性病变、肠段切除过多而致短肠综合征等,可造成消化和吸收严重障碍。

**5. 大肠** 空腹时大肠多为袋状往返运动,肠内容物不向前推进。进食后有分节或多袋推进运动及蠕动,向前推进肠内容物。食物残渣在大肠内停留的时间较长,一般在十余小时以上,在这一过程中,食物残渣中的一部分水分被大肠黏膜吸收,同时,经过大肠同细菌的发酵和腐败作用,形成了粪便。正常时直肠内没有粪便,当肠蠕动将粪便推入直肠时,刺激了直肠壁内的感受器,引起便意和排便反射。①若排便反射被抑制,粪便在大肠内停留时间过长,粪便水分被吸收,不易排出,发生便秘。②若直肠发炎,少量粪便即可引起排便反射,表现为里急后重。③细菌或寒冷刺激时,粪便在大肠内停留时间过短,粪便水分吸收过少,引起腹泻。④纤维素刺激大肠黏膜,肠蠕动增加,排便增加。此外,大肠内的细菌能利用肠内物质合成维生素B复合物、维生素K、短链脂肪酸等,供体内代谢需要。

**6. 肝脏、胆囊** 肝主要功能是分泌胆汁,是参与物质合成代谢、解毒、合成清蛋白、产生大多数凝血因子的场所。胆囊具有储存、浓缩、排空胆汁及分泌黏液的功能,一般进食脂肪半小时,胆囊即可排空胆汁,胆汁对于脂肪的消化和吸收具有重要意义。各种原因引起胆汁合成、转运、分泌、排泄障碍时,可引起脂溶性维生素缺乏。

**7. 胰腺** 胰腺的外分泌功能主要是分泌胰液,每日分泌量为750~1500ml。胰液中的消化酶主要是胰淀粉酶、胰脂肪酶、胰蛋白酶,帮助消化食物中的三大物质:淀粉、脂肪、蛋白质。胰腺的内分泌功能主要是:①β细胞分泌胰岛素,维持血糖平衡。若胰岛素分泌不足,血糖浓度升高,导致糖尿病。②α细胞分泌胰高血糖素。③D细胞分泌生长抑素。④少数胰岛细胞分泌胰多肽、促胃液素、血管活性肠肽等。

总之,消化系统的主要生理功能是将人体所摄取食物进行消化、吸收,供机体利用,同时排出废物。由于消化系统包含的器官较多,且消化道与外界相通,其黏膜直接接触病原体、毒性物质、致癌物质的机会较多,故容易发生感染、炎症、损伤及肿瘤。

此外,中枢神经系统通过影响肠神经系统也对胃肠道有控制作用,因此,情绪变化、精神紧张或熬夜等行为会影响食欲,导致便秘等。

# 三、 消化系统疾病病人常见临床表现及护理

**1. 腹痛**

(1)病因:①急性腹痛病因:腹腔器官急性炎症、腹膜炎症等。②慢性腹痛病因:腹腔脏器的慢性炎症、空腔脏器的张力变化、胃溃疡和十二指肠溃疡、脏器包膜的牵张等。③腹外器官与全身性疾病:急性心肌梗死、急性心包炎、大叶性肺炎、胸膜炎、过敏性紫癜等。

(2)护理问题:疼痛:腹痛　与腹腔内外器官、组织病变有关。

(3)护理措施:①评估病人:发生腹痛的时间、频率、原因或诱因,腹痛的性质、部位、程度等的变化。②谨慎进食:急性腹痛诊断未明时,最好予以禁食,必要时进行胃肠减压。慢性腹痛,根据病情酌情进食易消化的饮食。③缓解疼痛:使用非药物方法缓解疼痛,如局部热疗(急腹症除外)、转移注意力、深呼吸、针灸等。遵医嘱合理应用药物镇痛,严禁随意使用止痛药物。

**2. 腹泻**　正常人排便习惯多为每天 1 次,有的人每天 2~3 次或每 2~3 天 1 次,只要粪便性状正常、容易排出,均属正常范围。腹泻是指排便次数多于平日习惯的频率,粪质稀薄。发生机制为肠蠕动亢进、肠分泌增多或吸收障碍。

(1)病因:①腹泻多由于肠道疾病引起。②其他原因:药物、全身性疾病、过敏和心理因素等。

(2)护理问题:有体液不足的危险　与大量腹泻引起失水有关。

(3)护理措施

1)评估病人:评估大便次数、性质、颜色、气味等,了解腹泻伴随症状、全身情况、水电解质情况等。观察每日出入量。

2)休息活动:全身症状重者卧床休息,注意腹部保暖,以减弱肠道蠕动,减少排便次数。慢性、症状轻者可适当活动,以病人能耐受、不加重症状为度。

3)饮食护理:以少渣、易消化饮食为主,避免生冷、油腻、多纤维、刺激性食物。

4)肛周皮肤护理:手纸应柔软,擦拭动作要轻柔,排便后用温水清洗肛门,保持肛周皮肤清洁干燥,必要时涂无菌凡士林或抗生素软膏保护肛周皮肤。

5)配合治疗:若伴有细菌感染,要在合理使用抗生素的前提下,配合应用止泻药。严重腹泻时要及时补充水分、电解质及营养物质等,满足病人的生理需要。

**3. 恶心、呕吐**

(1)病因:①消化系统病因:急性肝炎、急性胆囊炎、急性胃炎、急性胰腺炎等急性炎症。慢性胃炎、胃癌、幽门梗阻、功能性呕吐等慢性病变。②非消化系统病因:脑出血、脑炎、脑肿瘤、梅尼埃病、甲亢、尿毒症等。

(2)护理问题:有体液不足的危险　与大量呕吐引起失水有关。

(3)护理措施

1)评估病人:恶心、呕吐发生的时间、频率、原因或诱因,呕吐的特点(如喷射性呕吐等)呕吐物颜色、性质、量、气味及伴随症状等;检查病人的腹部体征;注意有无水及电解质紊乱、酸碱平衡失调,尤其注意有无脱水、低钾血症表现;了解病人呕吐物检查结果;测量和记录每日出入量。

2）呕吐时：将病人头偏向一侧或取坐位，预防误吸；剧烈呕吐时暂禁食，遵医嘱补充水分和电解质，必要时应用止吐药。

3）呕吐后：及时清理呕吐物，协助漱口，更换清洁床单，开窗通风；少食多餐，逐渐增加进食量。

4）多与病人交流：针对病人恶心、呕吐原因进行指导，稳定病人情绪。

☞考点：①腹痛时严禁随意使用止痛药物。②腹泻护理要点。③评估呕吐病人。

## 第2节　胃炎病人的护理

胃炎（gastritis）是指不同病因引起的胃黏膜炎症，常伴有上皮损伤和上皮细胞再生。若只有上皮损伤和上皮细胞再生，无黏膜炎症，则称为胃病。胃炎是最常见的消化道疾病之一。按临床发病缓急和病程的长短，一般将胃炎分为急性胃炎和慢性胃炎两大类型。

## 急性胃炎病人的护理

急性胃炎（acute gastritis）是由多种病因引起的急性胃黏膜炎症。临床上急性发病，常表现为上腹部症状。其主要病理改变为胃黏膜充血、水肿、糜烂和出血。

☞考点：急性发病。主要病理改变为胃黏膜充血、水肿、糜烂和出血。

## 一、病因与发病机制

（一）病因

**1. 药物**　最常见的是非甾体类抗炎药（NSAID），如阿司匹林、吲哚美辛等。NSAID 主要抑制胃黏膜内前列腺素的合成，从而减弱了胃黏膜的屏障功能。此外，某些抗生素、抗肿瘤药、铁剂或氯化钾口服液等都可以刺激或损伤胃黏膜。

**2. 急性应激**　各种脏器功能衰竭、严重创伤、大面积烧伤、大手术、脑血管意外、休克，甚至精神心理因素等均可引起胃黏膜糜烂、出血，甚至发生应激性溃疡并发大出血。

**3. 乙醇**　乙醇具有亲脂性和溶脂性，高浓度乙醇可直接引起胃黏膜上皮细胞损害和破坏，导致黏膜糜烂、出血。

**4. 十二指肠液反流**　十二指肠液含有胆汁和胰液，能破坏胃黏膜屏障。

**5. 细菌或毒素摄入**　幽门螺杆菌（Hp）感染以及各种细菌、真菌、病毒等所引起的感染都可导致急性胃炎。

（二）发病机制

**1. 急性胃炎发病机制**　见图 4-2-1。

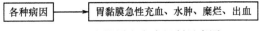

图 4-2-1　急性胃炎发病机制示意图

**2. 应激性溃疡发病机制**　应激情况下胃黏膜血循环障碍→胃黏膜缺血、缺氧→胃上皮细胞黏液和碳酸氢盐分泌减少、前列腺素合成不足→胃黏膜屏障功能减弱→氢离子反弥散进入黏膜，使黏膜内 pH 下降→损伤胃黏膜和血管，引起糜烂、出血。

☞考点：常见病因为 NSAID、应激性溃疡、乙醇等。

## 二、临床表现

**1. 症状** 腹部疼痛、恶心、呕吐。若为急性胃肠炎可伴腹泻;若为急性糜烂出血性胃炎多以突发的呕血和(或)黑便为首发症状,是上消化道出血的常见病因之一。

**2. 体征** 常有上腹部压痛。

☞考点:急性糜烂出血性胃炎多以突发的呕血和(或)黑便为首发症状。

## 三、辅助检查

**1. 纤维胃镜检查** 是确诊的依据。

(1) 尽早进行胃镜检查:可见胃黏膜多发性糜烂、出血。

(2) 若有大出血:一般在大出血后 24~48 小时内进行胃镜检查。过早检查,病人病情不稳定,易使病情加重;过迟检查,因胃黏膜修复很快,无法确定病变情况。

**2. 粪便检查** 粪便隐血试验阳性。

☞考点:胃镜检查是确诊的依据。

## 四、诊断要点

①上腹部疼痛、恶心、呕吐。②可伴有呕血、黑便。③急诊胃镜检查确诊。

【情境 15】

病人,刘××,女,45 岁,患类风湿性关节炎长期服用阿司匹林。昨日解黑便约 150g,前来就诊。体检:T 36.7℃,P 88 次/分,R 22 次/分,BP 110/70mmHg。表情恐惧,担心预后不良。辅助检查:胃镜可见胃窦部黏膜有糜烂、出血。初步诊断为急性胃炎。

【情境 15 分析】

▲该病人有长期服用 NSAID 类药物及黑便等病史。▲胃镜检查见胃黏膜有糜烂、出血。符合急性胃炎的诊断。

## 五、护理问题

1. 知识缺乏:缺乏有关本病的病因及防治知识。
2. 潜在并发症:上消化道大量出血。
3. 焦虑 与消化道出血及病情较重有关。

## 六、治疗及其相关护理

**1. 抑制胃酸分泌** 用 $H_2$ 受体拮抗剂、质子泵抑制剂。

**2. 保护胃黏膜** 用硫糖铝、米索前列醇等药。

**3. 病因处理**

(1) 急性应激状态或十二指肠液反流:积极治疗原发病。

(2) 药物引起:立即停用该药。避免使用 NSAID 等对胃肠道刺激较强的药物,或餐后用药。

(3) 细菌感染:用抗生素治疗。①一般肠道杆菌感染可选用氨基糖苷类、喹诺酮类抗生素。②Hp 感染用药具体方案见本章第 3 节"消化性溃疡病人的护理"相关内容。

(4) 酒精引起:停止饮酒。

(5) 上消化道大量出血:参见本章第 6 节"上消化道出血病人的护理"相关内容。

☞考点:避免使用 NSAID,或餐后用药。

## 七、 其他护理

**1. 指导休息** 急性发病时注意休息,协助病人取适当体位,以减轻疼痛。对烦躁不安者应采取防护措施,防止坠床等意外发生。

**2. 饮食、排便护理** 是本病护理重点。①急性大出血或呕吐频繁腹痛剧烈时:禁食。②少量出血:可给牛奶、米汤等流质中和胃酸,有利于胃黏膜的修复。③恢复期:一般给予少渣、温凉半流质饮食,少量多餐,每日 5~7 次。定时、定量进餐,不可暴饮暴食,避免过冷、过热、辛辣等刺激性食物及浓茶、咖啡等刺激性饮料。戒烟酒。④注意保持大便通畅。

**3. 观察病情** 密切观察腹痛、恶心、呕吐情况,观察生命体征、神志、面色、尿量、排便及出血情况,倾听病人主诉。

**4. 对症护理** ①上消化道大量出血护理:参见本章第 6 节"上消化道出血病人的护理"相关内容。②腹痛、腹泻、恶心、呕吐护理:参见本章第 1 节"消化系统基础知识"相关内容。

**5. 心理护理** 减轻病人紧张恐惧心理,稳定情绪。树立病人治疗信心,鼓励其积极配合治疗。

☞考点:①急性大出血、呕吐频繁、少量出血、恢复期饮食护理。②腹痛、腹泻、恶心、呕吐护理。

## 八、 健康教育/出院指导

①向病人及家属介绍急性胃炎的病因和预防方法。②提醒病人就诊时主动告诉医生胃炎病史,尽量避免使用对胃肠道黏膜有刺激的药物,若必须使用,最好同时服用制酸剂、胃黏膜保护剂。③注意饮食卫生,进食有规律,避免刺激性饮食,戒烟酒。④保持轻松愉快的心情。

☞考点:避免病因。

## 九、 小  结

▲急性胃炎确诊的重要依据是胃镜检查,可见胃黏膜糜烂、出血。

▲临床表现为上腹痛、恶心、呕吐,常突然出现上消化道大出血。应激性溃疡是应激情况下发生胃黏膜糜烂、出血。

▲治疗、护理主要是避免病因、饮食护理、用药护理。

## 慢性胃炎病人的护理

慢性胃炎(chronic gastritis)是由多种病因引起的胃黏膜非糜烂的炎性改变。根据病理改变将慢性胃炎分为慢性非萎缩性胃炎、慢性萎缩性胃炎。根据病变部位将慢性胃炎分为:胃窦炎、胃体炎、全胃炎。

☞考点:慢性胃炎分为:慢性非萎缩性胃炎、慢性萎缩性胃炎,或分为胃窦炎、胃体炎、全胃炎。

## 一、 病因与发病机制

（一）病因

**1. 幽门螺杆菌感染** 目前认为幽门螺杆菌(Hp)感染是慢性胃炎最主要的病因,见图 4-2-2。澳大利亚科学家巴里·马歇尔和罗宾·沃伦首先发现了幽门螺杆菌能导致胃部疾病,并因此获得 2005 年诺贝尔生理学或医学奖。

**2. 十二指肠-胃反流** 十二指肠液长期反流可导致胃黏膜慢性炎症。

**3. 自身免疫** ①体内存在壁细胞抗体:通过自身免疫反应,使壁细胞总数减少,影响胃酸、内因

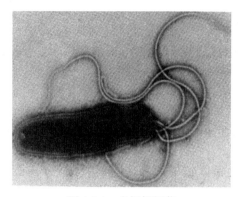

图 4-2-2 幽门螺杆菌

②体内存在内因子抗体:抗体与内因子结合,内因子作用减弱,影响维生素 $B_{12}$ 的吸收而导致恶性贫血。

**4. 其他因素** 老年人胃黏膜退行性改变、长期消化不良、食物单一、营养缺乏等使胃黏膜修复功能降低,发生慢性炎症。

(二)发病机制

慢性胃炎的过程是胃黏膜损伤与修复的慢性过程,主要组织病理学特征是炎症、萎缩、肠化生、不典型增生。胃上皮或肠化的上皮发育异常,形成不典型增生,达到中度以上,被认为是癌前病变。慢性萎缩性胃炎病人发生胃癌的危险性明显高于普通人群。

☞考点:①慢性胃炎最主要的病因是幽门螺杆菌(Hp)感染。②慢性胃炎可有不典型增生,达到中度以上是胃癌的癌前病变。

## 二、临床表现

**1. 症状** 进展缓慢,病程迁延,多数病人缺乏特异性症状。部分病人表现为上腹部隐痛不适、饱胀、反酸、嗳气、食欲不振、恶心、呕吐等,临床表现与病变程度关系不大。自身免疫性胃炎病人可伴有贫血及维生素 $B_{12}$ 缺乏的其他表现,如舌炎等。

**2. 体征** 多不明显,可有上腹轻度压痛。

☞考点:慢性胃炎多无明显症状、体征。

## 三、辅助检查

**1. 胃镜及胃黏膜活组织检查** 是最可靠的确诊方法。在胃镜基础上进行活组织检查,通过组织病理学明确病变类型,也可做幽门螺杆菌检测。

**2. 幽门螺杆菌检测** 参见本章第 3 节"消化性溃疡病人的护理"相关内容。

**3. 自身免疫性胃炎相关检查** 如血清壁细胞抗体、内因子抗体、维生素 $B_{12}$ 水平测定等。

☞考点:胃镜是最可靠的确诊方法。

## 四、诊断要点

确诊必须依靠胃镜及胃黏膜活组织检查。

【情境 16】

病人,戴××,男,52 岁,近两年来反复上腹部隐痛伴嗳气,食欲不振。平时嗜烟酒。3 天前上腹部隐痛加重,体检:T 36.7℃,P 88 次/分,R 22 次/分,BP 110/70mmHg。消瘦,有焦虑情绪。辅助检查:胃镜检查见胃黏膜呈慢性萎缩性胃炎病变,幽门螺杆菌检测阳性。初步诊断:慢性萎缩性胃炎。

【情境 16 诊断分析】

▲该病人病程迁延,有消化不良表现。▲胃镜见慢性萎缩性胃炎征象。符合慢性萎缩性胃炎诊断。▲幽门螺杆菌检测为阳性,提示本病发病与幽门螺杆菌感染有关。▲初步诊断为:慢性萎缩性胃炎。

## 五、护理问题

1. 疼痛:腹痛 与胃黏膜病变有关。

2. 营养失调:低于机体需要量 与厌食、消化吸收不良等有关。

# 六、 治疗及其相关护理

**1. 根除幽门螺杆菌治疗** 具体方案参见本章第 3 节"消化性溃疡病人的护理"相关内容。

**2. 对症处理** ①胃动力减弱者:应用促胃肠动力药,如多潘立酮(吗丁啉)、西沙比利等。促胃肠动力药应在餐前 1 小时及睡前 1 小时服用,不宜与阿托品等解痉剂合用。②胃酸缺乏者:应用胃蛋白酶合剂或服 1% 稀盐酸。服用 1% 稀盐酸宜用吸管送至舌根部咽下。③胃酸增高者:应用抑酸剂或抗酸剂。④因服药物引起的慢性胃炎:应立即停服该药,并用硫糖铝等胃黏膜保护药。⑤胆汁反流者:可加用考来烯胺或氢氧化铝凝胶等吸附。

**3. 自身免疫性胃炎的治疗** 目前无特异治疗方法,有恶性贫血时终身注射维生素 $B_{12}$。

☞考点:用促胃肠动力药注意点。恶性贫血时终身注射维生素 $B_{12}$。

# 七、 其他护理

**1. 指导休息** 指导病人参加正常活动,进行适当的锻炼,注意劳逸结合,日常生活有规律。

**2. 饮食、排便护理** 是本病护理重点。

(1) 病情加重时:给予无渣、半流质的温热饮食。剧烈呕吐、呕血时应禁食。

(2) 病情稳定时:向病人说明摄取足够营养素的重要性,鼓励病人养成定时进餐、少量多餐、细嚼慢咽的饮食卫生习惯。以高热量、高蛋白、高维生素、易消化的饮食为原则,避免摄入粗糙、过冷、过热、过咸、过甜、辛辣的刺激性食物和饮料,戒烟酒。

(3) 营养状况评估:观察并记录病人每日进餐次数、量、品种,了解其摄入的营养素能否满足机体需要。定期测量体重,监测血红蛋白、血清白蛋白等有关营养指标的变化情况。

(4) 制订饮食计划:根据病人病情和营养状况与其共同制订个性化的饮食计划。①高胃酸者:应禁食浓肉汤、高脂食物及酸性食品,以免刺激胃酸分泌过多。可食用牛奶、菜泥、面包等。②胃酸低者:可食用刺激胃酸分泌的食物,如浓肉汤、鸡汤、高脂饮食等。酌情食用酸性食物如山楂、食醋等。食物应完全煮熟后食用,以利于消化吸收。

(5) 改进烹饪技巧:增加食物的色、香、味,刺激病人食欲。

(6) 改善进餐环境:提供清洁、舒适的进餐环境,注意保持空气新鲜、温度适宜,避免噪声、异味等不良刺激。保持口腔清洁舒适,鼓励病人晨起、睡前、进餐前刷牙或漱口。

(7) 保持大便通畅。

**3. 观察病情** 密切观察病人腹痛的部位、性质,呕吐物及大便的颜色、性质及量的变化,观察病人用药前后症状改善情况。

**4. 心理护理** 病人常因病情反复、病程迁延表现出焦虑、烦躁等情绪,护理人员应告知病人积极治疗的重要性,鼓励病人以积极的态度配合治疗。

☞考点:①注意劳逸结合。②避免摄入粗糙、过冷、过热、过咸、过甜、辛辣的刺激性食物和饮料,戒烟酒。

# 八、 健康教育/出院指导

**1. 知识宣传** 向大众讲解本病病因及预后,指导避免病因。

**2. 生活指导** 是本病护理重点。①合理安排工作和休息:养成良好的生活习惯,戒烟酒,保持充分的睡眠和良好的心理状态。②注意饮食、加强营养:养成有规律的饮食习惯。避免刺激性饮食。③注意个人卫生:我国是幽门螺杆菌高感染率国家。人是幽门螺杆菌唯一的传染源。幽门螺杆菌主要传播途径是粪—口或口—口传播。要指导病人注意饮食卫生,餐前便后洗手,避免幽门螺杆菌感染。

**3. 用药指导** 指导病人正确的用药方法,介绍药物的不良反应,发现异常及时处理。

**4. 定期复查** 是本病护理重点。①提醒病人养成定期复查胃镜的习惯,以便及时了解病情进展情况。②提醒病人若发现大便隐血试验持续阳性,腹痛性质及规律改变,胃酸缺乏,需及时做胃镜检查,以便早期发现癌变,早期治疗。

☞考点:①幽门螺杆菌主要传播途径是粪—口或口—口传播。要指导病人注意饮食卫生,餐前便后洗手。②警惕癌变。

# 九、小　结

▲慢性胃炎常分为非萎缩性、萎缩性胃炎,或分为胃窦炎、胃体炎、全胃炎。

▲幽门螺杆菌感染是最主要的病因。幽门螺杆菌主要传播途径是粪—口或口—口传播,要注意饮食卫生,餐前便后洗手,避免感染。

▲本病多无明显症状。胃镜检查是确诊的依据。

▲合理饮食是本病的重要护理措施。

▲慢性胃炎可有不典型增生,达到中度以上是胃癌的癌前病变。年龄较大者大便隐血试验持续阳性、腹痛性质及规律改变、胃酸缺乏时,要警惕癌变。

## 第 3 节　消化性溃疡病人的护理

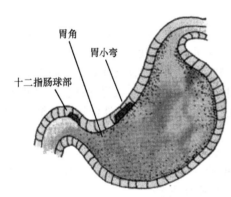

图 4-3-1　消化性溃疡好发部位示意图

消化性溃疡(peptic ulcer)指胃肠道黏膜在某种情况下被胃酸和胃蛋白酶自身消化而造成的慢性溃疡。主要发生在胃和十二指肠,即胃溃疡(GU)和十二指肠溃疡(DU)。GU 好发部位是胃角和胃小弯,DU 好发部位是十二指肠球部(图 4-3-1)。临床上 DU 较 GU 多见,两者之比约为(2~3)∶1。消化性溃疡是全球性多发病,可发生于任何年龄,DU 好发于青壮年,GU 的发病年龄一般较 DU 约迟 10 年。男性发病率远远高于女性。

☞考点:①胃酸和胃蛋白酶自身消化。②主要发生在胃和十二指肠,即胃溃疡(GU)和十二指肠溃疡(DU)。GU 好发部位是胃角和胃小弯,DU 好发部位是十二指肠球部。GU 的发病年龄一般较 DU 约迟 10 年。

# 一、病因与发病机制

### (一)病因

**1. 幽门螺杆菌(Hp)感染** 幽门螺杆菌感染是消化性溃疡的重要病因。

**2. 服用非甾体消炎药(NSAID)** 如阿司匹林、吲哚美辛等是引起消化性溃疡的另一重要病因。NSAID 引起的溃疡以 GU 多见。

**3. 胃酸、胃蛋白酶** 胃酸在本病中起决定作用。胃酸、胃蛋白酶是胃液的主要成分。消化性溃疡是由于胃酸和胃蛋白酶对黏膜自身消化所致。胃蛋白酶活性依赖酸性环境,所以胃酸在消化性溃疡中起决定作用,是溃疡形成的直接原因。胃酸的损害作用往往在正常黏膜防御和修复功能遭受破坏时才发生。

**4. 遗传因素** 消化性溃疡有家庭聚集现象,且 O 型血者比其他血型者十二指肠溃疡的发病率高达 1.4 倍,可能与遗传有关。

（二）诱因

吸烟、精神因素、应激、进食无规律是消化性溃疡的常见诱因。

（三）发病机制

**1. 溃疡病理改变**

（1）溃疡深浅度：溃疡较糜烂（仅在黏膜表面）损伤更深，甚至导致黏膜下层血管破溃引起出血，穿破浆膜层引起穿孔。

（2）疤痕改变：溃疡愈合处边缘上皮细胞增生，其下肉芽组织纤维化，变成疤痕，疤痕收缩使局部隆起堵塞管腔。

**2. 溃疡发生原理** 黏膜侵袭因素和防御因素失衡是消化性溃疡发生的基本原理。见图 4-3-2、表 4-3-1。

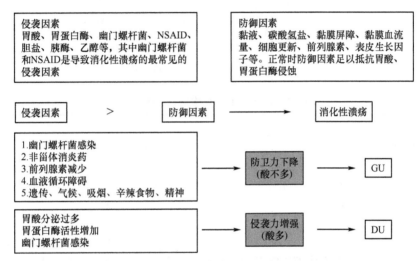

图 4-3-2 消化性溃疡发生基本原理示意图

**表 4-3-1 各种防御因素的作用机制对比表**

| 防御因素 | 作用机制 | 防御因素 | 作用机制 |
|---|---|---|---|
| 黏液/碳酸氢盐 | 屏障、中和胃酸 | 黏膜屏障 | 保护、修复作用 |
| 黏膜血流量 | 提供能量、带走 $H^+$ | 细胞更新 | 修复作用 |
| 前列腺素 | 保护细胞，促进血流，增加黏液及碳酸氢盐分泌 | 表皮生长因子 | 保护细胞，促进上皮再生 |

☞考点：①溃疡较糜烂（仅在黏膜表面）损伤更深。②消化性溃疡是侵袭因素、防御因素作用失衡。GU 防卫力下降，DU 侵袭力增强。③Hp 感染、服用 NSAID 是消化性溃疡的重要病因。④胃酸在消化性溃疡中起决定作用。

## 二、临 床 表 现

**1. 症状**

（1）上腹部疼痛：是本病的主要症状。表现为慢性病程、周期性发作、节律性上腹部疼痛。见图 4-3-3，表 4-3-2。

1）疼痛部位：多位于上腹中部，DU 可偏右，GU 可偏左。

2）疼痛特点：性质多为灼痛，也可为钝痛、胀痛、剧痛或饥饿样不适感。①DU 疼痛特点：常在餐后 2~4 小时开始出现,如不服药或不进食则持续至下次进餐后才缓解,即"疼痛—进餐—缓解",又称"空腹痛""饥饿痛"。有的病人于午夜出现疼痛,称"午夜痛"。②GU 疼痛特点:多在餐后半小时至 1 小时出现,至下次餐前自行消失,即"进餐—疼痛—缓解",又称"餐后痛"。

3)反复发作:腹痛发作与缓解交替出现,呈现周期性。常在秋冬或冬春之交发作。

(2)其他情况:①并发症可改变疼痛性质及节律。②部分病人症状较轻,仅表现为无规律性的上腹隐痛不适,或以出血、穿孔等并发症为首发症状。③腹痛发作与不良精神刺激、情绪波动、饮食失调等有关。④本病除上腹疼痛外,还可有反酸、嗳气、胃灼热、上腹饱胀、恶心、呕吐、食欲减退等消化不良症状。

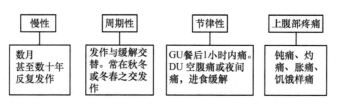

图 4-3-3  消化性溃疡上腹痛特点

**表 4-3-2  GU 和 DU 腹痛特点的比较**

| 项目 | GU | DU |
|---|---|---|
| 疼痛部位 | 中上腹偏左 | 中上腹偏右 |
| 疼痛时间 | 常在餐后 1 小时内发生。经 1~2 小时后渐缓解,至下次餐前自行消失,故又称"餐后痛" | 常发生在两餐之间,即餐后 2~4 小时内发生,持续至下餐后缓解,故又称空腹痛、饥饿痛、午夜痛 |
| 疼痛规律 | 进餐—疼痛—缓解 | 疼痛—进餐—缓解 |

▲**实训 4-3-1** 参见《内科护理实训指导》

2. 体征  溃疡活动期可有腹部固定而局限的轻压痛,多位于上腹中部,缓解期无明显体征。

3. 并发症

(1)上消化道出血:上消化道出血是消化性溃疡最常见的并发症。在消化道出血的各种病因中,消化性溃疡出血占首位。消化性溃疡中十二指肠溃疡更易发生出血。

(2)穿孔:是消化性溃疡最严重的并发症,常发生十二指肠溃疡。①急性穿孔:最常见。穿孔后胃肠内容物渗入腹膜腔而引起急性弥漫性腹膜炎,主要表现突然腹部剧痛、急性腹膜炎体征。②慢性穿孔:溃疡穿透并与邻近器官、组织粘连,使胃肠内容物不易流入腹腔。表现为腹痛规律改变,呈顽固而持久的疼痛向背部放射,进食或用抑酸药后长时间疼痛不能缓解。③穿入空腔器官形成瘘管:如 DU 穿破胆总管,GU 穿破十二指肠或横结肠等。

(3)幽门梗阻:消化性溃疡所致的幽门梗阻中,80% 以上由 DU 引起。①产生原因:一类是由于溃疡周围组织炎性水肿、痉挛所致暂时性梗阻,随炎症好转而缓解;另一类是由于溃疡处瘢痕形成并收缩所致的慢性梗阻,呈持久性,常需外科手术或内镜下扩张治疗。②主要表现:上腹部饱胀、上腹部疼痛加重,伴有恶心、呕吐。呕吐后腹胀、腹痛减轻,呕吐物量多,内含发酵宿食。由于严重呕吐,病人可有脱水和低氯低钾性碱中毒等临床表现。③体检:可见上腹部振水音、胃蠕动波、清晨空腹抽出胃液量>200ml 等。

(4)癌变:①少数 GU 可发生癌变,DU 几乎没有癌变。②对有长期慢性 GU 病史、年龄在 45 岁以上、经严格内科治疗 4~6 周症状无好转、腹痛规律改变、粪便隐血试验持续阳性者,应警惕癌变,需在胃镜下取多点活检做病理检查。

☞考点:①消化性溃疡主要症状:慢性、周期性、节律性、上腹部疼痛。②腹痛规律:DU"疼痛—进餐—缓解"，又称"空腹痛""饥饿痛""午夜痛"；GU"进餐—疼痛—缓解"，又称"餐后痛"。③并发症：上消化道出血最常见；穿孔是消化性溃疡最严重的并发症；幽门梗阻主要表现为呕吐后腹胀、腹痛减轻，呕吐物为发酵宿食；少数 GU 可发生癌变，老年人、腹痛规律改变、粪便隐血试验持续阳性者，应警惕癌变。

# 三、辅助检查

**1. 胃镜和胃黏膜活组织检查** 是确诊消化性溃疡的首选检查方法，也是最有价值的检查方法。胃镜检查可直接观察溃疡部位、病变大小、性质，并可在直视下取活组织做病理检查和幽门螺杆菌检测，见图 4-3-4。

**2. X 线钡餐检查** 适用于对胃镜检查有禁忌或不愿接受胃镜检查者。溃疡的直接 X 线征象是龛影，对溃疡有确诊价值，见图 4-3-5。活动性消化道出血是钡餐检查的禁忌证。

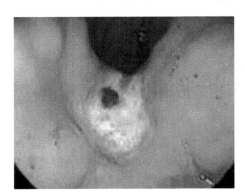

图 4-3-4　胃镜下消化性溃疡灶

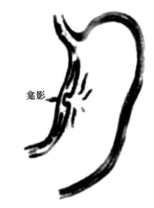

图 4-3-5　胃小弯钡剂造影龛影

**3. 幽门螺杆菌检测** 是消化性溃疡的常规检测项目。

（1）侵入性检查：包括快速尿素酶试验、组织学检查及细菌培养，三者都需做内镜检查和胃黏膜活检。其中快速尿素酶试验操作简便、费用低是侵入性检查的首选方法。幽门螺杆菌培养技术要求较高，主要用于科研。

（2）非侵入性检查：①$^{14}C$ 或 $^{13}C$ 尿素呼气试验：用同位素 $^{14}C$ 或 $^{13}C$ 标记尿素，幽门螺杆菌的尿素酶将尿素分解为氨和 $^{14}CO_2$ 或 $^{13}CO_2$，测量呼出的 $^{14}CO_2$ 或 $^{13}CO_2$。本试验是治疗后复查的首选方法。②粪便幽门螺杆菌抗原检测：检测粪便中幽门螺杆菌抗原。③血清学检查：检测血清中抗幽门螺杆菌的 IgG 抗体。

**4. 大便隐血试验** 隐血试验阳性提示消化性溃疡有活动，若 GU 病人隐血试验持续阳性，应怀疑有癌变的可能。

☞考点：①胃镜：是确诊消化性溃疡的首选检查方法，也是最有价值的检查方法。②X 线钡餐检查：溃疡的直接 X 线征象是龛影，对溃疡诊断有确诊价值。③幽门螺杆菌检测：是消化性溃疡的常规检测项目。④隐血试验：阳性提示消化性溃疡有活动或癌变。

# 四、诊断要点

①慢性病程、周期性发作、节律性上腹部疼痛。②胃镜或 X 线钡餐检查结果证实。③常规检测幽门螺杆菌有助于确定病因及治疗方案。④消化性溃疡分活动期和缓解期。前者有腹部压痛，大便隐血试验阳性。

【情境17】

病人，王××，女，55 岁，反复中上腹疼痛两年余。疼痛呈烧灼感，常有空腹痛，进食后疼痛能缓解,并伴有反酸、嗳气、食欲减退等。近日来症状有所加重,有焦虑情绪。体检:T 36.7℃,P 88 次/分,R 22 次/分,BP 110/70mmHg。上腹部压痛。辅助检查:纤维胃镜见十二指肠球部黏膜充血水肿,有一椭圆形溃疡。大便隐血试验阳性。诊断为十二指肠溃疡(活动期)。

【情境 17 诊断分析】

▲该病人有反复上腹疼痛且符合慢性、周期性特点。腹痛呈烧灼感,有午夜痛,进食可缓解,符合节律性特点,总之有典型的 DU 症状。▲纤维胃镜检查见十二指肠球部有溃疡。故诊断为十二指肠溃疡。▲若做大便隐血试验、幽门螺杆菌检测将更有助于病情程度判断及病因诊断。

## 五、护理问题

1. 疼痛:腹痛　与消化道溃疡有关。
2. 营养失调:低于机体需要量　与疼痛致摄入量减少及消化吸收障碍有关。
3. 特定知识缺乏　缺乏有关消化性溃疡防治知识。
4. 焦虑　与疼痛、症状反复发作、病程迁延不愈有关。
5. 潜在并发症:上消化道出血、穿孔、幽门梗阻、癌变。

## 六、治疗及其相关护理

**1. 抑制胃酸分泌药(抑酸药)**　溃疡愈合情况与抑酸治疗的强度和时间成正比。

(1) $H_2$ 受体拮抗剂($H_2$RA):价格较便宜,多用于根除幽门螺杆菌疗程完成后的后续治疗。

(2) 质子泵抑制剂(PPI):作用强而持久,可使胃内 72 小时达到无酸水平。促进溃疡愈合速度快,溃疡愈合率高,是根除幽门螺杆菌治疗方案中最常用的药物。常用抑酸药作用机制对比,见表 4-3-3。

表 4-3-3　常用抑酸药对比表

| 种类 | 药物名称 | 作用机理 |
|---|---|---|
| $H_2$RA | 西咪替丁、雷尼替丁、法莫替丁、尼扎替丁 | 可高度选择性地与壁细胞上的组胺 $H_2$ 受体结合,竞争性地拮抗组胺与 $H_2$ 受体结合后引起的胃酸分泌,产生抑酸作用 |
| PPI | 奥美拉唑、兰索拉唑、泮托拉唑、雷贝拉唑、埃索美拉唑 | 作用于壁细胞分泌胃酸的最后环节的关键酶 $H^+$-$K^+$-ATP 酶(质子泵),使其不可逆失活。壁细胞再泌酸,需待新的酶产生 |

**2. 保护胃黏膜药**

(1) 铋剂:如胶体次枸橼酸铋(丽珠得乐)、碱式碳酸铋、果胶铋等,该类药在酸性环境中,与溃疡面渗出的蛋白质相结合,形成一层覆盖溃疡的保护膜,既阻止胃酸、胃蛋白酶侵袭溃疡面,又影响了幽门螺杆菌代谢,兼有杀菌作用。

(2) 弱碱性制剂:如硫糖铝、氢氧化铝、铝碳酸镁、磷酸铝等,能中和胃酸、促进前列腺素合成、增加黏膜血流量、刺激胃黏膜分泌碱性黏液。①硫糖铝还能与溃疡面渗出的蛋白质相结合,形成一层覆盖溃疡的保护膜。②氢氧化铝、铝碳酸镁、磷酸铝又统称为"抗酸药"。

(3) L-谷氨酰胺:新型胃黏膜保护剂。参与消化道黏膜黏蛋白构成、氨基葡萄糖的生物合成,从而促进黏膜上皮组织的修复,有助于溃疡病灶的消除。

**3. 根除幽门螺杆菌药**　因为抗生素在酸性环境下不能正常发挥其抗菌作用,所以常需联合用药,常用三联疗法。方案一:1 种质子泵抑制剂(PPI)+2 种抗生素。方案二:1 种铋剂+2 种抗生素。①抗生素选择:视当地抗生素耐药情况而定。②疗程:7~14 天。③用药方法:用抗生素前注意询问是否有该药过敏史。甲硝唑应餐后服用,以减轻胃肠道反应。④观察疗效:治疗后 4 周复检幽门螺杆菌。

**4. 消化性溃疡治疗方案及疗程** 抑酸药疗程常为 4~6 周,根除幽门螺杆菌药可与抑酸药同时应用,也可在抑酸疗程结束后进行。消化性溃疡愈合后,大多数病人可以停药,少数病人根据病情需长时间维持治疗。

**5. 用药注意事项**

（1）用药时间:是本病护理重点。①质子泵抑制剂:空腹服用。②铋剂:餐前半小时、睡前服用。不宜与抗酸药同服。③硫糖铝:餐前 1 小时、睡前服用。抑酸药在服硫糖铝前半小时或服后 1 小时给予。④$H_2$受体拮抗剂:餐中或餐后即刻服用。睡前服用若需同时服用碱性抗酸剂,两药应间隔 1 小时以上。⑤抗酸药:餐后 1 小时、睡前服用。抗酸药与抑酸药服用时间应间隔 1 小时以上,睡前服用。见图 4-3-6。

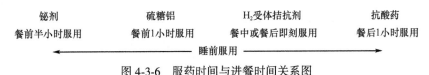

| 铋剂 | 硫糖铝 | $H_2$受体拮抗剂 | 抗酸药 |
|---|---|---|---|
| 餐前半小时服用 | 餐前1小时服用 | 餐中或餐后即刻服用 | 餐后1小时服用 |

←————————————— 睡前服用 —————————————→

图 4-3-6 服药时间与进餐时间关系图

▲ **实训 4-3-2 参见《内科护理实训指导》**

（2）服药方法:①乳剂:给药前应充分摇匀。②弱碱性抗酸剂:只需用水把药片送服进去即可,半小时内尽量不要喝水,以免稀释药液,影响疗效。③铋剂:不宜与奶类同服。短期服用舌苔和粪便变黑。长期服用可造成铋在体内大量堆积而引起神经毒性,故不宜长期应用。肾脏为铋的主要排泄器官,肾功能不良者忌用铋剂。④硫糖铝:主要不良反应是便秘。⑤抗酸药:避免与奶制品同时服用,防止形成络合物。避免与酸性食物、饮料同时服用,以免影响疗效。⑥氢氧化铝凝胶:能阻碍磷的吸收,不宜长期应用,以免引起磷缺乏症。此外,长期大量服用此药还可引起便秘、代谢性碱中毒与钠潴留、肾功能损害。

（3）观察并避免不良反应:①$H_2$受体拮抗剂:静脉给药应注意控制速度,速度过快易导致低血压和心律失常。②奥美拉唑:可引起个别病人头晕,特别是初次用需减少活动,避免开车或其他需高度集中注意力的工作。③兰索拉唑:不良反应主要包括荨麻疹、皮疹、瘙痒、头痛、口苦、肝功能异常等。④泮托拉唑:不良反应较少,偶可引起头痛和腹泻。

**6. 手术治疗** 对于大量出血经内科治疗无效、急性穿孔、瘢痕性幽门梗阻、胃溃疡疑有癌变及正规治疗无效的顽固性溃疡可选择手术治疗。

☞考点:①治疗消化性溃疡的药物:抑酸药、根除幽门螺杆菌药、保护胃黏膜药。②三联疗法:1 种质子泵抑制剂(PPI)+2 种抗生素;或 1 种铋剂+2 种抗生素。疗程 7~14 天。③服药时间及用药注意事项。

【情境 17 医嘱示例】

**长期医嘱单**

| 姓名 | 王×× | 入院日期 | 2009.9.19 | 病区 | 消化内科 | 床号 | 3 | 住院号 | 2015737 |
|---|---|---|---|---|---|---|---|---|---|

| | 起始日期 | 时间 | 医嘱 | 医师签名 | 停止日期 | 停止时间 | 医师签名 | 录入者 |
|---|---|---|---|---|---|---|---|---|
| 录入长期护理单并执行 | 2002.9.19 | 9:30 | 内科护理常规 | Z | | | | C |
| | 2002.9.19 | 9:30 | 二级护理 | Z | | | | C |
| | 2002.9.19 | 9:30 | 温凉流质饮食 | Z | | | | C |

续表

| 姓名 | 王×× | 入院日期 | 2009.9.19 | 病区 | 消化内科 | 床号 | 3 | 住院号 | 2015737 |

| 起始日期 | 时间 | 医嘱 | | | 医师签名 | 停止日期 | 停止时间 | 医师签名 | 录入者 |
|---|---|---|---|---|---|---|---|---|---|
| 2002.9.19 | 9：30 | 0.9% NS | 100ml | ivgtt | Z | | | | C |
| | | 奥美拉唑 | 40mg | bid | | | | | |
| 2002.9.19 | 9：30 | L-谷氨酰胺 | 0.5 | tid | Z | | | | C |
| 2002.9.19 | 9：30 | 阿莫西林 | 1.0 | bid | Z | | | | C |
| 2002.9.19 | 9：30 | 克拉霉素 | 0.5 | bid | Z | | | | C |
| …… | …… | …… | | | | | | | |

*录入长期静脉治疗单并执行* — 对应前两行
*录入长期服药治疗单并执行* — 对应 L-谷氨酰胺、阿莫西林、克拉霉素行

### 短期医嘱单

| 姓名 | 王×× | 入院日期 | 2002.9.19 | 病区 | 消化内科 | 床号 | 3 | 住院号 | 2015737 |

| 起始日期 | 时间 | 医嘱 | | | 医师签名 | 执行时间 | 执行者 | 录入者 |
|---|---|---|---|---|---|---|---|---|
| 2002.9.19 | 9：30 | 尿常规 | | | Z | | | C |
| 2002.9.19 | 9：30 | 大便常规 + OB | | | Z | | | C |
| 2002.9.19 | 9：30 | 血常规 | | | Z | | | C |
| 2002.9.19 | 9：30 | 肝肾功能、血生化、血糖 | | | Z | | | C |
| 2002.9.20 | 9：00 | 胃镜检查 | | | Z | | | C |
| 2002.9.19 | 9：30 | $^{14}$C−UBT 试验 | | | Z | | | C |
| 2002.9.19 | 9：30 | 腹部超声 | | | Z | | | C |
| 2002.9.19 | 9：30 | 0.9% NS | 100ml | ivgtt | Z | 9：30 | V | C |
| | | 奥美拉唑 | 40mg | st | | | | |
| 2002.9.19 | 9：30 | 阿莫西林 | 0.5 | st | Z | 9：30 | V | C |
| 2002.9.19 | 9：30 | 克拉霉素 | 0.5 | st | Z | 9：30 | V | C |
| …… | …… | …… | | | | | | |
| 2002.10.2 | 9：00 | 出院 | | | Z | 9：00 | V | C |

*次日早晨留取标本，送检查* — 对应尿常规、大便常规、血常规、肝肾功能行
*陪检，观察病情* — 对应胃镜检查、$^{14}$C−UBT 试验、腹部超声行
*执行者核对治疗卡并执行* — 对应 0.9%NS、阿莫西林、克拉霉素行
◆通知相关部门 ◆出院指导 ◆办理出院手续 — 对应出院行

【备注】 ①奥美拉唑：为质子泵抑制剂，有较强的抑制胃酸分泌的作用。②克拉霉素、阿莫西林：是抗生素，与奥美拉唑联合应用对幽门螺杆菌有较高的根除作用。③L-谷氨酰胺：具有增强胃黏膜防御功能，加快溃疡愈合的作用。

# 七、其他护理

**1. 指导休息** 溃疡缓解期可适当活动，注意规律生活，劳逸结合，避免过度劳累。溃疡活动期病人或症状较重者应卧床休息 1~2 周。

**2. 饮食、排便护理** 是本病护理重点。

(1) 选择食物：①选用营养丰富、清淡、易消化的食物，促进胃黏膜修复和提高抵抗力。②牛奶、豆浆宜安排在两餐之间饮用。牛奶、豆浆含钙和蛋白较高，易刺激胃酸分泌，不宜多饮。③适量摄取

脂肪:脂肪到达十二指肠时虽能刺激小肠黏膜分泌肠抑胃液素,抑制胃酸分泌,但同时又可引起胃排空延缓,胃窦扩张,致胃酸分泌增多,故应少吃红烧肉、猪蹄等高脂饮食。

(2)饮食禁忌:忌食辛辣、生冷、粗糙、油炸等对胃黏膜有较强刺激的食物及浓茶、浓咖啡、浓醋等刺激性饮料。戒烟酒。

(3)进餐方式:规律进餐,维持正常消化活动节律,避免暴饮暴食。溃疡活动期少食多餐,细嚼慢咽。每天5~6餐,以脱脂牛奶、稀饭、面条等偏碱性食物为宜。少食多餐可中和胃酸,减少胃的饥饿性蠕动,同时可避免过饱引起的胃窦部扩张导致促胃液素的分泌。

(4)营养监测:定期测量体重、监测血清蛋白和血红蛋白等营养指标。

(5)保持大便通畅。

▲实训4-3-3参见《内科护理实训指导》

**3. 观察病情** ①观察病人腹痛特点,包括腹痛的部位、程度、持续时间、诱发因素,与饮食的关系,有无放射痛、恶心、呕吐等伴随症状等。②注意观察大便的颜色、性状及量的变化。

**4. 对症护理**

(1)缓解腹痛方法:DU病人常有空腹痛或午夜痛,指导病人随身带碱性食物(如苏打饼干等),在疼痛前或疼痛时进食,或服用制酸剂,DU、GU均可采用局部热敷或针灸止痛。

(2)并发症护理:是本病护理重点。①急性穿孔和瘢痕性幽门梗阻时,应立即遵医嘱做好手术准备,行外科手术治疗。②幽门梗阻时,做好呕吐物的观察与处理,指导病人禁食、禁水,行胃肠减压,保持口腔清洁,遵医嘱静脉补充液体。幽门梗阻的病人不宜用抗胆碱能、解痉药,因为这些药物可以减少胃肠运动,加重梗阻症状。③上消化道大出血护理参见本章第6节上"消化道出血病人的护理"相关内容。④溃疡癌变时护理见《外科护理学》相关内容。

(3)避免病因或诱因:①避免病因:如避免幽门螺杆菌(Hp)感染、服用NSAID、刺激胃酸分泌等。②避免诱因:如避免吸烟、精神因素、应激、进食无规律等。

**5. 心理护理** 消化性溃疡病人往往因疼痛刺激或并发出血,产生紧张、焦虑等不良情绪,通过神经内分泌机制加重胃十二指肠黏膜下血液循环障碍,加重溃疡。故应多与病人交谈,使病人了解本病的诱发因素、疾病过程和治疗效果,增强病人信心,克服紧张、焦虑心理。

☞考点:①溃疡活动期卧床休息。②饮食护理注意事项。③幽门梗阻时禁食禁水,行胃肠减压,做好手术准备。④避免病因或诱因。

# 八、 健康教育/出院指导

**1. 知识宣传**

(1)向病人介绍本病基本知识,使其主动避免病因或诱因,如注意个人卫生,餐前便后洗手,避免Hp通过粪—口或口—口传播。尽量不用NSAID,合理饮食,保持良好心态等。

(2)使病人高度重视本病,但又不过分紧张,能主动配合治疗护理。

(3)让病人了解本病及其并发症的相关知识和识别方法,能进行自我检测,发现疼痛规律改变、黑便、腹胀明显加重等异常情况,能及时就诊。

**2. 生活指导** 同护理措施中指导休息、饮食、排便护理相关内容。

**3. 用药指导** 指导病人遵医嘱按时、正确服用药物,介绍常用药物的不良反应及预防措施。慎用NSAID等对胃肠刺激较大的药物。

**4. 定期复查** 指导病人养成定期复查的习惯,尤其是年龄偏大的胃溃疡病人,更应严密复查。定期做胃镜检查和大便隐血试验,留意腹痛规律,警惕癌变。

☞考点:①注意个人卫生,避免Hp传播。②规律生活。③定期复查。

【情境 17 护理工作过程】

▲入院护理工作过程

迎接病人→核对病人,为病人戴腕带→为病人称体重,送病人到病床→通知医师、护工、膳食科→测量并记录生命体征,初步评估病人是否存在不当的饮食和用药等病因和诱因,了解胃镜、大便隐血试验等辅助检查结果→安慰病人→办理入院手续→遵医嘱给予抑制胃内酸度的药物、保护胃黏膜药物、三联疗法等治疗→填写住院护理评估单及护理表格→告诉病人如何配合次日晨空腹抽血检查及留取大小便标本等→告诉病人如何避免使病情加重的诱因→入院告知及安全教育

▲住院护理工作过程

加强巡视、观察生命体征、腹痛特点、有无伴随症状、大便情况,倾听主诉→执行医嘱,给予抑制胃内酸度的药物、保护胃黏膜药物、三联疗法等治疗→加强口腔、皮肤、呼吸道、尿道等部位基础护理→给予营养丰富、清淡、易消化的食物,注意饮食禁忌及饮食卫生→进行心理护理、健康教育→酌情填写护理记录单

▲出院护理工作过程

处理出院医嘱、撤销单据及卡片、整理出院病历、做好出院登记→指导病人避免病因或诱因,规律生活,合理饮食,注意饮食卫生,防止 Hp 传播。定期复查。发现并发症及时就诊→听取病人意见和建议、协助备好出院带药、交代遵医嘱用药及药物不良反应,谨慎使用 NSAID 等对胃肠刺激较大的药物→协助办理出院手续→护送病人出院→通知护工、膳食科→常规清洁消毒床单位→填写出院护理记录

# 九、小　结

▲消化性溃疡主要指胃和十二指肠的慢性溃疡,是胃酸和胃蛋白酶自身消化所致,是黏膜侵袭因素和防御因素失衡的结果。其中胃酸在消化性溃疡中起决定作用。

▲幽门螺杆菌感染及服用 NSAID 是重要病因。

▲GU 好发部位是胃角和胃小弯,DU 好发部位是十二指肠球部。

▲本病临床表现主要是慢性、周期性、节律性上腹疼痛。

▲胃镜检查是确诊的依据。

▲主要治疗是降低胃内酸度、保护胃黏膜、根除幽门螺杆菌。

▲护理重点是饮食护理、用药护理及并发症护理。

# 十、疾病鉴别

胃溃疡和十二指肠溃疡临床特征比较见表 4-3-4。

**表 4-3-4　胃溃疡和十二指肠溃疡临床特征比较**

| 项目 | 胃溃疡 | 十二指肠溃疡 |
| --- | --- | --- |
| 发病率 | 较低 | 较高 |
| 好发病年龄 | 中老年,较 DU 约迟 10 年 | 青壮年 |
| 好发生部位 | 胃角和胃小弯 | 十二指肠球部 |
| 发病机理 | 防卫力下降为主 | 侵袭力增强为主 |
| 胃酸 | 基本正常 | 增多 |
| 疼痛时间 | 常在餐后 1 小时内发生。下次餐前自行消失,故又称为餐后痛 | 常在餐后 2~4 小时内发生。进餐后缓解,故又称空腹痛、饥饿痛、夜间痛 |

续表

| 项目 | 胃溃疡 | 十二指肠溃疡 |
|------|--------|--------------|
| 疼痛规律 | 进餐—疼痛—缓解 | 疼痛—进餐—缓解 |
| 出血 | 不易发生 | 易发生 |
| 癌变 | 少数 | 几乎没有 |

## 第4节 肝硬化病人的护理

肝硬化(hepatic cirrhosis)是各种慢性肝病发展的晚期阶段。病理上以肝弥漫性纤维化、再生结节,最终形成假小叶为特征;临床上以肝功能减退、门静脉高压为主要表现;常因并发消化道出血、肝性脑病、继发感染等严重并发症而死亡。肝硬化是常见消化系统疾病。

☞考点:①肝硬化概念。②最具特征性的病理改变是假小叶形成。

### 一、病因与发病机制

**(一)病因**

**1.病毒性肝炎** 是我国肝硬化病人的主要病因。乙型病毒性肝炎是最常见的病因,其次为丙型病毒性肝炎。甲型、戊型病毒性肝炎一般不发展为肝硬化。

**2.慢性酒精中毒** 是欧美国家肝硬化的常见原因。长期大量饮酒(日摄入酒精80g达10年以上),乙醇及其中间代谢产物(乙醛)对肝脏的毒性作用可致酒精性肝炎的发生,继而发展为肝硬化。

**3.其他病因** 非酒精性脂肪性肝炎、胆汁淤积、循环障碍、营养障碍、遗传代谢性疾病、自身免疫性肝炎、血吸虫病、药物或化学毒性等。

**(二)发病机制**

肝硬化的发病机制见图4-4-1。

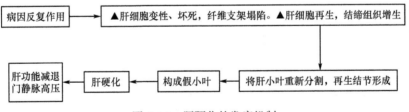

图4-4-1 肝硬化的发病机制

☞考点:①我国肝硬化病人的主要病因是病毒性肝炎(甲肝、戊肝除外)。②欧美国家肝硬化病人的主要病因是慢性酒精中毒。

### 二、临床表现

**(一)肝功能代偿期**

早期症状较轻,缺乏特异性,不易察觉。以乏力、食欲不振为主要表现,可伴有腹胀、纳差、腹泻等。常因劳累而出现症状,经休息或治疗而缓解。肝脾轻度肿大,质变硬,肝功能正常或轻度异常。

**(二)肝功能失代偿期**

**1.肝功能减退的临床表现**

(1)全身症状:一般营养状况较差,可有低热,消瘦乏力,精神不振,肝病面容(面色灰暗或面色黝黑),皮肤干枯粗糙、水肿等。

(2)消化道症状:①食欲减退:为常见症状,有时伴恶心或呕吐。②腹胀:腹水量大时腹胀为病人最难忍受的症状。③腹泻:病人对脂肪耐受差,稍进高脂饮食即易引起腹泻。④腹痛:多为肝区隐痛,若腹痛明显应注意是否合并肝癌、腹膜炎、消化性溃疡等疾病。⑤黄疸:提示肝细胞有进行性坏死。

(3)出血倾向和贫血:①出血:常有鼻出血、牙龈出血、皮肤紫癜、胃肠出血、女性月经过多等表现,主要与肝脏合成凝血因子减少、脾功能亢进致血小板减少以及毛细血管脆性增高有关。②贫血:常有不同程度的贫血,与纳差、肠道吸收障碍、胃肠失血和脾功能亢进等有关。

(4)内分泌功能紊乱

1)雌激素增多:因肝脏功能减退,对雌激素的灭活减少所致。①男性病人:常有性欲减退、睾丸萎缩、乳房发育、毛发脱落。②女性病人:常有月经失调、闭经、不孕等。③蜘蛛痣:在病人面部、颈、胸、背、上肢等上腔静脉引流部位可见蜘蛛痣。④肝掌:在手掌大小鱼际及指端腹侧有红斑,称为肝掌。

2)醛固酮、抗利尿激素增多:与肝脏对醛固酮、抗利尿激素灭活功能减退有关。表现为钠水潴留,如尿少、腹水、下肢水肿等。

3)肾上腺皮质功能减退:①原因:有观点认为皮质醇是胆固醇的衍生物,胆固醇由肝脏产生,肝硬化时皮质醇减少,使肾上腺皮质功能减退。②皮肤色素沉着:ACTH 和促黑素细胞激素释放因子都是垂体 ACTH 细胞分泌。肾上腺皮质功能减退时,反射性使 ACTH 细胞分泌增多,同时也使促黑素细胞激素增多,使皮肤色素沉着。

4)高血糖:肝细胞表面的胰岛素受体数目减少或功能缺陷,使肝细胞对胰岛素的敏感性、反应性降低,导致胰岛素抵抗,使糖尿病发病率增加。

5)低血糖:当肝功能严重减退时,肝糖原储备减少,会导致低血糖。

**2.** 门静脉高压症的临床表现  主要有三大临床表现:①脾大。②侧支循环建立和开放。③腹水。

(1)脾大:脾脏因长期淤血而肿大,多为轻、中度肿大。脾功能亢进血液中红细胞、白细胞、血小板减少。

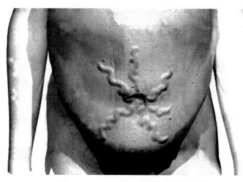

图 4-4-2  腹壁和脐周静脉曲张

(2)侧支循环建立和开放:是门静脉高压特征表现。

1)食管和胃底静脉曲张:是反映肝硬化门静脉高压最客观的指标,也是肝硬化病人上消化道出血的主要原因。常因粗糙尖锐的食物机械损伤或腹内压突然增高致曲张的静脉破裂出血,表现为呕血、黑便甚至休克等症状(图 4-1-5)。

2)腹壁静脉曲张:表现为腹壁可见迂曲的静脉,以脐为中心向上、向下延伸,外观呈水母头状(图 4-1-5、图 4-4-2)。

3)痔静脉扩张:痔静脉是门静脉系的直肠上静脉与下腔静脉系的直肠中、下静脉交通支。痔静脉扩张形成痔核,破裂时引起便血(图 4-1-5)。

(3)腹水:是失代偿期肝硬化最常见、最显著的临床表现。大量腹水时可见腹部隆起,腹壁绷紧发亮,状如蛙腹,可发生脐疝。腹部检查有移动性浊音。腹水使膈抬高,可引起呼吸困难、心悸。腹水形成的主要原因有以下几点。

1)门静脉压力增高:是腹水形成的决定因素。内脏血管床静水压增高,使液体渗入腹腔。

2)有效血容量不足:肝硬化时多种血管活性因子失调,机体呈高心输出量、低外周阻力的高动力循环状态,大量血液滞留于扩张的血管内,导致有效循环血容量下降,激活交感神经系统、肾素—血管紧张素—醛固酮系统等,导致肾小球滤过率下降及水钠重吸收增加,发生水钠潴留,加重腹水。

3)血浆胶体渗透压下降:与肝脏合成白蛋白能力下降有关。血浆胶体渗透压下降可使液体直接渗入腹腔。

4)肝脏对醛固酮、抗利尿激素灭活减弱。

5)肝淋巴量过多:肝窦内压增高,肝脏生成大量淋巴液,从肝包膜直接漏入腹腔。

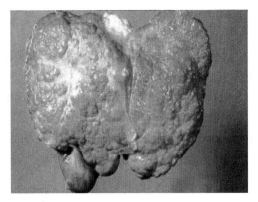

图4-4-3 硬化的肝脏

**3. 肝脏情况** ①早期:肝脏肿大、质硬、表面较光滑、边缘钝。②晚期:肝缩小、质地坚硬、呈结节状。见图4-4-3。

▲**实训4-4-1参见《内科护理实训指导》**

**4. 并发症**

(1)上消化道出血:是最常见的并发症,多为食管、胃底静脉曲张破裂所致。上消化道出血易诱发肝性脑病或导致出血性休克,病死率较高。

(2)肝性脑病:是本病最严重的并发症,也是最常见的死亡原因。主要与肠内吸收的有毒物质未经肝脏解毒而通过侧支循环直接进入体循环有关。

(3)原发性肝癌:若病人短期内出现肝脏迅速增大、持续性肝区疼痛、肝表面发现肿块、腹水增加且呈血性等,应考虑并发原发性肝癌。

(4)胆石症:随肝功能失代偿程度加重,胆石症发生率明显升高。

(5)感染:肝硬化病人免疫力低下,易并发感染,如肺炎、胆道感染、败血症和自发性细菌性腹膜炎(SBP)等。自发性细菌性腹膜炎多为革兰阴性杆菌感染,是肝硬化常见的一种严重的并发症,表现为发热、腹痛、腹水迅速增长、全腹压痛、腹膜刺激征,血常规检查示白细胞升高。严重时可有中毒性休克,死亡率达20%~40%。

(6)肝肾综合征:指发生在严重肝病基础上的肾衰竭。因肾脏本身无器质性损害,又称为功能性肾衰竭。主要与大量腹水时有效循环血容量不足有关。临床表现为自发性少尿或无尿、氮质血症、稀释性低钠血症。

(7)肝肺综合征:指病人既往无心肺疾病,在严重肝病基础上的出现低氧血症。临床以严重肝病、肺内血管扩张、低氧血症三联征为特点,主要表现为呼吸困难、发绀,治疗效果不明显,预后差。

(8)电解质和酸碱平衡紊乱:低钠、低钾、低氯血症、代谢性碱中毒等电解质和酸碱平衡紊乱也是肝硬化病人常见问题,与长期低钠饮食、大量利尿和大量放腹水等有关。

(9)门静脉血栓形成:有两种情况。①血栓缓慢形成:无明显的临床症状。②门静脉急性完全性阻塞:表现为剧烈腹痛、腹胀、血便、休克、脾脏迅速增大、腹水迅速增加。

▲**实训4-4-2参见《内科护理实训指导》**

☞考点:①肝功能减退的四大临床表现。②门静脉高压症三大表现:脾大、侧支循环建立和开放、腹水。③门静脉高压症三侧支循环:食管和胃底静脉曲张、腹壁静脉曲张、痔静脉扩张。④腹水是失代偿期肝硬化最常见、最显著的临床表现。⑤最常见的并发症是上消化道出血,最严重的并发症是肝性脑病。

# 三、辅助检查

**1. 血常规检查** 失代偿期有轻重不等的贫血。脾功能亢进时,可见红细胞、白细胞、血小板计数减少。

**2. 肝功能检查** 失代偿期异常。

**3. 影像学检查** B 超、CT 和 MRI 检查可显示脾静脉和门静脉增宽、肝脾大小和质地变化情况、腹水情况。

**4. 胃镜检查** 可鉴别肝硬化上消化道出血的具体原因。

**5. 腹水检查** ①腹水一般为漏出液。②若并发自发性细菌性腹膜炎,腹水为渗出液,白细胞计数增多,细菌培养阳性。③血性腹水应警惕癌变,需做细胞学检查。

☞考点:①失代偿期有轻重不等的贫血、血液三系减少、肝功能异常。②影像学检查有助于诊断。

## 四、诊断要点

肝硬化失代偿期诊断:①肝功能减退、门静脉高压的临床表现。②辅助检查提示肝功能异常。③影像学检查证据。

【情境 18】

病人,李××,男,53 岁。乙型肝炎病史 12 年,肝功能反复异常。乏力、纳差 2 月余,腹胀、少尿半月。病人精神紧张,担心癌变。体检:T 36.7℃,P 88 次/分,R 22 次/分,BP 110/70mmHg。消瘦,神志清楚,肝病面容,巩膜轻度黄染,肝掌(+),左颈部可见 3 枚蜘蛛痣,腹部膨隆,腹壁可见静脉曲张,脾肋下 2cm,移动性浊音(+),双下肢轻度水肿。初步诊断为:肝硬化(肝功能失代偿期)。

【情境 18 诊断分析】

▲该病人有肝硬化病因:乙型肝炎史。▲有肝功能减退表现,如反复肝功能异常、乏力、纳差、消瘦、肝病面容、巩膜轻度黄染、肝掌、蜘蛛痣、双下肢轻度水肿等。▲有门静脉高压表现,如脾大、腹水、腹壁静脉曲张等。▲故初步诊断为:肝硬化(肝功能失代偿期)。▲若做血肝功能检查或影像学检查等将有助于进一步明确诊断。

## 五、护理问题

1. 营养失调:低于机体需要量 与摄食减少及营养吸收障碍有关。
2. 体液过多 与门静脉高压、低蛋白血症及钠水潴留有关。
3. 焦虑 与担心疾病预后不良有关。
4. 潜在并发症:上消化道出血、肝性脑病、功能性肾衰竭、感染。
5. 有皮肤完整性受损的危险 与皮肤水肿、皮肤瘙痒有关。
6. 知识缺乏:缺乏疾病的饮食、用药、健康保健等方面的相关知识。

## 六、治疗及其相关护理

(一)药物治疗

为避免增加肝细胞负担,药物种类不宜过多,慎用镇静药、安眠药、止痛药等。临床常用以下药物:①抗病毒药物:如拉米夫定、阿德福韦酯等。②保护肝细胞药:如熊去氧胆酸、甘草酸类、葡醛内酯、还原型谷胱甘肽、联苯双酯、维生素类等。③抗纤维化药物:如复方丹参等。

(二)腹水处理

**1. 卧床休息** 可产生自发性利尿作用,是腹水处理的基础治疗。①轻度腹水:取平卧位。②大量腹水:取半卧位,使膈肌下降,有利于改善呼吸困难和心悸症状。但要注意防止坐骨结节处发生压疮,必要时可使用半透膜敷料或者水胶体敷料保护受压皮肤(皮肤脆薄者禁用)。

**2. 控制水、钠摄入** 进食产气少、易消化的食物。给予低盐限水饮食,钠盐1~2g/d,水<1000ml/d。禁食含钠较多的食品,如咸肉、酱油、含钠味精、罐头食品、松花蛋、香肠、啤酒、汽水等。应用利尿剂时,可适当放宽钠盐摄入量,以免发生低钠血症。

**3. 增加水、钠排泄**

(1) 常用制剂:①保钾利尿剂:**螺内酯**(又称安体舒通,属于醛固酮拮抗剂)。②排钾利尿剂:**呋塞米**(又称速尿,属于袢利尿剂)。③导泻剂:**甘露醇**,口服,通过肠道排出水分。

(2) 用药注意事项:**是本病护理重点**。①使用排钾利尿剂的病人可通过各种途径补钾:如嘱病人多食香蕉、橘子、橙子等含钾丰富的水果,也可直接口服或静脉补充钾盐。②利尿剂速度不宜过快:利尿剂从小剂量开始,以体重下降<0.5kg/d为宜,有下肢水肿者每天体重减轻不超过1kg。以免导致水电解质紊乱、肝肾综合征、肝性脑病等。③用利尿剂期间:严密监测血钾、钠、氯等电解质的变化情况。注意病人有无低钾表现,如活动困难、站立不稳、全身无力,甚至影响呼吸肌、胃肠道平滑肌,导致呼吸衰竭、肠麻痹等。

**4. 提高血浆胶体渗透压** 输注新鲜血、白蛋白、血浆。

**5. 难治性腹水的治疗** 难治性腹水指使用最大剂量利尿剂避免而腹水仍无减退。难治性腹水治疗方法:①大量排放腹水同时输注白蛋白。②自身腹水浓缩回输。③经颈静脉肝内门体分流术(TIPS)。④肝移植。

**6. 避免增加腹压** 如避免剧烈咳嗽、打喷嚏、用力排便等,以免导致颅内压、心脏负荷骤增。进食产气少的食物。

**7. 观察腹水情况** ①观察尿量:准确记录24小时出入液量。②观察腹水消长情况:每日测量体重;早餐前在同一部位、同一体位测量腹围。

**8. 腹腔穿刺放腹水护理**

(1) 术前准备:向病人解释操作过程及注意事项,测量体重、腹围、生命体征。嘱病人排空膀胱。

(2) 术中观察:大量放腹水,可导致病人水盐代谢失衡、血浆蛋白丢失,甚至发生虚脱、休克,诱发肝性脑病等。所以术中要严密观察生命体征、神志、面色、病人反应等,如发现异常,及时通知医生,及时处理。注意记录腹水量、色、性质等。腹水培养应在床旁进行接种,每个培养瓶至少接种10ml腹水,及时送检腹水标本。

(3) 术后护理:①防止心脑等重要脏器供血不足:术后缚紧腹带,防止腹穿后腹内压骤降,腹腔突然大量充血;术后平卧休息至少8~12小时。②观察术后并发症:注意有无腹胀、腹痛、肝性脑病的表现;观察穿刺点有无渗液;尿量是否减少;生命体征是否变化等。③观察效果:测量腹围、体重、脉搏、血压,检查腹部体征等。

(三) 并发症治疗

①食管胃底静脉曲张破裂出血治疗:参见本章第6节"上消化道出血病人的护理"相关内容。②自发性细菌性腹膜炎治疗:首选抗生素治疗,同时静脉输注白蛋白。③肝性脑病治疗:参见本章第5节"肝性脑病病人的护理"相关内容。④肝肾综合征治疗:输注白蛋白、使用血管加压素、TIPS、血液透析等。⑤肝肺综合征治疗:吸氧、高压氧舱、肝移植等。

☞考点:①用药种类不宜过多。②腹水治疗:主要是卧床休息、控制水钠摄入(钠盐1~2g/d,水<1000ml/d)、增加水钠排泄、提高血浆胶体渗透压、腹腔穿刺放腹水。③腹水护理:主要是配合腹水治疗、避免增加腹压、观察腹水消长情况。

【情境 18 医嘱示例】

## 长期医嘱单

| 姓名 | 李×× | 入院日期 | 2009.9.29 | 病区 | | 内科 | 床号 | 3 | 住院号 | | 15737 |
|---|---|---|---|---|---|---|---|---|---|---|---|

| 起始日期 | 时间 | 医嘱 | | 医师签名 | 停止日期 | 停止时间 | 医师签名 | 录入者 |
|---|---|---|---|---|---|---|---|---|
| 2009.9.29 | 9:30 | 内科护理常规 | | Z | | | | C |
| 2009.9.29 | 9:30 | 二级护理 | | Z | | | | C |
| 2009.9.29 | 9:30 | 低盐少渣饮食 | | Z | | | | C |
| 2009.9.29 | 9:30 | 记 24 小时液体出入量 | | Z | | | | C |
| 2009.9.29 | 9:30 | 测量腹围 | qd | Z | | | | C |
| 2009.9.29 | 9:30 | 5% GS　　　250ml | | Z | | | | C |
| | | 还原性谷胱甘肽　1.8g | ivgtt | | | | | |
| | | 门冬酸钾镁　20ml | qd | | | | | |
| | | 维生素 $K_1$　20mg | | | | | | |
| 2009.9.29 | 9:30 | 5% GS　250ml | ivgtt | Z | | | | C |
| | | 丹参　20ml | qd | | | | | |
| 2009.9.29 | 9:30 | 螺内酯　40mg | tid | Z | | | | C |
| 2009.9.29 | 9:30 | 呋塞米　20mg | qd | Z | | | | C |
| 2009.9.29 | 9:30 | 拉米夫定　100mg | qd | Z | | | | C |
| …… | …… | …… | | | | | | |

左侧标注：
- 录入长期护理单并执行
- 录入长期静脉治疗单并执行
- 录入长期服药治疗单并执行

## 短期医嘱单

| 姓名 | 李×× | 入院日期 | 2009.9.29 | 病区 | | 内科 | 床号 | 3 | 住院号 | | 15737 |
|---|---|---|---|---|---|---|---|---|---|---|---|

| 起始日期 | 时间 | 医嘱 | | 医师签名 | 执行时间 | 执行者 | 录入者 |
|---|---|---|---|---|---|---|---|
| 2009.9.29 | 9:30 | 尿常规 | | Z | | | C |
| 2009.9.29 | 9:30 | 大便常规 + OB | | Z | | | C |
| 2009.9.29 | 9:30 | 血常规 | | Z | | | C |
| 2009.9.29 | 9:30 | 凝血功能 | | Z | | | C |
| 2009.9.29 | 9:30 | 肝肾功能 | | Z | | | C |
| 2009.9.29 | 9:30 | 血电解质 | | Z | | | C |
| 2009.9.29 | 9:30 | 血糖 | | Z | | | C |
| 2009.9.29 | 9:30 | 5% GS　　250ml | ivgtt | Z | 9:30 | V | C |
| | | 丹参　20ml | st | | | | |
| 2009.9.29 | 9:30 | 5% GS　　　250ml | | Z | 续接 | V | C |
| | | 还原性谷胱甘肽　1.8g | ivgtt | | | | |
| | | 门冬酸钾镁　20ml | st | | | | |
| | | 维生素 $K_1$　20mg | | | | | |
| 2009.9.29 | 9:30 | 呋塞米　　20mg | st | Z | 9:30 | V | C |
| 2009.9.29 | 9:30 | 螺内酯　40mg | st | Z | 9:30 | V | C |
| 2009.9.29 | 9:30 | 拉米夫定　100mg | st | Z | 9:30 | V | C |
| 2009.9.30 | 9:30 | 腹部 CT | | Z | | | C |
| 2009.10.1 | 9:00 | 腹腔穿刺术+放腹水 | | Z | | | C |

左侧标注：
- 次日早晨留取标本,送检查
- 执行者核对治疗卡并执行
- 陪检,观察病情
- 配合操作

续表

| 姓名 | 李×× | 入院日期 | 2009.9.29 | 病区 | | 内科 | 床号 | 3 | 住院号 | 15737 |

| 起始日期 | 时间 | 医嘱 | 医师签名 | 执行时间 | 执行者 | 录入者 |
|---|---|---|---|---|---|---|
| 2009.10.1 | 9：00 | 20% 白蛋白 50ml　　ivgtt　　　st | Z | 9：00 | V | C |
| 2009.10.1 | 9：00 | 呋塞米　　20mg　　IV（输白蛋白后）st | Z | 9：15 | V | C |
| …… | …… | …… | | | | |
| 2009.10.9 | 9：00 | 出院 | Z | 9：00 | V | C |

（执行者核对治疗卡并执行）

◆ 通知相关部门
◆ 出院指导
◆ 办理出院手续

【备注】　①还原型谷胱甘肽：保护肝细胞药。②门冬酸钾镁：补充血钾、血镁。③维生素 $K_1$：是肝脏合成凝血因子所必需的物质。④螺内酯：保钾利尿剂。⑤呋塞米：排钾利尿剂。⑥拉米夫定：抗病毒药物。⑦丹参：中药制剂，抗纤维化药物。使用前必须对光检查，发现药物出现混浊、沉淀、变色等现象，不能使用。⑧白蛋白：属血液制品。需冷藏，静脉滴注时宜慢，注意观察有无过敏反应。

# 七、其他护理

**1. 指导休息**

（1）代偿期：可从事轻体力工作，避免过度疲劳。

（2）失代偿期：多卧床休息，尽量取平卧位，以增加肝、肾的血流量，有助于肝细胞的修复及减轻腹水。但过多躺卧易引起情绪不佳、消化不良，对病人康复不利，故应根据病情适当安排病人活动，以不感到疲劳，不加重症状为度。

**2. 饮食、排便护理**　是本病护理重点。以高蛋白、高热量、富含维生素、清淡易消化饮食为宜，必要时给予胰酶助消化。保持大便通畅，不能用力排便。

（1）食物种类：①脂肪：尤其是动物脂肪不宜摄入过多。②碳水化合物：食物中以碳水化合物为主。③蛋白质：可摄入鸡蛋、牛奶、鱼、鸡肉、瘦猪肉等高蛋白饮食，以利于肝细胞修复和维持血浆白蛋白的正常水平。④戒烟，严禁饮酒。

（2）根据病情选择饮食：①腹水时：给予低盐限水饮食。②食管胃底静脉曲张时：应选择少渣或无渣软食，进餐时细嚼慢咽，咽下的食团宜小且外表光滑，避免进食坚硬、粗糙的食物。片剂药应磨成粉末服用。③肝性脑病先兆时：限制蛋白质摄入。待病情好转后再逐渐增加蛋白质摄入量。

▲实训 4-4-3 参见《内科护理实训指导》

**3. 观察病情**　①注意观察生命体征、神志、尿量，准确记录 24 小时出入液量。②观察肝硬化临床表现，尤其注意失代偿期表现。③观察有无并发症，尤其注意有无消化道出血、皮肤黏膜有无出血、肝性脑病、腹膜炎的表现。

**4. 皮肤护理**　①保持床单及皮肤的清洁、干燥。②每日用温水擦洗皮肤，避免用力搓擦。病人衣着宽大柔软，易吸汗，病床平整、柔软。③有黄疸时皮肤往往瘙痒，注意不可抓挠皮肤，以防继发感染。④骶尾部、足部及其他水肿部位用软垫或棉垫支撑。协助病人定时翻身，避免局部长期受压，促进血液循环，防止压疮形成。⑤阴囊水肿者可用托带托起阴囊，以利水肿消退。

**5. 心理护理**　肝硬化病程漫长，症状复杂多变，且久治不愈，尤其进入失代偿期，病人常产生消极悲观、愤怒、绝望等不良情绪。故应注意与病人交谈，鼓励病人说出其内心感受和忧虑，给予精神上的安慰和支持。发挥家庭等支持系统的作用，减轻病人心理负担，提高治疗护理的依从性。

☞考点：①高蛋白饮食。根据病情选择饮食。②皮肤护理。

# 八、健康教育/出院指导

**1. 知识宣传**

（1）向病人说明身心两方面休息对本病康复的重要性,指导病人合理安排工作与生活,保证足够的休息和睡眠,尽量消除不利于个人和家庭的各种因素,树立战胜疾病的信心。

（2）向病人及家属介绍本病基本知识和自我护理方法,学会早期识别病情变化,及时发现并发症,如性格、行为改变可能是肝性脑病早期;呕血、黑便可能是上消化道出血。如发现异常,及时就诊。

**2. 生活指导** ①向病人说明饮食治疗的意义及原则。②强调高蛋白饮食的重要性。③腹水病人限制水钠摄入,用排钾利尿剂期间注意合理补充钾盐。④向病人介绍常见高钠、高钾食物种类等。⑤告之病人增加食欲的技巧,如烹调时不加钠盐而另外每日给盐 1～2g,让病人进餐时随意加在菜上等。⑥嘱病人戒烟、酒。

**3. 用药指导** 介绍病人所用药物的副作用和注意事项,嘱病人勿滥用药,以免增加肝脏负担,加重肝功能损害。提醒病人不能乱投医、乱用药,尽量少用药。

**4. 定期复查** 帮助病人认识复查的重要意义,指导病人定期门诊复查肝功能等辅助检查项目,了解病情进展情况。

☞**考点**:①勿滥用药。②饮食指导。③定期复查肝功能。

【情境18 护理工作过程】

▲入院护理工作过程

迎接病人→核对病人,为病人戴腕带→给病人称体重,送病人到病床,酌情给予半卧位→通知医师、护工、膳食科→测量并记录生命体征、初步评估病人是否有病毒性肝炎、酗酒等情况,了解辅助检查结果→安慰病人→办理入院手续→遵医嘱给予抗病毒药物、利尿剂等治疗→填写住院护理评估单及护理表格→告诉病人如何配合次日晨空腹抽血检查,交代留大小便标本注意事项→指导病人卧床休息,指导如何记尿量,告知如何避免并发症→入院告知及安全教育

▲住院护理工作过程

加强巡视、观察生命体征、出入量、腹围、体重、水电解质,注意有无并发症→执行医嘱,配合应用利尿剂,观察疗效及不良反应→加强皮肤护理→控制水、钠摄入,给予高蛋白饮食→进行心理护理、健康教育→酌情填写护理记录单

▲出院护理工作过程

处理出院医嘱、撤销单据及卡片、整理出院病历、做好出院登记→指导病人如何避免并发症。解释控制水、钠摄入及高蛋白饮食的重要性,给予温软、无刺激饮食,避免粗糙、坚硬、生冷食物等。指导定期复查肝功能→听取病人意见和建议、协助备好出院带药、交代遵医嘱用药及药物不良反应,告之对肝功能影响较大的常见药物→协助办理出院手续→护送病人出院→通知护工、膳食科→终末消毒床单位→填写出院护理记录

# 九、小 结

▲肝硬化是各种慢性肝病发展的晚期阶段。

▲病毒性肝炎是我国肝硬化病人的主要病因。慢性酒精中毒是欧美国家肝硬化的主要病因。

▲失代偿期以肝功能减退和门静脉高压为主要表现。肝功能减退主要表现为消化、血液、内分泌系统功能异常及辅助检查示肝功能异常等。门静脉高压导致脾大、腹水、三个侧支循环建立和开放(食管和胃底静脉曲张、腹壁静脉曲张、痔静脉曲张)。

▲晚期常出现消化道出血、肝性脑病、继发感染等严重并发症。

▲治疗主要是保护肝细胞、防止肝纤维化、腹水治疗。

▲护理主要是高蛋白饮食、腹水护理。

# 第5节 肝性脑病病人的护理

肝性脑病(hepatic encephalopathy,又称肝昏迷),由严重肝病或门–体分流引起、以代谢紊乱为基础的中枢神经系统功能失调综合征。轻者仅表现为智力减退,重者有意识障碍、行为异常和昏迷。

☞考点:肝性脑病的概念。

## 一、 病因与发病机制

（一）病因

各种严重肝病均可引起肝性脑病,其中以肝硬化最常见。

（二）诱因

**1. 氨产生、吸收增加**  ①上消化道出血:血液淤积在胃肠道,经细菌分解后产生大量氨。②高蛋白饮食:摄入过多蛋白质,使血氨升高。③低钾碱中毒:大量排钾利尿、大量放腹水或胸水、进食少、呕吐、腹泻等既可引起低钾碱中毒,促使氨吸收入血,又能使血容量减少,还可造成肾前性氮质血症,使血氨增高。④感染:组织分解代谢增加,产氨增加,同时发热失水可加重肾前性的氮质血症,使血氨增高。⑤便秘:使氨类与肠黏膜接触时间延长,吸收增加。⑥缺氧、饮酒:使血脑屏障渗透性增加,氨易进入大脑。

**2. 药物**  对肝脏有影响的药物是诱发肝性脑病的常见因素,如镇静药、麻醉药、安眠药、酒精、抗肿瘤药、抗结核药物、解热镇痛消炎药物等,其中前4种药还可直接抑制大脑皮质和呼吸中枢,进一步加重脑损害。

图 4-5-1  氨中毒学说示意图

**3. 静脉输注血浆等含氨物质**  直接升高血氨。

**4. 低血糖**  葡萄糖的氧化碳酸过程有助于 $NH_3$ 与谷氨酸结合,降低血氨,故低血糖使血氨升高。

**5. 门体分流**  经颈静脉肝内门体分流术(TIPS)使肠源性氨直接进入体循环。

**6. 大手术、分娩、尿毒症**  可增加肝、脑、肾的代谢负担,促使肝性脑病的发生。

▲实训 4-5-1 参见《内科护理实训指导》

（三）发病机制

**1. 氨中毒**  氨是促发肝性脑病最主要的神经毒素。正常情况下氨在肝脏转化成尿素,从肾脏排出。肝硬化时,肝脏对氨的转化能力明显减弱,大量未经肝脏转化的氨,直接进入体循环,进入脑组织,导致肝性脑病。见图 4-5-1。

（1）氨产生:主要在肠道产生,从结肠吸收。①肠道中尿素被肠道细菌的尿素酶分解产生氨。②食物蛋白质被肠道细菌的氨基酸氧化酶分解产生氨。③谷氨酰胺在肠上皮细胞代谢后产生氨。

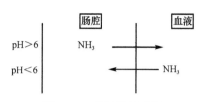

图 4-5-2　氨转移示意图

（4）降血氨：常见降血氨途径见表4-5-1。

（2）氨毒性：体内氨以非离子型氨（NH₃）和离子型氨（NH₄⁺）两种形式存在，NH₃能透过血-脑屏障，有毒。NH₄⁺不能透过血-脑屏障，无毒。NH₃对中枢的毒性作用主要是干扰脑能量代谢，使脑细胞不能维持正常功能。

（3）氨转移：当结肠内pH>6时，NH₃大量弥散入血，结肠内pH<6时，NH₃从血液转至肠腔，随粪便排泄。见图4-5-2。

表 4-5-1　组织、器官降血氨功能

| 脏器 | 降血氨功能 | 脏器 | 降血氨功能 |
| --- | --- | --- | --- |
| 肝脏 | 将氨转化成尿素 | 脑、肾 | 利用氨、消耗氨 |
| 肺脏 | 呼出氨 | 肾小管 | 排氨 |

**2. 神经递质变化**

（1）假性神经递质

1）假性神经递质产生基础：肝衰竭时，病人体内芳香氨基酸增多，支链氨基酸减少。

2）假性神经递质作用机制：①芳香氨基酸与支链氨基酸竞争进入大脑。②肝功能衰竭病人体内芳香氨基酸增多，脑内芳香氨基酸也随之增多。③脑内芳香氨基酸可产生一些类似神经递质的物质，如苯乙醇胺等，它们的化学结构与正常的神经递质（去甲肾上腺素等）相似（图4-5-3），但不能像正常神经递质那样传递神经冲动，称为假性神经递质。④若假性神经递质被脑细胞摄取并取代了正常神经递质，则神经冲动传导发生障碍，使大脑皮质产生抑制，发生肝性脑病。

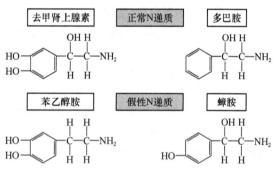

图 4-5-3　正常神经递质与假性神经递质化学结构比较图

（2）γ-氨基丁酸/苯二氮䓬（GABA/BZ）神经递质：①大脑神经元表面3个受体（GABA受体、BZ受体、巴比妥受体）紧密相连，组成GABA/BZ复合体，共同调节氯离子通道。②GABA/BZ复合体中任何一个受体被激活，均可导致氯离子内流，使神经传导被抑制。③GABA由肠道细菌产生，肝硬化时肝脏对GABA的清除能力明显降低，大量GABA透过血脑屏障进入中枢神经系统，激活GABA/BZ复合体，使神经传导被抑制，导致肝性脑病发生。

（3）色氨酸与抑制性神经递质：①肝性脑病早期，睡眠异常及昼夜节律改变与色氨酸代谢异常有关。②正常情况下，色氨酸与白蛋白结合不易通过血脑屏障，肝功能衰竭时白蛋白生成减少，血浆中游离色氨酸增多。大量游离色氨酸通过血脑屏障，在脑中代谢生成抑制性神经递质5-羟色胺及5-羟吲哚乙酸等，参与肝性脑病的发生。

☞考点：①肝硬化是本病最常见病因。②诱因主要是氨产生、吸收增加，以及使用影响肝脏的药物等。③氨是最主要的神经毒素。④结肠内呈碱性时，NH₃大量弥散入血，结肠内呈酸性时，NH₃从血液转至肠腔，随粪便排泄。

# 二、临床表现

**1. 临床分期**　根据意识障碍程度、神经系统表现和脑电图改变，将肝性脑病分为5期（表4-5-2），为早期诊断、估计预后及疗效判断提供依据。0期又称为肝性脑病先兆。

表 4-5-2　肝性脑病分期简表

| 分期 | 意识障碍程度 | 扑翼样震颤 | 脑电图 |
|------|------------|----------|-------|
| 0 期(潜伏期) | 仅心理或智力测试轻微异常 | (-) | (-) |
| 1 期(前驱期) | 轻度性格改变,行为异常。表现为欣快激动、睡眠颠倒、吐词不清、语速较慢 | (±) | (-) |
| 2 期(昏迷前期) | 嗜睡,明显意识改变,行为异常。表现为衣冠不整、随地大小便、语言不清、定向力障碍。有明显神经体征,如腱反射亢进、肌张力增高等 | (+) | (+) |
| 3 期(昏睡期) | 昏睡,可唤醒,或有狂躁 | (+) | (+) |
| 4 期(昏迷期) | 昏迷,不能唤醒 | (-) | (++) |

▲ **实训 4-5-2 参见《内科护理实训指导》**

扑翼样震颤是肝性脑病中最具特征的体征,当病人平伸手指(五指张开)及腕关节时,腕关节突然屈曲,然后又迅速伸直,加上震颤多动,类似鸟的翅膀在扇动,故称扑翼样震颤(图 4-5-4)。前驱期历时数日或数周,由于症状不明显,易被忽视。

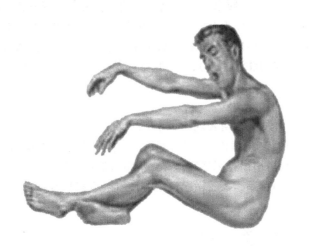
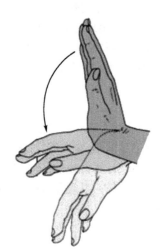

图 4-5-4　扑翼样震颤示意图

**2. 疾病转归**　①有明显诱因的肝性脑病:去除诱因并及时恰当治疗,病情可能会好转。②肝硬化终末期肝性脑病:多数病人肝功能极差,预后不佳。③急性肝衰竭病人:预后最差,往往起病后很快进入昏迷至死亡。

☞考点:①肝性脑病分期:0 期(潜伏期)、1 期(前驱期)、2 期(昏迷前期)、3 期(昏睡期)、4 期(昏迷期)。②肝性脑病各期特点。

# 三、辅 助 检 查

**1. 肝功能异常**

**2. 血氨**　正常值 22~44 μmol/L。慢性肝性脑病者,血氨常升高。

**3. 脑电图检查**　肝性脑病病人脑电图可异常。但脑电图改变特异性不强,尿毒症、呼吸衰竭、低血糖等也会有类似改变。

**4. 诱发电位**　是脑电图记录的大脑皮质或皮质下层接受各种刺激后所产生的电位,不同于大脑自发性活动所产生的电位。诱发电位异常可用于轻微肝性脑病的诊断。

**5. 简易智力测验** 目前认为智力测验对于诊断轻微肝性脑病最有意义。检测内容包括数字连接试验、书写、构词、画图、搭积木等。

**6. 临界视觉闪烁频率** 视网膜胶质细胞变化可以作为大脑胶质星形细胞病变的标志,测定临界视觉闪烁频率有助于诊断轻微肝性脑病。

**7. 影像学检查** ①急性肝性脑病病人行头部 CT 或 MRI 检查可发现脑水肿。②慢性肝性脑病病人可发现不同程度的脑萎缩。

☞考点:①慢性肝性脑病血氨升高。②脑电图检查可以异常。③诱发电位、简易智力测验、临界视觉闪烁频率常用于诊断轻微肝性脑病。

## 四、诊断要点

①有严重肝病史和(或)广泛门体侧支循环形成的基础。②有肝性脑病诱因。③有精神紊乱症状,可引出扑翼样震颤。④肝功能异常、血氨升高,脑电图、简易智力测验、诱发电位、临界视觉闪烁频率等辅助检查异常。

【情境 19】

病人,丁××,男性,62 岁,有乙肝病史多年,腹胀、腹水、双下肢水肿 1 年。5 天前出现昼睡夜醒。昨天食鸡蛋后出现言语不清,答非所问。体检:T 36℃,P 80 次/分,R 16 次/分,BP 100/70mmHg,嗜睡,不能准确回答问题,注意力及计算力减退,定向力差。消瘦,慢性肝病面容,巩膜黄染,扑翼样震颤(+),腹壁可见静脉曲张,脾肋下 2cm,腹部移动性浊音(+),双下肢可见淤斑。初步诊断:肝硬化、肝性脑病(昏迷前期)。

【情境 19 诊断分析】

▲该病人有乙肝病史多年,现在有肝硬化失代偿期表现(肝病面容、巩膜黄染、淤斑、腹水、水肿、腹壁静脉曲张、脾大等)。▲有精神紊乱症状(昼睡夜醒、言语不清、答非所问、不能准确回答问题,注意力及计算力减退,定向力差、嗜睡等),可引出扑翼样震颤。▲有肝性脑病诱因(高蛋白饮食等)。▲基本符合肝硬化、肝性脑病(昏迷前期)诊断。▲若做脑电图、肝功能、血氨检查将有助于进一步明确诊断。

## 五、护理问题

1. 意识障碍 与血氨增高、大脑功能紊乱有关。
2. 有受伤的危险 与肝性脑病致精神异常、烦躁不安有关。
3. 营养失调:低于机体需要量 与肝衰竭、限制蛋白质摄入有关。
4. 有皮肤完整性受损的危险 与黄疸导致皮肤瘙痒有关。

## 六、治疗及其相关护理

**1. 去除或避免诱因** 是本病护理重点。

(1) 谨慎用药:避免使用镇静药、催眠药、镇痛药及麻醉剂(如吗啡、哌替啶、苯二氮䓬、巴比妥类等)。若病人出现烦躁、抽搐时,可试用异丙嗪、氯苯那敏(扑尔敏)等抗组胺药。

(2) 维持水、电解质、酸碱平衡:①避免低钾碱中毒:避免或纠正进食少、呕吐、腹泻、大量放腹水、大量使用排钾利尿剂等。若必须利尿,可加保钾利尿剂,利尿速度不宜过快。缺钾时注意及时补充钾盐。②大量放腹水时同时输入白蛋白:以维持有效血容量。③避免大量输液:每日入液量不宜超过2500ml,以免血液稀释、血钠过低,加重昏迷。④纠正酸碱平衡紊乱:碱中毒时可输注精氨酸溶液。

(3) 止血:消化道出血是肝性脑病的重要诱因之一。所以,首先立即采取止血措施,具体方法参见本章第6节"上消化道出血病人的护理"相关内容。

（4）清除肠道积血：常用方法是灌肠、导泻。

1）灌肠：①用生理盐水或弱酸性溶液灌肠：如稀醋酸溶液或生理盐水 100～150ml 加食醋 30ml 灌肠。既清除肠道积血、积便，又使肠腔保持偏酸环境，利于血中 $NH_3$ 进入肠腔与 $H^+$ 合成 $NH_4^+$ 随粪便排出。②急性门体分流性脑病病人首选 33.3% 乳果糖溶液 500ml 灌肠治疗。③禁用肥皂水等碱性溶液灌肠。因肠腔呈碱性环境时 $NH_3$ 易进入血液，使病情加重。

2）导泻：口服或鼻饲 50% 硫酸镁溶液 30～50ml 导泻。

3）灌肠、导泻注意事项：灌肠、导泻时，注意观察病人血压、脉搏、大便性状，记录尿量、大便量和粪便颜色，加强肛周皮肤护理。

（5）避免其他诱因：①预防和控制感染。②预防便秘。③警惕并及时纠正低血糖、缺氧等诱因。

**2. 减少氨的生成与吸收** 是本病护理重点。

（1）限制蛋白质饮食：①肝性脑病1～2期：限制蛋白质在 20g/d 以内。②肝性脑病 3～4 期：禁食蛋白质，清醒后给予低蛋白饮食。③以植物蛋白为佳：植物蛋白不仅含支链氨基酸较多，芳香氨基酸较少，而且含非吸收性纤维素较多，有利于肠菌酵解产酸，便于氨的排出。富含植物蛋白的食物有大豆、花生、杏仁、核桃仁、椰子等。

（2）清洁肠道：方法同上述灌肠和导泻措施。

（3）降低肠腔 pH：①常用制剂：乳果糖、乳梨醇，均为合成的双糖，口服后在结肠被分解为乳酸、乙酸等酸性物质而酸化肠道，促使氨的排泄，减少氨的吸收。②用药注意事项：乳果糖有轻泻作用，多从小剂量开始，观察病人服药后的排便次数，以每日排便 2～3 次为宜。该药在肠道内产气较多，易出现腹胀、腹痛、恶心、呕吐，也可引起电解质紊乱；乳梨醇是另一种合成的双糖，其疗效与乳果糖相似，但其甜度低，口感好，不良反应较少。

（4）抑制肠道细菌生长：①常用制剂：口服新霉素、甲硝唑、利福昔明等。②用药注意事项：新霉素可引起听力或肾功能损害，用药不宜超过 1 个月。定期监测听力和肾脏功能。口服甲硝唑可有明显的胃肠道反应，宜饭后服用。

（5）益生菌制剂：口服不产尿素酶的有益菌，抑制产尿素酶的细菌生长，减少氨的生成。常用嗜酸乳杆菌（培菲康）、酪酸梭菌（常乐康）等制剂。

▲实训 4-5-3 参见《内科护理实训指导》

**3. 促进氨的代谢**

（1）L-鸟氨酸-L-天冬氨酸：是鸟氨酸与天冬氨酸的混合制剂。鸟氨酸能通过尿素循环（鸟氨酸循环）促进尿素合成，降低血氨。天冬氨酸参与肝细胞内核酸的合成，利于修复被损坏的肝细胞，改善症状。本药不良反应为恶心、呕吐、腹胀等，停药后可自动消失。氨基酸类药物过敏者及严重的肾衰竭病人禁用。

（2）鸟氨酸-α-酮戊二酸：降氨机制同上，但疗效略差。

（3）谷氨酸钾、谷氨酸钠：①谷氨酸与血液中游离氨结合生成谷氨酰胺，经肾脏排出。②依据血清钾、钠浓度和病情酌情选用谷氨酸钾、谷氨酸钠。病人有肝肾综合征、少尿、无尿时慎用或禁用谷氨酸钾，以防血钾过高。严重水肿、腹水、心力衰竭、脑水肿的病人需慎用谷氨酸钠。③应用此类药时，静脉滴速不宜过快，否则可出现流涎、呕吐、面色潮红等反应。

（4）精氨酸：参与鸟氨酸循环，促进尿素合成，降低血氨。酸中毒时不宜用精氨酸。

**4. 调节神经递质及受体**

（1）GABA/BZ 复合体拮抗剂：通过恢复大脑皮质正常兴奋功能，起到促醒作用。荷包牡丹碱为 GABA 受体的拮抗剂，氟马西尼为 BZ 受体的拮抗剂。

（2）支链氨基酸制剂：是亮氨酸、异亮氨酸、缬氨酸等支链氨基酸为主的复合氨基酸。支链氨基酸可竞争性抑制芳香族氨基酸进入大脑,减少大脑中假性神经递质的形成。此外,对不能耐受蛋白质食物的病人,补充支链氨基酸制剂能有效和安全的帮助病人恢复正氮平衡。

**5. 其他治疗肝性脑病的措施**

(1) 人工肝支持治疗:用分子吸附剂再循环系统可清除肝性脑病病人血液中的有毒物质,对肝性脑病有一定的暂时性的疗效,可以赢得时间为肝移植做准备。

(2) 肝移植:是肝病晚期的一种有效治疗手段。

☞考点:①去除或避免肝性脑病诱因。②减少氨的生成:限制蛋白质饮食等。③促进氨的代谢、调节神经递质等。

【情境19 医嘱示例】

**长期医嘱单**

| 姓名 | 丁×× | 入院日期 | | 2010.9.19 | 病区 | 内科 | 床号 | 3 | 住院号 | 201573 | |
|---|---|---|---|---|---|---|---|---|---|---|---|
| 起始日期 | | 时间 | | 医嘱 | | | | 医师签名 | 停止日期 | 停止时间 | 医师签名 | 录入者 |

| 起始日期 | 时间 | 医嘱 | | | | 医师签名 | 停止日期 | 停止时间 | 医师签名 | 录入者 |
|---|---|---|---|---|---|---|---|---|---|---|
| 2010.9.19 | 9:30 | 内科护理常规 | | | | Z | | | | C |
| 2010.9.19 | 9:30 | 一级护理 | | | | Z | | | | C |
| 2010.9.19 | 9:30 | 病重 | | | | Z | | | | C |
| 2010.9.19 | 9:30 | 无蛋白低盐少渣饮食 | | | | Z | | | | C |
| 2010.9.19 | 9:30 | 记24小时出入量 | | | | Z | | | | C |
| 2010.9.19 | 9:30 | 监测生命体征 | | | q2h | Z | | | | C |
| 2010.9.20 | 9:00 | 支链氨基酸 | 250ml | ivgtt | q12h | Z | | | | C |
| 2010.9.20 | 9:00 | 5%GS | 250ml | ivgtt | | Z | | | | C |
| | | 瑞甘 | 10g | bid | | | | | | |
| 2010.9.20 | 9:00 | 乳果糖 | 15ml | tid | | Z | | | | C |
| 2010.9.19 | 9:30 | 螺内酯 | 40mg | tid | | Z | | | | C |
| 2010.9.19 | 9:30 | 呋塞米 | 20mg | qd | | Z | | | | C |
| …… | …… | …… | | | | | | | | |

- 录入长期护理单并执行
- 录入长期服药治疗单并执行
- 录入长期服药治疗单并执行

**短期医嘱单**

| 姓名 | 陈×× | 入院日期 | | 2009.9.19 | 病区 | 肝病科 | 床号 | 3 | 住院号 | 2015737 |
|---|---|---|---|---|---|---|---|---|---|---|
| 起始日期 | | 时间 | | 医嘱 | | | | 医师签名 | 执行时间 | 执行者 | 录入者 |

| 起始日期 | 时间 | 医嘱 | 医师签名 | 执行时间 | 执行者 | 录入者 |
|---|---|---|---|---|---|---|
| 2010.9.19 | 9:30 | 尿常规 | Z | | | C |
| 2010.9.19 | 9:30 | 大便常规 + OB | Z | | | C |
| 2010.9.19 | 9:30 | 血常规 | Z | | | C |
| 2010.9.19 | 9:30 | 肝肾功能、血氨 | Z | | | C |
| 2010.9.19 | 9:30 | 肝肾功能、血氨、AFP | Z | | | C |
| 2010.9.19 | 9:30 | 乙肝两对半检测 | Z | | | C |
| 2010.9.19 | 9:30 | 凝血酶原时间测定 | Z | | | C |
| 2010.9.19 | 9:30 | 腹部B超 | Z | | | C |

- 次日早晨留取标本,送检查
- 陪检,观察病情

续表

| 姓名 | 陈×× | 入院日期 | 2009.9.19 | 病区 | | 肝病科 | 床号 | 3 | 住院号 | 2015737 |
|---|---|---|---|---|---|---|---|---|---|---|

| 起始日期 | 时间 | 医嘱 | | | | | 医师签名 | 执行时间 | 执行者 | 录入者 |
|---|---|---|---|---|---|---|---|---|---|---|
| 2010.9.19 | 9:30 | 乳果糖 | 15ml | | | st | Z | 9:30 | V | C |
| 2010.9.19 | 9:30 | 20%甘露醇 | 125ml | | ivgtt | st | Z | 9:30 | V | C |
| 2010.9.19 | 9:30 | 支链氨基酸 | 250ml | | ivgtt | st | Z | 续接 | V | C |
| 2010.9.19 | 9:30 | 5%GS | 250ml | | ivgtt | | Z | 续接 | V | C |
| | | 瑞甘 | 10g | | | st | | | | |
| 2010.9.19 | 9:30 | 5%GS | 250ml | | | | Z | 续接 | V | C |
| | | 10% KCl | 7ml | | ivgtt | | | | | |
| | | 门冬酸钾镁 | 20ml | | | st | | | | |
| | | 维生素 $K_1$ | 20mg | | | | | | | |
| 2010.9.19 | 9:30 | 5%GS | 500ml | | ivgtt | | Z | 续接 | V | C |
| | | 谷氨酸钾 | 20ml | | | st | | | | |
| | | 谷氨酸钠 | 20ml | | | | | | | |
| 2010.9.19 | 9:30 | 螺内酯 | 40mg | | | st | Z | | | C |
| 2010.9.19 | 9:30 | 呋塞米 | 20mg | | | st | Z | | | C |
| …… | …… | …… | | | | | | | | |
| 2009.10.2 | 9:00 | 出院 | | | | | Z | 9:00 | V | C |

执行者核对治疗卡并执行

◆通知相关部门
◆出院指导
◆办理出院手续

【备注】 ①支链氨基酸:可竞争性抑制芳香族氨基酸进入大脑,且有助于恢复病人的正氮平衡。②瑞甘:是一种鸟氨酸和天冬氨酸的混合制剂。③乳果糖:是一种合成的双糖,口服后在结肠被分解为乳酸。④20%甘露醇溶液:是高渗透脱水药,可降颅压。⑤10% KCl:补充钾离子、氯离子。⑥门冬酸钾镁:补充钾离子、镁离子。⑦维生素 $K_1$:是肝脏合成凝血因子所必需的物质。⑧谷氨酸钾、谷氨酸钠:降低血氨。⑨甲硝唑:抑制肠道细菌生长。

# 七、其他护理

**1. 指导休息**  限制肝性脑病0~1期病人活动,保障休息。肝性脑病2~4期病人要绝对卧床休息。昏迷病人取仰卧位,头略偏向一侧,保持呼吸道通畅。

**2. 饮食、排便护理**

（1）控制蛋白质摄入:同上所述。

（2）合理水、盐摄入:腹水者给予低盐限水饮食,具体参见本章第4节"肝硬化病人的护理"相关内容。

（3）足够热量:以糖类为主要食物,供给热量。昏迷病人可鼻饲或静脉补充葡萄糖。足量的葡萄糖除提供热量和减少组织蛋白分解产氨外,还有利于促进氨与谷氨酸结合形成谷氨酰胺而降低血氨。尽量少食高脂类食物,以免延缓消化道的排空,增加氨的吸收。

（4）补充各类维生素:如维生素 C、维生素 $B_2$、维生素 K、维生素 A、维生素 D、维生素 E 等,但不宜摄入维生素 $B_6$,因其可使多巴在外周神经处转为多巴胺,影响多巴进入脑组织,使中枢神经系统的正常传导递质减少。由于肝硬化病人胆汁排出量不足,影响脂肪吸收,影响脂溶性维生素吸收,所以还要特别注意从非口服途径补充脂溶性维生素。

（5）饮食禁忌：避免进食粗糙食物，以防诱发消化道出血。指导病人戒烟酒。

（6）保持大便通畅：方法同上述灌肠和导泻措施。给予富含纤维素饮食，避免肥皂水灌肠。

**3. 观察病情**　①一般观察：观察生命体征、意识、瞳孔、尿量并做好记录。②了解辅助检查结果：定期复查血氨、肝肾功能及血电解质等。③识别肝性脑病早期征象：如病人有无反常的冷漠或欣快，理解力和近期记忆力减退，行为异常以及扑翼样震颤等。④注意并发症：如出血、感染、心力衰竭、肾衰竭等。⑤必要时重症监护：重度肝性脑病特别是暴发性肝功能衰竭病人，常并发脑水肿和多器官功能衰竭，需安置在重症监护病房，严密监护，警惕各种并发症。

**4. 对症护理**　是本病护理重点。

（1）安全防护：①加强巡视。②去除不安全因素：如床头柜上的热水瓶、玻璃杯、刀、剪子、皮带等，床位远离窗户。③保护烦躁病人：必要时使用约束带，加用床档，防止发生坠床等意外。修剪病人指甲，防止抓伤。④护理昏迷病人：取仰卧位，头略偏一侧，去除义齿、发夹等易脱落硬物。保持呼吸道通畅，防止窒息。⑤尽量安排专人护理。⑥不可滥用镇静剂。⑦向家属说明病情：取得配合。

（2）加强基础护理：保持呼吸道通畅，防止感染。①防止皮肤、黏膜并发症：定时帮助病人翻身，预防压疮。做好口腔、眼的护理，对眼睑闭合不全角膜外露的病人可用生理盐水纱布覆盖眼部。②保护脑细胞：对有抽搐、脑水肿的病人可戴冰帽，注意防止冻伤；遵医嘱应用甘露醇等脱水剂时要注意保证快速滴入，并观察尿量。③防止出血：有出血倾向者，要注意避免皮肤、黏膜损伤。可多次、少量输入新鲜血液，不宜用库存血，因其含氨较高。④尿道护理：对尿潴留或大小便失禁的病人可行留置导尿，定时放尿并详细记录尿量、颜色、气味。

**5. 心理护理**　若病人神志清楚，护理人员应多与病人交流和沟通，耐心解释肝硬化、肝性脑病的有关知识，帮助病人树立战胜疾病的信心和勇气。尊重病人的人格，切忌嘲笑病人的异常行为。

☞考点：①识别肝性脑病早期征象，警惕并发症。②加强安全防护。③加强基础护理，防止并发症。

# 八、健康教育/出院指导

**1. 知识宣传**　向病人及其家属介绍肝性脑病的有关知识、导致肝性脑病的诱发因素以及肝性脑病发生时的早期征象，取得配合。

**2. 生活指导**　①根据病情指导休息，保证充足的睡眠。②合理饮食：与病人及家属一起制订合理的饮食方案，避免进食过量蛋白质及粗糙食物。指导病人戒烟酒。③保持大便通畅。④避免受凉、感冒，预防感染。

**3. 用药指导**　提醒病人及家属在医生指导下用药，特别是需长期应用利尿剂的病人，不能随意增减利尿剂用量，以防电解质、酸碱平衡紊乱而诱发肝性脑病。慎用或避免使用对肝脏有损害的药物。

**4. 定期复查**　及时掌握病变进展情况。若有肝性脑病先兆、消化道出血等异常情况应随时就诊。

☞考点：①指导病人合理休息、饮食。②配合治疗。

【情境19 护理工作过程】

▲入院护理工作过程

迎接病人→核对病人，为病人戴腕带→送病人到病床→病床中部铺橡胶单、中单，加用床档→通知医师、护工、膳食科→测量并记录生命体征、初步评估病人神志，扑翼样震颤情况，了解脑电图检查结果，了解本次发病诱因，并酌情去除诱因→办理入院手续→遵医嘱给予减轻脑水肿、减少氨生成、促进氨代谢、调节神经递质等药物治疗→填写住院护理评估单及护理表格→告诉病人家属如何配合次日晨空腹抽血检查，交代留大小便标本注意事项→帮助病人卧床休息，告知病人家属如何避免诱因→入院告知及安全教育

▲ **住院护理工作过程**

加强巡视,观察生命体征、神志、出入量,注意有无并发症→执行医嘱,配合应用减少氨生成、促进氨代谢、调节神经递质等药物,观察疗效及不良反应→加强口腔、皮肤、眼睛、尿道、呼吸道等处的基础护理,加强安全防护→控制水、钠摄入,暂时给予无蛋白饮食,神志清楚后逐渐恢复蛋白质饮食→若病人神志清楚进行心理安慰、健康教育→酌情填写护理记录单

▲ **出院护理工作过程**

处理出院医嘱、撤销单据及卡片、整理出院病历、做好出院登记→指导病人如何避免诱因,如何控制水、钠、蛋白摄入,告知哪些食物富含植物蛋白,告知肝性脑病早期征象,指导定期复查肝功能→听取病人意见和建议、协助备好出院带药、交代遵医嘱用药及药物不良反应→协助办理出院手续→护送病人出院→通知护工、膳食科→终末消毒床单位→填写出院护理记录

# 九、小 结

▲ 肝性脑病是肝病引起的、以代谢紊乱为基础的、主要表现为中枢神经系统功能失调的综合征。

▲ 导致肝性脑病发生的主要原因是:血氨升高、假性神经递质增多等。

▲ 导致肝性脑病发生的主要诱因是:①氨的产生、吸收增加:如消化道出血、便秘、感染、高蛋白饮食、输血浆、大手术、利尿、腹泻、呕吐、出血、大量放腹水和胸水、低钾性碱中毒等。②使用影响肝功能的药物:如镇静药、麻醉药、安眠药、含酒精药、含氮药、抗肿瘤药、抗结核药物、解热镇痛消炎药物等。

▲ 根据意识障碍程度、扑翼样震颤和脑电图改变将肝性脑病分为 5 期:潜伏期、前驱期、昏迷前期、昏睡期、昏迷期。

▲ 治疗主要是去除诱因、减少氨生成、促进氨代谢、调节神经递质及受体。

▲ 护理重点是:确保病人安全。昏睡、昏迷期禁食蛋白质,清醒后给予低蛋白饮食,以植物蛋白为佳。禁用肥皂水灌肠。

（王 静）

# 第 6 节 上消化道出血病人的护理

上消化道出血是指屈氏韧带以上的消化道,包括食管、胃、十二指肠、胆、胰等部位的出血,胃空肠吻合术后的空肠病变所致的出血亦属此范围。见图 4-6-1。临床特征是呕血和（或）黑便。上消化道大量出血是指数小时内失血量超过1000ml 或超过循环血量的 20%,其临床表现除呕血和（或）黑便外,常伴有急性周围循环衰竭。上消化道大量出血是临床常见急症,需严密观察病情变化,及时识别出血征象,积极配合抢救治疗。

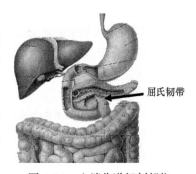

屈氏韧带

图 4-6-1 上消化道解剖部位

☞考点:①上消化道出血的概念。②上消化道大出血的概念。

# 一、 病因与发病机制

(一) 病因

消化性溃疡、食管-胃底静脉曲张、急性糜烂出血性胃炎、胃癌是常见病因,其中消化性溃疡最

常见。其他病因有：①上消化道疾病：食管疾病、胃十二指肠疾病等。②上消化道邻近器官或组织的疾病：胆囊、胆道、肝脏、胰腺、疾病等。③全身性疾病：白血病、再生障碍性贫血、血小板减少性紫癜、血友病等。

（二）发病机制

上消化道出血的发病机制见图4-6-2。

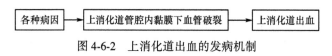

图4-6-2　上消化道出血的发病机制

☞考点：①最常见的病因：消化性溃疡。②较常见的病因：食管-胃底静脉曲张、急性糜烂出血性胃炎、胃癌。

## 二、临床表现

上消化道出血的临床表现取决于病变的性质、部位、出血量、出血速度，并与病人的身体代偿状况有关。

**1. 呕血与黑便**　是上消化道出血的特征性表现。①上消化道出血均有黑便：大便呈柏油样，色黑、发亮，是血红蛋白中的铁经肠内硫化物作用形成硫化铁所致。②若出血部位在幽门以上：常呕咖啡色胃内容物，是血液经胃酸作用形成正铁血红素所致。③若上消化道出血量大：未经胃酸充分混合即呕出，则为鲜红或有血块呕吐物。④若上消化道出血量少、速度慢：可无呕血。⑤幽门以下部位若出血量大、速度快：血液反流入胃也可表现为呕血。⑥如果上消化道出血量大、速度快：因肠蠕动强，血液在肠内停留时间短，可有紫红或鲜红色血便，酷似下消化道出血。⑦呕血停止后：仍可持续数日黑便。

**2. 失血性周围循环衰竭**　①原因：由于上消化道大量出血，循环血容量迅速减少而导致失血性周围循环衰竭。②症状：病人可有头昏、乏力、心悸、口渴、出汗、黑矇及起立时晕厥倒地等症状。③体征：查体可见皮肤黏膜苍白，烦躁不安，四肢厥冷，脉搏细速，血压下降，脉压变小，少尿或无尿，甚至呈休克状态或意识不清。

**3. 发热**　上消化道大量出血后，多数病人在24小时内出现低热，但一般不超过38.5℃，持续3～5天降至正常。可能与周围循环衰竭导致体温调节中枢功能障碍有关。

**4. 氮质血症**　①肠源性的氮质血症：上消化道大出血后，肠道内血液中的蛋白以氨的形式被吸收，在肝脏转化成大量尿素氮，超过肾脏排泄能力，使血中尿素氮浓度升高。②肾源性氮质血症：大出血致周围循环衰竭，心输出量不足，肾血流量及肾小球滤过率下降，可致血中尿素氮浓度升高。③肠源性的氮质血症和肾源性氮质血症往往同时存在：大出血后数小时血尿素氮开始升高，24～72小时达高峰，3～4天恢复正常。

☞考点：①呕血与黑便是上消化道出血特征性表现。②咖啡色胃内容物和柏油样便的原因。③上消化道出血与肠源性、肾源性氮质血症关系。

## 三、辅助检查

**1. 血液检查**　①贫血指标：出血后3～4小时开始出现贫血，24～72小时红细胞计数、血红蛋白定量、血细胞比容下降最明显。②网织红细胞：常在出血24小时内增高，出血停止后网织红细胞逐渐恢复正常。③白细胞计数：出血时增高，血止后2～3天恢复正常。脾功能亢进者，白细胞计数不高。

**2. 粪便隐血试验**　强阳性。

**3. 胃镜检查** 是上消化道出血病因诊断的首选检查方法。出血后 24~48 小时内进行紧急胃镜检查。过早检查,病人病情不稳定,易使病情加重;过迟检查,胃黏膜愈合较快,病灶消失。胃镜检查不仅能直接观察出血部位,还能对出血灶进行止血治疗,取活组织做病理检查,明确病变性质。

**4. X 线检查** 选择性动脉造影时若见造影剂外溢,是消化道出血最可靠的征象,可经导管栓塞止血。

☞考点:①贫血指标在出血后 24~72 小时下降最明显。②网织红细胞在出血 24 小时内增高。③白细胞计数出血时增高。④粪便隐血试验强阳性。⑤病因诊断的首选检查方法是胃镜检查。

## 四、诊断要点

①呕血、黑便甚至周围循环衰竭。②粪便隐血试验呈强阳性。③血红蛋白浓度、红细胞计数、血细胞比容下降。

诊断中需注意以下几点:①排除消化道外出血干扰:如鼻腔、口腔出血时吞下血液等。②排除药物、食物干扰:如服用骨炭、铁、铋剂,进食动物血液所致黑便。③鉴别呕血与咯血:参见第 3 章第 1 节"呼吸系统疾病基础知识"相关内容。④与其他原因引起的休克、出血鉴别:尤其是病人有休克,但未见呕血、黑便时。⑤肝硬化伴出血:可以由食管胃底静脉曲张所致,也可以由消化性溃疡或其他病变所致。

【情境 20】

病人,李××,男,41 岁,上腹节律性疼痛反复发作 6 年,每于空腹时腹痛,进食后缓解,有夜间痛。今晨进食三块生山芋后连续呕血 3 次,总量约 1200ml,呕吐物初为咖啡色,后为鲜红色,同时有稀黑便、头晕、心慌。体检:T 36℃,P 120 次/分,R 22 次/分,BP 85/50mmHg,神志清楚,表情恐惧,担心危及生命。口唇苍白,中上腹剑突下偏右压痛,腹水征(-)。初步诊断:十二指肠溃疡、上消化道大出血伴休克。

【情境 20 诊断分析】

▲病人有上腹节律性疼痛反复发作,疼痛节律性为疼痛-进食-缓解,有空腹痛和夜间痛,符合十二指肠溃疡诊断。▲病人短期内连续呕血 3 次,总量约 1200ml,呕吐物初为咖啡色,后为鲜红色,同时有稀黑便,提示有上消化道大出血。▲出血后病人 BP 80/50mmHg,提示有休克。▲故诊断为十二指肠溃疡、上消化道大出血伴休克。▲若做胃镜检查、粪便隐血试验等更有助于诊断。

## 五、护理问题

1. 潜在并发症:血容量不足。
2. 活动无耐力 与失血性周围循环衰竭有关。
3. 恐惧 与上消化道大出血威胁生命有关。
4. 有窒息的危险 与呕出血液反流入气管或三腔二囊管阻塞气道有关。

## 六、治疗及其相关护理

上消化道大出血病人收缩压低于 90mmHg,心率>120 次/分时,应立即抢救,首要措施是建立静脉通道、迅速补充血容量、立即配血。

(一) 一般急救措施

**1. 安置病人** ①安排病床:立即将病人安置在重病房或抢救室,在床头及床中铺好橡胶单和中单。②卧位:休克时取休克位。呕血时头偏向一侧,避免误吸。③绝对卧床休息。④保持呼吸道通畅:及时清理呕吐物,做好口腔护理。必要时给予吸氧,床头备吸引器及其他抢救设备。

**2. 立即建立静脉通道** ①至少建立两条静脉通道。一条静脉通道专门用生长抑素类药物。另一条静脉通道进行快速扩容、输血及用其他药物。合理安排输液顺序。②选择粗直大血管注射。③选用大针头,用留置针,接可来福正压接头。

**3. 上消化道大出血期间禁食水**

**(二)迅速补充血容量**

**1. 遵医嘱及时补充血容量** ①输液开始时宜快:必要时根据中心静脉压调整输液速度和输液量,以免引起急性肺水肿,尤其对老年人或伴有心血管疾病者应注意合理控制输液、输血的速度和量。②补充血容量有效指标:收缩压>100mmHg,HR<100次/分,CVP 5~12cmH$_2$O,尿量>30ml/h。

**2. 鉴定血型并做好输血准备** 输血是抢救上消化道大出血的重要措施。①病人入院后要立即采集血标本进行交叉配血做好输血准备。②紧急输血指征为:血压下降、心率加快、改变体位出现晕厥、失血性休克、血红蛋白低于70g/L或血细胞比容低于25%。③肝硬化病人宜输新鲜血,因库存血含氨量较高,容易诱发肝性脑病。④在配血过程中,可先用生理盐水(严重水肿、腹水者慎用)、右旋糖酐或其他血浆代用品补液。

**(三)止血措施**

**1. 非曲张静脉出血** 指除食管胃底静脉曲张出血之外的其他病因所致的上消化道出血,其中消化性溃疡出血最常见。

(1)抑制胃酸分泌药:提高及维持胃内pH,有利于血小板聚集及凝血过程。常用奥美拉唑、法莫替丁、西咪替丁等药。

(2)口服止血剂:常用于消化性溃疡及急性胃黏膜病变出血。口服止血剂后帮助病人缓慢变换体位,使药物充分接触创面,达到止血目的。常用制剂:①去甲肾上腺素:冷生理盐水100~150ml加去甲肾上腺素8mg,分次口服或胃管注入,每次20~30ml,每日4~6次,使上消化道黏膜血管收缩。②凝血酶:2000~4000U加入生理盐水或冷开水10~15ml口服,每日4~6次,促使创面血液凝固。凝血酶是生物制剂,不宜用热水溶解。溶解状态的凝血酶易失活,应现配现用。

(3)其他方法:消化性溃疡出血约80%不经特殊处理可自行止血,若出血不止,可给予胃镜下止血(注射药物、电凝、使用止血夹等)、手术治疗止血、介入治疗止血(选择性肠系膜动脉造影找到出血灶进行血管栓塞)等。

**2. 食管-胃底静脉曲张破裂出血**

(1)药物止血:是本病护理重点。

1)生长抑素及其类似物:能减少内脏血流量30%~40%,可选择性地减少门静脉及其侧支循环血流量和压力,抑制胃酸-胃蛋白酶和胃泌素的分泌,抑制胃肠蠕动,其止血效果肯定。短期使用几乎没有严重不良反应,已成为治疗食管-胃底静脉曲张破裂出血的最常用药物。常用制剂、用药注意事项参见本章第7节"急性胰腺炎病人的护理"相关内容。

2)血管加压素:使内脏小血管收缩从而降低门静脉压力,达到止血效果。①常用制剂:垂体后叶素。②用药注意事项:垂体后叶素能引起子宫、肠道平滑肌收缩和冠状动脉收缩,故冠心病、高血压病人及孕妇忌用。用药期间要严密观察血压、心率、心律,严格控制输注速度。为减轻大剂量使用血管加压素导致的不良反应,可同时用硝酸甘油静脉滴注或舌下含服。

3)加压素拟似物:与加压素作用机制相似,止血效果更好,且不良反应少,使用方便;但价格昂贵,故目前国内使用较少。常用制剂:三甘氨酰赖氨酸加压素(又称特利加压素)。

(2)气囊压迫止血:三腔二囊管用于治疗食管-胃底静脉曲

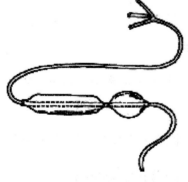

图4-6-3 三腔二囊管

张破裂出血,其基本结构是一个胃管带有一个食管气囊及一个胃气囊,三个腔分别通往两个气囊和病人的胃腔,充气后分别压迫胃底和食管下段而止血(图4-6-3)。三腔二囊管压迫止血效果肯定,但由于并发症多(呼吸道阻塞,食管壁缺血、坏死、破裂,吸入性肺炎等)、停用后早期再出血率高、给病人造成较大痛苦等问题,目前临床已很少使用,只在药物不能控制出血时暂时使用,以争取时间准备其他治疗措施。

(3)三腔二囊管应用护理:①打气顺序:先胃囊,后食管囊。②放气顺序:先食管囊,后胃囊。③放气时间:每日放气15~30分钟。观察24小时,若仍无出血再拔管。④定时抽吸:抽吸胃内容物,观察出血是否停止;抽吸食管囊上积液,防止误吸。⑤防窒息:若病人突然呼吸困难,可能是食管囊上串,应立即剪断管子,放气、拔管,避免窒息。⑥拔管后:继续禁食24小时,若无出血,再给予流质。

▲实训4-6-1、实训4-6-2参见《内科护理实训指导》

(4)内镜直视下止血:是目前治疗食管-胃底静脉曲张破裂出血的重要手段。若上消化道大出血经药物治疗、气囊压迫处理后,症状基本控制,病情基本稳定,可在内镜直视下对食管曲张静脉注射硬化剂,或对胃底曲张静脉用组织黏合剂,或用皮圈套扎曲张静脉,不但能达到止血目的,而且可有效防止再出血。

(5)经颈静脉肝内门-体分流术(TIPS):是在肝内门静脉属支与肝静脉间置入特殊覆膜的金属支架,建立肝内门-体分流,降低门静脉压力,对急性大出血的止血率高达95%。

☞考点:①上消化道大出血首先要迅速补充血容量。②非曲张静脉出血:抑制胃酸分泌、口服止血剂、配合胃镜止血。凝血酶不宜用热水溶解。③食管-胃底静脉曲张出血:药物止血、三腔二囊管压迫止血、内镜直视下止血、TIPS。其中生长抑素是最常用药物。④三腔二囊管应用护理。

【情境20 医嘱示例】

**长期医嘱单**

| 姓名 | 陈×× | 入院日期 | 2009.8.9 | 病区 | 消化内科 | 床号 | 3 | 住院号 | 201737 |

| 起始日期 | 时间 | 医嘱 | | 医师签名 | 停止日期 | 停止时间 | 医师签名 | 录入者 |
|---|---|---|---|---|---|---|---|---|
| 2009.8.9 | 9:30 | 内科护理常规 | | Z | | | | C |
| 2009.8.9 | 9:30 | 一级护理 | | Z | | | | C |
| 2009.8.9 | 9:30 | 禁食禁饮 | | Z | | | | C |
| 2009.8.9 | 9:30 | 吸氧 | | Z | | | | C |
| 2009.8.9 | 9:30 | 监测血压、脉搏 | q1h | Z | | | | C |
| 2009.8.9 | 9:30 | 记24小时出入量 | | Z | | | | C |
| 2009.8.9 | 9:30 | 0.9%NS 100ml / ivgtt | | Z | | | | C |
| | | 奥美拉唑 40mg / bid | | | | | | |
| 2009.8.9 | 9:30 | 0.9%NS 100ml / 冰后分4次口服 | | Z | | | | C |
| | | 去甲肾上腺素 8mg / q6h | | | | | | |
| …… | …… | …… | | | | | | |

（左侧分组标注：）
录入长期护理单并执行（对应前6行）
录入长期静脉治疗单并执行（对应0.9%NS ivgtt、奥美拉唑两行）
录入长期服药治疗单并执行（对应0.9%NS 冰后分4次口服、去甲肾上腺素两行）

**短期医嘱单**

| 姓名 | 陈×× | 入院日期 | 2009.8.9 | 病区 | 消化内科 | 床号 | 3 | 住院号 | 201737 |
|---|---|---|---|---|---|---|---|---|---|

| | 起始日期 | 时间 | 医嘱 | | | 医师签名 | 执行时间 | 执行者 | 录入者 |
|---|---|---|---|---|---|---|---|---|---|
| 次日早晨留取标本,送检查 | 2009.8.9 | 9:30 | 尿常规 | | | Z | | | C |
| | 2009.8.9 | 9:30 | 大便常规 + OB | | | Z | | | C |
| 立即留取标本,安排送检查 | 2009.8.9 | 9:30 | 血常规 + 血型 + 交叉配血 | | 急 | Z | | V | C |
| | 2009.8.9 | 9:30 | 肝功能 + 血生化 | | 急 | Z | | V | C |
| | 2009.8.9 | 9:30 | HBVM、anti-HCV、anti-HIV | | 急 | Z | | V | C |
| 执行者核对治疗卡并执行 | 2009.8.9 | 9:30 | 0.9%NS 100ml | ivgtt | | Z | 9:30 | V | C |
| | | | 奥美拉唑 40mg | | st | Z | | V | C |
| | 2009.8.9 | 9:30 | 5%GS 500ml | | | Z | 续接 | V | C |
| | | | 酚磺乙胺 2.0 | ivgtt | | | | | |
| | | | VitK₁ 20mg | | st | | | | |
| | | | 10% KCl 10ml | | | | | | |
| ◆通知相关部门 ◆出院指导 ◆办理出院手续 | …… | …… | …… | | | | | | |
| | 2009.8.22 | 9:00 | 出院 | | | Z | 9:00 | V | C |

**【备注】** ①奥美拉唑:质子泵抑制剂,抑制胃酸分泌。②去甲肾上腺素:是收缩血管药。③酚磺乙胺:增加血小板数量,增强血小板的凝集和黏附力,促进凝血活性物质的释放,从而产生止血作用。④维生素 $K_1$:是肝脏合成凝血因子所必需的物质。⑤10%KCl 溶液:补充钾离子、氯离子。

# 七、其他护理

**1. 指导休息** ①上消化道大出血时绝对卧床休息。②出血停止后24小时酌情轻度活动。

**2. 饮食、排便护理** 是本病护理重点。

（1）食管胃底静脉曲张出血:①大出血时禁食。②少量出血时也禁食。③出血停止后仍要再禁食1~2天,若仍无出血再逐渐进食高热量、高维生素流质饮食。④避免过热、过冷食物,避免坚硬、粗糙及刺激性食物。注意细嚼慢咽,防止损伤曲张的血管而引起再次出血。

（2）非曲张静脉出血:①大出血时禁食。②少量出血时可给予温凉、清淡流质,此后逐渐过渡到营养丰富、易消化、无刺激性半流质、软食。少量多餐,逐渐过渡到正常饮食。消化性溃疡病人少量出血时给予温凉流质尤为重要,因为进食可减少胃收缩运动、中和胃酸,有利于溃疡愈合。

（3）戒烟、酒,保持大便通畅。

▲实训4-6-3参见《内科护理实训指导》

**3. 观察病情** 是本病护理重点。

（1）评估病人：呕血、便血的原因、诱因、治疗情况、心理反应、既往史及个人史。了解辅助检查结果，如红细胞计数、血红蛋白、网织红细胞计数、血尿素氮、血清电解质、大便潜血试验、腹部超声、内窥镜检查结果。

（2）密切观察病人：①一般观察：生命体征、神志、尿量，准确记录出入量。②观察微循环情况：注意皮肤颜色和肢端温度变化情况，若出现血压下降、心率加快、脉搏细速、面色苍白、皮肤湿冷等，提示微循环血流灌注不足，应及时报告医生。③观察腹部体征变化情况。④观察呕血、黑便情况：注意呕血和黑便的颜色、性状、量、次数及伴随症状。进行出血量的评估，见表4-6-1。

**表 4-6-1 上消化道出血量评估表**

| 上消化道出血量 | 临床表现 |
| --- | --- |
| >5~10ml/d | 粪便隐血试验阳性 |
| >50~100ml/d | 黑便 |
| 胃内积血量>250~300ml | 呕血 |
| 一次出血量<400ml | 不引起全身症状 |
| 一次出血量>400ml | 引起全身症状（头晕、心慌、乏力等） |
| 短时间内出血量>1000ml | 周围循环衰竭 |

▲**实训 4-6-4 参见《内科护理实训指导》**

（3）活动性出血或再出血证据：①反复呕血，呕出物由咖啡色转为鲜红色。②黑便次数增多，便质稀薄或由黑色转为红色，伴有肠鸣音亢进。③周围循环衰竭的表现经充分补液、输血而未见明显改善，或暂时好转而又恶化。④血红蛋白浓度、红细胞计数与血细胞比容继续下降，网织红细胞持续升高。⑤补液及尿量足够的情况下，血尿素氮持续或再次升高。

（4）出血停止证据：大便次数减少，每日1~2次成形便。补液不多，生命体征仍平稳。

**4. 皮肤、黏膜护理** 定时更换体位，及时清除口腔血迹，禁食期间做好口腔护理。大便后用温水清洗肛周，并用软膏、油剂涂抹，保护肛门皮肤。及时更换或遮盖污染的衣被。

**5. 心理护理** 消化道出血病人，特别是大出血者，常表现出紧张、恐惧和无助，所以，护理人员要安慰、体贴病人。操作时动作要迅速、敏捷、熟练、轻稳，增强病人的信任感。及时清除血迹，消除病人紧张、恐惧心理。

☞**考点**：①食管-胃底静脉曲张出血：大出血或少量出血时都应禁食，出血停止后仍要再禁食1~2天，若仍无出血再逐渐进食。②非曲张静脉出血：大出血时禁食，少量出血时可给予温凉、清淡流质。③观察呕血、黑便情况。④出血量评估、活动性出血、出血停止证据。

# 八、 健康教育/出院指导

**1. 知识宣传** 向病人及家属讲解上消化道出血的病因、诱因以及防护知识，告知早期识别出血或再出血的方法。若病人出现头晕、心悸、黑便，应立即卧床休息，呕吐时头偏向一侧，以免误吸。保持病人情绪平稳，及时送往医院诊治。

**2. 生活指导** 根据病情和体力适当活动，不要过度劳累，避免精神紧张。注意饮食卫生和饮食规律，避免过饥、过饱，给予营养丰富、易消化饮食，避免过热、过冷等刺激性食物，避免粗糙饮食，避免暴饮暴食，戒烟、酒。

**3. 用药指导** 告诫病人遵医嘱坚持治疗肝病或消化道溃疡，指导病人掌握正确的用药方法，讲解药物作用及可能出现的不良反应，观察药物疗效及副作用。避免服用对胃黏膜有刺激的药物，如阿司匹林、吲哚美辛、糖皮质激素等药物。

**4. 定期复查** 了解病情进展情况。

☞**考点**：①指导病人休息、饮食。②消化道出血的自救措施。

【情境 20 护理工作过程】

▲ 入院护理工作过程

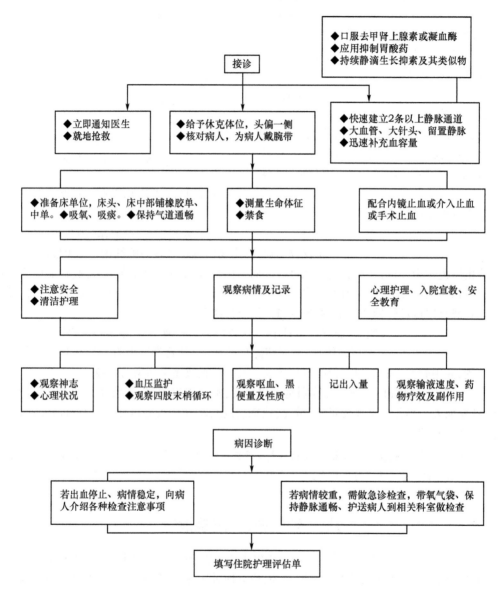

▲ 住院护理工作过程

加强巡视,观察生命体征、神志、尿量,注意呕血、黑便及末梢循环情况→执行医嘱,配合应用抑制胃酸分泌药、止血药等药物,注意调整输液速度,观察疗效及不良反应→加强口腔、肛周等处基础护理,保持呼吸道通畅→暂时禁食,待病情好转、出血量少时给予温凉流质→进行心理安慰、健康教育→酌情填写护理记录单

▲ 出院护理工作过程

处理出院医嘱、撤销单据及卡片、整理出院病历、做好出院登记→指导病人如何避免诱因,合理休息和饮食,告知病人发现出血征象如何处理,指导定期复查→听取病人意见和建议、协助备好出院带药、交代遵医嘱用药及药物不良反应→协助办理出院手续→护送病人出院→通知护工、膳食科→常规清洁消毒床单位→填写出院护理记录

# 九、小 结

▲上消化道大量出血是指数小时内失血量超过1000ml或超过循环血量的20%。

▲上消化道出血主要表现为呕血、黑便,大量出血时可有休克。

▲临床上最常见的病因是消化性溃疡。

▲主要抢救措施:①酌情给予休克位,保持呼吸道通畅。②立即建立两条以上静脉通道,及时补充血容量。③采取止血措施:食管-胃底静脉曲张出血用生长抑素、垂体后叶素、三腔二囊管、内镜直视下止血等;非曲张静脉出血用抑制胃酸分泌药、酚磺乙胺、凝血酶等。

▲其他护理:饮食护理、观察出血情况。

(王 静 王荷菱)

# 第7节 急性胰腺炎病人的护理

急性胰腺炎(acute pancreatitis)是指多种病因导致胰酶在胰腺内被激活后引起胰腺组织自身消化、水肿、出血甚至坏死的化学性炎症反应。临床以急性上腹痛、血和尿淀粉酶或脂肪酶升高为特点。轻症急性胰腺炎病情轻,预后好,重症急性胰腺炎常并发多脏器功能障碍,死亡率高。

☞考点:胰酶被激活,自身消化,化学炎症。

## 一、病因与发病机制

(一)病因

**1. 胆道疾病** 胆石症、胆道感染是急性胰腺炎的主要病因。

**2. 酗酒、暴饮暴食** 酒精促进胰液分泌,并产生大量活性氧,激活炎症反应。

**3. 胰管阻塞** 因蛔虫、结石、水肿、肿瘤或痉挛等原因可使胰管阻塞,胰液排泄受阻。

**4. 手术与损伤** 胃、胆道等腹腔手术,腹部钝伤挤压胰实质,或逆行胰胆管造影时注射造影剂过多或压力过高,也可引起急性胰腺炎。

**5. 其他** ①内分泌与代谢障碍:高钙血症与甲状旁腺机能亢进可引起胰管钙化,胰液引流不畅,诱发急性胰腺炎。②感染:某些传染性疾病如流行性腮腺炎、病毒性肝炎等可伴有急性胰腺炎。③药物:如肾上腺糖皮质激素、噻嗪类利尿药、硫唑嘌呤等可使胰液分泌及黏稠度增加的药物。④遗传因素或原因未明的特发性胰腺炎。⑤十二指肠憩室炎、球部溃疡并发炎症、肠系膜上动脉压迫综合征(肠系膜上动脉压迫十二指肠)等。

(二)诱因

大量饮酒、暴饮暴食,尤其是进食荤食。

▲实训4-7-1参见《内科护理实训指导》

(三)发病机制

**1. 正常情况** ①胰腺分泌10多种胰酶(主要有胰蛋白酶、胰脂肪酶、胰淀粉酶等),均以没有活性的酶原形式存在于胰腺内。②胰腺内有抑制胰酶激活的物质及胰腺黏膜屏障保护作用。③胰酶原可以被肠激酶、胆汁、组织液等激活。④当胰蛋白酶原进入十二指肠后受到肠激酶及胆汁的作用,被激活成具有活性的胰蛋白酶,在胰蛋白酶作用下十二指肠内其他胰消化酶原也被激活,共同对食物进行消化。

**2. 胰腺自身消化机制**

(1)胰酶原在胰腺内被激活,发生自身消化:①胆道系统结石、胆道感染、寄生虫、水肿、痉挛等病变使肝胰壶腹部发生梗阻,加之胆囊收缩,胆管内压力升高,胆汁通过共同通道逆流入胰管,激活胰酶原,导致胰腺自身消化。②胆道系统结石、胆道感染等病变也可引起 Oddi 括约肌松弛(图 4-1-4),含有肠激酶、胆汁的十二指肠液反流入胰管,激活胰酶原,导致胰腺自身消化。③十二指肠疾病使十二指肠液反流入胰管,激活胰酶原,导致胰腺自身消化。④胆道炎症时,细菌、毒素、游离胆酸、非结合胆红素等通过胆胰间淋巴管交通支扩散到胰腺,激活胰酶原,导致胰腺自身消化。

(2)胰酶原接触胰腺组织被激活,发生自身消化:①胰管阻塞,胰液排泄受阻,当酗酒、暴饮暴食使胰液分泌过多时,胰腺内压力增高,致使胰管小分支及腺泡破裂,胰酶原进入胰腺组织被激活。②某些药物使胰液分泌及黏稠度增加,使胰液排泄不畅,胰腺内压力增高,致使胰管小分支及腺泡破裂,胰酶原进入胰腺组织被激活。③手术或损伤胰腺使胰酶原进入胰腺组织被激活。④各种炎症、药物等导致胰腺导管通透性增加,使胰酶原渗入胰腺组织,从而被激活。见图 4-7-1。

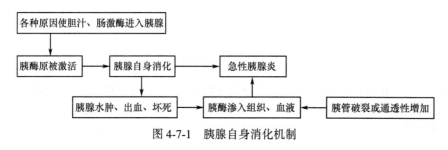

图 4-7-1 胰腺自身消化机制

病理可见:①轻症急性胰腺炎:胰腺肿大、水肿。②重症急性胰腺炎:胰腺有出血、坏死灶。胰腺周围组织有较大范围的散落的脂肪坏死灶,称为钙皂斑。部分病人有化学性腹水、胸水和心包积液,并易继发细菌感染,与胰液外溢和血管损害有关。

☞考点:急性胰腺炎主要病因是胆石症、胆道感染。

## 二、临床表现

常在饱餐、高脂饮食或饮酒后发生,其临床表现和病情轻重取决于病因、病理类型和诊治是否及时。

**1. 轻症急性胰腺炎** ①腹痛:是最早、最常见的首发症状及主要症状。多位于左中上腹、甚至全腹,可向腰背部放射。腹痛程度较轻,3~5 天内缓解。②恶心、呕吐。③发热程度较轻。

**2. 重症急性胰腺炎** 在轻症急性胰腺炎基础上腹痛加重、持续高热,常伴有:①严重腹部表现:腹胀、广泛压痛、腹膜炎、肠鸣音减弱、移动性浊音(腹水多呈血性)。②低血压或休克。③腰脐部青紫:胰酶、坏死组织液及血液沿腹膜间隙与肌层渗入腹壁下,致腰部两侧出现蓝色瘀斑,称 Grey-Turner 征;脐周皮肤出现青紫,称 Cullen 征。④低血钙,手足抽搐:提示预后不佳。⑤其他:呼吸困难、黄疸、肾功能不全、消化道出血、意识障碍等。

**3. 并发症** 见于重症急性胰腺炎病人。①局部并发症:胰腺脓肿、假性囊肿等。②全身并发症:ARDS、心力衰竭、肾衰竭等多脏器衰竭,败血症、DIC、消化道出血、水电解质、酸碱平衡紊乱等。③重症急性胰腺炎伴有多器官功能衰竭:病死率几乎达 100%。

☞考点:①腹痛是最早、最常见、首发症状及主要症状。②重症急性胰腺炎:是在轻症基础上伴有严重腹痛、高热、腹膜炎、休克、腰脐部青紫、低钙抽搐等。其中低钙抽搐、腰脐部青紫,提示预后不佳。③重症急性胰腺炎常有局部和全身并发症。伴有多器官功能衰竭者病死率几乎达 100%。

## 三、辅 助 检 查

(一)诊断急性胰腺炎的重要标志物

**1. 淀粉酶测定** ①血淀粉酶:首先升高,一般在发病后 2~12 小时开始升高,48 小时开始下降,持续 3~5 天。若检测值超过正常值 3 倍即有诊断意义。血淀粉酶升高程度与病情轻重并不完全一致,有时重症急性胰腺炎者血淀粉酶甚至低于正常。②尿淀粉酶:在发病 12 小时后开始升高,持续时间达 1~2 周,适用于就诊较晚的病例。③胰源性胸腹水:胸腹水中淀粉酶含量明显增高。

**2. 血清脂肪酶测定** 于起病后 24~72 小时开始上升,持续 7~10 天,若检测值超过正常值 3 倍即有诊断意义。血清脂肪酶测定特异性、敏感性优于血淀粉酶。

(二)胰腺形态检查

**1. 腹部 B 超检查** 是首选的常规初筛影像学检查。

**2. 腹部增强 CT** 是判断胰腺坏死程度的最佳方法。

(三)病理生理变化指标

如白细胞增多、C-反应蛋白增高、血钙降低、血糖升高、高脂血症等。

☞考点:①血淀粉酶首先升高,尿淀粉酶升高较迟,血淀粉酶升高程度与病情轻重并不一致。②血清脂肪酶测定特异性、敏感性优于血淀粉酶。③腹部 B 超检查是首选的常规初筛影像学检查。④腹部增强 CT 是判断胰腺坏死程度的最佳方法。

## 四、诊断要点

**1. 轻症急性胰腺炎** 满足以下其中 2 条,即可确诊:①急性、持续中上腹疼痛。②血淀粉酶或脂肪酶高于正常值上限 3 倍。③影像学特征改变。

**2. 重症急性胰腺炎** 在轻症急性胰腺炎诊断基础上,程度更重,伴有并发症、低血压或休克、腰脐部青紫、低钙抽搐、腹膜炎、腹水等。

【情境 21】

病人,王×,男,38 岁,工人,与工友聚餐,高脂饮食及大量饮酒后左中上腹部持续性剧痛 6 小时,伴恶心、呕吐,吐出食物和胆汁,呕吐后腹痛不减轻,无腹泻。体检:T 36℃,P 80 次/分,R 18 次/分,BP 100/70mmHg,神清,急性痛苦病容,焦虑、烦躁不安,心肺(-),左中上腹压痛,无反跳痛及肌紧张。血清淀粉酶高于正常值上限 3 倍。初步诊断:急性胰腺炎(轻症)。

【情境 21 诊断分析】

▲该病人有大量饮酒、高脂饮食等诱因。▲有急性腹痛、恶心、呕吐等临床症状。▲左上腹有压痛。▲血清淀粉酶高于正常值上限 3 倍。▲基本符合急性胰腺炎的诊断。▲无明显休克、腹水、低血钙、局部并发症和(或)器官衰竭等表现。故初步诊断为急性胰腺炎(轻症)。

## 五、护理问题

1. 疼痛:腹痛 与胰腺及其周围组织炎症、水肿或出血坏死有关。
2. 有体液不足的危险 与呕吐、禁食禁水、胃肠减压有关。
3. 体温过高 与胰腺炎炎症过程有关。
4. 恐惧 与剧烈腹痛有关。
5. 潜在并发症:急性腹膜炎、急性肾衰、ARDS、DIC、休克等。

## 六、治疗及其相关护理

(一)重症急性胰腺炎治疗

**1. 加强监护** 重症急性胰腺炎病人应转入 ICU,给予严密监护。

**2. 减少胰液分泌**

(1)禁食禁水、胃肠减压:是本病护理重点,是最基本的治疗方法。①禁食禁水、胃肠减压可减少胃酸、食物刺激胰液分泌。②胃肠减压主要用于腹痛、腹胀、呕吐严重者。③禁食禁水、胃肠减压期间注意病人水电解质平衡情况。④若病人禁食禁水超过 1 周,可置空肠营养管,实施肠内营养。

（2）抑制胃酸:常静脉用 $H_2$ 受体拮抗剂或质子泵抑制剂抑制胃酸分泌,使胃酸在十二指肠刺激胰液分泌的作用减弱。

（3）生长抑素及其类似物:抑制胰液分泌。

1）常用制剂:生长抑素（如施他宁等）、生长抑素类似物（如奥曲肽,又名善宁等）。

2）用药注意事项:是本病护理重点。①生长抑素:半衰期非常短,仅 2~3 分钟,需持续静脉滴注,疗程 3~7 天。②生长抑素类似物:半衰期较长,约 90 分钟,但也需持续静脉用药。③用药期间注意事项:每日更换注射血管及静脉输液器,保持静脉通道通畅。④若同时需静脉用其他药物,应建立两条静脉通道:保证生长抑素类药物持续应用。⑤常借助输液泵或微量注射泵:保证用药的准确性。

**3. 抑制胰酶活性**　抑制已分泌的胰酶活性,仅适用于重症胰腺炎早期。常用加贝酯、抑肽酶等药物。加贝酯对血管刺激较大,用药期间应注意选择较粗血管注射,勿将药液注入血管外,每日更换注射部位。加贝酯需现配现用,避光保存。

**4. 止痛**　①腹痛剧烈者可给予哌替啶。②禁用吗啡,因吗啡使 Oddi 括约肌痉挛,腹痛加剧。③不宜使用阿托品或盐酸消旋山莨菪碱注射液（654-2 注射液）。虽然该类药能解除 Oddi 括约肌痉挛,减少胃酸分泌,起到止痛作用,但可诱发或加重肠麻痹。

**5. 静脉补液**　①评估病人:注意有无口渴、黏膜干燥、皮肤弹性差、眼眶下陷等脱水征。②补充体液及电解质:禁食禁水病人每天液体入量常需达到 3000ml 以上,以维持有效循环血量。酌情补充电解质、维生素等。③准确记录 24 小时出入量:尤其注意尿量变化,评估补液量是否适度。

**6. 营养支持**　营养支持对重症胰腺炎病人尤为重要。营养支持可增强肠道黏膜屏障,防止肠内细菌移位引起感染。①早期一般给予重症胰腺炎病人全胃肠外营养（TPN）,根据病情尽早进行空肠插管,逐渐过渡到肠内营养（EN）。②营养物现配现用,无菌操作,避免污染。③输注营养物速度不宜过快。④严密观察输注营养物后的不良反应。⑤营养物需有明显标记,避免与静脉制剂混淆。

**7. 防治感染**

（1）通过导泻清洁肠道:预防肠源性细菌感染。

（2）抗菌治疗:常选用喹诺酮类或亚胺培南等制剂,联合对厌氧菌有效的甲硝唑进行治疗,必要时进行经验性抗真菌治疗。

**8. 呼吸功能支持**　给予鼻导管吸氧,呼吸窘迫时给予呼吸机应用。

▲实训 4-7-2 参见《内科护理实训指导》

（二）轻症急性胰腺炎治疗

常采用禁食禁水及胃肠减压、静脉补液、止痛、抗菌治疗、抑制胃酸、应用生长抑素等治疗措施。

（三）其他措施

①对于胆源性胰腺炎可做内镜或外科手术,去除病因。②外科手术治疗局部并发症。③合并脏器衰竭时,酌情给予器官支持及对症处理。④低钙性手足抽搐:遵医嘱静脉注射 10% 葡萄糖酸钙。⑤必要时给予连续性血液净化。

☞考点:①禁食、禁水、胃肠减压是最基本的治疗方法。合理静脉输液。②抑制胃酸分泌。③生长抑素及其类似物需持续静脉滴注。④禁用吗啡止痛,不宜用阿托品、654-2 注射液。⑤重症急性胰腺炎病人还要给予监护,酌情给予营养支持及对症处理。⑥减少胰液分泌的方法:禁食、禁水,胃肠减压,给予抑酸药、生长抑素等。

【情境 21 医嘱示例】

**长期医嘱单**

| 姓名 | 王× | 入院日期 | 2011.4.20 | 病区 | 消化内科 | 床号 | 1 | 住院号 | 20369 |

| 起始日期 | 时间 | 医嘱 | | 医师签名 | 停止日期 | 停止时间 | 医师签名 | 录入者 |
|---|---|---|---|---|---|---|---|---|
| 2011.4.20 | 6：40 | 消化内科护理常规 | | W | | | | L |
| 2011.4.20 | 6：40 | 一级护理 | | W | 4.27 | 9：00 | W | L |
| 2011.4.20 | 6：40 | 禁食禁饮 | | W | 4.27 | 9：00 | W | L |
| 2011.4.20 | 6：40 | 胃肠减压 | | W | 4.27 | 9：00 | W | L |
| 2011.4.20 | 6：40 | 绝对卧床休息 | | W | | | | L |
| 2011.4.20 | 6：40 | 5% GNS　　　500ml | ivgtt | W | | | | L |
| | | Vit B$_6$　　0.2g | | | | | | |
| | | 门冬酸钾镁　20ml | qd | | | | | |
| 2011.4.20 | 6：40 | 0.9% NS　100ml | ivgtt | W | | | | L |
| | | 奥美拉唑　40mg | q12h | | | | | |
| 2011.4.20 | 6：40 | 10% GS　　500ml | ivgtt | W | | | | L |
| | | 善宁　　0.3 mg | q12h(维持) | | | | | |
| 2011.4.20 | 6：40 | 平衡液　　　500ml | ivgtt　qd | W | | | | L |
| 2011.4.20 | 6：40 | 5% GNS　　500ml | ivgtt | W | | | | L |
| | | Vit B$_6$　　0.2g | | | | | | |
| | | VitC　　　1.0g | | | | | | |
| | | 10% KCl　　15ml | qd | | | | | |
| 2011.4.27 | 9：00 | 二级护理 | | W | | | | L |
| 2011.4.27 | 9：00 | 无脂低糖流质 | | W | 5.1 | 9：00 | W | L |
| 2011.5.1 | 9：00 | 低脂低糖半流质 | | W | 5.3 | 9：00 | W | L |
| 2011.5.3 | 9：00 | 低脂饮食 | | W | | | | L |
| …… | …… | …… | | | | | | |

录入长期护理单并执行

录入长期静脉治疗单并执行

录入长期护理单并执行

**短期医嘱单**

| 姓名 | 王× | 入院日期 | 2011.4.20 | 病区 | 消化内科 | 床号 | 1 | 住院号 | 20369 |

| 起始日期 | 时间 | 医嘱 | | 医师签名 | 执行时间 | 执行者 | 录入者 |
|---|---|---|---|---|---|---|---|
| 2011.4.20 | 6：40 | 尿常规 | | W | | | L |
| 2011.4.20 | 6：40 | 大便常规 | | W | | | L |
| 2011.4.20 | 6：40 | 血淀粉酶 | 急 | W | | | L |
| 2011.4.20 | 6：40 | 尿淀粉酶 | 急 | W | | | L |
| 2011.4.20 | 6：40 | 血常规 | 急 | W | | | L |
| 2011.4.20 | 6：40 | 血生化 | 急 | W | | | L |
| 2011.4.20 | 6：40 | 腹部 B 超(肝胆胰) | 急 | W | | | L |

次日早晨留取标本,送检查

立即留取标本,安排送检查

陪检,观察病情 ←

续表

| 姓名 | 王× | 入院日期 | 2011.4.20 | 病区 | 消化内科 | 床号 | 1 | 住院号 | 20369 |

| | 起始日期 | 时间 | 医嘱 | 医师签名 | 执行时间 | 执行者 | 录入者 |
|---|---|---|---|---|---|---|---|
| | 2011.4.20 | 6:40 | 0.9% NS　　　100ml　　　ivgtt | W | 6:40 | Y | L |
| | | | 奥美拉唑　　40mg　　　st | | | | |
| 执行者核对治疗卡并执行 | 2011.4.20 | 6:40 | 10% GS　　　500ml　　　ivgtt | W | 6:40 | Y | L |
| | | | 善宁　　　0.3mg　　　st | | | | |
| | 2011.4.20 | 6:40 | 5% GNS　　　500ml　　　ivgtt | W | 续接 | Y | L |
| | | | Vit B$_6$　　0.2g | | | | |
| | | | 门冬酸钾镁　　20ml　　　st | | | | |
| ◆通知相关部门 | …… | …… | …… | | | | |
| ◆出院指导 ◆办理出院手续 | 2011.5.4 | 9:00 | 出院 | W | 9:00 | X | L |

【备注】 ①奥美拉唑:又称洛赛克,是质子泵抑制剂。②善宁:别名生长抑素八肽、奥曲肽。是生长抑素类似物。③平衡液:平衡盐液又称乳酸钠林格氏液,是在林格氏溶液的基础上再加入乳酸钠,其电解质浓度、pH、渗透压等与细胞外液非常接近,故称平衡液。④门冬酸钾镁:补充电解质钾、镁。⑤Vit B$_6$:补充维生素 B$_6$。⑥VitC:补充维生素 C。⑦KCl:补充电解质钾、氯。

# 七、其他护理

**1. 指导休息**

(1) 绝对卧床休息:①保证充足的睡眠,减轻胰腺负担,促进组织修复和体力恢复。②协助病人采取弯腰、屈膝侧卧位以减轻疼痛。③对于疼痛剧烈辗转不安的病人,可加床档,防止坠床。病床周围不宜放置易坠落物品。

(2) 腹痛症状消失后:可下床轻度活动。

(3) 保持大便通畅。

**2. 恢复期饮食、排便护理** 是本病护理重点。

(1) 恢复期饮食:腹痛症状消失,血尿淀粉酶恢复正常,从温水、无脂流质开始逐渐进食,逐步恢复到低脂、低糖、低优质蛋白饮食,蛋白质 25g/d,再逐步恢复到普食。

(2) 避免饮食不当:告知病人暴饮暴食、大量饮酒是本病的诱因,应予以避免。

(3) 保持大便通畅。

▲实训4-7-3参见《内科护理实训指导》

**3. 观察病情** ①常规观察:观察生命体征、神志、尿量,记录 24 小时尿量和出入量变化。若出现高热、神志改变、尿量减少、血压下降、心率加快,提示病情加重,要立即通知医生。②观察腹部情况:注意疼痛部位、性质、有无腹膜刺激征等。观察肠鸣音、肠蠕动,注意有无麻痹性肠梗阻等。若持续腹痛伴高热,提示可能并发胰腺脓肿;若有腹膜刺激征,提示可能并发腹膜炎,要及时报告医生。③观察呕吐物:呕吐物颜色、性状、量并记录。④辅助检查结果:了解血尿淀粉酶、血脂肪酶、血糖、血电解质情况。⑤对重症病人进行心电、血压、血气分析监测。

**4. 对症护理**

(1) 腹痛护理:是本病护理重点。①注意保持弯腰、上身前倾姿势,以减轻腹痛。②安慰病人,指导病人减轻腹痛的非药物方法,如松弛疗法、皮肤针刺法、听音乐、与人交谈等。③腹痛剧烈者遵医嘱用止痛药,注意观察用药后的疗效及不良反应。

（2）腹胀护理:因炎症刺激和肠麻痹,部分病人会出现严重的腹胀不适,其护理要点:①观察腹胀的程度、腹部膨隆、腹围大小、有无大便。②胃管内注入大黄,促进肠蠕动。③使用芒硝外敷在病人腹部,减轻腹胀不适。④顺时针适度按摩腹部。

（3）口腔护理:禁食禁水期间注意口腔护理。若病人口渴可给予含漱液体、湿润口唇等处理。

**5. 心理护理**　剧烈腹痛、禁食禁水、胃肠减压,易对病人心理产生不良影响,常表现为焦虑、恐惧、烦躁不安等。护理人员应多进行耐心、细致的解释,多巡视病房,了解病人的需要并及时解决,排除病人的恐惧及疑虑,树立病人战胜疾病的信心。

☞考点:①急性期绝对卧床休息。②急性期禁食禁水,恢复期低脂低糖低蛋白流质,逐渐过渡到普食。③密切观察腹痛、生命体征等情况。

# 八、 健康教育/出院指导

**1. 知识宣传**　向病人介绍本病的主要诱发因素和疾病的过程,教育病人积极防治胆道疾病、十二指肠疾病等与急性胰腺炎发病有关的疾病。

**2. 生活指导**　告知病人预防急性胰腺炎最好的办法就是饮食护理。养成规律进食习惯。避免暴饮暴食,避免高脂饮食,避免劳累,注意戒烟酒等。

**3. 定期复查**

☞考点:①防治胆道疾病。②避免暴饮暴食、酗酒。

【情境21 护理工作过程】

▲入院护理工作过程

迎接病人→核对病人,为病人戴腕带→送病人到病床,给予适当体位,嘱咐病人卧床休息、禁食禁水并告知意义→通知医师、护工、测量并记录生命体征、初步评估病人病因,了解辅助检查结果→心理安慰→办理入院手续→遵医嘱给予胃肠减压、抑制胃酸分泌、静脉补液等治疗并告知意义→遵医嘱立即留取标本,安排送检查→填写住院护理评估单及护理表格→告诉病人次日晨如何配合留取大小便标本→入院告知及安全教育

▲住院护理工作过程

加强巡视、观察生命体征、神志、尿量,胃肠减压及引流情况,电解质、血尿淀粉酶情况,倾听主诉→执行医嘱,维持用药时每日更换输液器、注射部位→加强口腔护理,酌情给予发热护理→遵医嘱给予禁食禁水或逐渐恢复进食→进行心理护理、健康教育→酌情填写护理记录单

▲出院护理工作过程

处理出院医嘱、撤销单据及卡片、整理出院病历、做好出院登记→指导病人避免暴饮暴食,及时治疗胆道疾病。告知低脂、无刺激饮食的重要性,戒烟酒→听取病人意见和建议、协助备好出院带药、交代遵医嘱用药及药物不良反应→协助办理出院手续→护送病人出院→通知护工、膳食科→常规清洁消毒床单位→填写出院护理记录

# 九、 小　结

▲急性胰腺炎是胰腺自身消化的化学性炎症。

▲腹痛是最早、最常见的首发症状、主要症状。

▲重症胰腺炎临床表现严重,死亡率高。常有低血压(或休克)、腹膜炎、Grey-Turner 征、Cullen征、低血钙、多脏器功能衰竭等。

▲禁食禁水及胃肠减压是最基本的治疗方法。此外,还常用抑制胃酸药、生长抑素及类似物、抑

制胰酶活性药、镇痛药、抗生素、静脉补液等治疗措施。

▲护理重点:①急性期禁食禁水,恢复期低脂低糖低蛋白流质。②腹痛护理。③密切观察腹痛、生命体征等情况。④加强基础护理。

# 第8节 溃疡性结肠炎病人的护理

溃疡性结肠炎(ulcerative colitis,UC)是一种病因不明的直肠和结肠慢性非特异性炎症性疾病。病变常累及直肠、乙状结肠,主要位于直肠和结肠黏膜与黏膜下层,很少穿孔。以20~40岁人群多见,其分期、分型、分度如下:

**1. 病情分期** 活动期、缓解期。

**2. 临床类型** ①初发型:首次发作。②慢性复发型:活动期与缓解期交替。此型最多见。③慢性持续型:症状持续,间断加重。④急性暴发型:病情重,全身毒性症状明显。

**3. 病情严重程度** 轻度、中度、重度(表4-8-1)。

**表4-8-1 溃疡性结肠炎病情程度表**

| 分类 | 腹泻 | 便血 | 体温 | 左下腹痛 | 血红蛋白 | 红细胞沉降率 |
|------|------|------|------|----------|----------|--------------|
| 轻度 | <4次/日 | 轻或无 | 无发热 | 轻度 | 正常 | 正常 |
| 重度 | >6次/日 | 明显 | >37.5℃ | 明显 | <100g/L | >30mm/h |
| 中度 | | | 介于轻度和重度之间 | | | |

☞考点:溃疡性结肠炎的概念。

# 一、 病因与发病机制

（一）病因

**1. 环境因素** 溃疡性结肠炎的发病率有地域差别现象,可能与饮食、吸烟、卫生条件或暴露于其他尚不明确的因素等有关。

**2. 遗传因素** 一般认为溃疡性结肠炎是在一定的环境因素作用下由于遗传易感而发病。

**3. 感染因素** 目前多认为溃疡性结肠炎的发生可能是机体存在对正常菌群的免疫耐受缺失。

**4. 免疫因素** 溃疡性结肠炎病人的肠道黏膜防御功能减弱,部分对人体无害的菌群、食物等抗原进入肠黏膜,引发一系列免疫反应与炎症变化。免疫因素在本病的发病中起着重要的作用。

（二）诱因

感染、精神刺激、劳累、饮食失调常为本病诱因。

（三）发病机制

溃疡性结肠炎的发病机制见图4-8-1。

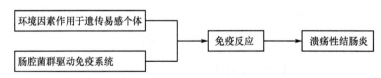

图4-8-1 溃疡性结肠炎的发病机制

☞考点:①免疫因素在本病的发病中起着重要的作用。②感染、精神刺激、劳累、饮食失调为诱因。

## 二、临床表现

（一）症状

**1. 消化系统表现**　大便次数、便血程度可反映病情轻重（表4-8-1）。

（1）腹泻：为最主要的症状。常伴里急后重感觉，为直肠炎症刺激所致。

（2）黏液脓血便：是本病活动期的重要表现。

（3）腹痛：一般有轻或中度腹痛。腹痛多局限于左下腹或下腹部，亦可涉及全腹。有疼痛-便意-便后缓解的规律。若并发中毒性巨结肠或腹膜炎，则腹痛持续而剧烈。

（4）其他：可有腹胀、食欲不振、恶心、呕吐等症状。

**2. 全身表现**　①营养不良：表现为衰弱、消瘦、贫血、低蛋白血症、水和电解质平衡紊乱等。②发热：活动期有发热，急性暴发型有高热。

**3. 肠外表现**　口腔黏膜溃疡、结节性红斑、外周关节炎、坏疽性脓皮病、虹膜睫状体炎等。

（二）体征

轻、中度病人仅有左下腹轻压痛，重度病人可有明显的压痛和鼓肠，若出现腹肌紧张、反跳痛、肠鸣音减弱应考虑中毒性巨结肠、肠穿孔等并发症。

（三）并发症

最严重的急性并发症是中毒性巨结肠。此外还可并发直肠结肠癌变、下消化道大出血、急性肠穿孔、肠梗阻等。

☞考点：①腹泻是最主要的症状。②黏液脓血便、发热是活动期重要表现。③腹痛规律：腹痛-便意-排便-缓解。④中毒性巨结肠是最严重的急性并发症。

## 三、辅助检查

**1. 血液检查**　红细胞沉降率加快和C反应蛋白增高是活动期的标志。活动期白细胞计数可增高。重者血红蛋白明显减少，血清白蛋白下降，血电解质紊乱。

**2. 粪便检查**　①肉眼检查：可见黏液脓血便。②显微镜检查：可见红细胞和脓细胞，急性发作期可见巨噬细胞。③粪便病原学检查：目的是排除感染性结肠炎，是本病诊断的一个重要步骤，常需反复多次进行（至少连续3次阴性方可诊断）。

**3. 纤维结肠镜检查**　对本病诊断、确定病变范围有重要价值。直接观察病变肠黏膜并进行黏膜活组织检查，为确诊提供依据。

**4. X线钡剂灌肠检查**　结肠镜检查有困难时辅以本方法。重度病人不宜做此检查，以免加重病情或诱发中毒性巨结肠。

**5. 自身抗体检测**

☞考点：①红细胞沉降率加快和C反应蛋白增高是活动期的标志。②黏液脓血便，但粪便病原学检查阴性。③纤维结肠镜检查对本病诊断、确定病变范围有重要价值。④活动期：有黏液脓血液、发热、血沉快、反应蛋白增高。

## 四、诊断要点

①持续或反复发作的腹泻、黏液血便、腹痛、里急后重、发热。②结肠镜或X线钡剂灌肠检查结果证实。③排除细菌性痢疾、肠结核等类似疾病。

【情境22】

病人，李×，女，20岁，消瘦，左下腹隐痛伴脓血便已2年，每日2~3次，3个月前开始疼痛加重，每天排便次数增加到7次以上，脓血增多，伴有里急后重。病人表情淡漠，情绪低落。体检：T

37.7℃,P 88 次/分,R 22 次/分,BP 110/70 mmHg。辅助检查:结肠镜检查提示"乙状结肠多发性浅溃疡"。初步诊断为:溃疡性结肠炎(活动期)。

【情境 22 诊断分析】

▲该病人有腹痛、腹泻、排黏液脓血便,伴有里急后重等溃疡性结肠炎临床表现 2 年,结肠镜检查提示"乙状结肠多发性浅溃疡",符合溃疡性结肠炎的诊断。▲因近 3 个月疼痛加重、腹泻次数增多、脓血增多、发热,提示处于活动期。▲若做红细胞沉降率或粪便检查,将进一步证明诊断。▲故初步诊断:溃疡性结肠炎(活动期)。

## 五、护理问题

1. 腹泻　与肠黏膜炎症及结肠运动功能失常有关。
2. 疼痛:腹痛　与肠道炎症、溃疡有关。
3. 营养失调:低于机体需要量　与长期腹泻及吸收障碍有关。
4. 有体液不足的危险　与肠道炎症致长期频繁腹泻有关。
5. 焦虑　与病情反复、迁延不愈有关。

## 六、治疗及其相关护理

**1. 氨基水杨酸制剂**

(1) 常用制剂:柳氮磺吡啶(SASP)是治疗本病的首选药物。①适用于本病经糖皮质激素治疗已有缓解者。②病情缓解后仍要继续长期用药,疗程至少 3 年。③SASP 口服后大部分到达结肠,经肠菌分解为 5-氨基水杨酸与磺胺吡啶,前者在结肠内与肠上皮接触而发挥抗炎作用。

(2) 用药注意事项:①观察不良反应:如恶心、呕吐、皮疹、粒细胞减少等。②餐后服药。③服药期间定期复查血象。

**2. 糖皮质激素**

(1) 常用制剂:①糖皮质激素静脉滴注:对重度病人常先给予较大剂量糖皮质激素静脉滴注,待病情好转逐渐减量,减量期间加用氨基水杨酸制剂逐渐代替激素治疗。②琥珀酸钠氢化可的松灌肠:病变限于直肠或乙状结肠者可用琥珀酸钠氢化可的松 100 mg(或地塞米松 5mg)加生理盐水 100ml 保留灌肠,每晚 1 次。

(2) 用药注意事项:灌肠时指导病人尽量抬高臀部,延长药物在肠道内的停留时间。用药期间不可随意停药,防止出现反跳现象等。

**3. 免疫抑制剂**　对糖皮质激素治疗效果不佳或对糖皮质激素依赖的慢性持续性病例可试用硫唑嘌呤或巯嘌呤治疗。

**4. 手术治疗**　并发结肠大出血、肠梗阻、肠穿孔、癌变及中毒性巨结肠时需手术治疗。

**5. 用药禁忌**　禁用抗胆碱能药物或止泻药物,以免诱发中毒性巨结肠。

☞考点:①首选 SASP 治疗。②重度病人常先给予较大剂量糖皮质激素静脉滴注。③禁用抗胆碱能药物或止泻药物。

## 七、其他护理

**1. 指导休息**　注意劳逸结合,保持心情舒畅。轻症者注意休息,减少活动量,防止劳累;重症者卧床休息,保证睡眠。

**2. 饮食护理**　是本病护理重点。①病情重者:禁食,给予完全胃肠外营养治疗。注意维持水、电解质、酸碱平衡。②病情轻者:给予无渣低脂流质或半流饮食,待病情好转后改为富营养少渣低脂饮食。供给足够的热量,维持机体代谢需要。③饮食禁忌:避免食用高纤维的蔬菜、水果、刺激性食物、冷饮、牛奶、乳制品等,减轻对肠黏膜的刺激,减轻腹泻,同时避免免疫反应。戒烟酒。④合理饮食:定时定量,少食多餐,清淡饮食。⑤注意饮食卫生:避免肠道感染。

**3. 观察病情** ①观察生命体征。②观察腹痛特点。③观察每日排便次数,粪便量、性状。④观察是否有大出血、中毒性巨结肠等并发症。

**4. 对症护理** ①腹痛、腹泻护理:参见本章第1节中"消化系统基础知识"相关内容。②贫血、低蛋白血症护理:可遵医嘱输血或输血清白蛋白等。③皮肤护理:保持肛周清洁,防止溃破。

**5. 心理护理** 本病常为慢性经过,病人易出现抑郁或焦虑。护理人员应耐心地做好病人的宣教工作,告知病人不良情绪会影响疾病预后,鼓励病人树立信心,积极配合治疗。

☞考点:①避免食用高纤维的蔬菜、水果,刺激性食物、冷饮、牛奶、乳制品等。②观察每日排便次数、粪便量、性状。

# 八、 健康教育/出院指导

**1. 知识宣传** 向病人介绍本病相关知识,教会其识别并尽量避免有关诱发因素,如饮食失调、过度劳累、精神紧张等。

**2. 生活指导** 阐明良好的心态和自我护理是缓解症状、控制病情的重要条件。指导病人正确对待疾病,学会自我护理及自我心理调节。指导病人合理安排休息,合理选择饮食,摄入足够的营养,避免高脂、高纤维及刺激性食物,忌冷食及乳制品等。

**3. 用药指导** 嘱病人遵医嘱坚持治疗,不要随意更换或停用药物,教会病人识别药物的不良反应,出现异常情况要及时就诊。

**4. 定期复查** 了解病情变化情况。

☞考点:指导避免诱因,合理休息、饮食。

# 九、 小 结

▲免疫因素在本病的发病中起着重要的作用。

▲最常累及直肠、乙状结肠。

▲主要症状有腹痛、腹泻、黏液脓血便、里急后重。

▲最有助于溃疡性结肠炎诊断的检查是纤维结肠镜检查。

▲首选SASP治疗。重度病人常先给予较大剂量糖皮质激素静脉滴注。

▲护理重点:①避免食用高纤维的蔬菜、水果,刺激性食物、冷饮、牛奶、乳制品等。②观察每日排便次数,粪便量、性状。

## 第9节 结核性腹膜炎病人的护理

结核性腹膜炎(tuberculous peritonitis)由结核分枝杆菌引起的慢性弥漫性腹膜感染。本病可见于任何年龄,以儿童、青壮年多见。男女比例约为1:2。常见病理类型:①渗出型:腹膜表面有纤维蛋白渗出物,腹腔内有少量至中等量腹水,呈草黄色,有时可为淡血色。②粘连型:有大量纤维组织增生,腹膜、肠系膜明显增厚。肠袢相互粘连,易发生肠梗阻。常因渗出型在腹水吸收后逐渐形成。③干酪型:以干酪样坏死病变为主,形成结核性脓肿,向肠管、腹腔或阴道穿破而形成窦道或瘘管。常由渗出型、粘连型演变而来。是本病的重型。

☞考点:①结核性腹膜炎由结核分枝杆菌引起。②渗出型有腹水。粘连型易肠梗阻。干酪型有干酪样坏死,最严重。

# 一、 病因与发病机制

## (一) 病因

结核性腹膜炎绝大多数继发于其他器官的结核病变。可由腹腔内结核病灶直接蔓延或血行播散而来。

## (二) 发病机制

结核性腹膜炎的发病机制见图4-9-1。

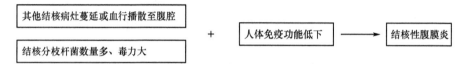

图4-9-1 结核性腹膜炎的发病机制

☞考点:结核性腹膜炎多继发于其他器官的结核病变。

# 二、 临床表现

**1. 结核毒血症表现** 午后低热、盗汗、贫血、消瘦、乏力、食欲不振。

**2. 腹部表现** ①腹痛:晚期可出现持续性隐痛或钝痛。②腹胀与腹水:多见于渗出型病人。③腹壁柔韧感:腹壁柔韧感是由于腹膜受到轻度刺激或慢性炎症所造成,是结核性腹膜炎的临床特征。④腹部肿块:粘连型及干酪型病人的腹部常可触及肿块,多位于脐周。⑤腹泻、便秘:部分病人可出现腹泻。粘连型病人,便秘较为常见,有时腹泻与便秘交替出现。⑥肝大:较多见,因肝结核或营养不良所致脂肪肝引起。

**3. 并发症** 以粘连型腹膜炎所致肠梗阻多见。肠瘘多见于干酪型腹膜炎。

☞考点:①渗出型病人常有腹水。②腹壁柔韧感是本病的临床特征。③粘连型及干酪型病人常有腹部肿块。④粘连型常有肠梗阻,干酪型常有肠瘘。

# 三、 辅助检查

**1. 红细胞沉降率** 增快,是判断结核病活动程度的指标。

**2. 结核菌素(PPD)试验** 强阳性。

**3. 腹水检查** 腹水多为草黄色的渗出液,静置后自然凝固,少数呈血性,但结核菌培养阳性率很低。

**4. 腹部B超检查** 可见腹水及腹部包块。

**5. 腹部X线平片检查** 可见到肠系膜淋巴结钙化、腹腔有散在的钙化影。

**6. 腹腔镜检查** 适用于腹水较多者。有腹膜广泛粘连者禁忌此检查。通过腹腔镜进行组织病理检查有确诊价值。

☞考点:①红细胞沉降率快提示结核病活动。②腹水多为草黄色的渗出液,少数呈血性。③通过腹腔镜进行组织病理检查有确诊价值。

# 四、 诊断要点

①有结核病史。②发热、盗汗、腹痛、腹胀、腹部肿块、腹水、腹壁柔韧感。③腹水为渗出液。④胃肠X线检查证实。⑤结核菌素试验强阳性。

## 五、 护 理 问 题

1. 体温过高　与结核病毒血症有关。
2. 疼痛:腹痛　与腹膜炎、肠结核、盆腔结核、肠梗阻、肠穿孔有关。
3. 营养失调:低于机体需要量　与结核杆菌毒性作用有关。
4. 体液过多　与腹膜炎致腹水形成有关。
5. 潜在并发症:肠梗阻、肠穿孔、肠瘘等。

## 六、 治疗及其相关护理

治疗原则及用药可参照肺结核治疗,但需注意:①若有大量腹水,可适当放腹水以缓解症状。②对血行播散或结核毒血症严重的病人,在应用有效的抗结核药物治疗的基础上,加用肾上腺皮质激素,以减轻中毒症状,防止肠粘连及肠梗阻发生。③内科治疗未见好转者可行手术治疗。

☞考点:病情严重者在用抗结核药物同时,加用糖皮质激素。

## 七、 其 他 护 理

1. 指导休息　嘱病人卧床休息,减少活动,降低代谢,减少毒素的吸收。
2. 饮食护理　是本病护理重点。①给予高热量、高蛋白、高维生素、易于消化的食物,如新鲜蔬菜、水果、鲜奶、肉类及蛋类等,保证营养摄入。②腹泻明显的病人应少吃乳制品、富含脂肪的食物及粗纤维食物,必要时遵医嘱给予止泻剂。③肠梗阻的病人应禁食,并给予完全胃肠外营养治疗。④注意维持水、电解质、酸碱平衡。⑤监测体重、血红蛋白水平,了解营养状况。
3. 腹痛、腹泻护理　是本病护理重点。参见本章第1节"消化系统基础知识"相关内容。
4. 心理护理　多与病人交谈,介绍有关本病的相关知识,说明只要早期、合理、足量应用抗结核药物,症状可以逐渐缓解,甚至治愈。指导病人掌握放松技巧,保持轻松愉快的心情,克服焦虑等不良情绪。

☞考点:①加强营养,少吃乳制品、富含脂肪的食物及粗纤维食物。②腹痛、腹泻护理。

## 八、 健康教育/出院指导

1. 知识宣传　向病人解释本病病因,配合医师积极治疗原发结核病。告知病人有关消毒、隔离等知识,防止结核病的传播,如注意个人卫生,提倡用公筷进餐及分餐制,牛奶消毒后饮用,病人粪便等排泄物要消毒处理等。
2. 生活指导　指导病人加强身体锻炼、合理营养、生活规律、劳逸结合,保持良好心态,增强机体抵抗力。
3. 用药指导　指导病人坚持按医嘱服药,不自行停药。同时注意药物的不良反应,如恶心、呕吐等胃肠道反应以及肝肾功能损害等。
4. 定期复查　及时了解病情变化情况,及时调整治疗方案。

☞考点:饮食卫生,消毒隔离。遵医嘱坚持用药。

## 九、 小 　 结

▲结核性腹膜炎是结核分枝杆菌引起的慢性弥漫性腹膜感染。
▲有午后低热、盗汗、腹痛、腹胀、腹水、腹壁柔韧感、腹部肿块等表现,其中腹壁柔韧感是结核性腹膜炎的临床特征。
▲腹水为草黄色或淡血色渗出液。腹腔镜检查有确诊价值。PPD试验强阳性有助于诊断。红

细胞沉降率快提示结核病处于活动期。

　　▲治疗护理主要是增加营养,加强消毒隔离,遵医嘱坚持用药。

(王荷菱)

# 第10节　肠结核病人的护理

　　肠结核(intestinal tuberculosis)是由结核分枝杆菌感染引起的肠道慢性感染。好发于回盲部。多见于中青年,女性较男性多见。常见病理类型:①溃疡型:病变以充血、水肿、炎症、渗出为主,进一步发展为干酪样坏死,形成溃疡。②增生型:病变以增生为主,可见局部有大量结核肉芽肿和纤维组织增生。③混合型:兼有上述两种病变者。

　　☞考点:①好发于回盲部。②常见病理类型:溃疡型、增生型、混合型。

## 一、病因与发病机制

（一）病因

　　**1. 经口感染**　是结核分枝杆菌侵犯肠道的主要途径。如吞咽含结核分枝杆菌的痰液、与开放性肺结核病人共餐等。偶见饮用未经消毒的带菌牛奶或乳制品而发生牛型结核分枝杆菌肠结核。结核分枝杆菌是抗酸菌,很少受胃酸影响,可顺利进入肠道,在回盲部引起病变。

　　**2. 血行播散**　肠外结核病灶经血行播散侵犯肠道,多见于粟粒型肺结核。

　　**3. 直接蔓延**　由腹腔内结核病灶如女性生殖器结核直接蔓延引起。

（二）发病机制

肠结核发病机制见图4-10-1。

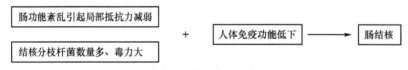

图 4-10-1　肠结核发病机制

　　☞考点:经口感染是肠结核主要感染途径。

## 二、临床表现

　　**1. 腹痛**　多位于右下腹或脐周。多呈痉挛性阵痛,进食可诱发或加重,排便或肛门排气后疼痛可有不同程度的缓解。

　　**2. 腹泻与便秘**　溃疡型肠结核主要表现是腹泻。增生型肠结核主要表现是便秘。

　　**3. 腹部肿块**　常在右下腹扪及,伴有轻、中度压痛。

　　**4. 全身症状**　溃疡型肠结核常有结核毒血症的表现。

　　**5. 并发症**　主要见于晚期病人,以肠梗阻、结核性腹膜炎多见。

　　☞考点:①肠结核主要表现为右下腹痛及腹部肿块。②溃疡型常有腹泻。增生型常有便秘。③并发症以肠梗阻、结核性腹膜炎多见。

## 三、辅助检查

　　**1. 血液检查**　①红细胞沉降率明显增快,是结核活动的重要指标。②溃疡型肠结核可有贫血。

**2. PPD 试验** 强阳性。

**3. 粪便隐血试验** 溃疡型肠结核呈阳性。

**4. X 线检查** X 线小肠钡剂造影对肠结核的诊断具有重要价值,但并发肠梗阻时钡餐检查要慎重。

**5. 结肠镜检查** 是本病首选检查。可对全结肠和回肠末段进行直接观察,是本病诊断的重要依据。镜下取活体组织送病理检查具有确诊意义。

☞考点:①肠结核首选结肠镜检查,镜下取活体组织送病理检查具有确诊意义。②X 线检查、PPD 试验强阳性有助诊断。③红细胞沉降率快提示结核活动。

## 四、 诊 断 要 点

①有结核病病史。②腹痛、腹泻、右下腹肿块、肠梗阻、发热、盗汗等表现。③X 线检查、结核菌素试验强阳性有助于诊断。④结肠镜检查可确诊。

## 五、 护 理 问 题

1. 疼痛:腹痛 与肠结核伴肠梗阻等有关。

2. 腹泻 与溃疡型肠结核致肠功能紊乱有关。

3. 营养失调:低于机体需要量 与结核杆菌毒性作用、消化吸收功能障碍有关。

4. 便秘 与肠道狭窄、梗阻或胃肠功能紊乱有关。

5. 潜在并发症:肠梗阻、肠穿孔、肠瘘等。

## 六、 治疗及其相关护理

**1. 抗结核化学药物治疗** 是本病护理重点,也是本病治疗的关键。治疗方案参见第 3 章第 9 节"肺结核病人的护理"相关内容。

**2. 对症治疗** ①腹痛可用抗胆碱能药物。②严重腹泻或摄入不足者,应注意纠正水、电解质、酸碱平衡紊乱。③对肠梗阻病人,需进行胃肠减压。

**3. 手术治疗** 当肠结核并发完全性肠梗阻、急性肠穿孔、慢性肠穿孔致肠瘘形成、肠道大出血经抢救不能止血者,需要手术治疗。

☞考点:抗结核化学药物治疗是本病治疗的关键。

## 七、 其 他 护 理

参见本章第 9 节"结核性腹膜炎病人的护理"相关内容。

## 八、 健康教育/出院指导

参见本章第 9 节"结核性腹膜炎病人的护理"相关内容。

## 九、 小　　结

▲肠结核是结核分枝杆菌侵犯肠道引起的慢性感染。主要经口感染。好发于回盲部。

▲临床主要表现为腹痛、腹泻或便秘、右下腹肿块、结核毒血症状。

▲主要并发症是肠梗阻。

▲红细胞沉降率增快提示有结核活动情况。PPD、X 线钡剂检查有助诊断。确诊靠结肠镜检查。

▲关键治疗是抗结核化学药物治疗。护理主要是增加营养,加强消毒隔离,遵医嘱坚持用药。

## 第 11 节　慢性便秘病人的护理

　　慢性便秘是指排便困难或费力、排便不畅、排便次数减少、粪便干结、量少,病程达 3 个月以上。随着饮食结构的改变和精神心理、社会因素的影响,我国慢性便秘患病率逐渐上升。流行病学调查显示,女性患病率明显高于男性,农村患病率高于城市,老年人患病率明显增加。按有无器质性病变,将慢性便秘分为器质性便秘、功能性便秘。

　　☞考点:慢性便秘概念。

### 一、病因与发病机制

　　**1. 结肠肛门疾病**　①结构异常:肠腔狭窄、出口梗阻等。②功能异常:肠易激综合征是最常见的病因。肠易激综合征是肠道功能紊乱性疾病。主要分为:腹泻主导型;便秘主导型;腹泻便秘交替型。

　　**2. 肠外疾病**　①使肠蠕动减慢的病因:神经与精神疾病、内分泌与代谢疾病、盆腔疾病等。②药源性病因:刺激性泻药可继发便秘,麻醉药、抗胆碱能药、钙通道阻滞剂、抗抑郁剂等使肠应激下降。③身体虚弱,无力排便。

　　**3. 不良生活习惯**　①对肠道刺激不足:食量过少、食物过精、食物热量过高、食物含纤维素少、饮水少等。②肠动力减弱:运动少、久坐、卧床等。③不良的排便习惯:不定时排便、排便时看书或玩游戏等。

　　**4. 社会与心理因素**　①人际关系紧张:自主神经功能紊乱,抑制肠蠕动。②生活规律改变:如出差、旅游、住院、工作时间改变等。

　　☞考点:①肠易激综合征是最常见的病因。②不良生活习惯、社会与心理因素是易被忽视的病因。

### 二、临床表现

　　**1. 排便次数少**　正常成人排便 1~2 次/日或 2~3 次/日。

　　**2. 排便困难**　①每次排便时间长达 30 分钟以上。②粪便呈球粪或羊粪状硬结,数量很少。③排便用力、排空不尽感。常有直肠内梗阻或堵塞感,往往需手法助便。

　　**3. 腹胀或胀气**

　　☞考点:慢性便秘临床表现:排便次数少、排便困难、腹胀或胀气。

### 三、辅助检查

　　**1. 肛门直肠指检**　肛门直肠指检不仅是检查有无直肠癌的重要方法,也是判断有无出口梗阻所致便秘常用的、简易的手法。

　　**2. 胃肠钡餐造影**　对了解胃肠运动功能有参考价值。

　　**3. 结肠传输试验**　利用不透 X 光线的标志物,口服后定时拍摄腹部平片,追踪观察标志物在结肠内运动的时间、部位。结肠传输试验是判断结肠内容物运动的速度及受阻部位的一种诊断方法。

　　**4. 其他**　肛门直肠压力测定、肛门肌电图检查等。

　　☞考点:了解本病辅助检查方法的意义。

### 四、诊断要点

　　排便困难、排便次数减少,粪便干结、量少,病程 3 个月以上,可以诊断为慢性便秘。

# 五、护 理 问 题

1. 便秘　与肠蠕动减慢或粪便排出受阻有关。
2. 焦虑　与便秘影响生活质量有关。
3. 潜在并发症:痔、肛裂、乙状结肠扭转、肠梗阻等。

# 六、 治疗及其相关护理

（一）器质性便秘

针对病因进行治疗。

（二）功能性便秘

**1. 指导活动**　①体质虚弱或腹肌、提肛肌无力的病人,应根据病人病情安排适当的运动,促进肠蠕动。②经常练习排便动作,即正常排便时的一收一放动作,锻炼肛提肌的收缩力。

**2. 饮食、排便护理**　是本病护理重点。

（1）多食富含粗纤维食物:是功能性便秘首选的治疗方法。富含粗纤维的食物有芹菜、豆角、白菜、水果、笋类、玉米、麦片、麸皮、大豆等。①膳食纤维本身不被吸收,且有亲水性,能使粪便膨胀,刺激结肠蠕动。②此法对膳食纤维摄入较少的病人有效。③肠易激综合征病人应慎用此法。④肠梗阻、巨结肠、巨直肠、神经性便秘的病人,不能采用此法。

（2）多饮水:每天清晨饮一杯温开水或盐水,早晨或傍晚各饮一杯温热的蜂蜜水等,均可增加肠道的水分,有助于通便。少饮含咖啡因的饮料如浓茶、咖啡、可乐等。

（3）养成定时排便习惯:是本病护理重点。①告知病人即使无便意,也应坚持定时排便,坚持每日定时蹲坐 10~20 分钟。②提供隐蔽环境排便,协助病人采取舒适有效的排便姿势,合理地利用重力和腹内压促进排便。③必要时对慢性便秘病人进行排便训练:训练前用生理盐水灌肠,清洁肠道,然后遵医嘱给予病人轻矿物油或乳果糖,使病人每天至少排便 1 次,同时鼓励病人于早餐或晚餐后排便,帮助病人恢复正常排便习惯。病人恢复规律排便 2~3 个月后,可逐渐停用矿物油或乳果糖。

**3. 药物治疗**

（1）泻药

1）膨胀性泻剂:如欧车前、麦麸、甲基纤维素等。此类药能起到膳食纤维的作用而通便。

2）润滑性泻剂:如开塞露、液状石蜡等。开塞露(含硫酸镁、甘油、丙二醇)能润滑并刺激肠壁,软化大便,使其易于排出。液状石蜡在肠道内不被吸收或消化,润滑肠壁,使粪便易于排出。

3）渗透性泻剂:如山梨醇、乳果糖、聚乙二醇类制剂等。此类药物在肠腔内不能被吸收,使肠腔渗透压增高,增加肠内容物的含水量,软化大便而通便。

4）盐类泻剂:如硫酸镁、硫酸钠、电解质溶液等。此类药含有不被吸收的阳离子和阴离子,使肠腔渗透压增高而通便。

5）刺激性泻剂:如蓖麻油、蒽醌类药物、酚酞(果导)、番泻叶、双醋苯啶等。此类药直接刺激肠蠕动。

6）使用泻药注意事项:①避免滥用泻药。告知病人长期使用缓泻药易造成生理、心理上的依赖,使肠道失去自行排便的能力。②慢性便秘以膨胀性泻剂为宜。必要时选用其他泻剂,但不可久用。③对怀疑肠梗阻者禁用泻剂。

（2）灌肠:对长期便秘者,特别是粪便嵌塞者,可用清洁灌肠或用液状石蜡等直肠给药,软化粪便。清洁灌肠可选用温盐水、肥皂水,温盐水较肥皂水刺激性小。

（3）促肠动力药:如西沙必利、莫沙必利等。促进胃肠蠕动,对慢性传输障碍性的便秘有效。

**4. 生物反馈治疗**　生物反馈治疗适用于功能性排便障碍者。是将人体不易察觉的排便生理信息通过仪器转变成人体可以接收的信号,反馈给人,指导人有意识地指导自己的排便活动。

**5. 手术治疗** 对慢性传输障碍性的便秘病人可采用结肠次全切除手术、回直肠吻合术。出口梗阻导致的便秘,可酌情实施手术。

☞考点:①指导活动,多食富含粗纤维的食物,多饮水。②养成定时排便习惯。③各种泻药的代表药、用药机制等。避免滥用泻药。对怀疑肠梗阻者禁用泻药。④慢性便秘以膨胀性泻剂为宜。此外还可用灌肠、促肠动力药、生物反馈治疗等治疗方式。

# 七、其 他 护 理

**1. 观察病情** ①根据 Bristol 分级能判断大便是否正常。Bristol 分级将大便分为 7 型(图 4-11-1),其中 3~5 型为正常大便。②注意病人排便次数、排便与就餐时间关系、粪便性质、每次排便时间、排便是否困难,尤其注意排便时有无生命体征及其他方面病情变化。③观察便秘病人是否存在便血、大便隐血阳性、贫血、消瘦、腹部包块、明显腹痛等器质性疾病的症状。④观察病人是否出现了肠梗阻或肠穿孔情况。

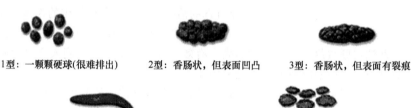

1型:一颗颗硬球(很难排出)　　2型:香肠状,但表面凹凸　　3型:香肠状,但表面有裂痕

4型:像香肠或蛇一样,且表面很光滑　　　5型:断边光滑的柔软块状(容易通过)

6型:粗边蓬松块,糊状大便　　　　　7型:水状,无固体块(完全液体)

图 4-11-1　大便性状 Bristol 分级图

**2. 对症护理**

(1)排便时进行适当的腹部按摩,顺结肠行走方向做环形按摩,或叩击腹部,刺激肠蠕动,促进排便。

(2)肺气肿、心血管疾病、脑血管疾病、气胸病人不能用力排便,若有排便困难情况,请及时告诉医务人员,给予辅助处理。

**3. 心理护理** 导致便秘的因素很多,除饮食、滥用泻剂以外,还包括精神、心理等因素。因此,要指导病人保持乐观积极的精神状态,避免过度紧张,自我调整心态,克服焦虑情绪。

☞考点:肺气肿、心血管疾病、脑血管疾病、气胸病人不能用力排便。

# 八、健康教育/出院指导

**1. 知识宣传**

(1)向大众宣传:①慢性便秘发生的原因及表现。②慢性便秘的危害:慢性便秘和肛门直肠疾病(如痔、肛裂等病)的关系十分密切,慢性便秘可导致乙状结肠扭转、肠梗阻,同时还可能在大肠癌、肝性脑病、乳腺疾病的发生中起重要作用。严重便秘可致粪性结肠穿孔,病死率较高。③避免用力排便:尤其是急性心肌梗死、脑血管意外、气胸等病人用力排便后可导致病情加重,甚至死亡。④长期依赖泻药会使肠道失去自行排便功能。⑤注意观察排便有无异常,发现异常,及时就诊。

（2）教会病人简单、正确处理便秘的方法。

（3）向病人讲述心理因素对排便的影响,指导病人保持乐观的心态,劳逸结合,不过度紧张,减少不必要的焦虑。

**2. 生活指导** ①养成良好的饮食习惯:注意膳食搭配,多吃富含纤维素的食物,多喝水,少喝浓茶、咖啡等刺激性饮料。②养成良好的排便习惯:定时排便。告知高血压、心脑血管疾病、呼吸系统疾病病人及老年人排便时不能用力,以免发生意外。③促进肠蠕动:适当运动及体育锻炼,顺时针方向按摩腹部或腹部震荡等方法均有助于排便。

**3. 配合治疗** ①指导病人学会正确使用通便剂,观察药物不良反应。②指导病人进行生物反馈治疗,通过训练建立良好的排便习惯。

**4. 定期复查**

☞考点:指导建立良好的排便习惯和生活习惯。

# 九、小　结

▲慢性便秘是指排便困难或费力、排便不畅、排便次数减少、粪便干结、量少,病程达 3 个月以上。

▲慢性便秘可由多种疾病引起。肛门直肠指检及内镜检查是排除器质性疾病的重要手段。

▲养成良好的排便习惯和饮食、活动习惯是防治慢性便秘的重要措施。必要时遵医嘱采用泻剂治疗或生物反馈治疗。

# 第 12 节　消化系统疾病常见临床表现综合归纳(自学)

## 一、腹　痛

腹痛类别见表 4-12-1。

**表 4-12-1　腹痛类别**

| 类别 | 常见疾病 |
| --- | --- |
| 急性腹痛 | 腹腔脏器急性炎症、空腔脏器阻塞或扩张、腹膜炎症、腹腔内血管阻塞、腹腔脏器扭转或梗阻等 |
| 慢性腹痛 | 腹腔脏器慢性炎症、空腔脏器张力变化、胃十二指肠溃疡、脏器包膜的牵张等 |

## 二、腹　泻

腹泻的病因见表 4-12-2。

**表 4-12-2　腹泻病因汇总**

| 病因 | 常见疾病 |
| --- | --- |
| 肠道原因 | 急性肠炎、慢性肠炎、伤寒、副伤寒、霍乱等肠道传染病、肠易激综合征等 |
| 其他原因 | 药物、全身性疾病、过敏、心理因素等 |

## 三、几种排便情况对比

几种排便情况对比见表 4-12-3。

表4-12-3　几种排便情况对比

| 现　象 | 原　因 | 机　制 |
|---|---|---|
| 正常排便 | 粪便刺激直肠 | 产生排便反射 |
| 便秘 | 粪便刺激直肠减弱 | 排便反射减弱 |
| 里急后重 | 直肠发炎,少量粪便即产生刺激 | 排便反射过强 |
| 腹泻 | 细菌或寒冷刺激 | 肠蠕动增快,粪便中水分吸收过少 |

# 四、恶心、呕吐

恶心、呕吐病因见表4-12-4。

表4-12-4　恶心、呕吐病因对比

| 病　因 | 常见疾病 |
|---|---|
| 消化系统疾病 | 急性肝炎、急性胆囊炎、急性胃炎、急性胰腺炎、肠梗阻等急性炎症。慢性胃炎、胃癌、幽门梗阻、功能性呕吐等慢性病变 |
| 非消化系统疾病 | 脑出血、脑炎、脑肿瘤、梅尼埃病、尿毒症等 |

（王荷菱）

# 第5章

# 泌尿系统疾病病人的护理

**学习目标**

1. 能叙述常见泌尿系统疾病的病因、发病机制、辅助检查。
2. 能记住常见泌尿系统疾病的主要临床表现、治疗要点。
3. 能初步做出泌尿系统疾病的主要医疗诊断,提出主要护理问题。
4. 能对泌尿系统疾病病人实施基本的护理,能把握主要疾病的最主要的护理措施,进行健康教育。

## 第1节 泌尿系统基础知识

泌尿系统是人体重要的排泄系统,由肾脏、输尿管、膀胱、尿道及有关血管、神经组成(图5-1-1),其中最重要的器官是肾脏。肾不仅是主要的排泄器官,也是重要的内分泌器官,它对排泄代谢产物,调节水、电解质及酸碱平衡,维持机体内环境稳定起着非常重要的作用。

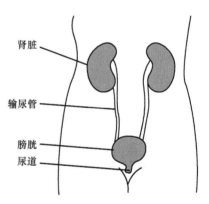

图5-1-1 泌尿系统解剖示意图

## 一、解剖结构

**1. 肾脏** 肾脏左右各一,为蚕豆形实质性脏器,位于腹膜后脊柱两侧。肾脏内部结构分为肾实质和肾间质。肾实质又分为表层的肾皮质和深层的肾髓质(图5-1-2)。皮质由肾小体和部分肾小管构成(图5-1-3),髓质由十余个圆锥形的肾锥体组成,2~3个肾锥体尖端合并成肾乳头,突入肾小盏。2~3个肾小盏合成一个肾大盏,再由几个肾大盏汇合形成肾盂,下接输尿管(图5-1-2)。肾单位生成的尿液,经集合管在肾乳头的开口处流入肾小盏,再经肾大盏、肾盂、输尿管进入膀胱。

肾单位由肾小体和肾小管组成。每个肾脏约有100万个肾单位,是肾脏结构和功能的基本单位。

(1)肾小体:由肾小球及肾小囊构成的球状结构。肾小球是位于入球小动脉和出球小动脉之间的毛细血管网(图5-1-3),功能是滤过血液生成原尿。肾小囊包绕肾小球,分为脏层及壁层,脏层与肾小球毛细血管内皮细胞、基底膜共同构成滤过膜(图5-1-4)。

(2)肾小管:肾小囊壁层延续至肾小管,肾小管分为近端小管、细段和远端小管,近端小管、远端小管又分为曲部(分别称为近曲小管、远曲小管)和直部(分别称为近端小管直部、远端小管直部)2段(图5-1-3)。

**2. 球旁器** 由球旁细胞、致密斑、球外系膜细胞组成(图

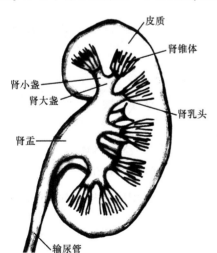

图5-1-2 肾脏内部结构示意图

皮质
肾锥体
肾小盏
肾大盏
肾乳头
肾盂
输尿管

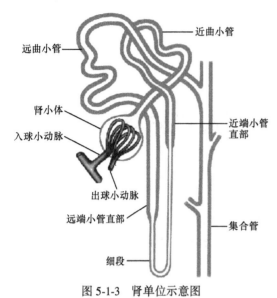

图 5-1-3　肾单位示意图

5-1-5)。①**球旁细胞**:又称颗粒细胞,位于入球小动脉中膜内,是特殊分化的平滑肌细胞,能分泌肾素。入球小动脉内压力下降时,球旁细胞分泌肾素增加。②**致密斑**:由远曲小管起始部的一小块高柱状上皮细胞构成,位于同一肾单位入球小动脉和出球小动脉之间,与球旁细胞和球外系膜细胞相邻。致密斑能感受远曲小管内 NaCl 含量,并将信息传至球旁细胞,调节肾素释放。③**球外系膜细胞**:分布在入球小动脉和出球小动脉之间,具有支持作用、信息传递作用、吞噬功能。

　　**3. 肾血液循环**　①肾血流 94% 在肾皮质,6% 在肾髓质。②入球小动脉形成肾小球毛细血管网,出球小动脉形成肾小管周围毛细血管网。③入球小动脉口径大于出球小动脉,有利于肾小球滤过及肾小管的重吸收。④肾血流量具有“自身调节”功能,即肾动脉血压在 80~180mmHg 之间变动时,肾血流量能维持相对稳定。⑤肾的神经支配以交感神经为主,应激状态下交感神经兴奋,肾血管收缩,保证心、脑等重要脏器血液供应,表现为尿量减少。

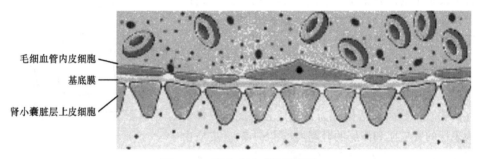

图 5-1-4　肾小球滤过膜示意图

　　**4. 输尿管**　输尿管是 1 对肌性管道。始于肾盂、终于膀胱。长 25~30cm,有 3 个狭窄部,即输尿管起始部、跨越髂血管处、膀胱壁内。输尿管 3 个狭窄部是输尿管结石易滞留之处。

　　**5. 膀胱**　膀胱是位于骨盆内耻骨联合后面的肌性囊状器官。成人一般容量为 300~500ml。

　　**6. 尿道**　尿道为膀胱与外界相通的排尿管道。女性尿道短、宽、直,长 3~5cm,后方邻近肛门,易发生尿路逆行感染。男性尿道长 16~22cm,有 3 个狭窄处,即尿道内口、尿道膜部、尿道外口,是尿路结石易滞留之处。

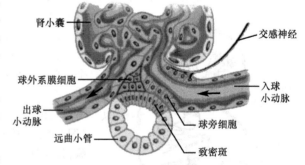

图 5-1-5　球旁器示意图

## 二、　生理病理要点

　　**1. 尿液生成**　①通过肾小球滤过作用生成原尿,再经肾小管和集合管的重吸收及分泌作用,对尿液进行浓缩或稀释,最后形成终尿。②肾小球有效滤过压=肾小球毛细血管血压-(血浆胶体渗透压+肾小囊内压)。③临床常以内生肌酐清除率评价肾小球滤过率。④无论肾小球滤过率增多或减少,近端小管的重吸收量始终占滤过量的65%~70%,这种现象称为"球管平衡"。

**2. 肾小管功能**

(1) 重吸收功能:近端小管能将原尿中的大部分水、葡萄糖、氨基酸、钾、钙、钠、无机磷等重吸收入血。所以,虽然肾小球每日滤过的原尿达180L,但正常人每日排出的尿量仅1500ml左右。

(2) 分泌和排泄功能:肾小管上皮细胞可排泌$H^+$、$NH_4^+$等物质,调节体内电解质、酸碱平衡,并排出代谢产物,维持机体内环境。

(3) 浓缩和稀释功能:集合管和远端肾小管中的远曲小管能在醛固酮和抗利尿激素的作用下吸收水和钠离子,调节机体的水钠代谢平衡。

**3. 肾脏的内分泌功能** 肾脏能分泌血管活性激素和非血管活性激素。①血管活性激素:包括肾素、前列腺素等,肾素可将肝细胞生成的血管紧张素原转化成为血管紧张素Ⅰ,最终使血管紧张素Ⅱ、醛固酮增多,血压升高。前列腺素可扩张血管、降低外周阻力、促进肾小管钠水排出,使血压降低。②非血管活性激素:包括1-α羟化酶和促红细胞生成素。1-α羟化酶使25-羟维生素$D_3$转化为有活性的1,25-二羟维生素$D_3$(骨化三醇),调节钙磷代谢。促红细胞生成素能刺激骨髓红细胞增生。

**4. 排尿功能** 是一种反射动作。副交感神经兴奋时促进排尿,交感神经兴奋时阻止排尿。

# 三、 泌尿系统疾病病人常见临床表现及护理

**1. 肾性水肿**

(1) 肾炎性水肿:①多见于急、慢性肾炎。②多从眼睑及面部开始,晨起较明显,常伴血压升高。③主要与"球-管失衡"、肾小球滤过分数(肾小球滤过率/肾血浆流量)下降有关。

(2) 肾病性水肿:①多见于肾病综合征。②表现为高度水肿。多从下垂部位开始,常为全身性、体位性和凹陷性,可无高血压。③主要与低蛋白血症有关。

(3) 护理措施:包括指导休息与活动、饮食护理、用药护理、病情观察、皮肤护理、预防感染、健康教育等方面。具体护理方法参见本章第3节"肾病综合征病人的护理"相关内容。

**2. 膀胱刺激征**

(1) 病因:膀胱颈和膀胱三角区受炎症或机械刺激,如尿路感染、膀胱内异物等。

(2) 临床表现:尿频、尿急、尿痛,可伴有排尿不尽感及下腹坠痛。

(3) 护理措施:包括指导休息与活动、增加摄入水量、用药护理、病情观察、高热护理、尿痛护理、健康教育等方面。具体护理方法参见本章第6节"尿路感染病人的护理"相关内容。

**3. 尿量异常**

(1) 无尿:尿量少于100ml/d,见于严重休克、急性肾衰竭等。

(2) 少尿:尿量少于400ml/d,见于各种肾脏疾病,心、肝、肾衰竭,休克、脱水等。

(3) 多尿:尿量超过2500ml/d,见于急性肾衰竭、糖尿病、尿崩症等。

(4) 夜尿增多:夜间尿量>白天尿量,或夜间尿量>750ml,且尿比重低,见于慢性肾小球肾炎、慢性肾衰。

(5) 护理措施:记录24小时尿量。观察尿色、性质及伴随症状等。

**4. 蛋白尿**

(1) 生理现象:正常人肾小球滤过的原尿中主要是微量小分子蛋白,如$\beta_2$微球蛋白、轻链蛋白等。原尿中的蛋白95%以上被近曲小管重吸收。正常人终尿中的蛋白一半来自原尿,一半由远曲小管和髓袢升支分泌,总量<150mg/d,尿常规中的尿蛋白定性试验难以测出,为阴性。

(2) 病理状态:肾小球滤过膜病变,滤过膜的分子屏障、电荷屏障被破坏,大量蛋白进入原尿。

尿蛋白>150mg/d 时,尿蛋白定性为阳性,称为蛋白尿,多见于肾小球肾炎;尿蛋白>3.5g/d 时,称为大量蛋白尿,多见于肾病综合征。尿中蛋白分子越大,提示肾小球滤过膜损伤越严重。

（3）护理措施:①原发病护理。②给予正常量优质蛋白饮食。一般不给予高蛋白饮食,以免增加肾脏负担。③注意休息,避免感染。④遵医嘱慎重用药,减轻肾脏负担。

**5. 肾性高血压** 指肾脏疾病伴高血压。持续存在的高血压会加速肾功能恶化。

（1）容量依赖性高血压:与钠水潴留使血容量增加有关,是肾小球疾病所致的高血压中最常见的类型。常用利尿剂治疗。

（2）肾素依赖性高血压:肾实质缺血,刺激肾素-血管紧张素分泌所致。常用 ACEI、ARB 治疗。

（3）护理措施:参见第 2 章第 5 节"原发性高血压病人的护理"相关内容。

（朋彩虹）

# 第 2 节　肾小球肾炎病人的护理

## 慢性肾小球肾炎病人的护理

慢性肾小球肾炎( chronic glomerulonephritis),简称慢性肾炎,是一组病变缓慢、持续、进行性发展,可伴有不同程度的肾功能减退,最终将发展成为慢性肾衰竭的原发性肾小球疾病。临床上以蛋白尿、血尿、水肿、高血压为基本表现。中青年男性发病居多,但知晓率较低。

☞考点:①病变进展缓慢。②基本表现:蛋白尿、血尿、水肿、高血压。

## 一、 病因与发病机制

（一）病因

大多数慢性肾炎的病因尚不清楚,往往起病已属慢性肾炎,仅少数是由急性肾小球肾炎演变而来。

（二）诱因

慢性肾炎病情急骤恶化的诱因为感染、劳累、受凉、使用肾毒性药物、高血压、妊娠、高蛋白饮食、高脂高磷饮食等。

▲实训 3-4-1 参见《内科护理实训指导》

（三）发病机制

**1. 免疫介导性炎症** 是发病的起始因素。见图 5-2-1。

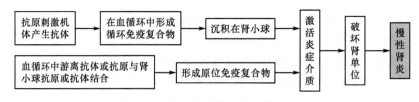

图 5-2-1　免疫介导性炎症机制示意图

**2. 非免疫非炎症因素** 即肾小球"三高",在本病病情进展中起着重要作用。见图 5-2-2。

各种病理类型的慢性肾炎在病变后期均有不同程度的肾小球硬化,发展成为硬化性肾小球肾炎。

☞考点:①免疫介导性炎症是发病的起始因素。病程中肾小球"三高"起重要的作用,使肾小球硬化。②肾小球"三高":高灌注、高压力、高滤过。③诱因可使慢性肾炎病情急骤恶化。

## 二、临床表现

本病多起病隐匿,若有前驱感染,起病较急。病情进展缓慢。临床表现多种多样,症状轻重不一,时轻时重。

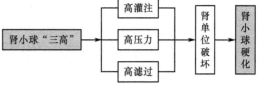

图 5-2-2 非免疫非炎症因素机制

1. **蛋白尿** 是本病必有现象。

2. **血尿** 当肾小球疾病活动时可有肉眼血尿或镜下血尿。

3. **水肿** 常晨起眼睑、颜面水肿和(或)双下肢轻、中度水肿。

4. **高血压** 部分病人以高血压为首发症状,常以舒张压增高为主。

5. **其他** 本病病人易并发感染,如尿路感染、上呼吸道感染等,与病人抵抗力差及应用免疫抑制剂有关。晚期肾功能逐渐恶化,最后进入肾衰竭。

实训 3-4-2 参见《内科护理实训指导》

☞考点:①蛋白尿是必有现象。②血尿提示疾病活动。③晨起眼睑、颜面水肿和(或)下肢水肿。④肾功能正常可持续数十年,晚期肾衰竭。

## 三、辅助检查

1. **尿液检查**

(1) 蛋白尿:24 小时尿蛋白定量常在 1~3g/d。

(2) 血尿、管型尿:尿沉渣镜检(Addis 计数)红细胞增多,可见透明管型、颗粒管型等。

2. **血液检查**

(1) 贫血:多数病人伴有程度不等的肾性贫血,主要与红细胞生成素缺乏有关。

(2) 肾功能:正常或轻度异常(仅肌酐清除率下降),可持续数十年。

3. **B 超检查** 双肾对称性缩小。

4. **肾活检组织病理学检查** 有助于确定病理类型和预后。病理类型是决定病情进展快慢的重要因素,如系膜毛细血管性肾小球肾炎进展较快,膜性肾病进展较慢等。

☞考点:①慢性肾炎常有蛋白尿、管型尿。②肾功能恶化。③B 超提示:双肾对称性缩小。④病理学检查有助于确定病理类型和预后。

## 四、诊断要点

①凡是蛋白尿、血尿,伴或不伴水肿、高血压,持续 3 个月以上,无论有无肾功能损害,均应考虑此病。②排除其他肾炎。

【情境 24】

病人,许××,男,45 岁。有蛋白尿、颜面水肿 3 年。3 天前因劳累症状加重,伴头昏、头痛、倦怠乏力、视物模糊。病人担心预后不佳。体检:T 36.7℃,P 82 次/分,R 20 次/分,BP 150/100mmHg,面色苍白,颜面水肿,双下肢凹陷性水肿。尿常规:尿蛋白(++)、红细胞(++)。血常规:红细胞 3.0×$10^{12}$/L,血红蛋白 90g/L。初步诊断:慢性肾小球肾炎。

【情境 24 诊断分析】

▲该病人有蛋白尿、血尿、水肿、高血压、贫血情况,病史超过 3 个月。▲无肾盂肾炎及继发性肾炎的典型症状。故初步诊断为慢性肾小球肾炎。

## 五、护理问题

1. **体液过多** 与肾小球滤过下降导致水钠潴留有关。

2. **营养失调:低于机体需要量** 与食欲减退、摄入量减少、限蛋白饮食及慢性消耗有关。

3. 焦虑　与病程长、治疗效果不理想有关。

4. 潜在并发症:慢性肾衰竭。

# 六、　治疗及其相关护理

本病治疗以防止或延缓肾功能进行性恶化、改善或缓解临床症状、防治严重并发症为主要目的,而不以消除蛋白尿或血尿为目标。多采用综合治疗措施。

**1. 控制高血压、减少尿蛋白**　是减轻肾小球"三高"、防止肾小球硬化、延缓肾功能恶化、控制病情进展的重要环节。

(1)治疗目标:①血压控制目标:血压控制在 130/80mmHg 以下。但降压不宜过快、过低。②蛋白尿控制目标:争取蛋白尿减少至<1.0g/d。

(2)常用制剂:首选 ACEI 或 ARB 治疗。

1) ACEI:①适应证:适用于肾素依赖性高血压。②常用药物:卡托普利(开博通)、贝那普利(洛汀新)等药。③作用机制:扩张出球小动脉,缓解肾小球"三高"状态。④用药目的:降血压,减少蛋白尿,延缓肾功能恶化。⑤用药注意事项:肾功能不全者要防止高血钾,少数病人有持续性干咳的副作用。

2) ARB:①适应证:适用于肾素依赖性高血压。②常用药物:如氯沙坦(科索亚)等。③作用机制:同 ACEI,副作用较少。④用药目的、注意事项:同 ACEI。

3) 利尿剂:①适应证:适用于容量依赖性高血压。②常用药物:首选噻嗪类利尿剂,如氢氯噻嗪等,当噻嗪类利尿剂无效时可选用袢利尿剂,如速尿等。③用药注意事项:本病不宜过多、过久使用利尿剂。用药期间要注意尿量及水肿消退情况,注意有无水电解质紊乱现象。

**2. 避免加重肾脏损害的因素**　是本病护理重点。①预防感染:感染是加重肾脏损害的重要原因,其中呼吸道感染是最常见的原因。②避免应用肾毒性药物:如氨基糖苷类(链霉素、庆大霉素、卡那霉素等)、磺胺类等药物。③其他:避免劳累、受凉、高血压、妊娠、高植物蛋白饮食、高脂高磷饮食等。

☞考点:①控制高血压和减少尿蛋白是延缓病情进展的重要环节。②ACEI 或 ARB 是治疗肾素依赖性高血压、减少尿蛋白的首选药物。③容量依赖性高血压选用利尿剂,但不宜过多、过久使用。④感染是加重肾脏损害的重要原因,其中呼吸道感染是最常见的原因。⑤避免加重肾脏损害的因素。

【情景22 医嘱示例】

**长期医嘱单**

| 姓名 | 许×× | 入院日期 | 2009.5.6 | 病区 | 肾脏内科 | 床号 | 3 | 住院号 | 586348 |
|---|---|---|---|---|---|---|---|---|---|

| 起始日期 | 时间 | 医嘱 | 医师签名 | 停止日期 | 停止时间 | 医师签名 | 录入者 |
|---|---|---|---|---|---|---|---|
| 2009.5.6 | 9:30 | 内科护理常规 | Z | | | | C |
| 2009.5.6 | 9:30 | 一级护理 | Z | | | | C |
| 2009.5.6 | 9:30 | 病重 | Z | | | | C |
| 2009.5.6 | 9:30 | 血压监护 | Z | | | | C |
| 2009.5.6 | 9:30 | 低盐低脂低优质蛋白饮食 | Z | | | | C |
| 2009.5.6 | 9:30 | 记 24 小时尿量 | Z | | | | C |
| 2009.5.6 | 9:30 | 双氢克尿噻　25mg　bid | Z | | | | C |
| 2009.5.6 | 9:30 | 贝那普利　10mg　qd | Z | | | | C |
| 2009.5.6 | 9:30 | 重组人促红细胞生成素　3000IU　H　biw | Z | | | | C |
| …… | …… | …… | | | | | |

录入长期护理单并执行

录入长期口服治疗单并执行

录入长期注射治疗单并执行

**短期医嘱单**

| 姓名 | 许×× | 入院日期 | 2009.5.6 | 病区 | 肾脏内科 | 床号 | 3 | 住院号 | 586348 |
|------|------|----------|----------|------|----------|------|---|--------|--------|

| 起始日期 | 时间 | 医嘱 | 医师签名 | 执行时间 | 执行者 | 录入者 |
|----------|------|------|----------|----------|--------|--------|
| 2009.5.6 | 9：30 | 血常规 | Z | | | C |
| 2009.5.6 | 9：30 | 尿常规 | Z | | | C |
| 2009.5.6 | 9：30 | 大便常规 + OB | Z | | | C |
| 2009.5.6 | 9：30 | 血生化 | Z | | | C |
| 2009.5.6 | 9：30 | 硝苯地平 10mg 舌下含服 st | Z | 9：30 | V | C |
| 2009.5.6 | 9：30 | 贝那普利 10mg st | Z | 9：30 | V | C |
| 2009.5.6 | 9：30 | 双氢克尿噻 25mg st | Z | 9：30 | V | C |
| …… | …… | …… | | | | |
| 2009.6.2 | 9：00 | 出院 | Z | 9：00 | V | C |

早晨留取标本，送检查
执行者核对治疗卡并执行
◆通知相关部门
◆出院指导
◆办理出院手续

【备注】 ①双氢克尿噻：属于噻嗪利尿剂。②硝苯地平：为钙离子拮抗剂，通过扩张小动脉，而降血压。③贝那普利：是血管紧张素转换酶抑制剂。④重组人促红细胞生成素：作用于骨髓中红系造血祖细胞，促进其增殖分化。

# 七、其他护理

**1. 指导休息** 是本病护理重点。合理休息可减轻肾脏负担，增加肾血流量和尿量，减少蛋白尿及水肿。

**2. 饮食、排便护理** 是本病护理重点。①给予高维生素、高热量饮食，遵医嘱补充必需氨基酸，满足机体生理代谢所需的热量，避免加重负氮平衡。②低蛋白低磷饮食：给予优质低蛋白饮食，每天 $0.6 \sim 0.8 \mathrm{g/kg}$，控制蛋白质摄入的同时也控制了磷的摄入。③控制脂肪摄入。④有水肿、高血压时给予低盐限水饮食。⑤保持大便通畅。戒烟酒。

▲实训3-4-3参见《内科护理实训指导》

**3. 观察病情** ①注意尿量及尿液检查结果。②注意有无肾功能减退及尿毒症早期征象：食欲减退、恶心、呕吐、头痛、嗜睡、尿少和出血倾向等。③注意有无心血管损害征象：心悸、脉快、交替脉、心律失常、心力衰竭等。④注意有无高血压脑病征象：剧烈头痛、呕吐、抽搐等，严密监测血压。⑤观察水肿、贫血程度等。

**4. 正确采集标本**

（1）尿常规：晨起第一次尿留取 5ml 送检。留取尿标本时女性病人应避开月经期，男性病人应避免精液污染。最好留取中段尿。

（2）尿比重：晨起第一次尿，测量尿量并记录在化验申请单上，搅匀尿液，留取 10ml 送检。

（3）Addis 计数：即夜间 12 小时内尿液中的管型、红细胞、白细胞及上皮细胞的数量。①晚 7 时排空膀胱，弃去尿液，开始留尿，至次日晨 7 时留取最后 1 次尿。所有留取的尿液放在一个干净容器内，置阴凉处。②第 1 次排尿后，按 30ml 尿液放入 40% 甲醛溶液 1 滴的比例放防腐剂，固定尿液中有机成分，防止尿液变质。③测总尿量并记录在检验申请单上。④搅匀尿液，从中取 10~20ml 送检查。

（4）24 小时尿蛋白定量：①晨 7 时排空膀胱，弃去尿液，开始留尿，至次日晨 7 时留取最后 1 次尿。所有留取的尿液放在一个干净容器内,置阴凉处。②第 1 次排尿后,按 100ml 尿液中放入 0.5%～1%甲苯溶液 10ml 的比例放防腐剂,使之形成薄膜覆盖于尿液表面,防止细菌污染。③测总尿量并记录在检验申请单上。④搅匀尿液,从中取 10～20ml 送检查。⑤如果留尿期间病人欲解大便,应先留尿,后解大便。

(5) 血肌酐、尿素氮:采集全血标本进行检查。尿素氮易受饮食干扰,需采集空腹血。

(6) 内生肌酐清除率:①试验前给受试者无肌酐饮食 3 天,限制蛋白质摄入。②试验前 24 小时禁服利尿剂、咖啡、茶等利尿性物质。③避免剧烈运动,以防血中内生肌酐浓度波动。④第 4 日晨 7 时排尽尿液,此后留取 24 小时尿。第 1 次排尿后容器内添加 0.5%～1%甲苯溶液,按 1000ml 以内尿液加 10ml 的比例放入。⑤准确测量全部尿量(ml)及身高、体重,记录在检验申请单上。⑥搅匀尿液,从中取 10～20ml 送检查。⑦采集尿标本期间留静脉血标本 2～3ml,注入抗凝管,与 24 小时尿液同时送检。

5. 心理护理　因久病,病人面临工作、经济、家庭的压力较大,同时又担心病情恶化,故常有焦虑不安、愤怒等负面情绪,这些不良心理可造成肾血流量减少,加速肾功能减退。护理人员要多与病人交流,给予心理疏导,帮助病人正确对待疾病,鼓励病人树立与疾病做斗争的信心。

☞考点:①合理休息。②低优质蛋白、低磷、低脂饮食,酌情给予低盐限水饮食。③观察肾功能。④采集 24 小时尿蛋白定量、血肌酐、尿素氮、内生肌酐清除率等标本。

# 八、健康教育/出院指导

1. 知识宣传　是本病护理重点。

(1) 向病人介绍本病基本知识,使其主动避免加重肾脏损害的因素。提醒女病人不宜妊娠。若因其他疾病就诊时要告诉医生肾脏病史,以便合理用药。

(2) 使病人高度重视本病,但又不过分紧张,能主动配合治疗护理。能进行自我检测,发现水肿明显、尿量及尿液改变、乏力加重、食欲减退、血压升高等异常情况,及时就诊。

2. 生活指导　①休息:合理休息、避免劳累。②饮食:向病人解释合理饮食的重要性,并进行饮食指导。③规律生活,注意个人卫生。

3. 用药指导　指导病人遵医嘱合理用药,不能随意停减、增加药物。密切观察药物疗效及不良反应。避免应用对肾脏有损害的药物。

4. 定期复查　定期检查尿液、肾功能、血电解质及血压,注意病情进展情况,了解有无并发症发生。

☞考点:①女病人不宜妊娠。避免应用对肾脏有损害的药物。②注意休息、合理饮食。

【情境 24 护理工作过程】

▲入院护理工作过程

迎接病人→核对病人,为病人戴腕带→为病人称体重,送病人到病床→通知医师、护工、膳食科→测量并记录生命体征,初步评估病人是否存在使病情急骤恶化的诱因,肾脏疾病史,了解辅助检查结果→心理安慰→办理入院手续→遵医嘱给予降压药、利尿剂及低盐低脂低优质蛋白饮食等治疗→填写住院护理评估单及护理表格→告诉病人如何配合次日晨空腹抽血查肾功能等,交代留尿标本方法→告诉病人如何避免使病情急骤恶化的诱因→入院告知及安全教育

▲住院护理工作过程

加强巡视,观察生命体征、水肿、尿量、尿色,倾听主诉→遵医嘱配合应用降压药、利尿剂→加强口腔、皮肤、呼吸道、尿道等部位基础护理→给予低盐、低脂、低优质蛋白饮食→进行心理护理、健康教育→酌情填写护理记录单

▲出院护理工作过程

处理出院医嘱、撤销单据及卡片、整理出院病历、做好出院登记→指导病人避免使病情急骤恶化的

诱因,解释饮食护理的重要性并进行指导;定期复查,及时就诊;因其他病就诊时要告诉医生肾脏病史→听取病人意见和建议、协助备好出院带药、交代病人遵医嘱用药及药物不良反应,避免滥用药→协助办理出院手续→护送病人出院→通知护工、膳食科→常规清洁消毒床单位→填写出院护理记录

# 九、小 结

▲慢性肾炎属免疫介导性炎症。病变进展缓慢,最终可发展为慢性肾衰竭。病情发展与肾小球"三高"密切相关。

▲蛋白尿、血尿、水肿、高血压为基本表现。蛋白尿是必有现象。

▲控制高血压和减少尿蛋白是延缓病情进展的重要环节。治疗慢性肾炎高血压、减少蛋白尿首选 ACEI 或 ARB 治疗。

▲护理主要是休息,低优质蛋白、低磷、低脂饮食,酌情给予低盐限水饮食。避免加重肾脏损害的因素,尤其要避免用对肾脏有损害的药物。

# 十、疾 病 鉴 别

急性肾炎与慢性肾炎的鉴别见表 5-2-1。

表 5-2-1　急性肾炎与慢性肾炎特征比较

| 项目 | 急性肾炎 | 慢性肾炎 |
| --- | --- | --- |
| 发病机理 | A 组 β 溶血性链球菌感染后引起的免疫反应 | 免疫介导性炎症是起始因素,非免疫非炎症因素(肾小球"三高")在病程中起重要作用 |
| 起病 | 较急 | 隐匿 |
| 病程 | 8 周内 | 3 个月以上 |
| 基本表现 | 血尿、蛋白尿、水肿、高血压 | 血尿、蛋白尿、水肿、高血压 |
| 必有症状 | 血尿、血清补体变化 | 蛋白尿 |
| 影像学检查 | 双肾形态正常 | 双肾对称性缩小 |
| 最主要治疗 | 卧床休息、对症治疗 | 控制高血压、减少尿蛋白 |
| 饮食 | 急性期低盐限水饮食 | 低优质蛋白、低脂、低盐饮食,酌情给予限水饮食 |
| 护理重点 | 卧床休息 4~6 周,饮食护理 | 休息、饮食护理,避免加重肾脏损害的因素 |
| 预后 | 可痊愈 | 不可治愈 |

# 急性肾小球肾炎病人的护理

急性肾小球肾炎(acute glomerulonephritis),简称急性肾炎,是一组起病急,以血尿、蛋白尿、水肿、高血压为特点的肾小球疾病,可伴有一过性氮质血症。多由于 A 组 β 溶血性链球菌(又称为甲族乙型溶血性链球菌)感染后引起的免疫反应所致。好发于儿童,男性多见。此病是自限性疾病,有自愈倾向,常在发病 8 周内症状逐渐减轻至完全恢复。

☞考点:①急性肾小球肾炎以血尿、蛋白尿、水肿和高血压为特点。②好发于儿童,男性多见。

# 一、病因与发病机制

(一)病因

急性肾炎常发生于 A 组 β 溶血性链球菌引起的上呼吸道感染(急性扁桃体炎、咽炎等)、猩红热、皮肤感染(脓疱疮等)之后。A 组 β 溶血性链球菌引起的上呼吸道感染所致肾炎的菌株以 12 型或 49 型为主。

（二）发病机制

急性肾小球肾炎发病机制见图 5-2-3。病理类型为毛细血管内增生性肾小球肾炎,呈弥漫性病变。

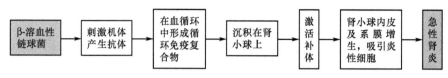

图 5-2-3　急性肾小球肾炎发病机制

☞考点:①A 组 β 溶血性链球菌。②本病与免疫反应有关。

# 二、临床表现

发病前常有前驱感染,潜伏期为 1～3 周,潜伏期的长短与感染部位有关,咽炎一般 6～12 天,皮肤感染一般 14～28 天。起病较急,病情轻重不一,轻者可无明显临床症状,仅表现为镜下血尿及血清补体异常,重者表现为急性肾损伤。

**1. 血尿**　为必有症状,且常为首发症状。

**2. 蛋白尿**　绝大多数病人有轻、中度蛋白尿。

**3. 水肿**　常为首发症状。多表现为晨起眼睑水肿,面部肿胀,呈"肾炎病容",部分病人伴有双下肢水肿。

**4. 高血压**　70%～90% 的病人有一过性轻、中度高血压。

**5. 肾功能异常**　起病初期因肾小球滤过率下降,尿量减少,可有一过性轻度氮质血症,随尿量增加而恢复至正常,极少数病人可出现急性肾损伤。

**6. 并发症**　①充血性心力衰竭:以老年病人多见,若不及时抢救,可迅速致死。②高血压脑病:以儿童多见,多发生于病程早期。③急性肾损伤:极少见,为急性肾炎死亡的主要原因,但多数可逆。

☞考点:①急性肾小球肾炎潜伏期时间 1～3 周。②水肿为首发症状,血尿为必有症状。

# 三、辅助检查

**1. 尿液检查**　尿沉渣中红细胞管型具有诊断意义,尿中红细胞常为变形性红细胞。

**2. 血清补体测定**　几乎所有病人血清总补体及 $C_3$ 在发病初期均明显下降,8 周内逐渐恢复至正常水平,是急性链球菌感染后肾小球肾炎的重要特征。

**3. 抗链球菌溶血素"O"（抗"O"）测定**　常在链球菌感染后 2～3 周升高,提示近期有链球菌感染。

**4. 肾功能检查**　可有一过性氮质血症,血尿素氮、血肌酐升高。

☞考点:①红细胞管型具有诊断意义。②血清补体下降。③抗链球菌溶血素"O"滴度升高。

# 四、诊断要点

①链球菌感染后 1～3 周出现血尿、蛋白尿、水肿、高血压等表现。②血清补体下降。发病 8 周内恢复正常。③抗"O"增高。

# 五、护理问题

1. **体液过多**　与肾小球滤过率下降导致水钠潴留有关。

2. **有皮肤完整性受损的危险**　与皮肤水肿、营养不良有关。

3. 活动无耐力 与钠水潴留,血压升高有关。

4. 潜在并发症:充血性心力衰竭、高血压脑病、急性肾损伤。

# 六、 治疗及其相关护理

以卧床休息、对症治疗为主。本病为自限性疾病,不宜应用糖皮质激素及细胞毒药物,禁用肾毒性药物。

**1. 卧床休息** 急性期病人应绝对卧床休息4~6周,待水肿消退、肉眼血尿消失、血压恢复正常后,方可逐步增加活动量。3个月内避免剧烈体力活动。

**2. 对症治疗**

(1)利尿:经限制水钠摄入后水肿仍明显者,应适当使用利尿剂治疗。常用噻嗪类利尿剂,必要时给予袢利尿剂。少尿时应慎用保钾利尿剂和血管紧张素转换酶抑制剂,以防诱发高血钾。

(2)降压:经限制水钠和应用利尿剂后血压仍不能控制者,应给予降压药治疗。

(3)抗感染:有上呼吸道或皮肤感染者,应选用肾毒性较弱的抗生素治疗,如青霉素、头孢菌素等,一般不主张长期预防性使用抗生素。对于反复发作的慢性扁桃体炎,待病情稳定后行扁桃体摘除术,手术前后2周需注射青霉素预防感染。

**3. 透析治疗** 发生急性肾损伤且有透析指征者,如并发心包炎、高钾血症、严重代谢性酸中毒等,应及时给予短期透析治疗,以渡过危险期。本病有自愈倾向,一般无需长期透析。

☞考点:①绝对卧床休息4~6周。②本病用药治疗主要是利尿、降压、抗感染。③禁用肾毒性药物。

# 七、 其他护理

**1. 饮食、排便护理** 是本病护理重点。①控制水盐摄入:急性期1~2周内应控制钠盐及水的摄入。尿量明显减少者控制钾盐摄入,以防高钾血症。②适量优质蛋白饮食:肾功能正常者给予正常量蛋白质摄入。氮质血症者应严格限制蛋白质摄入,给予优质低蛋白质饮食。③补充足够热量及维生素。④保持大便通畅。

**2. 观察病情** ①询问病人有无纳差、恶心、呕吐、气促等不适感,了解进食情况。②密切观察生命体征。③观察水肿部位、范围、程度及其变化,观察体重。④观察尿液颜色及尿量情况,记录24小时出入量及尿量。⑤观察水、电解质平衡情况及肾功能。⑥有胸腔积液者注意呼吸频率,有腹水者注意测量腹围。注意有无左心衰竭、高血压等情况。

**3. 对症护理** 若有皮肤水肿给予皮肤护理。

**4. 心理护理** 告诉病人本病有自愈倾向,经积极治疗护理,常在数月内痊愈。消除病人紧张恐惧心理,鼓励其积极配合治疗。

☞考点:急性期1~2周低盐限水饮食。尿少者控制钾盐摄入。

# 八、 健康教育/出院指导

**1. 知识宣传**

(1)向病人介绍本病基本知识,使其高度重视本病,但又不过分紧张,能主动配合治疗、护理。能进行自我检测,发现明显水肿、尿量及尿液改变、乏力加重、食欲减退、血压升高等异常情况,能及时就诊。

(2)病人能主动预防上呼吸道和皮肤感染。出院后能积极锻炼身体,增强体质,改善机体防御机能。注意保暖、加强个人清洁卫生、避免感染。

(3)告知病人若患感冒、咽炎、扁桃体炎和皮肤感染,应及时就医治疗。必要时切除扁桃体。

**2. 生活指导** 急性肾炎完全康复一般需1~2年。病情稳定后可从事一些轻体力活动,但应避免重体力活动。

**3. 用药指导** 遵医嘱用药,注意观察药物不良反应。禁用肾毒性药物。

**4. 定期复查** 临床症状消失后,蛋白尿、血尿等仍可能存在,故应定期随访,严密监测病情变化情况。

☞考点:让病人了解本病预防知识,能按要求休息、活动,不用肾毒性药物,定期复查。

# 九、小 结

▲急性肾炎主要是 A 组 β 溶血性链球菌感染后 1~3 周发生的免疫性疾病。

▲以血尿、蛋白尿、水肿和高血压为主要表现,可伴有一过性肾功能损害。

▲血尿是必有症状,可有血清 $C_3$ 降低,抗"O"增高。水肿最常见,多表现为晨起眼睑水肿,面部肿胀和下肢水肿。

▲有自愈倾向,常在发病 8 周内病情逐渐减轻至完全康复。

▲卧床休息 4~6 周,急性期 1~2 周低盐限水饮食,尿少者控制钾盐摄入。

(赵立波)

## 第 3 节 肾病综合征病人的护理

肾病综合征(nephrotic syndrome)是指具有"三高一低"临床特征,即大量蛋白尿(尿蛋白定量测定>3.5g/d)、低白蛋白血症(血浆白蛋白低于 30g/L)、高度水肿、高脂血症的一组综合征。

☞考点:"三高一低"的内容。

# 一、病因与发病机制

**(一)病因**

肾病综合征按病因分为原发性和继发性。原发性肾病综合征是指原发于肾脏本身的肾小球疾病,如急性肾炎等疾病过程中发生的肾病综合征。继发性肾病综合征是指继发于全身或其他系统疾病,如糖尿病肾病、狼疮性肾炎、过敏性紫癜、感染及药物引起的肾病综合征。以下重点讨论原发性肾病综合征。

**(二)发病机制**

**1. 大量蛋白尿** 与肾小球滤过膜通透性增加,大量血浆蛋白漏出,远远超过近曲小管的回收能力有关。见图 5-3-1。

**2. 低白蛋白血症** 与大量血浆蛋白漏出,及肾小管对重吸收的白蛋白进行分解有关。见图 5-3-1。

**3. 高度水肿** 主要是低蛋白血症导致血浆胶体渗透压降低,水分渗入组织间隙所致。此外,水肿病人循环血容量不足,刺激肾素-血管紧张素-醛固酮系统,更加重了水钠潴留。见图 5-3-1。

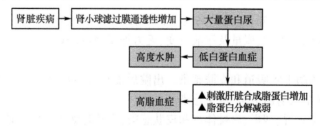

图 5-3-1 肾病综合征发病机制

4. **高脂血症** 与肝脏代偿合成脂蛋白增加,同时脂蛋白分解减弱有关。因血脂在血液中是以脂蛋白的形式进行运转,所以脂蛋白增高即高脂血症。见图5-3-1。

▲实训5-3-1参见《内科护理实训指导》

引起原发性肾病综合征的肾小球疾病常见病理类型有微小病变型肾病、系膜增生性肾小球肾炎、系膜毛细血管性肾小球肾炎、膜性肾病及局灶性节段性肾小球硬化等。

☞考点:"三高一低"的关系。

## 二、临床表现

1. **高度水肿** ①为最常见症状,且较严重。②水肿部位常随体位而移动,晨起或久卧以眼睑、头面部或头枕部、腰骶部水肿明显,起床后则逐渐以下肢为主。为凹陷性水肿,严重时累及全身。③常伴有腹腔积液及双侧胸腔积液,此时,病人往往有呼吸困难、腹胀,查体有胸腔积液体征和腹水征。偶见心包积液,阴囊水肿。④水肿时常有尿量减少。

2. **高血压** 部分病人有高血压,可随水肿消退而降为正常。

3. **其他** 面色苍白、疲乏无力、直立性晕厥等,与低蛋白血症导致的血容量不足、低血压有关。

4. **并发症**

(1)感染:是肾病综合征最主要、最常见的并发症,也是导致本病复发和疗效不佳的常见原因。常发生呼吸道、泌尿道、皮肤感染。引起感染的主要因素是组织水肿使局部抵抗力降低、血浆白蛋白减少致营养不良、免疫球蛋白丢失使免疫功能紊乱、应用大量糖皮质激素或免疫抑制剂使免疫功能受到抑制等。

(2)血栓及栓塞:多数肾病综合征病人血液呈高凝状态,易发生血管内血栓形成和栓塞,多见于肾静脉、下肢静脉。肾静脉血栓形成直接影响肾病综合征的治疗效果和预后。

(3)心血管病变:常合并动脉粥样硬化、冠心病等心血管并发症,与长期高脂血症有关。

(4)急性肾损伤:①水肿导致有效循环血量减少,肾血流量下降,诱发肾前性氮质血症,经扩容、利尿后多可恢复。②少数发展为肾实质性急性肾损伤,此时扩容、利尿无效,需进行血液透析。

☞考点:①肾病综合征最常见、最严重的症状是水肿,水肿的特点。②最常见的并发症是感染。感染也是导致本病复发和疗效不佳的常见病因。

## 三、辅助检查

1. **尿液检查** 尿蛋白定性(+++~++++),尿蛋白定量测定>3.5g/d。

2. **血液检查** 血浆白蛋白低于30g/L。血脂升高。

3. **肾功能检查** 一般正常,肾损伤时异常。

4. **肾活检病理检查** 可明确病理类型,指导治疗及判断预后。

☞考点:①尿蛋白定性(+++~++++)、尿蛋白定量>3.5g/d。②血浆白蛋白低于30g/L。血脂升高。

## 四、诊断要点

①尿蛋白>3.5g/d。②血浆白蛋白<30g/L。③水肿。④血脂升高。其中①②两项为诊断所必需。排除继发性肾病综合征。

[情境25]

病人,郭×,男,28岁,颜面水肿8天,全身凹陷性水肿3天。病人有悲观失望心理。体检:T 36.2℃,P 92次/分,R 25次/分,BP 150/95 mmHg。辅助检查:血浆蛋白20g/L,尿蛋白3.7g/d,血胆固醇升高,初步诊断:原发性肾病综合征。

【情境 25 诊断分析】

▲该病人有大量蛋白尿、低蛋白血症、高度水肿、高脂血症。▲无其他系统疾病,符合原发性肾病综合征的诊断。▲最好能进行肾活检,做出病理诊断。

# 五、护理问题

1. 体液过多　与血浆白蛋白下降引起血浆胶体渗透压下降有关。

2. 营养失调:低于机体需要量　与大量蛋白丢失、食欲下降有关。

3. 焦虑　与疾病反复发作、担心预后有关。

4. 有皮肤完整性受损的危险　与皮肤高度水肿有关。

5. 有感染的危险　与抵抗力下降、激素及免疫抑制剂的应用有关。

# 六、治疗及其相关护理

(一) 主要治疗

**1. 糖皮质激素**　是治疗本病的首选药物。①糖皮质激素能抑制免疫炎症反应,减轻滤过膜损害,修复滤过膜,从而减少蛋白尿。②抑制醛固酮和抗利尿激素分泌,起到利尿消肿作用。

(1) 常用制剂:泼尼松。因地塞米松半衰期较长,副作用较大,现已少用。

(2) 用药原则:①起始用量要足。②减量时要慢。③长期维持:最小有效剂量(10mg/d) 维持 6 个月左右。④早晨顿服:也可将两天量隔天一次顿服,以减轻激素不良反应。

(3) 用药注意事项:①遵医嘱用药,勿随意减量、停药,以免出现"反跳"现象。②观察有无医源性库欣综合征表现。③观察精神情绪变化情况。④采取预防感染的护理措施。⑤指导病人饭后服药,给予低盐、高钙、高钾饮食。

**2. 细胞毒药物**　能抑制免疫反应,协同激素治疗。一般不作为首选或单独治疗用药。常在激素治疗效果不佳时使用。

(1) 常用制剂:环磷酰胺。

(2) 用药注意事项:①了解环磷酰胺的主要不良反应,如骨髓抑制、中毒性肝炎、出血性膀胱炎、脱发、性腺抑制(尤其男性)。②定期检查血常规、肝肾功能等。③观察尿量及尿色。④根据水肿情况,指导病人适度饮水,勤排尿,减轻出血性膀胱炎症状。

**3. 环孢素**　难治性肾病综合征可试用环孢素 A 治疗。但此药价格昂贵、副作用多、易复发。用药期间要注意观察有无肝肾毒性、高尿酸血症、多毛及牙龈增生等不良反应。

(二) 对症治疗

**1. 利尿消肿**　一般病人在使用激素后,经过限制水、盐的摄入可达到利尿消肿目的。对于水肿明显,限盐、限水后仍不能消肿者可适当选用利尿剂。

(1) 常用制剂:①排钾利尿剂:如氢氯噻嗪、呋塞米等。在提高血浆渗透压后随即给药效果更好。②保钾利尿剂:如氨苯蝶啶、螺内酯等。常与排钾利尿剂合用,防止钾代谢紊乱。③渗透性利尿:如低分子右旋糖酐、甘露醇、高渗葡萄糖等不仅能提高血浆渗透压,促进组织中水分回吸收到血管内,还能在肾小管内造成管内高渗状态,减少水、钠重吸收,有利于利尿。④血浆或白蛋白:提高血浆胶体渗透压,促进组织中水分回吸收到血管内,有利于利尿。

(2) 用药注意事项:是本病护理重点。

1) 利尿剂:①用药原则:利尿不宜过快过猛,以免造成血容量不足、加重血液高凝倾向、诱发血栓、栓塞等并发症。若病人出现恶心、直立性眩晕、口干、心悸等情况提示血容量不足,要给予补液。②观察利尿效果:监测尿量、体重、水肿等情况。③长期应用排钾利尿剂会发生低钠、低钾、低氯血症。注意观察有无低钾血症(肌无力、腹胀、恶心、呕吐或心律失常等)、低钠血症(无力、恶心、肌痛性痉挛、嗜睡和意识淡漠）、低氯性碱中毒（呼吸浅慢、手足抽搐、肌痉挛等）表现。监测血清电解质和酸碱平衡情况。④心脏病病人要慎用渗透性利尿剂。用渗透性利尿剂期间要注意控制输液速度，注意心功能，注意判断药物疗效及不良反应。⑤少尿病人要慎用甘露醇，以免甘露醇在肾小管内形成结晶造成肾小管堵塞。

2）血浆或白蛋白：①不可过多、过频输注血浆或白蛋白，以免增加肾小球"三高"，促使肾小球硬化。②血浆制品对糖皮质激素的疗效有影响，应慎用。③心脏病病人慎用血制品，以免增加心脏负担。

**2. 减少尿蛋白** 常用 ACEI（如贝那普利、卡托普利）、ARB（如氯沙坦）等药物，能降低肾小球内压，减轻基底膜对大分子物质的通透性，达到减少蛋白尿，延缓肾功能恶化的目的。所用剂量大于常规降压时用药剂量。

**3. 降脂治疗** 低脂饮食常难以控制本病病人血脂，需用降脂药。首选降胆固醇为主的洛伐他丁等他丁类药物，其次用降三酰甘油为主的非诺贝特等氯贝丁酯类药物治疗。

（三）防治并发症

**1. 感染** 一般不主张常规使用抗生素预防感染。一旦发生感染，应选用敏感、强效而没有肾毒性的抗生素进行治疗。不主张激素与抗生素联合应用，否则不但达不到目的，反而可能诱发真菌二重感染。

**2. 血栓及栓塞** 血浆白蛋白低于 20g/L 时，提示存在高凝状态，可应常规使用抗凝剂，如肝素、低分子肝素、双嘧达莫、阿司匹林等。一旦出现血栓或栓塞时，应及早给予尿激酶、链激酶等溶栓剂，并辅以抗凝治疗。

**3. 急性肾损伤** 给予利尿、血液透析、治疗原发病、碱化尿液等处理。

☞ 考点：①糖皮质激素是首选药物。②利尿消肿注意事项。③ACEI、ARB 能减少蛋白尿。

# 七、其他护理

**1. 指导休息** 休息可减轻肾脏负担，增加肾血流量和尿量，减轻水钠潴留。①严重低蛋白血症、严重水肿、体腔积液时需卧床休息，直至水肿消退，症状改善。②下肢水肿明显者，抬高下肢可增加静脉回流，减轻水肿。阴囊水肿者可用吊带托起。③长期卧床会增加血栓形成的机会，故轻度水肿或病情稳定者应适当活动，避免劳累。

**2. 饮食、排便护理** 是本病护理重点。

（1）饮食管理：①帮助病人制订饮食计划，记录进食情况。②评估饮食结构是否合理，热量是否充足。③定期测量血浆白蛋白、血红蛋白等指标，评估机体营养状态。

（2）适量蛋白质：给予正常量 0.8~1.0g/(kg·d) 的优质蛋白质（即富含必需氨基酸的动物蛋白，如牛奶、鸡蛋、鱼肉等）。不宜给予高蛋白饮食，否则会增加肾小球高滤过，促使肾脏病变进展。

（3）低脂肪，适量糖类及其他饮食：保证充足热量，每日每千克体重不少于 126~147kJ（30~35kcal）。少食不饱和脂肪酸（动物油脂等），适当食用饱和脂肪酸（植物油、鱼油等）。注意补充维生素、铁、钙。

（4）低盐限水饮食：高度水肿时给予食盐<3g/d，水入量为前一日尿量（液体出量）+500ml。

（5）保持大便通畅：多食富含纤维素（燕麦、米糠、豆类等）的饮食，促进排便。

▲实训 5-3-2 参见《内科护理实训指导》

**3. 观察病情** ①密切观察生命体征，尤其是体温、血压的变化情况。②观察病人有无呼吸道感染、尿道感染、腹膜感染（腹膜刺激征等）、急性左心衰竭、高血压脑病的表现。③观察尿量、体重、水肿程度、胸腹腔积液变化情况，记录 24 小时出入量、尿量。④密切监测实验室检查结果：如尿常规、血清电解质、肾功能指标、血清蛋白等。

**4.对症护理**

(1)皮肤护理:是本病护理重点。①病人应穿着柔软、宽松的棉制品衣裤。②保持床铺平整干燥,协助病人经常变换体位,避免骨隆突部位长期受压。③注意皮肤清洁,但动作要轻柔,以免引起皮肤损伤。④为水肿病人注射时,应先将水肿皮肤推向一侧后再进针,拔针后用无菌干棉球按压至无液体渗出,防止穿刺处感染。若液体持续外渗要保持局部无菌,定时消毒针眼、更换无菌纱布。⑤密切观察皮肤有无发红、破溃、渗液等异常情况,发现异常及时处理。

(2)预防感染:①病室温度、湿度适宜,定时开窗通风换气,每次20~30分钟,每日2次。保持病区环境清洁、舒适。②定期消毒病室空气、物品。限制探视。③进行各项操作时应严格遵守无菌操作原则,防止医源性感染。④若有骨髓抑制现象,给予保护性隔离。⑤病人外出时注意保暖,戴口罩,防止感染。

**5.心理护理**    肾病综合征病程较长、水肿较重,长期大剂量应用糖皮质激素后易出现一些外貌上的变化和药物的不良反应,使病人心理问题加重。要注意安慰病人,告诉病人经过积极治疗康复后多数病人仍可进行正常工作、生活、学习,使其对治疗及预后有一定了解,克服悲观心理,树立战胜疾病的信心。随着糖皮质激素用量逐渐减少,病人外貌也会逐渐恢复。

☞考点:①给予正常量优质蛋白质、低盐、限水、低脂饮食,不宜给予高蛋白饮食。②水肿皮肤护理。③预防感染。

## 八、 健康教育/出院指导

**1.知识宣传**

(1)向病人介绍本病基本知识,使其能注意避免受凉、感冒,避免到人多处。配合治疗护理,保护皮肤,防止破溃、感染。

(2)指导病人进行自我检测,通过正确测量每天出入液量、体重等评估水肿变化。发现水肿加重、尿量及尿液改变、血压升高等异常情况,能及时就诊。

**2.生活指导**    ①休息与活动:告诉病人注意休息,劳逸结合,防止发生肢体血栓等并发症。②饮食:告知病人水肿与水钠潴留的关系。教会病人及家属根据病情合理安排每日食物含盐量、饮水量、摄入蛋白量。注意多食蔬菜、水果,少食高蛋白质、高脂食物。

**3.用药指导**    遵医嘱用药,勿自行减量或停用激素。指导病人观察所用药物作用及不良反应。

**4.定期复查**    密切监测肾功能的变化情况。

☞考点:①自我监测。②生活指导。

## 九、 小    结

▲本病临床特征是"三高一低"(大量蛋白尿、低白蛋白血症、高度水肿、高脂血症)。

▲尿蛋白定量测定>3.5g/d,血浆白蛋白低于30g/L。

▲糖皮质激素是首选药物。

▲病情较重需卧床休息。高度水肿时给予低盐限水饮食(食盐<3g/d,水入量为前一日尿量+500ml),给予正常量0.8~1.0g/(kg·d)的优质蛋白质,低脂饮食。注意皮肤护理。

▲感染是肾病综合征最主要、最常见的并发症。

(朋彩虹)

## 第4节    慢性肾衰竭病人的护理

慢性肾衰竭(chronic renal failure,CRF),简称慢性肾衰,是各种慢性肾病的共同结局。它是以代谢产物潴留,水、电解质和酸碱平衡紊乱和全身各系统症状为表现的一种临床综合征。慢性肾衰是人类死亡主要原因之一。按肾功能损害程度,慢性肾衰分为四期,见表5-4-1。慢性肾衰终末期是尿毒症。

表 5-4-1  慢性肾衰竭分期表

| 项目 | 第 1 期<br>(肾功能代偿期) | 第 2 期<br>(肾功能失代偿期) | 第 3 期<br>(肾衰竭期) | 第 4 期<br>(尿毒症期) |
|---|---|---|---|---|
| Ccr(ml/min) | 50~80 | 20~50 | 10~20 | <10 |
| Scr(μmol/L) | 133~177 | 186~442 | 451~707 | ≥707 |
| 表现 | 无症状 | 症状轻 | 症状明显 | 症状严重 |

【备注】 ①Ccr即内生肌酐清除率,Scr即血肌酐。②临床常以内生肌酐清除率评价肾小球滤过率。

☞考点:①慢性肾衰竭是各种慢性肾病的共同结局。②慢性肾衰竭共分4期。③尿毒症判断标准。

# 一、 病因与发病机制

(一) 病因

①原发性肾脏疾病:如慢性肾小球肾炎、慢性肾盂肾炎等。②继发性肾脏疾病:糖尿病肾病、高血压肾小动脉硬化症、系统性红斑狼疮肾病、药物性肾病等。③尿路梗阻性肾病:如尿路结石、前列腺肥大等。

(二) 危险因素

**1. 渐进发展的危险因素**  高血糖、高血压、蛋白尿、低蛋白血症、吸烟等。

**2. 急性加重的危险因素**  ①感染:以呼吸道感染多见。②累及肾脏的疾病复发或加重:如慢性肾小球肾炎、糖尿病肾病复发或加重。③有效血容量不足:如低血压、脱水、大出血、休克等。④肾脏局部血供急剧减少:如肾动脉狭窄病人使用 ACEI、ARB 等药。⑤血压过高。⑥肾毒性药物。⑦泌尿道梗阻。⑧严重疾病:如肝功能不全、心力衰竭、严重感染等。⑨其他:水、电解质、酸碱平衡紊乱,高蛋白饮食、过度劳累等。其中感染是肾功能恶化最常见的原因,也是死亡的主要原因;有效血容量不足或肾脏局部血供急剧减少也是肾功能恶化的主要原因之一。

(三) 发病机制

**1. 肾单位"三高"学说**  肾实质疾病导致部分肾单位破坏,使残余"健存"肾单位的肾小球处于"三高"状态,即高灌注、高压力、高滤过。肾小球"三高"导致肾小球硬化、肾单位功能进一步丧失。

**2. 肾单位高代谢学说**  残余肾单位肾小管高代谢状况,使肾小管萎缩、肾间质纤维化,肾单位进行性损害。

**3. 肾小球硬化和肾间质纤维化**  ①肾组织上皮细胞表型转化作用:在某些炎症因子的诱导下,肾小球及肾小管上皮细胞转化为肌成纤维细胞,促进肾小球硬化及肾间质纤维化。②细胞因子、生长因子作用:肾组织内一些细胞因子、生长因子参与了肾小球和肾小管间质的损伤过程,在肾小球硬化和肾间质纤维化中也起重要作用。

**4. 尿毒症症状发病机制**  ①肾脏排泄和代谢功能下降:导致水钠潴留、高血压、代谢性酸中毒等。②尿毒症毒素的毒性作用:尿毒症毒素包括尿素、胍类、胺类、酚类、甲状旁腺激素、核糖核酸酶等。③肾脏内分泌功能障碍:如红细胞生成素减少可引起肾性贫血,骨化三醇产生不足可导致肾性骨病等。④持续营养素缺乏:如氨基酸、维生素、微量元素缺乏可引起或加重尿毒症的症状。尿毒症症状和体征与血清尿素氮、肌酐水平无关。

☞考点:①高血糖、高血压、蛋白尿、低蛋白血症、吸烟等促进慢性肾衰竭发展。②感染是肾功能恶化最常见的原因,也是死亡的主要原因;有效血容量不足或肾脏局部血供急剧减少也是肾功能恶化的主要原因之一。

# 二、临床表现

（一）各系统损害表现

**1. 胃肠道表现** 是尿毒症最早、最突出、最常见的表现。初期以厌食、腹部不适为主,以后出现恶心、呕吐、腹泻、舌炎、口腔有尿味和黏膜溃疡,甚至消化道大出血。主要是尿素刺激胃、肠道黏膜所致。

**2. 心血管系统表现**

（1）高血压:是慢性肾衰的常见表现。与水钠潴留、肾素分泌增多有关。长期高血压可引起动脉硬化、左心室肥厚和心力衰竭。

（2）心力衰竭:是尿毒症病人最常见的死亡原因。与水钠潴留、高血压及尿毒症心肌病有关。

（3）心肌病:表现为心肌肥厚、心脏扩大、心律失常等。与代谢产物潴留、尿毒症毒素蓄积、贫血、心肌损伤、缺氧、电解质紊乱等因素有关。

（4）心包炎:多为血性心包积液,与尿毒症毒素蓄积、低蛋白血症、心力衰竭等有关。

（5）血管钙化和动脉粥样硬化:高磷血症、钙分布异常等引起血管钙化。高脂血症使动脉粥样硬化进展迅速,血液透析之后动脉粥样硬化程度较透析前严重。

**3. 血液系统表现**

（1）肾性贫血:慢性肾衰一般均有贫血。肾性贫血与以下因素有关:①主要原因是肾脏产生促红细胞生成素减少。②毒素抑制红细胞的活性并导致红细胞损伤,使红细胞寿命缩短。③消化系统症状导致不能进食和重吸收障碍,使造血原料不足。④慢性失血。

（2）出血倾向:表现为皮肤、黏膜、消化道出血,月经过多等。与毒素使毛细血管脆性增加、凝血因子减少、血小板减少及功能异常有关。

**4. 神经肌肉系统表现** ①早期表现:疲乏、失眠、记忆力下降、注意力不集中、判断力下降等。②尿毒症时:常有反应淡漠、谵妄、惊厥、幻觉、精神异常、昏迷等。③周围神经病变:表现为肢端手套、袜套样感觉障碍,也可有肢体麻木、感觉异常、反射消失、神经肌肉兴奋性增加、肌无力等。④透析失衡综合征:表现为头痛、恶心、呕吐、惊厥等。主要与初次透析时血尿素氮等物质降低过快,导致细胞内外渗透压失衡,引起颅内压增高、脑水肿有关。⑤透析性痴呆:见于长期透析病人,与透析用水铝含量过多而致铝中毒有关。

**5. 皮肤表现** ①"尿毒症"面容:面部皮肤深而萎黄,轻度水肿。②尿素霜:尿素随汗由皮肤排出而形成。③全身皮肤异常:失去光泽、干燥、脱屑。皮肤瘙痒是尿毒症常见的难治性并发症,与继发性甲状旁腺功能亢进引起钙沉着于皮肤有关,常伴有明显的皮肤抓痕。

**6. 呼吸系统表现** 酸中毒时呼吸深大,呼气有氨味（尿臭味）。代谢产物潴留时可引起尿毒症性气管炎、肺炎、胸膜炎。

**7. 泌尿系统表现** 早期多尿、夜尿增多,晚期少尿、无尿、明显水肿,部分病人可并发尿路感染。

**8. 肾性骨病** 发病率较高,其主要原因:①活性维生素 $D_3$ 缺乏:毒素抑制肾脏 1-α 羟化酶功能。②继发甲状旁腺激素（PTH）分泌增多:使骨组织钙化异常,包括纤维囊性骨炎、骨软化症、骨质疏松症等。骨活检有助于肾性骨病早期诊断。

**9. 内分泌代谢紊乱** ①肾脏产生内分泌激素发生障碍:如促红细胞生成素分泌不足,肾素分泌过多等。②下丘脑-垂体内分泌功能紊乱:如泌乳素、促黑色素激素、促黄体生成激素、促卵泡激素、促肾上腺皮质激素水平增高等。③外周内分泌腺功能紊乱:如甲状旁腺激素（PTH）增多,甲状腺激素水平降低,胰岛素受体障碍,性腺功能减退等。女性可出现闭经、不孕等,男性常有阳痿等表现。

**(二)代谢紊乱表现**

**1. 代谢性酸中毒** 是尿毒症病人必有症状。可表现为食欲不振、呕吐、虚弱无力、呼吸深长等。与肾小管调节酸碱平衡功能障碍及酸性代谢产物(如磷酸、硫酸等)潴留有关。

**2. 水钠代谢紊乱** 很常见。主要表现为水钠潴留,可出现不同程度的水肿、胸水、腹水,也可因低血容量导致低血压、脱水。

**3. 钾代谢紊乱** 常见高钾血症。与肾排钾能力下降、钾摄入过多、酸中毒、感染等因素有关。

**4. 钙磷代谢紊乱** 主要表现为低钙、高磷血症。明显缺钙可出现低钙抽搐。其原因:①与钙摄入不足有关。②酸中毒纠正后所致。③钙磷比例失调:血浆中钙与磷的浓度维持相对恒定,钙磷乘积为 30~40。肾衰竭时,肾小球滤过率下降,血磷升高,则血钙降低。

**5. 镁代谢紊乱** 轻度高镁血症,与肾排镁减少有关。

**6. 蛋白质、糖、脂肪和维生素代谢紊乱** ①血清蛋白低,血糖高,血脂高。②维生素 $B_6$、叶酸缺乏。③血维生素 A 水平升高,应禁服鱼肝油等富含维生素 A 的药物和食物,以免导致维生素 A 中毒。

☞考点:(1)系统表现:①胃肠道表现:是尿毒症最早、最突出、最常见的表现。②高血压:是慢性肾衰最常见的表现。③心力衰竭:是尿毒症病人最常见的死亡原因。④贫血:是慢性肾衰常见表现。⑤皮肤瘙痒:是尿毒症常见的难治性并发症。

(2)代谢紊乱表现:①代谢性酸中毒:是尿毒症病人必有症状。②血液表现:低血钙、高血磷、高血钾、高血镁、低血清蛋白、高血糖、高血脂。③维生素 $B_6$、叶酸缺乏,维生素 A 水平升高。

▲实训 5-4-1 参见《内科护理实训指导》

# 三、辅 助 检 查

**1. 血常规** 红细胞计数和血红蛋白降低。

**2. 尿液检查** 夜尿增多,尿渗透压降低,尿比重低,可见管型尿。

**3. 肾功能检查** ①内生肌酐清除率(Ccr)下降:是肾小球滤过功能的可靠指标,也是肾衰竭敏感指标。②血肌酐(Scr)升高:血肌酐主要来源于肌肉,基本不受饮食影响。③血尿素氮升高:食物蛋白在肠道转化成氨吸收后在肝脏转化成尿素,从肾脏排泄。肾衰竭时肾脏排出尿素能力下降,使体内尿素氮增多。

**4. 血生化检查** 血钙低,血磷高,代谢性酸中毒,血清白蛋白降低。

**5. $\beta_2$-微球蛋白** $\beta_2$-微球蛋白分子量很小,易从肾小球滤出,正常情况下几乎都从近曲小管重吸收。若尿 $\beta_2$-微球蛋白升高提示肾小管功能下降。

**6. 影像学检查** B超或X线平片示双肾缩小,肾图示肾功能明显降低。

☞考点:①肾功能检查:内生肌酐清除率下降,血肌酐、血尿素氮升高。②血钙低,血磷高,代谢性酸中毒。③尿 $\beta_2$-微球蛋白升高提示肾小管功能下降。④双肾缩小。

# 四、诊 断 要 点

①有肾脏疾病史。②肾功能异常。③双肾缩小。④各系统不同程度的临床表现。⑤不同程度的代谢紊乱表现。

【情境 26】

病人,王××,男,60岁,近2年有乏力、头痛、食欲减退及夜间尿量增多现象。近2个月全身皮肤瘙痒并厌食、恶心。近 3 天咳嗽、咳痰伴发热。病人情绪低落、担心预后。体检:T 38.5℃,P 100 次/分,R 32 次/分,BP 160/100mmHg,神志清楚,呼吸深大,面色苍白晦暗,轻度水肿,口腔有尿臭味、口腔黏膜有溃疡,皮肤有尿霜。双肺闻及散在湿啰音。辅助检查:血红蛋白 80g/L,血钙低,血磷高,BUN 高,Scr 800μmol/L,GFR 8ml/min,血 pH 7.28。尿液检查:尿比重低,尿蛋白(++),有蜡样管型。B 超示双肾缩小。初步诊断为:慢性肾小球肾炎、慢性肾衰(尿毒症期)、呼吸道感染。

【情境 26 诊断分析】

▲该病人发病超过 3 个月,有蛋白尿、蜡样管型、水肿、高血压,B 超示双肾缩小,提示有慢性肾小球肾炎。▲有消化、血液、呼吸、心血管、神经、皮肤等各系统的临床表现,血钙低、血磷高,血 BUN、Scr 升高,pH 低,符合慢性肾衰诊断。▲Scr、GFR 达到尿毒症期标准。▲近 3 天咳嗽、咳痰,T 38.5℃,双肺闻及散在湿啰音,提示可能合并呼吸道感染。▲故初步诊断:慢性肾小球肾炎、慢性肾衰(尿毒症期)、呼吸道感染。

# 五、 护理问题

1. 体液过多　与水钠潴留有关。
2. 营养失调:低于机体需要量　与氮质血症有关。
3. 有感染的危险　与机体抵抗力下降有关。
4. 活动无耐力　与贫血、心脏病变,水、电解质、酸碱平衡紊乱有关。

# 六、 治疗及其相关护理

(一) 祛除病因,避免危险因素

去除病因、避免危险因素是慢性肾衰治疗的关键,尤其要注意避免使用肾毒性药物。

(二) 防止或延缓肾功能进行性恶化

是本病治疗的重要措施。

**1. 控制高血压、减少尿蛋白**

(1) 控制目标:血压控制在 130/80mmHg 以下,尿蛋白<0.5g/d。保护心、脑、肾等靶器官。

(2) 常用制剂:首选 ACEI 或 ARB。①能缓解肾小球"三高",减少蛋白尿。②有抗氧化、减轻肾小球基底膜损害的作用。③能避免或改善心肌重构,降低心血管事件发生率。

**2. 控制高血糖、高血脂**　目的是延缓慢性肾衰进展。①控制高血糖。②控制高血脂:治疗方法及标准同一般高脂血症。

**3. 慎重用药**　遵医嘱合理用药,避免使用肾毒性药物,观察药物疗效及不良反应。

实训 5-4-2 参见《内科护理实训指导》

(三) 营养治疗

**1. 优质低蛋白饮食**　减少尿蛋白排出,减轻肾小球"三高",延缓肾小球硬化和肾功能减退。

(1) 蛋白质摄入量:①肾功能代偿期和失代偿期:蛋白摄入量为 0.6g/(kg·d)。②肾衰竭期:蛋白摄入量为 0.8g/(kg·d)。③尿毒症期:蛋白摄入量为 0.4g/(kg·d)。④血透病人为 1.0~1.2 g/(kg·d)。

(2) 蛋白质种类:优质蛋白(动物蛋白质) 摄入占 50% 以上,如蛋、瘦肉、鸡肉、牛奶、鱼等。植物蛋白(花生、豆类及其制品) 含非必需氨基酸较多,应尽量避免摄入。此外,还要设法去除米、面中所含的植物蛋白,用麦淀粉、藕粉、薯类、粉丝等作主食。

(3) 加用必需氨基酸或 α-酮酸:①目的:有助于改善营养。其中 α-酮酸还能与胺基结合生成必需氨基酸,促进尿素氮的再利用。②注意事项:静脉应用必需氨基酸时,病人若有恶心、呕吐,应减慢输液速度。勿在氨基酸内加入其他药物,以免引起药物间反应。

实训 5-4-3 参见《内科护理实训指导》

**2. 其他食物含量** ①给予低脂、低钾、低磷、高钙、高维生素、低盐限水饮食。②补充富含维生素 C、$B_1$、$B_{12}$、叶酸、钙、铁的食物。③摄入不饱和脂肪酸与饱和脂肪酸量之比为 1∶1。植物油、鱼油、人造黄油含不饱和脂肪酸较高。④戒烟、酒。

**3. 足够热量** 一般每天供应热量为 126~147kJ(30~35kcal/kg)。主要是碳水化合物和不饱和脂肪酸供给热量。注意监测病人营养状况。

**(四)对症处理**

**1. 纠正代谢性酸中毒** 常用碳酸氢钠。但碳酸氢钠静脉滴注速度不宜太快,用药期间注意有无低钙抽搐和低血钾的表现。

**2. 防治水钠潴留**

(1)低盐限水饮食:①预防钠水潴留:钠盐摄入量<6~8g/d。②明显水肿、高血压:钠盐摄入量<2~3g/d。指导病人避免食用腌制食品、罐头食品、啤酒、汽水、味精、面包、豆腐干等含钠丰富的食物。可以使用无钠盐、醋和柠檬等增加食欲。③水的入量:前一日液体出量+500ml。

(2)遵医嘱酌情应用利尿剂。

(3)钠水潴留导致急性左心衰竭时:给予血液透析。

**3. 防治高钾血症** 是本病护理重点。

(1)预防高钾血症:肾小球滤过率低时,避免大量摄入含钾高的食物,同时注意纠正酸中毒,必要时用排钾利尿剂。

(2)纠正高钾血症:①10% 葡萄糖酸钙溶液缓慢静脉注射。②5% 碳酸氢钠溶液静脉滴注。③葡萄糖-胰岛素溶液缓慢静脉滴注(葡萄糖 4~6g 加胰岛素 1 单位),促进糖原合成,使钾离子向细胞内移动。④口服聚苯乙烯磺酸钙,在肠腔进行钙-钾离子交换,增加肠道排钾。⑤给予排钾利尿剂,通过利尿排钾。⑥血液透析是纠正高钾血症最有效的治疗方法。

(3)高钾血症护理:①避免食用含钾高的食物,如红萝卜、竹笋、蘑菇、榨菜、川冬菜、香菜、花生、马铃薯、豆制品、青菜、菠菜、空心菜、香蕉、桃子、橘子、白菜等。②注意血钾检测报告、心电图情况。注意有无高血钾临床表现,如手足及口周感觉异常、肌肉酸痛、软瘫、呼吸肌麻痹、心肌收缩无力、心律失常、心脏骤停等。③忌用使血钾升高的药物:如钾盐青霉素、螺内酯、ACEI 等。④忌输库血:因库血含钾较高。

**4. 纠正低钙、高磷血症,防治肾性骨病**

(1)高钙低磷饮食:①每日摄入磷应少于 800mg。②摄入蛋白质时常伴有磷的摄入,故限制蛋白质入量同时已经达到了低磷饮食。③必要时口服磷结合剂,首选碳酸钙,既阻止磷的吸收,又能起到补充钙的作用。

(2)药物治疗:常用碳酸钙、骨化三醇、葡萄糖酸钙等。用药注意事项:①餐中服用碳酸钙效果最好。②用骨化三醇期间,要随时监测血钙、磷、PTH 的浓度,警惕内脏、皮下、关节、血管钙化和肾功能恶化。③葡萄糖酸钙要缓慢静脉注射。

**5. 纠正贫血** 常用重组人红细胞生成素皮下注射。用药后要注意观察用药后不良反应,如头痛、血压升高等。定期复查血常规和血红蛋白,了解药物疗效。必要时遵医嘱酌情补充铁剂、叶酸等。

**6. 控制心衰、纠正心律失常** 同相应疾病治疗。必要时进行血液透析。

**(五)吸附、导泻疗法**

通过增加肠道内尿毒症毒素的排出,减轻病人氮质血症。常用制剂:①口服吸附剂:氧化淀粉、活性炭制剂等。该类药在胃肠道不被吸收入血,可以与肠道里氨、尿素等有害物质结合,从粪便中排出。口服氧化淀粉还有导泻作用。②口服导泻剂:大黄制剂、甘露醇等。该类药通过导泻作用,促使肠道里氨、尿素等有害物质从粪便中排出,但易引起电解质紊乱。

（六）替代肾脏的治疗

**1. 透析治疗** 当慢性肾衰病人进入尿毒症期时,应尽早进行透析治疗。①透析治疗分类:血液透析(简称血透)、腹膜透析(简称腹透),各有优缺点,临床上互为补充。②有心力衰竭等严重症状时,最好进行血液透析治疗。③饮食:接受透析治疗时要给予适当蛋白饮食(1.0~1.2g/kg·d),并严格限制入水量,病人体重每周增长不宜超过2.5kg。

**2. 肾移植** 透析治疗仅能代替肾的部分排泄功能(清除小分子溶质只相当于正常肾脏的10%~15%),不能代替肾脏内分泌和代谢功能。所以,一般先给慢性肾衰病人做一段时间透析治疗,待病情稳定后,酌情考虑进行肾移植。肾移植是最佳的肾脏替代疗法。

☞考点:(1) 去除病因、避免危险因素是关键。

(2) 防止肾功能恶化:①控制高血压、减少尿蛋白。②控制高血糖、高血脂。③避免使用肾毒性药物。

(3) 饮食:优质低蛋白、低脂、低钾、低磷、高钙、高维生素、高热量、低盐限水饮食。钠盐摄入量<6~8g/d;明显水肿、高血压时钠盐摄入量<2~3g/d;水的入量为前一日液体出量+500ml。

(4) 对症处理:①纠正酸中毒、高钾、低钙、高磷血症、贫血。②高血钾护理。③替代治疗:透析、肾移植。

【情境26 医嘱示例】

**长期医嘱单**

| 姓名 | 王×× | 入院日期 | 2009.5.6 | 病区 | 肾脏内科 | 床号 | 13 | 住院号 | | 586349 |

| 起始日期 | 时间 | 医嘱 | 医师签名 | 停止日期 | 停止时间 | 医师签名 | 录入者 |
|---|---|---|---|---|---|---|---|
| 2009.5.6 | 9:30 | 内科护理常规 | Z | | | | C |
| 2009.5.6 | 9:30 | 一级护理 | Z | | | | C |
| 2009.5.6 | 9:30 | 病重 | Z | | | | C |
| 2009.5.6 | 9:30 | 测血压　　bid | Z | | | | C |
| 2009.5.6 | 9:30 | 低盐低脂低优质蛋白饮食 | Z | | | | C |
| 2009.5.6 | 9:30 | 记24h尿量 | Z | | | | C |
| 2009.5.6 | 9:30 | 肾衰宁　3片　tid | Z | | | | C |
| 2009.5.6 | 9:30 | 氨氯地平　5mg　qd | Z | | | | C |
| 2009.5.6 | 9:30 | 贝那普利　10mg　qd | Z | | | | C |
| 2009.5.6 | 9:30 | 5% GS　　100ml　　／ivgtt | Z | | | | C |
| | | 头孢美唑( )　2.0　／bid | | | | | |
| 2009.5.6 | 9:30 | 重组人促红细胞生成素　3000IU　H　tiw | Z | | | | C |
| 2009.5.20 | 9:00 | 1.5%腹膜透析液700ml　IPD　bid | Z | | | | C |
| …… | …… | …… | | | | | |

左侧标注:
- 录入长期护理单并执行
- 录入长期口服治疗单并执行
- 录入长期静脉治疗单,核对皮试后执行
- 录入长期注射治疗单并执行 ←
- 录入长期护理单并执行 ←

**短期医嘱单**

| 姓名 | 王×× | 入院日期 | 2009.5.6 | 病区 | 肾脏内科 | 床号 | 13 | 住院号 | 586349 |
|------|------|----------|-----------|------|----------|------|-----|--------|--------|

| 起始日期 | 时间 | 医嘱 | 医师签名 | 执行时间 | 执行者 | 录入者 |
|----------|------|------|----------|----------|--------|--------|
| 2009.5.6 | 9:30 | 血常规　　　急 | Z | | | C |
| 2009.5.6 | 9:30 | 肾功能 + 电解质　　急 | Z | | | C |
| 2009.5.6 | 9:30 | 胸部 X 线 | Z | | | C |
| 2009.5.6 | 9:30 | 尿常规 | Z | | | C |
| 2009.5.6 | 9:30 | 大便常规 + OB | Z | | | C |
| 2009.5.6 | 9:30 | 肝功能 + 血糖 + 血脂 | Z | | | C |
| 2009.5.6 | 9:30 | 凝血象 | Z | | | C |
| 2009.5.6 | 9:30 | 头孢美唑皮试　（　） | Z | 9:30 | V | C |
| 2009.5.6 | 9:30 | 硝苯地平　10mg　　舌下含服　st | Z | 9:30 | V | C |
| 2009.5.6 | 9:30 | 可乐定　75ug　　　st | Z | 9:30 | V | C |
| 2009.5.6 | 9:30 | 5% SB　125ml　　ivgtt　st | Z | 9:30 | V | C |
| 2009.5.6 | 9:30 | 5%GS　20ml　／　iv | Z | 9:30 | V | C |
| | | 10% 葡萄糖酸钙 10ml　（慢）　st | | | | |
| 2009.5.6 | 9:30 | 5%GS　100ml　／　ivgtt | Z | 续接 | V | C |
| | | 头孢美唑（　）　2.0　／　st | | | | |
| 2009.5.20 | 9:00 | 苯巴比妥　0.1 IM　术前半小时 st | X | 9:30 | B | C |
| 2009.5.20 | 9:00 | 局麻下行腹透置管术　　st | X | 10:00 | N | C |
| …… | …… | …… | | | | |
| 2009.6.2 | 9:00 | 出院 | Z | 9:00 | V | C |

左侧注释（流程提示）：
- 立即留取标本，安排送检查
- 陪检，观察病情
- 次日早晨留取标本，送检查
- 执行者核对治疗卡并执行
- 执行者核对治疗卡、核对皮试结果后执行
- 执行者核对术前医嘱，并执行
- 配合医生手术
- ◆通知相关部门　◆出院指导　◆办理出院手续

【备注】　①肾衰宁：中成药，益气健脾，活血化瘀，用于多种原因所致的慢性肾衰。②氨氯地平、硝苯地平：降压药，为钙离子拮抗剂。心痛定起效快。③贝那普利：是血管紧张素转换酶抑制剂。④可乐定：是中枢作用降压药，起效快，不良反应少。⑤头孢美唑：是半合成的抗生素，抗菌性能与第二代头孢菌素相近。⑥SB（碳酸氢钠）：是碱性药。⑦葡萄糖酸钙：补充钙离子，拮抗钾离子的毒性作用。⑧苯巴比妥：是中枢抑制药。随剂量由小到大，相继出现镇静、安眠、抗惊厥和麻醉作用。⑨重组人促红细胞生成素：作用于骨髓中红系造血祖细胞，促进其增殖分化。⑩IPD：间歇性腹膜透析。

# 七、其他护理

**1. 休息与活动**　①病情较轻者：鼓励其在护理人员或亲属的陪伴下活动。活动量以不出现疲劳、胸痛、呼吸困难、头晕为度。在力所能及的情况下尽量生活自理。②病情较重或心力衰竭：应绝对卧床休息，尽量减少对病人的干扰，做好生活护理。③意识不清或长期卧床：保证病人安全与舒适，防止压疮和肌肉萎缩等，如加护床栏、定时为病人翻身、做被动肢体活动等。当出现烦躁、抽搐、昏迷时，应有专人护理。④贫血严重：指导病人多卧床休息，改变体位时动作缓慢，避免晕倒。

**2. 观察病情**

（1）一般观察：①生命体征：体温是否增高；心律是否规则，有无心律失常；注意呼吸深度和频率，观察呼出气味有无尿臭味；严密观测血压，至少每日测血压 1 次，血压较高时需酌情增加测量次数。②意识状态：注意是否有嗜睡、谵妄、昏迷等。③注意大便是否通畅：大便通畅有利于含氮物质从体内排出。

（2）皮肤、黏膜：①观察有无贫血貌、尿毒症面容。②皮肤是否干燥，皮肤、黏膜是否有瘀点、瘀斑、抓痕等，注意有无出血倾向。③有无心包摩擦音。

（3）消化系统：注意有无恶心、呕吐、腹泻、消化道出血情况。

（4）钠水潴留情况：准确记录出入量，定期测量体重。若短期内体重迅速增加、血压急剧升高、意识改变、心率加快、肺底湿啰音增加、颈静脉怒张、水肿明显，甚至发生急性心力衰竭等，提示钠水潴留加重。

（5）感染征象：如体温升高、寒战、疲乏无力、脓痰、肺部湿啰音、尿路刺激征、白细胞增高等。

（6）辅助检查结果：如肾功能、血清电解质（高钾、高磷、低钙等）、血气分析等检查结果。

**3. 对症护理**

（1）预防感染：是本病护理重点。①预防肺部感染：室内定时通风，空气消毒。告知病人尽量避免去公共场所，避免接触呼吸道感染者。协助病人经常翻身、叩背、排痰，指导有效咳嗽、咳痰。②预防尿路感染：保持外阴清洁，鼓励病人多饮水。③预防消化道感染：早晚刷牙，经常漱口，注意口腔卫生。口腔溃疡时可用氯己定溶液漱口，或局部涂西瓜霜、冰硼散、锡类散等。④预防皮肤感染：勤剪指（趾）甲，避免用力搔抓。每日用温水清洗皮肤后涂抹止痒剂。长期卧床者，帮助病人定时翻身拍背，避免发生压疮。

（2）正确采集血钾标本：是本病护理重点。为防止标本溶血，导致血钾过高，采集血钾标本应注意：①采血部位结扎不宜过紧。②用干燥注射器采血，穿刺针头不可过小。③选择较大血管采血。④采血后取下针头，沿试管壁向试管内缓慢注入血标本。⑤若因注射器漏气或血管较细抽血困难，应更换用物或采血部位，重新采血。⑥若血标本中含有较多气泡，提示该标本已溶血，不宜做血钾测定。

**4. 心理护理** 慢性肾衰常有形象改变、性功能障碍、预后不佳等情况，易使病人产生悲观、绝望等心理问题。护理人员应以热情、关心的态度对待他们，引导病人正确对待疾病，积极配合治疗。告诉病人及家属有关病情和治疗情况，取得他们的理解和支持。

☞考点：①预防感染的措施。②血钾标本采集。

# 八、 健康教育/出院指导

**1. 知识宣传**

（1）向病人介绍本病基本知识，使其对影响本病的危险因素有所了解，并注意避免。能以积极的心态对待疾病。

（2）使病人明确治疗、护理的目的，主动配合休息、饮食、用药、观察护理。注意防止感染、出血等并发症。能进行自我监测，注意全身各系统病情变化情况，准确记录每日尿量、血压、体重，发现异常，及时就诊。

**2. 生活指导** ①休息：注意劳逸结合，避免劳累和重体力活动。规律生活，保证充足睡眠。②饮食：本病对饮食要求比较高，要按上述饮食护理内容进行指导。③卫生：注意个人卫生，保持口腔、皮肤及会阴部的清洁。皮肤瘙痒时避免用力搔抓。④其他：注意保暖，避免受凉。女病人应避免妊娠。

**3. 用药指导** 指导病人遵医嘱用药、透析治疗，避免使用肾毒性药物。

**4. 定期复查** 定期复查肾功能、血电解质等，注意病情进展情况及有无并发症。

☞考点：①自我监测尿量、血压、体重等。②休息、饮食指导。③避免使用肾毒性药物。

【26 护理工作过程】

▲入院护理工作过程

迎接病人→核对病人,为病人戴腕带→给病人称体重,送病人到病床→通知医师、护工、膳食科→测量并记录生命体征,初步评估病人是否存在损伤肾脏的因素,是否有肾脏疾病病史,了解辅助检查结果→心理安慰→办理入院手续→遵医嘱给予降压、纠酸、抗感染等治疗,鼓励病人咳嗽、咳痰→遵医嘱立即留取标本,安排送检查→填写住院护理评估单及护理表格→告诉病人如何配合次日晨空腹抽血、留大小便标本→告诉病人如何避免影响肾功能的因素→入院告知及安全教育

▲住院护理工作过程

加强巡视,观察血压、意识状态、皮肤、黏膜、消化系统、钠水潴留情况、感染征象、化验指标等→执行医嘱,配合应用降压药,保肾药,纠正水、电解质、酸碱平衡紊乱的药物,正确实施腹膜透析→加强基础护理,预防感染等并发症,酌情给予低盐限水、低优质蛋白、低磷、低脂饮食→进行心理护理、健康教育→准确记录尿量,酌情填写护理记录单

▲出院护理工作过程

处理出院医嘱、撤销单据及卡片、整理出院病历、做好出院登记→指导病人如何避免影响肾功能的因素,解释低盐限水、低优质蛋白、低磷、低脂饮食的重要性及方法。严密监测病情,定期复查→听取病人意见和建议、协助备好出院带药、交代遵医嘱用药及药物不良反应,避免滥用药→指导病人及家属腹透技术,并评估掌握情况→协助办理出院手续→护送病人出院→通知护工、膳食科→常规清洁消毒床单位→填写出院护理记录

# 九、小　结

▲慢性肾衰是各种肾脏疾病晚期的共同转归。临床将慢性肾衰分为4期,其中最严重的是尿毒症期。

▲慢性肾衰临床症状较多:①胃肠道表现是最早、最突出、最常见的症状。②慢性肾衰一般均有贫血。③心力衰竭是最主要死因。④代谢性酸中毒是尿毒性病人必有的症状,水、电解质紊乱较常见。有低钙、高磷。⑤感染是病情恶化最常见的诱因,也是主要死因。⑥皮肤瘙痒是尿毒症常见的难治性并发症。

▲血液检查:早期血肌酐清除率下降,晚期 BUN、Scr 升高。

▲饮食疗法、降血压治疗、慎重用药可防止或延缓肾功能进行性恶化。吸附疗法、导泻疗法、透析疗法可促进尿素氮、肌酐排泄,减少体内毒素蓄积。

▲护理重点:饮食护理、预防感染、高血钾护理、正确采集血钾标本等。

# 十、疾病鉴别

急性肾损伤与慢性肾衰竭的特征比较见表5-4-2。

表 5-4-2　急性肾损伤与慢性肾衰竭的特征比较

| 项目 | 急性肾损伤 | 慢性肾衰竭 |
| --- | --- | --- |
| 病因 | 肾前性、肾后性、肾性 | 慢性肾脏疾病 |
| 起病情况 | 肾功能在短时间内突然下降 | 肾功能逐渐下降 |
| 预后 | 早治疗、去病因,肾功能可恢复 | 肾脏疾病晚期的共同转归,最终进入尿毒症期 |
| 临床特点 | ▲以少尿、血钾升高为突出表现<br>▲感染是常见并发症及主要死因<br>▲心力衰竭也是主要死因<br>▲高血钾是最严重的并发症,也是起病第1周最常见的死因 | ▲代谢性酸中毒和水电解质平衡紊乱是尿毒性病人必有的症状<br>▲胃肠道表现是最早、最突出、最常见的表现<br>▲一般均有贫血<br>▲感染是病情恶化最常见诱因,也是主要死因<br>▲心力衰竭是最常见的死因<br>▲皮肤瘙痒是尿毒症常见的难治性并发症<br>▲低钙、高磷血症 |

续表

| 项目 | 急性肾损伤 | 慢性肾衰竭 |
|------|-----------|-----------|
| 治疗、护理要点 | ▲少尿期最重要的治疗和护理措施是控制水、盐摄入<br>▲重症病人早期透析 | ▲降血压、减少蛋白尿治疗,谨慎用药<br>▲透析、吸附、导泻促进毒素排出<br>▲饮食护理、预防感染、高血钾护理、正确采集血钾标本 |

# 第5节 急性肾损伤病人的护理

急性肾损伤(acute kidney injury,AKI),又称为急性肾衰竭,是各种原因引起的肾功能快速下降而出现的临床综合征。急性肾损伤可见于原来无肾脏疾病的病人,也可见于有慢性肾脏疾病的病人,是肾脏疾病中的急危重症,死亡率高,早期及时抢救,部分病人病情是可逆的。

☞考点:急性肾损伤概念。

## 一、病因与发病机制

(一)病因

**1. 肾前性** 是急性肾损伤的最常见病因。

(1)血容量减少:①各种原因的液体丢失和出血等,肾严重灌注不足,肾小球滤过率下降。②过度利尿,导致脱水。

(2)心血管疾病:因心排血量严重不足导致肾灌注不足,如充血性心力衰竭、急性心肌梗死、严重心律失常等。

(3)其他:全身血管扩张、肾动脉收缩、肾自主调节反应受损等。

**2. 肾性** 肾性病因中急性肾小管坏死是最常见的原因,与缺血、肾毒性物质引起近端肾小管损伤有关。①缺血性病变:是急性肾小管坏死最常见的原因。各种肾前性缺血性因素未能及时得到纠正,继续发展成为肾小管坏死。②外源性肾毒性物质:如细菌内毒素、鱼胆、蛇毒、汞、铅、氨基糖苷类抗生素、甘露醇、X线造影剂等。③内源性肾毒性物质:如血管内溶血性血红蛋白尿,挤压、创伤引起大量肌红蛋白沉积肾小管,造成肾小管损害等。

**3. 肾后性** 多见于急性尿路梗阻,如结石、肿瘤、输尿管瘢痕收缩等。尿路内反向压力增加使肾小球囊腔内压力增高,肾小球滤过率下降。

(二)发病机制

**1. 肾前性** 肾灌注减少,肾小球滤过减少。若肾灌注在6小时内恢复,肾功能可以恢复,否则发生急性肾损伤。

**2. 肾性** ①肾小管损伤使肾小管梗阻,管内压增加,肾小球滤过减少。②肾缺血使肾血流量减少,肾小球滤过减少。③缺血使肾组织发生炎症反应,肾组织受损,肾小球滤过减少。

**3. 肾后性** 肾小囊内压力增高,使肾小球滤过减少。

☞考点:①肾前性病因是急性肾损伤最常见的病因。②肾性病因中急性肾小管坏死是最常见的原因。③缺血性病变又是急性肾小管坏死最常见的原因。④肾前性急性肾损伤主要原因是血容量减少;肾性急性肾损伤主要原因是肾小管、肾间质病变;肾后性急性肾损伤主要原因是尿路梗阻。

## 二、临床表现

①传统分期方法:少尿期、多尿期、恢复期。②目前分期方法:起始期、维持期、恢复期。

**1. 起始期** 此期病人虽已存在某些病因,如缺血、肾毒性物质、低血压等,但肾实质损伤并不明显,此时急性肾损伤是可预防的。随病情发展,肾小管上皮细胞损伤加剧,肾小球滤过率下降,进入维持期。

**2. 维持期(少尿期)** 少尿、无尿,持续时间短则几天,长则4~6周,一般持续1~2周。随着肾功能减退,还可出现一系列临床表现:①全身表现:进行性氮质血症,水、电解质,酸碱平衡失调(高磷、低钙、低钠、低氯血症,代谢性酸中毒等),各系统受累表现(同慢性肾衰竭)。②高钾血症:是急性肾损伤最严重的并发症。高钾血症可诱发各种心律失常,导致心脏骤停,是起病第1周死亡最常见的原因。③其他并发症:急性心力衰竭、高血压、肺水肿、脑水肿、心律失常、感染等。其中心力衰竭、感染是本病常见而严重的并发症,常有呼吸道感染、泌尿道感染等。本病发展过程中还可合并多个脏器衰竭,死亡率很高。

**3. 恢复期** 此期病人尿量逐渐恢复,每日尿量可达3000~5000ml或更多,常持续1~3周,是肾功能开始恢复的标志。①肾小球滤过功能逐渐恢复正常或接近正常水平,血尿素氮和肌酐逐渐下降,尿毒症症状也随之好转。②肾小管功能恢复较慢,常需数月。③少数病人最终遗留不同程度的肾脏结构和功能缺陷。④早期仍可有高钾血症,后期随尿量增多,易发生低钾血症。⑤此期仍易发生感染、心血管疾病、消化道出血等并发症。⑥病人病情趋于稳定,各项化验指标趋于平稳。

☞考点:(1) 起始期:病情是可逆的。

(2) 维持期:①因少尿、无尿,常导致氮质血症,水、电解质、酸碱平衡失调,各系统受累,高钾血症。高钾血症是本病最严重的并发症及死因。②心力衰竭、感染也是本期常见而严重的并发症。③本期还可合并多个脏器衰竭,死亡率很高。

(3) 恢复期:肾功能开始恢复。

## 三、辅 助 检 查

**1. 血液检查** ①血浆肌酐、尿素氮进行性上升。②血钾、血磷增高,血钠、血钙降低。③血气分析提示代谢性酸中毒。

**2. 尿液检查**

(1) 检查结果:①尿外观多混浊,尿色深。②尿沉渣有红细胞、白细胞、上皮细胞管型、颗粒管型等。③少量尿蛋白,以小分子蛋白为主。④尿比重低且固定,多在1.015以下。⑤尿渗透压降低。⑥尿钠增高。

(2) 注意事项:需在输液、使用利尿剂或高渗药之前进行尿液检查,否则会影响结果。

**3. 肾活检** 对于诊断肾小球疾病、肾间质疾病及原因不明的急性肾损伤具有重要意义。

**4. 影像学检查** 可排除尿路梗阻。

☞考点:①血肌酐、尿素氮、血钾、血磷升高,血钠、血钙降低。②代谢性酸中毒。③尿比重、尿渗透压低。

## 四、诊 断 要 点

①肾功能在48小时内突然减退。②有相应临床表现。③辅助检查结果证实。

## 五、护 理 问 题

1. 体液过多 与急性肾损伤时所致的肾小球滤过功能受损有关。

2. 营养失调:低于机体需要量 与病人食欲低下、限制饮食中的蛋白质、进行透析等因素有关。

3. 有感染的危险 与限制蛋白质饮食、进行透析、机体的抵抗力低下等有关。

4. 潜在并发症:高血钾、代谢性酸中毒、心力衰竭等。

## 六、治疗及其相关护理

**1. 纠正可逆病因** 早期纠正可逆的病因,如停用肾毒性药物,治疗外伤、心力衰竭、失血、休克、感染等。

**2. 纠正高钾血症、代谢性酸中毒** 见本节"慢性肾衰竭病人护理"相关内容。

**3. 抗感染** 若有感染,应尽早控制感染。常根据细菌培养和药物敏感试验选用肾毒性较低的药物,并根据内生肌酐清除率调整用药剂量。

**4. 透析疗法** 对帮助病人度过维持期具有重要作用。重症病人尽早透析能明显提高病人存活率。

☞考点:①早期纠正可逆病因。②透析疗法:重症病人尽早透析能明显提高病人存活率。③纠正高钾血症、代谢性酸中毒。

## 七、其他护理

**1. 指导休息** 绝对卧床休息,加强生活护理,减轻肾脏负担。注意下肢活动,防止静脉血栓形成。

**2. 饮食、排便护理** 是本病护理重点。补充营养,有助于损伤的肾小管细胞修复和再生,提高存活率。

(1)少尿时饮食:①饮食成分:优质低蛋白、低脂、低钾、低磷、高钙、高维生素、高热量、低盐限水饮食。②具体要求:钠盐摄入量<3g/d,每日进水量为前1日液体出量+500ml,每日供给能量147kJ(35kcal)/kg,提供优质蛋白质0.8g/(kg·d),血透病人为1.0~1.2g/(kg·d)。其中2/3热量由碳水化合物提供,1/3脂类提供,以减少机体蛋白质分解。③维持正氮平衡:必要时给予必需氨基酸或α-酮酸。④饮食以清淡流质或半流质为主:不能经口进食者可用鼻饲或肠外营养。

(2)多尿时饮食:若肾小球滤过率尚未恢复,高钾、心力衰竭、感染等威胁生命的并发症依然存在,酌情给予低钾、低盐饮食,酌情补充水分。

(3)保持大便通畅:促进含氮物质从体内排出。

**3. 观察病情** 是本病护理重点。①严密监测:观察生命体征、神志变化情况。严格记录24小时出入量,密切观测量体重、中心静脉压,若入液量大于排出量,或体重每周增加2.5kg以上,或中心静脉压高于12cmH$_2$O,提示体液过多。②观察皮肤水肿、胸水、腹水情况。③观察电解质、酸碱平衡情况。尤其注意是否有高钾血症、低钙血症等。借助心电监护随时发现高血钾、心律失常等危险征象。④观察心、脑、肺、肝等重要器官的功能,观察各系统、各部位有无感染征象。

**4. 对症护理**

(1)防止感染:①将病人安置单间,限制探视,严格消毒。②进行有创操作时严格执行无菌原则。③做好口腔、皮肤、泌尿道等部位的护理,防止局部感染。④加强翻身、叩背、咳痰、湿化痰液等保持呼吸道通畅措施,防止呼吸道感染。

(2)防止压疮:定时翻身,保持皮肤清洁、干燥,保持床单平整、柔软,必要时使用气垫床。

**5. 心理护理** 急性肾损伤是急危重病之一,病人常有濒死感、恐惧感。护理人员要安慰病人,消除病人紧张、恐惧、焦虑心理,鼓励病人积极配合治疗。

☞考点:①少尿期饮食:优质低蛋白、低脂、低钾、低磷、高钙、高维生素、高热量、低盐限水饮食。②严密监测水、电解质、酸碱平衡情况,观察重要器官功能。

## 八、健康教育/出院指导

**1. 知识宣传** ①向病人介绍本病基本知识,使其对本病病因有所了解,能注意配合医生,积极治疗病因,避免对肾脏有害的因素。②使病人能进行自我检测,发现水肿明显、尿量及尿液改变、乏力加重、食欲减退、血压升高等异常情况,能及时告知医务人员。

**2. 生活指导** ①休息:指导病人合理休息、适当锻炼、增强机体抵抗力。②饮食:给予清淡、适量蛋白质饮食。根据尿量酌情饮水、给予含钾饮食。③避免诱因:避免手术、外伤、感染等刺激因素。

注意个人清洁卫生,注意保暖,防止受凉、受潮,防止呼吸道、皮肤等感染。

**3. 用药指导** 严格遵医嘱用药,避免使用肾毒性药物,不轻信"灵丹妙药",不随意进行"滋补"。

**4. 定期复查** 定期检查尿液、肾功能、水电解质及血压等情况,注意病情进展及有无并发症等。

☞**考点**:①指导病人合理休息、饮食。②避免使用肾毒性药物。③定期复查尿液、肾功能、水电解质及血压等情况。

# 九、小 结

▲急性肾损伤表现为肾功能在短时间内突然下降。①肾前性病因是急性肾损伤最常见的病因。②肾性病因中急性肾小管坏死是最常见的原因。缺血性病变是急性肾小管坏死最常见的原因。③肾后性病因主要是尿路梗阻。

▲急性肾损伤分为起始期、维持期、恢复期。主要表现为:①血肌酐、尿素氮急剧升高。②水、电解质和酸碱平衡紊乱。以少尿、血钾升高、代谢性酸中毒为突出表现。高钾血症是本病最严重的并发症及死因。

▲心力衰竭、感染也是本病常见而严重的并发症。本病还可合并多个脏器衰竭,死亡率很高。

▲最重要的治疗、护理措施:①控制水、盐、钾、蛋白质摄入。②重症病人早期透析能明显提高存活率。③纠正高钾血症、代谢性酸中毒。

## 第6节 尿路感染病人的护理

尿路感染(urinary tract infection,UTI),简称尿感,是指各种病原微生物在尿路中生长、繁殖而引起的炎症性疾病。分为上尿路感染和下尿路感染。①上尿路感染:主要是肾盂肾炎,是尿路感染中常见的类型。临床上分为急性肾盂肾炎和慢性肾盂肾炎。②下尿路感染:包括膀胱炎和尿道炎。尿路感染多发于女性,男女之比为1:10,尤以女婴、老年妇女、婚育年龄女性患病率高。

☞**考点**:①尿路感染概念、分类。②多发于女性。

# 一、病因与发病机制

**(一)病因**

主要是革兰阴性杆菌感染,其中以大肠埃希菌最为常见,占尿路感染的70%以上。

**(二)易感因素**

**1. 尿路梗阻** 如结石、肿瘤、前列腺增生等引起尿路梗阻,导致尿流不畅,病原菌不易被冲走,有利于病原菌生长、繁殖。其感染率比无梗阻者高10倍。前列腺增生导致的尿路梗阻是中老年男性尿路感染的一个重要原因。

**2. 膀胱-输尿管反流** 正常情况下输尿管内壁及膀胱开口处黏膜形成的屏障,能阻止尿液反流至输尿管。当其功能或结构异常时,尿液逆流,病原菌在输尿管或肾盂定植,发生感染。

**3. 机体抵抗力低下** 糖尿病、慢性肾脏疾病及长期卧床的慢性病人,或长期使用糖皮质激素、免疫抑制剂等使机体抵抗力降低的药物,而发生感染。

**4. 神经源性膀胱** 如糖尿病、脊髓损伤等疾病,使支配膀胱的神经功能发生障碍,易发生尿潴留,引起感染。

**5. 妊娠** 与孕激素作用使尿道扩张,输尿管蠕动缓慢,尿液引流不畅,以及妊娠子宫压迫输尿管造成排尿困难有关。

**6. 女性** 女性尿道短直而宽,括约肌收缩力弱,尿道口与肛门、阴道相近,是女性容易发生尿路感染的重要因素。女性经期、妊娠期、绝经期因内分泌等因素改变更易发病。

**7. 医源性因素** 如留置导尿、膀胱镜检、尿道扩张术等引起尿道黏膜损伤,使局部防御机制破坏,并将病原菌带入尿路而致感染。

**8. 泌尿系统结构异常** 肾发育不良、输尿管、肾盂畸形也可引起尿流不畅和尿液反流而发生感染。

**9. 遗传因素** 据统计,反复发生尿路感染的女性,其尿路感染家族史显著高于一般人群。越来越多的证据表明,基因与尿路感染的易感性有关。

**10. 尿道口不洁或盆腔、会阴炎症** ①性生活时可将尿道口周围病原菌挤压入膀胱。②包茎、包皮过长利于病原菌繁殖,是男性尿路感染的诱发因素。③妇科炎症、细菌性前列腺炎等也是尿路感染的原因之一。

（三）感染途径

**1. 上行感染** 是最常见的感染途径。正常情况下尿道口及其周围有少量细菌寄生,但一般不引起感染。当机体抵抗力下降、尿道黏膜有损伤(如尿液高度浓缩、月经期、性生活所致)或者入侵细菌毒力大时,致病力强时,细菌可侵入尿道引起感染。此种途径以大肠埃希菌感染多见。

**2. 血行感染** 较少见。多为体内感染灶的病原菌侵入血液循环到达肾脏和尿路其他部位,引起感染。此种途径以金黄色葡萄球菌感染多见。

**3. 淋巴道感染** 更少见。多因盆腔、肠道炎症时,病原菌经该处淋巴管感染尿路。

**4. 直接感染** 偶见外伤或泌尿系统周围器官发生感染时,病原菌可直接侵入泌尿系统,引起感染。

（四）机体防御机制

机体防御机制正常时,进入膀胱的病原菌会很快被清除,不发生感染。机体防御机制包括:①排尿的冲刷作用。②尿路黏膜的抵抗力。③尿液呈高浓度尿素、高渗透压、低 pH 等。④前列腺分泌物中含有抗菌成分。⑤白细胞清除病菌的作用。⑥输尿管内壁及膀胱开口处黏膜的屏障作用。

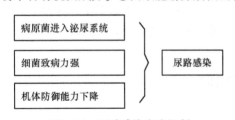

图 5-6-1 尿路感染发病机制

（五）发病机制

尿路感染发病机制见图 5-6-1。

☞考点:①尿路感染常见病因是革兰阴性杆菌感染,其中以大肠埃希菌最为常见。②上行感染是最常见的感染途径。③易感因素:尿路梗阻、膀胱-输尿管反流、机体抵抗力低下、神经源性膀胱、妊娠、女性、医源性因素、泌尿系统结构异常、遗传因素、尿道口不洁或盆腔、会阴炎症

# 二、临 床 表 现

**1. 膀胱炎** 占尿路感染 60% 以上。主要表现为膀胱刺激征(尿频、尿急、尿痛、下腹部不适等)。尿液常混浊,有异味,30% 可出现血尿。一般无全身感染症状,少数病人可出现发热,但体温一般不超过 38℃。

**2. 急性肾盂肾炎**

（1）全身表现:起病急骤,畏寒、发热,体温可达 40℃,常伴头痛、全身不适,如疲乏无力、食欲减退、恶心、呕吐等。

（2）泌尿系统表现:常有膀胱刺激征、腰痛、肾区叩击痛、脊肋角压痛等。

**3. 慢性肾盂肾炎** ①病因:大多数因急性肾盂肾炎治疗不彻底发展而来。②临床表现:多不典型,病程长,迁延不愈,反复发作。部分病人首发症状是高血压或水肿。③急性发作时:有全身及膀胱刺激症状,与急性肾盂肾炎相似。④无症状性菌尿:部分病人尿路症状不明显,仅有低热乏力、多次尿细菌培养阳性。⑤病情持续:可发展为慢性肾衰竭。

**4. 并发症** 肾乳头坏死、肾周围脓肿等。

☞考点：①膀胱炎：主要表现为膀胱刺激征。②急性肾盂肾炎：发热、膀胱刺激征、腰痛、肾区叩击痛、脊肋角压痛。③慢性肾盂肾炎：临床表现不典型、迁延不愈。

# 三、辅助检查

**1. 尿常规检查** ①以白细胞增多为主：尿沉渣镜检白细胞>5 个/HP 称为镜下白细胞尿。②白细胞排泄率：留 3 小时尿液，立即进行尿白细胞计数，若尿白细胞计数>$3 \times 10^5$/h 为阳性。③可见白细胞管型：白细胞管型对于肾盂肾炎有诊断价值。④肉眼血尿：急性膀胱炎时可见。⑤尿蛋白：多为阴性或微量。

**2. 尿细菌培养** 取清洁中段尿做细菌培养、菌落计数，其临床意义为：①菌落计数≥$10^5$/ml：是真性菌尿。是确诊尿路感染的重要依据。②菌落计数<$10^4$/ml：可能为污染。③菌落计数 $10^4 \sim 10^5$/ml：为可疑阳性。④膀胱穿刺尿做细菌培养为阳性：提示真性菌尿。采集尿细菌培养标本时常受以下因素干扰。

（1）尿培养假阳性：其原因为：①标本被污染。②尿标本在室温下超过 1 小时才进行接种。③检验技术错误。

（2）尿培养假阴性：其原因为：①近 5 天内使用过抗生素。②尿液在膀胱内停留时间不足 6 小时。③消毒液混入尿标本。④饮水过多，尿液被稀释。⑤感染灶排菌呈间歇性。

（3）尿培养有杂菌生长：其原因为：①留标本前没有清洁外阴。②没有留取中段尿。③采集尿标本时没有无菌操作，导致容器内面、容器盖内面、甚至尿液被污染。④尿标本没有在 1 小时内送检或没有在 1 小时内接种。

（4）正确采集尿培养标本：是本病护理重点。

1）留标本前：用清水或肥皂水清洗外阴，不宜使用消毒液。

2）留标本最佳时间：使用抗生素之前或停用抗生素后 5 天采取标本，保证尿液在膀胱内停留6~8 小时以上，提高阳性率。留取尿培养标本前不宜多饮水。

3）取中段尿：协助病人留取 10~15ml 中段尿于无菌容器内，并在 1 小时内送检，以防杂菌生长，影响检查结果。

4）防止污染：保持放尿培养标本的容器内面、容器盖内面无菌，避免尿液污染。

5）特殊情况下采集标本：①尿潴留者：用导尿管引流尿液。弃去前段后，留取尿液置于无菌容器内送检。②留置导尿者：先夹闭尿管 30 秒，再消毒导尿管外部，用无菌注射器通过导尿管抽取尿液，注意避免带入消毒剂。③留置尿管时间较长者：应在更换新导尿管后留取尿培养标本。

▲实训 5-6-1 参见《内科护理实训指导》

**3. 血常规** 急性肾盂肾炎血白细胞计数和中性粒细胞计数增高。慢性肾盂肾炎血红蛋白降低。

**4. 肾功能检查** 慢性肾盂肾炎晚期可出现持续性肾功能损害，如夜尿多，尿比重下降，内生肌酐清除率降低，血尿素氮、肌酐增高等。

**5. 影像学检查**

（1）X 线检查：①腹部 X 线平片检查：可观察肾脏大小、形态、位置、有无结石。②造影检查：包括静脉肾盂造影、逆行肾盂造影等，慢性肾盂肾炎可有肾盂、肾盏变形、缩窄。

（2）B 超检查：慢性肾盂肾炎时，肾脏缩小，肾外形凹凸不平，双肾大小不等。

（3）放射性核素检查：包括放射性核素肾图、放射性核素肾动态扫描，了解肾脏分泌、排泄功能，及肾脏大小、形态、有无梗阻等。

☞考点：①镜下白细胞尿：白细胞>5 个/HP。②白细胞管型：对于肾盂肾炎有诊断价值。③真性菌尿：菌落计数≥$10^5$/ml，是确诊尿路感染的重要依据。④膀胱穿刺尿：做细菌培养为阳性，提示真性菌尿。⑤尿细菌培养干扰因素:尿培养假阳性、尿培养假阴性、尿培养有杂菌生长。⑥正确采集尿培养标本。

# 四、诊断要点

**1. 尿路感染诊断** 有真性菌尿。无症状者要求两次细菌培养均为同一菌种的真性菌尿。

**2. 膀胱炎诊断** 膀胱刺激征、真性菌尿。

**3. 急性肾盂肾炎诊断** 同膀胱炎诊断,同时伴有高热、腰痛、肾区叩击痛、脊肋角压痛、白细胞管型尿或膀胱冲洗后尿培养仍阳性。

**4. 慢性肾盂肾炎诊断** ①有真性菌尿,肾功能减退。②再加上肾脏缩小、肾外形凹凸不平、肾盏变形、双肾大小不等中任何一项。

【情境 27】

病人,郭××,女,26 岁,已婚。寒战、高热、全身酸痛、食欲减退 2 天,尿频、尿急、尿痛、腰痛、肾区叩击痛 1 天。病人情绪激动,烦躁不安。体检:T 39.7℃,P 102 次/分,R 32 次/分,BP 100/70 mmHg。辅助检查:①尿常规:镜下可见白细胞、红细胞、白细胞管型。②尿细菌定量培养:菌落计数 >$10^8$/ml。初步诊断为:急性肾盂肾炎。

【情境 27 诊断分析】

▲该病人为育龄女性。▲有高热等全身症状。▲有膀胱刺激征、腰痛、肾区叩击痛等局部体征。▲有真性菌尿、白细胞管型尿及镜下血尿。符合急性肾盂肾炎的诊断。

# 五、护理问题

1. 体温过高 与细菌感染有关。

2. 排尿异常 与膀胱炎症刺激有关。

3. 知识缺乏:缺乏有关尿路感染的防治知识。

# 六、治疗及其相关护理

尿路感染以抗感染治疗、去除诱因为主,同时配合休息,多饮水,勤排尿。

**1. 用药原则** ①首选对革兰阴性杆菌有效的抗生素,若治疗 3 天后症状无改善,按药敏结果调整用药。②选用在尿道和肾内浓度高的抗生素。③选用肾毒性小、副作用少的抗生素。④病情较重时联合用药。

**2. 急性膀胱炎治疗**

(1) 常用制剂及疗程:磺胺类、喹诺酮类、半合成青霉素、头孢菌素类抗生素,任选一种,连用 3 天,约 90% 的病人可治愈。若停药 7 天后,做尿培养结果阳性,应继续用抗生素治疗 2 周。

(2) 用药注意事项:是本病护理重点。

1) 头孢类:使用前询问有无过敏史,做过敏试验,并注意观察疗效及不良反应。

2) 喹诺酮类:①可出现消化道反应,需饭后服药。②在碱性环境下易产生结晶尿,不易与碱性药同用。③可有头晕、头痛、睡眠不良等反应,要注意观察。

3) 磺胺类:易出现过敏反应、消化道反应、结晶尿等。①用药前应询问过敏史。②饭后服药。③与碱性药同用既可避免磺胺类药在尿路中形成结晶,又可增强磺胺类抗菌活性。④不宜与维生素 C 或其他酸类药物同服,以免产生结晶尿。

4) 氨基糖苷类:①该药对听神经有毒性:用药期间注意询问病人有无耳鸣、眩晕、听力减退等耳毒性症状。②该药对肾脏有毒性:用药期间注意有无蛋白尿、管型尿、血尿、尿量改变等肾毒性症状。③孕妇、老年病人及有慢性肾脏病史者禁用。

**3. 急性肾盂肾炎治疗**

（1）病情较轻者：口服喹诺酮类（氧氟沙星、环丙沙星等）、半合成青霉素类（阿莫西林等）或头孢菌素类（头孢呋辛等），疗程14天，约90%的病人可治愈。若尿培养仍阳性，应按药敏试验结果调整用药，再继续治疗4~6周。

（2）病情较重者：静脉用氨苄西林或头孢噻肟钠或头孢曲松钠或左氧氟沙星等，于退热后继续用药3~5天，改为口服抗生素，完成2周疗程。若治疗72小时无好转趋势，应按药敏试验结果更换抗生素，疗程不少于2周。若仍有持续发热，应考虑是否存在并发症。

**4. 慢性肾盂肾炎治疗** 治疗关键是寻找、去除易感因素，同时辅以抗生素治疗。

（1）急性发作：按急性肾盂肾炎治疗，并联合应用抗生素，延长疗程，一般需治疗2~4周。

（2）反复发作：在去除病因的基础上，给予联合用药，如长程低剂量抑菌疗法，即每晚睡前排尿后服用小剂量抗生素1次，如复方磺胺甲噁唑1~2片、呋喃妥因50~100mg、氧氟沙星200mg中的1种，每种抗生素服用7~10天后，服用下一种抗生素，如此反复，连续用药半年。

**5. 治愈标准** 症状消失，尿菌阴性，治疗结束后2周、6周复查尿细菌培养，均为阴性即为治愈。

☞考点：①首选对革兰阴性杆菌有效的抗生素。②与碱性药同用可避免磺胺类药在尿路中形成结晶，同时增强磺胺类抗菌活性。③喹诺酮类在碱性环境下易产生结晶尿，不易与碱性药同用。④治愈标准：症状消失，尿菌阴性，治疗结束后2周、6周复查尿细菌培养，均为阴性即为治愈。

▲实训 5-6-2 参见《内科护理实训指导》

【情境27 医嘱示例】

**长期医嘱单**

| 姓名 | 郭×× | 入院日期 | 2008.7.14 | 病区 | 肾内科 | 床号 | 27 | 住院号 | 20080476 |
|---|---|---|---|---|---|---|---|---|---|

| 起始日期 | 时间 | 医嘱 | | | | 医师签名 | 停止日期 | 停止时间 | 医师签名 | 录入者 |
|---|---|---|---|---|---|---|---|---|---|---|
| 2008.7.14 | 8：15 | 内科护理常规 | | | | D | | | | W |
| 2008.7.14 | 8：15 | 二级护理 | | | | D | | | | W |
| 2008.7.14 | 8：15 | 普食 | | | | D | | | | W |
| 2008.7.14 | 8：20 | 5% GS | 100ml | | ivgtt | D | | | | W |
|  |  | 头孢呋辛（ ） | 1.5g | | bid | | | | | |
| 2008.7.14 | 8：20 | 5%碳酸氢钠 | 150ml | ivgtt | qd | D | | | | W |
| …… | …… | …… | | | | | | | | |

（录入长期护理单并执行／录入长期静脉治疗单。核对皮试后执行／录入长期静脉治疗单并执行）

**短期医嘱单**

| 姓名 | 郭×× | 入院日期 | 2008.7.14 | 病区 | 肾内科 | 床号 | 27 | 住院号 | 20080476 |
|---|---|---|---|---|---|---|---|---|---|

| 起始日期 | 时间 | 医嘱 | | | 医师签名 | 执行时间 | 执行者 | 录入者 |
|---|---|---|---|---|---|---|---|---|
| 2008.7.14 | 8：20 | 头孢呋辛皮试（ ） | | | D | 8：20 | J | W |
| 2008.7.14 | 8：20 | 5% GS | 100ml | ivgtt | D | 8：50 | J | W |
|  |  | 头孢呋辛（ ） | 1.5g | st | | | | |

（执行者核对治疗卡后执行／执行者核对治疗卡、核对皮试结果后执行）

| 姓名 | 郭×× | 入院日期 | 2008.7.14 | 病区 | 肾内科 | 床号 | 27 | 住院号 | 20080476 |
|------|------|----------|-----------|------|--------|------|----|--------|----------|
| 起始日期 | 时间 | | 医嘱 | | | 医师签名 | 执行时间 | 执行者 | 录入者 |

| 起始日期 | 时间 | 医嘱 | 医师签名 | 执行时间 | 执行者 | 录入者 |
|----------|------|------|----------|----------|--------|--------|
| 2008.7.14 | 8：20 | 中段尿培养　急　　（用抗生素前） | D | | | W |
| 2008.7.14 | 8：20 | 尿常规 | D | | | W |
| 2008.7.14 | 8：20 | 大便常规 | D | | | W |
| 2008.7.14 | 8：20 | 血常规 | D | | | W |
| 2008.7.14 | 8：20 | 肝肾功能 | D | | | W |
| 2008.7.14 | 8：20 | 血电解质 | D | | | W |
| 2008.7.14 | 8：20 | 心电图 | D | | | W |
| 2008.7.14 | 8：20 | X线胸片 | D | | | W |
| …… | | | | | | |
| 2008.7.29 | 16：00 | 出院 | D | 16：00 | J | W |

立即留取标本,安排送检查 ← (中段尿培养)

次日早晨留取标本,送检查

陪检,观察病情

◆通知相关部门
◆出院指导 ← (出院)
◆办理出院手续

【备注】 ①头孢呋辛:第二代头孢类抗生素。②碳酸氢钠:碱化尿液,能减轻膀胱刺激征、抑制细菌生长、增强药物疗效。

# 七、其他护理

**1. 指导休息**　①急性肾盂肾炎第1周卧床休息。可采用屈曲位,以减轻炎症引起的肾区痛。尽量不要久站或久坐,以防肾脏下移、牵拉,加重疼痛。②慢性肾盂肾炎病人一般不宜从事重体力劳动,注意增加休息和睡眠时间。

**2. 饮食、排便护理**　是本病护理重点。多饮水、勤排尿是预防尿路感染最有效的方法。①多饮水:饮白开水或茶水是减轻尿路刺激症状的重要措施。若无禁忌,每天饮水量在2500ml以上。②勤排尿:2~3小时至少排尿1次,达到冲洗尿路,减少细菌在尿路滞留的目的。③保持大便通畅,保持会阴部清洁:排大便后及时清洗肛周。每日清洗会阴、更换内裤。接触会阴部物品应保持清洁。④加强营养:给予清淡、富含营养、富含维生素、易消化的食物。

实训5-6-3参见《内科护理实训指导》

**3. 观察病情**　密切观察病人的膀胱刺激症状、发热情况、尿液检查及尿细菌培养结果。

(1) **警惕并发症**:急性肾盂肾炎抗感染治疗2周后,仍有持续发热者,应注意有无并发症,如肾盂积脓、肾周脓肿等。

(2) **警惕重新感染**:治疗后症状消失,尿菌转阴后6周再次出现真性菌尿,菌种与上次不同,称为重新感染。治疗护理方法与首次发作相似。

(3) **警惕病情复发**:经治疗症状消失后,尿菌转阴后6周内再次出现真性菌尿,菌种与上次相同,称为复发。可在祛除诱因(结石、梗阻等)的基础上,根据药敏试验结果选择强杀菌性的抗生素,疗程不少于6周。对反复发作者,可采用长程低剂量抑菌疗法。

**4. 对症护理**

(1) **高热护理**:高热时可采用冰敷、酒精拭浴等方法进行物理降温,必要时遵医嘱给予药物降温。大量补充水分,做好口腔及皮肤护理,监测体温变化。

（2）减轻膀胱刺激征：①多饮水,多排尿。②口服碳酸氢钠碱化尿液,能减轻膀胱刺激征,抑制细菌生长,增强药物疗效。用碳酸氢钠时避免同时用酸性药物。③遵医嘱用阿托品、溴丙胺太林（普鲁本辛）等抗胆碱能类解痉药。用药期间注意有无心率过快、口干等副作用。④指导病人按摩或热敷膀胱区,以缓解疼痛。⑤为病人提供安静、舒适的休息环境。谈一些病人感兴趣的话题,做一些分散病人的注意力的活动,如听音乐、看电视等,以减轻焦虑,缓解尿路刺激症状。

（3）注意个人卫生：①指导病人每日清洁会阴部和肛周,教会病人正确清洗外阴部的方法。②特别要注意月经期、妊娠期和产褥期卫生。③发病若与性生活有关,嘱病人性生活后立即排尿,并口服1次常用量抗生素预防感染。④禁止盆浴。

（4）指导"二次排尿"：膀胱-输尿管反流者要"二次排尿",即每次排尿后数分钟,再次排尿一次,避免尿液潴留。

（5）尿路侵入性操作的处理：①尽量避免使用侵入尿路的器械,必需应用时,要严格无菌操作。②侵入性检查后多饮水,并遵医嘱服用抗生素,预防感染发生。③若必须留置导尿管,在置管后的前3天给予抗生素可延迟尿路感染的发生。

**5. 心理护理** 过分紧张会加重尿频症状,要注意安慰病人,稳定其情绪。引导病人正确对待疾病,以积极的态度配合治疗,不可操之过急。

☞考点：①多饮水、勤排尿是预防尿路感染最有效的方法。②保持会阴部清洁。③碳酸氢钠碱化尿液能减轻膀胱刺激征,抑制细菌生长,增强药物疗效。

# 八、 健康教育/出院指导

**1. 知识宣传** 向病人介绍本病基本知识,使其对影响本病的病因、感染途径、易感因素有所了解,明确治疗、护理目的,知道如何配合正确留取尿培养标本。

**2. 生活指导** 是本病护理重点。①合理安排工作生活：规律生活,避免过度劳累,坚持体育锻炼,增强机体免疫力。②合理饮食、排便：给予清淡饮食,多饮水、不憋尿、勤排尿,保持大便通畅。③注意个人卫生：保持会阴清洁。④指导膀胱-输尿管反流者注意"二次排尿"。

**3. 用药指导** 遵医嘱坚持药物治疗,不可将症状消失作为停药的标准,不可擅自换药、减量、过早停药。

**4. 定期复查** 停药后必须追踪观察,以免感染复发或迁延不逾发展为慢性肾盂肾炎。定期复查尿常规、尿细菌培养。注意肾功能、血电解质有无变化。了解病情进展情况及有无并发症。能进行自我检测,注意体温、尿液、尿量,留意观察全身和局部反应情况,发现异常,及时就诊。

☞考点：①注意生活指导。②定期复查尿常规、尿细菌培养,注意肾功能。

【情境27 护理工作过程】

▲入院护理工作过程

迎接病人→核对病人,为病人戴腕带→给病人称体重,送病人到病床→通知医师、护工、膳食科→测量并记录生命体征,初步评估病人是否有膀胱刺激征,是否有全身症状,了解尿液检查结果→心理安慰→办理入院手续→遵医嘱立即留取尿培养标本,及时安排送检查→遵医嘱给予抗感染、降温等治疗→填写住院护理评估单及护理表格→告诉病人如何配合次日晨空腹抽血、留大小便标本→告诉病人如何避免导致尿路感染的因素→入院告知及安全教育

▲住院护理工作过程

加强巡视,观察体温、膀胱刺激征、肾区症状、尿液检查结果等→执行医嘱,配合应用抗感染等药物→鼓励病人多饮水、勤排尿、注意多休息→给予清淡、富含维生素、富含营养食物→进行心理护理、健康教育→酌情填写护理记录单

▲出院护理工作过程

处理出院医嘱,撤销单据及卡片,整理出院病历,做好出院登记→指导病人如何避免导致尿路感染的因素,解释多饮水、勤排尿、少憋尿的重要性及方法,保持会阴部清洁→严密监测病情,定期复查尿常规,按医嘱时间复查尿培养→听取病人的意见和建议,协助备好出院带药,交代遵医嘱用药及药物不良反应,避免用肾毒性药物→协助办理出院手续→护送病人出院→通知护工、膳食科→常规清洁消毒床单位→填写出院护理记录

# 九、小　　结

▲真性菌尿是本病诊断的重要依据。最常见的致病菌是大肠埃希菌。最常见的感染途径是上行感染。

▲上尿路感染主要是肾盂肾炎,分为急性、慢性肾盂肾炎。下尿路感染主要是膀胱炎和尿道炎。

▲①急性肾盂肾炎:有真性菌尿、全身症状明显,可有高热、腰痛、肾区叩击痛、脊肋角压痛、白细胞管型。②慢性肾盂肾炎:有真性菌尿、肾功能减退、肾脏缩小、肾外形凹凸不平、肾盏变形、双肾大小不等。

▲抗生素治疗不能以症状消失作为停药标准。治疗结束后 2 周、6 周复查尿细菌培养,若为阴性,即为治愈。

▲最主要的护理措施是多饮水,勤排尿,保持会阴部清洁。

(赵立波)

# 第 7 节　泌尿系统疾病常见临床表现综合归纳(自学)

# 一、肾 性 水 肿

肾性水肿的类别见表 5-7-1。

**表 5-7-1　肾性水肿的类别**

| 类别 | 机制 | 临床特点 | 常见疾病 |
|---|---|---|---|
| 肾炎性水肿 | "球-管失衡" | 眼睑及面部开始,晨起较明显。常伴血压升高 | 急、慢性肾炎 |
| 肾病性水肿 | 低蛋白血症 | 较重,多从下肢开始,常为全身性、体位性和凹陷性,可无高血压 | 肾病综合征 |

# 二、膀 胱 刺 激 征

膀胱刺激征特点的汇总见表 5-7-2。

**表 5-7-2　膀胱刺激征特点的汇总**

| 类别 | 发病机制 | 临床特点 | 常见疾病 |
|---|---|---|---|
| 膀胱刺激征 | 膀胱颈和膀胱三角区受炎症或机械刺激 | 尿频、尿急、尿痛,可伴有排尿不尽感及下腹坠痛<br>尿频:指尿意频繁而每次尿量不多<br>尿急:指迫不及待地需要排尿,难以控制<br>尿痛:指排尿时伴有会阴或下腹部疼痛 | 尿路感染 |

# 三、尿量异常

尿量异常的类别见表5-7-3。

**表5-7-3　尿量异常的类别**

| 类别 | 临床表现 | 发病机制 | 常见疾病 |
|------|----------|----------|----------|
| 正常尿量 | 1000~2000ml/d | | |
| 无尿 | 尿量少于100ml/d | 肾小球滤过率下降 | 严重休克、急性肾衰 |
| 少尿 | 尿量少于400ml/d | 肾小球滤过率下降 | 各种肾脏疾病,心、肝、肾衰竭,休克,脱水 |
| 多尿 | 尿量超过2500ml/d | 肾小管功能障碍内分泌代谢障碍 | 急性肾衰、糖尿病、尿崩症等 |
| 夜尿增多 | 夜间尿量>白天尿量或夜间尿量>750ml且尿比重低 | 肾小管浓缩功能减退 | 慢性肾小球肾炎、慢性肾衰 |

# 四、蛋　白　尿

蛋白尿的类别见表5-7-4。

**表5-7-4　蛋白尿的类别**

| 类别 | 发病机制 | 常见疾病 |
|------|----------|----------|
| 蛋白尿(尿蛋白>150mg/d) | 肾小球滤过膜轻度病变,分子屏障、电荷屏障被破坏 | 肾小球肾炎 |
| 大量蛋白尿(尿蛋白>3.5g/d) | 肾小球滤过膜损伤严重 | 肾病综合征 |
| 肾小球性蛋白尿 | 肾小球滤过膜通透性增加 | 肾小球病变 |
| 肾小管性蛋白尿 | 肾小管重吸收能力下降 | 肾小管病变 |
| 混合性蛋白尿 | 病变同时累及肾小球和肾小管 | 各种肾小球疾病的后期 |
| 溢出性蛋白尿 | 肾外疾病引起的血中异常蛋白增加,经肾小球滤过后不能被肾小管全部重吸收 | 急性溶血性疾病、多发性骨髓瘤 |
| 组织性蛋白尿 | 肾组织破坏,蛋白质释出 | 各种肾脏疾病 |
| 生理性蛋白尿 | 为一过性蛋白尿 | 剧烈运动、高热、急性疾病或直立体位所致 |

# 五、血　　尿

血尿的类别见表5-7-5。

**表5-7-5　血尿的类别**

| 类别 | 诊断标准 | 常见疾病 |
|------|----------|----------|
| 镜下血尿 | 红细胞>3个/HP或1小时尿红细胞计数超过10万个 | ▲局部疾病:肾小球肾炎、肾盂肾炎、泌尿道结石、结核、肿瘤等 ▲全身疾病:血液病、感染性疾病等 |
| 肉眼血尿 | 尿液外观呈血样或洗肉水样 | ▲药物不良反应 ▲剧烈运动、损伤 |

## 六、 白细胞尿、脓尿、菌尿

白细胞尿、脓尿、菌尿的鉴别见表 5-7-6。

**表 5-7-6  白细胞尿、脓尿、菌尿的鉴别**

| 类别 | 诊断标准 | 常见疾病 |
|---|---|---|
| 白细胞尿或脓尿 | 白细胞>5 个/HP | 泌尿系统感染、肾小球疾病、泌尿系统异物 |
| 菌尿 | 每个高倍视野均可见细菌 | 泌尿系统感染 |
| | 或尿细菌培养菌落计数超过 $10^5/ml$ | |

## 七、 管 型 尿

管型尿的类别见表 5-7-7。

**表 5-7-7  管型尿的类别**

| 类别 | 常见疾病 | 诊断标准 |
|---|---|---|
| 白细胞管型 | 肾盂肾炎 | 管型是由蛋白质在肾小管内凝聚而成的一种圆柱状物。若 12 小时尿沉渣计数管型超过 5000 个，或每低倍镜视野有 1 个以上管型，称管型尿。若同时伴有细胞或其他物质即形成不同类型的管型尿 |
| 红细胞管型 | 急性肾小球肾炎 | |
| 颗粒管型 | 肾实质损害、肾小管损伤 | |
| 透明管型 | 正常人 | |
| 上皮管型 | 肾小管病变 | |
| 蜡样管型 | 慢性肾脏疾病 | |

（朋彩虹）

# 第6章

# 血液系统疾病病人的护理

1. 能叙述常见血液系统疾病的病因、发病机制、辅助检查。
2. 能记住常见血液系统疾病的主要临床表现、治疗要点。
3. 能初步做出血液系统疾病的主要医疗诊断,提出主要护理问题。
4. 能对血液系统疾病病人实施基本的护理,能把握主要疾病的最主要的护理措施,进行健康教育。

## 第1节　血液系统基础知识

### 一、　造血及血液组成

血液系统的组成见图 6-1-1。

$$\text{血液系统}\begin{cases}\text{造血器官}\begin{cases}\text{胚胎期:以肝、脾、红骨髓、淋巴结为主}\\\text{出生后:以红骨髓为主}\end{cases}\\\text{血液}\begin{cases}\text{血细胞(占45\%):红细胞、白细胞、血小板}\\\text{血浆(占55\%):水、蛋白质、电解质、营养物质、代谢产物}\end{cases}\end{cases}$$

图 6-1-1　血液系统的组成

从出生至 4 岁,全身骨髓的髓腔内均为红骨髓。5 岁后随着年龄的增长,红骨髓脂肪化由远心端向近心端发展。至 18 岁时,红骨髓仅存在于扁平骨、短骨及长管状骨的近心端,如颅骨、胸骨、脊椎骨、肋骨、髂骨以及肱骨和股骨的近心端。脂肪化的骨髓称为黄骨髓,主要由脂肪细胞组成。健康成人黄骨髓约占骨髓总量的 50%。黄骨髓仍然保持有造血的潜能,当机体需要时,又可重新转变为红骨髓参与造血。肝、脾造血功能在出生后基本停止,但当机体需要时,如慢性溶血,已经停止造血的肝、脾也可部分恢复其造血功能,成为"髓外造血"的主要场所。有些资料将胸腺、淋巴结也列为造血器官。

### 二、　造血干细胞

造血干细胞(HSC)存在于造血器官内,是各种血细胞与免疫细胞的起始细胞,具有不断自我更新、多向分化与增殖能力,又称多能干细胞或全能干细胞。在一定条件下和某些因素的调节下造血干细胞能增殖、分化为各类血细胞的祖细胞,即造血祖细胞。由于造血祖细胞失去多向分化的能力,只能向一个或几个血细胞系定向增殖与分化,如红细胞系、粒细胞系和巨核细胞系,故又称为定向干细胞。造血干细胞分化及增殖见图 6-1-2。

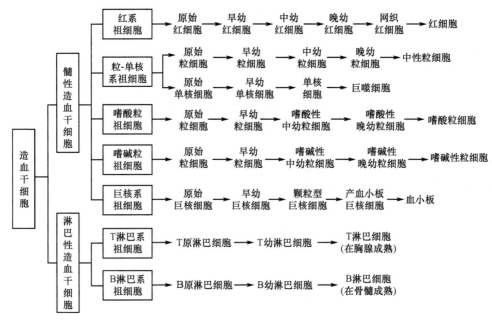

图 6-1-2　造血干细胞的分化及增殖

# 三、外周血细胞

**1. 外周血细胞正常值**　见表 6-1-1。

表 6-1-1　部分外周血细胞正常值

| 种类 | 正常值 |
|---|---|
| 红细胞（RBC） | 男（4~5.5）×$10^{12}$/L,女（3.5~5.0）X $10^{12}$/L |
| 血红蛋白（Hb） | 男 120~160g/L,女 110~150g/L |
| 白细胞（WBC） | （4.0~10.0）×$10^9$/L |
| 血小板（PLT） | （100~300）×$10^9$/L |
| 网织红细胞 | 在外周血中占 0.5%~1.5% |

**2. 红细胞主要功能**　①成熟红细胞:呈双凹圆盘形,具有可塑、变形性,有较大的表面积,有利于气体交换。红细胞胞质内充满具有结合、输送 $O_2$ 和 $CO_2$ 功能的血红蛋白（图 6-1-3）。②网织红细胞:是尚未完全成熟的红细胞,其标志是胞质内有残存的核糖体。网织红细胞是反应骨髓造血能力的重要指标,对贫血等血液病的诊断和预后判断有一定临床意义。

**3. 白细胞主要功能**　白细胞种类多,形态和功能各异,包括中性粒细胞、嗜酸性粒细胞、嗜碱性粒细胞、单核细胞、淋巴细胞。①单核-巨噬细胞系统:包括巨噬细胞（血中单核细胞游走至组织）、肺巨噬细胞、肝的库普弗细胞、神经系统的神经小胶质细胞、骨组织的破骨细胞、皮肤的朗格汉斯细胞。②白细胞:具有变

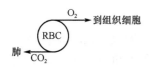

图 6-1-3　红细胞运送功能示意图

形、趋化、游走与吞噬等生理特性,是机体防御系统的重要组成部分。其主要功能见表 6-1-2。

**4. 血小板主要功能**　血小板进入血液后,平均寿命为 7~14 天,但只在最初两天具有生理功能。其生理特点为:①黏附粗糙面。②释放活性物质:使血小板聚集,血管收缩。③收缩血块。④吸附凝血因子。

⑤修复血管内皮:血小板可融合于血管内皮细胞,对修复内皮细胞,保持内皮细胞完整性及正常通透性具有重要作用。⑥参与止血、凝血过程。⑦血小板<$50×10^9$/L:毛细血管壁脆性增加,产生出血倾向。

**表 6-1-2 白细胞主要功能**

| 种类 | | 功能 |
|---|---|---|
| 粒细胞 | 中性粒细胞 | 主要有杀菌或抑菌作用,是阻止细菌入侵的防线 |
| | 嗜酸性粒细胞 | 具有抗过敏、抗寄生虫作用 |
| | 嗜碱性粒细胞 | 能释放组胺等生物活性物质,主要与变态反应有关 |
| 单核细胞 | | 吞噬异物,识别、杀伤癌细胞。是阻止细菌入侵的防线 |
| 淋巴细胞 | | T 淋巴细胞参与细胞免疫,B 淋巴细胞形成抗体参与体液免疫 |

# 四、血 浆

是一种淡黄色的透明液体,含有多种蛋白质、凝血因子、抗凝血因子、补体、抗体、酶、电解质、激素及营养物质等。

# 五、造血微环境

造血微环境是指造血器官实质细胞四周的支架细胞、组织。它包括微血管系统、末梢神经、网状细胞、基质以及基质细胞分泌的细胞因子,是机体造血以及免疫细胞发育的场所。造血微环境的基质和造血干细胞的关系被形象地喻为"土壤和种子"的关系。骨髓造血微环境存在于全身骨骼的骨髓腔内。造血微环境的改变可导致机体造血功能异常。

# 六、血液系统疾病分类

血液系统疾病分类见图 6-1-4。

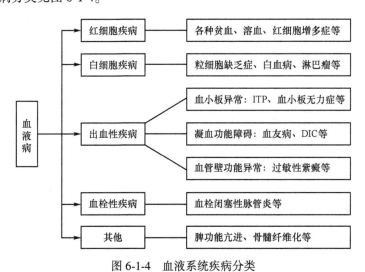

图 6-1-4 血液系统疾病分类

# 七、血液系统疾病病人常见临床表现及护理

（一）出血或出血倾向

**1. 病因** 血小板数目减少及功能异常、毛细血管脆性或通透性增加、血浆中凝血因子缺乏、血

液中抗凝物质增加均可导致出血或出血倾向。具体病因:①血液系统疾病:再生障碍性贫血、急性白血病、特发性血小板减少性紫癜、血友病等。②非血液系统疾病:尿毒症、流行性脑脊髓膜炎、流行性出血热等。③药物:抗凝药、溶栓药等。④动物咬伤:如毒蛇、水蛭咬伤等。

**2. 表现** ①常见表现:自发性出血或轻度受伤后出血不止。②血管脆性增加及血小板异常:出血多为皮肤、黏膜的瘀点、瘀斑。③凝血因子缺乏:出血多为关节腔或软组织出血。④皮肤、牙龈、鼻腔出血:最为常见。⑤内脏出血:较为严重,且不易察觉,尤其颅内出血最为严重,甚至导致死亡。

**3. 护理问题** 有受伤的危险:出血 与血小板减少、凝血因子缺乏、血管壁异常有关。

**4. 护理措施**

(1) 密切监测出血征象:观察出血部位、出血量、出血时间及生命体征的变化情况。颅内及内脏出血不易被及时察觉,要警惕,注意观察有无意识障碍、视力改变、头痛、呕吐、血便、血尿。了解血小板计数变化情况。

(2) 合理休息:轻度出血可适当活动,但要避免剧烈活动,避免用力咳嗽、排便,避免屏气,避免情绪激动,避免跌倒、碰撞等。①PLT$<50\times10^{9}$/L 或血红蛋白≤60g/L 时:限制活动。②PLT$<20\times10^{9}$/L 时:绝对卧床休息。

(3) 用药护理:输浓缩血小板悬液或新鲜血时注意避免震荡,尽快输注。谨慎使用抗血小板药物。

(4) 皮肤黏膜出血的防治护理:①保持床单平整,被褥衣服柔软。避免皮肤摩擦,避免搔抓。限制活动,防止磕碰。②尽量避免人为的创伤,如各种注射、手术等,必须注射时,应在快速拔针后立即用干棉球压迫止血较长时间,直至针眼无渗血。注意更换注射或穿刺部位,以免反复损伤引起局部血肿。③静脉注射时尽量不扎止血带,不拍打静脉。穿刺动作准确、轻柔。④血小板明显降低的病人发热时避免进行酒精或温水拭浴,以免血管扩张导致出血。慎用阿司匹林、双嘧达莫、吲哚美辛、保泰松、右旋糖酐等影响凝血功能的药物。⑤皮肤黏膜出血时可采用压迫止血法,或局部应用止血药。

(5) 鼻出血的防治护理:保持室内湿度为 50%~60%。①禁挖鼻孔及用力擤鼻涕,鼻腔干燥时,可轻轻涂少许抗生素软膏或用少许液状石蜡。②少量鼻腔出血时,用消毒干棉球、肾上腺素棉球、凝血酶棉球填塞鼻腔止血,局部冷敷。③大量出血(后鼻腔出血)可用凡士林油纱条填塞。填塞后每日用无菌液状石蜡滴入填塞纱条上 2 次,每日口腔护理 2 次。观察鼻周皮肤颜色,注意有无感染。术后 3 天取出或更换纱条。

(6) 口腔、牙龈出血的防治护理:①指导病人用软毛牙刷刷牙,不用牙签剔牙。保持口腔清洁,进餐前后和睡觉前后用冷开水或生理盐水漱口。②牙龈渗血时,可用肾上腺素棉球或明胶片局部压迫止血,或局部涂抹三七粉、云南白药。③用 1%过氧化氢溶液及时清除口腔陈旧血迹,防止口腔黏膜溃烂、感染。④饮食勿烫、宜软,避免食用煎炸、带刺、带骨头、带壳、质硬的食物,要细嚼慢咽,避免口腔黏膜损伤。

(7) 眼底出血的防治护理:①指导病人不用力揉搓眼睛,不用眼过度,以防眼底出血。②发现视野缺损或视力下降等眼底内出血的表现,可能是颅内出血的先兆,要高度警惕,及时处理。

(8) 颅内出血的防治护理

1) 预防:①血小板$<20\times10^{9}$/L 时应绝对卧床休息。②避免头部剧烈活动,避免用力咳嗽、排便、打喷嚏等,以免用力引起颅内压增高,导致颅内出血。③保持大便通畅,有便秘者给予开塞露或温水低压灌肠以助排便。

2) 观察:若发现脑出血先兆,如头痛、头晕、呕吐、视物模糊、烦躁不安等,嘱病人卧床休息,禁止用力、屏气、咳嗽,给予严密监测,并立即通知医生,积极配合抢救。

3) 处理:若发现脑出血症状,如剧烈头痛、呕吐、颈项强直或脑神经定位体征等,应立即协助医生处理：①头抬高 15°~30° 以减轻脑部充血。②意识障碍者给予侧卧或头偏一侧，以免误吸。③减少不必要的搬动。④吸氧。保持呼吸道通畅。⑤遵医嘱快速静脉滴注 20% 甘露醇溶液，酌情加地塞米松，降低颅内压。⑥必要时输注浓缩血小板液。⑦头置冰袋或冰帽。⑧观察并记录生命体征、意识状态及瞳孔变化情况。

▲实训 6-1-1 参见《内科护理实训指导》

（9）消化道出血的防治护理：参见第 4 章第 6 节"上消化道出血病人的护理"相关内容。避免生硬、粗糙饮食。①消化道小量出血：食温凉流质饮食。②消化道大量出血：禁食，并做好输血前准备，保持静脉通道通畅，保证液体和止血药物准确及时输入。

（10）关节出血的防治护理：①关节活动度不可过大：避免关节过度负重，避免剧烈运动。②一旦发现关节出血：要立即停止活动、卧床休息、抬高患肢，并将患肢置功能位。冰袋冷敷出血关节，酌情压迫止血。

**（二）贫血**

参见本章第 2 节"贫血病人的护理"相关内容。

**（三）发热**

血液病病人发热特点：持续时间长、热型不一、抗生素治疗效果不理想。

**1. 病因** ①白细胞数减少和功能缺陷所致感染：如再生障碍性贫血、白血病、淋巴瘤等。②机体抵抗力下降所致感染：如应用免疫抑制剂、贫血、血液病伴营养不良等。③肿瘤细胞产生的内源性致热因子：如肿瘤坏死因子、白细胞介素-1、白细胞介素-6 等。

**2. 临床表现** 常见呼吸道、泌尿道、口腔黏膜、肛周皮肤感染，甚至发生败血症。

**3. 护理措施** 参见第 3 章第 8 节"肺炎链球菌肺炎病人的护理"相关内容，并注意给予物理降温，不用酒精或温水擦浴，以免血管扩张导致出血。慎用阿司匹林等影响凝血功能的退热药物。

**（四）成分输血或输注血浆制品的护理**

①认真核对。②快速输入：血小板尽快输注，新鲜血浆最好在采血后 6 小时内输完。③避免形成泡沫：将生理盐水沿抗血友病球蛋白浓缩剂的药瓶壁缓缓注入，不能摇晃震荡，操作轻柔，避免药液冲击形成泡沫，影响注射。④观察有无溶血反应、过敏反应等。

☞考点：①PLT<50×10⁹/L 或血红蛋白≤60g/L 时，要限制活动；PLT<20×10⁹/L 时，绝对卧床休息。②发热时避免酒精或温水擦浴，慎用阿司匹林等影响凝血功能的退热药物。③颅内出血的防治护理。④快速输入血小板、新鲜血浆等。避免抗血友病球蛋白浓缩剂形成泡沫。

# 第 2 节 贫血病人的护理

贫血（anemia）是指外周血红细胞容量减少，低于正常范围下限，不能运输足够的氧至组织而产生的综合征。由于红细胞体积测定比较复杂，临床常以血红蛋白（Hb）浓度来表示贫血程度。贫血是血液病最常见症状，且都具有共同的生理病理机制，即血红蛋白减少，血液携氧能力降低，组织发生缺氧改变，所以各种贫血基本上都有头晕、乏力、皮肤黏膜苍白等临床表现。

☞考点：①贫血是血液病最常见症状，各种贫血基本上都有头晕、乏力、皮肤黏膜苍白。②常以血红蛋白（Hb）浓度来表示贫血程度。

# 一、分类

**1. 根据贫血进展速度分类** 分为急性贫血、慢性贫血两类。

**2. 根据红细胞形态分类** 见表 6-2-1。

**表 6-2-1 根据红细胞形态分类**

| 类型 | MCV(fl) | MCHC(%) | 常见疾病 |
|---|---|---|---|
| 大细胞性贫血 | >100 | 32~35 | 巨幼细胞贫血 |
| 正常细胞性贫血 | 80~100 | 32~35 | 再生障碍性贫血、急性失血性贫血、溶血性贫血 |
| 小细胞低色素性贫血 | <80 | <32 | 缺铁性贫血、铁粒幼细胞性贫血、珠蛋白生成障碍性贫血 |

注：MCV(平均红细胞体积)、MCHC(平均红细胞血红蛋白浓度)

**3. 根据贫血严重程度分类** 见表 6-2-2。

**表 6-2-2 根据血红蛋白浓度分类**

| 类型 | 血红蛋白浓度 g/L |
|---|---|
| 轻度贫血 | 90~ |
| 中度贫血 | 60~90 |
| 重度贫血 | 30~59 |
| 极重度贫血 | <30 |

注：贫血的严重程度还与贫血的原因、发展速度、临床表现等有关

**4. 根据骨髓红系增生情况分类** 见表 6-2-3。

**表 6-2-3 根据骨髓红系增生情况分类**

| 分类 | 常见疾病 |
|---|---|
| 骨髓增生性贫血 | 溶血性贫血、缺铁性贫血、巨幼细胞贫血 |
| 骨髓增生低下性贫血 | 再生障碍性贫血 |

**5. 根据病因、发病机制分类** 见图 6-2-1。

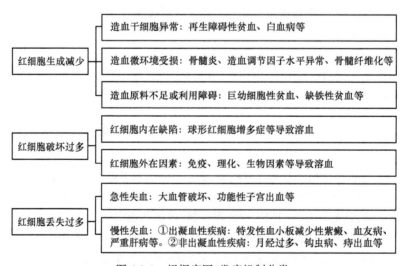

图 6-2-1 根据病因、发病机制分类

☞考点：贫血分类的依据。

## 二、临床表现

贫血的临床表现受病因、血液携氧能力、血容量改变、发生贫血速度及全身各系统代偿和耐受能

力等的影响。

**1. 神经系统** 头痛、眩晕、眼花、耳鸣、注意力不集中、记忆力下降、精神倦怠等。

**2. 皮肤、黏膜** ①皮肤、黏膜苍白:是贫血最突出的体征,尤以面色苍白最为常见,但面色易受温度等干扰因素影响,故临床常以指(趾)甲、口唇黏膜和眼睑结膜等处苍白情况,作为诊断的依据。皮肤、黏膜苍白与机体保障重要脏器供血有关。②皮肤黏膜粗糙、缺少光泽,甚至形成溃疡。

**3. 呼吸循环系统** ①轻度贫血:无明显呼吸循环系统表现,与贫血时红细胞内合成 2,3-二磷酸甘油酸(2,3-DPG)增多有关。2,3-DPG 能降低血红蛋白对氧的亲和力,减轻组织缺氧情况。②重度贫血:即使平静状态下也有呼吸困难、心悸等表现。长期严重贫血,会发生贫血性心脏病,如心律失常、心力衰竭等,贫血纠正后贫血性心脏病可恢复。

**4. 消化系统症状** 如食欲减退、恶心、腹胀、便秘、腹泻等,与贫血影响消化腺分泌,甚至腺体萎缩有关。

**5. 运动系统症状** 如四肢乏力等。

**6. 泌尿系统症状** ①血管外溶血性贫血:出现胆红素尿等。②血管内溶血性贫血:出现血红蛋白尿等。严重时游离血红蛋白堵塞肾小管,引起急性肾损伤。

**7. 内分泌系统症状** ①男性特征减弱:与贫血影响睾酮分泌有关。②女性月经不调:与贫血影响女性激素分泌有关。③长期贫血影响各内分泌腺及肾脏激素分泌等。

**8. 免疫系统** 红细胞减少会降低红细胞在抵御病原微生物感染过程中的调理素作用,会影响机体非特异性免疫功能。

☞考点:皮肤、黏膜苍白是贫血最突出的体征。贫血影响全身多个系统。

## 三、辅 助 检 查

**1. 血常规检查** 可以确定有无贫血,确定是否伴有白细胞、血小板数量的变化。①红细胞计数、血红蛋白浓度:见表6-2-2。②网织红细胞计数:间接反映骨髓红系增生情况。③外周血涂片:可观察红细胞、白细胞、血小板数量和形态,观察是否有疟原虫或异常细胞等。

**2. 骨髓检查** ①骨髓细胞涂片:反映骨髓细胞增生程度、细胞成分、形态等。②骨髓活检:反映造血组织的结构、增生程度、细胞成分和形态变化。

**3. 贫血的发病机制检查** 参见各种贫血检查的相关内容。

## 四、诊 断 要 点

我国海平面地区,贫血的实验诊断标准:成年男性<120g/L,成年女性<110g/L,孕妇<100g/L。

诊断时应注意以下问题:①久居高原地区居民的血红蛋白浓度较高,易漏诊。②脱水或失血时,血液浓缩,易漏诊。③血浆容量增加时,如妊娠、低蛋白血症、心力衰竭等,因血液稀释,易误诊。

## 五、护 理 问 题

1. 活动无耐力 与贫血引起全身组织缺氧有关。
2. 营养失调:低于机体需要量 与胃肠吸收功能低下,缺乏造血原料有关。

## 六、治疗及其相关护理

**1. 对因治疗** 贫血治疗的关键在于找出病因,针对病因治疗,如造血原料不足所致贫血给予补充造血原料,出血所致贫血给予止血,免疫反应所致贫血应用免疫抑制剂等。

**2. 对症治疗** ①重度贫血病人,老年人、心肺功能不全的贫血病人应输红细胞,改善体内缺氧状态。②急性大失血病人应迅速补充血容量并输血液,纠正贫血。

☞考点:①关键是病因治疗。②对症治疗主要是输血液。

# 七、贫 血 护 理

**1. 指导休息**  ①轻度贫血:可适当活动,但不可疲劳。②中度贫血:要增加卧床时间,但生活可以自理。③重度贫血:应绝对卧床休息,若有左心衰竭应给予半卧位。

**2. 饮食、排便护理**  是本病护理重点。给予高蛋白、丰富维生素、清淡、易消化饮食,特别要注意补充铁剂、维生素 $B_{12}$、叶酸等造血原料。均衡膳食,不可挑食。

**3. 配合治疗**  是本病护理重点。①贫血治疗的关键在于找出病因,有针对性地治疗。要主动协助医生寻找和分析病因,配合医生做好骨髓穿刺等辅助检查。②按时按量用药,密切观察治疗效果。

**4. 观察病情**  关注病人自觉症状及体征变化情况,评估病人活动耐力。观察口唇、甲床、皮肤苍白程度。观察病人生命体征、神志、尿量,注意有无并发症。了解有关检查结果,判断病人贫血程度及治疗效果。

**5. 对症护理**

(1) 输血护理:严格查对血型,尤其要注意与病人核对血型。输全血或浓缩红细胞时要注意控制输注速度,严重贫血者每小时输入速度应低于1ml/kg,以免心脏负荷过重诱发心力衰竭。

(2) 吸氧:严重贫血时给予氧气吸入。

(3) 防止跌倒:跌倒病人往往见于急性失血者,并不一定是严重贫血者。所以,对迅速发生贫血者要特别注意进行活动时的安全指导。

**6. 心理护理**  慢性贫血病人往往因贫血时间较长,而心理负担较重。要耐心开导、鼓励病人克服消极情绪,积极配合医生治疗。急性贫血病人往往因突然发病而过度紧张,要安慰病人。告知病人疾病常识,树立病人战胜疾病的信心。

☞考点:①均衡膳食。②配合寻找病因。③防止急性贫血者跌倒。

# 八、健康教育/出院指导

向病人介绍疾病相关知识、自我保健、自我护理方法,指导病人注意自我防护。如由平卧到坐位时动作要缓慢,站起或行走时若感头晕或心悸,要立即平卧休息或蹲下。注意平衡膳食,加强营养,积极治疗原发疾病。

☞考点:注意活动安全。积极治疗原发病。

# 缺铁性贫血病人的护理

缺铁性贫血(iron deficient anemia)是体内储存铁缺乏,导致血红蛋白合成减少而引起的一种小细胞低色素性贫血。体内铁的减少是一个渐进的过程,分为储存铁耗尽、缺铁性红细胞生成和缺铁性贫血三个阶段。缺铁性贫血是机体铁缺乏的最终表现,也是各类贫血中最常见的一种,生长发育时期的儿童和育龄妇女的发病率较高,尤其孕妇最常见。

☞考点:缺铁性贫血的概念。缺铁性贫血是最常见的一种贫血。儿童、育龄妇女、孕妇发病率高。

# 一、病因与发病机制

(一)铁的代谢

**1. 铁的体内存在形式**

(1) 功能状态铁:组织中的铁主要是以血红蛋白铁、肌红蛋白铁、转铁蛋白铁、乳铁蛋白、酶和辅因子结合铁的形式存在,并维持机体正常生理功能。

（2）储存铁：体内铁除机体利用外，体内多余的铁以血清铁蛋白和含铁血黄素的形式储存在肝、脾、骨髓等器官内，待体内需铁量增加时动用。

**2. 铁的来源** 正常成人每天造血需铁 20~25mg，其来源如下。

（1）生理来源：①来自衰老的红细胞破坏后释放的铁：是最主要的生理来源。②来自食物：每天从食物中摄取铁 1~1.5mg，即可满足正常成人体内铁平衡需要。孕妇、哺乳妇女每天需要摄取铁 2~4mg。

（2）其他来源：来源于含铁药物或输血。

**3. 铁的吸收**

（1）吸收部位：十二指肠和空肠上段是铁的主要吸收部位。

（2）吸收形式：食物中的高铁（$Fe^{3+}$）还原成亚铁（$Fe^{2+}$）被肠黏膜吸收。

（3）动物铁吸收率较高：动物食品中的铁吸收率远远高于植物食品中的铁。因为植物铁多为三价铁，容易与植物中的植酸、丹宁酸等结合成不溶解的铁复合物，不易被吸收。

（4）影响铁吸收的因素：①摄入影响：酸类饮食、酸性药物（如维生素 C）、胃酸水平较高促进铁的吸收。茶（含鞣酸）、奶（含磷）、咖啡阻止铁从食物中游离、还原，影响铁的吸收。②储存铁影响：铁吸收还受体内储存铁控制，储存铁多，铁吸收减少，反之增多。③骨髓造血功能影响：骨髓造血功能低下，需铁量减少，铁吸收减少，反之增多。

▲实训 6-2-1 参见《内科护理实训指导》

**4. 铁的排泄** 正常情况下，人体每天铁的排泄总量不超过 1mg，主要通过胃肠黏膜脱落细胞、胆汁等经粪便排出，少数从汗液、尿液排出，哺乳期妇女还可经乳汁排出。见图 6-2-2。

**5. 铁的转运** 吸收入血的亚铁（$Fe^{2+}$）被氧化为高铁（$Fe^{3+}$）后，部分与血浆中的转铁蛋白结合成为转铁蛋白复合体（血清铁），并将铁运输到骨髓和其他组织中，被幼红细胞和其他需铁组织摄取，见图 6-2-2。血浆转铁蛋白能结合的铁总量称为总铁结合力。

**6. 铁的利用** 在幼红细胞内，铁与转铁蛋白分离，并还原成亚铁（$Fe^{2+}$）参与血红蛋白的形成。见图 6-2-2。

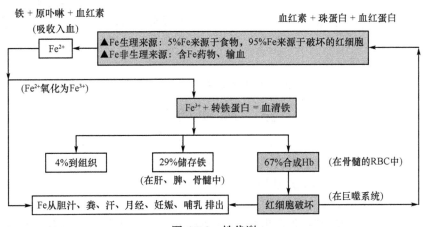

图 6-2-2 铁代谢

（二）病因

**1. 铁需求量增加** 一般饮食完全能满足正常成年男性和绝经女性的铁需求量。铁需求量增加而摄入不足，是导致婴幼儿、青少年、妊娠期妇女、哺乳期妇女、月经过多者发生缺铁性贫血的主要原因。上述人群需铁量大，若不及时补充含铁高的食物，甚至偏食、挑食，易引起缺铁性贫血。

**2. 铁吸收不良** 胃大部切除术、萎缩性胃炎胃酸分泌不足，影响铁的吸收。慢性胃肠疾病使肠功能紊乱(如腹泻等),食物快速通过肠道,影响铁的吸收。

**3. 铁丢失过多** 慢性失血是成人缺铁性贫血最常见和最重要的病因,其中胃肠道出血(钩虫出血、消化道肿瘤、痔出血等)及月经过多比较常见。长期小量出血比一次大量出血更易发生缺铁性贫血。

(三)发病机制

**1. 缺铁对铁代谢指标的影响** 当体内储存铁逐渐减少至不足以维持功能状态时,可出现铁代谢指标的异常。

**2. 缺铁对造血系统的影响** 体内缺铁时,原卟啉与铁结合成的血红素减少,血红蛋白生成减少,从而发生小细胞低色素性贫血。

**3. 缺铁对组织细胞代谢的影响** 缺铁可导致黏膜组织病变和外胚叶组织(毛发、指(趾)甲)营养障碍,从而引起缺铁性贫血的一些特殊临床表现。此外,缺铁可致组织细胞内含铁酶及铁依赖酶的活性降低,进而影响病人的神经精神、行为、体力、免疫功能、少年儿童的生长发育及智力等。

☞考点:①十二指肠和空肠上段是铁的主要吸收部位。②酸类食物及药物促进铁的吸收。茶(含鞣酸)、奶(含磷)、咖啡阻止铁吸收。③铁需求量增加而摄入不足是妇女儿童缺铁性贫血的主要病因。④慢性失血是成人缺铁性贫血最常见和最重要的病因。

# 二、临床表现

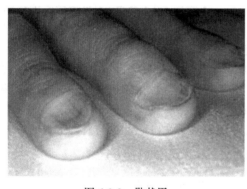

图 6-2-3　匙状甲

**1. 贫血共有表现** 如皮肤黏膜苍白、乏力、心悸、气短、头晕、耳鸣等。

**2. 缺铁性贫血特殊表现** 起病缓慢。

(1)组织缺铁表现:如舌炎、口角炎、口腔炎、吞咽困难、皮肤干燥、毛发干枯、毛发易脱落、指(趾)甲变平、指甲条纹隆起,严重呈"反甲"也称"匙状甲"。见图6-2-3。

(2)神经、精神系统异常:如易激动、烦躁、注意力不集中、发育迟缓、体力下降,尤其是儿童。少数病人可有异食癖,如喜食泥土、生米、石子等。

**3. 缺铁性贫血病因表现** 本病起病缓慢,常伴有原发病表现或不均衡膳食情况。

☞考点:缺铁性贫血特殊表现,如匙状甲、异食癖等。

# 三、辅助检查

**1. 血象** 呈小细胞低色素性贫血,血红蛋白减少,白细胞、血小板计数可正常或略低。

**2. 骨髓象** ①细胞:骨髓增生活跃,细胞体积偏小,核染色质致密、胞浆少,呈"老核幼浆"现象。②染色:骨髓铁染色表现为细胞内、外铁均减少,尤其细胞外明显,呈骨髓铁染色阴性,是诊断缺铁性贫血的可靠指标。

**3. 铁代谢指标** 血清铁、转铁蛋白饱和度、血清铁蛋白降低,血清总铁结合力升高。其中血清铁蛋白的准确度和敏感度最高,是反映储存铁的敏感指标,可用于早期诊断。

☞考点:①血象呈小细胞低色素,血红蛋白低。②骨髓象呈"老核幼浆",骨髓铁染色阴性是诊断的可靠指标。③血清铁蛋白降低,是储存铁的敏感指标,可用于早期诊断。

# 四、诊断要点

①病史、贫血表现、特殊表现。②血象、骨髓象、铁代谢指标证实。③病因诊断。

【情境28】

病人,王×,女,36岁。月经量多6年,近半年头晕、心悸、乏力加重,心理负担较重。体检:T 36℃,P 80次/分,R 18次/分,BP 100/70mmHg,神清,倦怠,皮肤、黏膜苍白,无黄染及出血点,发毛稀疏无光泽,浅表淋巴结不大,舌质淡。心尖区闻及收缩期杂音,肝脾未触及,指端苍白,指甲脆裂呈匙状。辅助检查:Hb 60g/L,RBC 2.5×10$^{12}$/L,WBC 5.8×10$^9$/L,PLT 130×10$^9$/L,红细胞呈小细胞低色素。骨髓检查:红系增生活跃,红细胞体积偏小,粒系、巨核细胞无变化,铁染色阴性。初步诊断:缺铁性贫血(中度)。

【情境28 诊断分析】

▲该病人有月经量多病史,有贫血皮肤黏膜苍白等贫血表现,有"匙状甲"等缺铁性贫血特殊表现。血象:红细胞呈小细胞低色素。骨髓象:红细胞体积偏小,铁染色阴性。铁代谢指标检查提示血清铁低,铁总结合力高。符合缺铁性贫血的诊断。▲该病人 Hb60g/L,属于中度贫血。故诊断为缺铁性贫血(中度)。

# 五、 护 理 问 题

1. 活动无耐力　与贫血引起全身组织缺氧有关。

2. 营养失调:低于机体需要量　与铁摄入不足、吸收不良、丢失过多有关。

3. 知识缺乏:缺乏本病有关防治知识。

# 六、 治疗及其相关护理

(一)病因治疗

是根治缺铁性贫血的关键。包括纠正不良饮食习惯,治疗消化道出血性疾病、肿瘤、痔疮,调理月经等。

(二)补充铁剂

1. 养成良好的饮食习惯　指导病人均衡膳食,养成定时、定量、细嚼慢咽的饮食习惯,避免挑食、偏食、进食过快。

2. 提供含铁丰富的食物　是本病护理重点。①富含铁的食物:瘦肉、动物血、肝、蛋黄、豆类,以及及深色食物,如海带、香菇、木耳等。②含铁较低食物:谷类、脂肪、乳类食品、大多数蔬菜及水果等,其中乳类食品含铁量最低。③食物铁吸收情况:动物中的铁较植物中的铁更易吸收,维生素C及酸类饮食促进铁的吸收,牛奶、咖啡、浓茶、蛋黄、植物纤维影响铁的吸收。注意膳食荤(含铁)素(含维生素C)搭配,有利于铁的吸收。

▲实训6-2-2参见《内科护理实训指导》

3. 口服铁剂　是用药物纠正缺铁性贫血的首选方法。

(1) 常用制剂:硫酸亚铁、琥珀酸亚铁、维铁控释片、富马酸亚铁等。

(2) 有效指标:网织红细胞上升是铁剂治疗早期有效指标,见表6-2-4。

表6-2-4　铁剂治疗后有效指标汇总

| 口服铁剂后 | 监测项目 | 程度 |
| --- | --- | --- |
| 1周内 | 外周血网织红细胞 | 上升 |
| 1~2周 | 外周血网织红细胞 | 高峰 |
| 2周后 | 血红蛋白 | 上升 |
| 2个月左右 | 血红蛋白 | 恢复正常 |

（3）口服铁剂注意事项：是本病护理重点。

1）说明解释：向病人解释口服铁剂可能会出现的不良反应，如胃肠道刺激症状、黑便等。告知病人减轻用药后胃肠道刺激的方法。口服铁剂后出现黑便是铁与肠内硫化氢作用生成黑色的硫化铁所致，不是消化道出血，以免病人紧张。

2）准确用药：遵医嘱按时按量服用铁剂，既要保证补足储存铁，又要防止铁剂总量过大引起铁中毒。

3）服药方法：①一般从小剂量开始，逐渐增量，并在餐中或餐后服用铁剂，以减轻胃肠道的刺激症状。②与维生素C等酸类饮食同服，促进铁的吸收。避免与抑酸药及抗酸药同服。③避免与茶（含鞣酸）、奶（含磷）、咖啡、蛋黄、植物纤维及含铁食物同服，以免影响铁的吸收。④口服液体铁时，须用吸管，以免影响牙釉质。⑤整片吞服维铁控释片，以免破坏药物包膜，影响药物均衡释放。⑥血红蛋白恢复正常后再口服用药4~6个月，以补足储存铁，血清铁蛋白正常后停药。

▲实训 6-2-3 参见《内科护理实训指导》

4. 注射铁剂　包括肌内注射及静脉注射。

（1）注射铁剂用药方法：①严格掌握用药指征：常用于不能耐受口服铁剂、消化道吸收障碍、急于纠正贫血、严重贫血者等。②注射铁剂副作用较多且严重：如过敏反应、恶心、头痛、局部疼痛、皮肤染色及引流区淋巴结疼痛等。③常用右旋糖酐铁制剂。④注射铁剂总量计算：注射铁剂前必须计算应补充铁剂总量，避免用药过量导致铁中毒。注射铁剂总量计算公式为：

$$注射铁剂总量（mg）= [正常 Hb（g/L）-病人 Hb（g/L）]×体重（kg）×0.33$$

（2）注射铁剂注意事项

1）防止过敏反应：①首次用0.5ml试验剂量，同时备用肾上腺素，做好发生过敏反应时的急救准备。注射后1小时若病人无不良反应，可给予足量治疗。②注射铁剂过敏反应表现为面色潮红、头痛、肌肉关节疼痛、荨麻疹等，严重者可出现过敏性休克。

2）防止注射局部肿痛或形成硬结：选择柔软、丰厚的肌肉，用8~9号针头深部注射，并经常更换注射部位。注射时速度要慢，拔针后按压针眼片刻，但不可按摩。必要时可在注射局部干热敷或理疗，促进铁的吸收。

3）避免药液引起皮肤染色：注意不要在皮肤暴露部位注射，抽取药液后更换针头（避免原来针头上的药液使组织染色），可采用"Z"形注射法（图6-2-4）。

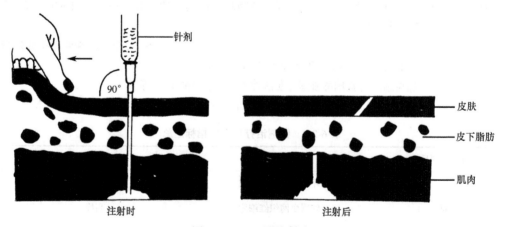

图6-2-4　"Z"形注射法

▲实训 6-2-4 参见《内科护理实训指导》

☞考点：①病因治疗是根治缺铁性贫血的关键。②养成良好的饮食习惯。③提供含铁丰富的食物。乳类食品含铁量最低。动物中的铁较植物中的铁更易吸收。酸类饮食促进铁的吸收,牛奶、咖啡、浓茶、蛋黄、植物纤维影响铁的吸收。④口服铁剂是用药物纠正缺铁性贫血的首选方法。血红蛋白正常后再用药4~6个月。网织红细胞上升是铁剂治疗有效指标。⑤右旋糖酐铁肌内注射时要避免铁中毒,警惕过敏。

【情境28 医嘱示例】

**长期医嘱单**

| 姓名 | 王× | 入院日期 | 2010.3.19 | 病区 | 血液科 | 床号 | 2 | 住院号 | 201073 |
|---|---|---|---|---|---|---|---|---|---|

| 起始日期 | 时间 | 医嘱 | 医师签名 | 停止日期 | 停止时间 | 医师签名 | 录入者 |
|---|---|---|---|---|---|---|---|
| 2010.3.19 | 9:30 | 内科护理常规 | Z | | | | C |
| 2010.3.19 | 9:30 | 一级护理 | Z | | | | C |
| 2010.3.19 | 9:30 | 普食 | Z | | | | C |
| 2010.3.19 | 9:30 | 维铁控释片　　　1片　　　qd | Z | | | | C |
| …… | …… | …… | | | | | |

录入长期护理单并执行 {前三行}

录入长期服药治疗单并执行 →（维铁控释片行）

**短期医嘱单**

| 姓名 | 王× | 入院日期 | 2010.3.19 | 病区 | 血液科 | 床号 | 2 | 住院号 | 201073 |
|---|---|---|---|---|---|---|---|---|---|

| 起始日期 | 时间 | 医嘱 | 医师签名 | 执行时间 | 执行者 | 录入者 |
|---|---|---|---|---|---|---|
| 2010.3.19 | 9:30 | 尿常规 | Z | | | C |
| 2010.3.19 | 9:30 | 大便常规+OB | Z | | | C |
| 2010.3.19 | 9:30 | 血常规 | Z | | | C |
| 2010.3.19 | 9:30 | 血清铁蛋白 | Z | | | C |
| 2010.3.19 | 9:30 | 血清总铁结合力 | Z | | | C |
| 2010.3.20 | 9:30 | 骨穿 | Z | | | C |
| 2010.3.20 | 9:30 | 子宫附件B超 | Z | | | C |
| …… | …… | …… | | | | |
| 2010.5.19 | 9:00 | 出院 | Z | 9:00 | V | C |

次日早晨留取标本,送检查 {前五行}

配合医生穿刺 ←（骨穿行）

陪检,观察病情 ←（子宫附件B超行）

◆通知相关部门　◆出院指导　◆办理出院手续 ←（出院行）

【备注】 维铁控释片:主要成分为硫酸亚铁,是硫酸亚铁与维生素的复合制剂。饭后整片吞服。

# 七、其他护理

**1. 指导休息**　同贫血护理相关内容。

**2. 饮食、排便护理**

(1) 解释:向病人说明进食富含铁、高蛋白、高维生素、高热量、易消化饮食的重要性。

(2) 合理饮食,促进补铁:同本病"治疗及其相关护理"相关内容。

▲实训6-2-5 参见《内科护理实训指导》

（3）**排便护理**：保持大便通畅。告知病人口服铁剂后可能粪便会变成黑色,需与上消化道出血鉴别。

**3. 其他** ①观察病情、对症护理、心理护理同贫血护理相关内容。②口腔炎或舌炎护理:避免进食过热、过辣食物,进食前后给予口腔护理等。

☞考点:合理饮食、促进补铁。

## 八、 健康教育/出院指导

**1. 知识宣传** 向病人介绍缺铁性贫血的基本知识,以及如何针对病因进行防治,如预防钩虫感染,注意个人卫生,及时治疗慢性出血、慢性胃肠炎等疾病。

**2. 生活指导** 可用铁锅炒菜、煮饭,以增加铁的摄入量。告知病人多食含铁丰富的食物,鼓励妊娠期、哺乳期妇女和生长期儿童平衡膳食,避免偏食。

**3. 用药指导** 指导病人按时、按量服用铁剂。避免服用影响铁剂吸收的食物。

**4. 定期复查** 定期复查血象。

☞考点:宣传防治病因知识。指导合理饮食、配合用药。

【情境28 护理工作过程】

▲入院护理工作过程

迎接病人→核对病人,为病人戴腕带→为病人称体重,送病人到病床→通知医师、护工、膳食科→测量并记录生命体征、神志,初步评估病人贫血的病因→心理安慰→办理入院手续→填写住院护理评估单及护理表格→告诉病人如何配合次日晨抽血、留大小便标本→告诉病人如何防止跌倒→告诉病人如何平衡膳食及食品含铁情况,告知哪些食品促进铁的吸收,哪些影响铁的吸收→入院告知及安全教育

▲住院护理工作过程

加强巡视,观察生命体征、意识状态→执行医嘱,配合应用铁制剂,告知病人餐后或餐中服药→配合医生进行诊疗操作和检查→加强基础护理,预防口腔、皮肤感染→进行心理护理、健康教育→酌情填写护理记录单

▲出院护理工作过程

处理出院医嘱,撤销单据及卡片,整理出院病历,做好出院登记→指导病人如何配合治疗原发病,如何休息、活动,如何注意安全,如何选择高铁饮食,如何避免影响铁吸收因素,定期复查血象→听取病人意见和建议,协助备好出院带药,交代遵医嘱坚持用药及餐后服铁剂,交代药物不良反应→协助办理出院手续→护送病人出院→通知护工、膳食科→常规清洁消毒床单位→填写出院护理记录

## 九、 小 结

▲缺铁性贫血主要是体内储存铁缺乏,以小细胞低色素性贫血为特点,是贫血中最常见的一种。

▲慢性失血是成人缺铁性贫血最常见和最重要的病因。铁需求量增加是妇儿缺铁性贫血最主要病因。

▲临床表现有贫血的共同表现、本病特征性表现、原发病表现等。

▲辅助检查可见血红蛋白减少,骨髓铁染色阴性,铁代谢指标异常。

▲病因治疗是根治缺铁性贫血的关键。补充铁剂主要通过饮食、口服铁剂、注射铁剂进行。注射铁剂时要警惕铁中毒及过敏反应。口服补铁时血红蛋白正常后还要再用药4~6个月,以补足储存铁。

▲护理主要是养成良好的饮食习惯,给予含铁丰富食物,少食影响铁吸收食物。

## 再生障碍性贫血病人的护理

再生障碍性贫血(aplastic anemia,简称再障),是骨髓造血功能衰竭综合征。由于骨髓造血功能

低下,外周血液及骨髓中红细胞、白细胞、血小板三系均明显减少,临床主要表现为进行性贫血、感染、出血。①按病程及表现分为:急性再障(又称重型再障-Ⅰ型)、慢性再障。慢性再障病情恶化时似急性再障(又称重型再障-Ⅱ型)。②根据是否有明确诱因分为:原发性再障、继发性再障。无明显诱因者为原发性再障。

☞考点:再生障碍性贫血的概念及分类。

# 一、 病因与发病机制

(一) 病因

**1. 药物及化学物质** ①药物引起再障:最多见于氯霉素。除此之外还有其他抗生素类(磺胺类、链霉素等)、解热止痛药(保泰松、吲哚美辛、安乃近等)、抗惊厥药(苯妥英钠等)、抗甲状腺药(甲硫咪唑、甲亢平等)、抗肿瘤药(氮芥、环磷酰胺等)。②苯物质及其衍生物:是重要的骨髓抑制毒物,如油漆、杀虫剂、皮革、染发水、某些居室装修用物等。③药物和苯类等化学物质引起再障:与剂量关系不大,与个人敏感有关。

**2. 物理因素** 长期接触 X 线、r 射线及其他放射性物质等。

**3. 病毒感染** 肝炎病毒、微小病毒 $B_{19}$、EB 病毒、流感病毒、风疹病毒等与再障的关系较为明确。

(二) 发病机制

①造血干细胞缺陷("种子"学说):在上述病因作用下,造血干细胞数量减少及质量下降。②造血微环境受损("土壤"学说):骨髓造血微环境受损表现为骨髓"脂肪化"、出血、毛细血管坏死等。骨髓造血微环境受损直接影响造血细胞的生长与发育。③免疫异常("虫子"学说):近年来认为再障的主要发病机制是免疫异常,免疫反应导致骨髓造血组织(造血干细胞、造血微环境等) 损伤。见图 6-2-5。

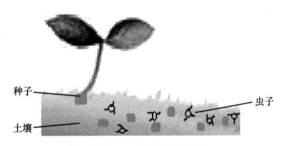

图 6-2-5 再障发病机制

☞考点:①药物引起再障最多见于氯霉素。②苯物质及其衍生物是重要的骨髓抑制毒物。③药物及化学物质、物理因素、病毒感染是三个主要病因。

# 二、 临床表现

临床主要表现为进行性贫血、出血、反复感染,一般不伴肝、脾、淋巴结肿大。

**1. 急性再障(重型再障Ⅰ型)** 此型较少见。

(1) 发病急重:起病急、进展快、病情重、预后差,常于数月内死亡。

(2) 以严重感染和出血为首发及主要表现:①常出现全身多部位感染:以呼吸道感染最常见,其次为消化道、泌尿生殖道及皮肤、黏膜感染等,严重者出现脓毒血症、败血症,体温持续在39℃以上,高热难以控制。②常见感染菌:以革兰阴性杆菌、金黄色葡萄球菌和真菌为主。③常见出血部位:皮肤、鼻腔、口腔及内脏出血。颅内出血及严重感染是死亡的主要原因。1/3~1/2 急性再障病人在数月至 1 年内死亡。

(3) 早期贫血症状较轻:但呈进行性加重。

**2. 慢性再障** 此型多见。

(1) 起病缓、病程长:经适当治疗后病情可缓解或治愈。

(2) 以贫血为首发及主要表现:感染及出血较轻。

（3）重型再障Ⅱ型：是慢性再障病情恶化，表现同急性再障，预后极差。

**3. 体征** 急、慢性再障均可见皮肤黏膜不同程度的苍白，常有出血点、瘀斑；一般不伴肝、脾、淋巴结肿大。

☞考点：①贫血、出血、感染3大表现。一般不伴肝、脾、淋巴结肿大。②急性再障：以严重感染和出血为首发及主要表现，贫血较轻。③慢性再障：以贫血为首发及主要表现，感染及出血较轻。

# 三、辅助检查

**1. 血象** 全血细胞减少。①红细胞减少：呈正常细胞正常色素性贫血。网织红细胞绝对值低于正常。②粒细胞减少：但淋巴细胞比例明显增高。③血小板减少：血小板寿命很短，所以，血小板不减少时再障诊断要慎重，血小板恢复可间接地反映骨髓造血功能已恢复。④红细胞、白细胞、血小板减少程度不一定平行。

**2. 骨髓象** 骨髓穿刺显示无骨髓小粒，脂肪滴增多。巨核细胞减少或为零是诊断再障的主要依据。

（1）急性再障：骨髓抑制严重。骨髓增生低下或极度低下，粒系、红系、巨核细胞明显减少。淋巴细胞及非造血细胞比例明显增高。

（2）慢性再障：骨髓抑制较轻。骨髓增生减低或呈灶性增生，有巨核细胞，但数量较少。

☞考点：①再障全血细胞减少。②急性再障较慢性再障骨髓抑制明显。③巨核细胞减少或为零是诊断再障的主要依据。

# 四、诊断要点

**1. 再障诊断标准** ①有进行性贫血、出血和感染。肝、脾、淋巴结不大。②血象、骨髓象提示三系减少。③骨髓增生低下，脂肪滴增多，巨核细胞明显减少。④排除引起全血细胞减少的其他疾病。

**2. 再障分类标准**

（1）急性再障：发病急、有严重感染和出血，骨髓增生重度抑制，且血象具备以下三项中两项：①网织红细胞绝对值$<15\times10^9$/L。②中性粒细胞$<0.5\times10^9$/L。③血小板$<20\times10^9$/L。

（2）慢性再障：符合再障诊断标准，但达不到急性再障诊断标准。

▲实训6-2-6 参见《内科护理实训指导》

【情境29】

病人，李×，女，51岁。有长期服用"安乃近"病史。近3个月来常感头晕、眼花、牙龈出血、皮肤自发性青紫、心悸、乏力。病人坐卧不安，神色紧张。体检：T 39.4℃，P 80次/分，R 18次/分，BP 100/70mmHg，贫血貌，四肢多个散在黄豆大瘀斑，压之不褪色，无痛。浅表淋巴结未触及，肝脾未触及。辅助检查：血象：Hb 70g/L，RBC $3.2\times10^{12}$/L，WBC $2.9\times10^9$/L，PLT $26\times10^9$/L，网织红细胞绝对值$20\times10^9$/L。骨髓检查：红系、粒系增生减低，淋巴细胞比例明显增高，全片见巨核细胞1个。初步诊断：慢性再生障碍性贫血。

【情境29诊断分析】

▲该病人有服用解热止痛药病史，发病缓慢，有贫血、出血表现，血象、骨髓象均提示三系减少，骨髓增生减低。故初步诊断：再生障碍性贫血。▲该病人PLT$>20\times10^9$/L，网织红细胞绝对值$>15\times10^9$/L，符合慢性再生障碍性贫血诊断标准。

# 五、护理问题

1. 活动无耐力 与贫血、感染、发热、长期卧床有关。
2. 有感染的危险 与粒细胞减少有关。

3. 潜在并发症:脑出血、皮肤黏膜出血等。

4. 焦虑 与再障久治不愈有关。

5. 自我形象紊乱 与雄激素引起的副作用有关。

# 六、 治疗及其相关护理

**1. 支持及对症治疗**

(1) 纠正贫血:严重贫血可输全血或浓缩红细胞。若拟行干细胞移植,应尽量避免术前输血,以免产生抗体,影响植入成功率。

(2) 控制出血:①一般出血:可用酚磺乙胺(止血敏)、氨基己酸(泌尿系统出血者禁用,因该药从尿排泄,抑制尿激酶的纤溶作用,易形成血块,阻塞尿路)。②子宫出血:可用丙酸睾酮。③凝血因子缺乏出血:可补充相应凝血因子。④PLT$<20×10^9$/L或出血严重或内脏出血:可输浓缩血小板、新鲜冷冻血浆等。

(3) 控制感染:及时应用抗生素,必要时输注白细胞混悬液,防止感染扩散。

(4) 护肝治疗:再障常合并肝功能损害,可酌情进行护肝治疗。

**2. 免疫抑制剂**

(1) 抗淋巴细胞球蛋白/抗胸腺细胞球蛋白(ALG/ATG):是治疗急性再障的首选药物。ATG、ALG均属生物制剂,其主要副作用是过敏反应。用药前需做过敏试验,用药期间要注意有无过敏现象,静脉滴注速度不宜过快。

(2) 环孢素:是再障治疗的一线药物,急、慢性再障均可使用。用药期间要注意观察有无肝、肾功能损害、牙龈增生、消化道反应等药物不良反应。

(3) 环磷酰胺、甲泼尼松等。

**3. 促进骨髓造血**

(1) 雄激素:是治疗慢性再障的首选药。能刺激肾脏产生促红细胞生成素。

1) 常用制剂:①饭后口服十一酸睾酮(安雄)或司坦唑醇(康力龙),每日3次,不可咀嚼。也可将日剂量分成两个等份,早晚各服一份,若胶囊个数不能等分,早晨应服较多的一份。②丙酸睾酮100mg/d肌内注射,疗程至少1个月。雄激素常与环孢素联合治疗。

2) 用药注意事项:①用雄性激素期间要注意观察肝功能情况。②雄性激素针剂常为油剂,不易吸收,注射局部易形成硬结,甚至发生无菌性坏死。需深部缓慢分层注射,并注意轮换注射部位,注射后对注射局部进行干热敷,促进油剂吸收。

(2) 造血细胞因子:能促进骨髓造血细胞分化增殖和定向成熟。尤其适用于重型再障。

1) 常用制剂:①促红细胞生成激素(EPO):促进红细胞分化与成熟,增加红细胞数量,提高血红蛋白水平。②粒细胞集落刺激因子(G-CSF)、粒-巨噬细胞集落刺激因子(GM-CSF):促进粒细胞、单核-巨噬细胞分化与成熟等。

2) 用药注意事项:造血细胞因子常在免疫抑制剂治疗以后使用,疗程3个月以上为宜。

(3) 造血干细胞移植:是治疗重型再障最有希望的治疗措施之一。包括骨髓移植、外周血干细胞移植、胎肝细胞输注、脐血输注等。最佳移植对象为年龄不超过40岁,未接受过输血,未发生感染者。

☞考点:①急性再障首选ALG/ATG,抑制免疫。②慢性再障首选雄激素,促进骨髓造血。③造血细胞因子、造血干细胞移植,可以促进骨髓造血。

# 七、 其 他 护 理

**1. 指导休息** 同贫血护理相关内容。

**2. 饮食、排便护理** 同贫血护理相关内容。

3. **观察病情** ①定期观察血象,了解红细胞、白细胞、血小板数量。②注意有无体温升高等感染征象。③注意全身皮肤、黏膜有无出血。发现内脏出血或颅内出血要及时报告医生,并配合抢救。颅内出血是最严重的临床表现。④评估贫血程度。

4. **对症护理**

(1) 祛除病因:嘱病人不再接触有害物质,禁服对骨髓有抑制作用、抗血小板聚集的药物等。

(2) 感染护理:①做好个人卫生和环境的清洁消毒,减少感染机会。②发生感染时,及时应用有效抗生素。③急性再障需要给予保护性隔离。具体措施参见本章第 3 节"急性白血病病人的护理"相关内容。

(3) 出血护理:参见本章第 1 节"血液系统基础知识"相关内容。

(4) 骨穿后护理:是本病护理重点。①骨穿后平卧休息 4~6 小时。②拔针后局部加压按压 1~2 分钟,血小板减少者至少按压 3~5 分钟,观察穿刺部位有无出血。③穿刺后局部覆盖无菌纱布,保持局部干燥,及时更换被血液或汗液浸湿的纱布,避免感染。④穿刺后 3 日内禁止沐浴,以免污染创口。

▲实训 6-2-7 参见《内科护理实训指导》

5. **心理护理** 多与病人交谈,稳定病人情绪。向病人介绍疾病概况及治疗目的,说明药物作用与副作用,鼓励病人坚持完成疗程。告诉病人雄激素是治疗再障的有效药物,需要 3~6 个月才见效。其主要不良反应为痤疮、毛须增多、声音变粗、女性男性化,但停药后上述反应可逐渐消失。解除病人思想顾虑,消除不良情绪,增强治疗信心,鼓励其积极配合治疗。

☞考点:①颅内出血是最严重的临床表现需高度警惕。②急性再障需要给予保护性隔离。③骨穿护理。

## 八、 健康教育/出院指导

1. **知识宣传** 向病人介绍本病的常见病因,指导避免有害物质:①避免服用对造血系统有损害的药物,如氯霉素、磺胺类药、阿司匹林等。②避免接触化学性有害物质,如加强车间的室内外通风,做好个人防护,定期检查血象;室内装修用环保装修材料,检测室内甲醛水平;用农药或杀虫剂时,做好个人防护。

2. **生活指导** ①指导病人注意卫生,注意避免受凉,少到公共场所,防止交叉感染。②学会调节情绪,保持心情舒畅。③教会病人避免外伤以及防治出血的简单方法。④加强锻炼、增强体质。

3. **用药指导** 向病人介绍本病的治疗措施,说明坚持用药的重要性、长期性、艰巨性。鼓励病人坚持遵医嘱用药。

4. **定期复查** 定期门诊复查血象以便了解病情变化情况。

☞考点:①避免有害物质。②防止感染、出血。③遵医嘱坚持用药。

## 九、 小    结

▲再障是造血干细胞异常所致的贫血。以红细胞、白细胞、血小板明显减少为特点。主要表现为贫血、出血、感染。

▲继发性再障病因主要是药物及化学物质引起,其中氯霉素最常见。

▲急性再障少见,以严重感染和出血为首发症状和主要表现,预后差,常选用 ATG、ALG、造血干细胞移植治疗。

▲慢性再障多见,以贫血为首发症状和主要表现,常首选雄激素治疗。

▲护理主要是:①警惕颅内出血。②急性再障需要给予保护性隔离。③骨穿护理。

## 十、 疾病鉴别

急性再障与慢性再障的特征比较见表 6-2-5。

表 6-2-5　急性再障与慢性再障的特征比较

| 项目 | 急性再障 | 慢性再障 |
|---|---|---|
| 起病 | 急 | 缓 |
| 出血、感染 | 重 | 轻 |
| 贫血 | 轻 | 重 |
| 中性粒细胞 | $<0.5\times10^9/L$ | $>0.5\times10^9/L$ |
| 血小板 | $<20\times10^9/L$ | $>20\times10^9/L$ |
| 网织红细胞绝对值 | $<15\times10^9/L$ | $>15\times10^9/L$ |
| 骨髓象 | 增生极度减低,无巨核细胞 | 增生减低或局部增生,可见巨核细胞 |
| 病程、预后 | 病程短、预后差 | 病程长、预后较好 |

# 巨幼细胞贫血病人的护理

巨幼细胞贫血(megaloblastic anemia)是指叶酸、维生素 $B_{12}$ 缺乏或其他原因引起细胞核脱氧核糖核酸(DNA)合成障碍所致的一类贫血。其特点是大细胞性贫血。我国以叶酸缺乏所致巨幼细胞贫血多见,尤其以山西、陕西、河南等地摄入新鲜蔬菜、肉类较少的人群多见,维生素 $B_{12}$ 缺乏引起巨幼细胞贫血较罕见。

☞考点:叶酸、维生素 $B_{12}$ 缺乏导致大细胞性贫血。

# 一、 病因与发病机制

(一)病因

1. 叶酸、维生素 $B_{12}$ 生理情况　见表 6-2-6。

表 6-2-6　叶酸、维生素 $B_{12}$ 生理情况比较

| 项目 | 叶酸 | 维生素 $B_{12}$ |
|---|---|---|
| 含量丰富的食物 | 蔬菜、瓜果、肉类 | 鱼、肉、肝、肾、蛋、奶(蔬菜中极少) |
| 成人每日需要量 | 200μg | 1μg |
| 吸收部位 | 十二指肠、空肠 | 回肠(与壁细胞分泌内因子结合后吸收) |
| 排出形式 | 通过粪、尿排出 | 通过粪、尿排出 |

2. 叶酸缺乏原因　①摄入量不足:人体不能合成叶酸,主要依靠外源性摄入,食物供给不足是叶酸缺乏最主要的原因。食物烹饪时间长、温度高,病人偏食、酗酒等也是叶酸缺乏的原因。②吸收不良:如小肠炎症等。③需求量增加:如妊娠、哺乳等。④利用障碍:抗核苷酸合成药物如氨甲蝶呤、氨苯蝶啶、乙胺嘧啶等可干扰叶酸利用。一些先天性酶缺陷也可影响叶酸的利用。⑤叶酸排出增加:血液透析、酗酒可增加叶酸排出。

3. 维生素 $B_{12}$ 缺乏原因　正常人体不能合成维生素 $B_{12}$,主要依靠外源性摄入。体内维生素 $B_{12}$ 的储备较多,故其缺乏数年后才会导致贫血。

(1)摄入减少:常见于完全素食者。

(2)吸收障碍:是最常见的原因。①内因子缺乏:食物中维生素 $B_{12}$ 与内因子结合才能大量吸收。若全胃切除或病人出现抗壁细胞抗体和抗内因子抗体,使内因子缺乏,导致不可逆性巨幼细胞贫血,即恶性贫血。此外,先天性内因子缺乏也会导致维生素 $B_{12}$ 吸收障碍。②胃酸、胃蛋白酶、胰蛋

白酶缺乏:这3种物质有助于食物中维生素 $B_{12}$ 的吸收。③肠道疾病。④药物影响:如对氨基水杨酸、二甲双胍、苯乙双胍等影响维生素 $B_{12}$ 吸收。⑤肠道寄生虫或细菌:大量繁殖消耗维生素 $B_{12}$ 等。

(3) 输送、利用障碍。蛋白是输送维生素 $B_{12}$ 的载体,蛋白缺乏引起维生素 $B_{12}$ 输送障碍。氧化亚铁等药物可影响维生素 $B_{12}$ 的利用。

(二) 发病机制

叶酸和维生素 $B_{12}$ 是合成 DNA 过程中的重要物质。当叶酸和维生素 $B_{12}$ 缺乏到一定程度时,细胞核中 DNA 合成速度减慢,但胞浆内的 RNA 继续成熟,使 RNA/DNA 的比例失调,造成细胞体积变大而核发育较幼稚,出现"老浆幼核"的巨幼红细胞。

☞考点:①维生素 $B_{12}$ 与内因子结合才能大量吸收。②恶性贫血是内因子缺乏导致的不可逆性巨幼细胞贫血。③体内不能合成叶酸、维生素 $B_{12}$,主要依靠外源性摄入。

## 二、 临床表现

1. 贫血的一般表现

2. 消化道症状　食欲下降、腹胀、腹泻或便秘,消瘦、全身水肿,部分病人有口角炎、舌面光滑(称"镜面舌")或舌鲜红(称"牛肉舌"),部分病人有黄疸、脾大。叶酸缺乏以消化道症状为主。

3. 神经系统症状　①神经症状:末梢神经炎、手足对称性麻木、深感觉障碍、共济失调;味觉、嗅觉降低,视力下降;锥体束阳性、肌张力增加、腱反射亢进。②精神症状:幻觉、妄想,易怒或抑郁,甚至精神错乱,人格改变等。维生素 $B_{12}$ 缺乏以神经症状为主。

☞考点:①消化道症状,"镜面舌"、"牛肉舌"。②神经症状、精神症状。

## 三、 辅助检查

1. 血象　呈大细胞性贫血。严重者全血细胞减少。

2. 骨髓象　骨髓增生活跃,胞核发育迟于胞浆,红细胞体积大,呈"老浆幼核"。

3. 叶酸和维生素 $B_{12}$ 测定　血清叶酸、维生素 $B_{12}$ 浓度降低,是诊断本病的重要指标。

4. 内因子抗体测定　对疑似恶性贫血者进行此项检查。

5. 胃液分析　恶性贫血往往合并有胃酸降低,与壁细胞同时分泌胃酸、内因子有关。

☞考点:①血象呈大细胞性贫血。骨髓增生活跃,红细胞呈"老浆幼核"。②血清叶酸、维生素 $B_{12}$ 浓度降低,是诊断本病的重要指标。③恶性贫血往往合并有胃酸降低、内因子抗体测定阳性。

## 四、 诊断要点

①有贫血、消化道、神经系统症状和体征。②外周血、骨髓均可见巨幼红细胞。③血清叶酸、维生素 $B_{12}$ 浓度降低。④用叶酸或维生素 $B_{12}$ 诊断性治疗一周左右,网织红细胞上升。

## 五、 护理诊断

1. 活动无耐力　与贫血引起组织缺氧有关。

2. 营养失调:低于机体需要量　与叶酸、维生素 $B_{12}$ 摄入不足,吸收不良以及需要量增加有关。

3. 口腔黏膜的改变　与贫血引起舌炎、口腔溃疡有关。

4. 感知改变　与维生素 $B_{12}$ 缺乏引起神经系统损害有关。

## 六、 治疗及其相关护理

1. 祛除病因　针对引起叶酸和维生素 $B_{12}$ 缺乏的不同病因进行治疗。

**2. 补充叶酸、维生素 $B_{12}$**

（1）补充叶酸：①至血象恢复正常，若无原发病，不需维持治疗。②伴神经系统症状者，常合并有维生素 $B_{12}$ 缺乏，须加用维生素 $B_{12}$。

（2）补充维生素 $B_{12}$：①至血象恢复正常，再维持治疗半年至 1 年，以增加储备。②恶性贫血病人，肌内注射维生素 $B_{12}$，终身维持治疗。

☞考点：①补充叶酸、维生素 $B_{12}$。②恶性贫血病人，肌内注射维生素 $B_{12}$，终身维持治疗。

## 七、其他护理

**1. 指导休息**　重症贫血合并神经系统症状者需卧床休息。

**2. 饮食、排便护理**　是本病护理重点。加强营养，补充富含叶酸和维生素 $B_{12}$ 的食物。①叶酸缺乏：多吃绿色蔬菜、瓜、果、谷类、动物肉类等，烹煮时不宜过久，温度不宜过高，烹熟后不宜久置。②维生素 $B_{12}$ 缺乏：多吃动物肝、肾、瘦肉、禽蛋、海产品等，纠正偏食。③补充叶酸、维生素 $B_{12}$ 时：需注意同时补充高钾、高铁食物。④保持大便通畅。

**3. 观察病情**　观察贫血程度、消化系统症状、神经系统症状等。

**4. 对症护理**

（1）口腔护理：舌炎、口腔炎时宜给予温凉饮食，进餐前后用生理盐水或氯己定、多贝尔氏液漱口。

（2）注意安全：对功能障碍的肢体注意保暖，避免烫伤。对肢体进行适度按摩和被动运动，避免损伤。协助病人活动，避免摔伤。

**5. 心理护理**　本病属慢性疾病，病人容易产生焦虑等不良心理，护理人员要注意进行耐心解释，树立病人治疗信心，克服不良情绪。

☞考点：补充富含叶酸和维生素 $B_{12}$ 的食物。

## 八、健康教育/出院指导

**1. 知识宣传**　向病人介绍本病的知识，使病人能主动避免不良因素。

**2. 生活指导**　婴幼儿应及时添加辅食；青少年、孕妇、哺乳期妇女应注意食物荤素搭配；纠正偏食习惯，合理膳食，烹饪时间不宜过长；贫血纠正后仍应坚持合理饮食等。

**3. 用药指导**　遵医嘱药物治疗，尤其恶性贫血需要终身肌内注射维生素 $B_{12}$。对服用氨苯蝶啶、氨甲蝶呤、乙胺嘧啶等抗核苷酸合成药物病人，要预防性补充叶酸。

**4. 定期复查**　尤其要定期复查血象。

☞考点：指导病人合理饮食。用抗核苷酸合成药物时，要预防性补充叶酸。

## 九、小　结

▲巨幼细胞贫血是指叶酸、维生素 $B_{12}$ 缺乏所引起的一类贫血，其特点是大细胞性贫血。

▲人体不能合成叶酸、维生素 $B_{12}$，主要依靠外源性摄入。食物供给不足是叶酸、维生素 $B_{12}$ 缺乏最主要的原因。

▲恶性贫血是内因子不可逆缺乏所致。

▲治疗护理重点是补充叶酸、维生素 $B_{12}$。

## 十、疾病鉴别

叶酸与维生素 $B_{12}$ 缺乏的比较表 6-2-7。

**表 6-2-7　叶酸与维生素 B$_{12}$缺乏的比较**

| 项目 | 缺乏叶酸 | 缺乏维生素 B$_{12}$ |
|---|---|---|
| 吸收部位 | 十二指肠和空肠 | 回肠末端 |
| 常见缺乏原因 | 摄入不足,用影响叶酸利用的药物 | 吸收障碍,胃大部切除,内因子缺乏 |
| 常见表现 | 消化系统症状较多见 | 神经炎较多见。可有恶性贫血 |
| 试验性治疗 | 叶酸治疗 1 周左右网织红细胞计数上升 | 维生素 B$_{12}$治疗 1 周左右网织红细胞计数上升 |

# 溶血性贫血病人的护理

溶血性贫血(hemolytic anemia)是指红细胞破坏速度超过骨髓造血代偿功能时所引起的贫血。正常人骨髓有相当于正常造血能力 6~8 倍的代偿潜力,若溶血时被骨髓造血潜力代偿而不出现贫血,则称为溶血状态。溶血性贫血的主要特点是贫血、黄疸,慢性溶血性贫血还有脾大,网织红细胞增高及骨髓幼红细胞增生。

☞考点:①溶血性贫血概念。②溶血性贫血的主要特点是贫血、黄疸,慢性时脾大,网织红细胞增高及骨髓幼红细胞增生。

## 一、 病因与发病机制

(一)病因

溶血性贫血的根本原因是红细胞寿命缩短。引起红细胞寿命缩短的原因如下:

**1. 红细胞自身异常**　主要是红细胞内在缺陷所致,如红细胞膜异常(遗传性球形细胞增多症、阵发性睡眠性血红蛋白尿等),红细胞酶异常(G-6-PD 缺乏、丙酮酸激酶缺乏等),珠蛋白链异常(地中海贫血等),血红素异常(红细胞生成血卟啉病等)。

**2. 红细胞外部异常**　主要为红细胞外在因素引起,如免疫因素(自身免疫性溶血性贫血、新生儿溶血性贫血、血型不合输血等),血管因素(微血管病变溶血性贫血等),物理机械因素(大面积烧伤、人工心脏瓣膜等),化学因素及药物(苯、铅、磺胺药等),生物因素(蛇毒、疟疾、黑热病等)等。

(二)诱因

**1. G-6-PD 缺乏症的诱因**　G-6-PD 缺乏症又称蚕豆病。病人在食新鲜蚕豆后几小时至几天突然发生急性溶血,其严重程度与食蚕豆量无关。该类病人服用氧化性药物或接触樟脑丸后 1~3 天,也可出现急性溶血。溶血一般持续约 7 天左右,呈自限性。

**2. 阵发性睡眠性血红蛋白尿的诱因**　服用维生素 C、阿司匹林、氯化铵等酸性药物可诱发血红蛋白尿。此外,感染、月经、输血、手术、情绪波动、饮酒、疲劳、服用铁剂等也可诱发本病。

(三)溶血场所

溶血性贫血的溶血场所及特点见表 6-2-8。

**表 6-2-8　溶血性贫血的溶血场所及特点**

| 项目 | 血管内溶血 | 血管外溶血 |
|---|---|---|
| 溶血场所 | 在血液循环中 | 在单核-巨噬系统中,主要是脾脏 |
| 常见疾病 | 血型不合输血后溶血、输注低渗溶液、化学毒物、生物因素等所致急性溶血等、阵发性睡眠性血红蛋白尿等 | 遗传性环形细胞增多症、G-6-PD 缺乏症等 |
| 特点 | 起病急,全身症状明显伴血红蛋白血症及血红蛋白尿等 | 起病缓,全身症状轻,脾大,多无血红蛋白尿 |

（四）发病机制

**1. 共同发病机制** ①正常情况下,红细胞形态呈双凹圆盘形,具有很大的可塑性及变形能力,保证了红细胞通过狭小的微循环管道而不被破坏。②红细胞的这种特性依赖于红细胞膜、酶和血红蛋白的正常,三者之一异常均可使红细胞膜完整性遭受破坏而溶血。③红细胞受到抗体、补体、物理和机械因素及化学毒物等侵袭,使红细胞膜、酶、血红蛋白异常而溶血。

**2. G-6-PD 缺乏症** G-6-PD 即葡萄糖-6-磷酸脱氢酶,其活性降低使红细胞抗氧化损伤物质缺乏,红细胞极易被单核巨噬细胞吞噬,发生溶血。

**3. 阵发性睡眠性血红蛋白尿** 本病病人红细胞膜有缺陷,红细胞对激活的补体异常敏感。睡眠时呼吸中枢敏感性降低,酸性代谢产物积聚,血 pH 降低,补体易被激活,易导致本病病人溶血。

☞考点:①根本原因是红细胞寿命缩短。②溶血与红细胞膜、酶、血红蛋白异常有关。③G-6-PD 缺乏症:因红细胞抗氧化损伤物质缺乏,易溶血。④阵发性睡眠性血红蛋白尿:因酸性环境等原因激活补体,导致溶血。

# 二、临床表现

急性溶血性贫血与慢性溶血性贫血临床表现不尽相同,见表 6-2-9。

表 6-2-9　急性和慢性溶血性贫血比较

| 项目 | 急性溶血性贫血 | 慢性溶血性贫血 |
|---|---|---|
| 起病 | 急 | 缓 |
| 溶血场所 | ▲血管内溶血<br>▲在血液循环中 | ▲血管外溶血<br>▲在单核-巨噬系统中,主要是脾 |
| 全身表现 | ▲严重。腰背及四肢酸痛,伴头痛<br>▲恶心、呕吐、腹痛、腹泻、寒战高热<br>▲周围循环衰竭、急性肾衰竭 | ▲较轻<br>▲伴高胆红素血症、胆石症、肝功能损害 |
| 贫血、黄疸 | 明显 | 程度不同 |
| 脾脏肿大 | 不明显 | 明显 |
| 尿液 | 血红蛋白尿,小便呈酱油色 | 深黄色 |
| 常见疾病 | 血型不合输血后溶血、输注低渗溶液、化学毒物及感染等所致急性溶血、阵发性睡眠性血红蛋白尿等 | G-6-PD 缺乏症等 |

☞考点:①急性溶血性贫血病人:贫血、黄疸明显。有血红蛋白尿。在血管内溶血,临床症状严重。②慢性溶血性贫血病人:除贫血、黄疸外,还有明显脾脏肿大。有高胆红素血症。在血管外溶血(主要是脾脏),临床症状较轻。

# 三、辅助检查

**1. 确定是否溶血的检查**

（1）红细胞破坏增多的检查项目:红细胞数、血清结合珠蛋白有不同程度减少,血清游离血红蛋白升高。血清游离胆红素、尿胆原、尿胆素增加,有血红蛋白尿、含铁血黄素尿。红细胞寿命缩短是诊断溶血的可靠指标。

（2）红细胞代偿性增生的检查项目:网织红细胞增多,骨髓幼红细胞高度增生。

**2. 溶血性贫血的特殊检查** 是判断溶血性贫血病因的依据。见表 6-2-10。

表 6-2-10　溶血性贫血特殊检查的意义

| 特殊检查 | 意义 |
| --- | --- |
| 红细胞脆性试验 | 增加,见于遗传性球形细胞增多症;降低,见于珠蛋白生成障碍, 如海洋性贫血 |
| 抗人体蛋白试验(Coombs 试验) | 阳性,见于自身免疫性溶血性贫血;阴性,见于遗传性球形细胞 增多症 |
| 酸溶血试验(Ham 试验) | 阳性,阵发性睡眠性血红蛋白尿 |
| 红细胞海因小体生成试验 | 是诊断 G-6-PD 缺乏症的主要依据 |

☞考点:①确定是否溶血的检查:红细胞破坏增多的检查项目、红细胞代偿性增生的检查项目。红细胞寿命缩短是诊断溶血的可靠指标。②判断溶血性贫血病因的特殊检查的意义。

# 四、诊断要点

①表现:贫血、黄疸,慢性溶血常伴有脾大等。②辅助检查:有贫血、红细胞破坏、红细胞代偿性增生的证据。

# 五、护理问题

1. 活动无耐力　与贫血引起组织缺氧有关。
2. 潜在并发症:休克、急性肾损伤。

# 六、治疗及其相关护理

**1. 病因治疗**　避免各种病因和诱因。①自身免疫性溶血性贫血:避免受凉。②G-6-PD 缺乏症病人:避免吃蚕豆、接触樟脑丸等。③阵发性睡眠性血红蛋白尿病人:忌食酸性食物。④避免诱因:避免感染、输血、手术、情绪波动、饮酒、疲劳等。

**2. 应用糖皮质激素、免疫抑制剂**　治疗免疫因素相关的溶血性贫血,如自身免疫性溶血性贫血等。糖皮质激素也可用于缓解阵发性睡眠性血红蛋白尿、G-6-PD 缺乏症病人的临床症状。

**3. 脾切除**　用于遗传性球形细胞增多症和免疫抑制剂治疗效果不佳的自身免疫性溶血性贫血等。

**4. 输血疗法**　能暂时改善病人情况,但应严格掌握适应证,否则反而加重溶血。

**5. 急性溶血处理**　是本病护理重点。①立即停止输血。②保留血袋中血液。③吸氧。④抗过敏:给予地塞米松肌注或静脉注射。⑤防止肾衰竭:遵医嘱给予利尿剂,碱化尿液。注意水、电解质、酸碱平衡。⑥抗休克:给予多巴胺等血管活性药物,补足血容量。⑦纠正心功能不全:遵医嘱用毛花苷 C。⑧防治 DIC:可用肝素,输注新鲜血浆、血小板等。

**6. 用药注意事项**　是本病护理重点。①阵发性睡眠性血红蛋白尿:忌用酸性药物,如维生素 C、阿司匹林、氯化铵等。②G-6-PD 缺乏症病人:忌用氧化性药物,如抗疟药、磺胺类、解热镇痛药、硝基呋喃类、维生素异烟肼等。

☞考点:①急性溶血处理。②阵发性睡眠性血红蛋白尿:忌用酸性药物。③G-6-PD 缺乏症病人:忌用氧化性药物。

# 七、其他护理

**1. 指导休息**　轻度贫血、慢性溶血性贫血可适当活动,急性贫血需卧床休息。

**2. 饮食、排便护理**　是本病护理重点。G-6-PD 缺乏症者,禁食蚕豆、豆制品。阵发性睡眠性血红蛋白尿忌食酸性食物。保持大便通畅。

**3. 观察病情** 观察生命体征,注意病人贫血、黄疸、尿色的变化。观察糖皮质激素及免疫抑制剂使用后副作用,注意有无便血情况,有无感染征象。询问病人主观感受,发现异常情况及时报告医生。

**4. 对症护理** 是本病护理重点。对确需输血病人,谨慎输血。认真检查姓名、床号、血型等,不宜将血久置或加温输入。观察输血时有无溶血反应,如寒战、发热、恶心、腹痛、血红蛋白尿等,一旦出现立即停止输血,同时报告医生,配合抢救。

**5. 心理护理** 向病人介绍本病基本知识,耐心解释,消除紧张心理,鼓励病人积极主动配合治疗。

☞考点:①G-6-PD 缺乏症者,禁食蚕豆、豆制品等。阵发性睡眠性血红蛋白尿忌食酸性食物。②谨慎输血。

## 八、 健康教育/出院指导

**1. 知识宣传** 教会病人及家属观察巩膜黄染和尿色改变。重视婚前遗传病咨询、检查,以减少溶血性疾病的发生。

**2. 生活指导** 指导病人保持心情舒畅,避免精神刺激。脾功能亢进者和白细胞减少者,应注意个人卫生和预防感冒。注意合理饮食,具体措施参见本病饮食护理。

**3. 用药指导** 阵发性睡眠性血红蛋白尿者忌用酸性药物。G6PD 缺乏症病人忌用氧化性药物。若是其他化学毒物或药物引起的溶血,要避免再次接触或服用该类物质。避免血型不合输血。

**4. 定期复查**

☞考点:生活指导及用药指导。

## 九、 小 结

▲溶血性贫血是大量红细胞破坏引起的贫血。

▲主要特点是贫血、黄疸、网织红细胞增高及骨髓幼红细胞增生。慢性溶血还常有脾大。

▲常给予病因治疗、糖皮质激素、免疫抑制剂应用。

▲G6PD 缺乏症病人不吃蚕豆、豆制品,不接触樟脑丸,忌用氧化性药物等。阵发性睡眠性血红蛋白尿者忌食酸性食物、酸性药物。

## 十、 疾 病 鉴 别

各种类型贫血特征比较见表6-2-11。

**表 6-2-11 各种类型贫血特征比较**

| 项目 | 缺铁性贫血 | 巨幼细胞贫血 | 再生障碍性贫血 | 溶血性贫血 |
|---|---|---|---|---|
| 性质 | 小细胞低色素性贫血 | 大细胞贫血 | 正细胞贫血 | 正细胞贫血 |
| 病因 | 缺铁 | 缺叶酸、维生素 $B_{12}$ | 造血干细胞病变 | 红细胞破坏 |
| 表现 | 皮肤、黏膜、神经特异表现 | 消化、神经表现 | 出血、贫血、感染 | 贫血、黄疸,慢性者脾大 |
| 血象 | 红细胞呈小细胞低色素 | 大红细胞 | 三系减少 | 成熟红细胞减少,网织红细胞增加 |
| 骨髓象 | 骨髓增生活跃,细胞体积偏小,骨髓铁染色阳性 | 骨髓增生活跃,细胞体积大 | 骨髓增生减低,脂肪滴增多,巨核细胞减少 | 骨髓幼红细胞高度增生 |
| 治疗 | 病因治疗,补充铁剂 | 补充叶酸、维生素 $B_{12}$ | 急性用 ATG、ALG、造血干细胞移植。慢性首选雄激素治疗 | 避免诱因,对症处理 |
| 护理 | 饮食护理、应用铁剂护理 | 饮食、用药护理 | 出血、贫血、感染护理,用药护理 | 饮食,用药护理 |

## 第3节 白血病病人的护理

## 概　述

白血病(leukemia)是一类造血干细胞恶性克隆性疾病。白血病细胞增殖失控、分化障碍、凋亡受阻,停滞在细胞发育的不同阶段,在骨髓和其他造血组织中大量增生累积,浸润其他器官和组织,抑制正常造血功能。①特征:以外周血中可见白血病细胞(原始白细胞和(或)幼稚白细胞)为特征,多数病人表现为骨髓及外周血中白血病细胞异常增多。②发病率:在恶性肿瘤所致的死亡率中,白血病居第六位(男性)和第八位(女性),但在儿童及35岁以下成人中则居第一位。

根据白血病细胞分化成熟程度和白血病自然病程,白血病可分为急性和慢性两类。根据主要受累细胞系列,急性白血病分为:①急性淋巴细胞白血病:简称急淋。②急性髓系白血病:简称急非淋。包括急性粒细胞性白血病(急粒)、急性单核细胞白血病(急单)等;慢性白血病分为:①慢性淋巴细胞白血病:简称慢淋。②慢性髓系白血病:简称慢粒等。③少见类型白血病。

急性和慢性白血病对比:①发病情况:我国急性白血病明显多于慢性白血病。②病程:急性白血病自然病程仅几个月,慢性白血病自然病程为数年。③分化停滞阶段:急性白血病的白细胞分化停滞在较早阶段,多为原始白细胞及早幼白细胞;慢性白血病的白细胞分化停滞在较晚阶段,多为中幼白细胞及晚幼白细胞,见图6-3-1。

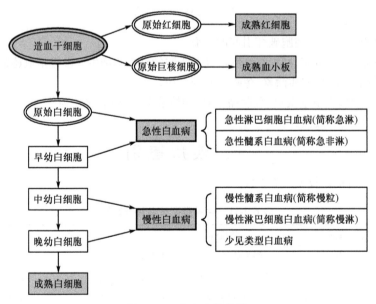

图 6-3-1　白血病的分类

▲ 实训 6-3-1 参见《内科护理实训指导》

☞考点:①白血病以外周血中可见白血病细胞(原始白细胞和/或幼稚白细胞)为特征。②白血病可分为急性和慢性两类。急性白血病病程短,多为原始白细胞及早幼白细胞;慢性白血病病程长,多为中幼白细胞及晚幼白细胞。

# 一、病　因

白血病的病因目前尚不完全清楚,可能与以下因素有关。

**1. 病毒因素**　大量实验研究证明人类 T 淋巴细胞病毒 I 型(HTLV-I),是引起成人 T 淋巴细胞白血病/淋巴瘤发生的原因。该病毒可以传播感染,潜伏在宿主细胞内,一旦在某些理化因素作用下,被激活而诱发白血病。

**2. 化学因素**　一些化学物质有致白血病的作用。如长期接触苯及其衍生物的人群白血病发病率高于一般人群。有些药物也可导致白血病,如乙双吗啉、氯霉素等。

**3. 放射因素**　包括 X 射线、γ 射线等电离辐射。白血病的发生取决于人体吸收辐射的剂量,全身或部分躯体受到中等或大剂量辐射后均可诱发白血病。日本广岛及长崎受原子弹袭击后,幸存者中白血病发病率比未受照射的人群高 30 倍和 17 倍。

**4. 遗传学因素**　遗传因素与白血病发病有关。单卵孪生子一个患白血病,另一个的发病率为 20%,比双卵孪生子高 12 倍。有染色体异常的一些遗传性疾病,如先天性再生障碍性贫血等较易发生白血病。

**5. 其他血液病**　某些血液病最终可能会发展成为白血病,如骨髓增生异常综合征、淋巴瘤、多发性骨髓瘤、阵发性睡眠性血红蛋白尿等。

# 二、发 病 机 制

白血病发病机制非常复杂,可能是人体在上述各种因素作用下,机体免疫功能缺陷,对恶性细胞不能识别及消灭,使之得以繁殖,最终导致白血病。

☞考点:白血病病因可能与多种因素有关。

# 急性白血病病人的护理

急性白血病病人骨髓中原始及早幼白细胞大量增殖,抑制正常造血。外周血中可见原始及早幼白细胞,并广泛浸润肝、脾、淋巴结等各种脏器,表现为贫血、出血、感染、浸润等征象。

☞考点:急性白血病的概念。

# 一、分　类

急性白血病亚型分类,见表 6-3-1、表 6-3-2。

**表 6-3-1　急性淋巴细胞白血病亚型分类**

| 急性淋巴细胞白血病 |
| --- |
| $L_1$型:原始和幼淋巴细胞以小细胞为主(直径≤12μm) |
| $L_2$型:原始和幼淋巴细胞以大细胞为主(直径>12μm) |
| $L_3$型:同 $L_2$型,细胞大小较一致,细胞内有明显空泡,胞浆嗜碱性,染色深 |

**表 6-3-2　急性髓系白血病亚型分类**

| 急性髓系白血病 | |
| --- | --- |
| $M_0$:急性髓系白血病微分化型 | $M_1$:急性粒细胞白血病未分化型 |
| $M_2$:急性粒细胞白血病部分分化型 | $M_3$:急性早幼粒细胞白血病 |
| $M_4$:急性粒-单核细胞白血病 | $M_5$:急性单核细胞白血病 |
| $M_6$:红白血病 | $M_7$:急性巨核细胞白血病 |

# 二、临床表现

本病主要有四大临床征象:发热、出血、贫血、白血病细胞浸润表现。

(一) 正常骨髓造血功能受抑制表现

**1. 贫血** 常为首发症状,并随病情发展而加重,贫血的主要原因是:①受原始白细胞和(或)幼稚白细胞过度增生影响,正常红细胞生成减少。②血小板减少所致出血,使红细胞丢失较多。

**2. 发热** 为本病常见症状之一。多数病人以发热起病,发热主要由继发感染所致。严重感染是白血病病人死亡的主要原因。

(1) 感染主要与以下因素有关:①正常粒细胞缺乏或功能缺陷。②化疗药物及糖皮质激素的应用,使机体免疫功能进一步下降。③白血病细胞浸润以及化疗药物的应用,易造成消化道、呼吸道黏膜屏障受损。④各种穿刺或插管留置时间过长,并发感染。

(2) 感染可以发生于机体的任何部位:以口腔黏膜、牙龈、咽峡最常见,其次是呼吸道及肛周皮肤等。严重时可致菌血症或败血症。

(3) 常见致病菌:铜绿假单胞菌、肺炎杆菌、大肠埃希菌及金黄色葡萄球菌等,部分病人还可发生病毒及原虫感染,长期应用抗生素者,还可导致真菌感染。

(4) 白血病本身也能引起发热:即肿瘤性发热,与白血病细胞的高代谢状态及内源性致热源物质的产生有关。

**3. 出血** 几乎所有急性白血病病人在病程中都有不同程度的出血。最主要的原因是血小板减少。此外,大量白血病细胞在血管中淤滞、凝血功能异常及感染也会导致出血。①出血部位可遍及全身:以皮肤瘀点、瘀斑、鼻出血、牙龈出血、口腔血肿、子宫出血较为常见。②眼底出血:可影响视力,甚至是颅内出血的先兆。③颅内出血:是最为严重的临床表现,血小板少于 $20×10^9/L$ 时随时有颅内出血的危险。

(二) 白血病细胞浸润表现

白血病细胞在血液系统中大量积聚、淤滞,不仅影响循环功能,还可导致不同部位出现肿大、结节,受累脏器功能失调等一系列临床表现。

**1. 肝、脾及淋巴结肿大** 多见于急淋病人。肝脾一般轻度至中度肿大,表面光滑,偶伴轻度压痛。浅表淋巴结多轻度肿大,无触痛和粘连。

**2. 骨骼和关节疼痛** 是白血病常见症状。胸骨下端局部压痛对白血病诊断有一定的价值。四肢关节痛和骨痛常见于儿童。急粒病人由于骨膜受累,还可在眼眶、肋骨及其他扁平骨的骨面形成粒细胞肉瘤,其中以眼眶部位最常见,可引起眼球突出、复视或失明等。

**3. 中枢神经系统白血病(CNSL)** 又称脑白。因化疗药物不易通过血-脑屏障,使隐藏在中枢神经系统的白血病细胞不能被有效杀灭,是白血病髓外复发的主要根源,以急淋尤为突出。CNSL可发生在疾病的各个时期,其中疾病缓解期最常见。表现为头痛、呕吐、视力模糊、意识障碍、颈强直、抽搐、颅内压增高等,若浸润神经根,还可有各种麻痹症状。

**4. 皮肤、黏膜浸润** 表现为皮肤出现蓝灰色斑丘疹、皮下结节、结节性红斑,牙龈增生、肿胀等。

**5. 睾丸白细胞** 多为一侧睾丸无痛性肿大,睾丸白血病多见于急淋化疗缓解后的幼儿和青年,是仅次于CNSL的白血病髓外复发的根源。

**6. 高白细胞血症** 又称"白细胞淤滞症",是急性白血病的一种特殊症候群,其外周血白细胞 $>200×10^9/L$。因白细胞淤滞,病人可有呼吸困难、低氧血症、呼吸窘迫、反应迟钝、语言不清、头晕、神经精神症状、血栓形成、颅内出血等临床表现。白细胞淤滞症大大增加了病人死亡率、髓外白血病复发率。

▲实训 6-3-2 参见《内科护理实训指导》

## （三）复发

复发指完全缓解后在体内又检出白血病细胞，多在完全缓解后两年内发生。不论何种情况，一旦复发，长期生存率<5%。

☞考点：①白血病四大临床征象（发热、出血、贫血、白血病细胞浸润）的原因。②骨骼和关节疼痛是白血病常见症状。胸骨下端局部压痛对白血病诊断有一定的价值。③肝、脾及淋巴结肿大多见于急淋病人。④CNSL、睾丸白血病是复发的主要根源。CNSL在缓解期最常见，表现为颅内压增高。睾丸白血病多见于急淋化疗缓解后的幼儿和青年。

# 三、辅助检查

1. **血象** ①白细胞增多性白血病：多数病人外周血白细胞计数明显增多，甚至大于$100\times10^9$/L，可见大量原始和（或）早幼白细胞。白细胞数过高提示预后较差。②白细胞不增多性白血病：少数病人白细胞不多，但外周血可见早幼白细胞，很难找到原始白细胞。白细胞数过低也提示预后较差。③不同程度的正常细胞性贫血。④血小板减少：约50%的病人血小板<$60\times10^9$/L，晚期病人血小板往往极度减少。

2. **骨髓象** 骨髓穿刺检查是诊断急性白血病的重要依据，对指导治疗、判断疗效、估计预后等有重大意义。①多数病人的骨髓象增生明显活跃以原始细胞和（或）幼稚白细胞为主。②过多的白血病细胞还会导致骨髓内正常的巨核细胞和幼红细胞减少。③少数病人的骨髓呈增生低下。④不论骨髓是否增生，只要原始白细胞占全部骨髓有核细胞的30%以上，就可作出急性白血病的诊断。⑤奥尔（Auer）小体仅见于急粒。

3. **细胞化学检查** 主要用于鉴别急淋、急粒、急单。急淋骨髓过氧化物酶染色阴性。

4. **免疫学检查** 根据白血病细胞表达的系列相关抗原，确定其系列来源。常用于急淋与急粒的鉴别，或T细胞白血病与B细胞白血病的鉴别。

5. **染色体和基因检查** 急性白血病常伴有特异的染色体和基因异常改变，并与疾病的发生、发展、诊断、治疗及预后密切相关。

6. **其他** ①由于大量白血病细胞破坏，白血病病人血液中尿酸浓度及尿液中尿酸排泄量均增加，化疗期间尤为明显。②CNSL时，脑脊液压力增高，脑脊液中白细胞计数增多，蛋白质增多，葡萄糖定量减少，涂片可找到白血病细胞。

考点：①外周血可见原始和（或）早幼白细胞。②骨髓穿刺检查是诊断急性白血病的重要依据。③只要原始白细胞占全部骨髓有核细胞的30%以上，就可作出急性白血病的诊断。④Auer小体仅见于急粒。⑤急淋过氧化物酶染色阴性。⑥血液中及尿液中尿酸浓度增加，化疗期间尤为明显。⑦脑脊液涂片可找到白血病细胞。

# 四、诊断要点

①临床表现：贫血、出血、发热、白血病细胞浸润。②外周血：可见原始和（或）早幼白细胞。③骨髓：原始白细胞占全部骨髓有核细胞的30%以上。

【情境30】

病人，王×，男，19岁，既往体健。牙龈出血半个月，两周前自觉受凉后伴全身痛，以双膝、踝关节显著。体检：T 38℃，P 80次/分，R 18次/分，BP 100/70mmHg，双颈淋巴结肿大、活动、无压痛。胸骨压痛（+），双侧踝关节略肿胀，有压痛，活动受限，肝肋下1.5cm，脾肋下2cm。辅助检查：Hb 98g/L，RBC $2.5\times10^{12}$/L，WBC $24.0\times10^9$/L，PLT $82\times10^9$/L，N 13.8%，L 76.2%，M 10.0%，外周血可见大量幼稚淋巴细胞。骨髓检查结果：原始淋巴细胞占35%。骨髓过氧化物酶染色（-）。初步诊断为：急性淋巴细胞白血病。

【情境30 诊断分析】

▲该病人血红蛋白、红细胞减少,牙龈出血,发热,肝、脾、淋巴结大,符合白细胞临床表现。▲外周血可见大量幼稚淋巴细胞,骨髓原始淋巴细胞占35%,骨髓过氧化物酶染色(-),符合急性淋巴细胞细胞白血病的诊断。

# 五、护 理 问 题

1. 组织完整性受损　与血小板过低致皮肤黏膜出血有关。

2. 潜在并发症:脑出血　与血小板过低有关。

3. 有感染的危险　与成熟粒细胞减少、免疫力低下有关。

4. 预感性悲哀　与急性白血病治疗效果差、死亡率高有关。

# 六、治疗及其相关护理

(一)化学治疗

简称化疗,是急性白血病首选且最重要的治疗方法。

**1. 化疗原则**　早期、足量、联合、间歇、阶段、个体化。

(1)早期:白血病化疗越早,化疗效果越明显,预后越好。

(2)足量:充足的药量、充分的化疗时间是白血病病人得到完全缓解的基础。

(3)联合:肿瘤细胞常处于不同增殖周期,不同种类的药物作用于不同周期,所以需要采用联合化疗。见图6-3-2。肿瘤组织分群、增殖细胞群分期简介如下:

1)肿瘤组织主要由3种细胞群组成:增殖细胞群、静止细胞群($G_0$期细胞)和无增殖能力细胞群。一般肿瘤组织中增殖细胞群比较多,所以肿瘤组织增长十分迅速。肿瘤增长越迅速,对化疗药物越敏感。

2)增殖细胞群:其增殖周期分为4期,①$G_1$期:为S期的DNA合成做准备。②S期:进行DNA的复制、RNA和蛋白质的合成。③$G_2$期:继续合成RNA和蛋白质。④M期:一部分细胞进入增殖周期进一步增殖,另一部分细胞储备于$G_0$期。

3)静止细胞群:对化疗药物不敏感,只有进入增殖周期进行增殖,才对化疗药敏感。所以,每一疗程结束后,应间歇2~3周,待难以被化疗药杀灭的$G_0$期细胞在化疗间歇期进入增殖周期,再进入第二疗程,提高化疗效果。此外,白血病细胞恢复慢于正常造血的恢复,适当的间歇时间还有利于正常造血功能恢复。

4)无增殖能力细胞群:这类细胞没有增殖能力,因而无法进行分裂增殖,最后老化死亡。

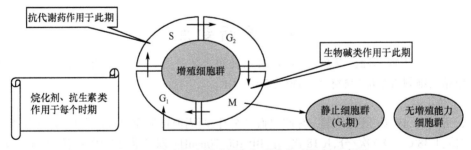

图6-3-2　肿瘤细胞增殖周期与联合化疗机制示意图

**2. 化疗药物**　急性白血病常用化疗药见表6-3-3。

表 6-3-3 急性白血病常用化疗药

| 分类 | 药名 | 药理作用 | 主要副作用 | 疗效 急淋 | 疗效 急非淋 | 作用周期 |
|------|------|----------|------------|------|------|------|
| 生物碱类（植物碱类） | 长春新碱(VCR) | 抑制有丝分裂 | 胃肠反应、末梢神经炎 | + | ± | M |
| | 三尖杉碱(H) | 抑制 DNA、RNA 合成 | 骨髓抑制、胃肠反应 | + | + | M |
| | 足叶乙苷(VP-16) | 干扰 DNA、RNA 合成 | 骨髓抑制、胃肠反应 | − | + | M |
| 抗代谢药 | 6-巯嘌呤(6MP) | 抗嘌呤代谢、阻碍 DNA 合成 | 同上 | + | + | S |
| | 阿糖胞苷(Ara-c) | 抗嘧啶代谢、阻碍 DNA 合成 | 同上 | + | + | S |
| | 羟基脲 | 抗嘧啶、嘌呤代谢、阻碍 DNA 合成 | 同上 | | + | S |
| | 甲氨蝶呤(MTX) | 抗叶酸代谢、干扰 DNA 合成 | 骨髓抑制、肝损害 | + | ± | S |
| 烷化剂 | 环磷酰胺(CTX) | 破坏 DNA 合成 | 骨髓抑制、膀胱炎 | ± | + | 全 |
| 抗生素类 | 柔红霉素(DNR) | 抑制 DNA、RNA 合成 | 骨髓抑制、心脏损害 | + | + | 全 |
| | 阿霉素(ADM) | 抑制 DNA、RNA 合成 | 同上 | + | + | 全 |
| 酶类 | 左旋门冬酰胺酶(L-ASP) | 影响肿瘤细胞蛋白质合成 | 肝损害、过敏 | + | − | / |
| 激素类 | 泼尼松(P) | 破坏淋巴细胞 | 感染、高血压、高血糖或糖尿病 | + | | / |
| 诱导分化剂 | 维A酸(全反式)(ATRA) | 使白血病细胞分化为具有正常表型功能的白细胞 | 皮肤、黏膜干燥,胃肠反应,肝损害 | − | + | / |

此外,还可以采用酪氨酸激酶抑制剂(如伊马替尼等)进行分子靶向治疗,即特异性阻断 ATP 在白血病细胞 abl 激酶上的结合位置,使酪氨酸残基不能磷酸化,从而抑制相应白血病细胞增殖。化疗时联合进行分子靶向治疗,可以使相应白血病完全缓解率提高至 90%~95%。

**3. 化疗阶段** 急性白血病治疗主要分诱导缓解和缓解后治疗(又称为巩固强化治疗)两个阶段。

(1) 诱导缓解阶段:是指从化疗开始到完全缓解的阶段。①治疗目的:迅速杀灭白血病细胞,达到完全缓解(白血病的症状、体征消失,无器官浸润现象,外周血象中无白血病细胞,骨髓象中相关系列的原始细胞与幼稚细胞之和≤5%,无 Auer 小体)。②病人是否能获得完全缓解,是急性白血病治疗成败的关键。达完全缓解所用时间越长,无病生存时间越短。若 1 个疗程即获完全缓解,无病生存时间较长。③目前多采用以下治疗方法:

1) 急淋诱导缓解方案:VP 方案是基础用药,目前常用 VLDP 方案。①VP 方案:长春新碱、泼尼松。②VLDP 方案:长春新碱、左旋门冬酰胺酶、柔红霉素、泼尼松。

2) 急粒诱导缓解方案:常用 DA 方案或 IA 方案。①DA 方案:柔红霉素、阿糖胞苷。②IA 方案:去甲氧柔红霉素、阿糖胞苷。

3) 全反式维 A 酸(ATRA):该药可诱导早幼粒白血病细胞分化成熟。若采用 ATRA+化疗的治疗方法,完全缓解率较高。但可能会发生"维 A 酸综合征",表现为发热、体重增加、肌肉骨骼疼痛、呼吸窘迫、胸腔积液、心包积液、水肿、低血压、急性肾损伤,甚至死亡。

(2) 缓解后治疗阶段:①急性白血病病人达到完全缓解后,体内仍有残留白血病细胞($10^8$~$10^9$),且在髓外某个部位仍有白血病细胞浸润,是疾病复发的根源。②要尽早进行缓解后治疗,防止疾病复发,延长缓解期和无病生存时间,争取治愈。③缓解后治疗在诱导缓解结束 2 周后进行,常选用原诱导缓解方案或轮换使用多种药物强化治疗。急淋需要 3~4 年,急粒需要 1~2 年。急粒总的缓解率不如急淋。

**4. 个体化治疗** 根据病人的年龄、血象、骨髓象、有无基础疾病以及对药物的反应等,选择合理的化疗方案、调整用药剂量。

**5. 高白细胞血症处理** ①紧急使用血细胞分离机,单采清除过多的白细胞(M3 型一般不推荐)。②同时给予化疗和水化(大量补液及利尿)。③化疗前先进行短期预处理,如急淋用地塞米松静脉注射,急粒用羟基脲口服等,然后再进行联合化疗。④预防白血病细胞溶解诱发的高尿酸血症等并发症。

**6. 配合化疗** 是本病护理重点。

(1) 配制化疗药注意事项: ①仔细阅读用药说明:遵循医嘱或说明书用药。②注意用药顺序:反复核对药物剂量、时间,尤其注意按规定的先后顺序用药。因为作用于细胞周期的化疗药物,常有顺序依赖性,即同样药物、同一剂量,按不同顺序应用时,其疗效、毒性反应是不一样的。③注意自我防护:戴手套配制化疗药,药瓶弃在有盖容器内。防止工作人员接触或吸入化疗药,对身体造成危害。

(2) 选择化疗静脉通路:主要根据化疗药物性质选择静脉通路。

1) 发疱类、刺激性强的药物:如柔红霉素、氮介、阿霉素、长春新碱、丝裂霉素、诺维本等。该类药物在注射局部反应强烈,一旦外渗会导致局部坏死,对静脉通路选择要求较高。首选中心静脉置管,如经外周静

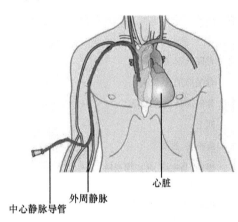

图 6-3-3 PICC 示意图

脉置入中心静脉导管(PICC)(图 6-3-3)、置入静脉输液港(PORT)(图 6-3-4、图 6-3-5)等。也可选择手臂大静脉等。

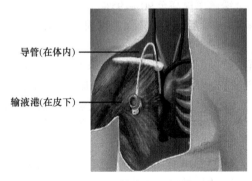

图 6-3-4 输液港示意图

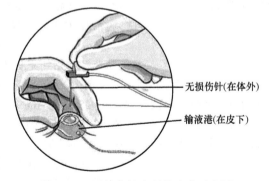

图 6-3-5 无损伤针穿刺输液港示意图

2) 非发疱类和非刺激性药物:按先远后近、左右交替的原则,选择粗直、弹性好、无静脉弯曲及分叉的血管,避开关节部位、静脉瓣、肌腱、神经走行的部位。

3) 不宜注射化疗药物的部位及静脉:①不宜注射的部位:手术侧肢体,潜在肌腱或神经损伤可能的部位,炎症、硬化、瘢痕部位,肿瘤(新生物)侵犯的部位等。②不宜注射的静脉:24 小时内有穿刺史的静脉、肘窝静脉、下肢外周静脉等。

(3) 静脉炎护理:静脉炎表现为局部静脉硬、疼痛、红肿、阻力大、有回血。其护理以预防为主,酌情处理。

1) 一般护理:每日更换注射静脉,谨慎选择静脉,熟练穿刺。

2) 注射化疗药的程序:①注射化疗药前:先用生理盐水快速冲静脉,确定注射针在静脉内后,再

用化疗药。②注射化疗药时:两种化疗药用生理盐水静脉注射隔开。注射化疗药时要边注射边抽回血,并经常检查注射静脉情况,判断针头是否在静脉内,药液是否外渗。③注射化疗药后:拔针前用生理盐水冲静脉,拔针后压迫注射局部 3~5 分钟。注射化疗药的一般程序见图 6-3-6。

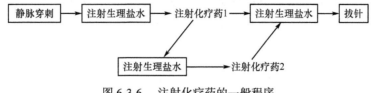

图 6-3-6　注射化疗药的一般程序

▲实训 6-3-3 参见《内科护理实训指导》

3）静脉炎早期处理:局部用硫酸镁和利多卡因外敷或理疗。

4）发疱类和强刺激性药物外渗时处理:①立即停止输注,②回抽:尽量回抽渗出药液,抬高肢体。③解毒:局部滴入生理盐水稀释药液,或遵医嘱用解毒剂(氮芥、丝裂霉素、放线菌素 D 等用硫代硫酸钠解毒;多柔比星、长春新碱等用 8.4% 碳酸氢钠解毒)。④封闭:若是外周静脉,可用利多卡因环形封闭,封闭范围大于渗漏区。48 小时内间断局部封闭注射 2~3 次。⑤涂抹:若是外周静脉,可用 50% 硫酸镁溶液、中药"六合丹"、多磺酸黏多糖乳膏、赛肤润液体等,每 2 小时涂抹 1 次患处。⑥冷敷或热敷:蒽环类药物(柔红霉素、阿霉素等)外渗禁止热敷,需 24 小时冰袋间断冷敷,减少外渗,减轻疼痛;植物碱类化疗药物外渗局部不能冷敷,需热敷,促进吸收。⑦抬高肢体:药液外渗 48 小时内抬高患肢。⑧若发现局部组织坏死,及时报告医生。

5）非发疱类和非刺激性药物外渗时处理:立即停止输注,更换输液部位,必要时遵医嘱酌情进行局部处理。

▲实训 6-3-4 参见《内科护理实训指导》

**7. 化疗不良反应及护理**　是本病护理重点。

（1）骨髓抑制护理:是本病护理重点。骨髓抑制是化疗最严重的不良反应。许多化疗药会抑制骨髓造血功能,使红细胞、白细胞、血小板减少。①红细胞减少:按贫血护理。②白细胞减少:化疗后第 7~14 天,白细胞最低。当白细胞低于 $3.0×10^9$/L,血小板低于 $80×10^9$/L 时,常需暂停化疗,并用提升白细胞药物(鲨肝醇、利血生、糖皮质激素、细胞集落刺激因子等)。当成熟粒细胞绝对值 ≤ $0.5×10^9$/L 或成熟白细胞 ≤$1×10^9$/L 时,要做好保护性隔离(具体措施见本病其他护理)。③血小板减少:化疗后第 10 天左右,血小板最低,要警惕出血。④化疗后使用细胞集落刺激因子:不宜在化疗前使用该药,以免加重化疗药物对骨髓造血功能的抑制作用。⑤每周复查血象 1~2 次:酌情复查骨髓象,了解骨髓抑制情况。

（2）胃肠道反应护理:是化疗最常见的不良反应。①表现:厌食、恶心、呕吐等,部分病人有腹痛、腹泻。②护理:化疗期间病人饮食要清淡、易消化、富有营养,少食多餐。必要时遵医嘱用止吐、镇静剂。

（3）药物对机体的毒性反应及护理:是本病护理重点。①大多数化疗药:对肝肾功能有影响,需严密观察。②柔红霉素、氮介、阿霉素、三尖杉酯等药:对心脏影响比较大。用药时要缓慢滴注,注意心律、脉率,必要时心电监护。③环磷酰胺:容易导致出血性膀胱炎。用药期间要鼓励病人多饮水,注意有无膀胱刺激征、血尿等异常情况。发现血尿必须停药。④甲氨蝶呤:常引起口腔溃疡。遵医嘱应用亚叶酸钙,对抗甲氨蝶呤的毒性作用。给予口腔护理,若口腔黏膜溃疡严重,可用 0.5% 普鲁卡因溶液含漱,减轻疼痛。若口腔真菌感染用制霉菌素甘油治疗,或碳酸氢钠溶液漱口。⑤长春新碱:会引起末梢神经炎,但停药后可消失。⑥左旋门冬酰胺酶( L-ASP ):可导致过敏反应。用药前做皮内过敏试验。

（4）防治尿酸性肾病：与大量白血病细胞破坏，产生大量尿酸有关。①鼓励病人多饮水，每天饮水量在 2000ml 以上，也可 24 小时持续静脉补液，使每小时尿量＞150ml。②碱化尿液。③遵医嘱给予别嘌呤醇等抑制尿酸生成的药物。

（5）脱发护理：安慰病人，告诉其脱发是因化疗药本身毒性所致，停用化疗药后头发还可以长出。指导病人使用温和的洗发用品和宽齿梳子，保持头皮清洁。必要时戴帽、戴假发。

（二）中枢神经系统白血病治疗

防治 CNSL 是减少急性白血病复发的关键。

**1. 鞘内注射**　通常在急淋缓解后开始预防性、治疗性鞘内注射甲氨蝶呤。

（1）不良反应：甲氨蝶呤鞘内注射可引起急性化学性蛛网膜炎，病人有发热、头痛及脑膜刺激征等不良反应。

（2）注意事项：①甲氨蝶呤鞘内注射时宜加地塞米松，减少不良反应。②若甲氨蝶呤疗效欠佳，可改用阿糖胞苷鞘内注射。③推注速度宜慢，注射完毕后去枕平卧 4～6 小时，注意观察有无头痛等用药后不良反应。

**2. 头颅放疗**

（1）放疗部位：常采用全脑放射治疗。

（2）放疗后护理：①治疗后抬高床头 15°～30°，以利颅内静脉回流。②注意观察病人有无神志改变及颅高压症状。③全脑放疗会引起头皮放射性损伤，皮肤色素沉着、干燥、脱屑、瘙痒等。修剪指甲，睡前洗净双手，嘱病人勿用力搔抓头皮。瘙痒明显者可用菊花水、薄荷水擦洗头皮。注意保持头皮清洁，用温水、软毛巾擦洗头皮，但不能用温度较高的热水和肥皂，更不能用力搓擦。④注意口腔护理，防止口腔溃疡、感染等。⑤做好病人生活护理，注意环境安全，以卧床休息为主，床旁加护栏。必要时可搀扶病人行走。

（三）复发治疗

①急淋复发：一般选用原诱导化疗方案再诱导治疗。②急粒复发：常选用大剂量阿糖胞苷联合化疗。

（四）造血干细胞移植

造血干细胞移植是治疗白血病重要的、有效的治疗方法。目前主张在 45 岁以下急性白血病病人（除儿童外）第一次完全缓解时进行。

☞考点：①化学治疗是急性白血病首选且最重要的治疗方法。②急性白血病治疗主要分诱导缓解、缓解后治疗两个阶段。③完全缓解后体内仍有大量白血病细胞。④发疱类、刺激性强的化疗药一旦外渗会导致局部坏死，要立即处理。化疗时要用生理盐水冲静脉。⑤骨髓抑制是化疗最严重的不良反应；胃肠道反应是化疗最常见的不良反应。⑥密切观察化疗药物对机体多方面的毒性反应。⑦防治 CNSL 是减少急性白血病复发的关键。

【情境30 医嘱示例】

**长期医嘱单**

| 姓名 | 王× | 入院日期 | 2011.2.5 | 病区 | 血液内科 | 床号 | 2 | 住院号 | 201155 |
|---|---|---|---|---|---|---|---|---|---|
| 起始日期 | | 时间 | | 医嘱 | | 医师签名 | 停止日期 | 停止时间 | 医师签名 | 录入者 |
| 2009.9.19 | | 16：30 | | 内科护理常规 | | B | | | | W |
| 2009.9.19 | | 16：30 | | 一级护理 | | B | | | | W |
| 2009.9.19 | | 16：30 | | 高热量、高蛋白饮食 | | B | | | | W |

录入长期护理单并执行 {

续表

| 姓名 | 王× | 入院日期 | 2011.2.5 | 病区 | 血液内科 | 床号 | 2 | 住院号 | 201155 |
|------|-----|---------|----------|------|----------|------|---|--------|--------|

| 起始日期 | 时间 | 医嘱 | | | 医师签名 | 停止日期 | 停止时间 | 医师签名 | 录入者 |
|---------|------|------|---|---|---------|---------|---------|---------|--------|
| 2009.9.23 | 9:50 | 泼尼松 | 20mg | tid | B | | | | W |
| 2009.9.23 | 9:50 | 甲氧氯普胺 | 10mg | bid | B | | | | W |
| 2009.9.23 | 9:50 | 碳酸氢钠 | 1.0g | tid | B | | | | W |
| 2009.9.23 | 9:50 | 别嘌呤醇 | 0.1g | tid | B | | | | W |
| …… | …… | …… | | | | | | | |

录入长期服药治疗单并执行

## 短期医嘱单

| 姓名 | 王× | 入院日期 | 2011.2.5 | 病区 | 血液内科 | 床号 | 2 | 住院号 | 201155 |
|------|-----|---------|----------|------|----------|------|---|--------|--------|

| 起始日期 | 时间 | 医嘱 | | | 医师签名 | 执行时间 | 执行者 | 录入者 |
|---------|------|------|---|---|---------|---------|--------|--------|
| 2009.9.19 | 16:30 | 尿常规 | | | B | | | W |
| 2009.9.19 | 16:30 | 大便常规 + OB | | | B | | | W |
| 2009.9.19 | 16:30 | 血常规 | | | B | | | W |
| 2009.9.19 | 16:30 | 血生化 | | | B | | | W |
| 2009.9.19 | 16:30 | 凝血四项+纤维蛋白原 | | | B | | | W |
| 2009.9.19 | 16:30 | 免疫组合1 | | | B | | | W |
| 2009.9.19 | 16:30 | 外周血涂片 | | | B | | | W |
| 2009.9.19 | 16:30 | 染色体核型分析 | | | B | | | W |
| 2009.9.19 | 16:30 | 心电图 | | | B | | | W |
| 2009.9.19 | 16:30 | 心脏彩超 | | | B | | | W |
| 2009.9.19 | 16:30 | 腹部彩超 | | | B | | | W |
| 2009.9.19 | 16:30 | 全胸片 | | | B | | | W |
| 2009.9.19 | 16:30 | 骨髓病理活检 | | | B | | | W |
| 2009.9.19 | 16:30 | 腰椎穿刺脑脊液常规、生化、细胞学 | | | B | | | W |
| 2009.9.19 | 16:30 | 锁骨上淋巴结活检 | | | B | | | W |
| 2009.9.23 | 10:50 | 0.9% NS 40ml | | IV | B | 10:50 | F | W |
| | | 长春新碱 2.0mg | | st | | | | |
| 2009.9.23 | 10:50 | 0.9% NS 40ml | | IV | B | 10:50 | F | W |
| | | 柔红霉素 40mg | | st | | | | |
| 2009.9.23 | 10:50 | 昂丹司琼 8mg | IV | st | B | 10:50 | F | W |
| 2009.10.10 | 10:00 | L-ASP 皮试( ) | | st | B | 10:00 | F | W |
| 2009.10.10 | 10:30 | L-ASP 1万单位 | | IMst | B | 10:30 | F | W |
| …… | …… | …… | | | | | | |
| 2009.10.28 | 11:00 | 出院 | | | B | 11:00 | F | W |

次日早晨留取标本,送检查

安排送检查单

陪检,观察病情

配合医生做检查

执行者核对治疗卡,并执行

执行者校对治疗卡、皮试结果,并执行

◆ 通知相关部门
◆ 出院指导
◆ 办理出院手续

【备注】 ①长春新碱:化疗药。②柔红霉素:化疗药。③L-ASP(左旋门冬酰胺酶)化疗药。④泼尼松:糖皮质激素,常与化疗药联合应用,增强化疗效果。⑤昂丹司琼(枢复宁):止吐药。⑥甲氧氯普胺:止吐药。⑦碳酸氢钠:碱化尿液,使尿酸处于游离状态,易排出体外。⑧别嘌呤醇:抑制尿酸生成。

# 七、其他护理

(一)指导休息

**1. 贫血、感染、出血者及化疗期间** 以卧床休息为主,适量活动。若病人无不适,每天室内活动3~4次,每次10分钟左右。

**2. 骨、关节、脾区疼痛时** 给予舒适卧位。白天可通过与病人交谈、读书、听音乐等分散其注意力,晚间可遵医嘱应用止痛药,保证病人休息,减少体力消耗。

(二)饮食、排便护理

给予高热量、高蛋白、高维生素易消化的食物。必要时给予胃肠外营养。保持大便通畅。

(三)观察病情 是本病护理重点。

**1. 注意有无感染征象** 观察病人体温变化情况,注意有无与感染有关的体征,如咳嗽、咳痰、尿路刺激、腹泻、皮肤脓肿、口腔溃疡等。

**2. 注意有无出血情况** ①皮肤黏膜出血:表现为皮肤黏膜有瘀点、瘀斑等。②关节出血:表现为关节疼痛、强直等。③内脏出血:表现为腹痛或胸痛,甚至体腔内抽出血性液体。④颅内出血:表现为头痛、呕吐、视力模糊,严重时瞳孔大小不等、意识不清、瘫痪、昏迷,甚至死亡。⑤颅内出血需注意与脑白进行鉴别:颅内出血常发生在病情加重、骨髓明显抑制时,脑脊液可见大量红细胞,头颅CT可见高密度影改变;脑白常发生在疾病缓解后,血小板基本正常,脑积液可见白血病细胞,头颅CT无高密度影改变。

**3. 注意有无白血病细胞浸润表现** 如浅表淋巴结肿大、肝脾肿大,骨、关节疼痛等。

(四)对症护理 是本病护理重点。

**1. 感染护理** 防治感染是白血病最重要的护理措施。化疗药既可杀伤白血病细胞,又可使成熟白细胞受到伤害,并影响机体免疫功能。化疗期间病人很容易发生感染,尤其是化疗7~14天,要特别注意严防感染。

(1)遵医嘱合理用药:如应用抗生素、提升白细胞药物、输新鲜血等。

(2)保护性隔离:①有条件住层流帐、层流室,无条件应置病人于单人病房。②酌情开窗通风,保持室内空气新鲜。进行空气和地面消毒,如使用空气过滤器、紫外线照射、电子灭菌灯照射、1‰过氧乙酸喷雾消毒以及1%的84溶液擦洗家具、拖地。③谢绝探视。④嘱病人尽量不去公共场所,以免交叉感染。⑤工作人员及家属接触病人时一律戴口罩、穿工作衣。

(3)注意个人卫生,增强抗病能力:①预防口腔感染:口腔炎多于化疗1周后出现。指导病人餐前餐后、睡前睡后漱口。常用漱口液为冷开水、生理盐水、氯己定、口灵等。用软毛牙刷刷牙,必要时给予口腔护理。②预防皮肤感染:勤沐浴、勤擦洗,及时更换、清洗、消毒衣被。尽量避免损伤病人皮肤,如穿刺、搔抓、挤压皮肤等。做好会阴清洁护理。睡前便后清洗肛周,防止肛周感染。③预防呼吸道感染:鼓励病人适当活动,协助卧床病人翻身、叩背、深呼吸,指导病人有效咳嗽等。

(4)配合检查:协助医生做血液、咽部、尿液、粪便和伤口分泌物的标本采集送检。配合检测血象、骨髓象等。

**2. 防治出血** 血小板计数$<20\times10^9/L$且出血严重者,应输浓缩血小板悬液或新鲜血。轻度出血可使用各种止血药。白细胞淤滞伴出血时最好输注单采血小板悬液。

**3. 纠正贫血** 严重贫血可输浓缩红细胞或全血。纠正贫血最有效的方法是通过化疗争取达到完全缓解。具体护理措施参见本章第2节"贫血病人的护理"相关内容。

▲实训6-3-5参见《内科护理实训指导》

（五）输血护理

**1. 造血干细胞移植前处理**　①反复输注含有白细胞成分的血液,易产生HLA同种免疫抗体,而导致免疫性发热、输血反应、血小板输注无效、输血后移植物抗宿主病等并发症。故造血干细胞移植前一般不输血。②输血前采用白细胞滤器去除血中白细胞,或辐照拟输入的含造血干细胞的血液,灭活其中的淋巴细胞,防止发生免疫反应。

**2. 高白细胞血症不能输血**　以免进一步增加血黏度。

（六）心理护理

待病人热情、温和,倾听病人的诉说,鼓励、理解病人及家属,向他们介绍治疗方法及其他治疗成功的病例,引导他们正确对待本病,树立病人战胜疾病的信心。保持病人情绪稳定,对于情绪低落者,在加强心理支持的同时,还要密切关注病人行为,以防意外。指导家属给予病人精神、物质等多方面支持。

☞考点:①观察有无感染征象、出血情况。②防治感染是白血病最重要的护理措施。③纠正贫血最有效的方法是通过化疗争取达到完全缓解。④颅内出血常发生在病情加重、骨髓明显抑制时。

# 八、 健康教育/出院指导

**1. 知识宣传**

（1）面向大众进行宣传:告之如何加强防护,如何避免接触对骨髓造血系统有损害的理化因素,如电离辐射、亚硝胺类物质、染发剂、油漆等含苯物质,保泰松、氯霉素等药物。

（2）对病人进行疾病常识教育:使其明确治疗、护理的目的,能主动配合休息、饮食、用药、观察;高度重视本病,但又不过分紧张。对本病预后有所了解,以积极的心态对待疾病;能进行自我检测,注意生命体征、尿量,留意观察全身和局部出血情况,发现出血、发热及骨、关节疼痛等异常情况,能及时告知医务人员。

（3）与病人家属沟通:注意给予病人精神及物质支持。

**2. 生活指导**

（1）指导休息:保证充足的休息和睡眠,适当加强健身活动,如散步、打太极拳等,提高机体抵抗力。树立病人治疗信心,减轻心理压力。

（2）指导饮食:食用高热量、高蛋白、高维生素易消化的饮食。避免辛辣刺激饮食,戒烟酒,多饮水,多食蔬菜、水果,保持排便通畅。

（3）防止感染、出血:剪短指甲,避免搔抓而损伤皮肤。避免受凉,少去人群拥挤的地方。沐浴时水温不宜过高,以防血管明显扩张,加重皮下出血。勿用牙签剔牙,刷牙用软毛刷,勿用手挖鼻,空气干燥时可用薄荷油滴鼻腔,以免结痂。不用力咳嗽、排便、打喷嚏等,以免引起脑出血。

**3. 用药指导**　向病人说明急性白血病缓解后仍应坚持定期进行缓解后治疗,以延长急性白血病的缓解期和无病生存时间。

**4. 定期复查**　定期复查血象、骨髓象、心肺肝肾功能等。有出血、发热、骨骼疼痛等不适,要及时就诊。

☞考点:坚持缓解后治疗,自我检测,定期复查。

【情境31 护理工作过程】

▲入院护理工作过程

迎接病人→核对病人,为病人戴腕带→为病人称体重,送病人到病床→通知医师、护工、膳食科→测量并记录生命体征,初步评估病人是否有感染、出血、贫血、白血病细胞浸润症状,了解血液、骨髓检查结果→心理安慰→办理入院手续→遵医嘱给予对症治疗→填写住院护理评估单及护理表格→告诉病人如何配合次日晨空腹抽血、留大小便标本,如何配合各项检查→告诉病人如何避免感染、避免出血→入院告知及安全教育

▲ 住院护理工作过程

加强巡视,观察体温、神志、尿量,注意皮肤、口腔、大小便有无感染、出血等→配合医生做骨穿等检查→执行医嘱,配合应用化疗药物,注意输液速度、注射部位情况及用药时间、顺序等→鼓励病人多饮水、多休息、避免损伤皮肤→给予高热量、高蛋白、富含维生素食物→进行心理护理、健康教育→酌情填写护理记录单

▲ 出院护理工作过程

处理出院医嘱,撤销单据及卡片,整理出院病历,做好出院登记→指导病人如何避免感染、出血,如何坚持缓解后治疗及定期复查→听取病人意见和建议、协助备好出院带药、交代遵医嘱用药及药物不良反应→协助办理出院手续→护送病人出院→通知护工、膳食科→常规清洁消毒床单位→填写出院护理记录

# 九、小　结

▲白血病是造血干细胞恶性克隆性疾病。急性白血病表现为发热、出血、贫血、白血病细胞浸润症状。

▲急性白血病外周血可见原始、早幼白细胞。骨髓原始白细胞>30%。奥尔(Auer)小体仅见于急粒。CNSL、睾丸白血病是白血病复发的主要根源。

▲急性白血病化疗主要分诱导缓解、缓解后治疗两个阶段。

▲化疗最常见的不良反应是胃肠道反应。化疗最严重的不良反应是骨髓抑制。化疗7~14天时白细胞、血小板数目最低。

▲防治感染是最重要的护理措施,口腔护理不容忽视。最具特色的护理措施是化疗静脉炎的防护。

# 十、疾病鉴别

急性白血病和慢性白血病特征比较见表6-3-4。

**表6-3-4　急性白血病和慢性白血病特征比较**

| 项目 | 急性白血病 | 慢性白血病 |
| --- | --- | --- |
| 外周血及骨髓 | 有大量原始、早幼白细胞 | 有大量中、晚幼白细胞 |
| 四大临床表现 | 明显,程度重 | 不明显,程度轻 |
| 病情进展 | 迅速 | 缓慢 |
| 平均生存期 | 很短 | 较长 |

白血病颅内出血与CNSL鉴别见表6-3-5。

**表6-3-5　白血病颅内出血与CNSL鉴别**

| 分类 | 起病时间 | 伴随症状 | 表现特点 | 辅助检查 |
| --- | --- | --- | --- | --- |
| 白血病颅内出血 | 常在疾病早期,病情较重时 | 常有其他部位严重出血 | 常有瞳孔改变、脑神经定位体征、病情迅速加重 | 血小板明显减少。若不伴有CNSL,脑脊液无白血病细胞 |
| CNSL | 常在临床表现有所好转时 | 其他部位出血不严重 | 常有明显的脑膜刺激征、脑脊液压力增高 | 脑脊液有白血病细胞。血小板减少不明显 |

# 慢性髓系白血病病人的护理

慢性髓系白血病(chronic myelocytic leukemia,简称慢粒)是一种发生在造血干细胞的恶性骨髓增生性肿瘤,主要涉及髓系,是我国最常见的慢性白血病。临床主要表现为:①脾脏明显肿大,外周血粒细胞显著增多,以中性中、晚幼粒细胞增高为主。②病程较缓慢,往往经历慢性期、加速期、急变期。③常因慢粒急性变而死亡。慢粒经化疗后5年存活率约50%,个别可生存10～20年。在各年龄组均可发病,中年人多见,男性多于女性。

☞考点:①脾脏明显肿大。②以中性中、晚幼粒细胞增高为主。③是我国最常见的慢性白血病。

## 一、临床表现

**1. 慢性期** ①起病缓慢,早期常无自觉症状。②脾脏肿大是最突出的体征,可达脐平面,甚至可深入盆腔,质地坚实,表面平滑,无压痛(图6-3-7),经治疗病情缓解后脾往往缩小。③大多数病人可有胸骨中下段压痛。④随着病情发展,可出现低热、乏力、多汗或盗汗、消瘦等代谢亢进的表现。⑤部分病人有"高白细胞血症"。⑥病程一般1～4年。

**2. 加速期** 病情加重,主要表现为高热、虚弱、体重下降、脾脏持续肿大,骨、关节疼痛,伴有贫血、出血。原来对白血病细胞有效的药物发生耐药。病程一般几个月到数年。

**3. 急变期** 表现与急性白血病相似,有髓外原始细胞浸润现象。慢粒病程后期约70%病人发生慢粒急性变。急性变后疗效差,几乎无生还可能,多数病人于几周或几个月内死亡。

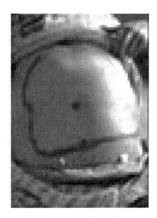

图6-3-7 脾大示意图

☞考点:脾脏肿大是最突出的体征。大多数病人可有胸骨中下段压痛。慢粒急性变预后差。

## 二、辅助检查

**1. 慢性期**

(1) 血象:外周血中白细胞升高,以中、晚幼中性粒细胞为主。

(2) 骨髓象:骨髓增生明显至极度活跃,中、晚幼中性粒细胞明显增多。嗜酸、嗜碱性粒细胞也增多。

(3) 染色体检查:95%以上慢粒病人可发现Ph染色体。

(4) 血液生化:①血清及尿中尿酸浓度增高。②血清乳酸脱氢酶增高,与白血病细胞分泌乳酸脱氢酶增多有关。③正常情况下碱性磷酸酶主要存在于成熟阶段的中性粒细胞之中,慢粒时中性粒细胞碱性磷酸酶活性降低或呈阴性反应。

**2. 加速期** 慢粒病人外周血或骨髓原始粒细胞≥10%。

**3. 急变期** ①外周血:原始粒细胞+早幼粒细胞>30%,有髓外原始细胞浸润。②骨髓:原粒+早幼粒细胞>50%。

☞考点:①外周血、骨髓中都以中、晚幼中性粒细胞增多为主。②95%以上慢粒病人可发现Ph染色体。③加速期、急变期原始粒细胞增多。

## 三、诊断要点

①外周血、骨髓都以中、晚幼中性粒细胞增生为主。②脾大、Ph染色体阳性。

# 四、护理问题

1. 有感染的危险　与粒细胞减少有关。
2. 疼痛　与脾大、脾梗死有关。
3. 潜在并发症:尿酸性肾病。

# 五、治疗及其相关护理

早期治疗是关键,一旦进入加速期或急变期预后很差。

**1. 高白细胞血症紧急处理**　与急性白血病有关内容相似,需同时用羟基脲、别嘌呤醇。

**2. 化学治疗**　①甲磺酸伊马替尼:属于酪氨酸激酶抑制剂,用于分子靶向治疗。②羟基脲:能特异性抑制 DNA 的合成。③白消安(马利兰):作用于骨髓早期祖细胞。起效较羟基脲慢,但作用时间长,停药后白细胞减少可持续 2~4 周。④其他药物:高三尖杉酯碱、阿糖胞苷、靛玉红、环磷酰胺等。

**3. α-干扰素**　该药与小剂量阿糖胞苷联合应用,可提高疗效。

**4. 造血干细胞移植**　是唯一可治愈慢粒的方法。宜在慢性期血象和体征控制后尽早进行。

**5. 加速期、急变期治疗**　分别采用分子靶向治疗加量、分子靶向治疗加量联合化疗方法,使病人回到慢性期后,立即进行造血干细胞移植治疗。

**6. 脾放射治疗**　用于明显脾大者。

☞考点:①早期治疗是关键。②常用药物:伊马替尼、羟基脲、白消安等。③α-干扰素与小剂量阿糖胞苷联合应用,可提高疗效。④造血干细胞移植是唯一可治愈慢粒的方法。

# 六、其他护理

**1. 指导休息**　以休息为主,避免劳累。

**2. 饮食、排便护理**　①病人体内白血病细胞数量较多时,基础代谢增加,每天所需热量增加,故需提供高热量、高蛋白、高维生素、易消化吸收的食物以补充消耗的热量,减少体内蛋白质过度分解。②鼓励病人多饮水,每日饮水 1500ml 以上。③保持大便通畅。

**3. 观察病情**　①每日观察脾脏:注意大小、质地、有无压痛等,并做好记录。②警惕脾栓塞或脾破裂的发生:其主要表现为突感脾区疼痛,伴发热、多汗,甚至休克。脾破裂主要表现为脾区有明显触痛、拒按、脾脏进行性肿大、甚至出现血性腹水。

**4. 脾大护理**　将病人安置于安静、舒适的环境中,尽量卧床休息,减少活动,取左侧卧位,以免因牵拉巨脾所造成的不适。尽量避免弯腰和碰撞腹部,防止脾破裂。遵医嘱协助病人做脾放射治疗,以减轻脾胀痛。鼓励病人少量多次进餐、进水以减轻腹胀。

**5. 心理护理**　同上述"急性白血病病人的护理"相关内容。

☞考点:观察脾脏情况,避免脾破裂。

# 七、健康教育/出院指导

**1. 知识宣传**　告诉病人即使本病缓解后体内仍然存在白血病细胞,指导病人自我观察、自我护理,及时就诊、及时治疗,争取延长缓解时间。

**2. 生活指导**　帮助建立良好的生活方式。本病缓解期可以工作或学习,但不可过度劳累,要保证休息、睡眠,注意加强营养。

**3. 用药指导**　指导病人按时服药,主动配合化疗,观察药物副作用。

**4. 定期复查**　定期门诊复查血象、骨髓象。若病人出现贫血、出血加重、发热、脾脏增大时,要及时去医院诊治,警惕发生急性变。

☞考点:定期门诊复查血象、骨髓象,警惕发生急性变。

# 八、小 结

▲慢粒是最常见的慢性白血病。

▲脾大为最突出的体征。慢粒常因急性变而死亡。

▲血象、骨髓象以中、晚幼中性粒细胞增多为主。90%以上慢粒病人有 Ph 染色体。

▲常用化疗药物:伊马替尼、羟基脲、白消安等。α-干扰素与小剂量阿糖胞苷联合应用,可提高疗效。造血干细胞移植是唯一可治愈慢粒的方法。

▲护理特点:脾大护理。

## 慢性淋巴细胞白血病病人的护理

慢性淋巴细胞白血病(chronic lymphoblastic leukemia,简称慢淋),是起源于骨髓的一种慢性 B 淋巴细胞增殖性肿瘤。以淋巴细胞在外周血、淋巴结和脾中积聚为特征。这类细胞起源于 B 细胞,在形态上类似成熟的细胞,但在免疫学上是一种不成熟、功能异常的细胞。慢淋在欧美各国较常见,我国较少见,多数病人于 50 岁以后发病。

☞考点:慢淋是形态上类似成熟,但免疫学上是不成熟、功能异常的淋巴细胞大量增殖。

# 一、临 床 表 现

①起病十分缓慢,多无自觉症状,淋巴结肿大常为就诊的首发症状。②肿大的淋巴结较坚实、无压痛、可移动。以颈部、锁骨上、腋下、腹股沟淋巴结为主。③多数病人有肝、脾轻至中度肿大。④早期:有疲乏无力,而后出现食欲减退、消瘦、低热和盗汗等。⑤晚期:易发生贫血、出血和感染,尤以呼吸道感染多见,与免疫功能减退有关。

☞考点:淋巴结肿大常为慢淋就诊的首发症状。肿大的淋巴结较坚实、无压痛、可移动。

# 二、辅 助 检 查

**1. 血象** 类似成熟小淋巴细胞增多。

**2. 骨髓象** 淋巴细胞显著增多占 40%以上,以类似成熟小淋巴细胞为主。红系、粒系、巨核系细胞增生受抑。

**3. 染色体** 80%病人有染色体异常。

**4. 免疫学检查** 呈现 B 细胞免疫表型特征。

☞考点:血象以类似成熟小淋巴细胞增多为主。骨髓象淋巴细胞显著增多占 40%以上。呈现 B 细胞免疫表型特征。

# 三、诊 断 要 点

①淋巴结肿大,较坚实、无压痛、可移动。②血象:类似成熟小淋巴细胞增多为主。③骨髓象:类似成熟的小淋巴细胞显著增多。④呈现 B 细胞免疫表型特征。

# 四、治疗及其相关护理

**1. 化学治疗** 早期病人一般无需治疗,定期复查即可。晚期病人应予以化疗,常用苯丁酸氮芥(瘤可宁)、氟达拉滨、环磷酰胺等。

2. **化学免疫治疗**　利妥昔单抗(抗 $CD_{20}$ 单克隆抗体)可以增强氟达拉滨的抗肿瘤活性,疗效比较满意。但利妥昔单抗在本病病人体内清除过快,需加大剂量或密度才能有效。

3. **并发症防治**　①反复感染者可注射丙种球蛋白,增强机体抵抗力。②对于自身免疫性溶血性贫血或血小板减少性紫癜,可用较大剂量肾上腺糖皮质激素治疗。③脾大明显时,可行放射治疗、脾切除。

4. **造血干细胞移植**　缓解期采用自体干细胞移植治疗,可获得较理想的效果。

☞考点:常用苯丁酸氮芥(瘤可宁)、氟达拉滨、环磷酰胺等。利妥昔单抗可以增强氟达拉滨的抗肿瘤活性。

# 五、小　　结

▲慢淋是一种慢性 B 淋巴细胞增殖性肿瘤,这类淋巴细胞形态上类似成熟,但免疫功能不成熟。以淋巴细胞在外周血、骨髓、淋巴结和脾中积聚为特征。

▲淋巴结肿大,较坚实、无压痛、可移动。

▲常用苯丁酸氮芥(瘤可宁)、氟达拉滨、环磷酰胺等。利妥昔单抗可以增强氟达拉滨的抗肿瘤活性。

# 第 4 节　淋巴瘤病人的护理

淋巴瘤(lymphoma)是起源于淋巴结和淋巴组织的恶性肿瘤,其发生大多与免疫应答过程中淋巴细胞增殖分化产生的某种免疫细胞恶变有关。①发病部位:淋巴瘤可发生于身体的任何部位,通常以实体瘤形式生长于淋巴组织丰富的组织器官中,淋巴结、扁桃体、脾及骨髓等部位最易受累。②临床表现:临床上以无痛性、进行性的淋巴结肿大或局部肿块为特征,可伴发热、消瘦、盗汗等全身症状,同时可有相应器官受压迫或浸润受损症状。③病理分类:可分为霍奇金淋巴瘤(HL)和非霍奇金淋巴瘤(NHL)两大类。④发病率:我国男性发病率明显高于女性。

☞考点:淋巴瘤的概念、分类。

## 一、病因与发病机制

一般认为与感染、免疫、理化、遗传等因素有关,其中病毒学说颇受重视。

1. **EB 病毒**　血清 EB 病毒抗体滴度高者发生淋巴瘤的机会明显增多。

2. **逆转录病毒**　人类 T 淋巴细胞病毒Ⅰ型(HTLV-Ⅰ)已被证明是成人 T 细胞白血病或淋巴瘤的病因。人类 T 淋巴细胞病毒Ⅱ型(HTLV-Ⅱ)与 T 细胞皮肤淋巴瘤的发病有关。

3. **幽门螺杆菌**　幽门螺杆菌与胃黏膜相关性淋巴瘤有关。

4. **免疫功能低下**　近年来发现免疫功能低下者容易伴发淋巴瘤。

☞考点:EB 病毒、HTLV-Ⅰ、HTLV-Ⅱ与淋巴瘤密切相关。

## 二、临床表现

1. **淋巴结肿大**　无痛性、进行性淋巴结肿大为首发症状。以相应局部肿块及器官压迫症状为主。

2. **淋巴结外器官受累**　如扁桃体、鼻咽部、胃肠道、脾、骨骼或皮肤等处组织受损症状明显。

3. **全身表现**　可有持续或周期性发热、消瘦、盗汗、体重减轻。退热时大汗淋漓为本病的特征之一,本病发热用抗生素治疗无效。NHL 一般发展迅速,常有远处扩散,晚期可出现恶病质。

4. **皮肤瘙痒**　部分病人有皮肤瘙痒,是 HL 较特异的表现。

☞考点:①无痛性、进行性淋巴结肿大为首发症状。②NHL 易有远处扩散。③发热、消瘦、盗汗,退热时大汗淋漓为本病的特征之一。本病发热用抗生素无效。④皮肤瘙痒是 HL 较特异的表现。

## 三、辅助检查

1. **淋巴结检查** 淋巴结印片、病理切片、穿刺物涂片检查,是淋巴瘤确诊和分类的主要依据。以肿瘤组织中存在里-斯细胞(R-S 细胞)为特征。

2. **骨髓检查** 骨髓活检和涂片检查找到 R-S 细胞,是 HL 骨髓浸润的依据。R-S 细胞是 HL 的特征。

3. **影像学检查** 胸部 X 线、腹部 B 超或胸(腹) 部 CT 检查有助于确定病变的部位及其范围。

☞考点:淋巴结检查是确诊和分型的主要依据。

## 四、诊断要点

无痛性、进行性淋巴结肿大,淋巴结检查或骨髓检查证实并分类。

## 五、护理问题

1. 体温过高 与疾病本身或感染有关。
2. 有皮肤完整性受损的危险 与放疗引起局部皮肤烧伤有关。
3. 有感染的危险 与放疗、化疗使机体免疫力低下有关。

## 六、治疗及其相关护理

淋巴瘤的基本治疗策略:以化疗为主,结合放疗的综合治疗。HL 治愈率较高。NHL 对放疗、化疗敏感,但易复发,再次治疗缓解率低,缓解持续时间短。

1. **化学治疗** 多采用联合化疗,争取首次治疗获得缓解,有利于病人长期存活。①HL 常用方案:MOPP(氮介、长春新碱、甲基苄肼、泼尼松) 方案,也可采用 ABVD(阿霉素、博来霉素、长春花碱、甲氮咪胺) 方案。②NHL 常用方案:COP(环磷酰胺、长春新碱、泼尼松)方案也可采用 CHOP(环磷酰胺、阿霉素、长春新碱、泼尼松)方案。

2. **放射治疗** 分为扩大照射及全身淋巴结照射两种。扩大照射指除被累及的淋巴结及肿瘤组织外,还包括附近可能侵及的淋巴结。

3. **生物治疗** ①$CD_{20}$阳性的 B 细胞淋巴瘤:可用 $CD_{20}$单抗(利妥昔单抗) 治疗。②蕈样肉芽肿:可用干扰素治疗。③胃黏膜相关性淋巴瘤:经抗幽门螺杆菌治疗后部分病人可能症状有改善,淋巴瘤消失。

4. **造血干细胞移植**

☞考点:以化疗为主,结合放疗的综合治疗。

## 七、其他护理

1. **指导休息** 化疗或放疗期间病人应注意休息。

2. **饮食、排便护理** 进食高蛋白、高维生素、高热量饮食,增强机体抵抗力。高热时多饮水,保持皮肤清洁、干燥。防止便秘。

3. **观察病情** 观察生命体征,尤其注意体温变化情况,观察全身或局部有无转移病灶。

4. **心理护理** 告诉病人近几年由于治疗方法的改进,淋巴瘤缓解率大大提高,树立病人战胜疾病的信心。鼓励病人坚持化疗、放疗,积极配合护理。

☞考点:注意发热护理、皮肤护理。

## 八、 健康教育/出院指导

**1. 知识宣传** 向病人及家属讲述有关疾病的知识和治疗原则,介绍化疗、放疗的不良反应及相应护理措施。

**2. 生活指导** 指导病人注意保证充分休息、睡眠,加强营养,心情舒畅,提高机体免疫力。

**3. 用药指导** 遵医嘱用药,注意药物疗效及副作用。

**4. 定期复查** 若有不适或发现肿块及时来医院检查。

☞考点:注意休息,加强营养,定期复查。

# 九、 小　结

▲淋巴瘤是原发于淋巴组织的恶性肿瘤,分为 HL 和 NHL 两大类。

▲以无痛性、进行性的淋巴结肿大或局部肿块为特征,可伴发热、消瘦、盗汗等全身症状。

▲淋巴结检查是确诊和分型的主要依据。

▲采用以化疗为主,结合放疗的综合治疗。

# 第 5 节　出血性疾病病人的护理

出血性疾病(hemorrhagic disease)是由于正常止血机制发生障碍引起的以自发出血或轻微损伤后出血不止的一组疾病。可由于微血管壁的结构和功能缺陷、血小板质或量的改变、凝血及抗凝血机制紊乱引起。

☞考点:出血性疾病的概念。

# 一、 止血、凝血、抗凝血机制

**(一) 止血机制**

止血机制见图 6-5-1。

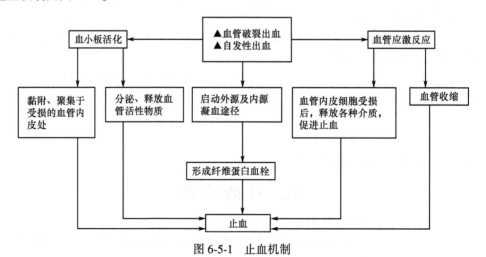

图 6-5-1　止血机制

**1. 血管因素** ①血管破损时,局部小血管立即发生反射性收缩,使血流减慢,管腔变窄,血管伤口缩小、闭合。②血管内皮细胞受损后,释放各种介质,如血管性血友病因子(vWF)促使血小板在损伤部位黏附和聚集,组织凝血因子(TF)启动外源性凝血,内皮素(ET)增强血管收缩。

**2. 血小板因素** ①血小板迅速黏附、聚集于受损血管内皮下的胶原纤维处,形成血小板血栓。

②血小板活化,分泌、释放活性物质,如血栓素 $A_2$(TXA$_2$)、血小板第 3 因子(PF$_3$)、5 羟色胺(5-HT)促进凝血过程。

**3. 形成血栓** 血管破裂启动外源及内源凝血途径,形成纤维蛋白血栓,填塞血管损伤部位,达到止血目的。

(二)凝血机制

正常情况下,所有的凝血因子均处于无活性状态。血液凝固是一系列无活性酶原转变为激活酶的连锁反应过程。

**1. 凝血因子** 目前已知的凝血因子有 14 种。除钙离子外均为蛋白质。凝血因子用"F"表示,活化的凝血因子在右下角用"a"表示。因子Ⅲ由组织释放,其他因子都存在于血浆中。多数因子在肝脏合成时需要维生素 K 参与。

**2. 凝血过程** 大体上可分为三个阶段,见图 6-5-2。

(1)第一阶段:凝血活酶形成。此阶段有两个途径即内源性凝血途径和外源性凝血途径,最后形成凝血活酶(在钙存在的条件下,FⅩa、因子Ⅴ、磷脂形成的复合物)。

(2)第二阶段:凝血酶形成。血浆中的凝血酶原,在凝血活酶作用下转变为凝血酶。

(3)第三阶段:纤维蛋白形成。纤维蛋白原在凝血酶作用下形成纤维蛋白单体,在凝血因子ⅩⅢa作用下,形成不溶性的纤维蛋白并交织成网,网罗红细胞,形成血凝块,完成整个凝血过程。

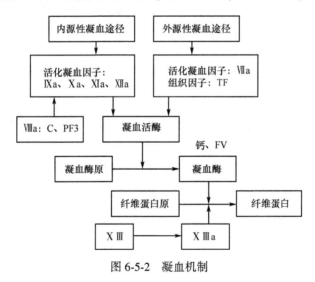

图 6-5-2 凝血机制

(三)抗凝血系统

起到防止凝血的作用(图 6-5-3),主要由以下物质组成:

**1. 抗凝血酶(AT)** 由肝及血管内皮细胞产生,是人体内最重要的抗凝血物质,能直接使凝血酶失去活性,并可灭活凝血因子Ⅸa、Ⅹa、Ⅺa、Ⅻa(简称 FⅨa、FⅩa、FⅪa、FⅫa)等。

**2. 肝素** 抗凝血酶的抗凝活性与肝素密切相关,肝素与抗凝血酶结合,促使抗凝血酶发挥作用。

**3. 蛋白 C 系统** 通过灭活凝血因子Ⅴ、Ⅷ而发挥抗凝作用。

**4. 组织因子途径抑制物(TFPI)** 抵抗 FⅩa、TF 与 FⅦa 复合物的作用。

(四)纤维蛋白溶解系统

起到溶解血栓的作用(图 6-5-3)。

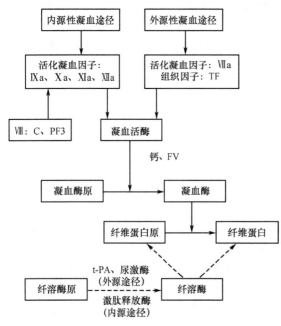

图 6-5-3 抗凝血及纤维蛋白溶解机制

**1. 组成** ①纤溶酶原。②组织型纤溶酶原激活剂（t-PA），是主要的纤溶酶原激活剂。③尿激酶型纤溶酶原激活剂，又称尿激酶。④纤溶酶相关抑制物，抑制 t-PA、尿激酶作用。

**2. 激活** 纤溶系统激活主要过程为：①外源性途径：血管内皮及组织受损时，t-PA、尿激酶入血，使纤溶酶原转化为纤溶酶。②内源性途径：凝血因子 $XII_a$ 可促使产生激肽释放酶，使纤溶酶原转化为纤溶酶。③纤溶酶作用：使纤维蛋白或纤维蛋白原分解为纤维蛋白降解产物（ADP），即降解碎片，被单核-巨噬细胞系统清除，起到溶解血栓的作用。

## 二、 出血性疾病的分类

**1. 血管壁异常** ①遗传性：如遗传性出血毛细血管扩张症。②获得性：如感染、药物、代谢障碍（维生素 C 缺乏所致坏血病）、血管病变等。③过敏性：如过敏性紫癜。④其他：如单纯性紫癜、老年性紫癜、机械性紫癜。

**2. 血小板异常** ①血小板生成减少：如再生障碍性贫血、白血病、感染。②血小板破坏过多：如特发性血小板减少性紫癜。③血小板消耗过多：如血栓性血小板减少性紫癜、弥散性血管内凝血。④遗传性血小板功能异常：如血小板无力症。⑤继发性血小板功能异常：如药物、尿毒症、肝病等。

**3. 凝血异常** ①遗传性：血友病。②获得性：严重肝病、尿毒症及维生素缺乏症。③循环血中抗凝物质增多或纤溶亢进：抗凝血因子抗增多、抗凝药物治疗。

**4. 抗凝及纤维蛋白溶解异常** ①肝素使用过量。②溶栓药物过量。③香豆素类药物过量或敌鼠钠中毒。④免疫相关性抗凝物增多。⑤蛇咬伤、水蛭咬伤。

**5. 复合性止血机制异常** ①先天性或遗传性：如血管性血友病等。②获得性：如弥散性血管内凝血（DIC）。

## 三、 出血性疾病的诊断

**1. 筛选试验**

（1）血管或血小板异常：出血时间（BT）、血小板计数异常。

（2）凝血异常：活化部分凝血活酶时间（APTT）、凝血酶原时间（PT）、凝血酶时间（TT）异常。

**2. 确诊试验**

（1）血管异常：血管性血友病因子（vWF）、内皮素-1、血检调节蛋白（TM）测定异常。

（2）血小板异常：血小板数量、形态，血小板黏附、聚集功能异常。

（3）凝血异常：①凝血第一阶段：测定凝血因子抗原及活性异常。②凝血第二阶段：测定凝血酶原抗原及活性异常。③凝血第三阶段：测定纤维蛋白原、异常纤维蛋白原等抗原及活性异常。

（4）抗凝异常：测定抗凝血酶抗原及活性异常。

（5）纤溶异常：鱼精蛋白副凝（3P）试验、纤溶酶原测定异常。

## 四、 出血性疾病的评估

主要评估病人出血特征,如出血部位、时间、年龄,有无诱因,是自发性,还是轻微损伤后出血不止,有无躯体疾病史,有无家族史,病人及家属对疾病的认识、家庭支持和遵医行为等。

## 血友病病人的护理

血友病(hemophilia)是一组最常见的遗传性凝血因子缺乏或功能障碍的出血性疾病。临床主要表现为自发性关节和组织出血,以及出血所致的畸形。根据病人缺乏凝血因子的种类分为:①血友病 A:又称Ⅷ因子缺乏或 FⅧ:C 缺乏症或遗传性抗血友病球蛋白缺乏。②血友病 B:又称遗传性Ⅸ因子缺乏或 FIX缺乏症。③遗传性 FXI缺乏症。其中血友病 A 最多见,约占血友病的85%。血友病的社会人群发病率为(5~10)/10万。以阳性家族史、幼年发病、自发或轻微外伤后出血不止、血肿形成及关节出血为特征。

☞考点:①血友病的概念。②血友病 A 最常见。③血友病特征:家族史、幼年发病、出血不止、血肿、关节出血。

# 一、 病因与发病机制

(一)病因

**1. 缺乏 FⅧ** 引起血友病 A。FⅧ由两部分组成:FⅧ凝血活性部分(FⅧ:C)和血管性血友病因子(vWF)。一般两者以复合物形式存在于血浆中,前者被激活后参与凝血过程,后者参与血小板与受损血管内皮的黏附,故又称作血管性血友病因子。

**2. 缺乏 FIX** 引起血友病 B。

**3. 缺乏 FXI** 引起遗传性 FXI缺乏症。

(二)发病机制

**1. 血友病 A 和血友病 B 的遗传规律** 见图 6-5-4。

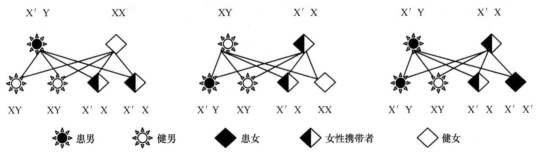

图 6-5-4  血友病 A、B 遗传规律

**2. 各类血友病遗传特点** ①血友病 A 和血友病 B:均为性染色体(X染色体)连锁隐性遗传,男性发病,女性遗传。②遗传性 FXI缺乏症:为常染色体隐性遗传性疾病,双亲都可能遗传,子女均可发病。③约 1/3 病人无家族史,发病原因不明,可能是基因突变所致。

**3. 凝血因子缺乏** 不同类型血友病缺乏的凝血因子种类不同,但共同的结果均是造成机体内源性凝血途径正常运作的原料缺乏,凝血活酶生成减少,凝血酶原激活受限,最终导致凝血功能障碍,而使病人发生出血或有出血倾向。

☞考点:①血友病 A 缺乏 FⅧ,血友病 B 缺乏 FIX,遗传性 FXI缺乏症缺乏 FXI。②凝血活酶生成减少,凝血障碍。

# 二、临床表现

出血是血友病病人最主要的临床表现。

**1. 特征** 常为自发性出血或轻微外伤出血不止。

**2. 程度** ①出血轻重与血友病类型及相关因子缺乏程度有关,且正相关。②血友病 A 出血最为严重,血友病 B 次之,遗传性 FXI 缺乏症出血症状较轻。③年龄越小,出血越重,青年或成年发病者出血较轻。

**3. 出血时间** 本病与生俱来,出血伴随终身。

**4. 出血部位** ①常见出血部位:以四肢关节、软组织、深部肌肉较多见。膝及踝负重关节反复出血最为常见。重型病人可发生咯血、呕血,甚至颅内出血。皮肤紫癜罕见。②血友病关节:关节出血最终导致关节疼痛、肿胀、僵硬、畸形,可伴骨质疏松、关节骨化及相应肌肉萎缩。③深部组织血肿:血肿形成造成周围神经受压,可出现局部肿痛、麻木及肌肉萎缩。颈部、咽喉部软组织出血及血肿形成,压迫或阻塞气道,可引起呼吸困难甚至窒息。

☞考点:①出血是最主要的临床表现。②膝及踝负重关节反复出血最为常见。③可发生血友病关节。④形成深部组织血肿

# 三、辅助检查

**1. 筛查试验** 本病主要为内源性凝血途径障碍,所以凝血时间(CT)和激活部分凝血活酶时间(APTT)延长,凝血酶原消耗(PCT)不良,简易凝血酶生成试验(STGT)异常等,但出血时间、凝血酶原时间(PT)、血小板计数及功能均正常。

**2. 临床确诊试验** 测定凝血因子FⅧ:C、FIX、FXI抗原及活性降低,测定 vWF 抗原正常,有助于本病诊断及分型。

**3. 凝血活酶生成及纠正试验** 是鉴别 3 种血友病诊断的试验。见表 6-5-1、表 6-5-2。①若病人凝血活酶生成时间被钡吸附正常血浆所纠正,而不被正常血清纠正,则为血友病 A。②若病人凝血活酶生成时间被正常血清所纠正,而不被钡吸附正常血浆纠正,则为血友病 B。③若病人凝血活酶生成时间被正常血清、钡吸附正常血浆所纠正,则为遗传性 FXI 缺乏症。

**表 6-5-1 不同血浆或血清含凝血因子情况汇总**

| 血浆种类 | FⅧ:C | FIX | FXI |
|---|---|---|---|
| 正常血浆 | 有 | 有 | 有 |
| 钡吸附正常血浆 | 有 | 无 | 有 |
| 正常血清或储存血浆 | 无 | 有 | 有 |

**表 6-5-2 3 种血友病凝血活酶生成及纠正试验结果比较**

| 血浆种类 | 血友病 A | 血友病 B | 遗传性 FXI 缺乏症 |
|---|---|---|---|
| 病人血浆 | 延长 | 延长 | 延长 |
| 病人血浆+正常血清 | 不能纠正 | 纠正 | 纠正 |
| 病人血浆+钡吸附正常血浆 | 纠正 | 不能纠正 | 纠正 |

☞考点:①本病出血时间、血小板计数、凝血酶原时间均正常。②测定凝血因子有助于本病诊断及分型。③凝血活酶生成及纠正试验是鉴别 3 种血友病诊断的试验。

## 四、诊断要点

**1. 血友病 A** ①男性,有或无 X 性染色体隐性遗传家族史。②自发出血、出血不止。③CT、APTT 延长;FⅧ:C 抗原及活性明显低下。④出血时间、凝血酶原时间(PT)、血小板计数及功能均正常。⑤凝血活酶生成时间被钡吸附正常血浆所纠正,而不被正常血清纠正。

**2. 血友病 B** 基本同血友病 A,FⅨ抗原及活性明显低下。凝血活酶生成时间被正常血清所纠正,而不被钡吸附正常血浆纠正。

**3. 遗传性 FⅪ缺乏症** 国内极少见。

**4. 产前诊断** 采用 FⅧ:C、FⅨ定量检测,PCR 及基因芯片技术等,可对携带者及胎儿作出诊断。

## 五、护理问题

1. 组织完整性受损  与凝血因子缺乏有关。
2. 疼痛:肌肉、关节疼痛  与深部组织血肿或关节腔积血有关。
3. 有失用综合征的危险  与反复多次关节腔出血有关。
4. 焦虑  与终身出血倾向、担心丧失劳动能力有关。

## 六、治疗及其相关护理

目前无根治方法,需终身治疗,最有效的治疗方法是替代治疗,最好的治疗方式是预防性治疗。

**1. 替代治疗**  补充凝血因子将病人凝血因子提高到止血水平。

(1) 常用制剂:主要输注新鲜全血、新鲜血浆、冷冻血浆(含所有凝血因子)、冷沉淀物(含 FⅧ、纤维蛋白原等)、凝血酶原复合物(含 FⅨ、Ⅹ、Ⅶ、Ⅱ)、FⅧ浓缩制剂、基因重组的纯化 FⅧ等。

(2) 注意事项:①取回凝血因子后立即以病人可耐受的速度快速输入。②使用冷沉淀物时,应在 37℃温水中融化 10 分钟,并尽快输入。③输注凝血因子过程中注意观察有无输血反应。④FⅧ:半衰期为 8~12 小时,补充 FⅧ需连续静脉滴注或每日 2 次;FⅨ的半衰期为 18~30 小时,补充 FⅨ每日 1 次。⑤过量补充凝血因子有增加血栓形成的副作用,故需根据公式计算补充凝血因子的量。⑥发现出血时立即输凝血因子,这样用量少,效果好。

**2. 药物治疗**  ①去氨加压素:是一种人工合成的抗利尿激素类物质,有抗利尿和动员体内储存因子Ⅷ释放的作用,可用于轻症血友病 A 病人。②达那唑:对轻、中型血友病 A 病人效果较好,可改善血管通透性及减少抗 FⅧ:C 抗体的产生而发挥作用。

☞考点:替代治疗(补充凝血因子)为主。

## 七、其他护理

**1. 指导休息**  ①无明显出血时:适度运动(游泳、散步、骑自行车等)能锻炼肌肉,防止关节出血,但勿过度劳累。活动时防止外伤,不要过度负重或做剧烈的接触性运动,如拳击、打球、踢球、穿硬底鞋或赤脚走路。使用刀、剪、锯等工具时应戴手套。②有活动性出血:要限制运动,立即卧床休息,患肢制动。③控制关节腔出血、肿胀消退后:鼓励病人主动配合锻炼,帮助病人进行主动或被动全范围的关节活动,循序渐进,避免受伤,防止关节挛缩、强直、肌肉萎缩和功能丧失。

**2. 饮食、排便护理**  给予高热量、高蛋白、高维生素易消化营养丰富的食物,避免带骨、带刺的食物,防止刺伤消化道黏膜引起出血。避免暴饮暴食。保持大便通畅,避免用力排便。

**3. 对症护理**  是本病护理重点。

(1) 局部出血护理:同普通血液病病人出血护理,具体措施见本章第 1 节"血液系统基础知识"

相关内容。此外,还需注意以下几点:①出血较多或出血不止者:可采用含相关凝血因子的粘贴物覆盖伤口或创面。②肌肉出血:多为自限性,所以禁忌血肿部位穿刺、抽吸,以防感染。③深部组织血肿处理:如踝、髋、腕、肘及肩关节腔等处血肿,应立即停止活动,抬高患肢、固定、制动,给予冰袋冷敷或用绷带压迫止血。④必要时遵医嘱紧急输注凝血因子。

(2)预防出血:①避免剧烈运动及损伤。②尽量避免医源性诱因:如手术治疗、穿刺、注射、用留置套管针、拔牙、使用阿司匹林等抑制凝血的药物等。③必要时在补足凝血因子的前提下进行上述操作。④尽可能避免注射,尽量不用静脉留置针。注射完毕至少压迫注射部位5分钟。

**4. 观察病情**

(1)观察出血情况:观察负重关节、深部组织出血情况,注意有无呕血、咯血等内脏出血征象,注意有无颅内出血的表现,一旦发现及时通知医生,配合紧急处理。注意测量血肿范围、带血敷料重量,评估出血量。

(2)观察关节活动情况:注意关节有无红、肿、热、痛,活动受限,受损关节是否处于功能位等。

**5. 心理护理** 精神刺激、情绪波动过大均可诱发出血。了解病人的心理状态,向病人及家属讲解本病知识、遗传特点。说明本病为遗传性疾病,需终身治疗,使病人能正确认识疾病,消除恐惧心理。为病人提供有关血友病社会团体组织的信息,通过病人间相互沟通、相互支持来共同应对血友病给病人带来的困难与烦恼。

☞考点:①指导合理休息、饮食、排便,防止出血。②遵医嘱补充凝血因子,局部特殊处理,控制出血。③避免关节畸形。

# 八、 健康教育/出院指导

**1. 知识宣传**

(1)向病人介绍本病基本知识,使其高度重视本病,但又不过分紧张。面对现实积极采取应对措施,提高生活质量。对影响本病的病因、导致出血的诱因有所了解,能尽量注意避免。

(2)面向大众宣传出血时急救方法,告知病人外出远行时,随身携带血友病的病历卡,以便发生意外时能得到及时正确处理,及时就诊。

**2. 生活指导** 本病无根治方法,在日常生活中预防损伤是防止出血的重要措施。

**3. 用药指导**

(1)遵医嘱用药:避免使用抑制血小板聚集或使血小板减少的药物。

(2)家庭治疗:国外已广泛开展血友病病人家庭治疗。对病人及家属进行有关血友病的病理、生理、诊断、治疗、护理知识的教育,告知矫形外科知识、精神心理学以及艾滋病、病毒性肝炎的预防知识,传授注射技术、出血应急方法等,使病人能在家中得到及时治疗。

**4. 指导优生优育** 按照我国法律,患血友病的病人是可以结婚生子的。但从优生优育和家庭和谐的角度出发,应注意以下几点:①男女在婚前最好到医院做血友病基因检查,确定出生的后代是否有患血友病的可能。②若产前羊膜穿刺确诊为血友病,应终止妊娠,以减少血友病患儿的出生率。

☞考点:①预防损伤是防止出血的重要措施。②婚前、产前酌情做血友病相关检查。

# 九、 小 结

▲血友病是一组最常见的遗传性凝血因子缺乏的出血性疾病。血友病A更常见,男性发病、女性遗传。

▲血友病A缺乏FⅧ、血友病B缺乏FⅨ、遗传性FⅪ缺乏症缺乏FⅪ。它们最终都导致凝血酶生成减少、凝血障碍。凝血活酶生成试验及纠正试验属于确诊试验。

▲出血是血友病病人最主要临床表现,其特征为自发性出血或轻微外伤出血不止。

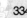

▲本病需终身治疗,最有效的治疗方法是替代治疗(补充凝血因子),最好的治疗方式是预防性治疗。

▲护理主要是防止出血、控制出血、指导优生优育。

# 特发性血小板减少性紫癜病人的护理

特发性血小板减少性紫癜(idiopathic thrombocytopenic purpura,ITP)是一种因血小板自身免疫性破坏,导致外周血中血小板减少的出血性疾病,是临床上最常见的一种血小板减少性疾病。以皮肤、黏膜出血为主要表现,严重者可发生内脏出血。

☞考点:ITP 的概念。

## 一、 病因与发病机制

（一）病因

ITP 病因迄今未明,可能与下列因素有关。

**1. 感染** 细菌或病毒感染与 ITP 的发病可能有密切关系。

**2. 免疫因素** 免疫因素可能是 ITP 发病的重要原因。

**3. 脾作用** 外周血的血小板 1/3 滞留于脾,同时脾又是血小板抗体(PAIg)产生的部位,血小板与 PAIg 结合,使脾对血小板的吞噬、清除增加。

**4. 雌激素影响** 慢性型 ITP 多见于育龄妇女,青春期后及绝经期前容易发病。

（二）发病机制

特发性血小板减少性紫癜的发病机制见图 6-5-5。

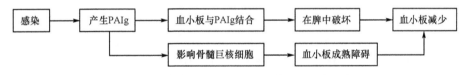

图 6-5-5 特发性血小板减少性紫癜的发病机制

☞考点:本病免疫反应与感染密切相关,导致血小板减少。

## 二、 临床表现

**1. 急性型** 多见于儿童,可能与某些病毒感染有关。

（1）起病情况:①突然起病。②大多在出血症状发作前 1~3 周有感染病史,包括病毒性上呼吸道感染、风疹、水痘、麻疹病毒感染等,也可见于接种疫苗后。③可有畏寒、发热等前驱症状。

（2）出血症状:①出血严重。全身皮肤可有瘀点、瘀斑、紫癜,严重者可有血疱及血肿形成(图 6-5-6)。②常见于鼻、牙龈及口腔黏膜及眼结膜出血。③内脏出血表现为呕血、黑便、咯血及尿道、阴道出血等。④颅内出血可导致剧烈头痛、意识障碍、瘫痪及抽搐,是本病的主要死因。

（3）预后:急性型 ITP 病情多为自限性,95% 的病例可自行缓解,病程 4~6 周。

**2. 慢性型** 以反复发作为特征。中青年女性多见,可能与雌激素水平较高有关。

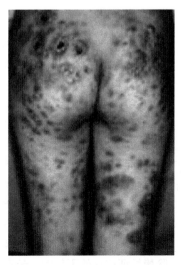

图 6-5-6 特发性血小板减少性紫癜

（1）起病情况：起病缓慢，一般无前驱症状。

（2）出血症状：相对较轻，常反复发生皮肤黏膜瘀点、瘀斑，女性病人月经过多，每次发作常持续数周或数月甚至数年。严重内脏出血较少见。长期月经过多者，可出现失血性贫血。

（3）预后：慢性型 ITP 易反复发作，自行缓解少见，治疗效果较差。

☞考点：①急性型多见于儿童，可能与某些病毒感染有关。病情较重，可自愈。②慢性型多见于中青年女性，可能与雌激素水平较高有关。病情较轻，不易自愈。

## 三、辅助检查

**1. 血小板检查** 外周血中血小板数目明显减少。血小板平均体积偏大，血小板功能正常。急性型发作期 PLT<$20\times10^9$/L，慢性型 PLT（$30\sim80$）×$10^9$/L。

**2. 骨髓象** 骨髓巨核细胞数目增多或正常伴成熟障碍。红系和粒、单核系通常正常。

**3. 其他** 大多数 ITP 病人血小板相关免疫球蛋白 PAIg 阳性、血小板相关补体增高，缓解期可恢复正常。

☞考点：血小板数目减少，功能正常。骨髓巨核细胞数目正常或增多、成熟障碍。

## 四、诊断要点

①有出血表现，脾脏不大。②血小板减少，血小板功能正常。③骨髓巨核细胞正常或增多，成熟障碍。④排除其他继发性血小板减少性疾病。

【情境31】

病人，李×，女，32 岁。半年多来反复出现双下肢出血点，月经量增多。既往体健。体检：T 36.3℃，P 80 次/分，R 18 次/分，BP 100/70mmHg，双下肢有出血点，肝脾不肿大。辅助检查：Hb 100g/L，RBC $3.8\times10^{12}$/L，WBC $8\times10^9$/L，PLT $40\times10^9$/L。骨髓检查：骨髓巨核细胞数目增多伴成熟障碍，红系和粒系正常。初步诊断为"慢性特发性血小板减少性紫癜"。

【情境31 诊断分析】

▲该病人有反复出血表现、血小板少、骨髓巨核细胞数目增多伴成熟障碍。基本符合特发性血小板减少性紫癜的诊断。若做血小板功能试验、查 PAIg，将更有助于诊断。▲该病人为中青年女性，起病缓慢，有反复出血表现，没有严重的出血情况，PLT $40\times10^9$/L，属于慢性型。

## 五、护理问题

1. 组织完整性受损：出血 与血小板减少有关。
2. 有感染的危险 与糖皮质激素治疗有关。
3. 潜在并发症：颅内出血。

## 六、治疗及其相关护理

**1. 糖皮质激素** 为首选药物。①减少血小板抗体生成，减轻抗原抗体反应。②抑制血小板与抗体结合，抑制单核-巨噬细胞系统对血小板的破坏。③降低毛细血管通透性，改善出血症状。④刺激骨髓造血及血小板向外周血的释放。

**2. 脾切除** 减少血小板抗体产生、减少血小板破坏，是治疗本病的有效方法之一。其有效率为70%~90%。即使效果不佳，也会使病人对糖皮质激素的需要量减少。

**3. 免疫抑制剂** 与糖皮质激素合用能提高疗效，减少糖皮质激素用量。用于有糖皮质激素或脾切除禁忌证或疗效不佳者。长春新碱最常用，此外，环磷酰胺、硫唑嘌呤、环孢素 A 等也有一定疗效。由于这类药物均有较严重的副作用,使用时应慎重,一般不做首选药。

**4. 急症处理** 对血小板低于 $20×10^9/L$、出血严重、疑有或者已发生颅内出血、近期将实施手术或者分娩者需进行紧急处理,防止出血不止。常用方法为输注血小板,静脉注射免疫球蛋白、大剂量泼尼松龙,血浆置换等。

**5. 谨慎用药** 避免使用影响血小板数量和功能的药物,如阿司匹林、双嘧达莫(潘生丁)、吲哚美辛(消炎痛)、保泰松、塞氯匹定等。

☞考点:①首选糖皮质激素治疗,必要时行脾切除。②避免使用影响血小板数量和功能的药物。③急症处理方法:输血小板、免疫球蛋白、糖皮激素,血浆置换。

# 七、 其他护理

**1. 指导休息** 是本病护理重点。血小板 $<50×10^9/L$ 者,适当活动,避免劳累、避免用力、避免剧烈运动。血小板 $<20×10^9/L$ 者,以绝对卧床休息为主,保持心情平静。

**2. 饮食、排便护理** 给予高维生素、高蛋白、高热量的软食。若有牙龈出血,食物的温度不宜过高。多吃水果蔬菜,防止便秘,避免用力排便。禁吃坚硬、多刺、辛辣食物。

**3. 观察病情** 注意出血部位、范围、出血量及出血是否停止。监测血小板计数、出血时间。严密观察病人生命体征及神志变化。

**4. 对症护理**

(1)预防和避免出血加重:是本病护理的重点。血小板低于 $20×10^9/L$ 时要警惕颅内出血、消化道出血、肾出血、失血性休克等。避免用力、屏气、剧烈咳嗽、打喷嚏等颅内出血的诱因。必要时酌情给予开塞露、镇咳剂等药物对症处理。

(2)预防感染护理:病人长期应用糖皮质激素,易诱发或加重感染,使病人病情加重,故应预防和控制感染,具体护理参见本章第3节"急性白血病病人的护理"相关内容。

**5. 心理护理** 鼓励病人表达自己的感受,对病人表示理解,安慰病人,耐心解答病人提出的各种问题,增加病人的安全感和信任感,消除焦虑情绪。

☞考点:①血小板 $<50×10^9/L$,限制活动。②血小板 $<20×10^9/L$,以绝对卧床休息为主,警惕颅内出血。③避免用力、屏气、剧烈咳嗽、打喷嚏等颅内出血的诱因。④观察出血情况。

# 八、 健康教育/出院指导

**1. 知识宣传**

(1)向病人及家属介绍本病基本知识,使其了解疾病的病因、主要表现、治疗方法,以及如何配合治疗与护理。高度重视本病,但又不过分紧张。对疾病预后有所了解,以积极的心态对待疾病。

(2)能自我监测病情,注意皮肤、黏膜出血情况,如瘀点、瘀斑、牙龈出血等,注意有无内脏出血的表现,如月经量增多、呕血或黑便、咯血、血尿、头痛等。一旦发现出血或出血加重,应及时就诊。

**2. 生活指导**

(1)避免诱发和加重出血的因素:如避免人为损伤,避免使用可引起血小板减少或者抑制其功能的药物等。不玩锐利玩具,不使用锐利工具,不做剧烈运动,不做对抗运动,指甲不宜过长,刷牙用软毛牙刷等。

(2)建立良好的生活习惯:保持充足的睡眠,保持大小便通畅,稳定情绪。注意预防各种感染。

**3. 用药指导** 告知长期服用糖皮质激素者必须遵医嘱、按时、按量、按疗程用药,不可自行减量或者突然停药,以免加重病情。

**4. 定期复查** 定期复查血小板,以便判断疗效、调整治疗方案。

☞考点：自我监测病情，注意皮肤黏膜、内脏出血情况，能避免出血诱因。

# 九、小　结

▲ITP是自身免疫导致血小板破坏、减少性疾病。以皮肤、黏膜出血为主要表现，严重者可发生内脏出血。

▲急性型出血症状严重，可自行缓解。慢性型出血症状相对较轻，反复发作，很少自行缓解。

▲首选糖皮质激素治疗。脾切除也是有效的治疗方法。

▲护理主要是观察出血、预防出血、制止出血。

## 过敏性紫癜病人的护理

过敏性紫癜（allergic purpura）是一种常见的血管壁变态反应引起的出血性疾病，以非血小板减少性紫癜、腹痛、关节炎、肾炎为临床特征。本病多见于儿童及青少年，以冬春季节多见。

☞考点：过敏性紫癜概念。

# 一、病因与发病机制

（一）病因

**1. 感染**　如细菌（β溶血性链球菌、金黄色葡萄球菌等）、病毒（风疹、水痘、流感等）、寄生虫（钩虫、蛔虫等）感染等。以呼吸道感染最多见。

**2. 食物**　如鱼、虾、蛋、乳等。可能是机体对食物中蛋白质过敏所致。

**3. 药物**　如抗生素（青霉素、链霉素、氯霉素、红霉素）、磺胺药、水杨酸类、保泰松、苯巴比妥类药物等。

**4. 其他**　如花粉、昆虫咬伤、寒冷及疫苗接种等。

（二）发病机制

过敏性紫癜的发病机制见图6-5-7。

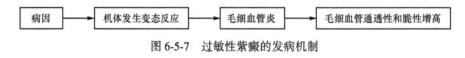

图 6-5-7　过敏性紫癜的发病机制

☞考点：①呼吸道感染、鱼虾等食物、药物等是常见病因。②过敏导致毛细血管通透性和脆性增高。

# 二、临床表现

多数病人发病前1~3周有上呼吸道感染史，随之出现典型的临床表现。不同类型临床表现各不相同。

**1. 紫癜型**　最常见。主要表现为皮肤紫癜，多位于下肢及臀部，紫癜常对称分布，分批出现，大小不等，瘀点可融合成片（见图6-5-8），伴瘙痒。一般在数日内逐渐消退，可反复发作。少数病人可伴有眼睑，口唇，手足等处荨麻疹或局限性血管性水肿。

**2. 腹型**　主要表现为腹痛，有时伴呕吐、腹泻、便血。检查腹部可有脐周或下腹局限性或弥漫性压痛，若紫癜出现前发生，易误诊为急腹症。

**3. 关节型**　主要表现为关节肿胀、疼痛及功能障碍等。多见膝、踝、肘及腕等处。关节症状一般在数月内消退，不留后遗症。若发生在紫癜前，易误诊为风湿性关节炎。

**4. 肾型**　病情最严重。一般多在紫癜发生后1周出现蛋白尿、血尿或管型尿。多数病人在数

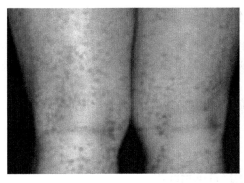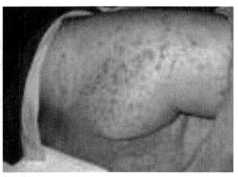

图 6-5-8　过敏性紫癜紫癜型

周内恢复,但易复发,少数病人可迁延数月。轻者可为局灶性轻型肾炎,严重者可发展为慢性肾炎或肾病综合征,可伴有高血压、水肿、少尿甚至发生尿毒症。

5. 混合型　以上临床表现若有两种以上类型并存,称为混合型

☞考点:紫癜型最常见。肾型病情最严重。

## 三、辅助检查

①血小板计数、功能正常。②半数以上病人毛细血管脆性试验阳性。③肾脏受累时,可出现蛋白尿、血尿或管型尿,甚至有不同程度的肾功能受损。

☞考点:①血小板计数、功能正常。②毛细血管脆性试验阳性。

## 四、诊断要点

①发病前 1~3 周常有呼吸道感染史。②特征性皮肤紫癜表现,不同类型临床表现各不相同。③血小板计数、功能正常。④排除其他原因引起的血管炎或紫癜。注意与急腹症,风湿性关节炎及急性肾炎相鉴别。

## 五、护理问题

1. 组织完整性受损:出血　与血管通透性和脆性增加有关。
2. 疼痛:腹痛、关节痛　与局部过敏性血管炎性病变有关。

## 六、治疗及其相关护理

1. 消除病因　寻找并去除致病因素是本病护理重点。与病人共同分析致病因素,并注意避免,如消除感染病灶,驱除肠道寄生虫;避免使用致敏食物或药物;花粉季节减少外出,若外出需戴口罩;经常锻炼身体,保持心情愉快等。

2. 糖皮质激素治疗　①糖皮质激素能抑制抗原抗体反应、降低毛细血管壁通透性的作用。②糖皮质激素对腹型和关节型有较好的疗效,对肾型疗效不明显。③糖皮质激素剂量和疗程,依病情而定。

3. 免疫抑制剂治疗　肾型或糖皮质激素疗效不佳者可用免疫抑制剂治疗,如环磷酰胺、硫唑嘌呤等。

4. 抗过敏药治疗　可用抗组胺类药,如苯海拉明、氯苯那敏、阿司咪唑等。抗组胺药易引起困倦,用药期间避免高空作业及驾驶,以免发生危险。

☞考点:①寻找并去除致病因素。②选用糖皮质激素、免疫抑制剂、抗过敏药治疗。

# 七、其他护理

**1. 观察病情** 是本病护理重点。①观察出血部位及范围。②监测血压、脉搏等情况。③观察腹痛性质、部位、程度、持续时间、伴随症状等。④肾脏受累时注意尿色、尿量,定期做尿常规检查。⑤注意有无关节疼痛、肿胀等。

**2. 对症护理** ①关节型:受累关节处于良肢位(功能位),少活动,避免外伤,以减轻疼痛。②腹型:腹痛时遵医嘱皮下注射阿托品,缓解疼痛。

☞考点:观察出血情况。

# 八、健康教育/出院指导

①寻找并避免致病因素。②指导病人进行自我监测:教会病人自我监测出血情况及其伴随症状、体征。发现紫癜、腹痛、便血、关节肿痛、血尿、泡沫尿、少尿、水肿等异常情况,及时到医院就诊。

☞考点:指导病人进行自我监测。

# 九、小　　结

▲过敏性紫癜是毛细血管壁变态反应引起的出血性疾病,以非血小板减少性紫癜、腹痛、关节炎、肾炎为临床特征。其中皮肤紫癜最常见。

▲血小板计数、功能正常,半数以上病人毛细血管脆性试验阳性。

▲治疗主要是去除病因,选用糖皮质激素、免疫抑制剂、抗过敏药治疗。

▲护理关键是寻找并避免致病因素,观察出血情况。

# 十、疾病鉴别

ITP 和过敏性紫癜特征的比较见表 6-5-3。

**表 6-5-3　ITP 和过敏性紫癜特征的比较**

| 项目 | ITP | 过敏性紫癜 |
| --- | --- | --- |
| 发病机理 | 免疫反应导致血小板破坏、减少 | 免疫反应导致毛细血管炎 |
| 起病情况 | 分急性型和慢性型 | 起病都急 |
| 临床表现 | 皮肤黏膜紫癜为主 | 紫癜型、腹型、关节型、肾型、混合型,紫癜型最常见 |
| 皮肤紫癜 | 没明显规律 | 多位于下肢及臀部,常对称分布,分批出现 |
| 实验室检查 | 血小板减少,出血时间延长,血块收缩不良 | 血小板数量、功能正常,半数以上病人毛细血管脆性试验阳性 |
| 治疗 | 首选糖皮质激素。此外,脾切除、免疫抑制剂、丙种球蛋白 | 去除病因、糖皮质激素、抑制免疫、抗过敏 |
| 护理 | 预防和避免加重出血 | 寻找及避免致病因素 |

(刘文慧)

# 第 6 节　血液系统疾病常见临床表现综合归纳(自学)

# 一、血液系统疾病分类

血液系统疾病分类见图 6-6-1。

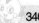

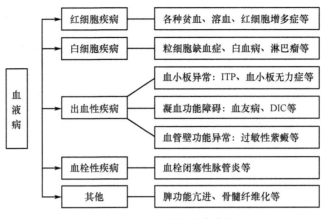

图 6-6-1 血液系统疾病分类

# 二、 血液病常用检查方法

血液病常用检查方法见表6-6-1。

表 6-6-1 血液病常用检查方法

| 检查方法 | 内容及意义 |
| --- | --- |
| 血象检查 | 血常规是外周血中血液细胞数量和质量的化验检查。包括白细胞、红细胞、血小板、血红蛋白计数或浓度以及以上各种血细胞的体积大小等指标。同时观察红细胞、白细胞形态,注意有无寄生虫(如疟原虫,微丝蚴)等 |
| 骨髓象检查 | 对血液病诊断起着决定作用。包括骨髓细胞增生程度、骨髓细胞计数、粒红比例等项检查 |
| 细胞化学染色 | 常有助于白血病鉴别诊断及指导缺铁性贫血的诊治 |
| 毛细血管脆性试验 | 用血压计袖带缚于上臂后充气,使血压维持在收缩压与舒张压之间,持续8分钟后放松袖带,5分钟后记录前臂屈侧直径为5cm圆周内的新出血点数目。超过10个为阳性,表示毛细血管脆性增加 |
| 出血时间(BT)测定 | Duke法正常值1~3分钟,>4分钟为延长;TBT法正常值2.3~9.5分钟,>10分钟为延长 |
| 凝血时间(CT)测定 | 试管法正常值为4~12分钟,>12分钟为延长 |

# 三、 出血及出血倾向评估

出血及出血倾向评估要点见表6-6-2。

表 6-6-2 出血及出血倾向评估要点

| 评估项目 | 评估要点 |
| --- | --- |
| 皮肤、黏膜、出血 | 观察有无瘀点、瘀斑、牙龈出血等情况 |
| 内脏出血 | 有无咯血、呕血、便血、尿血等 |
| 颅内出血 | 有无意识改变、头痛、呕吐、视力模糊、昏迷等 |

# 四、 贫 血 评 估

贫血评估要点见表6-6-3。

#### 表6-6-3 贫血评估要点

| 评估项目 | 评估要点 |
| --- | --- |
| 根据临床特点分类 | 贫血进展速度、红细胞形态、血红蛋白浓度、骨髓红系增生情况 |
| 根据红细胞形态分类 | 大细胞、正常细胞、小细胞低色素细胞 |
| 根据病因、发病机制分类 | 红细胞生成减少、红细胞破坏过多、红细胞丢失过多 |
| 贫血程度 | 血红蛋白浓度 |

（朋彩虹）

# 内分泌与代谢疾病病人的护理

1. 能叙述常见内分泌与代谢疾病的病因、发病机制、辅助检查。

2. 能记住常见内分泌与代谢疾病的主要临床表现、治疗要点。

3. 能初步做出内分泌与代谢疾病的主要医疗诊断,提出主要护理问题。

4. 能对内分泌与代谢疾病病人实施基本的护理,能把握主要疾病的最主要的护理措施,进行健康教育。

## 第1节 内分泌与代谢疾病基础知识

### 一、解剖结构

内分泌系统由人体内分泌腺(下丘脑、垂体、靶腺器官等)及分布于其他器官的具有内分泌功能的组织及细胞构成(图7-1-1)。

**1. 内分泌腺** 是特殊的腺体,无导管,所分泌的活性物质称之为激素,直接进入血液或淋巴液。

(1) 下丘脑:是人体最重要的神经内分泌器官,是神经系统与内分泌系统的枢纽。下丘脑的神经内分泌细胞分泌各种激素(表7-1-1),作用于腺垂体,使腺垂体释放相应激素。下丘脑视上核及脑室旁核分泌血管升压素(又称抗利尿激素)和缩宫素(催产素),经过神经轴突储存于神经垂体。神经内分泌细胞结构上属于神经系统,但具有内分泌功能。

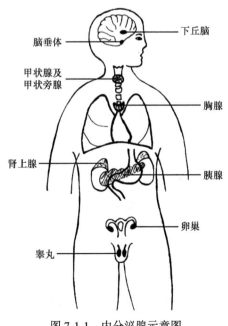

图 7-1-1 内分泌腺示意图

表 7-1-1 下丘脑分泌激素汇总

| 名称 | 英文缩写 |
| --- | --- |
| 生长激素释放激素 | GHRH |
| 生长激素抑制激素(生长抑素) | GHRIH |
| 促黑(素细胞)激素释放因子 | MRF |
| 促黑(素细胞)激素抑制因子 | MIF |
| 促肾上腺皮质激素释放激素 | CRH |
| 缩宫素(催产素) | OT |
| 催乳素释放因子 | PRF |
| 催乳素释放抑制因子 | PIF |
| 促甲状腺激素释放激素 | TRH |
| 促性腺激素释放激素 | GnRH |
| 血管升压素(抗利尿激素) | ADH |

（2）垂体：垂体可分为腺垂体（前叶）和神经垂体（后叶）两大部分,是体内最复杂的内分泌腺。①腺垂体：在下丘脑控制下,通过自身分泌的各种促激素调节相关靶腺合成各类激素,构成一个神经内分泌轴（如下丘脑-垂体-甲状腺轴、下丘脑-垂体-肾上腺皮质轴、下丘脑-垂体-性腺轴）,见表7-1-2。其中促肾上腺皮质激素和促黑素细胞激素都是 ACTH 细胞分泌。②神经垂体：储存的抗利尿激素受血浆渗透压增高和血容量不足等刺激后分泌入血。催产素主要在分娩、哺乳等刺激后分泌入血。见表7-1-3。

**表7-1-2  神经内分泌轴层次关系**

| 下丘脑激素 | 腺垂体激素 | 靶腺激素 |
|---|---|---|
| 促甲状腺激素释放激素（TRH） | 促甲状腺激素（TSH） | 甲状腺激素（$T_3$、$T_4$） |
| 促肾上腺皮质激素释放激素（CRH） | 促肾上腺皮质激素（ACTH） | 皮质醇 |
| 促性腺激素释放激素（GnRH） | 卵泡刺激素、黄体生成素（FSH）、（LH） | 雄激素、雌激素、孕激素 |

**表7-1-3  垂体分泌激素汇总**

| 部位 | 激素 | | 去向 |
|---|---|---|---|
| 腺垂体（垂体前叶） | 促甲状腺激素 | TSH | 作用靶腺 |
| | 促肾上腺皮质激素 | ACTH | |
| | 黄体生成素 | LH | |
| | 卵泡刺激素 | FSH | |
| | 生长激素 | GH | 直接入血 |
| | 泌乳素（催乳素） | PRL | |
| | 促黑素细胞激素 | MSH | |
| 神经垂体（垂体后叶） | 抗利尿激素 | ADH | |
| | 催产素 | OXT | |

（3）靶腺：靶腺分泌靶腺激素（表7-1-4）,且受垂体激素影响。

**表7-1-4  靶腺分泌激素汇总**

| 靶腺 | 激素 | 靶腺 | 激素 |
|---|---|---|---|
| 甲状腺 | 甲状腺激素（$T_3$、$T_4$） | 肾上腺皮质 | ▲糖皮质激素（皮质醇等） |
| 甲状旁腺 | 甲状旁腺激素（PTH） | | ▲盐皮质激素（醛固酮等） |
| | | | ▲性激素（雄激素等） |
| 胰岛 | ▲胰岛素：胰岛 β 细胞分泌 | | ▲前列腺素 |
| | ▲胰高血糖素：胰岛 α 细胞分泌 | 肾脏 | 促红细胞生成素 |
| 性腺 | ▲睾丸（雄激素） | | ▲肾素 |
| | ▲卵巢（雌激素、孕激素） | | ▲I-羟化酶 |
| | | 睾丸 | 雄激素 |
| 肝脏 | 血管紧张素 | | ▲雌激素 |
| | | 卵巢 | ▲孕激素 |
| 肾上腺髓质 | ▲肾上腺素 | | |
| | ▲去甲肾上腺素 | 松果体 | 松果体素 |

**2. 具有内分泌功能的其他器官、组织、细胞**  许多器官虽非内分泌腺,但含具有内分泌功能的组织或细胞。①脑细胞：分泌内腓肽等。②心肌细胞：分泌心钠肽等。③血管内皮细胞：分泌内皮

素、内皮舒张因子等。④肝脏:分泌血管紧张素原等。⑤肾脏:分泌促红细胞生成素、肾素、前列腺素、激肽等。⑥胃肠道:分泌胃泌素、抑胃多肽、舒血管肠肽、肠升糖素、胰泌素等。⑦脑-肠肽:有些消化道激素也可以从脑中发现,这种双重分布的现象称为脑-肠肽。

## 二、 生理病理要点

（一）内分泌系统

**1. 内分泌腺与外分泌腺** 人体有很多腺体,如汗腺、甲状腺、胰腺等,它们都具有分泌功能,根据其分泌方式可分为外分泌与内分泌。

（1）外分泌腺:外分泌腺产生的分泌物通过管道直接输出到人体的腔道或体表,如胰腺分泌的胰液通过胰管输送到小肠,汗腺分泌的汗液通过导管输送到体表。

（2）内分泌腺:内分泌腺不具有导管,其分泌物被称为激素。激素通过内分泌（由血液传递）、旁分泌（由邻近传递）、自分泌（直接作用于自身细胞）等方式到达特定的部位,表达其生物学活性,如甲状腺分泌甲状腺激素直接输送到血液,在机体的某些部位产生作用。

**2. 内分泌系统功能调节** 人体内分泌系统和神经系统、免疫系统共同构成一个调节网络,维持机体内环境的稳定和适应外环境的变化。①外部环境刺激:通过传入神经在高级神经中枢转换成化学信号,影响下丘脑激素分泌,引发一系列反馈调节。同时靶腺激素又对垂体和下丘脑进行负反馈,三者之间形成一个激素网,保持动态平衡,见图7-1-2。②免疫系统:不但能调控正常的免疫反应,同时也会导致自身免疫反应,常见的内分泌方面自身免疫疾病有 Graves 病、1 型糖尿病、Addison 病等。

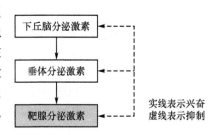

图 7-1-2 内分泌轴负反馈调节

**3. 激素作用** 激素通过作用于机体不同组织细胞,调节人体的代谢过程、脏器功能、生长发育、生殖衰老等生命现象,与神经系统和免疫系统相互配合,共同维持机体内环境的稳定以及适应外界环境的变化。部分激素生理功能见表7-1-5。胰腺分泌激素双向调节血糖,见图7-1-3。

表 7-1-5　部分激素生理功能

| 激素 | 生理功能 | 激素 | 生理功能 |
|---|---|---|---|
| 生长激素 | 刺激骨及身体组织的生长 | 皮质醇 | 参与物质代谢、抑制免疫功能,抗过敏、抗炎、抗毒素等 |
| 甲状腺激素 | 主要调节热能代谢,同时促进糖、蛋白、脂肪代谢。促进生长发育 | 醛固酮 | 调节远端肾小管电解质含量。维持有效血容量 |
| 胰岛素 | 促进葡萄糖的利用和转化,降低血糖 | | |

**4. 内分泌系统疾病** 内分泌系统疾病相当常见,由多种病因引起病理和病理生理改变。①表现为内分泌腺功能亢进、功能减退或功能正常,但腺体组织结构异常。②根据病变发生在下丘脑、垂体、周围靶腺而分为原发性和继发性。外周靶腺病变为原发性,反之为继发性。③靶组织对激素的敏感性或应答反应降低也可导致内分泌疾病的发生。④非内分泌组织恶性肿瘤可异常地产生过多激素,引起内分泌疾病的一系列表现。⑤应用药物或激素导致医源性内分泌疾病的发生。

（二）营养和代谢

**1. 营养和代谢生理** ①人的进食行为主要受神经、内分泌等生命活动的控制,其中下丘脑起重要作用。此外,饮食习惯还受文化、家族、个人经历、宗教信仰、经济因素的影响。②食物在胃肠道经消化液、酶、激素等作用转化吸收入血,由血液运送到肝和周围组织被利用,合成物质或提供能量。

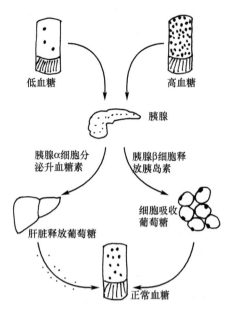

图 7-1-3　胰腺分泌激素调节血糖示意图

③食物消化中的一系列复杂的生化反应受基因控制,主要从酶、激素和神经内分泌等方面进行调节。④中间代谢产物除被机体储存重新利用外,最后以水、二氧化碳、含氮物质或其他代谢产物的形式,经肺、肾、肠、皮肤、黏膜等排出体外。

2. 营养和代谢疾病　①营养病:指机体所需营养物质包括糖类、蛋白质、脂肪、维生素、矿物质和水等供给不能满足机体的需求或超过机体的需要量或比例失调而导致的疾病。按其发病原因可分为原发性和继发性两大类。原发性营养失调:是由于摄取物质不足、过多或比例不当引起的。继发性营养失调:是由于器质性或功能性疾病所导致的营养失调。②代谢病:指体内生物化学过程发生障碍,某些代谢物质如脂肪、蛋白质、嘌呤、铜等堆积或缺乏而引起的疾病。

(1) 肥胖症:指脂肪堆积过多和(或)分布异常、体重增加,是包括遗传和环境因素在内的多种因素相互作用引起的慢性代谢性疾病。

1) 体重指数(BMI):反映身体胖瘦程度。①BMI 计算:$BMI(kg/m^2) =$ 体重$(kg)/[身长(m)]^2$。②判断标准:BMI 正常范围 18.5~22.9。BMI≥24 为超重,BMI≥28 为肥胖,BMI<18.5 为消瘦。

2) 理想体重(IBW):又称标准体重。反映身体胖瘦程度。①IBW 计算:IBW(kg)= 身高(cm)-105。②判断标准:IBW>10% 为超重,IBW>20% 为肥胖,IBW<10% 为消瘦。

3) 测量腰围:反映脂肪分布情况。受试者站立位,双足分开 25~30cm,测量髂前上棘和第 12 肋下缘连线的中点水平,男性≥85cm 和女性≥80cm 为腹型肥胖。

4) 肥胖症治疗:强调以饮食、运动为主的综合治疗,必要时辅以药物或手术治疗。治疗的两个主要环节是减少热量摄入、增加热量消耗。

(2) 胰岛素抵抗:指胰岛素作用的靶器官(主要是肝脏、肌肉和脂肪组织等)对外源性或内源性胰岛素作用的敏感性降低。胰岛素抵抗的主要原因是脂肪异常分布、过度堆积。高胰岛素血症是胰岛素抵抗的重要标志。

(3) 代谢综合征(MS):是心血管病的多种代谢危险因素在个体内集结的状态。MS 主要由肥胖、高血糖、高血压、高血脂、胰岛素抵抗、微量白蛋白尿、高尿酸血症等组成。MS 的中心环节是肥胖和胰岛素抵抗,胰岛素抵抗是 MS 的基本特征。防治的主要目标是预防临床心血管病、2 型糖尿病,使肥胖、血糖、血脂、血压等务必达到控制标准。

(4) 血脂异常:指血浆中脂质的质和量异常。①血脂:是血浆中的三酰甘油、胆固醇、类脂(磷脂、糖脂、固醇、类固醇)的总称。②脂蛋白:由于脂质在血浆中必须与蛋白质结合以脂蛋白的形式存在,因此,脂蛋白异常血症实际上就是血脂异常。③血浆脂蛋白分类:乳糜微粒(CM)、极低密度脂蛋白(VLDL)、低密度脂蛋白(LDL)、中间密度脂蛋白(IDL)、高密度脂蛋白(HDL)。CM 来源于食物,运送外源性三酰甘油到外周组织;VLDL 来源于肝脏,运送内源性三酰甘油到外周组织;LDL 由 VLDL 转化而来,运送内源性胆固醇到外周组织;HDL 来源于肝脏、肠道,逆向转运胆固醇。④治疗:血脂异常最主要的治疗目标是防治缺血性心血管疾病。以生活方式改变为首要的基本治疗措施。严格掌握用药指征,必要时考虑血浆净化疗法。

营养和代谢受到内分泌系统的调节,内分泌疾病往往会伴有营养和代谢异常的表现,所以,临床常将内分泌和代谢性疾病结合起来讨论。内分泌和代谢性疾病常有以下共同特点:①常有营养失调、体态变化等。②往往需借助于实验室检查进行诊断。可直接测定激素及其代谢产物,或检查有无物质代谢紊乱的证据,必要时可作相应的兴奋试验或抑制试验。做实验室检查时需注意标本采集的特殊要求。③治疗原则都是积极治疗病因、纠正功能紊乱。

## 三、 内分泌与代谢疾病病人常见临床表现及护理

（一）身体外形改变

**1. 病因与外形**　见表 7-1-6。

表 7-1-6　激素与身体外形改变汇总

| 激素 | 分泌情况 | 常见疾病 | 身体外形 |
|------|----------|----------|----------|
| 生长激素 | 分泌亢进 | 巨人症(图 7-1-4) | 异常高 |
| | 分泌减少 | 侏儒症(图 7-1-4) | 异常矮 |
| 甲状腺激素 | 分泌亢进 | 甲亢(图 7-3-3) | 脖子粗、突眼 |
| | 分泌减少(儿童) | 呆小症(又称克汀病)(图 7-1-5) | 异常矮,智力障碍 |
| | 分泌减少(成人) | 黏液性水肿(图 7-4-2) | 身体肿胀 |
| 糖皮质激素 | 分泌过量 | Cushing 综合征(图 7-5-3) | 向心性肥胖 |
| | 分泌过少 | Addison 病(图 7-6-2) | 皮肤黑、消瘦 |
| 胰岛素 | 分泌减少 | 糖尿病 | 1 型糖尿病常消瘦 |

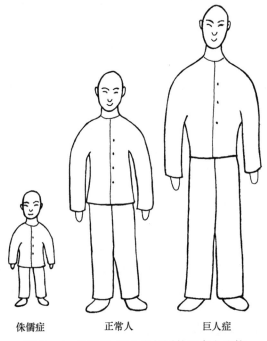
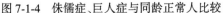

侏儒症　　　　正常人　　　　巨人症

图 7-1-4　侏儒症、巨人症与同龄正常人比较

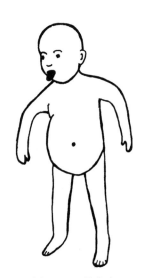

图 7-1-5　呆小症

**2. 护理措施**

（1）心理护理:了解病人心理状态,耐心倾听病人表达内心感受。交谈时要注意语言温和,不嘲笑病人,尊重病人的人格。向病人介绍疾病的有关知识,使其获得心理支持。

（2）指导病人修饰外表:如甲亢突眼的病人外出可戴深色眼镜,肥胖、侏儒症和巨人症病人应选择合身的衣服,毛发稀疏的病人外出戴帽子等。通过改善自身形象使病人正视自己,增加生活信心。

（3）帮助病人得到社会支持:鼓励病人的亲朋好友主动与病人沟通,并互相表达内心感受。提醒病人身边的人要关爱病人、同情病人,促进病人与社会人群之间的联系,改善人际关系。指导病人家属主动参与对病人的护理,减轻病人的自卑、抑郁感。有条件时建议病人像正常人一样生活、学习和工作,将自己融入社会的大家庭之中。

（二）肥胖

**1. 病因** ①原发性肥胖:遗传因素,高热量、高脂饮食,体力活动少等。②继发性肥胖:甲状腺功能低下、肾上腺皮质增生、垂体功能不全、代谢综合征等。

**2. 临床表现** ①体重>标准体重的20%。②BMI≥28。

**3. 护理措施**

（1）饮食护理:给予低脂、低热量、少盐、粗纤维、富含维生素的饮食。计算每日总热量,计算糖、蛋白质、脂肪的比例,控制摄入总热量。饥饿时可给予低热量、高纤维的蔬菜如芹菜、冬瓜、黄瓜、南瓜等,增加病人饱食感。在限制糖类、脂类食物摄入的同时,要防止因热量摄入不足导致酮症的危险。

（2）运动疗法:鼓励病人积极参加运动,如快走、跑步、做操、跳舞、打球等,通过适当的活动来消耗机体能量。但要注意根据病情选择适当的运动形式,逐渐增加活动量,持之以恒,规律运动,不可操之过急。

（3）药物治疗:药物治疗肥胖是饮食、运动治疗的辅助或补充,不是首选和单独有效的治疗方法。必要时遵医嘱给予食欲抑制剂(苯丙胺类)、代谢类刺激剂(甲状腺激素类),服药期间要注意补充水分。指导病人进行综合治疗,即饮食、运动、药物联合治疗。告诉病人治疗成功的关键在于坚持规律的治疗,否则将出现反弹性肥胖,加重机体损害。

（4）对症护理:有气急、心悸、水肿、高血压、高血糖等情况时要对症护理。

（5）心理护理:帮助病人正视现实,指导病人进行适当修饰,改变外在形象,克服自卑心理,提高自信心。向病人介绍肥胖的原因及治疗成功的例子,消除病人紧张、抑郁心理,树立战胜疾病的信心。

（三）消瘦

**1. 病因** ①单纯消瘦:遗传因素、低热量饮食、运动过度等。②继发性消瘦:甲状腺功能亢进、糖尿病、肾上腺皮质功能减退症、嗜铬细胞瘤、其他系统疾病如肺结核、多种消化系统疾病、恶性肿瘤等疾病导致的恶病质(严重消瘦者)。

**2. 临床表现** ①体重<理想体重10%。②体重指数(BMI)<18.5。

**3. 护理措施**

（1）饮食护理:①根据病情需要给予高热量、高蛋白、富含维生素及易消化饮食。②食欲减退病人进餐前注意休息,以便有精力进餐,必要时少量多餐。③提供良好的进餐环境,制作病人喜好的食品,适当增加饮食的种类和花色,从感官上提高病人的食欲。④进餐时不宜摄入过多的液体以免引起胃部过度膨胀,影响饮食摄入量。⑤必要时给予胃肠外营养。

（2）运动指导:过度消瘦病人应适当减少运动量,多卧床休息。

（3）病情观察:定期测量病人的体重,注意观察病人的营养状况及其他伴随症状。

（4）配合治疗:针对消瘦的病因进行治疗。协助配合做好有关实验室及其他辅助检查。

（5）心理护理:糖尿病和甲状腺功能亢进症的发生均与心理社会因素有密切的关系,其导致的消瘦也要从身心治疗着手。在了解病人心理状态的基础上有针对性的给予心理疏导和支持。指导病人积极配合治疗,改善消瘦症状。

☞**考点**:肥胖和消瘦的饮食护理要点。

## 第2节 单纯性甲状腺肿病人的护理

单纯性甲状腺肿(simple goiter,又称非毒性甲状腺肿),是由于多种原因引起的非炎症性或非肿瘤性甲状腺肿大,不伴有甲状腺功能异常。本病病人约占人群 5%,女性发病率是男性的 3~5 倍。当某地区儿童中单纯性甲状腺肿患病率超过 10% 时,称为地方性甲状腺肿。

☞考点:单纯性甲状腺肿概念:甲状腺肿大,但甲状腺功能正常。

# 一、病因与发病机制

(一) 病因

**1. 碘缺乏** 是本病最常见原因。多见于远离海洋地区的山区。此外,青春期、妊娠期、哺乳期时机体对碘需要量增加,若不能满足机体需要,也将影响甲状腺激素的合成而发病。

**2. 致甲状腺肿物质** 某些物质可通过抑制肠道对碘的吸收、抑制甲状腺摄碘、抑制甲状腺激素的合成,从而导致甲状腺肿大。

(1) 常见致甲状腺肿大的食物:卷心菜、萝卜、黄豆、白菜、小米、核桃等含有或阻止甲状腺激素合成的物质。

(2) 常见致甲状腺肿大的药物:硫脲类、磺胺类、对氨基水杨酸、硫氰酸盐、保泰松、碳酸锂等能影响甲状腺激素的合成。

**3. 碘过多**

(1) 传统理论:当摄入高碘时,碘抑制了过氧化物酶的活性,使 $T_3$、$T_4$ 合成减少,反馈性 TSH 分泌增高,促进了甲状腺肿的发生。

(2) 近年研究表明:碘摄入过量抑制了钠-碘转运体生成,使碘向甲状腺细胞内转运减少,造成细胞内碘水平下降,$T_3$、$T_4$ 合成减少,反馈性 TSH 分泌增高,促进了甲状腺肿的发生,称之为"高碘性甲状腺肿"。过多摄入碘甚至可诱发碘甲状腺功能亢进症,称为"碘性甲亢"。

**4. 先天性甲状腺激素合成障碍**

(二) 发病机制

单纯性甲状腺肿的发病机制见图 7-2-1。

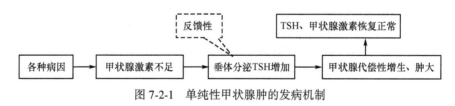

图 7-2-1 单纯性甲状腺肿的发病机制

☞考点:①缺碘是最常见原因。②常见致甲状腺肿大的食物、药物。

# 二、临床表现

**1. 症状** ①一般无明显症状。②重度肿大甲状腺可引起压迫症状,如压迫气管出现咳嗽、气促,压迫食管引起吞咽困难,压迫喉返神经引起声音嘶哑。③胸骨后甲状腺肿可使头部、颈部和上肢静脉回流受阻,表现为面部发绀、水肿、颈部与胸部浅表静脉扩张。④在地方性甲状腺肿流行区,若小儿严重缺碘,可患地方性呆小病。

**2. 体征** 主要表现为甲状腺肿大。早期甲状腺呈轻中度、对称性、弥漫性肿大,表面光滑、质地

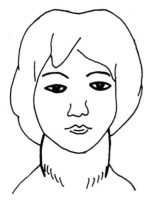

图 7-2-2　单纯甲状腺肿大

较软、无压痛和结节。病史越长,肿大越明显,甚至可出现大小不等的结节、质地坚韧。见图 7-2-2。

☞考点:①甲状腺弥漫性肿大、光滑、较软、对称。严重时有压迫症状。②小儿严重缺碘可患呆小病。

# 三、辅助检查

**1. 甲状腺功能检查**　血清 $TT_3$、$TT_4$、TSH 水平基本正常。

**2. 甲状腺 $^{131}I$ 摄取率及 $T_3$ 抑制试验**　$^{131}I$ 摄取率增高,但无高峰前移,可被 $T_3$ 所抑制。

**3. B 超检查**　是确定甲状腺肿的主要检查方法。

**4. 甲状腺放射性核素扫描**　可见弥漫性甲状腺肿,常均匀分布。

**5. 尿碘中位数(MUI)**　是监测碘营养水平的公认指标。最适当的碘营养状态是 MUI 为 200~300μg/L。

☞考点:①甲状腺功能基本正常。②B 超检查是确定甲状腺肿的主要检查方法。③MUI 是监测碘营养水平的公认指标。

# 四、诊断要点

①甲状腺肿大。②甲状腺功能检查基本正常。

# 五、护理问题

1. 自我形象紊乱　与甲状腺肿大有关。
2. 潜在并发症:呼吸困难、声音嘶哑、吞咽困难等。
3. 知识缺乏:缺乏饮食方面知识等。

# 六、治疗及其相关护理

主要针对病因治疗,生理性肿大者无需治疗。

**1. 碘缺乏时补充碘**　①遵医嘱给予碘剂治疗。②增加碘摄入:向病人讲解碘与本病的关系,嘱病人多进食含碘丰富的食物,如海带、紫菜等。避免摄入大量阻碍甲状腺激素合成的食物、药物等。③碘化食盐:1996 年起,我国立法推行普遍碘化食盐,使碘缺乏病得到了有效的控制。

**2. 碘过多时控制碘摄入**　高碘性甲状腺肿病人要限制摄入含碘食物、药物。

☞考点:①碘缺乏:多食含碘高的食物,避免摄入阻碍甲状腺激素合成的食物和药物。②碘过量:控制碘摄入。

# 七、其他护理

**1. 观察病情**　观察病人甲状腺肿大的程度、质地,注意有无结节及压痛,有无压迫症状,如声音嘶哑、吞咽困难、呼吸困难等,若发现压迫症状应立即通知医生做相应的处理。

**2. 心理护理**　主动与病人交谈,语言要温和,态度要亲切,消除其紧张情绪,减轻其焦虑、压抑等心理。鼓励病人表达自身感受,指导病人利用服饰恰当修饰,改变自我形象,消除自卑,树立治疗信心。积极与病人家属沟通,鼓励家属给予病人心理支持。

☞考点:观察病人甲状腺肿大情况。

## 八、 健康教育/出院指导

**1. 知识宣传**

(1) 指导大众多进食含碘高的食物,强调食用加碘盐的必要性。在妊娠期、哺乳、生长发育期适当增加碘的摄入。但摄入碘不可过量。

(2) 向病人介绍本病有关知识,指导病人自我观察,自我护理。

**2. 生活指导** 指导病人避免大量摄入阻碍甲状腺激素合成的食物和药物。注意劳逸结合。

**3. 定期复查** 告知病人每年至少到医院复查 1 次,了解甲状腺病变情况,若出现甲状腺急骤肿大、有压迫症状、突然局部疼痛等,应随时就诊。

☞考点:自我监测,自我护理,定期复查。

## 九、 小 结

▲单纯性甲状腺肿时甲状腺肿大,甲状腺功能基本正常。

▲碘缺乏是单纯性甲状腺肿或地方性甲状腺肿的主要原因。

▲治疗护理主要措施是增加碘摄入,防止碘过量。避免摄入阻碍甲状腺激素合成的食物和药物。

## 第 3 节 甲状腺功能亢进症病人的护理

甲状腺功能亢进症(hyperthyroidism),简称甲亢,指甲状腺腺体产生甲状腺激素过多而引起的甲状腺毒症(神经、循环、消化等系统兴奋性增高和代谢亢进为主要表现的一组临床综合征)。甲亢的病因很多,其中以 Graves 病(弥漫性毒性甲状腺肿)最为多见,占甲亢的 80% ~ 85%。临床上以甲状腺毒症、弥漫性甲状腺肿、眼征为特征。下面对 Graves 病(以下也称其为甲亢)予以重点阐述。

☞考点:①甲状腺功能亢进症的概念。②Graves 病最多见。

## 一、 病因与发病机制

**(一) 病因**

**1. 遗传因素** 本病有显著的家族遗传倾向。

**2. 免疫因素** 目前公认其发生与自身免疫有关,属于器官特异性自身免疫病。本病病人的血清中存在促甲状腺激素(TSH)受体的特异性自身抗体,即 TSH 受体抗体(TRAb)。TRAb 有两种类型,即 TSH 受体刺激性抗体(TSAb)和 TSH 受体刺激阻断性抗体(TSBAb),前者是本病的致病性抗体。

**3. 应激因素** 精神刺激、感染、创伤、劳累等应激因素,导致机体免疫功能紊乱。

**(二) 发病机制**

甲状腺功能亢进症的发病机制见图 7-3-1。

下丘脑-垂体-甲状腺轴相互作用机制,见图 7-3-2。

▲实训 7-3-1 参见《内科护理实训指导》

☞考点:①甲亢时 TRAb(主要是 TSAb)增多。②甲亢是特异性自身免疫疾病。③下丘脑-垂体-甲状腺轴有负反馈抑制。

## 二、 临 床 表 现

甲亢临床表现与甲状腺激素生理作用密切相关,甲状腺激素的生理作用为:①使机体对儿茶酚

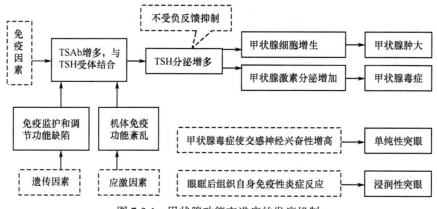

图 7-3-1 甲状腺功能亢进症的发病机制

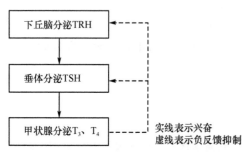

图 7-3-2 下丘脑-垂体-甲状腺轴相互作用机制

胺类物质的敏感性提高,交感神经兴奋。②加速蛋白质、脂肪、糖原分解。提高组织耗氧量,增加产热量。③兴奋胃肠平滑肌使肠蠕动增快。④促进骨骼和脑的生长发育。

**1. 甲状腺毒症表现**

（1）高代谢综合征:甲状腺激素分泌过多使三大物质分解代谢增加,能量代谢增加。①蛋白质分解导致负氮平衡,病人常有体重下降、多食善饥、消瘦、乏力等。②脂肪分解与氧化使血总胆固醇降低。③肝糖原分解加速,使病人血糖升高、糖尿病加重。④产热和散热增多,表现为低热（T<38℃）、怕热、多汗、皮肤温暖而潮湿。

（2）精神神经系统:中枢神经系统兴奋性增高,病人常出现情绪不稳定、记忆力减退、注意力不集中、焦躁多虑、多言好动、腱反射亢进、动作敏捷、失眠等症状。手、舌、眼睑细颤是甲亢在神经系统方面的特征表现。

（3）心血管系统:①病人常有心悸、胸闷、气促、心动过速、休息和睡眠时心率仍快等表现,与交感神经兴奋性增高有关。②水冲脉是甲亢病人重要的心血管体征,与第一心音亢进、收缩压升高、舒张压降低、脉压增大有关。③严重者可发生甲亢性心脏病,表现为心律失常、心脏扩大、心力衰竭等。以心房颤动等房性心律失常多见,偶见房室传导阻滞。

（4）消化系统:因甲状腺激素促使胃肠蠕动增快,病人常表现为食欲亢进、多食、消瘦、稀便、排便次数增多或腹泻等。由于营养吸收障碍与激素的直接作用,部分病人表现为肝大及肝功能异常,偶有黄疸。

（5）肌肉骨骼系统:①甲状腺毒症性周期性瘫痪:常因剧烈运动、高碳水化合物饮食、注射胰岛素等诱发,病变主要累及下肢,常伴有低钾血症。②甲亢性肌病:与蛋白质分解增加有关。表现为不同程度的肌无力、肌萎缩、行动困难,甚至发生误咽、呛咳等情况。

（6）造血系统:表现为外周血三系减少,白细胞计数偏低,伴发血小板减少性紫癜、贫血。

（7）生殖系统:女性常有月经减少或闭经;男性多有阳痿,偶有乳房发育。男女生殖力均下降。

**2. 甲状腺肿** 大多数病人有不同程度的甲状腺肿大（表7-3-1、图7-3-3）,呈弥漫性、对称性肿大、质软、无压痛,随吞咽动作上下移动。甲状腺肿大程度与甲亢病情轻重无明显关系。由于甲状腺血流量增多,甲状腺上、下极可触及震颤,闻及血管杂音,为本病的重要体征。

**3. 眼征**

（1）**单纯性突眼**：又称良性突眼。较常见，与交感神经兴奋眼外肌和提上睑肌有关，可随治疗而恢复。表现为：①眼外肌兴奋使眼球对称性向前突出，突眼度≤18mm，瞬目减少。②上眼睑挛缩，睑裂增宽，向下看，上眼睑不能随眼球下落，向上看，前额皮肤不能皱起。③看近物，眼球辐凑不良。见图7-3-3。

（2）**浸润性突眼**：又称恶性突眼。较少见，约占5%，与眼眶后组织的免疫反应有关。浸润性突眼与单纯性突眼的表现类似，但突眼度>19mm，甚至高可达30mm，双眼突眼度不对称；眼部不适症状明显，如视力下降，视野缩小，眼睛有异物感，畏光流泪等。严重者眼睑闭合不全，角膜外露，可因溃疡或全眼球炎导致失明。见图7-3-4。

**4. 胫前黏液性水肿** 与自身免疫有关。多发生在胫骨前下1/3部位，多呈对称性病变。早期皮肤增厚、变粗，有大小不等棕红色的凸起结节，边界清楚（图7-3-5）。晚期下肢粗大、皮肤粗厚，如橘皮或树皮样。

**表 7-3-1 甲状腺肿大分度**

| 肿大分度 | 表现 |
| --- | --- |
| Ⅰ度 | 外观没有肿大，但能触及 |
| Ⅱ度 | 既能看见，又能触及 |
| Ⅲ度 | 肿大超过胸锁乳突肌外缘 |

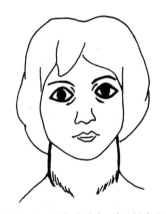

图7-3-3 甲状腺肿大、单纯性突眼

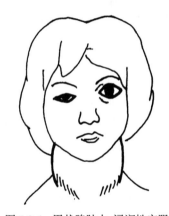

图7-3-4 甲状腺肿大、浸润性突眼

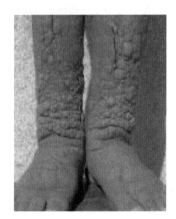

图7-3-5 胫前黏液性水肿

▲实训 7-3-2 参见《内科护理实训指导》

**5. 特殊类型** 见表7-3-2。

**表 7-3-2 部分特殊类型甲亢汇总**

| 特殊类型 | 表现 |
| --- | --- |
| 淡漠型甲亢（老年甲亢） | 表现为嗜睡、乏力、反应迟钝、心动过缓，甲亢症状不典型 |
| 甲亢性心脏病 | 表现为心脏大、心力衰竭、心律失常（心房颤动最常见） |
| 妊娠期甲亢 | 妊娠合并甲亢 |
| $T_3$型甲亢 | 血清$T_3$增高明显 |
| $T_4$型甲亢 | 血清$T_4$增高明显 |
| 亚临床型甲亢 | 血清$T_3$、$T_4$正常，TSH降低 |

**6. 甲状腺危象** 是甲亢的并发症，也是甲亢病情恶化的严重表现，常危及生命。其发病原因可能与大量$T_3$、$T_4$释放入血致儿茶酚胺反应性增强，以及下丘脑-垂体-甲状腺轴反应减弱等有关。

（1）**诱因**：①应激状态：如感染、手术、精神刺激、放射性碘治疗等。②严重躯体疾病：如心力衰竭、低血糖症、败血症、脑卒中、急腹症等。③口服过量甲状腺素制剂。④手术处理不当：术前准备不充分,术中过度挤压甲状腺等。⑤应用阿托品、肾上腺素等药。

▲实训7-3-3参见《内科护理实训指导》

（2）临床表现：①原有甲亢症状加重。②高热（体温>39℃），心率过快（心率>140次/分）。③厌食、恶心、呕吐、腹泻。④大汗淋漓、虚脱、休克。⑤神情焦虑、烦躁、嗜睡、谵妄、昏迷。⑥病程中可合并房颤、房扑、心力衰竭、肺水肿、水电解质紊乱等情况。

☞考点：（1）甲状腺毒症表现：①三大物质分解代谢增加：多食善饥、消瘦、血糖升高、怕热、多汗、皮肤温暖而潮湿。②神经特征表现：细颤。③循环特征表现：休息和睡眠时心率仍快。水冲脉是甲亢病人重要的心血管体征。常有心房颤动。④其他：腹泻、血液三系减少、甲亢性肌病、月经紊乱等。

（2）甲状腺肿大：可触及震颤，闻及血管杂音为本病的重要体征。

（3）眼征：分为单纯性突眼和浸润性突眼。

（4）甲状腺危象：诱因及表现。

# 三、辅 助 检 查

**1. 血清总甲状腺素（$TT_4$）与总三碘甲腺原氨酸（$TT_3$）** ①血清中99.5%以上$T_3$、$T_4$以与蛋白结合的形式存在,分别称为$TT_3$、$TT_4$,其功能易受血甲状腺结合球蛋白（TBG）影响。②$TT_3$是诊断$TT_3$型甲亢的特异指标。③$TT_4$是判定甲状腺功能最基本的筛选指标,该指标稳定性较好。④$T_4$多数由甲状腺产生,80%的$T_3$由$T_4$转换而来,$T_3$作用效果是$T_4$数倍以上。

**2. 血清游离甲状腺素（$FT_4$）与游离三碘甲腺原氨酸（$FT_3$）** $FT_3$、$FT_4$不受血甲状腺结合球蛋白影响,可直接反映甲状腺功能状态,其敏感性、特异性高于$TT_3$、$TT_4$,是临床诊断甲亢的首选指标。但临床测定方法学上有许多问题尚待解决,目前$FT_3$、$FT_4$测定的稳定性不如$TT_3$、$TT_4$。

**3. 血清反$T_3$（$rT_3$）** $rT_3$无生物活性,是$TT_4$在外周组织的降解产物,甲亢早期或复发早期可仅有$rT_3$升高。

**4. 血清促甲状腺激素（TSH）** 甲亢时TSH降低。TSH变化较$T_3$、$T_4$变化更早、更显著,是反映甲状腺功能的最敏感的指标。

**5. 甲状腺摄$^{131}I$率** $^{131}I$摄取率升高,且摄取高峰前移。此项检查是本病与亚急性甲状腺炎进行鉴别的重要依据。

**6. TSH受体抗体（TRAb）** 目前TRAb试剂盒比TSAb试剂盒价廉、易获得,所以当临床表现符合甲亢时,常将TRAb视为TSAb,作为诊断、判断病情活动与复发、治疗停药的重要指标。

**7. CT和MRI** 可以排除其他原因所致的突眼。

**8. 基础代谢率（BMR）** 正常值为$-10\% \sim +15\%$,95%甲亢病人常增高。测定应在禁食12小时、睡眠8小时以上、静卧空腹状态下进行。目前临床常采用简便的计算公式：

$$基础代谢率(\%) = 脉率 + 脉压(mmHg) - 111$$

**9. 其他** 必要时可做$T_3$抑制试验、TRH兴奋试验,用于协助诊断和鉴别单纯性甲状腺肿和甲亢。

☞考点：诊断甲亢的筛选指标是$TT_3$、$TT_4$;首选指标是$FT_3$、$FT_4$;最敏感指标是TSH;重要指标是TRAb;诊断$T_3$型甲亢的特异性指标是$TT_3$。

▲实训7-3-4参见《内科护理实训指导》

# 四、诊 断 要 点

①甲状腺毒症表现、甲状腺弥漫性肿大、突眼。②$T_3$、$T_4$增高,TSH降低。③结合其他实验室检查结果。

【情境32】

病人,刘××,女,28岁,怕热、多汗、多食、体重下降、心慌气短5个多月。近几个月来,其亲属发现病人脾气暴躁、突眼、脖子增粗。近日劳累后,出现高热、心悸加重、呼吸急促、烦躁不安、四肢无力、多汗等症状。体检:病人神志恍惚,T 39.3℃,P 150 次/分,R 31 次/分,BP 105/60mmHg,心律不齐,心率大于脉率,心音强弱不等,身体消瘦,全身皮肤湿润,突眼,甲状腺肿大并可闻及血管杂音。辅助检查:$FT_4$、$FT_3$升高,TSH 降低。心电图提示:心房颤动。初步诊断:甲状腺功能亢进症、甲状腺危象、心房颤动。

【情境32 诊断分析】

▲该病人有甲状腺毒症表现、甲状腺肿大并可闻及血管杂音、突眼,$FT_4$、$FT_3$升高,TSH 降低,符合甲状腺功能亢进症诊断。▲该病人在劳累等诱因下出现神志恍惚、高热(体温>39℃)、心率过快(心率>140 次/分)、呼吸急促、烦躁不安等病情变化,符合甲状腺危象的诊断。▲病人心律不齐,心率大于脉率,心电图提示有心房颤动。▲故初步诊断:甲状腺功能亢进症、甲状腺危象、心房颤动。

## 五、 护 理 问 题

1. 营养失调:低于机体需要量 与代谢增高有关。
2. 个人应对无效 与性格及情绪改变有关。
3. 自我形象紊乱 与甲状腺肿大、突眼有关。
4. 潜在并发症:甲状腺危象。

## 六、 治疗及其相关护理

目前尚不能对甲亢病因进行治疗,所以甲亢治疗方法主要有 3 种:抗甲状腺药物治疗、放射性碘治疗、手术治疗。

**1. 抗甲状腺药物治疗** 是甲亢的基础治疗。

(1)适应证:①适应于所有甲亢病人的初始治疗。②病情较轻、甲状腺轻度至中度肿大者。③年龄<20 岁。④孕妇或合并严重心、肝、肾疾病等而不宜手术者。⑤手术和 $^{131}$I 治疗前的准备阶段。⑥手术后复发且不宜 $^{131}$I 治疗者。

(2)常用制剂:硫脲类和咪唑类两大类。①硫脲类:包括甲硫氧嘧啶(MTU)、丙硫氧嘧啶(PTU)等。②咪唑类:包括甲巯咪唑(MMI,他巴唑)、卡比马唑(CMZ,甲亢平)等。

(3)作用机制:抗甲状腺药物能抑制甲状腺合成甲状腺激素,此外,PTU 还能抑制 $T_4$ 转换成 $T_3$,故严重病例或甲状腺危象首选 PTU 治疗。

(4)药物特点:①优点:疗效较肯定。应用最多不导致永久性甲减。方便、经济、使用较安全。②缺点:仅能获得 50% 左右治愈率。疗程长,一般需 1~2 年,有时长达数年。停药后复发率较高。可伴发肝损害或粒细胞减少症。

(5)用药分期:长期治疗常分为初治期、减量期、维持期。①初治期:需要每 4 周复查甲状腺激素水平 1 次。②减量期:临床症状缓解可能滞后于激素水平的改善,需待临床症状缓解后开始减药量。每 2~4 周减量一次,减至维持量。③维持期:维持治疗 1.5~2 年。

(6)用药有效指征:脉搏减慢、体重增加。

(7)停药指标:①治疗期间白细胞<$3×10^9$/L 或中性粒细胞<$1.5×10^9$/L 时应停用抗甲状腺药,换用其他方法继续治疗。②口服用药维持治疗 1.5~2 年后可以遵医嘱停止治疗。

(8)治愈指征:甲状腺明显缩小,TSAb 或 TRAb 转为阴性,提示已治愈。

(9)用药注意事项:是本病护理重点。

1)正确用药:①甲状腺内储存的甲状腺激素释放需要 2 周时间,$T_4$ 半衰期在 1 周左右,所以用药后需 4 周左右才能起效。指导病人遵医嘱坚持治疗,不可任意间断、变更药物剂量或自行停药。②PTU 血浆半衰期短,必须保证 6~8 小时给药 1 次。③用药剂量要准确。④若病情发生变化应及时就医,遵医嘱调整用药。

2)密切观察抗甲状腺药不良反应:①粒细胞减少:多发生在初治 2~3 个月及复治 1~2 周。要定期复查血象,用药第1个月,每周查1次白细胞,1个月后每2周查1次白细胞。疗程中除非白细胞<3×10$^9$/L或中性粒细胞<1.5×10$^9$/L,否则不宜中断用药,要定期随访、严密监测。必要时遵医嘱给予利血生、鲨肝醇等促进白细胞增生药物。若伴有发热、咽痛等症状,须进行保护性隔离,预防交叉感染。②中毒性肝病:多在用药后3周发生,要定期检测肝功能。若转氨酶显著升高,应立即停药并给予相应治疗。③药疹:是较常见的一种不良反应。一般可用抗组胺药控制,不必停药。若皮疹加重,应立即停药,以免发生剥脱性皮炎。④若治疗中出现甲状腺功能低下,可酌情加用左甲状腺素(L-T$_4$),同时减少抗甲状腺药物用量。

**2. 其他药物**

(1)碘剂:①大剂量碘可抑制甲状腺球蛋白的水解,减少甲状腺激素释放入血,减少甲状腺血流,使其变小变硬。②碘剂起效快,作用时间短(一般2周左右),多用于术前准备和甲状腺危象。③常用复方碘溶液(卢戈氏碘液)、碘化钠等制剂。

(2)β-受体阻滞剂:能阻断甲状腺激素对心脏的兴奋作用,阻断T$_4$转换成T$_3$,能较快的控制甲亢的临床症状。常用普萘洛尔、阿替洛尔、美托洛尔等制剂。支气管哮喘病人慎用。

**3. $^{131}$I治疗** 利用$^{131}$I释放出β射线破坏甲状腺组织细胞,减少甲状腺素的合成与释放。$^{131}$I治疗安全、价廉、效益高,有效率达95%,治愈率达85%,但易并发甲状腺功能减退。

(1)适应证:①30岁以上成人甲亢伴甲状腺肿大Ⅱ度以上。②抗甲状腺药物治疗失败。③甲亢手术后复发。④甲亢伴有心脏病等。⑤甲亢合并肝肾等脏器功能损害。

(2)禁忌证:妊娠、哺乳期妇女、儿童、老年人。

(3)并发症:甲状腺功能减退、放射性甲状腺炎、甲状腺危象等。

(4)治疗注意事项:①遵医嘱给予空腹口服$^{131}$I制剂,用药后2小时内禁食,以免引起呕吐而造成$^{131}$I丢失。②治疗前后2~4周避免服用含碘的药物和食物。③服用$^{131}$I制剂后避免用手按压甲状腺,避免精神刺激,注意预防感染。④服药后2~3日,嘱病人饮水2000~3000ml/d,以增加$^{131}$I的排出。⑤密切观察病情变化,警惕甲状腺危象、甲状腺功能减退症、放射性甲状腺炎、突眼恶化等并发症发生。⑥$^{131}$I发射的β射线最大射程仅2mm,平均为0.5mm,对甲状腺周围组织、器官、病人衣物、邻近人员等几乎没有影响,所以不需要特殊处理衣物或远离病人。

**4. 手术治疗** 甲状腺次全切除术的治愈率达95%左右,但易引起甲状腺功能减退等多种并发症。具体内容参见《外科护理》相关内容。

**5. 甲状腺危象抢救** 是本病护理重点。

(1)避免诱因:是预防甲状腺危象发生的关键。防治感染和充分做好术前准备工作至关重要。此外,还要避免精神刺激、创伤、突然减抗甲状腺药、放射碘治疗前准备不充分等诱因。

(2)安置病人:将病人立即安置在凉爽、安静、空气流通的环境内,绝对卧床休息。呼吸困难时取半卧位,立即给氧。

(3)配合用药:建立静脉通道,及时、准确的遵医嘱给予补充液体、应用药物等,心率过快者静脉输液速度不可过快。甲状腺危象的用药过程见图7-3-6。

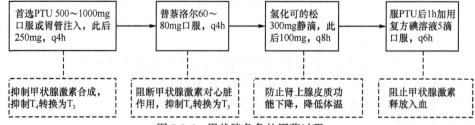

图7-3-6 甲状腺危象的用药过程

(4)降温:体温过高者给予冰敷或酒精拭浴等物理降温方法,必要时可应用氯丙嗪类药物(人工冬眠)降温,但禁用水杨酸制剂(如阿司匹林等),以免该药与甲状腺球蛋白结合后,使游离甲状腺激素增多,病情加重。

(5)其他措施:必要时进行血浆置换或腹膜透析、血液透析,迅速降低血浆中甲状腺激素的浓度。

(6)密切监测病情:观察生命体征、神志、出入量、躁动情况,尤其要密切监测体温和心率变化情况,注意有无心衰、心律失常、休克等严重并发症。

(7)安全护理:躁动不安者使用床栏保护病人安全。昏迷者加强皮肤、口腔护理,定时翻身,防止压疮、肺炎的发生。

▲ **实训 7-3-5** 参见《内科护理实训指导》

**6. 浸润性突眼的治疗** 突眼时球结膜和角膜暴露,易受外界刺激引起充血、水肿,继发感染,严重者可能致盲,必须酌情采取相应护理措施。

(1)轻度浸润性突眼:①限制水盐摄入,高枕卧位,减轻球后组织水肿。②经常以眼药水湿润眼睛,防止角膜干燥。睡前涂抗生素眼膏、用无菌生理盐水纱布覆盖双眼。③出门戴墨镜,避免刺激角膜。④眼睛有异物感、刺痛或流泪时,指导病人勿用手揉眼。⑤积极治疗甲亢,戒烟酒。

(2)中度和重度浸润性突眼:在上述护理基础上给予静脉滴注糖皮质激素、球后外照射、眶减压手术、积极治疗甲亢等处理。

▲ **实训 7-3-6** 参见《内科护理实训指导》

**7. 甲亢性心脏病治疗**

(1)抗甲状腺药物治疗:立即给予足量抗甲状腺药物,使甲状腺功能恢复至正常水平。

(2)$^{131}I$治疗:在抗甲状腺药物控制甲状腺毒症的基础上,尽早给予大剂量的$^{131}I$破坏甲状腺组织。

(3)对症治疗:①为防止放射性损伤后引起的一过性高甲状腺激素血症,使心脏病变加重,$^{131}I$治疗的同时,给予β-受体阻滞剂保护心脏。②为了克服β-受体阻滞剂引起的心肌收缩无力的副作用,可同时使用洋地黄制剂。③减慢心房颤动时的心室率,可选用β-受体阻滞剂、洋地黄制剂等药物;也可在控制甲亢的基础上对心房颤动者实施电复律。

☞考点:①抗甲状腺药物治疗:能抑制甲状腺合成甲状腺激素,PTU还能抑制$T_4$转换成$T_3$。主要药物不良反应是粒细胞减少、中毒性肝病。②甲状腺危象预防:防治感染和术前准备至关重要。③甲状腺危象抢救:补足液体。抢救药物有PTU、复方碘溶液、普萘洛尔、氢化可的松等。首选PTU。采用物理降温、氯丙嗪类药物降温,但禁用水杨酸制剂降温。密切观察病情变化,注意安全。

[情境32 医嘱示例]

**长期医嘱单**

| 姓名 | 刘×× | 入院日期 | 2009.8.1 | 病区 | 内科 | 床号 | 16 | 住院号 | 114422 |
|------|------|----------|----------|------|------|------|----|--------|--------|
| 起始日期 | 时间 | 医嘱 | | | | 医师签名 | 停止日期 | 停止时间 | 医师签名 | 录入者 |
| 2009.8.1 | 16:30 | 内科护理常规 | | | | D | | | | N |
| 2009.8.1 | 16:30 | 一级护理 | | | | D | | | | N |
| 2009.8.1 | 16:30 | 病危 | | | | D | | | | N |
| 2009.8.1 | 16:30 | 心电监护 | | | | D | | | | N |
| 2009.8.1 | 16:30 | 吸氧 | | | | D | | | | N |

录入长期护理单并执行

续表

| 姓名 | 刘×× | 入院日期 | 2009.8.1 | 病区 | 内科 | 床号 | 16 | 住院号 | 114422 |
|------|------|---------|----------|------|------|------|-----|--------|--------|

| | 起始日期 | 时间 | 医嘱 | | | 医师签名 | 停止日期 | 停止时间 | 医师签名 | 录入者 |
|---|---------|------|------|---|---|--------|--------|--------|--------|--------|
| 录入长期护理单并执行 | 2009.8.1 | 16:30 | 输液泵输液 | | | D | | | | N |
| | 2009.8.1 | 16:30 | 测基础代谢率 | | | D | | | | N |
| | 2009.8.1 | 16:30 | 低碘饮食 | | | D | | | | N |
| | 2009.8.1 | 16:30 | 记24h出入量 | | | D | | | | N |
| 录入长期服药治疗单并执行 | 2009.8.1 | 16:30 | PIU | 250mg | q6h | D | | | | N |
| | 2009.8.1 | 16:30 | 卢戈氏液 | 5滴 | q8h | D | | | | N |
| | 2009.8.1 | 16:30 | 普萘洛尔 | 20mg | q6h | D | | | | N |
| 录入长期静脉治疗单并执行 | 2009.8.1 | 16:30 | 5%GS | 100ml | ivgtt | D | | | | N |
| | | | 氢化可的松 | 50mg | q6h | | | | | |
| | 2009.8.1 | 16:30 | 5%GS | 500ml | ivgtt | D | | | | N |
| | | | VitC | 1.0g | qd | | | | | |
| | 2009.8.1 | 16:30 | 5%GS | 500ml | ivgtt | D | | | | N |
| | | | 10%KCl | 10ml | qd | | | | | |
| | 2009.8.1 | 16:30 | 5%GNS | 500ml | ivgtt | qd | D | | | | N |
| | …… | …… | …… | | | | | | | |

**短期医嘱单**

| 姓名 | 刘×× | 入院日期 | 2009.8.1 | 病区 | 内科 | 床号 | 16 | 住院号 | 114422 |
|------|------|---------|----------|------|------|------|-----|--------|--------|

| | 起始日期 | 时间 | 医嘱 | | | 医师签名 | 执行时间 | 执行者 | 录入者 |
|---|---------|------|------|---|---|--------|--------|--------|--------|
| 立即留取标本,安排送检查 | 2009.8.1 | 16:30 | 血TT3、TT4、TSH | 急 | | D | | | N |
| 次日早晨留取标本,送检查 | 2009.8.1 | 16:30 | 血生化 | | | D | | | N |
| | 2009.8.1 | 16:30 | TRAb | | | D | | | N |
| | 2009.8.1 | 16:30 | 尿常规 | | | D | | | N |
| | 2009.8.1 | 16:30 | 血常规 | | | D | | | N |
| | 2009.8.1 | 16:30 | 大便常规+OB | | | D | | | N |
| 执行者核对治疗卡并执行 | 2009.8.1 | 16:30 | PTU | 600mg | st | D | 16:30 | P | N |
| | 2009.8.1 | 16:30 | 普萘洛尔 | 20mg | st | D | 16:30 | P | N |
| | 2009.8.1 | 16:30 | 5%GS | 100ml | ivgtt | D | 16:30 | P | N |
| | | | 氢化可的松 | 50mg | st | | | | |
| | 2009.8.1 | 16:30 | 5%GS | 500ml | ivgtt | D | 续接 | P | N |
| | | | VitC | 1.0g | st | | | | |

续表

| 姓名 | 刘×× | 入院日期 | 2009.8.1 | 病区 | 内科 | 床号 | 16 | 住院号 | 114422 |
|---|---|---|---|---|---|---|---|---|---|

| 起始日期 | 时间 | 医嘱 | | | 医师签名 | 执行时间 | 执行者 | 录入者 |
|---|---|---|---|---|---|---|---|---|
| 2009.8.1 | 16:30 | 5% GS | 500ml | ivgtt | D | 续接 | P | N |
| | | 10% KCl | 10ml | st | | | | |
| 2009.8.1 | 16:30 | 5% GNS | 500ml | ivgtt st | D | 续接 | P | N |
| 2009.8.1 | 17:30 | 卢戈氏液 | 5滴 | st | D | 17:30 | P | N |
| …… | …… | …… | | | | | | |
| 2009.8.15 | 9:00 | 出院 | | | D | 9:00 | A | N |

执行者核对治疗卡并执行

◆通知相关部门
◆出院指导
◆办理出院手续

【备注】 ①PTU:又称丙硫氧嘧啶,属于抗甲状腺药物。②普萘洛尔:属于β-受体阻滞剂。③氢化可的松:属于糖皮质激素。④卢戈氏液:又称复方碘溶液。

# 七、其他护理

**1. 指导休息** ①将病人安排在通风良好、干燥凉爽的环境,保持环境安静,减少探视,避免各种不良情绪刺激,使病人得到充分的休息。②病情轻者可下床活动,适当工作、学习,但不宜紧张和劳累。病情重、心力衰竭或合并严重感染者应卧床休息,保证充足的睡眠。③协助病情较重的病人完成洗漱、进餐、如厕等活动,尽量减少活动量,增加休息时间。④情绪波动及失眠病人可适当应用镇静药物。

**2. 饮食、排便护理** 补充足够热量和营养。①补充营养:给予高热量、高蛋白、高维生素(尤其是复合维生素B)、富含矿物质饮食。主食足量,同时增加奶类、蛋类、瘦肉类等优质蛋白以纠正体内的负氮平衡,两餐之间增加点心。②补充水分:每日饮水2000~3000ml,补充出汗、腹泻、呼吸加快等所丢失的水分。③避免生冷、油腻食物。④避免刺激性饮料:如避免浓茶、咖啡等,以免引起病人交感神经兴奋,症状加重。⑤禁食含碘类食品:如禁食海产品、碘盐等。⑥慎食致甲状腺肿食物:如慎食卷心菜、甘蓝等。⑦避免高纤维饮食:以免腹泻加重。

**3. 观察病情** 是本病护理重点。①观察一般情况:注意生命体征、精神、神志、体重变化情况。②观察疾病表现:注意手指震颤、恶心、呕吐、腹泻的程度,注意突眼、甲状腺肿的程度,了解突眼保护情况及用药情况。③警惕甲状腺危象发生:一旦发生高热、心率超过140次/分、呕吐、腹泻、烦躁、嗜睡,应考虑甲状腺危象,立即报告医生并协助处理。

**4. 对症护理** 若病人大量出汗,应随时更换衣物及床被,保持床被、衣物干燥,防止受凉,防止压疮。保持口腔清洁,防止口腔溃疡。

**5. 心理护理** 护理人员要态度和蔼,耐心细致。告知病人情绪不稳、易激动会使甲亢病情加重。指导病人自我控制情绪、自我放松,帮助病人保持情绪稳定。向病人家属进行耐心解释,说明病人情绪变化是病情所致,取得病人亲属的理解和配合,共同对病人进行心理护理。

☞考点:①环境凉爽,补充营养和水分,禁食含碘类食品,避免高纤维饮食。②警惕甲状腺危象。

# 八、健康教育/出院指导

**1. 知识宣传** ①向病人介绍本病基本知识及药物的副作用,使病人学会自我护理。②告知病人及家属甲状腺危象发生的诱因、症状及自救方法。如甲亢病人出现高热、恶心、呕吐、腹泻、突眼加重等情况,应警惕甲状腺危象,此时要注意稳定病人情绪,保持环境凉爽、安静,及时送病人到医院诊治。

**2. 生活指导** ①指导病人合理饮食,保证足够的营养,无碘饮食。②注意休息,避免过度劳累,避免各种应激事件。③病人衣领宜宽松,避免压迫肿大的甲状腺,严禁用手挤压甲状腺,防止甲状腺激素分泌过多,病情加重。④对甲状腺肿、突眼部位进行适当修饰,增加病人的生活信心。

**3. 用药指导**

(1) 指导病人坚持遵医嘱、按时按量服药,不可随意减量和停药。

(2) 每日清晨起床前自测脉搏,定期测量体重,若脉搏过快、体重明显下降,需及时就诊。

(3) 生育指导:①告知女病人妊娠可加重甲亢,需治愈后再妊娠。②指导妊娠期甲亢病人禁用$^{131}$I治疗,慎用普萘洛尔等药,遵医嘱用抗甲状腺药,以免对胎儿造成影响。妊娠期加强胎儿监测。③提醒产后甲亢病人若产后需继续服药,不宜哺乳等。

▲ **实训 7-3-7 参见《内科护理实训指导》**

**4. 定期复查** 定期复查白细胞计数、肝功能。每隔1~2个月做甲状腺功能测定1次。

▲ **实训 7-3-8 参见《内科护理实训指导》**

☞考点:①避免甲状腺危象诱因,遵医嘱用药。②自测脉搏、体重,定期复查白细胞、肝功能及甲状腺功能等。

【情境 32 护理工作过程】

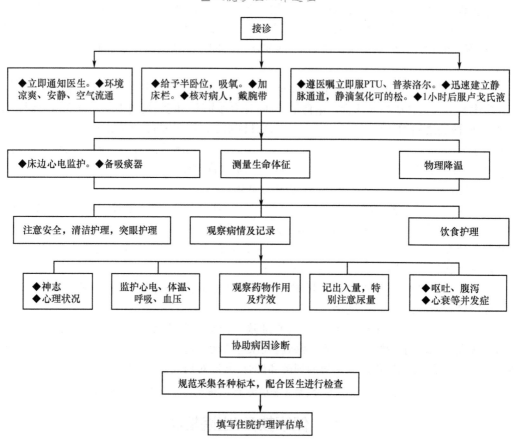

▲ 入院护理工作过程

▲ 住院护理工作过程

加强巡视,观察生命体征、神志、尿量(出入量)、躁动情况,尤其要注意体温和心率情况,注意有无感染、休克等情况→执行医嘱,配合应用抗甲状腺药物、对症用药→加强眼睛、口腔、皮肤、呼吸道、尿道等部位护理→注意安全护理→给予高热量、高蛋白、高维生素、低纤维素饮食,多饮水,避免刺激饮食,避免含碘食物→若病人神志清楚,进行心理安慰、健康教育→酌情填写护理记录单

▲ 出院护理工作过程

处理出院医嘱,撤销单据及卡片,整理出院病历,做好出院登记→指导病人避免甲状腺危象发生的诱因,指导休息、无碘高营养饮食,自我监测脉搏、体重,定期复查白细胞、肝功能、甲状腺功能,发现高烧、心率过快等异常及时就诊→听取病人意见和建议,协助备好出院带药,交代遵医嘱坚持用药及药物不良反应→协助办理出院手续→护送病人出院→通知护工、膳食科→常规清洁消毒床单位→填写出院护理记录

# 九、小　结

▲甲亢是甲状腺激素分泌过多所致。

▲以甲状腺毒症、甲状腺肿大及眼征为特征。血 $T_3$、$T_4$ 增高,TSH 降低。

▲常采用抗甲状腺药物治疗、放射性碘治疗、手术治疗。

▲抗甲状腺药物有硫脲类、咪唑类。能抑制甲状腺合成甲状腺激素,PTU 还能抑制 $T_4$ 转换成 $T_3$。主要药物不良反应是粒细胞减少、中毒性肝病。

▲甲亢最严重的并发症是甲状腺危象。①甲状腺危象抢救:补足液体。抢救药物有 PTU、普萘洛尔、氢化可的松、复方碘溶液(PTU 用后 1 小时再用)等。首选 PTU。采用物理降温、氯丙嗪类药物降温,但禁用水杨酸制剂降温。②甲状腺危象预防:防治感染和术前准备至关重要。③甲状腺危象护理:凉爽环境、观察病情、迅速降温、保证安全。

▲其他护理:$^{131}I$ 治疗护理、突眼护理、无碘饮食、定期复查血象、肝功能、甲状腺功能等。

# 十、疾病鉴别

单纯甲状腺肿与甲亢对比见表7-3-3。

表7-3-3　单纯甲状腺肿与甲亢对比

| 项目 | 单纯甲状腺肿 | 甲亢 |
| --- | --- | --- |
| 发病主要机理 | 缺碘 | 自身免疫因素 |
| $TT_3$、$TT_4$ | 正常 | 明显增多 |
| TSH | 正常 | 降低 |
| TRAb | 无 | 有 |
| 甲状腺震颤和血管杂音 | 无 | 有 |
| 甲状腺毒症表现、甲状腺肿大、突眼 | 无 | 有 |
| 甲状腺功能表现 | 正常 | 亢进 |
| 治疗 | 补充碘剂 | 抗甲状腺药物、$^{131}I$ 治疗、手术治疗 |
| 甲状腺危象 | 无 | 有 |

亚急性甲状腺炎(甲状腺毒血症期)与甲亢对比见表7-3-4。

**表7-3-4　亚急性甲状腺炎**(甲状腺毒血症期)**与甲亢对比**

| 项目 | 亚急性甲状腺炎 | 甲状腺功能亢进症 |
| --- | --- | --- |
| 发病机理 | 病毒感染 | 自身免疫因素 |
| $TT_3$、$TT_4$ | ▲甲状腺毒血症期:升高 | 明显升高 |
| | ▲甲减期:降低 | |
| | ▲恢复期:正常 | |
| TSH | ▲甲状腺毒血症期:降低 | 降低 |
| | ▲甲减期:升高 | |
| | ▲恢复期:正常 | |
| $^{131}I$摄取率 | ▲甲状腺毒血症期:降低 | 明显升高 |
| | ▲甲减期:正常 | |
| | ▲恢复期:正常 | |
| TRAb | 无 | 有 |
| 甲状腺局部 | 肿大,有明显疼痛,质地较硬 | 肿大,无疼痛,质地较软 |
| 治疗 | 非甾体消炎药、糖皮质激素及对症治疗 | 抗甲状腺药物治疗、$^{131}I$治疗、手术治疗 |

# 附:亚急性甲状腺炎

亚急性甲状腺炎是与病毒感染有关的自限性甲状腺炎,一般不遗留甲状腺功能减退症等并发症。

**1. 临床表现**　①发热、心动过速、多汗。②甲状腺肿大,有明显疼痛,质地较硬。

**2. 分期**　根据辅助检查结果分为以下三期:

(1) 甲状腺毒血症期:血清 $TT_3$、$TT_4$升高,TSH 降低,摄碘率低,这种激素水平高与摄碘率低形成的"分离现象"是本病特征。与甲状腺滤泡被破坏向血中释放 $TT_3$、$TT_4$,但无法摄碘有关,临床称之为"破坏性甲状腺毒症"。

(2) 甲减期:血清 $TT_3$、$TT_4$低于正常,TSH 逐渐恢复,甚至高于正常。$^{131}I$ 摄取率逐渐恢复。

(3) 恢复期:血清 $TT_3$、$TT_4$、TSH、$^{131}I$ 摄取率均恢复正常。

**3. 治疗**　用非甾体消炎药、糖皮质激素等治疗。

# 第4节　甲状腺功能减退症病人的护理

甲状腺功能减退症(hypothyroidism,简称甲减),是由各种原因导致的低甲状腺激素血症或甲状腺激素抵抗而引起的全身性低代谢综合征。①根据病变发生部位分为:原发性甲减、中枢性甲减、甲状腺激素抵抗综合征。②根据起病年龄甲减分为:呆小症(又称克汀病)、幼年型甲减、成年型甲减,本节主要介绍成年型甲减。

☞考点:①甲减概念。②按起病年龄分为呆小症、幼年型甲减、成年型甲减。

# 一、病因与发病机制

(一) 病因

**1. 自身免疫损伤**　最常见的原因是自身免疫性甲状腺炎,包括桥本甲状腺炎、萎缩性甲状腺炎、产后甲状腺炎等。

**2. 甲状腺破坏** 比较常见。如甲状腺手术切除、放射性$^{131}$I治疗等。

**3. 缺碘或碘过量** ①缺碘:影响甲状腺激素合成。②碘摄入过量:主要是抑制了钠-碘转运体生成,使碘向甲状腺细胞内转运减少,造成细胞内碘水平下降,$T_3$、$T_4$合成减少。碘过量还可诱发或加重自身免疫性甲状腺炎。

**4. 药物** ①抗甲状腺药物。②含碘药物:如胺碘酮等。

**5. 下丘脑或垂体疾病**

(二) 发病机制

甲状腺功能减退症的发病机制见图7-4-1。

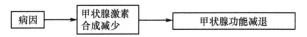

图 7-4-1 甲状腺功能减退症的发病机制

☞考点:自身免疫性甲状腺炎是最常见的病因。手术、放疗是比较常见的病因。

# 二、临床表现

主要表现为代谢降低、交感神经兴奋性降低、器官功能下降。

**1. 黏液性水肿** ①全身性水肿:皮肤呈非凹陷性水肿,与黏多糖沉积有关。水肿处皮肤蜡黄色(高胡萝卜血症)。②特征性面部表现:颜面水肿、苍黄,表情淡漠、呆板,鼻宽、唇厚、舌大,发音不清、声音嘶哑、言速缓慢费力(图7-4-2)。③毛发:稀疏、干燥。

**2. 代谢降低** 乏力、怕冷、少汗、体重增加。

**3. 各系统异常表现** ①精神神经方面:精神抑郁、反应迟钝、记忆力减退、少言懒动、动作缓慢。②循环方面:心音减弱、心率减慢、心包积液、心力衰竭等。病程长者因血胆固醇增高,易发生冠心病、高血压。③血液方面:常伴有贫血。

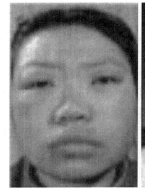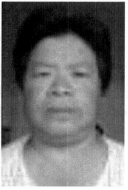

图 7-4-2 黏液水肿面容

④消化方面:厌食、腹胀、便秘。⑤内分泌方面:女性病人常有月经紊乱。男性病人可出现阳痿。⑥肌肉与关节方面:肌肉乏力、关节疼痛等。

**4. 黏液性水肿昏迷** 是甲减最严重的表现。①好发人群:多见于老年或长期未治疗者。②诱因:寒冷、感染、手术、麻醉剂、镇静剂、心衰、肺水肿、中断甲状腺激素替代治疗等。常在冬季寒冷时发病。③临床表现:嗜睡,体温<35℃,呼吸减慢,心动过缓,血压下降,四肢肌肉松弛,反射减弱或消失,甚至因昏迷、休克、心肾功能不全而危及生命。

☞考点:①甲减主要表现为代谢降低,器官功能下降。②黏液性水肿昏迷诱因、表现。

# 三、辅助检查

**1. 血常规及血生化检查** 轻、中度贫血。血清总胆固醇增高。

**2. 甲状腺功能检查** 血清TSH增高,$TT_4$或$FT_4$减低,$TT_3$、$FT_3$早期正常,晚期降低。甲状腺$^{131}$I摄取率降低。

**3. 甲状腺过氧化物酶抗体（TPOAb）** 是诊断自身免疫甲状腺炎的主要指标。

**4. TRH 刺激试验** 有助于诊断病变部位。

☞考点：血清 TSH 增高，$TT_4$ 或 $FT_4$ 减低。甲状腺 $^{131}I$ 摄取率降低。

# 四、 诊断要点

①甲减临床表现。②TSH 增高，$TT_4$ 或 $FT_4$ 减低。

# 五、 护理问题

1. 活动无耐力 与甲状腺激素分泌不足有关。
2. 体温过低 与机体新陈代谢率降低有关。
3. 社交障碍 与精神情绪改变造成反应迟钝、冷漠有关。
4. 潜在并发症：黏液性水肿昏迷。

# 六、 治疗及其相关护理

**1. 替代治疗** 所有类型的甲减，均需用甲状腺激素替代，永久性甲减需终身替代治疗。

（1）常用制剂：首选左甲状腺素（L-$T_4$）。L-$T_4$ 在体内可转变为 $T_3$，其作用慢而持久，半衰期约 8 天，适合终身替代治疗。

（2）用药注意事项：遵医嘱给药。①用法：从小剂量开始，每日口服 1 次，逐渐增加，中间不可随意停药或改变剂量，注意用药的准确性。②监测：用药前后分别测脉搏、体重及水肿情况，以便观察药物疗效。③药物过量症状：心悸、心动过速、失眠、胸痛、出汗、兴奋、体重明显减轻等症，替代治疗期间发现上述症状要立即通知医生处理，及时调整剂量。④疗效最佳指标：血 TSH 恒定在正常范围内。

**2. 黏液性水肿昏迷抢救** 是本病护理重点。①立即建立静脉通道。②甲状腺激素：首选 $T_3$ 静脉注射。该药起效快，作用时间短，适合于黏液性水肿昏迷抢救。清醒后改为口服。③氢化可的松：200～300mg 持续静脉滴注。清醒后逐渐减量。④酌情补液：补液量不宜过多，维持水电解质及酸碱平衡。⑤保持呼吸道通畅：吸氧，准备气管插管或气管切开设备。⑥保暖：可采用升高室温的方法进行保暖，尽量不给予局部加热，以防烫伤。⑦对症治疗：抗感染、抗休克、保暖等。⑧严密监护：监测生命体征和动脉血气分析，观察神志、躁动、出汗情况，记录出入量。

☞考点：①甲状腺激素替代治疗，首选 L-$T_4$。②黏液性水肿昏迷抢救首选 $T_3$ 静脉注射，氢化可的松静脉滴注，吸氧、保暖、对症、严密监护。

# 七、 其他护理

**1. 指导休息** 病情较轻者，鼓励其适当活动，以无不适症状为度。病情较重者，安置其卧床休息，调节室温在 22～23℃ 之间，注意保暖。

**2. 饮食、排便护理** ①给予高蛋白、高维生素、低钠、低脂肪饮食，多食蔬菜、水果，细嚼慢咽、少食多餐。②桥本甲状腺炎所致甲状腺功能减退，应避免摄入含碘食物和药物。③注意补充富含粗纤维的食物及足够的水分，预防便秘。④遵医嘱给予轻泻剂。指导病人每天定时排便，适当增加运动量，促进排便。

**3. 观察病情** 是本病护理重点。①定时测量生命体征，观察病人有无寒战、皮肤苍白等体温过低现象，注意精神、神志、语言、体重、动作以及胃肠道症状。②观察病人用药后临床表现是否改善，如精神状态是否好转、水肿是否减轻、大便次数是否增加、腹胀腹痛是否缓解等。③若出现体温低于 35℃、呼吸缓慢、心动过缓、血压降低、嗜睡等表现，应考虑可能发生了黏液性水肿昏迷，要立即通知医生抢救。

**4. 对症护理** ①增加衣物:避免受凉。②注意保暖,防止烫伤。③保持皮肤清洁:每天用温水擦洗皮肤并涂以润滑剂,以防皮肤干裂。④防止压疮:经常翻身或活动肢体,避免血液循环不良造成压疮。⑤运动时注意安全:防止外伤。

**5. 心理护理** 多与病人沟通,注意语速缓慢,观察病人对语言的反应,不可操之过急。告诉病人本病可以用替代疗法达到较好的效果,树立病人配合治疗的信心。鼓励病人适当参加娱乐活动,多与他人交往,提高机体兴奋性。

☞考点:病情观察,警惕黏液性水肿昏迷。注意保暖,促进排便,防止外伤。

## 八、 健康教育/出院指导

**1. 知识宣传** 向病人介绍本病基本知识,告诉病人注意避免寒冷、感染、创伤、镇静剂等诱因。向病人及家属讲解黏液性水肿昏迷的表现,如低血压、心动过缓、体温<35℃等,教会病人及家属观察病情变化,发现病情加重能立即到医院诊治。

**2. 生活指导** 指导病人注意个人卫生,注意保暖,注意行动安全。防止便秘、感染和创伤。

**3. 用药指导** 指导病人遵医嘱正确用药,向病人解释终身坚持服药的重要性和必要性。指导病人不可随意停药或变更药物剂量,以免导致心肌缺血、梗死或充血性心力衰竭。告诉病人甲状腺激素过量的表现,提醒病人发现异常及时就诊。

**4. 定期复查** 告知长期替代治疗者至少每6~12个月到医院复查一次血 TSH、$T_3$、$T_4$,同时了解各脏器功能情况。

☞考点:①注意避免寒冷、感染、创伤、镇静剂等黏液性水肿昏迷的诱因。②终身服药。③自我监测。④6~12个月复查血 TSH、$T_3$、$T_4$ 及脏器功能。

## 九、 小　结

▲甲减是体内甲状腺激素减少所致。血清甲状腺激素降低、TSH 增高。

▲主要表现为全身代谢降低,交感神经兴奋性降低,器官功能下降。严重者发生黏液性水肿昏迷。

▲治疗护理关键是 L-$T_4$ 替代疗法,对症护理。

▲黏液性水肿昏迷抢救首选 L-$T_3$ 静脉注射,氢化可的松静脉滴注、吸氧、保暖、严密监护、保持呼吸道通畅。

## 十、 疾 病 鉴 别

甲状腺功能减退与甲状腺功能亢进症对比见表7-4-1。

表 7-4-1　甲状腺功能减退与甲状腺功能亢进症对比

| 项目 | 甲状腺功能减退 | 甲状腺功能亢进症 |
| --- | --- | --- |
| $TT_3$、$TT_4$ | 减少 | 明显增多 |
| TSH | 增加 | 减少 |
| 甲状腺毒症表现、甲状腺弥漫性肿大、突眼 | 无 | 有 |
| 甲状腺功能表现 | 减退 | 亢进 |
| 治疗 | 甲状腺激素替代治疗 | 抗甲状腺药物、$^{131}I$ 治疗及手术治疗 |
| 重要并发症 | 黏液性水肿昏迷 | 甲状腺危象 |

## 第5节 库欣综合征病人的护理

库欣综合征(Cushing syndrome,又称 Cushing 综合征或皮质醇增多症),是各种病因造成肾上腺皮质分泌过多糖皮质激素(主要为皮质醇)所致病症的总称。临床主要表现为:向心性肥胖、多血质外貌、皮肤紫纹、痤疮、水肿、高血糖、高血压、低血钾、骨质疏松、抵抗力下降等。

☞考点:库欣综合征概念。

# 一、 病因与发病机制

（一）病因

**1. 依赖 ACTH 的库欣综合征** 包括:①库欣病最多见,是垂体促肾上腺皮质激素(ACTH)分泌亢进的引起的临床类型。②异位 ACTH 综合征:垂体以外组织分泌大量 ACTH,伴肾上腺皮质增生。如小细胞肺癌、胸腺癌等。

**2. 不依赖 ACTH 的综合征** 包括:①肾上腺皮质腺瘤或癌:肿瘤分泌大量皮质醇引起本病。②不依赖 ACTH 的双侧肾上腺皮质小结节或大结节增生:刺激肾上腺皮质分泌大量皮质醇。

长期大量使用糖皮质激素,出现类似库欣综合征的临床表现,称为类库欣综合征。类库欣综合征时下丘脑-垂体-肾上腺轴被抑制,腺体萎缩,分泌功能低下。

（二）发病机制

库欣综合征的发病机制见图 7-5-1。

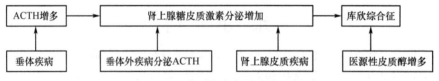

图 7-5-1 库欣综合征的发病机制

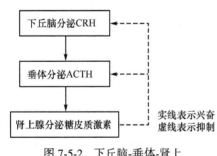

图 7-5-2 下丘脑-垂体-肾上腺轴相互作用机制

下丘脑-垂体-肾上腺轴相互作用机制见图 7-5-2。

☞考点:①库欣综合征糖皮质激素增多的病因分为依赖 ACTH、不依赖 ACTH。②下丘脑-垂体-肾上腺轴有负反馈抑制。

# 二、 临床表现

**1. 脂肪代谢紊乱** 面部和躯干脂肪堆积形成"向心性肥胖",表现为满月脸、水牛背、胸腹膨大、四肢细瘦。可能与皮质醇使脂肪重新分布有关。见图 7-5-3。

**2. 蛋白质代谢紊乱** 大量皮质醇促进蛋白分解,抑制蛋白合成,表现为皮肤菲薄、毛细血管脆性增加、轻微损伤易引起瘀斑、肌肉萎缩、肌无力、下蹲后起立困难。此外,下腹两侧、大腿外侧等处出现的皮肤紫纹,与向心性肥胖、皮肤菲薄、蛋白分解亢进、皮肤弹性纤维断裂有关。

**3. 糖代谢紊乱** 大量皮质醇促进肝糖原异生,并有拮抗胰岛素的作用,减少外周组织对葡萄糖的利用,同时肝葡萄糖输出增加,使血糖升高,甚至发生类固醇性糖尿病。

**4. 心血管表现** 高血压为本病常见临床症状,与肾素-血管紧张素系统激活有关。血压高低与皮质醇水平同步,皮质醇水平正常后,血压恢复正常。久病常伴有动脉硬化和肾小动脉硬化。长期高血压可导致心力衰竭和脑血管意外。

**5. 神经、精神症状** 本病常有不同程度的精神、情绪变化,如情绪不稳定、失眠、易怒、焦虑、妄想、狂躁甚至精神病。

**6. 易发生各种感染** 长期皮质醇增多对机体免疫功能起抑制作用,病人易发生感染,且不易愈合,可发展为蜂窝组织炎、菌血症、败血症。因免疫抑制,病人感染后炎症反应常不明显,易被疏忽而致严重后果。

**7. 性功能障碍** 由于肾上腺雄激素产生过多以及大量皮质醇对垂体促性腺激素的抑制作用,常表现为面部及背部有痤疮,体毛增多、增粗,部分病人有脱发现象。女病人月经减少、不规则或停经等。男病人性欲减退、阴茎缩小、睾丸萎缩等。

**8. 水电解质、酸碱平衡紊乱** 长期大量皮质醇增多可导致留钠、排钾。留钠使病人轻度水肿,低钾使病人乏力加重,甚至引起低钾性碱中毒。

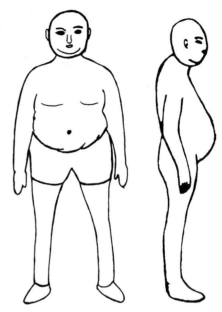

图 7-5-3 Cushing 综合征特殊体形

**9. 血液系统改变** 皮质醇刺激骨髓,使红细胞生成增多,血红蛋白含量升高,加之皮肤菲薄,常表现为多血质面容。

**10. 骨质疏松** 糖皮质激素抑制钙吸收,增加钙排出,影响骨形成,所以 Cushing 综合征病人易发生骨质疏松。以胸椎、腰椎及骨盆最明显,脊椎可发生压缩畸形,身材变矮,甚至骨折。

☞考点:Cushing 综合征有"向心性肥胖"、水肿、高血压、高血糖、高血钠、低血钾、抵抗力下降、多血质面容、紫纹、痤疮、骨质疏松等。

## 三、辅 助 检 查

**1. 血液一般检查** 红细胞计数和血红蛋白含量均偏高,白细胞总数及中性粒细胞略增多,与皮质醇刺激骨髓有关。此外,可有血糖高、血钠高、血钾低。

**2. 皮质醇检测** 血皮质醇、尿皮质醇(尿 17-羟皮质类固醇、尿游离皮质醇等)浓度升高,昼夜规律消失(皮质醇持续升高),且不能被小剂量地塞米松抑制。

☞考点:血、尿皮质醇增多,昼夜规律消失,不能被小剂量地塞米松抑制。

## 四、诊 断 要 点

①有典型临床表现。②实验室检查:血尿皮质醇含量明显升高,昼夜规律消失,不能被小剂量地塞米松抑制。

## 五、护 理 问 题

1. 自我形象紊乱 与 Cushing 综合征引起身体外观改变有关。
2. 活动无耐力 与蛋白质代谢障碍引起肌肉萎缩有关。
3. 体液过多 与糖皮质激素过多引起水钠潴留有关。
4. 有感染的危险 与机体免疫功能减弱,抵抗力下降有关。

## 六、 治疗及其相关护理

以病因治疗为主,病情严重者应先对症治疗。

**1. Cushing 病**　常用 3 种疗法:手术切除、垂体放疗、药物治疗。①手术切除:经蝶窦切除垂体微腺瘤为治疗本病的首选方法。若垂体腺瘤较大,需开颅手术切除。②不能作垂体手术:若病情严重可作一侧肾上腺全切,另一侧肾上腺大部分或全切除术,术后给予激素替代治疗和垂体放疗;若病情较轻可作垂体放疗。③药物治疗:手术、放疗无效时,给予肾上腺皮质激素合成阻滞剂治疗,如双氯苯二氯乙烷、美替拉酮等。此类药物的主要不良反应是食欲不振、恶心、呕吐、嗜睡等。

**2. 肾上腺肿瘤或癌**　以手术治疗为主。

**3. 不依赖 ACTH 的双侧肾上腺小结节或大结节增生**　以手术治疗为主。

**4. 异位 ACTH 综合征**　以治疗原发性癌肿为主,根据具体病情酌情选择手术或放疗。若不能根治,给予肾上腺皮质激素合成阻滞剂治疗。

**5. 对症治疗**　低钾时给予补钾;糖代谢紊乱,用降糖药治疗;高血压予以降压等。

☞考点:①Cushing 病常用疗法:手术切除、垂体放射、药物治疗。②经蝶窦切除垂体微腺瘤是治疗 Cushing 病的首选方法。③肾上腺肿瘤或癌、肾上腺结节以手术治疗为主。

## 七、 其他护理

**1. 指导休息**　鼓励轻症病人做力所能及的活动,防止肌肉萎缩,消耗多余脂肪。但避免剧烈活动,防止摔伤、骨折。嘱病重者卧床休息。

**2. 饮食、排便护理**　是本病护理重点。给予高钾、高钙、高蛋白、高维生素、低盐、低糖、低脂肪饮食,如奶制品、鱼、柑橘类、枇杷、香蕉、南瓜等。给予富含纤维素饮食,保持大便通畅。适当限制饮水量,避免各种刺激性食物,禁烟酒。

**3. 观察病情**　①监测生命体征。②监测水肿情况:每天测量体重的变化,记录 24 小时液体出入量。③监测血液:血糖、尿糖、血常规、血电解质等。④观察有无低血钾症表现:全身无力、四肢麻痹、心律失常等。⑤注意有无并发症:糖尿病、心力衰竭、脑血管意外、感染征象、关节痛或腰背痛等。

**4. 对症护理**　是本病护理重点。

(1) 注意安全:家具固定不易移动,地面干燥不滑,地面无障碍物,浴室有防滑脚垫,避免骨质疏松或骨痛病人跌倒,防止发生骨折。

(2) 预防感染:病室温、湿度适宜,每日定时开窗通风,保持室内清洁卫生。搞好个人卫生,如保持皮肤、口腔、会阴部的清洁卫生等。

**5. 心理护理**　因特殊体态、外貌的变化,病人易产生悲观情绪,护理人员应耐心倾听病人倾诉,告诉病人这种体貌变化会随着病情得到控制后有所好转。增强病人战胜疾病的信心。

☞考点:①给予高钾、高钙、高蛋白、高维生素、低盐、低糖、低脂肪饮食。②防止跌倒,预防感染。

## 八、 健康教育/出院指导

**1. 知识宣传**　向病人介绍疾病常识,使其了解体态、外貌变化的原因、治疗过程及效果,帮助病人接受现实,努力自我适应,积极配合治疗。

**2. 生活指导**　①休息及活动:指导病人规律生活,保证充足睡眠,坚持适当运动,防止摔伤、骨折。②合理饮食:介绍本病饮食的特殊注意事项。③预防感染:避免到人多拥挤处,防止感冒,注意个人卫生。④良好心态:指导病人进行自我护理,增强自尊和自信心,保持情绪稳定。

**3. 用药指导**　积极配合治疗,遵医嘱正确用药,教会病人如何观察药物疗效及不良反应,发现异常及时就诊。

**4. 定期复查** 定期复查有关化验指标,了解病情程度,注意有无并发症。

☞考点:帮助病人自我适应,配合治疗护理。

# 九、小 结

▲Cushing 综合征是体内糖皮质激素过多所致病症的总称。

▲临床上以库欣病(ACTH 分泌亢进)最为多见。

▲主要表现为向心性肥胖、多血质外貌、皮肤紫纹、痤疮、水肿、高血糖、高血钠、高血压、低血钾、骨质疏松、抵抗力下降等。

▲治疗以病因治疗为主。给予高钾、高钙、高蛋白、高维生素、低盐、低糖、低脂肪饮食。防止跌倒,预防感染。

# 第6节 原发性慢性肾上腺皮质功能减退症病人的护理

原发性慢性肾上腺皮质功能减退症(chronic adrenocortical hypofunction,又称 Addison 病),主要由肾上腺本身病变致肾上腺皮质激素分泌不足和反馈性血浆 ACTH 水平增高。

☞考点:Addison 病的概念。

## 一、 病因与发病机制

(一)病因

**1. 感染** 肾上腺结核为本病最常见的病因。结核菌通过血行播散,导致肾上腺发生干酪样坏死而发病。也可见于病毒、真菌感染。

**2. 自身免疫性肾上腺炎** 是本病又一常见病因,与自身免疫导致双侧肾上腺皮质大量破坏有关。

**3. 其他** 如恶性肿瘤转移、淋巴瘤、白血病细胞浸润、双侧肾上腺切除、放射治疗的破坏作用、肾上腺酶系抑制药的长期应用、血管栓塞等也可引起本病。

(二)发病机制

Addison 病的发病机制见图 7-6-1。

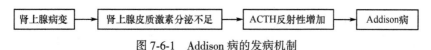

图 7-6-1 Addison 病的发病机制

☞考点:最常见的病因是肾上腺结核,其次是自身免疫性肾上腺炎。

## 二、临床表现

肾上腺皮质功能减退症的临床症状和体征是由于不同程度的糖皮质激素(以皮质醇为主)和盐皮质激素(以醛固酮为主)分泌不足所致。

**1. 全身皮肤黏膜色素沉着** 是最具特征的表现。以暴露处、摩擦处、掌纹、乳晕、瘢痕等处尤为明显。另外,口腔、唇、舌、牙龈等处亦有色素沉着。由于 ACTH 和促黑素细胞激素都是 ACTH 细胞分泌,故 ACTH 反射性增高的同时也使促黑素细胞激素水平升高,使皮肤色素沉着。见图 7-6-2。

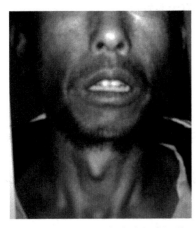

图 7-6-2　Addison 病皮肤色素沉着

**2. 各系统表现**　①神经、精神系统：表情淡漠,甚至意识模糊等。②消化道：食欲减退、消化不良,若有恶心、呕吐、腹泻提示病情加重。③心血管系统：血压下降、心脏缩小、直立性晕厥等。④血生化：低血糖、低血钠,高血钾。⑤生殖系统：女性阴毛、腋毛减少,月经失调或闭经。男性有性功能减退。⑥应激能力减退。

**3. 肾上腺危象**　是本病危重的表现。

（1）常见诱因：感染、创伤、手术、分娩、大量出汗、呕吐、腹泻、失水或突然中断治疗等应激状态。

（2）临床表现：高热、恶心、呕吐、腹痛、腹泻、脱水、血压降低、心率加快、脉搏细弱、极度无力、精神异常、低血糖、低血钠、高血钾,重者休克、昏迷甚至死亡。

☞考点：①皮肤黏膜色素沉着是最具特征的表现。②各系统表现基本上与库欣综合征相反。③肾上腺危象是本病危重的表现。

## 三、辅 助 检 查

**1. 肾上腺皮质功能检查**　①血、尿皮质醇测定：血皮质醇、尿皮质醇、24 小时尿 17-羟皮质类固醇降低。②ACTH 兴奋试验：是目前筛查本病的标准方法。若注射 ACTH 后病人血、尿皮质醇不升高,证明是 Addison 病。③血浆基础 ACTH 测定：明显增高。

**2. 血液生化**　可有血钠低,血糖低,血钾高。

**3. 血常规检查**　正细胞正色素性贫血。中性粒细胞减少。

**4. 影像学检查**　进一步确定病因和定位。

☞考点：①血、尿皮质醇低,ACTH 明显增高。②ACTH 兴奋试验皮质醇不升高。③血钠低,血糖低,血钾高。

## 四、诊 断 要 点

①血、尿皮质醇低,ACTH 明显增高。②最具诊断价值的是 ACTH 兴奋试验阴性。

## 五、护 理 问 题

1. 体液不足　与醛固酮分泌减少引起水钠排泄增加,胃肠功能紊乱引起恶心、呕吐有关。
2. 营养失调：低于机体需要量　与糖皮质激素缺乏导致厌食、消化功能不良有关。
3. 潜在并发症：肾上腺危象、水、电解质紊乱。

## 六、治疗及其相关护理

**1. 替代治疗**　是本病护理重点。Addison 病需终身使用肾上腺皮质激素替代治疗。

（1）糖皮质激素替代治疗：①诊断一旦明确,应尽早给予糖皮质激素替代治疗,根据病人身高、体重、性别、年龄、体力劳动强度等,确定基础量。②剂量分配尽量与生理性皮质醇昼夜节律变化相符,即上午 8 时前服全日量的 2/3,下午 4 时前服余下的 1/3。

（2）食盐及盐皮质激素替代治疗：①多数病人在服用氢化可的松（或可的松）和充分摄盐下,即可获得满意效果。②必要时再加服盐皮质激素,如 9α-氟氢可的松、醋酸去氧皮质酮等。③使用盐皮质激素的病人要密切观察血压、肢体水肿、血钾、血钠等电解质变化情况,及时调整药物剂量和电解质入量。

**2. 肾上腺危象抢救及护理** 是本病护理重点。

(1) 补充液体：①迅速建立两条静脉通道并保持静脉输液通畅,迅速补充血容量。②遵医嘱静脉补充生理盐水、葡萄糖、糖皮质激素,注意观察疗效及不良反应。③危象缓解后,遵医嘱口服糖皮质激素和盐皮质激素。④纠正水电解质紊乱。

(2) 病情监测：注意观察病人生命体征变化,定时监测血电解质及酸碱平衡情况。

(3) 对症护理：①保持呼吸道通畅。②针对高热、呕吐、虚弱、休克、昏迷进行相应护理。

(4) 避免诱因：①积极控制感染。②避免创伤、过度劳累或突然中断治疗。③手术和分娩前应充分准备。④当病人出现呕吐、腹泻、大量出汗时应及时增加钠盐的摄入。⑤遇有应激状态,应及时加用糖皮质激素。

☞考点：①需终身使用肾上腺皮质激素替代治疗。②肾上腺危象抢救：迅速补充血容量,遵医嘱用生理盐水、糖皮质激素、葡萄糖。③避免肾上腺危象诱因。

# 七、 其他护理

**1. 指导休息** 环境安静、安全,保证充分休息,防止跌倒。提醒病人下床活动和改变体位时动作宜慢,防止发生直立性低血压。

**2. 饮食、排便护理** 是本病护理重点。给予高糖、高钠、高蛋白、低钾饮食。在病情许可的情况下,鼓励病人每日摄水 3000ml 以上。对低血钠病人提供足够的食盐(至少 8~10g/d)以补充失钠量。若有大汗、腹泻应酌情增加食盐摄入量。腹泻严重者酌情减少脂类及富含纤维素饮食。

**3. 观察病情** 观察病人恶心、呕吐、腹泻情况及每天液体出入量,并记录。观察病人皮肤的色泽及弹性,注意有无脱水、水肿表现。监测血钠、血钾、血钙、血糖等血生化情况。给予心电监护,注意有无心律失常、有无低血压等。

**4. 心理护理** 本病病人往往情绪低落,少言、懒动,要注意耐心与病人沟通,鼓励病人主动与人交流,树立病人治疗信心,积极配合治疗。

☞考点：给予高糖、高钠、高蛋白、低钾饮食。对低血钠病人提供足够的食盐,至少 8~10g/d。每日摄水 3000ml 以上。

# 八、 健康教育/出院指导

**1. 知识宣传** 指导病人避免感染、创伤、过度劳累等使病情加重的诱因。告知病人随身携带识别卡,写明姓名、地址、说明自己的病情,以便发生紧急情况时能得到及时处理。

**2. 生活指导** ①给予高糖、高钠、高蛋白饮食,注意补充食盐。②注意休息,加强自我保护。外出时避免阳光直晒,以免加重皮肤、黏膜色素沉着。③鼓励家属对病人进行心理安慰与支持,使病人保持情绪稳定。

**3. 用药指导** 让病人了解终身使用肾上腺皮质激素替代的重要性,遵医嘱坚持终身用药。

**4. 定期复查** 了解病情进展情况,随时调整治疗方案。

☞考点：坚持终身用药。

# 九、 小 结

▲Addison 病主要由肾上腺本身病变所致肾上腺皮质激素分泌不足所致。

▲主要表现为低血压、低血糖、低血钠、高血钾。最具特征的表现是全身皮肤黏膜色素沉着。最危重的表现是肾上腺危象。

▲本病需终身使用肾上腺皮质激素替代治疗,同时注意补充足够的食盐。

▲肾上腺危象抢救主要措施是迅速补充糖皮质激素、生理盐水、葡萄糖,补足血容量。避免肾上腺危象诱因。

# 十、 疾 病 鉴 别

Cushing 综合征与 Addison 病的比较见表7-6-1。

表 7-6-1　Cushing 综合征与 Addison 病的比较

| 项目 | Cushing 综合征 | Addison 病 |
|---|---|---|
| 肾上腺功能 | 亢进 | 减退 |
| 皮质醇 | 增多 | 减少 |
| 临床表现 | "向心性肥胖"、水肿、高血压、高血糖、高血钠、低血钾、抵抗力下降 | 消瘦、脱水、低血压、低血糖、低血钠、高血钾、抵抗力下降,皮肤黏膜色素沉着 |
| 肾上腺危象 | 无 | 有 |
| 治疗 | 手术、放疗、药物治疗 | 糖皮质激素替代治疗 |

# 附：席汉综合征

席汉(Sheehan)综合征是由于产后大出血或休克时间过长等使腺垂体(垂体前叶)缺血、坏死,腺垂体功能减退。

正常情况下,下丘脑通过垂体门脉系统向腺垂体释放促甲状腺激素释放激素、促肾上腺皮质激素释放激素、促性腺激素释放激素。妊娠期腺垂体增生肥大,垂体门脉系统需血量增加,易受大出血等因素影响,发生缺血、坏死。所以,席汉综合征病人主要缺乏甲状腺激素、糖皮质激素、性激素。

**1. 临床表现**

(1) 一般表现:消瘦、乏力、脱发、畏寒、闭经、乳房萎缩、低血压、低血糖、低血钠、高血钾等,严重者可致死。

(2) 垂体危象:是席汉综合征的严重表现,可有不同类型,如高热型、低温型、低血糖型、低血压及循环衰竭型、水中毒型、混合型,并有相应症状。其中消化系统、循环系统、神经精神方面的症状较为突出。

**2. 治疗**

(1) 药物替代疗法:以避免肾上腺危象,先补充糖皮质激素,再补充甲状腺激素,最后给予性激素治疗。

(2) 垂体危象抢救:①首先静脉注射50%葡萄糖溶液40~60ml,纠正低血糖。②其次静脉滴注10%葡萄糖氯化钠溶液加氢化可的松,解除肾上腺危象。③再次给予小剂量甲状腺激素,解除甲状腺功能减退危象(黏液性水肿昏迷)。同时给予保暖。④最后给予性激素。⑤禁用或慎用麻醉剂、镇静药、催眠药、降糖药等。

# 第7节　糖尿病病人的护理

糖尿病(diabetes mellitus)是一组以慢性高血糖为特征的代谢性疾病,是由于胰岛素分泌和(或)作用缺陷所引起。①临床特征:多尿、多饮、多食、消瘦乏力。②患病率:随着人民生活水平的提高、人口老化、生活方式改变而迅速增加。糖尿病已成为严重威胁人类健康的世界性公共卫生问题。③高度重视:我国卫生部于1995年制定了《糖尿病防治纲要》指导全国的糖尿病防治工作。世界卫生组织和国际糖尿病联盟选定班廷的生日(11月14日)为"世界糖尿病日",以表彰班廷从动物胰腺中提取可供临床应用的胰岛素,为临床治疗糖尿病作出的贡献。④糖尿病类型:即1型糖尿病(T1DM)、2型糖尿病(T2DM)、其他特殊类型糖尿病、妊娠糖尿病(表7-7-1)。约90%的糖尿病病人为T2DM。

**表7-7-1 糖尿病分型**

| 类型 | 原因 |
| --- | --- |
| 1型糖尿病 | 胰岛β细胞破坏,导致胰岛素绝对缺乏 |
| 2型糖尿病 | 从胰岛素抵抗为主伴胰岛素分泌不足,到胰岛素分泌不足为主伴胰岛素抵抗 |
| 其他特殊类型糖尿病 | 胰岛β细胞功能的基因缺陷、胰岛素作用的基因缺陷、胰腺外分泌疾病、内分泌疾病、药物或化学品所致糖尿病、感染、不常见的免疫介导糖尿病、其他与糖尿病相关的遗传综合征有关 |
| 妊娠期糖尿病 | 妊娠期间发生的不同程度的糖代谢异常。若孕前已诊断或已患糖尿病的病人称为糖尿病合并妊娠 |

☞考点:①糖尿病的概念。②糖尿病分4型:1型糖尿病(T1DM)、2型糖尿病(T2DM)、其他特殊类型糖尿病、妊娠期糖尿病。

# 一、 病因与发病机制

(一)病因

糖尿病病因尚未完全阐明。目前公认糖尿病不是单一病因所致的疾病,不同类型的糖尿病的病因各异,即使同一类型病因也不尽相同。

**1. 遗传因素** T1DM、T2DM的同卵双胎患病一致率分别达50%、90%。

**2. 环境因素** T1DM、T2DM都与环境因素有关,如病毒感染、化学毒物、饮食因素、人口老龄化、生活富裕、营养过剩、体力活动少造成中心性肥胖等。

**3. 自身免疫因素** 与T1DM密切相关。

**4. 胰岛素抵抗、胰岛β细胞功能缺陷** 是T2DM发病的两个重要因素。

(二)发病机制

糖尿病的发病机制见图7-7-1。

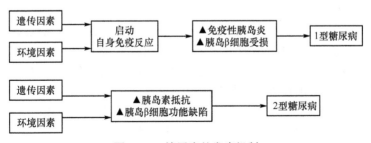

图7-7-1 糖尿病的发病机制

(1)胰岛素生成异常:胰岛素由胰岛β细胞合成、分泌,经血循环到达体内各组织器官的靶细胞,与细胞特异受体结合,引发细胞内物质代谢效应,其中任何一个环节发生异常均可导致糖尿病。

(2)胰岛素作用异常:胰岛素能促进糖原、脂肪、蛋白质合成,促进全身组织细胞对葡萄糖的摄取和利用,抑制糖原分解和异生。

（3）糖尿病自然进程：①第 1 阶段：病人已经有糖尿病相关生理病理改变（胰岛素抵抗、胰岛 β 细胞功能缺陷），但糖耐量正常。②第 2 阶段：空腹血糖受损（IFG）、糖耐量减低（IGT）。③第 3 阶段：糖尿病。

▲**实训 7-7-1** 参见《内科护理实训指导》

☞考点：①T1DM 病因：遗传、环境、自身免疫因素。②T2DM 病因：遗传、环境、胰岛素抵抗、胰岛 β 细胞功能缺陷。③IFG、IGT 是是糖尿病的前一阶段。

# 二、临床表现

（一）基本表现

以代谢紊乱症候群为主要表现，即"三多一少"表现：①多尿：因血糖高，渗透性利尿所致，每日尿量常在 2~3L 以上。②多饮：因多尿丢失大量水分及血糖高所致。③多食：因胰岛素不足，体内葡萄糖不能充分利用，能量来源减少所致，病人常多食易饥。④消瘦：因血糖不能充分利用，脂肪、蛋白质分解增加所致。

此外，病人还常伴有皮肤瘙痒、四肢麻木、腰痛、便秘、性欲减退、阳痿不育等表现。T1DM"三多一少"明显。T2DM"三多一少"不明显，或只有其中 1~2 项，T2DM 者多为腹型肥胖。

▲**实训 7-7-2** 参见《内科护理实训指导》

（二）并发症

**1. 急性并发症**

（1）糖尿病酮症酸中毒（DKA）：是最常见的糖尿病急症，与糖尿病代谢紊乱加重时大量脂肪分解产生酮体（乙酰乙酸、β 羟丁酸、丙酮）有关。多见于 T1DM，T2DM 在某些诱因下发生。

1）常见诱因：感染、饮食不当、胰岛素治疗中断或不适当减量、各种应激（手术、创伤、妊娠、分娩）等。

2）临床表现：①早期："三多一少"症状加重。极度口渴、尿量显著增多、皮肤干燥、眼球下陷。②酸中毒时：表现为食欲减退、恶心、呕吐、呼吸深快（kussmaul 呼吸）、呼气中有烂苹果味（丙酮所致）。③伴随症状：脉搏细速、血压下降，常伴头痛、嗜睡、烦躁。④晚期：有不同程度的意识障碍，甚至昏迷。

3）辅助检查：①血糖：16.7~33.3mmol/L。②血酮体：明显升高。③血浆渗透压：轻度升高。④血酸碱、电解质：pH 下降。血钾、钠、氯等电解质紊乱。⑤尿液：尿糖强阳性，尿酮阳性。若有肾功能损害，尿糖可阴性，但常有蛋白尿和管型尿。

▲**实训 7-7-3** 参见《内科护理实训指导》

（2）高渗高血糖综合征：又称高渗性非酮症性糖尿病昏迷，是糖尿病急性并发症的另一临床类型，多见于老年糖尿病病人，约 2/3 病人于发病前无糖尿病病史或仅有轻症糖尿病。以严重高血糖、高血浆渗透压、脱水、无明显酮症酸中毒为特征。

1）常见诱因：急性感染、手术、外伤、脑血管意外等应激状态，使用糖皮质激素、利尿剂等药物，透析、水摄入不足，大量摄入含糖饮料，大量输注葡萄糖、静脉内高营养等。

2）临床表现：①早期：表现为多尿、多饮，但多食不明显，有时反而食欲减退。②晚期：随脱水程度加重，病情逐渐加重，以致中枢神经系统损害明显，常有嗜睡、幻觉、定向力障碍、失语、偏盲、偏瘫等，最后陷入昏迷。与 DKA 相比，本病脱水更严重，精神症状更突出。

3）辅助检查：①血糖：>33.3mmol/L。②酮体：血酮体不高，尿酮阴性。③血浆渗透压：显著升高>320mOsm/L，比 DKA 明显增高。④血酸碱、电解质：pH 正常。血钾、钠、氯等电解质紊乱。

▲**实训 7-7-4** 参见《内科护理实训指导》

**2. 感染性疾病** 糖尿病病人易合并感染，且要在血糖控制前提下，感染才能控制。常有疖、痈等皮肤化脓性感染,甲癣、足癣、体癣等皮肤真菌感染也较常见。泌尿系感染多见于女性,常反复发作,不易控制。肺结核发病率高于非糖尿病病人,且病情进展快,易形成空洞,易播散,但肺部影像学表现往往不典型。

**3. 慢性并发症** 因长期碳水化合物、蛋白质、脂肪代谢紊乱所致。

(1)大血管病变:糖尿病病人发生动脉粥样硬化的患病率高,主要影响主动脉、冠状动脉、脑动脉、肾动脉、肢体动脉等。心、脑血管病是 T2DM 病人的主要死亡原因。

(2)微血管病变:是糖尿病的特异性并发症。①糖尿病肾病:是 T1DM 病人的主要死亡原因,对 T2DM 的危害仅次于心、脑血管病。多见于糖尿病病史超过 10 年者。表现为糖尿病病人伴有蛋白尿、水肿、高血压、肾功能逐渐减退等。②糖尿病视网膜病变:多见于病程超过 10 年者,是糖尿病病人失明的主要原因之一。

(3)神经病变:糖尿病神经病变可累及中枢神经及周围神经,以周围神经病变最常见,通常为对称性,下肢比上肢严重。①早期症状:肢端感觉异常,如手套或袜套状分布,伴四肢麻木、针刺感、蚁走感、感觉迟钝或痛觉过敏。②晚期症状:累及运动神经,肌张力减低,肌无力、肌萎缩。③自主神经病变:出现较早,主要表现为胃肠功能紊乱、瞳孔改变、胃排空延迟、排汗异常、腹泻、便秘、尿失禁、尿潴留、阳痿等。

(4)糖尿病足:①概念:因末梢神经病变、下肢动脉供血不足以及细菌感染等各种因素引起足部疼痛、皮肤溃疡、肢端坏疽等病变统称为糖尿病足。见图 7-7-2。②诱因:搔抓、碰撞、修脚、鞋磨、水疱破裂、烫伤等,使足部皮肤溃破。③难治:由于糖尿病影响免疫功能,机体抵抗力降低,糖尿病足难以治愈,严重时需截肢,是糖尿病病人致残的主要原因之一。

(5)其他:糖尿病还易发生白内障、青光眼等眼部病变。

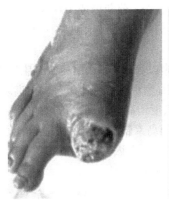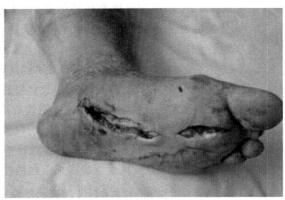

图 7-7-2 糖尿病足

▲实训 7-7-5 参见《内科护理实训指导》

☞考点:①"三多一少":指多尿、多饮、多食、消瘦。T1DM 明显,T2DM 不明显。②急性并发症有:糖尿病酮症酸中毒、高渗高血糖综合征。③慢性并发症有:大血管病变、微血管病变、神经病变、糖尿病足、其他。④并发症的主要诱因:感染、饮食不当、各种应激等。其中糖尿病酮症酸中毒还与胰岛素治疗不当有关。⑤感染性疾病要在血糖控制前提下,才能控制。⑥"糖尿病酮症酸中毒":血糖、血浆渗透压、血酮、尿酮高,血 pH 下降。⑦"高渗高血糖综合征":比"糖尿病酮症酸中毒"血糖、血浆渗透压高,但血酮、尿酮正常,血 pH 正常。

# 三、辅 助 检 查

**1. 血糖测定** 血糖升高是诊断糖尿病的主要依据,也是判断糖尿病病情和控制情况的主要指标。①全血血糖值与血浆或血清血糖值相比有一些差距,所以,诊断糖尿病时必须用静脉血浆测定血糖。需采集抗凝静脉血标本。②治疗过程中随访血糖控制程度可用便携式血糖仪,但测得的血糖是全血血糖,不能作为诊断依据。③血糖值的具体意义见本病诊断要点。

**2. 口服葡萄糖耐量试验(OGTT)** 适用于血糖值高于正常范围但未达到糖尿病诊断标准者。OGTT 标本采集法是本病护理重点。

(1)常规采集法:①抽空腹血测血糖。②将 75g 葡萄糖溶于 250～300ml 水中,5～10 分钟内饮完。③开始饮糖水后 2 小时抽血测血糖。共采集血糖标本 2 次。

(2)传统采集法:①抽空腹血测血糖。②将 75g 葡萄糖溶于 250～300ml 水中,5～10 分钟内饮完。③饮糖水后 0.5 小时、1 小时、2 小时、3 小时分别抽血测血糖。共采集血糖标本 5 次。

(3)注意事项:①试验前 3 天摄入足量碳水化合物,停用可能影响血糖的药物。②OGTT 应在无摄入任何热量 8 小时后,清晨空腹进行。③试验过程中受试者不喝茶及咖啡、不吸烟、不做剧烈运动。

▲实训 7-7-6 参见《内科护理实训指导》

**3. 糖化血红蛋白(GHbA1)和糖化血浆白蛋白测定** ①GHbA1:是糖与血红蛋白发生不可逆反应后的产物。由于红细胞寿命为 120 天,所以,反映取血前 8～12 周血糖的平均水平,弥补空腹血糖只反映瞬时血糖值的不足,是糖尿病控制情况的主要监测指标之一。②糖化血浆白蛋白:是糖与血浆白蛋白发生不可逆反应后的产物。由于白蛋白在血中半衰期为 19 天,所以,反映的是取血前 2～3 周血糖的平均水平。

**4. 尿液测定** ①尿糖阳性是发现和诊断糖尿病的重要线索。但并发肾脏疾病时,肾糖阈升高,即使血糖升高,尿糖仍为阴性。所以,尿糖阴性也不能排除糖尿病的可能。②尿蛋白阳性提示可能有肾脏继发损害。

**5. 胰岛 β 细胞功能检查**

(1)胰岛素释放试验:①抽空腹血测血浆胰岛素。②口服 75g 葡萄糖或 100g 标准面粉制作的馒头。服后 30～60 分钟抽血测血浆胰岛素,若为基础值的 5～10 倍,提示胰岛 β 细胞功能正常。③此法易受血清胰岛素抗体和外源性胰岛素干扰。

(2)C 肽释放试验:方法及判断值同上。因为 C 肽和胰岛素以等分子量由胰岛 β 细胞生成及释放,C 肽不受血清胰岛素抗体和外源性胰岛素影响,故 C 肽比血浆胰岛素更能准确反映胰岛 β 细胞功能。

**6. 胰岛素抗体检查** 正常为阴性。胰岛素抗体阳性或滴度增高是胰岛素抵抗的客观依据。其原因:①胰岛素自身抗体可能是胰岛 β 细胞破坏所致,所以,胰岛素自身抗体阳性是早期发现和预防 T1DM 的重要指标。②糖尿病病人在使用胰岛素治疗过程中可能会因外源胰岛素刺激产生胰岛素抗体,导致胰岛素抵抗,表现为胰岛素用量逐日增加但血糖控制并不理想。

☞考点:①血糖升高是诊断糖尿病的主要依据,也是判断糖尿病病情的主要指标。诊断糖尿病时必须用静脉血浆测定血糖。②OGTT 标本采集法是本病护理重点。

# 四、诊断要点

糖尿病诊断主要依据血糖情况。1999 年,WHO 糖尿病专家委员会提出糖尿病诊断标准,见表 7-7-2。

表 7-7-2 糖尿病诊断标准及血糖状态分类　　　　　　　　　　(单位:mmol/L)

| 项目 | 正常 | 空腹血糖受损(IFG) | 糖耐量减低(IGT) | 糖尿病 |
| --- | --- | --- | --- | --- |
| 空腹血糖(至少 8h 没有摄入热量) | 3.9～6.0 | 6.1～6.9 | <7.0 | ≥7.0 |
| 餐后 2h 血糖 | <7.8 | <7.8 | 7.8～11.1 | ≥11.1 |

▲实训 7-7-7 参见《内科护理实训指导》

【备注】 ①仅1次血糖值达到糖尿病诊断标准者,必须在另一天复查核实而确定诊断,若复查结果未达到糖尿病诊断标准,应定期复查。②IFG或IGT的诊断应根据3个月内2次空腹血糖结果的平均值或2次OGTT结果的平均值来判断。③各种应激下出现血糖暂时升高,不能以此诊断为糖尿病,应追踪随访。

【情境33】

病人,李×,女,21岁,口干、多饮、多食、多尿、体重减轻10个月,近2天因劳累,出现食欲减退、恶心、呕吐、腹痛。体检:T 36℃,P 98次/分,R 18次/分,BP 100/70mmHg,烦躁和嗜睡交替。身高160cm,体重50kg,BMI 19.53kg,呼吸深大,可闻到烂苹果味,皮肤干燥。辅助检查:任意血糖23.9mmol/L,pH<7.0,尿酮(++),尿糖(++++)。初步诊断:1型糖尿病,糖尿病酮症酸中毒。

【情境33诊断分析】

▲该病人有明显的"三多一少"症状,任意血糖≥11.1mmol/L,符合糖尿病诊断。▲病人因劳累后出现呼吸深大,可闻及烂苹果味、恶心、呕吐、皮肤干燥、烦躁和嗜睡交替,任意血糖23.9mmol/L,pH<7.0,尿酮(++)。符合糖尿病酮症酸中毒诊断。▲该病人年轻,"三多一少"症状明显,糖尿病分型考虑为1型糖尿病,但确诊还需查胰岛素抗体及胰岛β细胞功能。

# 五、护 理 问 题

1. 营养失调:低于机体需要量 与胰岛素不足引起代谢紊乱有关。
2. 有感染的危险 与机体抵抗力降低等因素有关。
3. 知识缺乏:缺乏有关糖尿病的基本知识和自我护理知识。
4. 潜在并发症:糖尿病酮症酸中毒、高渗高血糖综合征、低血糖反应。

# 六、治疗及其相关护理

糖尿病综合管理5个要点("五驾马车")包括:糖尿病教育、饮食治疗、运动治疗、血糖监测、药物治疗(口服降糖药治疗、胰岛素治疗、并发症治疗)。其中糖尿病教育、饮食治疗、运动治疗是重要的基础管理措施。

(一) 糖尿病教育

具体方法参见本病健康教育/出院指导相关内容。

(二) 饮食治疗

饮食治疗目的在于减轻胰岛负担,维持标准体重。护理人员要向病人宣传糖尿病饮食的重要性,要求其严格遵守定时、定量原则。

**1. 计算每日总热量**

(1) 计算标准体重(理想体重):标准体重(kg)= 身高(cm)−105

(2) 计算热量:根据标准体重和工作性质进行计算。成人在不同活动状态下所需热量见表7-7-3。青少年、孕妇、哺乳、营养不良和消瘦及伴有消耗性疾病者应酌情增加5kcal/kg的热量;肥胖者酌情减少5kcal/kg的热量,使病人体重逐渐控制在标准体重的±5%范围内。

表7-7-3 成年人不同活动状态下每天热量需求

| 活动状态 | 休息 | 轻体力劳动 | 中度体力劳动 | 重体力劳动 |
|---|---|---|---|---|
| 热量需求(kcal/kg) | 25~30 | 30~35 | 35~40 | >40 |

**2. 热量和营养分配**

（1）分配热量：分配方法见表7-7-4。每餐中留出少量（约5%）作为餐间点心。

表 7-7-4　热量分配方法

| 分配法 | 早餐 | 中餐 | 晚餐 |
|---|---|---|---|
| 第一种方法 | 1/5 | 2/5 | 2/5 |
| 第二种方法 | 1/3 | 1/3 | 1/3 |

（2）分配营养物质：碳水化合物占总热量的50%，蛋白质占总热量20%，脂肪占总热量的30%。提倡食用粗制米、面、杂粮，每日摄入纤维不少于40g。每日摄盐<10g，限制饮酒，忌食糖类物质及其制品。

（3）计算营养物质量：根据1g碳水化合物产热4kcal，1g蛋白质产热4kcal，1g脂肪产热9kcal，结合病人每餐所需热量及三大物质所占比例，计算出每餐营养物质的量。

**3. 注意事项** 是本病护理重点。

（1）主、副食数量基本固定：避免随意增减。指导病人使用相对固定的餐具，以便衡量、控制摄入量。定时进餐，尽量不外出就餐、聚餐，以免打乱饮食规律。

（2）严格控制总热量：控制饮食的关键在于控制总热量，限制各种甜食。可增加蔬菜、豆制品等热量较低的副食，缓解病人饥饿感。为满足病人口感，可给予甜味剂，如蛋白糖、木糖醇、甜菊片等。若在两餐间加食点心、水果等，要从下餐总入量中扣除适当热量的饮食。

（3）食物选择：①糖类：忌食葡萄糖、蔗糖、蜜糖及其制品。②蛋白质类：至少1/3来自动物蛋白，糖尿病肾病者酌情限制蛋白质摄入量。③脂类：低脂饮食，食用富含不饱和脂肪酸的植物油等。少食动物脂肪、动物内脏、蟹黄、鱼籽等含胆固醇较高的食物。④粗纤维：食用粗制米面和杂粮等富含粗纤维素的食物，延缓食物吸收，降低餐后血糖。此外，纤维素体积较大，含糖、含脂低，进食后有饱食感，有利于控制脂肪、糖类食物的摄入。⑤维生素：提倡食用绿叶蔬菜、含糖低的水果，补充维生素。⑥给予清淡易消化饮食：每日摄入盐在6g以下。⑦戒烟限酒。

（4）注意饮食相关因素：定期测量体重，严密监测血糖，根据血糖、体重及时调整饮食量。注意饮食与降糖药物、运动之间的时间关系，以免引起血糖波动。

（三）运动治疗

通过运动提高机体对胰岛素的敏感性，促进肌肉和组织对糖的利用，促进脂肪分解，增强体质。尤其适合 T2DM 肥胖病人。

**1. 运动时间** 运动宜选在餐后1小时后，2~3小时以内进行，避免空腹运动。每次运动可持续30~60分钟。一般每日运动一次。

**2. 运动强度** 一般用运动时的心率来衡量，且不感到明显疲劳为度。适宜的运动强度为：运动后心率＝170-年龄。糖尿病病人并发急性感染及其他严重的急、慢性并发症，慎重安排运动。

**3. 运动项目** 一般根据病人年龄、病情、兴趣爱好等选择不同的有氧运动项目，如散步、慢跑、快走、骑自行车、做操、太极拳、游泳、球类运动等。

**4. 运动注意事项** 是本病护理重点。①尽量避免恶劣天气时运动。②运动中出现异常情况应立即停止运动，并及时就诊。③避免空腹运动，以防发生低血糖。若使用胰岛素的病人运动量比平时多，须在运动前进食，且随身携带糖果。④运动时随身携带糖尿病卡，卡上写有病人姓名、年龄、家庭住址、电话号码和病情。卡上提示："请救助者立即将病人口袋中糖果放入病人口中食用，同时将病人送往医院诊治，谢谢！"。

（四）血糖监测

糖尿病病人血糖监测以自我监测为主。自我监测血糖是近10年来糖尿病管理方法的重要进展之一。自我监测血糖主要是应用便携式血糖仪(图 7-7-3)监测血糖。便携式血糖仪携带方便、操作简便,能有效地解决使用降糖药时需要随时监测血糖的问题,为及时调整降糖药(包括胰岛素)剂量及饮食量、运动量提供依据。

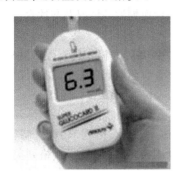 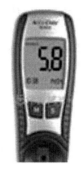 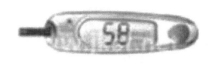

图 7-7-3　便携式血糖仪

**1. 每天监测时间**　①四点法:每日"3 餐前+睡前血糖"。②五点法:每日"3 餐前+睡前+凌晨 3 点血糖"。③八点法:每日"3 餐前+3 餐后 2 小时+睡前+凌晨 3 点血糖"。

**2. 监测频率**　①初始治疗、病情不稳定时需每日测血糖。②病情稳定时 1~2 周监测 1 日血糖。

**3. 血糖监测仪使用**　血糖监测仪是通过酶与血葡萄糖发生化学反应,利用电化学法或光化学法进行检测。监测用物有便携式血糖仪机器、试纸、采血笔、采血针头等。

(1) 操作方法:在采血笔上安装采血针头→根据病人手指皮肤情况调节针刺深度→检查血糖试纸有效期→按照血糖仪操作说明使用→用酒精消毒拟采血手指头,待干→用采血笔扎手指头,将血液置于试纸指定区域→用干棉棒按住伤口止血→屏上出现测量结果后,记录结果→关机→按医院感染管理有关规定处理用物

(2) 注意事项

1) 轮换穿刺部位。采血部位常为指尖、足跟两侧等有丰富末梢毛细血管处,水肿或感染部位不宜采血。为减轻疼痛,建议取血点在手指侧面,但不要离指甲过近,以免妨碍消毒、挤血。

2) 取血前用温水洗手,垂手臂,使手指血管充盈,便于采血。不宜用含碘消毒剂(如碘伏、碘酒)消毒皮肤。采血针要一人一次一针,防止交叉感染。

3) 采血笔刺破手指后,应从周围向采血点方向轻轻挤血,若用力挤血易挤出组织液影响测量值。

4) 严格按照仪器制造商提供的操作说明书要求和操作规程进行检测。便携式血糖仪一般有两种开机方式,一种是插卡自动开机,另一种是按键开机。

5) 测定结果记录包括:被测试者姓名、测试日期、时间、结果、检测者签名等。

6) 出现血糖异常结果时应当采取的以下措施:①如果与平时监测出入较大,要重复检测一次。②通知医生采取相应的治疗措施。③必要时抽抗凝静脉血标本,送检验科复查静脉血糖。

7) 血糖仪的准确性受温度、湿度和其自身稳定性及灵敏度的影响,其测出值可能与静脉生化血糖有一定的差异。诊断糖尿病是以静脉血糖作为标准。应至少每半年将便携式血糖仪检测值与静脉血糖结果进行比对一次。

8) 血糖仪不能放置在过冷、过热、过湿处,不能放置在电磁场(如移动电话、微波炉等)附近。要定期用软布略蘸水擦拭血糖仪,注意不要将水渗入血糖仪内,不能用清洁剂、酒精擦拭血糖仪。

9) 血糖试纸要放在干燥处,取试纸后要立即盖紧试纸筒盖。打开试纸筒后要尽量在三个月内用完。每次使用时不要触碰试纸的测试区,要注意试纸的有效期。

▲实训 7-7-8 参见《内科护理实训指导》

（五）口服降糖药治疗

护理人员在给病人应用口服降糖药时要注意：①按时发药：若漏发口服降糖药要及时与医生联系，对药物剂量用法进行临时调整，但不可随意补药。②准确用药：遵医嘱定时、定量用降糖药。指导病人正确服药，不可随意加减剂量。③观察降糖效果：注意用药后血糖波动情况及与饮食、运动的关系。④掌握药物特点及注意事项。

**1. 促胰岛素分泌剂**　此类药能刺激胰岛 β 细胞释放胰岛素。因其降血糖作用有赖于胰岛存在相当数量有功能的胰岛 β 细胞，故此类药不适用于 T1DM 以及处于应激状态下的 T2DM，仅适用于无急性并发症的 T2DM。

（1）磺脲类

1）常用制剂：①第一代：甲苯磺丁脲（D-860）、氯磺丙脲等。②第二代：格列苯脲（优降糖）、格列吡嗪（美吡达）、格列齐特（达美康）、格列喹酮（糖适平）、格列吡嗪控释片（瑞易宁）、格列美脲（甲福明）等。

2）用药注意事项：是本病护理重点。一般于餐前半小时服用。最常见的严重副作用是低血糖。此外还有胃肠反应、肝脏损害、再生障碍性贫血等。治疗应从小剂量开始，根据血糖测定结果每周逐渐增加剂量一次，直至血糖被良好控制。各种磺脲类不宜联合应用。

（2）格列奈类：刺激胰岛 β 细胞释放胰岛素，但结合位点与磺脲类不同。该药降糖作用快而短，能模拟胰岛素生理性分泌。当血糖水平较高时才有刺激作用，故主要用于餐后高血糖。

1）常用制剂：瑞格列奈（诺和龙）和那格列奈。

2）用药注意事项：本药应在餐前 15 分钟或进餐时使用。

**2. 双胍类**　①促进外周组织（如肌肉）对葡萄糖的摄取和利用；抑制糖原异生及糖原分解。②改善胰岛素敏感性，减轻胰岛素抵抗。③是肥胖或超重的 T2DM 病人第一线药物。④对正常人无降糖作用。

（1）常用制剂：二甲双胍（美迪康、格华止）等。

（2）用药注意事项：是本病护理重点。①餐中、餐后服药，以减轻胃肠道反应。②观察有无皮肤过敏反应。③乳酸性酸中毒是最严重的副作用，但罕见。④休克、心肺功能不全、缺氧病人禁用。

**3. 噻唑烷二酮类（格列酮类）**　又被称为胰岛素增敏剂。能增加细胞对胰岛素作用的敏感性，减轻胰岛素抵抗。

（1）常用制剂：罗格列酮、吡格列酮等。

（2）用药注意事项：是本病护理重点。①一般早晨空腹服用。②尤其适用于胰岛素抵抗显著的 T2DM。③主要不良反应为水肿。④不宜用于心脏病、肝病、T1DM、孕妇、哺乳期妇女、儿童、骨质疏松、膀胱癌等病人。

**4. α 葡萄糖苷酶抑制剂**　抑制小肠黏膜上皮细胞表面的 α 葡萄糖苷酶，使淀粉类分解为葡萄糖的速度减慢，延缓葡萄糖的吸收，降低餐后高血糖。作为 T2DM 第一线药物，适用于空腹血糖正常或偏高，而餐后血糖明显升高者。

（1）常用制剂：阿卡波糖（拜糖平）、伏格列波糖（倍欣）等制剂。

（2）用药注意事项：是本病护理重点。①与第一口食物同时嚼服。②α 葡萄糖苷酶抑制剂主要副作用是腹胀、腹痛、排气增多、腹泻、溃疡病、胃肠炎等。③该药与其他降糖药合用后若发生低血糖，进食淀粉类食物不能纠正，应直接给予葡萄糖口服或静脉注射。

（六）胰岛素及类似物治疗

**1. 适应证**　①T1DM：注射胰岛素是治疗 T1DM 的关键。②T2DM 合并并发症：如合并糖尿病酮症酸中毒、高渗高血糖综合征等。③糖尿病合并应激情况：如伴有创伤、手术、妊娠、分娩、严重感染、心脑血管急症、肝肾功能不全等情况。④血糖未获得良好控制：如经饮食、运动、口服降糖药物治疗降糖效果不理想。

**2. 制剂类型**

（1）根据胰岛素来源和化学结构不同分类：分为动物胰岛素、人胰岛素、胰岛素类似物。动物胰岛素和人胰岛素的特点比较见表7-7-5。

表 7-7-5　动物胰岛素和人胰岛素的比较

| 类别 | 制剂纯度 | 过敏反应 | 局部反应 | 胰岛素抵抗 | 价格 |
|------|----------|----------|----------|------------|------|
| 动物胰岛素 | 略差 | 较多 | 硬结多 | 常见 | 便宜 |
| 人胰岛素 | 较纯 | 较少 | 硬结少 | 少见 | 较贵 |

1）动物胰岛素：是猪、牛来源的胰岛素。如普通（正规）胰岛素（RI）、低精蛋白胰岛素（NPH）、精蛋白锌胰岛素（PZI）。

2）人胰岛素：是利用重组DNA技术生产的胰岛素，与人体自身分泌的胰岛素有相同的结构和功能。如诺和灵、甘舒霖等。

3）胰岛素类似物：是在胰岛素的结构上做一些相应的修饰，从而更符合人体对胰岛素分泌的需求。如赖脯胰岛素（速秀霖、优泌乐）、门冬胰岛素（诺和锐）、甘精胰岛素（来得时、长秀霖）、地特胰岛素（诺和平）等。

（2）预混胰岛素：是短效胰岛素与中效胰岛素预先混合好的混合胰岛素制剂，如诺和灵30R（30%短效胰岛素，70%中效胰岛素）等。

（3）可静脉应用的胰岛素：普通/正规胰岛素（RI）。

（4）根据作用起效快慢和维持时间不同分类：①胰岛素：分短效、中效、长效、预混胰岛素。②胰岛素类似物：分速效、长效、预混胰岛素类似物。

1）短效、速效胰岛素：主要控制一餐饭后高血糖，一般在3餐前注射，一天注射3次。

2）中效、预混胰岛素、预混胰岛素类似物：主要控制两餐饭后高血糖，以第二餐饭为主，一般在早、晚餐前注射，一天注射2次。

3）长效胰岛素：无明显作用高峰，主要提供基础水平胰岛素，一般在每天任何相对固定的时间注射1次。见表7-7-6。

表 7-7-6　常用胰岛素及类似物制剂特点（皮下注射）汇总

| 制剂 | 起效时间 | 峰值时间 | 作用持续时间 |
|------|----------|----------|--------------|
| 胰岛素 | | | |
| 短效胰岛素简称R，如普通（正规）胰岛素（RI）、诺和灵R、甘舒霖R等 | 15~60min | 2~4h | 5~8h |
| 中效胰岛素简称N，如低精蛋白胰岛素（NPH）、诺和灵N等 | 2.5~3h | 5~7h | 13~16h |
| 长效胰岛素简称UL，如精蛋白锌胰岛素（PZI）、特慢胰岛素锌混悬液等 | 3~4h | 8~10h | 长达20h |
| 预混胰岛素（30R），如诺和灵30R等 | 0.5h | 2~12h | 14~24h |
| 预混胰岛素（50R），如诺和灵50R等 | 0.5h | 2~3h | 10~24h |
| 胰岛素类似物 | | | |
| 速效胰岛素类似物（门冬胰岛素） | 10~15min | 1~2h | 4~6h |
| 速效胰岛素类似物（赖脯胰岛素） | 10~15min | 1.0~1.5h | 4~5h |
| 长效胰岛素类似物（甘精胰岛素） | 2~3h | 无峰 | 长达30h |
| 长效胰岛素类似物（地特胰岛素） | 3~4h | 3~14h | 长达24h |
| 预混胰岛素类似物（预混门冬胰岛素30） | 10~20min | 1~4h | 14~24h |
| 预混胰岛素类似物（预混赖脯胰岛素25） | 15min | 30~70min | 16~24h |
| 预混胰岛素类似物（预混赖脯胰岛素50） | 15min | 30~70min | 16~24h |

**3. 治疗方法**

（1）治疗基础：无论哪种类型的糖尿病，胰岛素治疗均须在饮食、运动治疗的基础上进行。

（2）剂量调整：因胰岛素用量个体差异较大，需按病人治疗反应情况适当调整剂量。一般初始先用短效制剂，小量开始（0.5~1U/kg），分四次于早、中、晚餐前30分钟、睡前皮下注射（早餐前用量占30%~40%，中餐前20%~30%，晚餐前30%，临睡前10%）根据血糖水平，逐渐调整剂量，一般每3~4天调整1次剂量，每次增减以2~4U为宜，直至达到血糖控制目标为止。

（3）常规治疗：适用于T1DM病人及胰岛功能基本丧失、血糖重度升高、有严重并发症的T2DM病人。①方法1：三餐前注射胰岛素。②方法2：预混胰岛素或中效胰岛素于早、晚餐前各注射一次。早餐用量约占一日总量的2/3，或早、晚的剂量大致相等。

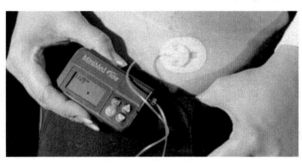

图7-7-4　胰岛素泵

（4）补充疗法：适用于病人体内尚有一定数量有功能的胰岛β细胞的T2DM病人。一般日间口服降糖药，睡前加用中效胰岛素，此法可减少胰岛素用量。

（5）强化治疗：①经典给药方式：3餐前短效胰岛素加晚睡前中效胰岛素皮下注射，是经典的胰岛素给药方式。②持续皮下胰岛素输注（CSII）：亦称胰岛素泵，用可调程序的微型计算机控制胰岛素输注的剂量和时间（见图7-7-4）。强化胰岛素治疗时要警惕低血糖发生。

（6）特殊情况处理：①由动物胰岛素换用人胰岛素时，应减少2~4U胰岛素用量。因动物胰岛素的效率只是人胰岛素的70%~80%。②若有"黎明现象"（白天、夜间血糖水平都正常，但清晨受皮质激素影响，血糖高），见图7-7-5，应增加晚餐前中效胰岛素1~2U。③若有"Somogyi效应"（胰岛素用量过大，夜间出现低血糖反应，早晨血糖反应性升高），见图7-7-5，应减少睡前中效胰岛素1~2U。

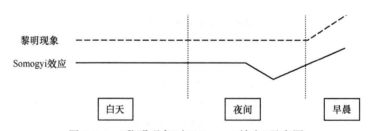

图7-7-5　"黎明现象"与"Somogyi效应"示意图

**4. 注射胰岛素常见并发症**　①低血糖反应：低血糖反应是胰岛素最常见、最危险的并发症，与剂量过大和（或）饮食失调有关，多见于接受胰岛素强化治疗者。②过敏反应：注射部位瘙痒，继而出现荨麻疹样皮疹，但全身性荨麻疹少见。③脂肪营养不良：注射部位皮下脂肪萎缩或硬结。

**5. 注射胰岛素注意事项**　是本病护理重点。

（1）严密观察胰岛素并发症：如低血糖、过敏反应等。

（2）谨慎抽吸胰岛素：①抽吸胰岛素时，一定要了解所用的胰岛素注射液规格，特别注意每毫升胰岛素的含量，以免因为抽吸剂量错误导致病人高血糖或者低血糖。②抽吸胰岛素常用1ml注射器，保证剂量准确。③先抽短效，后抽中、长效。④抽吸混悬液体胰岛素（乳白色）前，要将药液摇匀，以免药液浓度误差，导致剂量不准。⑤不能将瓶装的胰岛素抽到胰岛素笔芯中使用。

（3）注射胰岛素方法：①准时、准量注射胰岛素。②注射前摇匀药液。③避开硬结注射。④皮下注射胰岛素时，一般选用上臂、大腿、腹壁、臀部等部位注射（图7-7-6）。⑤因胰岛素在不同部位吸收速率不同，腹壁>上臂>大腿>臀部，随意乱选部位注射易使血糖波动。所以，每次注射需更换注射部位，但相对固定，先左右上臂轮流注射一段时间后，再左右大腿轮流注射，以此类推。⑥同一区域注射，必须距离上一次注射部位的针眼2cm以上。⑦注射后在注射局部停留6秒钟后，再拔针。

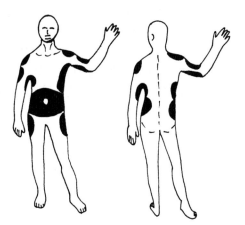

图7-7-6 胰岛素注射部位示意图

（4）胰岛素存放注意事项：①胰岛素适合保存在冰箱的冷藏室内，禁止冷冻，也可在室温（<25℃）下放置1个月。②避免胰岛素周围温度过高或过低，避免剧烈晃动，避免太阳直晒药液。③为防止注射部位脂肪萎缩，注射前需提前从冰箱中取出药液，待药液恢复至室温后再注射。④注意胰岛素的有效期。

（5）观察胰岛素质量：①正规胰岛素等胰岛素制剂为无色、澄清溶液，一旦浑浊或液体变黄就不能使用。②中、长效胰岛素或预混胰岛素等胰岛素制剂一般呈乳白色混悬液，一旦出现团块状沉淀物，且不能摇匀，则不能使用。

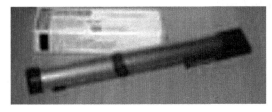

图7-7-7 胰岛素笔

（6）胰岛素笔的使用：胰岛素笔是一种形如钢笔的专用注射装置（图7-7-7）。①不同胰岛素注射笔需与相应的胰岛素笔芯相配，同一位病人使用两种胰岛素时，每种胰岛素应配一支笔，不宜共用。②胰岛素笔使用、保存方法同普通胰岛素。③用胰岛素笔时要用75%乙醇溶液消毒皮肤、待干后注射，但不能用酒精擦拭注射针头。④注射前要充分摇匀药液。⑤外出时要随身携带胰岛素笔，不能放行李托运。

▲实训7-7-9参见《内科护理实训指导》

（七）基于肠促胰素的降糖药治疗

现已开发出的肠促胰素降糖药有GLP-1受体激动剂、DPP-IV抑制剂。

**1. GLP-1受体激动剂** GLP-1由肠道L细胞分泌，刺激胰岛β细胞合成、释放胰岛素，抑制胰高血糖素分泌。①常用制剂：艾塞那肽、利拉鲁肽。②禁忌证或不适应证：有胰腺炎病史者禁用。糖尿病酮症酸中毒、T1DM不宜用。③注射时间：艾塞那肽于早餐、晚餐前60分钟内皮下注射，每日2次；利拉鲁肽于每日相对固定的1个时间皮下注射，每日1次。

**2. DPP-IV抑制剂** 抑制DPP-IV活性，从而减少GLP-1的降解，提高内源性GLP-1水平。①常用制剂及用法：西格列汀、沙格列汀。②禁忌证或不适应证：禁用于孕妇、儿童、DPP-IV抑制剂过敏者。不推荐用于重度肝肾功能不全、糖尿病酮症酸中毒、T1DM病人。③用药时间及用法：西格列汀、沙格列汀都是每日口服1次。

（八）并发症治疗

**1. 糖尿病酮症酸中毒抢救** 是本病护理重点。抢救原则：尽快补液，纠正失水，先快后慢，先盐后糖。

（1）快速补液：是抢救的关键环节，因为组织灌注改善后胰岛素才能发挥生物效应。立即建立两条静脉通道：保证生理盐水及小剂量胰岛素快速输入。输液速度宜先快后慢；2小时内输入生理盐水 1000~2000ml。4 小时内输入病人失水量的 1/3 液体。24 小时内输入已失水量和部分继续失水量,一般 4000~6000ml。

(2)小剂量胰岛素应用:①小剂量持续静脉滴注正规胰岛素[0.1U/(kg·h)],每 1~2 小时复查血糖,依据血糖调整胰岛素剂量。②待血糖降至 13.9mmol/L 时开始输入 5% 葡萄糖溶液,按照 2~4g 葡萄糖加 1U 正规胰岛素持续静脉滴注,每 4~6 小时复查血糖,依据血糖调整胰岛素剂量,至血尿酮体消失。③从静脉滴注胰岛素过渡到每 4~6 小时皮下注射胰岛素,再逐渐恢复平时治疗。

(3)纠正电解质及酸碱平衡失调:①纠酸:轻症病人经输液和应用胰岛素后,酸中毒可逐渐纠正,不必补碱。严重酸中毒(血 pH<7.1 时),应予小剂量的碳酸氢钠静脉滴注。②补钾:糖尿病酮症酸中毒病人体内都有不同程度缺钾,对有尿的病人,只要血钾不高于正常范围,治疗开始即应补钾。补钾过程中需定时监测血钾水平,并结合心电图、尿量,调整补钾量和速度。

(4)处理诱因:了解病人是否按医嘱用药,近期饮食情况,有无劳累、感染或发生其他疾病等。指导病人注意防范诱因,提高治疗依从性。

(5)防治并发症:积极抗感染,纠正脱水,预防休克、脑水肿、肾衰竭、心力衰竭等并发症。

(6)密切观察病情变化:①观察快速补液时心功能情况,遵医嘱随时调整用药剂量。②监测生命体征及神志变化,尤其注意血压、体温、呼吸及呼吸气味。③观察尿量的变化,记录 24 小时出入液量。④及时采血送检,严密监测血糖、尿糖,血酮、尿酮、电解质、肾功能和血气分析结果。

(7)加强基础护理:给予病人卧床休息、吸氧、吸痰、保暖、口腔护理、防止压疮。预防呼吸系统、泌尿系统感染,防止血栓性静脉炎及肌肉萎缩,防止病人坠床。

▲实训 7-7-10 参见《内科护理实训指导》

**2. 高渗高血糖综合征抢救** 与 DKA 治疗相似,但需注意以下问题:

(1)高渗高血糖综合征多为老年人:往往有多脏器损害,很难保证快速补液等治疗及时落实,且高血糖高渗环境又进一步加重老年人心、脑、肾血管病变,使病情危重、复杂多样、死亡率极高、护理难度较大。

(2)高渗高血糖综合征脱水较 DKA 更为严重:24 小时内需输注生理盐水量达 6000~10000ml,合理的输液速度尤为重要。

(3)开始输注葡萄糖时间:待血糖降至 16.7mmol/L 时开始输入 5% 葡萄糖溶液,按照 2~4g 葡萄糖加 1U 正规胰岛素持续静脉滴注。

(4)护理人员必须具有全面的护理知识:才能及时识别、发现病人病情变化,做到综合护理。既考虑到各种疾病的专科护理,又要把握众多护理之中的重点护理,如伴心衰时,要根据血流动力学监测、指导快速补液等。

**3. 糖尿病慢性并发症治疗** ①首先全面控制危险因素,如降低血糖、控制高血压、纠正脂代谢紊乱、抗血小板聚集、控制体重、戒烟等。②然后对症治疗。

☞考点:(1)糖尿病综合管理:糖尿病教育、饮食治疗、运动治疗、血糖监测、药物治疗。①主、副食数量基本固定。②严格控制总入量。③忌食糖类食品。根据血糖、体重及时调整饮食量。④注意饮食与降糖药物、运动之间的时间关系。不要空腹运动。⑤糖尿病病人血糖监测以自我监测为主。

(2)口服降糖药:①磺脲类:一般于餐前半小时服用,最常见的严重副作用是低血糖。②双胍类:餐中、餐后服药。③噻唑烷二酮类:早晨空腹服用。④α 葡萄糖苷酶抑制剂:与第一口食物同时嚼服。

(3)胰岛素制剂分类:动物胰岛素、人胰岛素、胰岛素类似物;①胰岛素分:短效、中效、长效、预混胰岛素。②胰岛素类似物分:速效、长效、预混胰岛素类似物。③注射胰岛素注意事项。

(4)糖尿病酮症酸中毒抢救:快速补液是关键环节,同时小剂量持续静脉滴注正规胰岛素。

【情境 33 医嘱示例】

### 长期医嘱单

| 姓名 | 李× | 入院日期 | 2009.1.2 | 病区 | 内分泌科 | 床号 | 29 | 住院号 | 0910 |
|---|---|---|---|---|---|---|---|---|---|

| 起始日期 | 时间 | 医嘱 | | | 医师签名 | 停止日期 | 停止时间 | 医师签名 | 录入者 |
|---|---|---|---|---|---|---|---|---|---|
| 2009.1.2 | 10:30 | 内科护理常规 | | | H | | | | C |
| 2009.1.2 | 10:30 | 一级护理 | | | H | | | | C |
| 2009.1.2 | 10:30 | 病重 | | | H | | | | C |
| 2009.1.2 | 10:30 | 糖尿病饮食 | | | H | | | | C |
| 2009.1.3 | 6:30 | 诺和锐 特充 早餐前 | 16IU 10min | H qd | D | | | | X |
| 2009.1.3 | 6:30 | 诺和锐 特充 中餐前 | 14IU 10min | H qd | D | | | | X |
| 2009.1.3 | 6:30 | 诺和锐 特充 晚餐前 | 16IU 10min | H qd | D | | | | X |
| 2009.1.3 | 6:30 | 甘精胰岛素 | 16IU | H qd | D | | | | X |
| …… | …… | …… | | | | | | | |

录入长期护理单并执行

录入长期注射治疗单并执行

### 短期医嘱单

| 姓名 | 李× | 入院日期 | 2009.1.2 | 病区 | 内分泌科 | 床号 | 29 | 住院号 | 0910 |
|---|---|---|---|---|---|---|---|---|---|

| 起始日期 | 时间 | 医嘱 | | | 医师签名 | 执行时间 | 执行者 | 录入者 |
|---|---|---|---|---|---|---|---|---|
| 2009.1.2 | 10:30 | 尿常规 | | | H | | | C |
| 2009.1.2 | 10:30 | 大便常规+OB | | | H | | | C |
| 2009.1.2 | 10:30 | 血常规 | | | H | | | C |
| 2009.1.2 | 10:30 | 血糖 | | 急 | H | | | C |
| 2009.1.2 | 10:30 | 血常规 | | 急 | H | | | C |
| 2009.1.2 | 10:30 | 血酮体 | | 急 | H | | | C |
| 2009.1.2 | 10:30 | 血气分析 | | 急 | H | | | C |
| 2009.1.2 | 10:30 | 肾功能 | | 急 | H | | | C |
| 2009.1.2 | 10:30 | 肝功能 | | 急 | H | | | C |
| 2009.1.2 | 10:30 | 血电解质 | | 急 | H | | | C |
| 2009.1.2 | 10:30 | 0.9%NS | 1000ml | ivgtt st | H | 10:30 | W | C |
| | | RI | 10IU | 120滴/分 | | | | |
| | | 10%KCl | 10ml | | | | | |
| 2009.1.2 | 12:30 | 血糖 | | 急 | L | | | Q |
| 2009.1.2 | 12:30 | 血电解质 | | 急 | L | | | Q |
| 2009.1.2 | 12:30 | 0.9%NS | 500ml | ivgtt st | L | 12:30 | A | Q |
| | | RI | 10IU | 60滴/分 | | | | |
| | | 10%KCl | 10ml | | | | | |
| 2009.1.2 | 14:30 | 血糖 | | 急 | L | | | Q |
| 2009.1.2 | 14:30 | 血电解质 | | 急 | L | | | Q |
| 2009.1.2 | 14:30 | 0.9%NS | 2000ml | ivgtt st | L | 14:30 | A | Q |
| | | RI | 50IU | 50滴/分 | | | | |
| | | 10%KCl | 40ml | | | | | |
| 2009.1.2 | 20:30 | 血糖 | | 急 | L | | | Q |
| 2009.1.2 | 20:30 | 血电解质 | | 急 | L | | | Q |
| 2009.1.3 | 0:30 | 5%GS | 1000ml | ivgtt st | A | 0:30 | T | D |
| | | RI | 20IU | 50滴/分 | | | | |
| | | 10%KCl | 10ml | | | | | |

次日早晨留取标本,送检查

立即留取标本,安排送检查

执行者核对治疗卡并执行

立即留取标本,安排送检查

执行者核对治疗卡并执行

立即留取标本,安排送检查

执行者核对治疗卡并执行

立即留取标本,安排送检查

执行者核对治疗卡并执行

| 姓名 | 李× | 入院日期 | 2009.1.2 | 病区 | 内分泌科 | 床号 | 29 | 住院号 | 0910 |
|---|---|---|---|---|---|---|---|---|---|

| 起始日期 | 时间 | 医嘱 | 医师签名 | 执行时间 | 执行者 | 录入者 |
|---|---|---|---|---|---|---|
| 2009.1.3 | 0:30 | 血糖　　　　　　　　　　急 | A | | | D |
| 2009.1.3 | 0:30 | 血电解质　　　　　　　　急 | A | | | D |
| 2009.1.3 | 0:30 | 血酮体　　　　　　　　　急 | A | | | D |
| 2009.1.3 | 6:30 | 血糖　　　　　　　　　　急 | A | | | D |
| 2009.1.3 | 6:30 | 血电解质　　　　　　　　急 | A | | | D |
| …… | …… | …… | | | | |
| 2009.1.25 | 9:00 | 出院 | L | 9:00 | A | Q |

立即留取标本，安排送检查

◆通知相关部门
◆出院指导
◆办理出院手续

【备注】　①诺和锐特充：是胰岛素类似物，含有 100% 速效门冬胰岛素。与人胰岛素(诺和灵 R)相比，皮下吸收速度更快。②甘精胰岛素：是胰岛素类似物，属于长效胰岛素。

# 七、其他护理

**1. 低血糖护理**　是本病护理重点。

（1）低血糖反应：主要与降糖药，尤其是胰岛素、磺脲类药物用量过大、进食过少、用降糖药期间运动过度有关。表现为血糖低于 2.8mmol/L，伴有心悸、出冷汗、饥饿、颤抖、头晕、面色苍白、四肢无力等，严重时神志改变、认知障碍、昏迷、死亡。

（2）低血糖处理：发现低血糖要立即补充糖，迅速解除脑细胞缺糖情况，防止脑损伤。可立即给予口服、口含糖类物质，如方糖、饼干、果饮、含糖饮料等，病情严重时立即给予静脉注射 50% 葡萄糖 40~60ml。若用糖 1 分钟后低血糖症状仍不缓解，要立即送医院治疗。

（3）低血糖预防：①用降糖药（包括胰岛素）时，要按时按量进食。降糖药与进餐配套规律使用。②不空腹运动。运动时要随身备糖类物质。运动量明显增大时，要适当减少降糖药用量，或增加食物摄入。③胰岛素注射部位相对固定，保持胰岛素吸收速率相对稳定。④若清晨血糖升高，要警惕"Somogyi 效应"，可于凌晨 2~3 点钟加测血糖，为诊断提供依据。

▲实训 7-7-11 参见《内科护理实训指导》

**2. 糖尿病足护理**

（1）勤检查：每日检查双足至少一次：观察足部皮肤颜色、温度改变，足背动脉搏动情况，做足部感觉测试，注意检查趾甲、趾间、足底部皮肤有无异常改变，是否有水泡、裂口等。根据 Wagner 分级标准（表 7-7-7），评估患者足部情况。

（2）保清洁：每日用中性肥皂和温水清洁足部，水温与体温相近为宜，洗净后用软毛巾吸干趾缝间水分，使足部清爽、干燥。

（3）善保养：①鞋袜要合适。穿平软、宽松、透气鞋

表 7-7-7　糖尿病足的 Wagner 分级

| 分级 | 临床表现 |
|---|---|
| 0 级 | 有发生足溃疡的危险因素，目前无溃疡 |
| 1 级 | 表面溃疡，临床上无感染 |
| 2 级 | 较深的溃疡，常合并软组织炎，无脓肿或骨的感染 |
| 3 级 | 深度感染，伴有骨组织病变或脓肿 |
| 4 级 | 局限性坏疽（趾、足跟或前足背） |
| 5 级 | 全足坏疽 |

袜，勤换洗，避免潮湿。穿鞋前注意检查鞋内有无尖硬异物。也可采用特制鞋垫减少局部突出部位受压。②避免足部受压、损伤、继发感染。若足部干裂可用保护性油膏。③趾甲勿过长过短，要注意随时修剪，修剪时勿伤及皮肉，以趾甲与脚趾平齐为宜。④因糖尿病足病人的足部感觉障碍，所以，尽量不用热水袋、冰袋、电热毯、烤灯等，谨防烫伤、冻伤。

（4）治外伤：及时到医院处理足部疾患，不擅自用化学药消除鸡眼或胼胝。即使微小伤口也不可大意，不可随意处理，勿乱涂外用药，以免耽误治疗。在治疗外伤的同时还要注意及时纠正高血糖，控制高血糖是治疗糖尿病外伤的基础。

（5）促循环：如散步、足部保暖、轻轻按摩足部等。尽量不在下肢进行输液。鼓励病人戒烟。

▲实训 7-7-12 参见《内科护理实训指导》

3. 心理护理　向病人及家属介绍糖尿病知识，鼓励病人参加糖尿病教育活动，使病人认识到积极配合治疗不仅有助于减少或延缓并发症的发生，还可以正常学习、工作和生活，消除病人的焦虑心理，帮助病人树立战胜疾病的信心。鼓励病人家属理解糖尿病人，给予病人更多的关心和照顾，让病人感到社会和家庭的温暖。

☞考点：①低血糖表现为血糖低于 2.8mmol/L，伴有心悸、出冷汗、饥饿、颤抖、头晕、面色苍白、四肢无力等。②发现低血糖要立即补充糖。③预防低血糖：用降糖药时，要按时按量进食。不空腹运动。胰岛素注射部位相对固定。④糖尿病足护理：勤检查、保清洁、善保养、治外伤、促循环。

# 八、 健康教育/出院指导

1. 知识宣传　通过集体教育、小组教育、个人教育等方式讲解糖尿病的基本知识。①告知病人积极配合治疗的重要性，使病人认识到糖尿病是一种终身性疾病，其预后与血糖的控制效果和有无并发症有关。②告知引起糖尿病的常见致病因素。③倡导改变不健康的生活方式，如不吸烟、少饮酒、合理膳食、经常运动、防止肥胖等。④指导病人避免急、慢性并发症的诱因，积极防治并发症，如预防感染、糖尿病足、低血糖等。让病人及家属了解糖尿病酮症酸中毒的表现，以便及时识别，及时抢救。

2. 生活指导　①指导病人合理饮食及适当运动。②鼓励病人以顽强、积极的心态面对疾病，树立战胜疾病的信心。

3. 用药指导　①告知病人积极配合治疗的重要性。②指导病人正确应用口服降糖药，必要时教会病人正确注射胰岛素的技术，并注意药物的不良反应。③教育病人及家属识别低血糖反应，并能立即处理。④提醒病人随身携带识别卡，以便得到及时救治。

4. 自我监测，定期复查　实践证明，自我监测，定期复查有助于长期良好的病情控制，在一定程度上能延缓或预防并发症的发生。

（1）自我监测：教会病人自我监测血糖方法或自我监测尿糖的方法。学会记糖尿病日记（包括时间、血糖、食量、用药、运动、其他疾病等情况）。

（2）定期到医院检查：①每 3~6 个月定期复查糖化血红蛋白，了解糖尿病病情控制程度，以便及时调整治疗方案。②每年 1~2 次全面复查，着重了解血脂水平，心、肾、神经功能和眼底情况，以便尽早预防并发症发生。

☞考点：①宣传教育糖尿病基本知识。②指导病人合理饮食及适当运动的方法。③指导病人口服降糖药、注射胰岛素。正确处理不良反应。④教会病人自我监测血糖、尿糖。

【情境 33 护理工作过程】

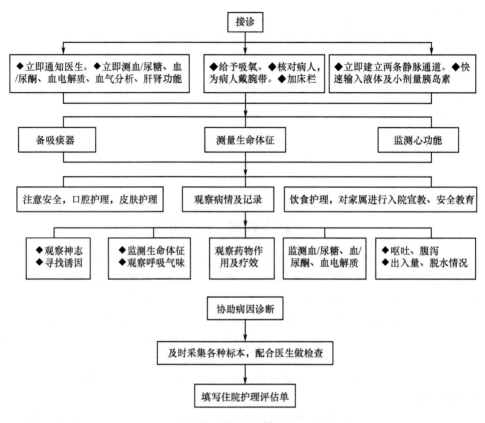

▲入院护理工作过程

接诊

◆立即通知医生。◆立即测血/尿糖、血/尿酮、血电解质、血气分析、肝肾功能

◆给予吸氧。◆核对病人，为病人戴腕带。◆加床栏

◆立即建立两条静脉通道。◆快速输入液体及小剂量胰岛素

备吸痰器

测量生命体征

监测心功能

注意安全，口腔护理，皮肤护理

观察病情及记录

饮食护理，对家属进行入院宣教、安全教育

◆观察神志 ◆寻找诱因

◆监测生命体征 ◆观察呼吸气味

观察药物作用及疗效

监测血/尿糖、血/尿酮、血电解质

◆呕吐、腹泻 ◆出入量、脱水情况

协助病因诊断

及时采集各种标本，配合医生做检查

填写住院护理评估单

▲住院护理工作过程

加强巡视，观察生命体征、神志、尿量（出入量）、脱水情况，尤其要注意饮食、活动情况，注意有无心衰情况，注意血尿糖、血尿酮情况→执行医嘱，按时、按量给予降糖药物、对症用药→按时按量给予糖尿病饮食→加强口腔、皮肤、呼吸道、尿道等部位护理→注意安全护理→病人神志清楚后进行心理安慰、健康教育（包括饮食、运动、用药、监测等内容）→酌情填写护理记录单

▲出院护理工作过程

处理出院医嘱，撤销单据及卡片，整理出院病历，做好出院登记→指导病人避免糖尿病酮症酸中毒诱因，指导休息，糖尿病饮食，自我监测血糖、体重，定期复查血糖、血脂等→注意有无急慢性并发症，警惕及处理低血糖，防治糖尿病足→积极接受糖尿病知识教育→听取病人意见和建议，协助备好出院带药，交代遵医嘱用药，教会正确使用降糖药（口服降糖药、注射胰岛素）等→协助办理出院手续→护送病人出院→通知护工、膳食科→常规清洁消毒床单位→填写出院护理记录

# 九、小　结

▲糖尿病是一组以血糖增高为特征的代谢性疾病，是由于胰岛素分泌和（或）作用缺陷所引起。

▲本病临床特征为"三多一少"（多尿、多饮、多食，消瘦乏力）。有糖、蛋白质、脂肪代谢紊乱和水、电解质、酸碱平衡紊乱。

▲可有急性、慢性、感染等并发症。①最严重的急性并发症是糖尿病酮症酸中毒、高渗高血糖综合征。②慢性并发症有心、脑、肾、眼、足、神经病变。③心血管病变是 T2DM 的主要死因，糖尿病肾病是 T1DM 的主要死因。④低血糖是最易忽视的严重并发症。

▲血糖升高是诊断糖尿病的主要依据。

▲治疗护理要点:饮食治疗、运动治疗、药物治疗、糖尿病监测、糖尿病教育同时进行。糖尿病教育、饮食治疗、运动治疗是重要的基础管理措施。按时、按量给予药物治疗(口服降糖药、注射胰岛素)是治疗的关键。

# 十、疾病鉴别

1型糖尿病与2型糖尿病对比见表7-7-8。

**表7-7-8  1型糖尿病与2型糖尿病对比**

| 项目 | 1型糖尿病 | 2型糖尿病 |
|---|---|---|
| 传统名称 | 胰岛素依赖型 | 非胰岛素依赖型 |
| 病因 | 主要与遗传、环境、自身免疫因素有关 | 主要与遗传、环境有关 |
| 发病机制 | 自身免疫反应导致胰岛 β 细胞受损 | 胰岛素抵抗和胰岛 β 细胞功能缺陷 |
| 易患人群 | 多见于儿童、年轻人 | 多见于40岁以上人群 |
| 常见体型 | 消瘦 | 超重、肥胖 |
| 主要症状 | 典型"三多一少" | "三多一少"不典型 |
| 主要并发症 | 糖尿病酮症酸中毒 | 高渗高血糖综合征 |
| 主要死因 | 糖尿病肾病 | 心、脑血管疾病 |
| 胰岛素分泌 | 分泌绝对不足 | 分泌相对不足 |
| 对胰岛素 | 依赖 | 不依赖 |
| 治疗 | 胰岛素治疗为主 | 口服降糖药治疗为主 |

糖尿病酮症酸中毒与高渗高血糖综合征比较见表7-7-9。

**表7-7-9  糖尿病酮症酸中毒与高渗高血糖综合征比较**

| 项目 | 糖尿病酮症酸中毒 | 高渗高血糖综合征 |
|---|---|---|
| 年龄 | 青少年 | 中老年 |
| 糖尿病类型 | 1型糖尿病 | 2型糖尿病 |
| 血糖 | 16.7~33.3mmol/L | >33.3mmol/L |
| 酮体 | 强阳性 | 阴性 |
| pH 值 | 低 | 正常 |
| 血浆渗透压 | 正常或稍高 | 显著升高 |
| 呼吸 | 呼吸深大,可闻及烂苹果味 | 无特殊 |

## 第8节  高尿酸血症与痛风病人的护理

高尿酸血症(hyperuricemia)与痛风(gout)是嘌呤代谢障碍、血尿酸增高引起组织损伤的代谢性疾病。仅有高血尿酸血症不能称之为痛风。高尿酸血症病人可以发展为痛风。临床上常将高尿酸血症与痛风分为原发性和继发性两类:①原发性:由先天性嘌呤代谢异常所致,可能与胰岛素抵抗有关,此类高尿酸血症病人常伴有代谢综合征。②继发性:常与某些疾病或药物有关。

☞考点:高尿酸血症、痛风的概念。

# 一、 病因与发病机制

**（一）病因**

①尿酸排泄减少：常由肾脏疾病所致。②尿酸生成增多：主要由酶缺陷所致。此外，还见于骨髓增生性疾病等。

**（二）诱因**

痛风急性发作的常见诱因：创伤、手术、感染、受凉、劳累、饮酒、高蛋白高嘌呤饮食、噻嗪类利尿剂、阿司匹林等药物。

**（三）发病机制**

在酸性环境下尿酸可析出结晶沉积在组织里，引起组织病理改变，如痛风性关节炎、痛风性肾病、痛风石（图 7-8-1）等。其中痛风性关节炎最常见，以痛风石沉积在关节软骨、滑膜、肌腱和软组织中导致关节慢性炎症为特征，即关节腔炎症。见图 7-8-2。

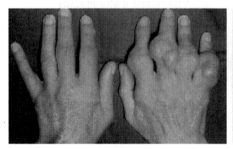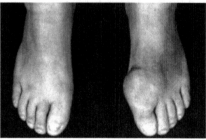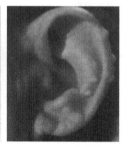

图 7-8-1 痛风石沉积在手、足、耳郭

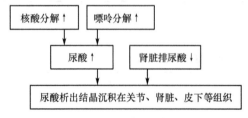

图 7-8-2 痛风的发病机制

☞考点：①核酸、嘌呤分解代谢增强使尿酸增多。②尿酸盐结晶沉积于组织，以痛风性关节炎最常见。③痛风急性发作的常见诱因。

# 二、 临床表现

多见于 40 岁以上的男性，女性多在更年期后发病，常有家族遗传史。常表现为四期：

**1. 无症状期** 仅有波动性或持续性高尿酸血症。随高尿酸血症水平的增高和持续时间延长，痛风的发病率增加。

**2. 急性关节炎期** ①多在午夜或清晨突然发生关节剧痛，以单侧拇趾及第 1 跖趾关节红、肿、热、痛和功能障碍最常见（图 7-8-3），随后踝、膝、腕、指、肘关节受累。用秋水仙碱治疗后，关节症状能迅速缓解。②可伴有发热、高尿酸血症。③发作呈自限性，常于数日内自行缓解，受累关节局部皮肤出现脱屑和瘙痒。

**3. 慢性关节炎期** ①痛风石：呈黄白色大小不一的赘生物，表皮菲薄，破溃后排出白色粉状或糊状物，经久不愈，但很少感染。②痛风石沉积部位：常沉积在耳郭、跖趾、指间和掌指关节等处。③破坏关节：随着关节内痛风石增多，可造成关节破坏、周围组织纤维化，表现为关节肿痛、畸形、功能障碍。

**4. 肾脏病变** 痛风病人约 1/3 有肾脏损害。

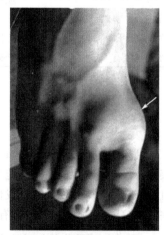

图 7-8-3 大拇跖趾关节肿胀

（1）痛风性肾病：早期可有蛋白尿、血尿、肾浓缩功能受损。晚期可发展为慢性肾功能不全。少数病人发生急性肾衰竭，与大量尿酸盐结晶堵塞肾小管、肾盂甚至输尿管有关。

（2）尿酸性肾石病：部分病人以肾结石为首发病变，结石较大者可发生肾绞痛、血尿、肾积水、肾盂肾炎等。

☞考点：①急性期以单侧拇趾及第1跖趾关节红、肿、热、痛和功能障碍最常见。②痛风石可造成关节肿痛、畸形、功能障碍。③可有肾脏损害。④急性关节炎期用秋水仙碱试验治疗后，关节症状能迅速缓解。

## 三、辅助检查

**1. 血尿酸、尿尿酸测定** 均增高。血尿酸增高又称为高尿酸血症。

**2. 关节液或痛风石内容物检查** 均可见尿酸盐结晶。关节镜检查见尿酸盐结晶是确诊的依据。

**3. 其他检查** X线、CT、MRI、关节镜等检查有助于发现：①骨、关节的相关病变：X线检查可发现慢性关节炎的受累关节软骨缘有尿酸盐侵蚀骨质所致骨破坏及虫蚀样改变（圆形或不整齐穿凿样透亮缺损），见图7-8-4。②尿酸性尿路结石。

☞考点：①痛风病人血尿酸、尿尿酸增高。②影像学检查有助于发现骨、关节的相关病变及尿路结石。③关节镜检查见尿酸盐结晶是确诊的依据。

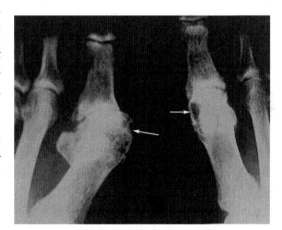
图 7-8-4 痛风病人手指虫蚀样改变

## 四、诊断要点

**1. 高尿酸血症** 血尿酸增高。

**2. 痛风** ①典型临床表现，伴有高尿酸血症。②关节液或痛风石内容物检查、X线检查证实。③秋水仙碱试验治疗有效。

## 五、护理问题

1. 疼痛：关节痛 与尿酸盐结晶沉积在关节引起炎症反应有关。

2. 躯体活动障碍 与关节受累、关节畸形有关。

3. 潜在并发症：肾衰竭。

## 六、治疗及其相关护理

**1. 急性关节炎期治疗** 主要治疗目的是迅速终止发作。

（1）常用制剂：①秋水仙碱：是治疗急性发作的特效药。用药越早效果越好，急性关节炎期90%的病人口服秋水仙碱后48小时内关节疼痛缓解。②非甾体类消炎药：是急性发作的一线用药。③糖皮质激素：起效快、缓解率高，但停药后容易症状"反跳"。常用于上述药物无效或不能使用时。

（2）用药注意事项：①秋水仙碱：毒性较大，有恶心、呕吐、腹痛、腹泻等胃肠道反应，长期应用可引起骨髓抑制、肝细胞损害、粒细胞减少。要严密观察用药后不良反应，餐后服药，必要时遵医嘱改为静脉用药。静脉用药切勿外渗，以免造成组织坏死。治疗无效时，不可再重复用该药。②非甾体类消炎药：主要不良反应是胃肠道刺激，应餐后服用，有活动性消化性溃疡者禁用。

**2. 发作间隙期和慢性期治疗** 主要治疗目的是控制高尿酸血症，预防尿酸盐结晶沉积，防止痛风石形成和肾功能损害。

（1）常用制剂：①排尿酸药：常用苯溴马隆、丙磺舒等药。适合肾功能良好者。抑制近端肾小管对尿酸盐的重吸收,从而增加尿酸的排泄。②抑制尿酸生成药物:常用别嘌呤醇等药。通过抑制黄嘌呤氧化酶,使尿酸的生成减少。适用于尿酸生成过多或不适合使用排尿酸药物者。③碱性药物:常用碳酸氢钠等药。通过碱化尿液,使尿酸不易在尿中积聚形成结晶,以便排出。

(2)用药注意事项:①排尿酸药、抑制尿酸生成药物均应在急性发作缓解2周后小剂量开始,逐渐加量,达到最小有效剂量后终身维持。②用排尿酸药期间要多饮水,同时用碳酸氢钠,碱化尿液,促进尿酸排泄。③内生肌酐清除率<30ml/min时,用排尿酸药无效。④已有尿酸盐结石形成,或排出尿酸盐>600mg/d时不宜使用排尿酸药。⑤别嘌呤醇不良反应有胃肠道刺激、皮疹、发热、肝损害、骨髓抑制等,用药期间要严密观察。⑥慎用抑制尿酸排泄的药,如噻嗪类利尿剂等。

☞考点:①急性发作治疗:秋水仙碱是治疗急性发作的特效药。非甾体类消炎药是急性发作的一线用药。糖皮质激素起效快、缓解率高。②慢性期治疗:用排尿酸药期间要多饮水,同时用碳酸氢钠。别嘌呤醇能抑制尿酸生成。

# 七、其他护理

**1. 指导休息**

(1)急性期:绝对卧床,抬高患肢,保持功能位,避免肢体负重。局部制动,直至关节症状缓解后72小时开始恢复活动。

(2)慢性期:①控制诱发因素。②加强功能锻炼,避免过度疲劳。若运动后关节疼痛超过1~2小时,应暂停此项运动。经常改变姿势,使受累关节舒适。③活动时尽量用大肌群,如能用肩负重就不用手提,能用手臂就不用手指等。④不长时间持续干重体力工作,交替完成轻、重不同的工作。⑤若关节肿痛,尽量避免其活动。

(3)居住环境:干燥、通风、防潮湿、避寒冷。

(4)适当活动:鼓励病人多到户外活动,呼吸新鲜空气。

**2. 饮食、排便护理** 是本病护理重点。

(1)饮食:清淡、易消化,避免辛辣、刺激、酸性食物。

(2)多饮水:急性期每日饮水2000ml以上,有助于尿酸排泄。最好饮用矿泉水,碱化尿液,更能促进尿酸排泄。

(3)戒酒:饮酒易使体内乳酸堆积,乳酸对尿酸的排泄有竞争性抑制作用,故本病应戒酒,尤其不能饮用啤酒,因啤酒是高嘌呤饮料。

(4)严格限制高嘌呤饮食:少吃肝、肾、心等动物内脏,少吃鱼类、虾类、蟹类等海产品,少吃肉类、豆类、银耳、香菇、花生、芝麻、菠菜等食物,少吃火锅。避免饮浓茶、咖啡。蛋白质食物控制在1g/(kg·d)左右。

(5)控制饮食总热量:痛风与代谢综合征有关,控制饮食总热量能避免体重增加。每天热量应限制在1200~1500kcal/d,其中碳水化合物占总热量的50%~60%,脂肪摄入应限制在<50g/d。

(6)进食碱性食物:如牛奶、鸡蛋、马铃薯、蔬菜、柑橘类水果等。

(7)注意烹调方法:如将肉食先煮,弃汤后再行烹调,可大大减少肉中嘌呤含量。此外,辣椒、咖喱、胡椒、芥末、生姜等食品调料,均能诱使痛风急性发作,应尽量避免食用。

(8)进食富含纤维素饮食:保持大便通畅。

**3. 观察病情** ①了解有无劳累、寒冷、潮湿、紧张、饮酒、暴饮暴食、外伤等诱发因素。②观察关节疼痛的部位、性质、时间,受累关节有无红、肿、热和功能障碍。注意有无痛风石的体征。③观察病人的体温变化。④记录出入量,注意尿量情况。⑤监测血、尿尿酸水平,尤其放疗、化疗时更应密切关注血尿尿酸情况,及时了解肾功能情况,警惕肾脏并发症。

**4. 对症护理**

（1）关节疼痛护理：是本病护理重点。①手、腕或肘关节受累时，为减轻关节疼痛，可用夹板固定制动，也可在发病24小时内使用冰敷或25%硫酸镁溶液湿敷，减少局部炎性渗出，减轻关节肿胀和疼痛。②发病24小时后可使用热敷，促进局部渗出物的吸收。③尽量使用大肌群，避免手指等小肌群受累。④避免长时间进行重体力劳动。⑤经常改变姿势，保持关节舒适。⑥若运动后关节疼痛超过1~2小时，应暂停此项活动。

（2）其他对症护理：①痛风石严重时皮肤发生溃破，要注意保持患部清洁，避免发生感染。②劳累、饥饿时脂肪"燃烧"产生的酮体阻碍血尿酸的排泄，所以，要提醒病人避免劳累、饥饿。

**5. 心理护理** 由于本病发病急，同时伴有剧烈疼痛，活动受限，病人常焦虑不安。护理人员要注意服务态度，主动询问病人疼痛部位及程度，为病人创造一个良好的休息环境。

☞考点：①急性期绝对卧床，抬高患肢，局部制动。发病24小时内使用冰敷，发病24小时后可使用热敷。②急性期每日饮水2000ml以上。控制饮食总热量，避免体重增加，严格限制高嘌呤食物，进食碱性食物。戒烟，尤其不能饮用啤酒，少吃火锅。

## 八、 健康教育/出院指导

**1. 知识宣传** 向病人介绍本病基本知识，使其知道本病虽然是终身疾病，但经积极治疗后，病人仍可维持正常生活和工作。

**2. 生活指导** ①指导病人保持愉悦心情，避免紧张情绪，规律生活。②避免本病诱发因素。③告诉病人饮食护理的重要性：指导病人进食低嘌呤碱性饮食，避免高嘌呤、高蛋白食物，忌饮酒，多饮水。肥胖者应控制体重。④指导病人适度运动、保护关节。

**3. 用药指导** 指导病人遵医嘱应用排尿酸药和别嘌呤醇，并告之病人注意药物不良反应。鼓励病人主动配合治疗，控制糖尿病、动脉粥样硬化、冠心病、高血压、体重超重等代谢综合征相关因素。

**4. 定期复查** 嘱病人定期复查血尿酸、肾功能等。注意自我观察，发现异常及时就诊。

☞考点：指导病人适当运动、饮食，遵医嘱用药，密切观察血尿酸、肾功能等。

## 九、 小 结

▲血尿酸增高是嘌呤代谢障碍所致。①痛风：有临床表现和血尿酸增高。②高血尿酸血症：仅有血尿酸增高。

▲痛风临床表现与嘌呤分解使尿酸增多、尿酸盐结晶沉积在组织内有关。主要表现为：急性关节炎（首先单侧拇趾及第1跖趾关节病变）、痛风石、关节畸形、慢性间质性肾炎、尿酸性尿路结石等。秋水仙碱试验治疗有效。

▲主要治疗：①秋水仙碱、非甾体类消炎药、糖皮质激素：能缓解急性症状。②丙磺舒：是排尿酸药。③别嘌呤醇：能抑制尿酸生成。

▲护理重点是：①饮食：多饮水，可食碱性食物，控制热量摄入，禁食高嘌呤食物。②急性期抬高患肢、制动。发病24小时内冰敷、24小时后热敷。

（王凤华）

## 第9节　内分泌与代谢疾病常见临床表现综合归纳（自学）

## 一、 激素与身体外形改变

激素与身体外形改变汇总见表7-1-6。

## 二、 肥胖、消瘦

肥胖、消瘦与疾病的关系见表 7-9-1。

**表 7-9-1 肥胖、消瘦与疾病关系**

| 项目 | 定义 | 分类 | 原因 |
|------|------|------|------|
| 消瘦 | ▲<理想体重10%；<br>▲BMI<18.5 | 单纯性消瘦 | 遗传因素,低热量饮食,运动过度等 |
| | | 继发性消瘦 | 甲状腺功能亢进、糖尿病、肾上腺皮质功能减退症、嗜铬细胞瘤、其他系统疾病如肺结核、多种消化系统疾病、恶性肿瘤等恶病质(严重消瘦者) |
| 肥胖 | ▲>标准体重的20%；<br>▲BMI≥28 | 原发性肥胖 | 遗传因素,高热量、高脂饮食,体力活动少等 |
| | | 继发性肥胖 | 甲状腺功能低下、肾上腺皮质增生、垂体功能不全、代谢综合征(肥胖、高血糖、高血压、高血脂、胰岛素抵抗、微量白蛋白尿、高尿酸血症等) |

(朋彩虹)

# 第8章

# 风湿性疾病病人的护理

**学习目标**

1. 能叙述常见风湿性疾病的病因、发病机制、辅助检查。
2. 能记住常见风湿性疾病的主要临床表现、治疗要点。
3. 能初步做出风湿性疾病的主要医疗诊断,提出主要护理问题。
4. 能对风湿性疾病病人实施基本的护理,能把握主要疾病的最主要的护理措施,进行健康教育。

## 第1节 风湿性疾病基础知识

风湿性疾病(rheumatic diseases)是泛指影响骨、关节及周围软组织的一组疾病。它可以是周身性、系统性的,也可以是局限性的;可以是器质性的,也可以是精神性或功能性的。大多数风湿性疾病与自身免疫性疾病密切相关。

1983年美国风湿病协会将风湿性疾病分为10大类:①弥漫性结缔组织病:如系统性红斑狼疮、类风湿关节炎、干燥综合征等。②与脊柱炎相关的关节炎:如强直性脊柱炎等。③骨关节炎:如原发性和继发性骨关节炎。④感染所致风湿性综合征:如直接感染性关节炎和反应性关节炎。⑤伴风湿病性疾病的代谢和内分泌疾病:如痛风等。⑥肿瘤:包括原发性或继发性肿瘤。⑦神经血管疾病:如神经病变性关节炎、雷诺病等。⑧骨与软骨疾病:如骨质疏松症、骨软化等。⑨关节外疾病:如滑囊炎、椎间盘病等。⑩其他有关节炎表现的疾病:如复发性风湿病、绒毛结节性滑膜炎等。其中弥漫性结缔组织病、与脊柱炎相关的关节炎、伴风湿性疾病的代谢和内分泌疾病和骨与软骨疾病最常见。

## 一、解 剖 结 构

人体的骨骼具有支撑身体的作用,成人有206块骨头。骨与骨之间的间隙一般称之为关节,除了少部分的不动关节可能以软骨连接之外,大部分则以韧带连接。

关节包括关节面、关节囊、关节腔。关节面覆盖一层关节软骨。关节囊外层为纤维层,内层为滑膜。关节周围组织包括肌肉、肌腱、韧带、滑囊等(图8-1-1)。手关节分为远端指间关节、近端指间关节、掌指关节、掌腕关节、腕关节(图8-1-2)

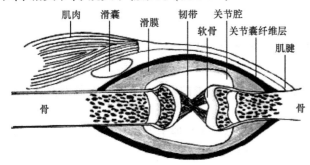

图 8-1-1 关节解剖示意图

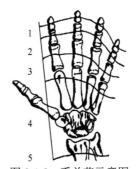

图 8-1-2 手关节示意图
1. 远端指间关节;2. 近端指间关节;3. 掌指关节;4. 掌腕关节;5. 腕关节

## 二、 生理病理要点

风湿性疾病临床表现多样,除骨关节病变外,还常有其他多个组织、脏器受累表现。风湿性疾病的共同临床特点有以下几点。

**1. 慢性病程** 病程漫长,甚至终身不愈。对此类病人进行心理护理和康复指导尤为重要。

**2. 发作与缓解交替出现** 如系统性红斑狼疮、类风湿关节炎等常表现为渐进性的反复发作。因此,不仅要帮助病人减轻发作期症状,而且还要注意指导缓解期病人预防复发。

**3. 同一疾病临床表现个体差异很大** 如类风湿关节炎病人,有的以关节症状为主,有的以多脏器损害为主,有的能自愈,有的反复发作而致残。如系统性红斑狼疮,有的有明显的皮损,有的却无皮肤损害,而是以狼疮性肾炎表现为主。

**4. 有较复杂的生物化学及免疫学变化** 如痛风病人血尿酸增高。类风湿关节炎病人类风湿因子多为阳性。系统性红斑狼疮病人常有抗核抗体阳性、抗双链 DNA 抗体阳性、抗 Sm 抗体、抗磷脂抗体阳性。

**5. 治疗效果个体差异较大,疗程较长** 非甾体类抗炎药、糖皮质激素是治疗风湿性疾病的常用药物,需长期使用,但有一定的副作用,治疗效果个体差异较大。因此,要对病人进行心理护理,提高其用药依从性。指导病人正确用药,注意观察疗效及副作用。

**6. 具有一定的遗传倾向。**

**7. 病变累及多个系统** 包括肌肉、骨骼系统。

## 三、 风湿性疾病病人常见临床表现及护理

**1. 临床表现** 关节疼痛是风湿性疾病最常见的首发症状。几乎所有风湿性疾病均有关节疼痛。①痛风:剧痛难忍,固定于少数关节。②风湿热:呈游走性大关节疼痛。③类风湿性关节炎:活动后疼痛减轻。④骨关节炎:活动后疼痛加重。

**2. 护理措施** 参见本章第 2 节"类风湿关节炎病人的护理"相关内容。

☞考点:①关节疼痛是风湿性疾病最早、最常见的症状,也是关节受累最常见的首发症状。②痛风、风湿热、类风湿性关节炎、骨关节炎关节疼痛特点。

## 第 2 节　类风湿关节炎病人的护理

类风湿关节炎(rheumatoid arthritis,RA)是累及周围关节为主的多系统、炎症性自身免疫性疾病。临床上以对称性小关节畸形为主要特征,是造成我国劳动力丧失及致残的主要病因之一。类风湿关节炎可见于任何年龄,以 35~50 岁为发病高峰。女性多见。

☞考点:①类风湿关节炎是自身免疫性疾病。②对称性小关节畸形为主要特征。

## 一、 病因与发病机制

(一) 病因

**1. 环境因素** 目前认为一些感染因素会影响类风湿关节炎的发生和发展。此外潮湿、寒冷及创伤等也可能与本病发生有关。

**2. 遗传因素** 同卵孪生中类风湿关节炎的发病率远远高于异卵孪生。研究证明某些基因的表达也与类风湿关节炎的免疫学异常有关,说明本病有一定的遗传倾向。

**3. 免疫因素**

(1) 免疫复合物形成:类风湿关节炎病人血清和滑膜组织中存在类风湿因子(RF),它是一种自身抗体,能与免疫球蛋白(IgG)结合形成免疫复合物,经补体激活后诱发炎症,关节滑膜炎是类风湿

关节炎的基本病理改变。

（2）血管翳形成：关节滑膜炎使关节滑膜增厚,形成许多绒毛样突起(血管翳)侵入到软骨和骨质。绒毛具有很强的破坏性,造成关节破坏、关节畸形及功能障碍。

（3）细胞因子增多：T细胞活化增殖,使细胞因子增多,进一步破坏关节软骨和骨,造成关节畸形,C反应蛋白和红细胞沉降率升高。

（4）血管炎：可发生在任何组织的血管,以淋巴细胞浸润、纤维素沉着为主。类风湿结节也是血管炎的一种表现。

（二）诱因

感染、寒冷、潮湿、劳累等。

（二）发病机制

类风湿关节炎的发病机制见图8-2-1。

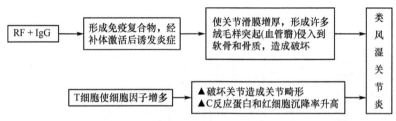

图 8-2-1　类风湿关节炎的发病机制

☞考点：①关节滑膜炎是类风湿关节炎的基本病理改变。②在滑膜炎基础上形成绒毛(血管翳),导致关节破坏、畸形。③常见诱因:感染、寒冷、潮湿、劳累等。

# 二、临 床 表 现

多数类风湿关节炎病人起病隐匿。①先有全身症状,如乏力、全身不适、低热、纳差、体重下降等。②然后出现明显的关节症状:对称性小关节畸形、肿痛、晨僵。

**1. 关节表现**　以手足小关节对称性受累为主,以腕、掌指间、近端指间关节及跖趾关节病变最常见。经治疗后关节滑膜炎症状好转,但关节软骨和骨破坏不可逆,是导致残疾的主要原因。

（1）关节疼痛与肿胀：关节疼痛往往是最早的关节症状。多呈持续性、时轻时重,疼痛的关节往往伴有压痛和肿胀。

（2）晨僵：晨僵是由于静止不动时水肿液沉积于炎性滑膜组织中所致。95%以上的类风湿关节炎病人有晨僵。晨僵在类风湿关节炎中表现最为突出,即晨起或长时间不动后关节僵硬,可持续数小时,活动后方能缓解或消失。晨僵持续时间与关节滑膜炎程度成正比,是观察类风湿关节炎活动的重要指标。

（3）关节畸形与功能障碍：多见于较晚期病人。类风湿关节炎常见的关节畸形有:①近端指间关节肿大呈梭形,称梭状指(图8-2-2)。②近端指间关节过伸,远端指间关节屈曲,形成"鹅颈样"畸形(图8-2-3)。③掌指关节半脱位形成尺侧偏斜(图8-2-4)。各种畸形均可导致不同程度的关节功能障碍。

**2. 关节外表现**

（1）类风湿结节：是本病较常见的关节外表现,与本病活动有关。结节常发生在关节隆突部及受压部位皮肤下,呈对称分布,也可发生在心包、胸膜、心脏、肺脏、脑等器官和组织。结节大小不一,呈圆形或卵圆形,数量不等,触之坚韧,按之不痛,推之不动。

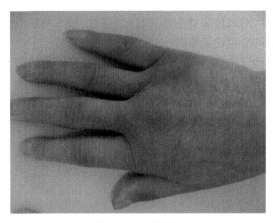

图 8-2-2　梭状指

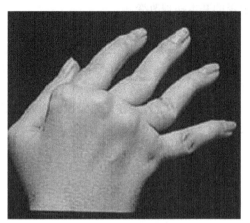

图 8-2-3　"鹅颈样"畸形

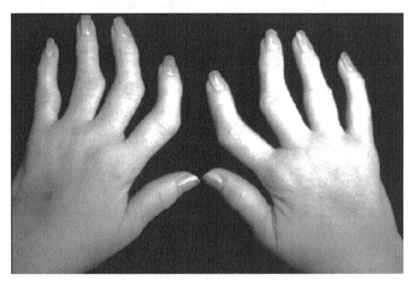

图 8-2-4　尺侧偏向畸形

（2）类风湿血管炎：其典型的病理改变为坏死性血管炎，可累及机体的任何器官和组织，并引起相应的症状，如心包炎、心肌炎、胸膜炎、肺间质纤维化、脑血管意外、周围神经炎、巩膜炎、结膜炎、皮肤溃破等。

（3）脏器受累：①肺受累很常见，有时可为首发症状。②心脏受累以心包炎最常见。③神经受累的常见原因是神经受压。④血液受累表现为贫血，贫血程度常和病情活动度相关。

（4）其他：①弗尔他（Felty）综合征：表现为合并有脾大、中性粒细胞减少、贫血、血小板减少等。②干燥综合征：有眼干、口干等表现。

☞考点：①关节疼痛往往是最早的关节症状。②晨僵是最为突出症状，是观察本病活动的重要指标。③关节外表现：类风湿结节、类风湿血管炎、脏器受累、弗尔他综合征、干燥综合征等。

# 三、辅助检查

**1. 血液检查**

（1）血常规：有轻、中度贫血，白细胞及分类多正常，血小板增多。

（2）炎性标志物：活动期红细胞沉降率增快、C反应蛋白增高（C反应蛋白是炎症过程中出现的急性期蛋白）。

（3）类风湿因子（RF）：80%类风湿病人RF呈阳性，其滴度与类风湿关节炎的活动性和严重性成正比，但RF也可见于其他疾病，甚至正常人血清中。因此RF对类风湿性关节炎的诊断不具特异性。

（4）免疫检测：70%病人血清中有免疫复合物，多数病人活动期血清补体升高。

**2. 关节液检查** 类风湿关节炎病人的关节腔内滑液量增多，黏度差，含糖量低于正常血糖，白细胞明显增多，以中性粒细胞为主。

**3. 关节X线检查** 是类风湿关节炎诊断、分期及病情监测的重要指标，其中以手指及腕关节的X线片最有价值。

**4. 类风湿结节活检** 典型的类风湿结节病理改变有助于本病的诊断。

☞考点：①RF滴度与本病程度成正比，但非特异性。②手指及腕关节的X线检查最有价值。③典型类风湿结节病理改变有助于本病诊断。

## 四、诊断要点

**1. 诊断标准** ①晨僵持续至少1小时。②至少同时有3个关节肿胀或积液。③腕、掌指、近端指关节中至少有一个关节肿胀。④对称性关节炎。⑤有类风湿结节。⑥血清RF阳性。⑦X线片改变。符合以上其中4项，且1~4项病程至少持续6周，可诊断为类风湿关节炎。

**2. 活动期指标** 关节肿痛明显、晨僵、类风湿结节、红细胞沉降率增快、C反应蛋白增高、血清补体升高等。

☞考点：活动期指标。

【情境34】

病人，王×，女，35岁。5年前开始两手指关节肿胀疼痛，晨起时感觉指关节僵硬1~2小时，逐渐两腕关节也开始肿胀疼痛。近1年来病情逐渐加重，指关节、腕关节均变形。病人愁眉不展，情绪低落。体检：T 36.2℃，P 92次/分，R 25次/分，BP 100/75mmHg。辅助检查：血红蛋白100g/L，红细胞沉降率加快，类风湿因子阳性，X线胸片示：胸腔积液。关节片示：指关节、腕关节骨质疏松，关节间隙变窄。初步诊断：类风湿性关节炎。

【情境34分析】

①该病人有多个指、腕关节对称性肿胀疼痛，每次晨僵超过1小时，病程超过5年。辅助检查：类风湿因子阳性，X线示：关节骨质疏松、间隙变窄。符合类风湿性关节炎分类标准4项以上，诊断为类风湿性关节炎。②病人有明显的关节肿痛症状、晨僵、红细胞沉降率快，提示类风湿性关节炎处于活动期。

## 五、护理问题

1. 疼痛 与关节炎性反应有关。
2. 自理能力受限 与发热、关节炎症有关。
3. 知识缺乏：缺乏自我护理知识。

## 六、治疗及其相关护理

目前缺乏根治和预防类风湿关节炎的办法。早诊断、早治疗是类风湿关节炎治疗的关键。治疗目的是缓解关节症状，防止和减少关节、骨的破坏。

**1. 药物治疗** 是类风湿关节炎治疗中最重要的措施。

（1）非甾体类抗炎药：具有解热镇痛作用，是治疗类风湿关节炎的常用药。但此类药只能缓解临床疼痛症状，不能阻止疾病进展，一般与慢作用抗风湿药联合应用。

1）常用制剂：阿司匹林、吲哚美辛、布洛芬等。

2）用药注意事项：①该类药物治疗效果因人而异，至少服1~2周后才能判断其疗效。②效果不佳可以换用另一种非甾体类抗炎药，但应避免同时服用两种以上的非甾体类抗炎药。③非甾体类抗炎药易引起胃肠道反应，应饭后服药，以减少药物对胃肠道的刺激。同时遵医嘱服用胃黏膜保护剂、制酸剂，以减轻胃黏膜损伤。④肾功能减退者慎用。

（2）慢作用抗风湿药：能阻止关节结构破坏，并有消炎作用。主要通过作用于类风湿关节炎病程中的不同免疫成分而发挥作用，但起效慢，临床症状明显改善大约需1~6个月。

1）常用制剂：甲氨蝶呤（MTX）、柳氮磺吡啶、来氟米特、羟氯喹、氯喹等。甲氨蝶呤是治疗类风湿关节炎的首选药，是联合治疗的基本药物。

2）用药注意事项：该类药有骨髓抑制、肝功能损害、胃肠道反应等毒副作用，停药后毒副作用将逐渐消失。用药期间：①严密观察血象及有无感染、出血、贫血等骨髓抑制现象，并保持空气、皮肤和黏膜清洁，保护皮肤完整性，防止出血。②注意观察有无黄疸及肝功能情况，饮食要清淡，多饮水，促进毒素排泄，减轻肝脏负担。③注意胃肠道反应情况，饭后服药，注意保护胃黏膜。恶心呕吐明显时，可遵医嘱用止吐药。

（3）糖皮质激素：有抗免疫、消炎、缓解关节疼痛作用，但不能阻断类风湿性关节炎的病情进展和关节破坏，临床应用时需严格掌握适应证和药物剂量，不作为治疗类风湿关节炎的首选药物，仅用于有关节外症状或关节炎明显或急性发作者或病情严重者。

1）常用药物：泼尼松、泼尼松龙等。

2）用药注意事项：①糖皮质激素治疗本病的原则是小剂量、短疗程。②使用糖皮质激素必须同时应用非甾体类抗炎药。③关节腔内注射可减轻关节症状，但1年不宜超过3次。

（4）生物制剂靶向治疗：是目前治疗本病快速发展的治疗方法，其疗效显著。

1）常用药物：肿瘤坏死因子拮抗剂-α 拮抗剂（TNF-α 拮抗剂）、白介素-6（IL-6）等。

2）用药注意事项：①本类药宜与 MTX 联合应用，以增加疗效和减少不良反应。②主要副作用是注射部位局部有皮疹、感染，尤其是结核感染。③其他注意事项还有待深入研究。

（5）植物制剂：能较好的缓解关节症状。

1）常用药物：雷公藤总苷、青藤碱、白芍总苷等。

2）用药注意事项：雷公藤总苷有明显性腺抑制、骨髓抑制、肝损伤等副作用，需注意观察。

**2. 手术治疗** ①关节置换术：适用于关节畸形并失去功能者。②滑膜切除术：可暂时缓解病情，但当滑膜再次增生时，疾病又将复发，所以必须同时服用慢作用抗风湿药。

☞考点：①药物治疗是本病最重要的治疗措施。②常将非甾体类抗炎药、慢作用抗风湿药联合应用。③甲氨蝶呤（MTX）是治疗类风湿关节炎首选药，是联合治疗的基本药物。④糖皮质激素不作为治疗类风湿关节炎首选药物。

# 七、其 他 护 理

**1. 指导休息**

（1）活动期：卧床休息，尤其关节肿痛明显、发热及内脏受累的病人要绝对卧床休息。①帮助病人采取舒适体位，尽可能保持关节功能位（良肢位），必要时给予石膏托、小夹板固定。②勿长时间维持抬高头部和膝部的姿势，以免屈曲姿势造成关节挛缩致残。③对残疾者予以适当的生活照顾。

（2）缓解期：锻炼与理疗结合，避免关节畸形。

1）尽早锻炼：鼓励病人尽早进行功能锻炼。由被动活动向主动活动过渡。防止肌肉萎缩和关节强直，促进关节功能恢复。活动过程要循序渐进，避免活动时间过长、活动量过大。

2）适度锻炼：鼓励病人坚持不懈，定时作全身和局部相结合的活动，如转颈、握拳、肢体伸曲、提举、挺胸、伸腰、摇动关节及散步等动作,不断锻炼关节功能。锻炼时活动度以病人能承受为限,若活动后出现疼痛或不适持续 2 小时以上,应减少活动量。避免锻炼过程操之过急。

3)锻炼生活自理能力:如鼓励病人穿脱衣服、进食、如厕、起卧、更衣、洗漱、洗浴等自理。条件允许时还可训练病人从事家务、社会交往、恢复工作能力。

4)运动前准备:运动前可用热敷、热水浴、红外线等方法改善血液循环,减轻肌肉挛缩。

5)注意安全,避免损伤:①使用坐面较高的床、凳、轮椅、马桶、便器等,以免跌倒。②穿防滑鞋,在光线好、地面平整、不滑处行走。③物品放置在易于取放之处。④必要时指导使用辅助工具,如拐杖、助行器、轮椅等。

**2. 饮食、排便护理** 给予高蛋白、高维生素、清淡易消化营养丰富饮食。给予富含纤维素饮食,保持大便通畅。

**3. 观察病情** ①观察关节病变部位。注意肿胀、疼痛、活动受限程度、晨僵持续时间等。②判断病人活动情况及生活自理能力,如个人卫生、穿衣、进食、如厕等。③了解关节外各脏器功能情况。

**4. 关节疼痛护理** 是本病护理重点。

(1)物理方法:可采用理疗、按摩、推拿、热敷、松弛术、超声波、红外线、每日晨起温水浴或热水泡手 15 分钟等方法增加局部血液循环,松弛肌肉。既有利于减轻疼痛,又有利于关节功能锻炼,促使关节功能恢复。

(2)指导用药:遵医嘱指导病人饭后服用非甾体类抗炎药,多饮水,观察疗效及副作用。

(3)其他措施:①保持病室内温度、湿度适宜,空气新鲜、清洁。避免寒冷、潮湿的环境。②采用谈话、听音乐、看电视等方式分散病人注意力。③避免疼痛部位受压。

**5. 晨僵护理** 是本病护理重点。睡眠时戴弹力手套保暖,晨起时用热水浸泡僵硬的关节,并主动与被动活动。鼓励缓解期病人从事力所能及的工作和活动,避免长时间不动导致晨僵加重。

**6. 心理护理** 类风湿关节炎是反复发作的慢性疾病。因关节疼痛、畸形、功能障碍,生活自理能力下降,工作和社交不便,病人往往悲观、愤怒,甚至失去生活信心。要同情、理解病人,帮助病人正确对待关节功能障碍的事实。引导病人自强自立、加强锻炼、尽量生活自理、做力所能及的事,充分体现病人的人生价值,使其获得精神上的满足。

☞考点:①关节疼痛护理。②晨僵护理。③活动期卧床休息,缓解期锻炼关节功能。

## 八、 健康教育/出院指导

**1. 介绍疾病常识** 让病人了解类风湿关节炎的临床表现及治疗方案,介绍如何观察病情,如何配合用药等。

**2. 避免诱因** 如避免感染、寒冷、潮湿、劳累等诱因。

**3. 指导病人功能锻炼** 卧床时保持关节处于功能位。注意适当活动,提高病人自理能力。

**4. 定期复查** 根据用药种类,有针对性地定期检测血、尿常规及肝、肾功能,警惕并发症。

☞考点:①避免诱因。②功能锻炼。③定期复查。

## 九、 小 结

▲类风湿性关节炎是自身免疫性疾病。其典型特征是对称性小关节畸形。

▲关节症状比关节外症状(类风湿结节、血管炎等)更突出。晨僵是最突出的临床表现。

▲以药物治疗为主,非甾体类抗炎药常与慢作用抗风湿药联合应用。

▲主要护理措施是活动期休息,缓解期锻炼关节功能,给予关节疼痛护理。最具特色的护理是晨僵护理。

## 第 3 节　系统性红斑狼疮病人的护理

系统性红斑狼疮(systemic lupus erythematosus,SLE)是累及多系统、多器官的慢性自身免疫性疾病。以急性发作和病情缓解交替为特点,伴有内脏损害者预后较差。SLE 以年轻女性好发,多为20~40 岁育龄妇女。

☞考点:SLE 的概念。

# 一、 病因与发病机制

(一) 病因

**1. 遗传因素**　同卵孪生中 SLE 的发病率远远高于异卵孪生。

**2. 雌激素因素**　女性发病率明显高于男性。

**3. 环境因素**

(1) 紫外线:紫外线使皮肤上皮细胞出现凋亡,新抗原暴露而成为自身抗原。

(2) 感染:SLE 可能与某些感染因素有关,尤其是病毒感染。

(二) 诱因

**1. 日晒**　是最重要、最常见的诱因。

**2. 服药**　易诱发本病的药物:普鲁卡因胺、磺胺嘧啶、β 受体阻滞剂、肼苯达嗪、异烟肼、青霉胺、抗甲状腺药物、苯妥英钠、避孕药等。

**3. 饮食**　①食用烟熏食品、蘑菇、无鳞鱼、干咸海产品、苜蓿等食物可诱发 SLE。②芹菜、无花果、香菜等含有补骨脂素(光敏性化合物)的食物会增强 SLE 病人对紫外线的敏感性。

**4. 使用化学类制品**　如清洁用品、各类化妆用品等。

**5. 其他**　过敏、感染、妊娠、分娩、手术及劳累等。

(三) 发病机制

系统性红斑狼疮发病机制见图 8-3-1。

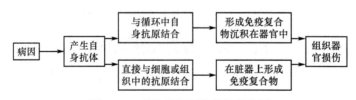

图 8-3-1　系统性红斑狼疮发病机制

☞考点:①SLE 病因:遗传、雌激素、环境。②日晒既是病因,又是最重要、最常见的诱因。部分药物、食物、化学类制剂等也是诱因。

# 二、 临 床 表 现

SLE 临床表现复杂多样,可累及任何器官和组织,最常累及的组织器官是皮肤、关节、肾脏。多为隐匿起病,表现不典型,容易误诊。病程迁延,缓解和急性发作交替出现,反复发作。肾衰竭和感染是 SLE 的主要死因。

**1. 全身症状**　发热是 SLE 活动期的表现,但要与感染等其他有发热表现的疾病相鉴别。以长期低、中度热多见,热型不定,可以自限,伴有全身不适、乏力、食欲不振、体重减轻。

**2. 皮肤黏膜损害**　①80%病人于皮肤暴露部位出现各种类型的对称性皮疹。②面部蝶形红斑是

SLE 的典型症状,表现为红斑从鼻梁向两侧面颊展开,暴露于紫外线后加重,病情缓解时,红斑可消退,留下色素沉着。③部分 SLE 病人还可有盘状红斑、指端和甲周红斑、大小鱼际处红斑、光过敏、口腔溃疡、雷诺现象及脱发等。④黏膜损害通常与 SLE 活动所致血管炎有关,可累及全身各处黏膜。

**3. 关节肌肉疼痛** 关节痛是 SLE 病人的常见症状之一。①常表现为游走性、多发性关节肿胀、疼痛。②最易受累的关节为近端指间、腕、膝和踝关节,多呈对称性,但关节红肿、畸形较少,X 线示大多正常。③少数病人可发生无菌性缺血性骨坏死。部分病人有肌痛、肌炎等,但很少萎缩。

**4. 组织器官损害**

(1) 肾脏表现:几乎所有 SLE 病人都有不同程度的肾脏损害。约半数以上病人有狼疮性肾炎。肾脏损害的严重程度与 SLE 的预后密切相关。肾衰竭是 SLE 病人死亡的常见原因。

(2) 浆膜炎:半数以上病人在急性期有多发性浆膜炎,如胸腔积液、心包积液等。

(3) 消化系统表现:常见症状为食欲不振、恶心呕吐、腹泻便秘、腹痛、腹水、消化道出血、肝大及肝功能异常等,少数病人可发生急腹症,如急性胰腺炎、腹膜炎、胃肠道穿孔等。

(4) 神经系统:狼疮脑病又称神经精神狼疮,以脑损害多见,周围神经病变少见。表现为头痛、呕吐、癫痫发作、偏瘫、意识障碍、精神障碍等,其中头痛可以是 SLE 的首发症状。出现中枢神经系统损害往往提示病情加重,预后不良。

(5) 血液系统:活动期最常见的是正色素细胞性贫血和/或白细胞减少和/或血小板减少。部分病人有无痛性轻、中度淋巴结肿大,以颈和腋下多见。

(6) 眼部表现及干燥综合征:①约 15% SLE 病人因视网膜血管炎,而出现眼底变化,影响视力。严重者可在数日内致盲,经及时抗狼疮治疗,多数可逆转。②SLE 还常伴有干燥综合征,表现为口干、眼干等。

(7) 抗磷脂抗体综合征(APS):常出现在 SLE 活动期,表现为动脉和(或)静脉血栓形成、习惯性自发性流产、血小板减少等。

☞考点:①发热提示 SLE 活动。活动期最常见的是贫血。②蝶形红斑是典型症状。③关节痛为常见症状,但关节红肿、畸形较少。④几乎都有肾病变。肾衰竭是 SLE 病人死亡的常见原因。

## 三、辅 助 检 查

**1. 一般检查** 血细胞三系减少、红细胞沉降率增快提示 SLE 活动期。尿液改变提示肾损害。血清转氨酶升高提示肝损害。

**2. 自身抗体检查** 见表 8-3-1。

表 8-3-1 SLE 常用 3 种抗体

| 抗体名称 | 特异性 | 敏感性 | 用途 |
| --- | --- | --- | --- |
| 抗核抗体(ANA) | ↓ | ↑↑↑↑ | 筛选病人 |
| 抗双链 DNA(dsDNA)抗体 | ↑↑ | ↑↑ | 确诊指标,并判断活动性 |
| 抗 Sm 抗体 | ↑↑↑↑ | ↓ | 早期诊断、不典型病人诊断、回顾性诊断 |

(1) 抗核抗体(ANA)阳性:特异性 65%,敏感性高达 95%。目前已代替狼疮细胞检查,用于筛选 SLE 病人。

(2) 抗双链 DNA(dsDNA)抗体阳性:特异性高达 95%,敏感性为 70%。多出现在本病活动期,其滴度与本病活动性密切相关。

(3) 抗 Sm 抗体阳性:特异性高达 99%,敏感性 25%。SLE 不活动时亦可阳性,故称为 SLE 的标志性抗体,是早期和不典型病人的诊断或回顾性诊断的指标。

(4)抗磷脂抗体阳性:包括抗心磷脂抗体、狼疮抗凝物、梅毒血清试验假阳性等对自身不同磷脂成分的自身抗体。其阳性提示有抗磷脂抗体综合征(APS)。

**3. 补体** 血清总补体($CH_{50}$)、$C_3$、$C_4$水平降低,尤其$C_3$低下提示SLE活动期。

**4. 肾活检** 肾活检显示几乎100%肾脏受累。肾活检对诊断、治疗、评估预后均有价值。

☞考点:①ANA是筛选检查。②dsDNA阳性、抗Sm抗体都是标志性抗体,前者与SLE活动有关。③肾活检显示几乎100%肾脏受累。

## 四、诊断要点

**1. 诊断标准** ①目前普遍采用美国风湿病学会1997年推荐的SLE分类标准,共11项:颊部红斑(蝶形红斑)、盘状红斑、光过敏、口腔溃疡、关节炎、浆膜炎、肾脏病变、神经病变、血液学疾病、免疫学异常(抗ds-DNA抗体阳性或抗Sm抗体阳性或抗磷脂抗体阳性)、抗核抗体异常。②符合其中4项及以上者,可诊断为SLE。③一旦病人免疫学异常,即使临床诊断不够条件,也应密切随访。

**2. 病情程度判断** ①轻型:症状轻微,病情比较稳定,无明显内脏损害。②重型:症状严重,累及并影响重要器官。③狼疮危象:指急性的危及生命的重症SLE。

**3. SLE活动性指标** 抗dsDNA抗体阳性、三系减少、红细胞沉降率增快、$C_3$低下,伴有高热、贫血、黏膜损害加重。

【情境35】

病人,男,32岁。2年前开始关节痛,半年前出现下肢稍肿,近2个月发热,全身水肿伴尿量明显减少。体检:T 38.1℃,P 112次/分,R 28次/分,BP 100/60mmHg,面部有蝶形红斑,双侧手掌、足底可见盘状红斑。辅助检查:肾功能异常,抗核抗体阳性,抗双链DNA抗体阳性,抗Sm抗体阳性。初步诊断:系统性红斑狼疮(重型,活动期)。

【情境35诊断分析】

▲该病人有蝶形红斑、盘状红斑、肾脏病变、免疫学异常,符合4项SLE分类标准,故诊断为SLE。▲该病人全身水肿伴尿量明显减少,肾功能明显损害,属重型SLE。▲该病人抗dsDNA抗体阳性、高热、黏膜损害加重,属活动期。若进一步做辅助检查,将更有助于诊断。

## 五、护理问题

1. 皮肤完整性受损 与SLE病理改变导致皮肤损害有关。
2. 疼痛:关节痛、肌肉痛 与免疫复合物沉积于关节、肌肉组织有关。
3. 潜在并发症:肾衰竭、感染。
4. 焦虑 与病情反复发作、皮肤损害、多脏器功能损害有关。

## 六、治疗及其相关护理

目前尚无根治SLE的办法,早诊断、早治疗可以使大多数病人达到长期缓解。

(一)对症治疗

略。

(二)药物治疗

**1. 糖皮质激素** ①诱导缓解:轻症口服泼尼松,重症静脉滴注甲泼尼龙。②病情稳定后2周缓慢减量。③维持治疗:小剂量泼尼松长期维持。

**2. 免疫抑制剂** 糖皮质激素联合免疫抑制剂能更好地控制SLE活动,保护重要脏器功能,减少复发,减少长期激素的需要量和副作用。①诱导缓解:重要脏器受累时,首选CTX或MMF进行诱导缓解,至少应用 6 个月以上。②维持治疗:选择 1~2 种免疫抑制剂长期维持。③羟氯喹:作为 SLE 的背景治疗,可在诱导缓解和维持治疗中长期应用。

**3. 狼疮危象治疗** 大剂量甲泼尼龙冲击治疗和静脉注射大剂量免疫球蛋白。病人度过危象后,按重型 SLE 药物治疗方法继续维持治疗。

**4. 其他治疗** 血浆置换疗法、人造血干细胞移植、生物制剂等。

**5. 合并抗磷脂抗体综合征的治疗** 对于反复血栓者需长期或终身抗凝治疗。

☞考点:①糖皮质激素、免疫抑制剂是最常用的药物。治疗分为诱导缓解、维持治疗两个阶段。②狼疮危象需大剂量甲泼尼龙冲击治疗和静脉注射大剂量免疫球蛋白。

# 七、其他护理

**1. 指导休息** ①活动期:应注意卧床休息,减少能量消耗,保护脏器功能,预防并发症。②缓解期:可适当活动,参加社会工作,但要注意劳逸结合。③外出时:减少暴露部位,避免紫外线照射。

**2. 饮食、排便护理** 是本病护理重点。①给予高蛋白、高营养、高维生素清淡易消化饮食,少食多餐。②忌食芹菜、无花果、香菜、蘑菇、无鳞鱼、干咸海产品、苜蓿、烟熏食物等,以免病情加重。③避免咖啡、浓茶、辣椒、吸烟等刺激性饮食,以免引起交感神经兴奋、小血管痉挛,加重组织缺血、缺氧。④肾脏、心脏功能受损时,给予低盐饮食,适当限制水,记录 24 小时出入量。尿毒症病人限制蛋白质摄入。

**3. 观察病情** ①观察生命体征、口腔黏膜、皮肤情况,注意有无红斑、血管炎现象。②观察受累关节、肌肉的部位及疼痛性质和程度。③观察各组织器官功能,注意神志、瞳孔、尿量,注意有无心包摩擦音、心包积液、心律失常、心力衰竭、呼吸困难、胸痛、咳嗽、贫血、出血、感染、恶心、呕吐、腹痛、腹泻等情况。注意肾功能检查结果。

**4. 对症护理** 是本病护理重点。

(1) 皮肤黏膜护理

1) 避免紫外线:室内挂厚窗帘以免阳光直射。避免病人在烈日下活动,必要时穿长袖衣裤,打遮阳伞等。

2) 保持清洁:①用清洁水冲洗皮肤破损处,每日 3 次,用30℃ 左右温水湿敷皮肤红斑处,每次 30 分钟。②保持头皮清洁,但洗头次数不宜过多,边洗边按摩头皮。也可用梅花针轻叩头皮,每日 2 次,每次 15 分钟,防止脱发加重。③保持口腔清洁,坚持饭前、饭后漱口,早晚口腔护理。④保持病室内温度、湿度适宜,空气清新。

3) 避免刺激:忌用碱性肥皂、化妆品及化学药品。忌染发、烫发。忌刺激性饮食。

(2) 避免诱因:①避免紫外线,措施同上。②避免诱发本病的药物。③避免食用诱发或加重本病的食物。④避免使用化学类制品。⑤避免感染。⑥避免过敏、妊娠、分娩、手术及劳累等。

**5. 心理护理** 加强与病人的沟通,鼓励病人倾诉心理感受,给予同情、理解及引导,帮助病人正确认识疾病。通过安慰、疏导消除病人恐惧心理,通过介绍成功病例,增加病人战胜疾病的信心。鼓励病人的亲朋好友多陪伴病人,使其获得感情支持。建议因 SLE 致脱发的病人剪短发,或用围巾、帽子、假发等进行遮盖,以减轻病人心理压力。

☞考点:皮肤、黏膜护理,饮食护理。

# 八、健康教育/出院指导

**1. 知识宣传** 向病人及家属介绍本病常识,使之知道经及时、正确治疗,病情可长期缓解。提醒女性病人在医生指导下妊娠。

**2. 生活指导** ①指导病人合理饮食。②提醒病人避免 SLE 诱因。③注意进行自我护理,如注意空气、口腔、皮肤清洁卫生,切忌挤压、磨损红斑,不能用冷水清洗皮肤,禁止日光浴,不用肥皂等刺激性的液体及化妆品清洁皮肤。④保持良好心态,劳逸结合,避免劳累。

**3. 用药指导** 指导病人自我观察病情,遵医嘱用药,不得擅自调整药量。

**4. 定期复查** 及时发现病情变化。

☞考点:指导病人避免诱因,合理饮食,皮肤护理,配合治疗。

# 九、小 结

▲SLE 是累及多系统、多器官的自身免疫性疾病。

▲SLE 最常累及的组织器官是皮肤、关节、肾脏。蝶形红斑是 SLE 典型症状。几乎所有 SLE 病人都有不同程度的肾脏损害。肾衰竭和感染是 SLE 的主要死因。

▲抗核抗体用于筛查,抗双链 DNA 抗体用于诊断并判断活动性,抗 Sm 抗体用于早期或回顾诊断。

▲重型 SLE 首选糖皮质激素治疗。

▲最具特色的护理措施是避免紫外线照射、皮肤黏膜护理、饮食护理、避免诱因。

# 十、疾病鉴别

类风湿关节炎与系统性红斑狼疮特征比较见表 8-3-2。

**表 8-3-2 类风湿关节炎与系统性红斑狼疮特征比较**

| 项目 | 类风湿关节炎 | 系统性红斑狼疮 |
| --- | --- | --- |
| 病变部位 | 小关节对称畸形 | ▲近端指间、腕、膝、踝关节对称肿痛,无畸形<br>▲几乎所有病人均有肾脏受损<br>▲常累及皮肤,蝶形红斑是典型症状 |
| 免疫指标 | RF 常阳性 | ANA、抗 dsDNA 抗体、抗 Sm 抗体,常阳性 |
| 发热 | 病初有,以后很少 | 活动期发热 |
| 主要用药 | 非甾体类抗炎药、慢作用抗风湿药 | 糖皮质激素、免疫抑制剂 |
| 护理 | 关节痛护理,晨僵护理 | 防紫外线、皮肤黏膜护理、饮食护理、避免诱因 |

# 第4节 骨质疏松症病人的护理

骨质疏松症(osteoporosis,OP)是一种以骨量降低和骨组织微结构破坏为特征,导致骨脆性增加和易于骨折的代谢性骨病(图 8-4-1、图 8-4-2)。按病因分为原发性骨质疏松症、继发性骨质疏松症。继发性常由内分泌代谢疾病或全身性疾病引起。原发性骨质疏松症又分为 2 型:①Ⅰ型原发性骨质疏松症:发生于绝经后女性。②Ⅱ型原发性骨质疏松症:见于老年人。

☞考点:骨质疏松症概念、分类。

# 一、病因与发病机制

(一)病因

高龄、绝经、活动少、营养不良是本病最常见的病因。

**1. 骨吸收增加,丢失增多** 骨吸收指破骨细胞破坏、吸收骨组织的过程。①雌激素、雄激素缺乏会增加破骨细胞功能。②细胞因子表达紊乱,护骨素减少,导致骨吸收增加。③高龄和肾功能减退等原因会使活性维生素 D 缺乏,钙吸收减少,甲状旁腺素(PTH)代偿性分泌增多,骨丢失增多。

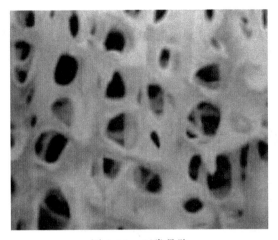

图 8-4-1 正常骨骼

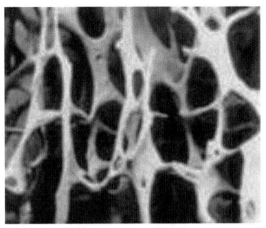

图 8-4-2 骨质疏松的骨骼

**2. 骨形成减少** ①成骨细胞功能与活性缺陷是老年人骨质疏松症的重要发病原因。②性成熟障碍致峰值骨量(人体骨量高峰值)降低,也影响骨重建功能。③峰值骨量与遗传、种族、骨折家族史、瘦高身材、营养、生活方式等有关。

**3. 骨质量下降** 主要与遗传因素有关。骨质量下降会导致骨脆性和骨折风险增加。

**4. 不良的生活方式和生活环境** 吸烟、制动、体力活动少、长期卧床、低体重、光照减少、酗酒、碳酸饮料、咖啡、浓茶、钙和维生素 D 摄入不足等都是导致骨质疏松的危险因素。蛋白质摄入不足、营养不良、肌肉功能减退等是老年人发生骨质疏松症的重要因素。

**5. 药物因素** 长期使用类固醇激素、甲状腺素、肝素、苯妥英、苯巴比妥、扑米酮、丙戊酸、氯硝西泮、乙琥胺等,均可影响钙的吸收,使尿钙排泄增加,促进骨量丢失,导致骨质疏松。

(二)发病机制

骨质疏松症的发病机制见图 8-4-3。

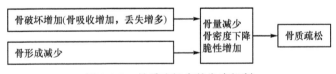

图 8-4-3 骨质疏松症的发病机制

☞考点:①高龄、绝经、活动少、营养不良是本病最常见的病因。②骨质疏松的其他危险因素:吸烟、低体重、光照减少、酗酒、碳酸饮料、咖啡、浓茶、钙和维生素 D 摄入不足、长期服糖皮质激素等。

# 二、临床表现

**1. 骨痛、肌无力** 是本病最早的症状。①以腰背痛多见,其次是膝关节、肩背部、手指、前臂。②主要表现为酸痛。③安静状态起身活动时出现,久坐、久站之后变换姿势时疼痛;弯腰、运动、咳嗽、大便用力时加重;夜间和清晨醒来时加重,日间减轻。④负重能力减弱。⑤活动后常导致肌劳损和肌痉挛,疼痛加重。

**2. 身长缩短、驼背** 是继腰背痛后出现的重要体征之一。与脊柱椎体前部为松质骨组成,且负重量大,容易压缩变形有关,尤其第 11、12 胸椎及第 3 腰椎负荷量更大,更容易变形。椎体压缩使身长变短,一般每锥体缩短 2mm,身长缩短 3~6cm。随着年龄增长骨质疏松加重,驼背程度加重。见图 8-4-4。

**3. 骨折** 骨折是骨质疏松症最常见和最严重的并发症。①常因轻微活动或创伤诱发,如打喷嚏、弯腰、负重、挤压或跌倒等。②老年病人骨折多在摔倒或挤压后发生,且一次骨折后,该处再次反复发生骨折的几率明显增加。③中年期以桡骨骨折多见,老年期以腰椎和股骨颈骨折多见。④脊柱压缩性骨折可致脊柱变弯、胸廓畸形(图 8-4-5),使肺活量、最大换气量显著减少,心血管功能障碍,引起胸闷、气短、呼吸困难等症状。

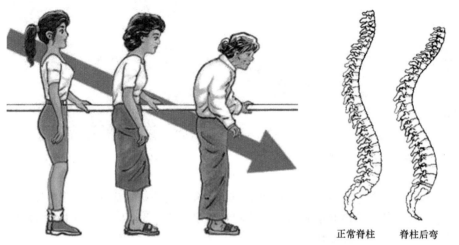

图 8-4-4　骨质疏松体型演变过程示意图　　　　图 8-4-5　正常脊柱与脊柱后弯

☞考点:①骨痛、肌无力是本病最常见、最主要的症状。以腰背痛多见。②随着年龄增长骨质疏松加重,驼背程度加重。③骨折是骨质疏松症最常见和最严重的并发症。

# 三、辅助检查

**1. 骨矿密度测量(BMD)**　是诊断骨质疏松症最有价值的检查。常用单光子吸收测定法、双能 X 线吸收测定法、定量 CT、超声波等检查方法。

**2. X 线检查**　目前 X 线仍是较易普及的检查骨质疏松症的方法。但该方法只能定性,不能定量,且不够灵敏,一般在骨量丢失 30% 以上时,X 线才有阳性所见。

**3. 骨生化检查**　测定血、尿矿物质及某些生化指标,有助于判断骨代谢、骨转换情况,对骨质疏松症的鉴别诊断具有重要意义。①骨形成指标:血清骨源性碱性磷酸酶、骨钙素等。②骨吸收指标:尿钙/尿肌酐比值、吡啶啉等。

☞考点:骨矿密度测量是诊断骨质疏松症最有价值的检查。

# 四、诊断要点

**1. 诊断线索**　①绝经后或双侧卵巢切除女性。②不明原因的慢性腰背疼痛。③身材变矮或脊柱畸形。④脆性骨折史或脆性骨折家族史。⑤存在骨质疏松症的危险因素。

**2. 诊断依据**　①病史和体检是诊断的基本依据。②X 线摄片检查或 BMD 测定是确诊依据。

# 五、护理问题

1. 疼痛　与骨质疏松症有关。

2. 有躯体移动妨碍的危险　与疼痛有关。

3. 活动无耐力　与逐步衰老、骨质疏松性骨折有关。

# 六、治疗及其相关护理

合适的治疗可减轻症状,改善预后,降低骨折发生率。妇女围绝经期和绝经后 5 年内是治疗骨质疏松的关键时段。

**（一）病因治疗**

①针对引起骨质疏松症的不同病因进行治疗：如补充性激素、加强运动、增加营养等。②避免使用致骨质疏松症的药物。

**（二）药物治疗**

**1. 骨吸收抑制药物**　主要适用于防止骨量的进一步丢失，用于骨质疏松的预防和骨质疏松的早期治疗。

（1）常用制剂

1）雌激素：使破骨细胞功能减弱，骨丢失减少。主要用于绝经后骨质疏松症。

2）降钙素：①抑制破骨细胞对骨的吸收。②使骨骼释放钙减少。③促进骨骼吸收血浆中的钙，使血钙降低。

3）二磷酸盐：抑制破骨细胞生成和骨吸收过程。常用二磷酸盐类药物有阿仑磷酸钠、依替磷酸二钠、帕米磷酸钠等制剂。

（2）用药注意事项：①必须在医生指导下使用雌激素。②用降钙素前需补充钙剂和维生素 D。③用二磷酸盐期间需补充钙剂，肾功能不全者慎用，老年人不宜长期应用。④服用二磷酸盐时，指导病人空腹服用，同时饮清水 $200\sim300ml$，至少半小时内不能进食或喝饮料，也不能平卧，取立位或坐位，以减轻药物对食管的刺激。

**2. 促进骨形成药物**　已经确诊的骨质疏松症病人，需给予促进骨形成，增加骨量的药物，从而降低新骨折发生率。常用小剂量氟化物、雄激素等制剂。

**3. 改善骨质量药物**　能促进骨钙沉着，增加骨量。

（1）常用制剂

1）维生素 D：可促进钙吸收，抑制 PTH 分泌，适用于各种骨质疏松症。常用骨化三醇、阿法骨化醇等制剂。

2）钙剂：适用于各种骨质疏松症。常用碳酸钙、葡萄糖酸钙、枸橼酸钙等制剂。

（2）用药注意事项：①服用钙剂时注意增加饮水量，同时服用维生素 D。②补充钙剂和维生素 D 时要定期监测血钙、磷变化。

**（三）对症治疗**

疼痛时可给予非甾体类消炎药镇痛，如阿司匹林或吲哚美辛等。骨折时给予牵引、固定、复位或手术治疗等。

☞考点：①骨吸收抑制药物：雌激素、降钙素、二磷酸盐等，注意配合补充钙剂。②促进骨形成药物：氟化物、雄激素等。③改善骨质量药物：钙剂、维生素 D，注意监测血钙、血磷变化。

# 七、其他护理

**1. 指导休息**　①加强运动：运动时肌肉收缩是增加骨质的重要因素，负重运动对维持和发展骨质量和骨密度具有重要意义。多从事户外活动，多晒太阳，多走平路，加强负重锻炼，但勿持重物，促进肠钙吸收及肾小管对钙、磷的重吸收，生成更多可利用的维生素 D，防止骨质疏松。②卧床活动：若因病需长期卧床，酌情在床上进行四肢和腹背肌肉的主动或被动运动，防止骨质疏松进一步加重。病情改善后尽早起床锻炼。

**2. 饮食、排便护理**　①给予高钙饮食：常见含钙丰富的食物有牛奶、排骨、脆骨、虾皮、海带、发菜、木耳、核桃仁、芝麻、豆制品等。只有摄取丰富的钙才能满足骨中钙的正常代谢。一般正常成人每日食物中钙盐不少于 850mg，骨质疏松症病人不少于 $1000\sim2000mg$。食物中的钙磷比值要高于 $2:1$，才有利于骨质疏松症的预防和治疗。②高蛋白、高热量、高维生素、富含纤维素饮食。③女性宜多食富含异黄酮类食物:如豆腐等豆制品,对保存骨量也有一定的作用。④饮食禁忌:戒烟酒,忌辛辣、过咸、过甜等刺激性食品。避免吸烟、酗酒、浓茶、咖啡等诱使骨质疏松发生的危险因素。⑤保持大便通畅。

**3. 观察病情** ①观察病人骨痛部位、程度、性质。②观察病人站立姿势、步态平衡情况。③观察病人生活习惯,是否户外活动、活动量、活动方式等。④观察病人有无并发症等。

**4. 对症护理**

(1) 疼痛护理:①疼痛严重时卧床休息,可使用硬板床,取仰卧位或侧卧位。卧床休息1周左右。②酌情使用骨科辅助物:背架、紧身衣等。③酌情对疼痛部位热敷、理疗等,促进血液循环,减轻疼痛。

(2) 防止跌倒:①保持地面平整,减少坡坎,地面不铺地毯,卫生间地面有防滑垫,防止地面积水。②卫生间、走道、马桶旁设有扶手。③家具摆置适当,床和椅的高度不宜过低。④穿合适的鞋、裤等。⑤增加照明,防止跌倒发生。

(3) 预防并发症:①鼓励病人多做深呼吸和扩胸运动,注意保暖,避免寒冷刺激,防止肺部感染。②多饮水,勤排尿,保持会阴清洁,防止泌尿系统感染。③对卧床病人加强皮肤护理,防止压疮。④对有股骨颈或股骨粗隆骨折的病人,置患肢于外展中立位,防止发生外旋或内收畸形。

**5. 心理护理** 对病人进行解释和安慰,帮助病人正确认识和对待疾病,解除疾病所带来的精神痛苦和顾虑,减轻思想负担,树立信心,主动配合治疗。

☞考点:骨质疏松症防治要素:高钙饮食、户外活动、预防跌倒、卧硬板床。

# 八、 健康教育/出院指导

**1. 知识宣传** 目前骨质疏松症的治疗还没有特效的方法,发病之后很难使骨组织微结构完全修复,因此,最好的方法就是向大众介绍预防措施:①一级预防:儿童、青少年注意合理膳食营养,多食用含钙、磷高的食物,坚持体育锻炼。②二级预防:中年期,尤其妇女绝经后要定期检查骨密度,及早采取预防对策。③三级预防:对老年骨质疏松病人,应给予抑制骨吸收、促进骨形成的药物治疗,同时加强防摔、防碰等安全措施。

**2. 生活指导**

(1) 休息与活动:指导病人坚持户外运动,多晒太阳。注意劳逸结合,运动安全,防止跌倒、防止骨折,避免受凉、感冒,避免到人多处。

(2) 合理饮食:养成良好的饮食习惯,多食高钙、高蛋白、高热量、高维生素食物,避免饮用浓茶、咖啡等饮料,戒烟酒。

**3. 用药指导** 遵医嘱用药,勿自行减量或停药,指导病人观察所用药物作用及不良反应。

**4. 定期复查** 密切监测骨质变化情况,及时调整治疗方案。

☞考点:最好的治疗方法就是向大众介绍预防措施。

# 九、 小 结

▲骨质疏松症是一种以骨量降低和骨组织微结构破坏为特征,导致骨脆性增加和易于骨折的代谢性骨病。

▲几乎所有老年人都会有不同程度的骨质疏松,临床上以原发性骨质疏松症最多见。

▲本病影响因素甚多,如性激素水平降低、运动少、不良饮食嗜好等。

▲发病最早表现是骨痛。本病最严重和最常见的并发症是骨折。

▲目前骨质疏松症尚无特效治疗方法,加强预防尤为重要。

▲护理重点是:高钙饮食、户外活动、预防跌倒、卧硬板床。

(杨玉琴)

# 第5节 风湿性疾病常见临床表现综合归纳(自学)

## 一、关节疼痛情况对比

关节疼痛情况对比见表8-5-1。

**表8-5-1 关节疼痛情况对比**

| 关节疼痛情况 | 疾病 |
|---|---|
| 涉及范围 | 几乎所有风湿性疾病均有关节疼痛 |
| 发病特点 | 关节疼痛是风湿性疾病最早、最常见的症状;是关节受累最常见的首发症状 |
| 急骤发作 | 常见于痛风、风湿热 |
| 缓慢起病 | 常见于类风湿疾病 |

## 二、关节疼痛特点对比

关节疼痛特点对比见表8-5-2。

**表8-5-2 关节疼痛特点对比**

| 疼痛特点 | 疾病 |
|---|---|
| 剧痛难忍,固定于少数关节 | 痛风 |
| 呈游走性大关节痛 | 风湿热 |
| 活动后疼痛减轻 | 类风湿性关节炎 |
| 活动后疼痛加重 | 骨关节炎 |

## 三、关节疼痛部位对比

关节疼痛部位对比见表8-5-3。

**表8-5-3 关节疼痛部位对比**

| 关节分布 | 疼痛部位 | 疾病 |
|---|---|---|
| 小关节,对称分布 | 近端指间、掌指、腕关节等 | 类风湿关节炎 |
| 大小关节,对称分布 | 近端指间、掌指、腕、足、膝、踝等 | 系统性红斑狼疮 |
| 负重关节 | 远端指间、膝、腰等 | 骨关节炎 |
| 少数关节,不对称 | 拇指、第一跖趾关节等 | 痛风 |
| | 膝、髋、踝等 | 强直性脊柱炎的外周关节炎 |

## 四、关节疼痛伴随症状对比

关节疼痛伴随症状对比见表8-5-4。

**表8-5-4 关节疼痛伴随症状对比**

| 伴随症状 | 疾病 |
|---|---|
| 有红肿热痛,无畸形 | 风湿热 |
| 有畸形,功能障碍 | 类风湿关节炎 |
| 晨僵 | 类风湿关节炎中表现最为突出 |
| 起始运动时短暂的晨僵 | 骨关节炎 |
| 有发热、乏力、体重减轻等症状 | 类风湿关节炎 |
| 多脏器损害 | 系统性红斑狼疮 |

(朋彩虹)

# 第9章

# 神经系统疾病病人的护理

**学习目标**

1. 能叙述常见神经系统疾病的病因、发病机制。
2. 能记住常见神经系统疾病的主要临床表现、治疗要点。
3. 能初步做出常见神经系统疾病的主要医疗诊断,提出主要护理问题。
4. 能对神经系统疾病病人实施基本的护理,能把握主要疾病的最主要的护理措施。

## 第1节 神经系统基础知识

## 一、解剖结构

**(一)神经系统的分类**

**1. 神经系统一般分类** 神经系统分为中枢神经系统和周围神经系统,见图9-1-1,图9-1-2。

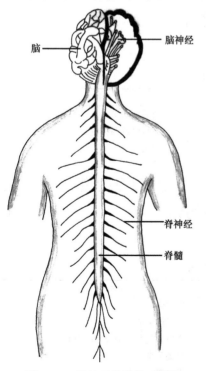

图 9-1-1 神经系统结构示意图

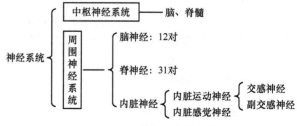

图 9-1-2 神经系统的分类

(1)中枢神经系统:包括脑和脊髓,分别位于颅腔和椎管内。

(2)周围神经系统:包括脑神经、脊神经和内脏神经。内脏运动神经专门支配不直接受人意识控制的平滑肌、心肌和腺体的运动,故常将内脏运动神经称为自主神经或植物神经。根据形态和功能又将自主神经分为交感神经和副交感神经。

**2. 根据神经分布分类** 周围神经分为躯体神经和内脏神经。

(1)躯体神经:分布于体表、骨关节、骨骼肌。

(2)内脏神经:分布于内脏、心血管、平滑肌、腺体。

（二）脑、脊髓、蛛网膜下隙

**1. 脑** 分为大脑(端脑)、间脑、脑干和小脑(图 9-1-3)。

(1)大脑:大脑皮质的不同部位有不同的功能定位,与躯体运动、语言、高级思维活动、听觉、记忆、躯体感觉、味觉、视觉、内脏感觉、情绪、行为、内脏活动有关。

(2)间脑:分为背侧丘脑、上丘脑、下丘脑、后丘脑、底丘脑五部分。间脑病变影响疼痛、体温、食欲、性功能、睡眠、内分泌等功能的调节。

(3)脑干:由中脑、脑桥和延髓组成。与呼吸中枢、心血管运动中枢、血压反射中枢、呕吐中枢等生命中枢互相关联。脑干严重损害时可导致呼吸、心脏骤停。脑干网状结构具有保持正常睡眠与觉醒的功能。

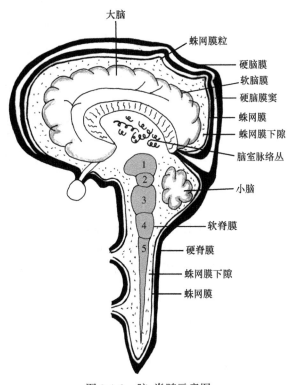

图 9-1-3 脑、脊髓示意图
1. 间脑；2. 中脑；3. 脑桥；4. 延髓；5. 脊髓

(4)小脑:与运动的平衡、协调有关。

(5)颅腔划分:骨性颅脑被小脑幕分为幕上腔、幕下腔。幕上腔又被大脑镰分成左右两腔,分别容纳左、右大脑半球,幕下腔有脑桥、延髓和小脑(图 9-1-4)。颅腔与脊髓腔相连处的出口称枕骨大孔,延髓经此孔与脊髓相连。

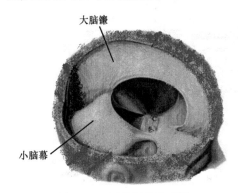

图 9-1-4 颅腔划分示意图

**2. 脊髓** 脊髓两侧连有神经根,前根由运动纤维组成,后根由感觉纤维组成,前根和后根组成脊神经。脊髓是四肢和躯干的初级反射中枢,脊髓损害的临床表现为运动障碍、感觉障碍和自主神经功能障碍。

**3. 蛛网膜下隙** 脑和脊髓的表面有三层膜,由外向内依次为硬膜、蛛网膜和软膜。脊髓蛛网膜与软脊膜间的腔隙及脑蛛网膜与软脑膜间的腔隙称蛛网膜下隙,内含脑脊液,脑和脊髓的蛛网膜下隙内的脑脊液是相通的(图 9-1-3)。脑脊液是无色透明的液体,由脑室内脉络丛产生,流动于脑室及蛛网膜下隙内,从蛛网膜颗粒渗到硬脑膜窦,进入静脉,回流入颈内静脉(图 9-1-5)。脑脊液具有运输营养物质、代谢产物,调节颅内压,缓减外力对脑的冲击等作用。

（三）内囊

内囊位于豆状核、尾状核、丘脑之间,是宽厚的白质层,由纵行的纤维束组成。通过内囊的神经纤

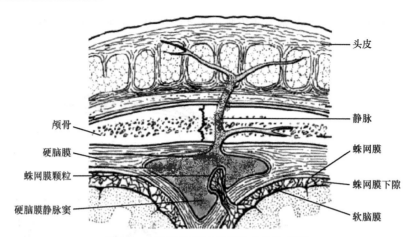

图 9-1-5　脑脊液回流至静脉系统示意图

维有：①控制对侧偏身骨骼肌运动的锥体束(皮质脊髓束和皮质核束)。②传导对侧偏身感觉的丘脑中央辐射。③传导两眼对侧视野的视辐射。因机体存在锥体交叉、内侧丘系交叉、视交叉，所以内囊病变的病人会有大脑病灶对侧身体偏瘫、对侧偏身感觉障碍、对侧同向偏盲(三偏征)，见图 9-1-6。

▲ **实训 9-1-1 参见《内科护理实训指导》**

（四）基底神经节

基底神经节也称基底节，位于大脑白质深部，由豆状核、尾状核、屏状核、杏仁核、红核、黑质、丘脑底核等组成。豆状核和尾状核合称为纹状体。豆状核外侧是壳核，内侧是苍白球。苍白球又称为旧纹状体，壳核和尾状核称为新纹状体，见图 9-1-7。

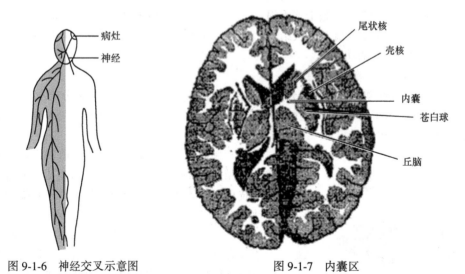

图 9-1-6　神经交叉示意图　　　　　　图 9-1-7　内囊区

（五）脑血管

颈内动脉与大脑中动脉相通，并直角发出较细的豆纹动脉供应内囊区血液。椎动脉、基底动脉供应脑干和小脑血液。见图 9-1-8。

▲ **实训 9-1-2 参见《内科护理实训指导》**

## 二、生理病理要点

**1. 脑局部血液循环障碍**　大脑有 1000 亿个神经细胞和不计其数的神经纤维。尽管它只占体重的 2%,但却用掉了身体 70% 的氧气和其他营养。大脑不像肌肉一样能储存营养,所需营养要通过血液持续不断地供给,故脑组织对缺血、缺氧性损害非常敏感。脑血流中断 30 秒即可发生脑代谢改变,1 分钟后神经元功能活动停止,超过 5 分钟脑细胞开始坏死。

**2. 神经兴奋的传导** 神经元之间在结构上无连接,而是依靠突触来传递信息。突触前神经元兴奋时通过突触前膜将突触小泡内的递质释放到突触间隙,递质经扩散后到达突触后膜,引起突触后神经元兴奋或抑制。见图 9-1-9。

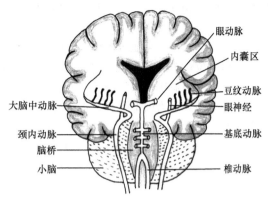

图 9-1-8 脑血管示意图

髓鞘使神经轴突和周围的介质隔开,防止神经周围组织产生动作电位。神经纤维上的郎飞节没有髓鞘,正常情况下神经冲动可以从一个郎飞节直接传导到下一个郎飞节(图 9-1-10)。所以有髓鞘神经纤维的神经冲动传导是跳跃式的,以便加快传导速度,节省能量。

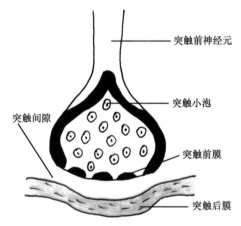

图 9-1-9 突触结构示意图

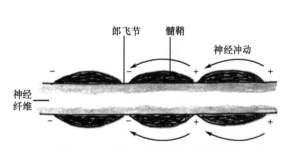

图 9-1-10 神经冲动的跳跃式传导

**3. 自主神经功能** 交感神经兴奋时引起机体消耗增加、器官功能活动增强,如心率快、心肌收缩力增强、呼吸加快、气管扩张、瞳孔扩大、血糖升高、抑制胃肠蠕动等。副交感神经兴奋时抑制机体消耗,增加储能。内脏器官均受交感神经和副交感神经双重支配,两者既相互拮抗又相互协调。

**4. 神经系统调节** 神经系统在人体功能调节中起主导作用。通过神经系统调节使体内各器官、系统的功能相互联系、相互配合,对体内外各种环境变化做出适应反应,从而维持机体内环境的相对稳定。

(1)反射弧:神经调节的基本方式是反射,反射的结构基础是反射弧,包括感受器、传入神经、神经中枢、传出神经、效应器 5 部分。

(2)反馈调节:分为正反馈和负反馈。①正反馈是一种调节结果反过来使调节原因或过程增强的调节方式。②负反馈是一种调节结果反过来使调节原因或过程减弱的调节方式。

## 三、 神经系统疾病病人常见临床表现及护理

(一)头痛

**1. 病因** ①原发性:往往没有确切的病因。②继发性:病因不仅涉及颅内病变(脑血管疾病、颅

内感染、颅脑外伤等),还涉及全身性疾病(发热、内环境紊乱、某些药物等)。

**2. 临床表现**

(1) 发作的时间:高血压头痛常于晨起加重;眼病头痛常于午后加重;颅内压增高头痛常于夜间加重;颅内占位性头痛常于晨起加剧且进行性加重,止痛药无效。

(2) 性质:高血压性头痛、偏头痛及发热性头痛为搏动性跳痛;脑膜炎、蛛网膜下腔出血为剧烈的头痛;三叉神经痛为面部阵发性电击样短促剧痛;颅内高压性头痛为持续性头部胀痛,阵发性加剧;劳累和精神紧张引起的头痛,休息后可缓解。

(3) 伴随表现:脑膜炎、蛛网膜下隙出血常有脑膜刺激征;颅内占位性头痛可以有相应的神经定位体征。严重颅内高压性头痛可伴有意识丧失、瞳孔大小不等、光反射消失、生命体征改变等现象。

**3. 护理措施**

(1) 加强观察:注意头痛时间、部位、性质、程度以及有无神志、瞳孔的改变,有无伴随喷射性呕吐。发现头痛病情变化或伴有颅高压症状时,要及时通知医生处理。

(2) 避免刺激:室内光线柔和、安静、温度适宜,避免刺激性饮食,避免情绪激动,保持大便通畅,避免用力排便等诱发头痛的因素。

(3) 物理治疗:①缓慢深呼吸、听轻音乐、练气功、理疗、按摩、推拿、压迫等。②脑出血病人头痛可行头部降温,以减少脑组织耗氧;但脑血栓形成病人头痛禁头部冷敷,以免影响脑供血。③因血管扩张引起的头痛也可给予头部冷敷。

(4) 药物治疗:颅高压性头痛快速静脉滴注 20% 甘露醇溶液;指导病人遵医嘱正确服用止痛药,但要避免产生药物依赖性。

(二) 意识障碍

**1. 病因** 任何病因引起的大脑皮质、皮质下结构、脑干网状上行激活系统等部位的损害或功能抑制,均可出现意识障碍。

**2. 临床表现**

(1) 觉醒度下降:表现为嗜睡、昏睡、浅昏迷、深昏迷。可通过语言反应、疼痛反应、瞳孔对光反射、吞咽反应、角膜反应来判断。

(2) 意识内容改变:①意识模糊:反应迟缓、定向力差等。②谵妄:紧张、兴奋不安,认知、定向、思维障碍等。

(3) 伴随表现:颅高压病人可出现瞳孔不等大,不等圆,光反射消失,呼吸减慢;脑出血可有鼾声呼吸、偏瘫、脉搏慢而有力;脑膜炎、蛛网膜下腔出血者可有脑膜刺激征阳性;此外,还要注意有无外伤、出血、水肿、发绀等情况。

**3. 护理问题** 有受伤的危险 与脑组织病变有关。

**4. 护理措施**

(1) 观察病情变化:①密切观察记录病人生命体征,出入量。②意识障碍程度,瞳孔有无变化,肢体有无瘫痪(患肢感觉障碍、肌力障碍程度),有无抽搐、脑膜刺激征及大小便困难等。③注意有无并发症,尤其是长期卧床者容易发生坠积性肺炎。

(2) 保持呼吸道通畅:①给予翻身、叩背、咳痰(吸痰)、湿化痰液。②病情允许时平卧头偏向一侧或侧卧,防止呕吐物被误吸入呼吸道。取下活动义齿,及时清除口鼻分泌物。③必要时可将病人肩下垫高,避免气道阻塞。④备好吸器,做好随时吸痰的准备。

(3) 预防压疮:可卧气垫床、按摩床,受压局部放置气圈、棉垫。保持床单平整、柔软、干燥,保持皮肤清洁、干燥。每 2 小时翻身 1 次,翻身动作要轻柔,避免拖、拉、推等动作。注意肢体关节应放置于功能位(又称良肢位)。

(4) 做好排便护理:①男病人可将保鲜袋套在阴茎上接尿(注意要随时更换保鲜袋,保持阴茎清洁、干燥)。②女病人要勤换尿布(用柔软、全棉的尿布)。便后及时用温水擦洗会阴,保持局部干燥。③避免留置导尿,防止泌尿系统感染。④若便秘3天以上可使用开塞露或缓泻剂,保持大便通畅。

(5)保持口腔清洁:每日口腔护理2次以上。注意:清洗口腔的棉花不可过湿、过干,要清洁到口腔每个部位。用温开水浸湿的纱布盖在张口呼吸病人的口上,以防口腔溃疡。

(6)饮食护理:急性昏迷病人可暂时禁食。此后根据病情给予高营养饮食,保证充足的水分。病情允许情况下,进食时抬高床头,防止食物反流。

(7)注意安全:给躁动者加床栏,必要时用约束带。慎用热水袋,防止烫伤。

▲实训9-1-3 参见《内科护理实训指导》

(三)感觉障碍

**1. 病因** 感染、脑血管病、脑外伤、药物、中毒、脑肿瘤、尿毒症、糖尿病等。

**2. 分类**

(1)特殊感觉:视觉、听觉、味觉和嗅觉。

(2)一般感觉:①浅感觉:来自皮肤、黏膜的痛、温、触觉。②深感觉:来自肌腱、肌肉、骨膜、关节的运动觉、位置觉、振动觉。③复合感觉:大脑皮质对深浅感觉分析、比较、整合而形成的感觉。

**3. 临床表现**

(1)不同性质的表现:①抑制性症状:表现为感觉减退(强刺激,弱感觉)和缺失(有刺激,无感觉)。②刺激性症状:表现为感觉过敏(轻刺激,强感觉)、感觉过度(反应剧烈,时间延长)、感觉异常(没有任何外界刺激而出现的感觉)、感觉倒错(如热刺激有冷感觉)和疼痛。

(2)按分布感觉障碍的表现:①末梢型感觉障碍:呈手套、袜套型分布感觉异常(图9-1-11A),多见于多发性周围神经病等。②髓内型感觉障碍:受累的脊髓节段不同产生的感觉障碍不同(图9-1-11B),多见于脊髓节段性病变等。③内囊型感觉障碍:表现为对侧偏身(包括面部)感觉障碍,多见于内囊病变等(图9-1-11C)。④脑干型感觉障碍:为交叉性感觉障碍,

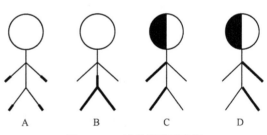

图9-1-11 感觉障碍示意图

表现为病变同侧的面部和对侧肢体的感觉障碍(图9-1-11D),多见于脑干病变。⑤神经干型感觉障碍:表现为病变损害的某一神经干分布区内各种感觉障碍。

▲实训9-1-4 参见《内科护理实训指导》

(3)伴随表现:内囊病变可伴有偏瘫;脑干病变可伴有构音障碍、眩晕和共济失调等。

**4. 护理措施**

(1)观察病情:注意感觉障碍的部位、表现、程度,若发现病情变化,及时与医生联系。

(2)避免伤害:①保持床单、衣物整洁、柔软、无刺激。②注意保暖。洗澡水温适宜,避免烫伤。感觉障碍处尽量不用热水袋或冰袋,防止烫伤或冻伤。③避免搔抓、重压感觉障碍处皮肤。④深感觉障碍病人外出时要有人陪伴。

(3)感觉训练:①对感觉障碍处进行拍打、按摩、理疗、针灸等刺激;经常用温水擦洗、活动感觉障碍处,促进血液循环。②本体感觉障碍时,反复训练病人闭目寻找停在不同位置上的肢体。③上肢运动感觉障碍时,让病人抓摸不同材料的物品,提高中枢神经感知能力,同时让病人患肢进行负重训练,改善患肢运动功能等。④有条件时配合理疗师对病人进行训练。

(4)心理护理:同情、关爱病人,多沟通、多解释,缓解病人心理压力,正确面对疾病,积极配合治疗。

**（四）运动障碍**

**1. 瘫痪病因** 神经源性、神经肌肉接头性、肌源性。

**2. 瘫痪分类** ①按程度分:不完全性、完全性。②按肌张力状态分:痉挛性、迟缓性。③按分布分:单瘫、偏瘫、交叉瘫、截瘫、四肢瘫。④按运动传导通路的不同部位分:上运动神经元性瘫痪(大脑皮质和大脑皮质与脑干之间的神经纤维病变所致瘫痪)、下运动神经元性瘫痪(脑干及以下神经纤维病变所致瘫痪)。

**3. 临床表现**

(1) 按分布瘫的表现:①单瘫:表现为单个上肢或单个下肢不能运动或运动无力(图 9-1-12A)。常见于脑半球、脊髓、周围神经或肌肉等病变。②偏瘫:表现为一侧面部和肢体瘫痪(图 9-1-12B),常见于一侧大脑半球病变,如脑血栓形成、脑出血等导致的内囊病变。③交叉瘫:表现为病变侧脑神经麻痹和对侧肢体的瘫痪(图 9-1-12C)。常见于一侧脑干病变。④截瘫:表现为双下肢瘫痪(图 9-1-12D)。常见于脊髓横贯性损害。⑤四肢瘫:表现为四肢不能运动或肌力减退(图 9-1-12E)。常见于高颈位病变。

▲实训9-1-5参见《内科护理实训指导》

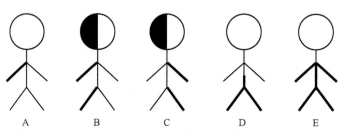

图 9-1-12　运动障碍示意图

(2) 评估肌力:判断瘫痪程度。

(3) 评估肌张力:①肌张力减低:表现为肌肉弛缓柔软,被动运动阻力减低,关节活动范围扩大。②肌张力增高:表现为肌肉较硬,被动运动阻力增加,关节活动范围缩小。僵硬是肌张力增高所致肌肉持续收缩、活动受限或不能活动的一组症状群。

(4) 不自主运动:①震颤:病人表现为头或手不自主地震颤。帕金森病所致震颤,常出现于静止状态,运动时减轻;小脑病变所致震颤,常在安静时症状轻微,运动时加重。②舞蹈样运动:为面部、肢体迅速多变的无目的、无规律的不自主动作。表现为挤眉弄眼、伸舌、耸肩、转颈、上下肢舞动、步行时跌撞等。见于风湿热等病。③手足徐动:表现为手指或足趾间歇的、缓慢的、扭曲的、蚯蚓蠕动样的伸展动作,见于肝豆状核变性等。

(5) 共济失调:表现为病人站立不稳,常向前或后倾倒,行走时双足分开较宽,步态蹒跚,醉汉步态等。见于前庭迷路、小脑系统病变等。

**4. 护理措施** 具体护理方法参见本章第 4 节"脑血栓形成病人的护理"相关内容。包括休息与活动、饮食护理、病情观察、对症护理、心理护理、健康教育等方面。

☞考点:①头痛的观察要点。②意识障碍的护理要点。③感觉障碍的病变部位。④运动障碍的瘫痪类型。

# 第2节　脑血管疾病病人的护理

脑血管疾病(cerebrovascular disease)指由各种原因导致的脑血管性疾病的总称。脑卒中是脑血管疾病的主要类型,分为缺血性脑卒中、出血性脑卒中。脑卒中的临床特征是突然发病、迅速出现脑功能障碍、病程较长。脑卒中是神经系统的常见病,是致死、致残的主要原因,脑卒中发病率、死亡率及致残率随年龄增长而增加,男性高于女性。

☞考点:脑血管疾病的概念。脑卒中的概念。

## 一、 脑血管疾病的分类

脑血管疾病的分类见图9-2-1。

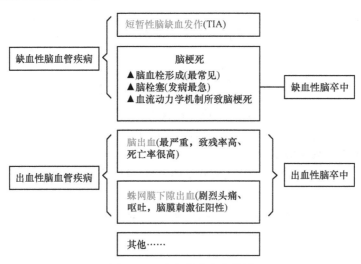

图 9-2-1　脑血管疾病的分类

▲实训 9-2-1 参见《内科护理实训指导》

☞考点:①脑梗死包括脑血栓形成、脑栓塞、血流动力学机制所致脑梗死。②脑卒中包括脑梗死、脑出血、蛛网膜下腔出血。

## 二、 病　　因

脑血管疾病病因可以是单一的,也可由多种病因联合所致。常见病因有以下几点。

**1. 血管壁病变**　①脑动脉硬化:高血压性动脉硬化和动脉粥样硬化最常见。②脑动脉炎:较常见,如结核、梅毒、结缔组织疾病等。③其他:较少见,如先天性血管疾病(脑动脉瘤、脑血管畸形等)、脑血管损伤(脑外伤、颅脑手术、插入导管、穿刺、药物、肿瘤等)。

**2. 心脏病和血流动力学改变**　如高血压、低血压、心脏功能障碍、心律失常等,特别是心房颤动。

**3. 血液异常**　包括血液黏滞度增高,如脱水、高血脂、高血糖、白血病、红细胞增多症等。凝血机制异常,如血友病、DIC、使用抗凝剂等。

**4. 其他**　颈椎病、肿瘤压迫邻近的脑血管而影响脑血供。颅外形成的各种栓子,如空气、脂肪、肿瘤栓子等,引起脑栓塞等。

☞考点:脑血管疾病的可以是单一病因所致,也可由多种病因联合所致。高血压性动脉硬化和动脉粥样硬化最常见。

## 三、 危 险 因 素

**1. 最重要的危险因素**　高血压、冠心病、糖尿病。

**2. 一般危险因素** 动脉硬化、高脂血症、血黏度增高、无症状性颈动脉杂音、吸烟、肥胖、活动少、口服避孕药、不良的饮食习惯(高盐、高脂、酗酒、暴饮暴食等)。

**3. 无法干预的危险因素** 年龄、性别、种族和遗传因素等。

☞考点:最重要的危险因素是高血压、冠心病、糖尿病。无法干预的危险因素是年龄、性别、种族和遗传因素等。

# 四、 脑血管疾病的三级预防

脑血管疾病的死亡率和致残率很高,又缺乏特别有效的治疗方法,所以,关键在于预防。

**1. 一级预防** 指发病前的预防。对有脑血管疾病危险因素的人群进行早期干预,是最关键的预防。

(1) 积极治疗相关疾病:如高血压、冠心病、糖尿病、高脂血症等。

(2) 利用各种途径向大众宣传防治脑血管疾病的常识:改变不良的生活方式,去除能干预的危险因素,如肥胖、情绪过度激动、暴饮暴食、高脂高盐饮食、吸烟、酗酒、活动过少等。

**2. 二级预防** 在一级预防的基础上,对短暂性脑缺血发作早期诊断、早期治疗,合理使用抗血小板聚集药等药物,防止发生脑卒中。

**3. 三级预防** 对已出现脑卒中的病人实施早期干预,早期治疗、早期康复,防治并发症,减轻残疾,提高病人生活自理能力。

☞考点:一级预防:指发病前的预防。二级预防:早期诊治短暂性脑缺血发作。三级预防:早期干预脑卒中病人。

# 第3节 短暂性脑缺血发作病人的护理

短暂性脑缺血发作(transient ischemic attack,TIA)又称小中风,是由于局部脑或视网膜缺血引起的短暂性神经功能缺损。①TIA 每次发作一般不超过 1 小时,最长不超过 24 小时,不遗留神经系统体征,无责任病灶的证据。②TIA 是部分病人即将发展为脑梗死的先兆。③TIA 部分发展为脑梗死,部分继续发作,部分自行缓解。

☞考点:①TIA 概念。②TIA 每次发作最长不超过 24 小时,不遗留神经系统体征,无责任病灶的证据。③TIA 是部分病人即将发展为脑梗死的先兆。

# 一、 病因与发病机制

(一) 病因

主要病因是脑动脉粥样硬化,此外,还与动脉狭窄、心脏病、血液成分改变及血流动力学变化等有关。

(二) 发病机制

**1. 微栓子形成** 临床症状多变,发作次数不多,每次发作持续时间较长,数十分钟至 2 小时。见图 9-3-1。

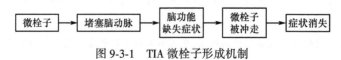

图 9-3-1 TIA 微栓子形成机制

**2. 血流动力学改变** TIA 临床症状刻板出现(每次症状基本相同),发作次数频繁,每次发作持续时间较短,一般不超过 10 分钟。见图 9-3-2。

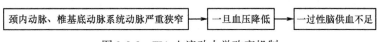

图 9-3-2  TIA 血流动力学改变机制

☞考点:TIA 主要病因是脑动脉硬化。

# 二、临床表现

**1. 一般特点**

(1)好发于中老年人,多有脑血管疾病危险因素。

(2)突然发病,持续时间短暂,不超过 24 小时。

(3)有局灶性脑或视网膜功能障碍的症状,能完全恢复,不遗留神经功能缺损体征,无责任病灶的证据。

(4)反复发作,多为症状刻板出现。

**2. 局灶性脑或视网膜功能障碍的表现**  见图 9-3-3。

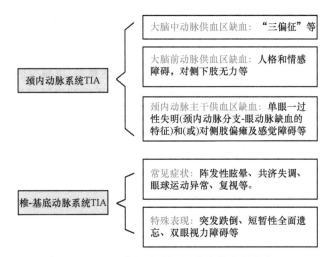

图 9-3-3  TIA 病人脑或视网膜功能障碍的表现

▲实训 9-3-1 参见《内科护理实训指导》

☞考点:TIA 有局灶性脑或视网膜功能障碍的症状。

# 三、辅 助 检 查

**1. 血液检查**  血糖、血脂、血液黏稠度可能异常。

**2. 颈动脉超声检查**  可见双侧颈动脉狭窄。颈动脉超声检查可检测、评价颈动脉结构、功能、血流动力学改变。

**3. 经颅多普勒超声(TCD)**  可见颅内大动脉狭窄。TCD 是经颅骨薄弱部位检查脑底动脉主干血流动力学情况的一种无创性检测技术。

**4. 数字减影脑血管造影(DSA)**  可见颅内动脉粥样硬化斑块、狭窄等。DSA 是将传统的血管造影与电子计算机相结合的技术,其原理是将 X 线光学图像经数字化等处理后,去除骨骼、脑组织等影像,保留充满造影剂的血管图像。

**5. CT 及 MRI**  颅脑 CT 或 MRI 检查大多正常。CT(电子计算机断层扫描)是以电子计算机数字成像技术与 X 线断层扫描技术相结合的影像技术。MRI(磁共振成像)能显示人体任意断面的解剖结构,对软组织分辨率高,无骨性伪影,可清楚的显示脊髓、脑干、后颅窝等病变,无放射性损害,但体内有金属置入物的病人不能做 MRI 检查。

# 四、诊断要点

①突然发病。②发作持续时间短,不超过 24 小时。③有局灶性脑功能障碍的症状,不留后遗症。④无责任病灶的证据。

# 五、护理问题

1. 知识缺乏:缺乏对本病的防治知识。
2. 有受伤的危险　与突发眩晕、共济失调、一过性黑矇有关。

# 六、治疗及其相关护理

TIA 是急症。TIA 发病后 2~7 天是脑卒中的高风险期,及时干预 TIA 可以减少脑卒中的发生。①对于偶发 TIA 者,不论何种原因所致,都应积极进行药物治疗。②对于频发 TIA 者,要急诊处理,迅速控制症状。

**1. 药物治疗**

(1) 常用制剂:①抗血小板聚集药物:如阿司匹林、双嘧达莫等,可减少微栓子的发生,预防 TIA 复发。②抗凝药物:如肝素、低分子量肝素(速避凝)等,适用于短期内频繁发作、发作时间较长、症状较重、无出血倾向者,尤其是伴有房颤者可考虑应用。③活血化瘀性中药制剂:如丹参、川芎嗪、葛根素、金纳多、刺五加等。④溶栓治疗、降纤酶治疗:遵医嘱必要时应用。

(2) 用药注意事项:是本病护理重点。①抗血小板聚集药物有胃肠道反应,要饭后服用。②抗凝药物、降纤酶药物、溶栓药物有出血倾向,用药期间要注意避免机体损伤,观察皮肤、黏膜、大小便有无出血情况。

**2. 外科治疗**　必要时行颈动脉血管成形和支架置入术。

**3. 控制脑血管疾病危险因素**　如积极治疗高血压、高脂血症、冠心病、糖尿病等,纠正血液高凝状态。

☞考点:①TIA 是急症,要及时干预,防止脑卒中的发生。②常用抗血小板聚集药、抗凝药、活血化瘀药等。③控制脑血管疾病危险因素

# 七、其他护理

**1. 指导休息**　①发作时卧床休息,枕头不宜太高。②仰头或头转动时幅度不宜太大。③规律适度的体育运动:有利于增加脑血流量、改善心功能、促进微循环、稳定血压、控制血糖、降低体重;有利于预防控制 TIA;有利于 TIA 病人早期康复。④劳逸结合:避免重体力劳动,避免过度兴奋。

**2. 饮食、排便护理**　给予低盐、低脂、低胆固醇、适量蛋白质和富含维生素的饮食,多吃水果、蔬菜,避免暴饮暴食或过度饥饿。

**3. 观察病情**　注意记录 TIA 发作症状、规律,高度重视每一次发作,配合医生及时处理 TIA。

**4. 安全护理**　是本病护理重点。①TIA 病人发作时因一过性黑矇或眩晕,容易跌倒和受伤,要避免病人单独外出、沐浴等,避免从事危险工作。②仰头或转头时应动作缓慢、轻柔,转动幅度不可太大,以免颈部活动过度诱发 TIA。

**5. 心理护理**　帮助病人认识到本病是脑梗死先兆,经积极治疗护理,可以避免脑梗死发作,消

除病人紧张恐惧心理,鼓励其积极配合治疗。

☞考点:指导病人合理休息、饮食。注意安全。

# 八、 健康教育/出院指导

**1. 知识宣传**

(1) 向病人及家属介绍本病基本知识,使其对本病特点、危害性及影响因素有所了解,能尽量避免影响因素。高度重视本病,但又不过分紧张,能主动配合治疗护理。

(2) 病人及家属能主动观察、记录每次发作的表现、持续时间、间隔时间和伴随症状,发现异常及时就诊,及时治疗。

**2. 生活指导** 改变不良的生活方式,如吸烟、酗酒、过度劳累、长期脑力劳动等。帮助病人寻找和去除诱发 TIA 的脑血管疾病危险因素。指导病人合理饮食,注意安全。

**3. 用药指导** 告知病人遵医嘱用药,掌握用药注意事项。

**4. 定期复查** 每年至少到医院进行一次全面体格检查。

☞考点:指导病人及家属警惕 TIA 发生。

# 九、 小 结

▲TIA 是最容易忽视的脑血管疾病。每次发作不超过 24 小时。

▲TIA 是缺血性脑卒中(脑梗死)的先兆和警报,要及时治疗。

▲最具特色的护理措施是指导病人及家属警惕 TIA 发生,及时就诊。

## 第 4 节 脑血栓形成病人的护理

脑血栓形成(cerebral thrombosis)是在各种原因引起的血管壁病变基础上,脑动脉管腔狭窄、闭塞或血栓形成,引起脑局部血流减少或供血中断,使脑组织缺血、缺氧、坏死,出现相应的神经症状和体征。脑血栓形成是脑梗死中最常见的类型,约占脑梗死的60%。脑部任何血管都可以发生血栓形成,以颈内动脉、大脑中动脉多见,基底动脉和椎动脉次之。老年人脑血栓形成发病率较高。

脑血栓形成的病理分期:①超早期:起病后 6 小时内,病变脑组织变化不明显。②急性期:起病后 6~24 小时,病变脑组织有明显缺血改变。③坏死期:起病后 24~48 小时,病变脑细胞大量坏死,脑组织水肿明显。④软化期:起病后 3 日~3 周,病变脑组织液化变软。⑤恢复期:起病 3~4 周后,病变脑组织已形成胶质瘢痕。

☞考点:①脑血栓形成是脑梗死中最常见的类型。②以颈内动脉、大脑中动脉多见。③超早期指起病后 6 小时内,病变脑组织变化不明显。

# 一、 病因与发病机制

**(一) 病因**

**1. 脑动脉粥样硬化** 是脑血栓形成的最常见、最基本的病因。高血压是本病危险因素,且常与脑动脉粥样硬化并存,两者相互影响。糖尿病、高脂血症、冠心病、吸烟、肥胖、活动较少也会加速脑动脉粥样硬化过程,也是本病的危险因素。

**2. 脑动脉炎** 红斑狼疮性动脉炎、结节性动脉周围炎等也是较常见的原因。

**3. 其他** 如血液系统疾病等。

**(二) 发病机制**

脑血栓形成的发病机制见图 9-4-1。

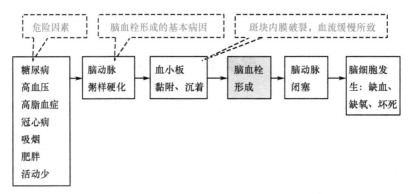

图 9-4-1　脑血栓形成的发病机制

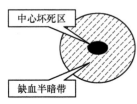

图 9-4-2　脑血栓形成
病灶

脑血栓形成病灶由中心坏死区和周围缺血半暗带组成(图 9-4-2)。①中心坏死区血流下降最严重,脑细胞迅速死亡。②缺血半暗带有侧支循环,尚有大量存活的神经元,经早期积极治疗、康复,缺血半暗带的损伤是可逆的。若超早期内不恢复脑血流供应,病变脑组织会发生明显病理变化。故挽救缺血半暗带,是脑血栓形成治疗成功的关键。③临床上将使血管再通,恢复局部组织血液供应称为再灌注,并将"再灌注时间窗"即开始溶栓时间定为:症状开始至静脉干预时间<4.5 小时,或至动脉干预时间<6 小时。若脑再灌注后,脑损伤反而加剧,称为"再灌注损伤"。

☞考点:①脑动脉粥样硬化是本病最常见、最基本的病因。②脑动脉粥样硬化的危险因素。③再灌注时间窗:症状开始至静脉干预时间<4.5 小时,或至动脉干预时间<6 小时。④挽救缺血半暗带,是本病治疗成功的关键。⑤再灌注损伤指脑再灌注后,脑损伤反而加剧。

## 二、临床表现

（一）一般特点

**1. 发病情况**　常在安静、睡眠状态下发病。部分病人起病前有 TIA 等前驱症状,如头痛、眩晕、肢体麻木、无力等。

**2. 发病速度**　病情发展缓慢,逐渐加重,1~2 天达到高峰。

**3. 病情程度**　多数病人意识清楚,生命体征平稳。颅内高压情况比较少见。

（二）神经系统特点

闭塞的脑动脉不同,神经系统表现不同。

**1. 大脑中动脉闭塞症状**　最常见。主要影响内囊区供血,表现为头、眼向病灶侧凝视及"三偏征":

（1）偏瘫——病灶对侧舌瘫、面瘫和肢体瘫痪。

（2）偏身感觉障碍——病灶对侧面部、肢体感觉异常。

（3）偏盲——病灶对侧同向偏盲。

其他表现:①优势半球(往往是左半脑)受累,出现失语。②非优势半球受累,可出现体象障碍(外貌正常者想象自己的外貌有缺陷,或对轻微的躯体毛病过度担心)。③若特定部位损害可出现失读、失写、失认等情况。

▲实训 9-4-1 参见《内科护理实训指导》

**2. 颈内动脉闭塞症状**　主要是大脑中动脉闭塞症状,此外,还有病灶侧单眼一过性失明(眼动脉缺血)、颈动脉搏动减弱等症状。

**3. 椎-基底动脉闭塞症状** 主要影响脑干及小脑的功能。①脑干受损表现:眩晕、恶心、呕吐、交叉性瘫痪、交叉性感觉障碍、瞳孔针尖样改变、复视、眼肌麻痹、构音障碍、吞咽困难等,重者还可出现不同程度的意识障碍及四肢瘫痪。②小脑受损表现:眩晕、恶心、呕吐、眼球震颤、共济失调等。

(三) 特殊类型脑梗死

①大面积脑梗死:可出现意识障碍,甚至危及生命。②出血性脑梗死:脑梗死灶内血管破损,血液漏出。③多发性脑梗死:两个或两个以上不同供血系统脑血管闭塞引起的脑梗死。

☞考点:①本病一般特点:常在安静、睡眠状态下发病,可有 TIA 先兆,病情发展缓慢,病情程度较轻。②内囊受损表现:有"三偏征",即偏瘫、偏身感觉障碍、偏盲。③脑干受损表现:眩晕、恶心、呕吐、交叉性瘫痪、瞳孔针尖样改变等。④小脑受损表现:眩晕、恶心、呕吐、眼球震颤、共济失调等。⑤大脑中动脉闭塞症状、颈内动脉闭塞症状都影响内囊,主要表现为"三偏征",椎-基底动脉闭塞症状是脑干受损表现、小脑受损表现。

# 三、辅 助 检 查

**1. CT 及 MRI**

(1) 颅脑 CT:是脑血栓形成最常用、最方便、最快捷、最有价值的影像学检查手段,能够对脑血栓形成进行早期诊断、鉴别诊断。①脑血栓形成发病早期颅脑 CT 显示正常(可排除脑出血)。②24小时后,若脑缺血造成脑组织水肿、坏死,CT 图像可呈现低密度影改变(与脑出血的高密度影改变进行鉴别)。③CT 对脑干、小脑、较小梗死灶分辨率较差。

(2) 颅脑 MRI:能弥补颅脑 CT 不足,清晰显示早期缺血性梗死及脑干、小脑、较小病灶梗死等,能进一步明确诊断。

**2. 其他** 血、尿常规,血糖、血脂、血液流变学、心电图等检查,均能提示病人目前存在的危险因素。脑脊液检查基本正常。

☞考点:①颅脑 CT:是本病最常用、最方便、最快捷、最有价值的影像学检查手段。②本病发病早期颅脑 CT 显示正常,24 小时后呈现低密度影改变。可排除脑出血。

# 四、诊 断 要 点

①多在静态下发病。②有神经定位体征。③颅脑 CT 未见高密度影改变或颅脑 MRI 发现梗死灶。

【情境36】

病人,陈××,女,55 岁,有高血压史 3 年。今晨 7:00 起床时发现左侧肢体麻木、不能活动。入院后病人不断叹气,情绪低落。体检:T 36.7℃,P 82 次/分,R 20 次/分,BP 160/90mmHg,神志清楚,语言流利。双瞳孔等大等圆,直径 3mm,光反射灵敏。左侧鼻唇沟浅,伸舌偏左,饮水自左侧口角漏出,左侧上下肢体肌力为 0 级,肌张力低,腱反射低下,左侧痛觉减退,双眼左侧偏盲。初步诊断:脑血栓形成。

【情境36诊断分析】

▲该病人在睡眠时发病。▲有"三偏征"等神经定位体征。▲根据临床表现,初步诊断为脑血栓形成。▲若做颅脑 CT 或 MRI,将更有助于明确诊断。

# 五、护 理 问 题

1. 躯体移动障碍 与肢体瘫痪有关。
2. 有皮肤完整性受损的危险 与肢体瘫痪、长期卧床使皮肤受压有关。
3. 有废用综合征的危险 与肢体瘫痪有关。

**4. 言语沟通障碍** 与语言中枢受损有关。

**5. 焦虑** 与偏瘫、生活不能自理有关。

# 六、 治疗及其相关护理

**1. 超早期溶栓治疗** 尽早溶解血栓,恢复病变脑组织的血流供应。

(1)**常用制剂**:尿激酶、链激酶、重组组织型纤溶酶原激活剂(rt-PA)等。常在起病6小时内进行动脉溶栓,4.5小时内静脉溶栓。rt-PA可激活新鲜血栓中纤溶酶原,使之转变为纤溶酶而溶解血栓,需于起病3小时内用药。rt-PA对血液循环中的纤溶酶原几乎无影响,所以很少有出血等并发症。

(2)**溶栓适应证**:①脑血栓形成。②年龄≥18岁。③CT未显示出血病灶。④病人或其家属签署知情同意书。

(3)**溶栓禁忌证**:①TIA单次发作或迅速好转的卒中以及症状轻微者。②出血、创伤、高血压、肝肾功能不全、消化性溃疡、血液系统疾病、凝血障碍、妊娠等病人。③正抗凝治疗或48小时前曾用肝素。④严重高血压未能很好控制,溶栓前收缩压>180mmHg,舒张压>100mmHg。⑤大脑中动脉梗死者,CT显示>1/3大脑中动脉供血区有低密度阴影。

(4)**溶栓流程**:争分夺秒,尽早使用溶栓药。见图9-4-3。

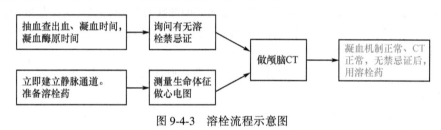

图9-4-3 溶栓流程示意图

(5)**溶栓后观察**:①观察静脉滴注溶栓药速度。②观察溶栓后有无过敏、出血倾向,记录出血时间、性质及出血量。③观察生命体征。④配合做CT。

▲**实训9-4-2**参见《内科护理实训指导》

**2. 抗血小板聚集** 防止血栓形成,降低死亡率和复发率。未溶栓者应在发病48小时之内用药,一般不在溶栓后24小时内使用。常用阿司匹林、氯吡格雷(波立维)、噻氯匹定(抵克力得)等制剂。

**3. 中药制剂** 活血化瘀,改善脑微循环。常用丹参、川芎嗪、葛根素、金纳多、银杏叶提取物、刺五加等制剂。

**4. 脑保护剂** 保护脑神经元。常用胞磷胆碱、吡拉西坦、都可喜、脑活素、依达拉奉(易达生)等制剂。

**5. 高压氧舱治疗** 提高血氧供应,为神经组织的再生和神经功能的恢复提供良好的基础。

**6. 一般治疗**

(1)**降血压**:发病24小时内,为保证脑组织的灌注,需要维持较高的血压,所以,当出现以下情况时才降血压:收缩压>200mmHg、舒张压>110mmHg、高血压脑病、蛛网膜下隙出血、主动脉夹层分离、心力衰竭、肾衰竭等。

(2)**降血糖**:用胰岛素将血糖控制在10mmol/L以下。

(3)**抗感染**:本病容易并发呼吸道、泌尿道感染,要进行相应护理,预防感染(具体措施参见下述对症护理)。必要时遵医嘱应用抗生素。

**7. 抗凝治疗** 是缺血性脑血管疾病的主要预防措施,但不推荐急性期应用。多用于防止长期卧床,特别是合并高凝状态者的血栓形成。常用肝素、低分子肝素(速必凝、克赛)、华法林等制剂。

**8. 大面积脑梗死抢救**

（1）防治心脑综合征：心脑综合征表现为急性心肌缺血、心肌梗死、心律失常、心力衰竭等，应进行心电监护和心肌酶学检查，慎用增加心脏负荷的药物，严格控制输液速度及输液量。

（2）迅速降低颅压：遵医嘱用20%甘露醇溶液125~250ml快速静脉滴注，6~8小时1次，对心、肾功能不全者可改用呋塞米20~40mg静脉注射，6~8小时1次。

（3）维持呼吸功能：给予吸氧，必要时进行气道支持及辅助通气。

（4）治疗上消化道出血：高龄、大面积脑梗死、重症脑梗死病人急性期容易发生上消化道应激性溃疡，可常规静脉给予 $H_2$ 受体拮抗剂预防。若已发生上消化道出血，按上消化道出血处理。

☞考点：①常用溶栓药：尿激酶、链激酶、重组组织型纤溶酶原激活剂（rt-PA）。②脑血栓形成发病6小时内动脉溶栓治疗，4.5小时内静脉溶栓治疗。rt-PA需3小时内用药。③用溶栓药、抗血小板聚集药、抗凝药后要观察有无出血情况。④急性期不用抗凝剂，溶栓后24小时内不用抗血小板聚集药。⑤发病24小时内慎重降血压。

【情境36 医嘱示例】

**长期医嘱单**

| 姓名 | 陈×× | 入院日期 | 2009.9.19 | 病区 | 神经内科 | 床号 | 3 | 住院号 | 2015737 |
|---|---|---|---|---|---|---|---|---|---|

| | 起始日期 | 时间 | 医嘱 | | | | 医师签名 | 停止日期 | 停止时间 | 医师签名 | 录入者 |
|---|---|---|---|---|---|---|---|---|---|---|---|
| 录入长期护理单并执行 | 2009.9.19 | 9：30 | 神经内科护理常规 | | | | Z | | | | C |
| | 2009.9.19 | 9：30 | 一级护理 | | | | Z | | | | C |
| | 2009.9.19 | 9：30 | 低盐低脂低胆固醇饮食 | | | | Z | | | | C |
| | 2009.9.19 | 9：30 | 翻身 | | | q2h | Z | | | | C |
| | 2009.9.19 | 9：30 | 气垫床 | | | | Z | | | | C |
| 录入长期静脉治疗单并执行 | 2009.9.20 | 9：00 | 5% GS | 250ml | | ivgtt | Z | | | | C |
| | | | 舒血宁 | 20ml | | qd | | | | | |
| | 2009.9.20 | 9：00 | 0.9% NS | 100ml | | ivgtt | Z | | | | C |
| | | | 易达生 | 30ml | | bid | | | | | |
| 录入长期服药治疗单并执行 | 2009.9.22 | 9：00 | 拜阿司匹灵 | 0.1 | | qd | Z | | | | C |
| 录入长期注射治疗单并执行 | 2009.9.22 | 9：00 | 克赛 | 4000U | H | q12h | Z | | | | C |
| | …… | …… | …… | | | | | | | | |

**短期医嘱单**

| 姓名 | 陈×× | 入院日期 | 2009.9.19 | 病区 | 神经内科 | 床号 | 3 | 住院号 | 2015737 |
|---|---|---|---|---|---|---|---|---|---|

| | 起始日期 | 时间 | 医嘱 | 医师签名 | 执行时间 | 执行者 | 录入者 |
|---|---|---|---|---|---|---|---|
| 次日早晨留取标本，送检查 | 2009.9.19 | 9：30 | 尿常规 | Z | | | C |
| | 2009.9.19 | 9：30 | 大便常规+OB | Z | | | C |
| | 2009.9.19 | 9：30 | 血常规 | Z | | | C |
| | 2009.9.19 | 9：30 | 血生化 | Z | | | C |

续表

| 姓名 | 陈×× | 入院日期 | 2009.9.19 | 病区 | 神经内科 | 床号 | 3 | 住院号 | 2015737 |

| 起始日期 | 时间 | 医嘱 | | | 医师签名 | 执行时间 | 执行者 | 录入者 |
| --- | --- | --- | --- | --- | --- | --- | --- | --- |
| 2009.9.19 | 9:30 | CT | 急 | | Z | | | C |
| 2009.9.19 | 9:30 | 拜阿司匹灵 | 0.3 | st | Z | 9:30 | V | C |
| 2009.9.19 | 9:30 | 0.9%NS | 250ml | ivgtt | Z | 9:30 | V | C |
| | | 尿激酶 | 100万U （慢） | st | | | | |
| 2009.9.25 | 16:00 | 颅脑CT(复查) | | | Z | | | C |
| 2009.9.25 | 16:00 | 5%GS | 500ml | ivgtt | Z | 16:00 | V | C |
| | | 10% KCL | 15ml | | | | | |
| | | 门冬酸钾镁 | 20ml | st | | | | |
| …… | …… | …… | | | | | | |
| 2009.10.2 | 9:00 | 出院 | | | Z | 9:00 | V | C |

陪检,观察病情 →（2009.9.19 9:30）

执行者核对治疗卡并执行 →（2009.9.19 9:30 两行）

陪检,观察病情 →（2009.9.25 16:00）

执行者核对治疗卡并执行 →（2009.9.25 16:00 三行）

◆通知相关部门
◆出院指导 →（2009.10.2 9:00 出院）
◆办理出院手续

【备注】 ①银杏叶提取物(舒血宁):中成药制剂,从银杏叶提取制得,活血化瘀,通脉舒络。②依达拉奉(易达生):脑神经保护剂。脑血栓形成病人在发病72小时内用药,减少后遗症。③拜阿司匹灵(阿司匹林肠溶片):抗血小板聚集药。④低分子肝素注射液(克赛):抗凝药。⑤尿激酶:溶栓药。

# 七、其他护理

脑血栓形成病人应在卒中病房接受治疗,由多科医师、护士和治疗师共同参与治疗,遵循治疗、护理、康复一体化的原则,最大限度地提高治疗效果、改善预后。

(一) 指导休息

**1. 适当体位** 急性期平卧位,不宜抬高头部,以便增加脑部供血量。维持肢体功能位(良肢位),尽量采取偏瘫侧上肢各关节伸展,下肢各关节屈曲的体位。不宜厚被压足。足底横立枕头,使足与小腿垂直,防足下垂和足内翻。

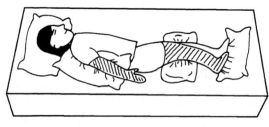

图 9-4-4 偏瘫后仰卧位

(1) 仰卧位:头放中立位。垫高患肩防止肩胛骨后缩。患侧上肢稍外展,肘伸展,手心向上,放在高于心脏的枕上。患侧臀下放一小垫,防髋部下沉。患侧下肢腘窝处放一枕头,防髋关节外旋。见图 9-4-4。

(2) 健侧卧位:患侧上肢放在胸前枕头上,肩背部用靠垫支持。下肢屈髋、屈膝向前并垫高,两腿不要过度靠拢。见图 9-4-5。

(3) 患侧卧位:身体稍向后,患肩稍向前。患肢伸展。肩背用靠垫支持。健腿屈曲向前并垫高。患腿髋关节伸展,膝关节微屈。见图 9-4-6。

**2. 早期康复训练** ①目的:预防皮肤、关节、肌肉及心、肺、泌尿系统并发症,有利于日常生活能力的恢复,防止或减轻残疾。②时间:起病之时即康复开始之日,要将急救、治疗、护理、康复有机地融为一体,使康复从起病到恢复,贯穿于护理各个环节之中。但生命体征不稳、神志不清者只能进行肢体被动运动。③宣教:告知病人及家属早期康复的重要性及训练方法,以便取得配合。

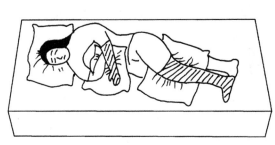

图 9-4-5　偏瘫后健侧卧位

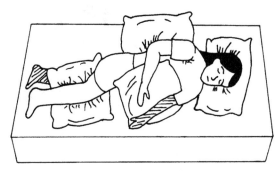

图 9-4-6　偏瘫后患侧卧位

(1)躯体康复:生命体征平稳后逐步进行被动运动→主动运动→半卧位→坐位→双腿放床边坐位→站位→行走→作业治疗。注意避免病人过度疲劳或高度精神紧张。尽量避免在患侧肢体实施静脉输液,以免影响肢体活动。

1)被动运动:以刺激患侧肢体为主,如抚摩、揉、捏、小关节被动伸曲等。条件许可时可对患侧每个较大关节(肩、肘、腕、指、髋、膝、踝等)进行全方位(屈曲、伸展、旋转)被动运动,预防关节僵硬和肢体畸形。

2)主动运动:病人生命体征平稳后即可每日反复进行床上训练。注意训练动作要轻柔、缓慢、循序渐进,适可而止,避免造成损伤。①上肢练习:双手手指交叉互握,患手大拇指在上,将手上举过头顶,双肘关节伸展,重复进行,每天多次练习,保持肩关节无痛范围充分活动(图 9-4-7)。②桥式运动:仰卧位,双腿屈曲,双脚支撑床面,抬臀离床,保持两侧臀部同高,放下后再抬,反复进行训练,提高骨盆对下肢的控制和协调能力,为病人站立、行走奠定基础(图 9-4-8)。③翻身训练:朝患侧翻身时主要靠病人健侧用力,帮助者协助(图 9-4-9);朝健侧翻身时主要靠病人健手拉患手,帮助者协助搬动患腿(图 9-4-10)。

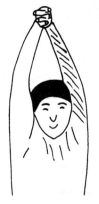

图 9-4-7　上肢主动练习

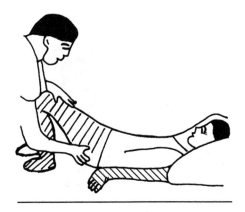

图 9-4-8　主动练桥式运动

3)坐起训练:鼓励病人尽早坐起。①从健侧坐起:健足勾起患足,带至床缘外,健手用力撑床坐起(图 9-4-11)。②从患侧坐起:健足推动患足,将小腿移至床缘外,健手在患侧肩附近撑床坐起(图 9-4-12)。③正确坐姿:躯干直立(用靠垫支持),髋关节屈曲90°,上肢托起(可放在移动桌上)(图 9-4-13),患足着地或有支托物。

▲实训 9-4-3 参见《内科护理实训指导》

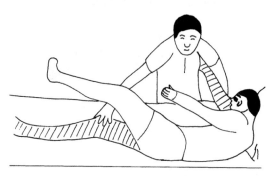

图 9-4-9　朝患侧翻身

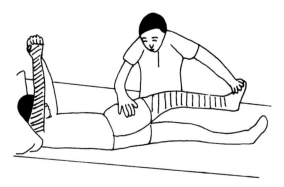

图 9-4-10　朝健侧翻身

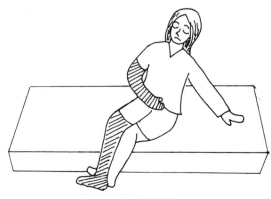

图 9-4-11　从健侧坐起

（2）语言康复：生命体征平稳、神志清楚后即可进行语言康复。①发病早期可配合用手势、纸板、卡片、实物演示等不同形式与病人进行沟通。②语言训练要由易到难，由简到繁，逐渐递进，持之以恒，但要注意防止疲劳。③指导者语速要缓慢，发音要清晰，态度要耐心，注意讲病人最关心的问题。④帮助病人反复发音、反复练习听读，避免产生疲劳。⑤不断地鼓励病人大胆、大声练习，增强病人的信心。

**3. 确保活动安全**　床有护栏，走廊、卫生间有扶手。地面平整、干燥、防滑、无槛坎。活动场所宽敞、明亮没有障碍物，家具固定，不易

移动。步态不稳者，外出有人陪伴。

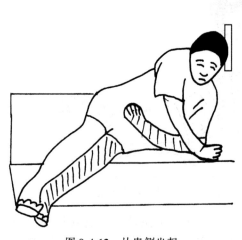

图 9-4-12　从患侧坐起

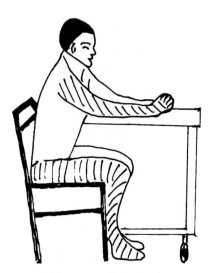

图 9-4-13　偏瘫后坐姿

（二）饮食、排便护理

**1. 饮食内容**　给予低盐、低脂、低胆固醇、易消化饮食。注意选择富含维生素、粗纤维食物，如新鲜水果、蔬菜等。每日饮水量 1500～2000ml。戒烟酒。

**2. 偏瘫病人饮食注意点** ①神志清楚、无吞咽困难者给予软食。②偶有饮水呛咳者给予糊状饮食。③进食时酌情抬高床头,或者取半卧位、坐位等。④尽量用健侧手自助进食。⑤预防误吸。进食时食物应送至口腔健侧近舌根处,以利吞咽;吞咽时嘱病人下颌内收,速度宜慢;重度吞咽障碍者,给予鼻饲;进食中避免交谈;进食后保持进食体位30~60分钟;吞咽困难者不用吸水管吸水;少食多餐。

**3. 预防便秘** 给予富含纤维素的食物,按摩、震荡腹部,养成定时排便的习惯,必要时遵医嘱用开塞露或缓泻剂等药。

（三）观察病情

**1. 一般观察** 观察生命体征、神志、瞳孔。

**2. 注意有无颅高压、脑疝症状** ①颅高压:与脑组织缺血、缺氧导致的脑水肿有关,主要表现为意识障碍、"三主征"(剧烈头痛、喷射状呕吐、视盘水肿)、"二慢一高"(脉搏慢、呼吸慢、血压高)。②脑疝:是颅内高压进一步加重所致,主要表现为头痛、呕吐。③小脑幕切迹疝:两侧瞳孔大小不等。④枕骨大孔疝:尤其用溶栓药、抗凝药后导致呼吸骤停。

**3. 注意有无出血情况**

**4. 注意有无原有症状加重或出现新的瘫痪症状** 可能与病灶面积扩大或伴有颅内出血或又有新的脑血栓形成有关。

（四）对症护理

**1. 生活护理** 协助瘫痪病人进食、排便、洗漱、拭浴、更衣、修剪指(趾)甲、清洗会阴及保持床单位清洁等。

**2. 预防并发症**

（1）预防肺部感染:为病人翻身、叩背、排痰(吸痰),鼓励病人深呼吸,在病情允许情况下尽早坐起。若病人发热,应以物理降温为主,如冰毯或酒精拭浴等。但头部禁止使用冰袋及冷敷,以免脑血管收缩、血流减慢加重脑缺血。必要时予以人工冬眠。

（2）预防尿路感染:保持外阴清洁,鼓励病人多饮水。尽量不采用留置导尿。

（3）预防压疮:①评估病人发生压疮的危险程度。②保持床单干燥、平整、清洁。③每2小时翻身1次,避免拖拉病人,禁止按摩受压部位。④必要时可使用气垫床、海绵圈、棉垫等将受压部位轻轻垫起,每2小时变换垫托部位。⑤使用半透膜敷料或者水胶体敷料保护受压皮肤(皮肤脆薄者禁用)。

（4）预防口腔溃疡:保持口腔清洁,对生活不能自理者进行口腔护理。

（5）预防深静脉血栓形成:高龄、严重瘫痪和心房颤动者有深静脉血栓形成的危险,甚至发生肺栓塞。①鼓励病人抬高下肢,适当活动。②避免在下肢静脉输液(尤其是瘫痪侧)。③必要时配合进行抗凝、溶栓治疗。

（6）预防水电解质平衡紊乱:因进食少、脱水治疗等,脑血栓形成病人常并发水电解质平衡紊乱,应常规进行水电解质监测并及时加以纠正。

（五）心理护理

由于偏瘫、失语、生活不能自理,病人往往焦虑不安、易发脾气,有自卑、消极心理。此时,要多与病人沟通,鼓励病人接受现实,适应角色的转变,积极配合治疗康复,自强自立。提醒家属多给予病人精神和物质上的支持,使病人情绪稳定,树立战胜疾病的信心。

☞考点:①本病急性期取平卧位,尽量不要抬高头部。维持肢体功能位。②起病之时即康复开始之日,将康复贯穿于护理各个环节之中。③进食时预防误吸。④病情观察内容。⑤警惕颅高压、脑疝症状。

# 八、健康教育/出院指导

**1. 知识宣传**

(1) 向病人及家属介绍本病基本知识,使其主动配合控制危险因素,如积极治疗糖尿病、高血压、高脂血症、冠心病,戒烟、酒,控制体重等。

(2) 指导大众注意自我检测,及时发现脑血栓形成先兆,如 TIA 表现等,立即到医院诊治。

▲实训 9-4-4 参见《内科护理实训指导》

**2. 生活指导**

(1) 保持良好生活习惯:定时作息,保证充足睡眠。坚持适当运动,如散步、打太极拳等,避免过度劳累,避免剧烈运动。给予低盐、低脂、低胆固醇、易消化饮食,戒烟酒。保持心态平和。

(2) 恢复期作业治疗:脑血栓形成发病 2 周后即进入恢复期,需要及时进行肢体、语言功能训练。肢体、语言功能训练是一个长时间坚持锻炼的过程,要注意在日常生活中进行功能训练,将运动疗法和作业治疗相结合,同时辅以针灸、理疗、按摩等治疗。既促进运动能力恢复,又使病人掌握日常生活技能,提高生活自理能力。①上肢训练:进行握球、编织毛线、拣豆子、拨算珠、写字、吃饭、洗脸、梳头、穿衣、抹桌等训练。②下肢训练:训练步态,辅以户外活动等。③语言训练:指导病人持之以恒地做舌运动、练习发音,提醒病人家属要耐心地与病人进行语言沟通等。④社交能力训练:鼓励病人尽量生活自理,尽早参与工作、尽快恢复社交。

**3. 用药指导** ①指导病人遵医嘱坚持服用阿司匹林等抗血小板聚集药,防止血栓形成。②不可随意增减药量、随意更换药物。③告知病人所用药物主要副作用及预防方法,发现异常随时告诉医务人员或及时就诊。

**4. 定期复查** 告知病人复诊时间及地点,定期到有条件的医院神经专科进行检查和咨询,监测血糖、血脂、血压等,积极治疗原发病。

☞考点:①进行自我检测,发现异常及时就诊。②恢复期作业治疗,注意在日常生活中进行功能训练。

**[情境36 护理工作过程]**

▲入院护理工作过程

迎接病人→安排在卒中病房,取平卧位或侧卧位、良肢位→核对病人,为病人戴腕带→通知医师、护工、膳食科→测量并记录生命体征,初步评估病人有无脑血管疾病的高危因素,了解起病情况、神经系统表现、辅助检查结果→安慰病人→办理入院手续→护送做 CT 等紧急检查→立即建立静脉通道,配合溶栓等治疗→填写住院护理评估单及护理表格→告诉病人如何配合次日晨空腹抽血、留大小便标本→入院告知及安全教育

▲住院护理工作过程

加强巡视,观察神志、瞳孔、生命体征、临床表现→执行医嘱,配合应用活血化瘀、抗凝药→加强口腔、皮肤、呼吸道、尿道等部位基础护理,注意早期康复训练→给予低盐、低脂、低胆固醇、易消化饮食,注意偏瘫病人的饮食护理→进行心理护理、健康教育→酌情填写护理记录单

▲出院护理工作过程

处理出院医嘱,撤销单据及卡片,整理出院病历,做好出院登记→指导病人积极治疗原发病,坚持康复训练,定期复查,及时就诊→听取病人意见和建议,协助备好出院带药,交代用药知识及药物不良反应,遵医嘱用药→协助办理出院手续→护送病人出院→通知护工、膳食科→常规清洁消毒床单位→填写出院护理记录

# 九、小　结

▲脑血栓形成是最常见的急性脑血管疾病。脑动脉内形成血栓使脑动脉闭塞,导致脑组织缺

血、缺氧、坏死。

▲常累及大脑中动脉,影响内囊区供血,表现为"三偏征";常在静态时发病,伴有神经定位体征;发病早期 CT 可显示正常,发病 24 小时后,若伴有脑组织水肿、坏死,CT 显示低密度影改变。

▲起病 6 小时内可动脉溶栓治疗,4.5 小时内可静脉溶栓治疗,rt-PA 需起病 3 小时内用药。

▲主要护理措施是溶栓护理、早期康复、预防并发症等。

## 第 5 节   脑栓塞病人的护理

脑栓塞(cerebral embolism)指栓子随血流进入脑动脉,使脑动脉管腔急性闭塞,引起相应脑组织供血区缺血、坏死,产生相应神经系统症状和体征。脑栓塞是脑梗死中发病最急的一个类型。颅内任何动脉都可以发生栓塞,以颈内动脉系统特别是大脑中动脉最常见。青壮年发病率较高。

☞考点:①脑栓塞概念。②是脑梗死中发病最急的一个类型。③以颈内动脉系统特别是大脑中动脉最常见。

# 一、 病因与发病机制

(一) 病因

**1. 心源性**  是最常见的病因,占脑栓塞的 60% ~ 75%,其中心心房颤动更为常见,据统计有半数以上脑栓塞病人患有风湿性二尖瓣狭窄合并心房颤动。此外,心内膜炎、心肌梗死、心脏手术、心导管检查、心房黏液瘤、二尖瓣脱垂等也会产生栓子导致脑栓塞,脑栓塞是心脏病的重要并发症之一。

**2. 非心源性**  是源于心脏以外的栓子随血流进入脑内导致栓塞。如癌细胞栓子、脂肪栓子(长骨骨折所致)、虫卵栓子、感染性脓栓子、气体栓子(手术、人工气胸、潜水员发生的减压病等所致)。

**3. 来源不明性**  少数病例查不到栓子来源。

(二) 发病机制

脑栓塞的发病机制见图 9-5-1。

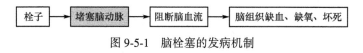

图 9-5-1  脑栓塞的发病机制

☞考点:风湿性心脏病是本病最常见的病因,其中心房颤动更为最常见。

# 二、 临 床 表 现

**1. 一般特点**  ①通常发病无明显诱因,多在活动中突然发病。②发病过程快,数秒至数分钟发展到高峰,是发病最急的脑梗死。③多数病人神志清楚,个别病例有反复发作、昏迷、颅高压情况。④栓塞时血管壁容易被破坏,血流恢复后易发生渗漏性出血,故脑栓塞发生出血性梗死的几率较高。

**2. 神经系统特点**  栓塞的动脉不同,神经系统表现亦不同。神经系统表现往往与脑血栓形成相似。

**3. 其他表现**  ①多数病人有栓子来源的原发病表现,如风湿性心脏病、冠心病、严重的心律失常、心脏手术、长骨骨折等。②部分病例有脑外多处栓塞证据,如皮肤、球结膜、肺、肾、脾、肠系膜等处栓塞。

☞考点:脑栓塞起病突然,神经系统表现与脑血栓形成相似。

# 三、 辅 助 检 查

**1. CT 及 MRI**  检查意义与脑血栓形成病人相似。

**2. 其他**  常规检查心电图,可发现心律失常(房颤等)、心肌梗死等证据。超声心动图检查可发现部分病人心腔内有附壁血栓,证实心源性栓子的存在。

☞考点:CT及MRI检查意义与脑血栓形成病人相似。常有房颤。

## 四、诊断要点

①常活动时骤然起病,数秒至数分钟内达到高峰。②有神经定位体征。③有心脏病等栓子来源的基础疾病。④结合颅脑CT或MRI检查结果。

▲实训9-5-1参见《内科护理实训指导》

## 五、护理问题

参见本章第4节"脑血栓形成病人的护理"相关内容。

## 六、治疗及其相关护理

**1. 与脑血栓形成治疗相似** 合并出血性梗死时,禁用溶栓剂、抗凝药、抗血小板聚集药物治疗,防止出血加重。

**2. 根据栓子性质分别进行处理** ①心源性栓塞:可以谨慎进行超早期溶栓,给予抗血小板和抗凝治疗等。②空气栓塞:可进行高压氧治疗,减少气栓,增加脑含氧量。③脂肪栓塞:可采用肝素、5%碳酸氢钠溶液及脂溶剂,促使脂肪颗粒溶解。④感染性栓塞:选用有效足量的抗生素抗感染治疗,禁用溶栓或抗凝治疗,以免感染扩散。

**3. 治疗原发病** 是预防脑栓塞的重要环节。如纠正心房颤动,可预防心源性栓子形成;抗凝疗法,预防新的血栓形成等。

☞考点:根据栓子性质分别进行处理。治疗原发病,预防栓子形成。

## 七、健康教育/出院指导

参见本章第4节"脑血栓形成病人的护理"相关内容。

## 八、小 结

▲脑栓塞常在中青年人活动时突然发病,是起病最急的脑梗死。
▲心房颤动是脑栓塞最常见的病因。
▲治疗、护理与脑血栓形成相似,但慎用溶栓、抗凝、抗血小板聚集药物治疗。

## 九、疾病鉴别

脑血栓形成和脑栓塞的特征比较见表9-5-1。

**表9-5-1 脑血栓形成和脑栓塞的特征比较**

| 项目 | 脑血栓形成 | 脑栓塞 |
|------|-----------|--------|
| 发病机制 | 脑动脉粥样硬化导致脑动脉内血栓形成,脑动脉闭塞,脑组织缺血、缺氧,软化坏死,引起神经系统症状及体征,见图9-5-2 | 不同来源的栓子堵塞脑动脉,使脑动脉闭塞,脑组织缺血、缺氧,引起神经系统症状及体征,见图9-5-3 |
| 起病情况 | 常在静态发病,发病过程较慢,常以时、日计算 | 常在活动中突然发病,发病过程非常快,常以秒计算 |
| 病因 | 脑动脉粥样硬化 | 栓子来源的原发病(特别是风湿性心脏病二尖瓣狭窄合并心房颤动) |
| 好发年龄 | 中老年人 | 中青年人 |

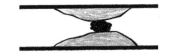

图 9-5-2 脑血栓形成机制示意图

图 9-5-3 脑栓塞形成机制示意图

# 第6节 脑出血病人的护理

脑出血(intracerebral hemorrhage)指原发性非外伤性脑实质内出血。多见于血压骤升导致脑动脉破裂,引起脑组织血肿、颅内高压,脑细胞缺血、缺氧、坏死,以及相应的神经症状和体征。脑出血是脑血管疾病急性期时最严重,致残率、死亡率较高的疾病。常见于中老年人发病。

☞考点:①脑出血概念。②脑出血是脑血管疾病急性期时最严重,致残率、死亡率较高的疾病。

## 一、病因与发病机制

### (一) 病因

高血压和脑动脉硬化同时存在,相互促进,是构成脑出血最常见、最基本的病因。少数脑出血是由其他原因所致,如先天性脑血管畸形、颅内动脉瘤、脑动脉炎、血液病等。

### (二) 发病机制

**1. 脑出血发病机制** 见图 9-6-1。

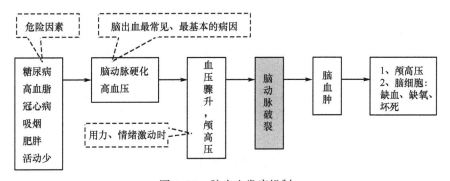

图 9-6-1 脑出血发病机制

①血压骤升、颅内压增高的主要诱因是剧烈咳嗽、打喷嚏、用力、屏气、情绪激动等。②脑水肿、颅内压升高、脑疝是脑出血死亡的主要原因。③高血压性脑出血一般在 30 分钟内停止出血,血肿保持相对稳定。

**2. 脑动脉容易破裂的主要原因**

(1) 脑动脉管壁的外层和中层比较薄弱,容易破裂。

(2) 脑动脉粥样硬化使脑动脉管壁弹性降低,易形成微小动脉瘤。

(3) 豆纹动脉从大脑中动脉直角发出,且管腔较细,承受较高压力,容易发生破裂。故豆纹动脉是脑出血的好发血管,占脑出血80%,主要影响内囊区域。

☞考点:①脑出血最常见、最主要的病因是高血压和脑动脉硬化同时存在。②使血压骤升的诱因是剧烈咳嗽、打喷嚏、用力、屏气、情绪激动等。③脑水肿、颅内压升高、脑疝是脑出血死亡的主要原因。④豆纹动脉是脑出血的好发血管,主要影响内囊区域。

## 二、临床表现

**1. 一般特点**

（1）常在情绪激动、用力时发病。50%的病人表现为剧烈头痛、呕吐，甚至出现上消化道出血（应激性溃疡所致）。

（2）病情发展快，数分钟至数小时达到高峰。

（3）部分病人出现昏迷、生命体征不稳、颅内高压、面色潮红、鼾声呼吸。

**2. 神经系统特点**　出血的动脉部位不同，神经系统表现不同。

（1）内囊区出血：内囊区是脑出血好发部位，其中壳核出血约占60%，丘脑出血约占10%。主要表现为"三偏征"，部分病人有头和眼转向出血灶侧，呈"凝视病灶"状。

▲实训9-6-1参见《内科护理实训指导》

（2）脑干出血

1）少量出血：表现为神志清楚、交叉瘫痪、"凝视病灶"等。

2）大量出血：①昏迷。②双侧瞳孔极度缩小呈针尖样是交感神经纤维受损所致，是脑干出血的特征性体征。③四肢瘫痪。④吐出咖啡样胃内容物。⑤中枢性高热：体温持续在39℃以上，躯干热而四肢不热。⑥中枢性呼吸、循环障碍：多在24～48小时内死亡。

（3）小脑出血：表现为眩晕、呕吐、枕部剧痛、眼球震颤、共济失调。小脑出血一般无肢体瘫痪。

（4）其他：若影响到优势半球可有不同程度的失语。若特定部位损害可出现失读、失写、失认等情况。

**3. 并发症**　脑出血量较大时可引起血肿占位效应，使颅内压升高，脑出血后引起的脑水肿又进一步加重了颅高压，使病人短时间内迅速形成脑疝而死亡。脑疝是脑出血最严重的并发症，也是脑出血的最主要死因。

☞考点：①内囊区是脑出血好发部位，主要表现为"三偏征"。②双侧瞳孔极度缩小，呈针尖样，是脑干出血的特征性体征。③小脑出血一般无肢体瘫痪。④脑疝是脑出血最严重的并发症，也是脑出血的最主要死因。

## 三、辅助检查

**1. CT 及 MRI**

（1）颅脑 CT：是首选的重要检查方法。发病后CT可立即显示血肿的部位、大小、形态和出血量等，呈高密度影改变。

（2）颅脑 MRI：对脑干和小脑出血尤为敏感。在监测脑出血演进过程方面优于CT，但对急性脑出血诊断不如CT。

**2. 脑脊液检查**　脑脊液呈浅红色均匀血性，压力升高。因有诱发脑疝的危险，一般脑出血病人不宜做此检查。

**3. 其他**　可有血白细胞、血糖、尿素氮等暂时升高及蛋白尿等，甚至凝血功能、心电图、X线摄片检查异常。

☞考点：①脑出血时CT呈高密度影改变。②脑脊液呈浅红色均匀血性，压力升高。③脑血栓形成与脑出血的CT鉴别点。

## 四、诊断要点

①多在情绪激动、用力情况下发病。症状迅速加重，往往有意识障碍、颅高压、生命体征异常。

②有神经定位体征。③颅脑 CT 可见高密度影改变。

【情境37】

病人,姜××,男,65 岁,6 小时前因生气突发头痛,伴恶心、呕吐,右侧肢体活动障碍。此后病情迅速加重,出现意识不清,大小便失禁,无抽搐。既往高血压史 6 年,不规律服降压药。体检:T 36℃、P 68 次/分、R 12 次/分、BP 186/108mmHg,昏迷,双侧瞳孔 2mm,等大,对光反射迟钝,右侧鼻唇沟浅,右侧肢体偏瘫。初步诊断:脑出血(内囊区)。

【情境37 诊断分析】

▲该病人有高血压病史,情绪激动时发病,症状迅速加重。▲有"三偏征"等神经定位体征。▲有突发头痛、恶心、呕吐、脉搏慢、呼吸慢,血压高、意识障碍等颅高压表现。▲根据临床表现,初步诊断为脑出血(内囊区)。▲若做颅脑 CT 或 MRI,将更有助于明确诊断。

# 五、护理问题

1. 意识障碍　与脑出血、脑水肿有关。
2. 生活自理能力缺陷　与意识障碍、偏瘫有关。
3. 有废用综合征的危险　与肢体瘫痪有关。
4. 潜在并发症:脑疝、压疮、肺部感染等。

# 六、治疗及其相关护理

**1. 控制脑水肿,降低颅内压**　本病脑水肿在 48 小时内达到高峰,一般持续 3~5 天后逐渐消退。脑水肿是导致脑疝、增加死亡率、影响功能恢复的重要原因。控制脑水肿,降低颅内压是脑出血急性期治疗的重要环节。

(1) 20% 甘露醇:是最重要的首选降颅压药物。它能迅速提高血浆渗透压,使脑组织间液向血浆转移,并通过肾脏从尿液中排出。常用 20% 甘露醇 250ml 快速静脉滴注。用药后 20~30 分钟起效,作用维持 4~6 小时。应用甘露醇应注意:①禁忌证:心、肾功能不全者慎用甘露醇。②准备甘露醇:将甘露醇中结晶煮化,冷却后备用。③注射部位:选择粗大静脉注射,尽量避免在患肢侧血管注射。酌情更换注射部位。注射局部加温,以减少甘露醇对局部血管的刺激,防止静脉炎发生。④注射速度:静脉输注速度要快。选用大针头或用留置针,以便 15~30 分钟内滴完。⑤观察输液情况:保持静脉通道通畅,密切观察输液速度,确保甘露醇按时快速输入体内。若有心率增快、心悸等心力衰竭表现,应酌情减慢输液速度。若用药后病人 4 小时尿量少于 200ml,提示肾功能受到影响,应慎用或停用甘露醇。

▲实训 9-6-2 参见《内科护理实训指导》

(2) 呋塞米:常与甘露醇合用增强脱水效果。

(3) 10% 复方甘油果糖:脱水降颅压作用较弱,但很少引起水电解质紊乱。要求 10% 复方甘油果糖 500ml 静脉滴注,3~6 小时滴完。注意本药用量过大、输液过快会发生溶血反应。

**2. 调整血压**　一般情况下,为保持脑血流量相对稳定,颅内高压时血压会随之上升,颅内压下降时,血压也会随之下降。所以,脑出血时降血压的关键在于降颅内压。

(1) 脑出血急性期:①若收缩压<180mmHg,舒张压<105mmHg,可以只加强观察,不必急于降血压,以保证脑供血。②若收缩压>200mmHg,或舒张压>110mmHg,应先脱颅压,若血压下降不理想,再酌情给予快速起效的降压药物,尽量使血压维持在较正常血压略高的水平。③若血压介于上述两者之间,可以给予作用温和的降压药物,防止再次发生脑出血。

(2) 脑出血恢复期:积极控制血压,尽量将血压控制在正常范围内。

**3. 一般不用用止血、凝血药**　脑出血非凝血机制改变所致,用止血药、凝血药往往无效。止血的关键在于控制血压。

**4. 慎用镇静、止痛药** 病人明显头痛、过度烦躁时可适当给予镇静止痛药,但禁用吗啡、哌替啶等药,因其有抑制呼吸中枢、降低血压的作用。

**5. 外科治疗** 壳核出血≥30ml、丘脑出血≥15ml、小脑出血≥10ml,可以考虑手术清除血肿。血液破入脑室时,可行脑室引流或抽吸。一般在发病后6~24小时内进行手术。

☞考点:①20%甘露醇是最重要的首选降颅压药物。②甘露醇静脉输注速度要快,15~30分钟内滴完。应用甘露醇的其他注意事项。③脑出血时降血压的关键在于降颅内压。脑出血止血的关键在于控制血压。④收缩压<180mmHg,舒张压<105mmHg,加强观察,不必急于降血压。⑤禁用吗啡、哌替啶。

【情境37 医嘱示例】

**长期医嘱单**

| 姓名 | 姜×× | 入院日期 | 2010.9.19 | 病区 | 神经内科 | 床号 | 13 | 住院号 | 218937 |
|---|---|---|---|---|---|---|---|---|---|

| 起始日期 | 时间 | 医嘱 | | | 医师签名 | 停止日期 | 停止时间 | 医师签名 | 录入者 |
|---|---|---|---|---|---|---|---|---|---|
| 2010.9.19 | 16:30 | 神经内科护理常规 | | | X | | | | F |
| 2010.9.19 | 16:30 | 一级护理 | | | X | | | | F |
| 2010.9.19 | 16:30 | 禁食 | | | X | 9.21 | 9:00 | X | F |
| 2010.9.19 | 16:30 | 绝对卧床休息 | | | X | | | | F |
| 2010.9.19 | 16:30 | 翻身(避免头部摆动) | | q2h | X | | | | F |
| 2010.9.19 | 16:30 | 气垫床 | | | X | | | | F |
| 2010.9.19 | 16:30 | 保持大便通畅 | | | X | | | | F |
| 2010.9.19 | 16:30 | 20%甘露醇 | 250ml | ivgtt q6h | X | | | | F |
| 2010.9.19 | 16:30 | 10%复方甘油果糖 | 250ml | ivgtt bid | X | | | | F |
| 2010.9.20 | 9:00 | 0.9% NS | 10ml | ivgtt q8h | | | | | F |
| | | 呋塞米 | 20mg | | | | | | |
| 2010.9.21 | 9:00 | 鼻饲 | | | X | | | | F |
| 2010.9.22 | 9:00 | 常药降压片 | 1片 | tid | X | | | | F |

录入长期护理单并执行

录入长期静脉治疗单并执行

录入长期服药治疗单并执行

**短期医嘱单**

| 姓名 | 姜×× | 入院日期 | 2010.9.19 | 病区 | 神经内科 | 床号 | 13 | 住院号 | 218937 |
|---|---|---|---|---|---|---|---|---|---|

| 起始日期 | 时间 | 医嘱 | 医师签名 | 执行时间 | 执行者 | 录入者 |
|---|---|---|---|---|---|---|
| 2010.9.19 | 16:30 | 颅脑CT | X | | | F |
| 2010.9.19 | 16:30 | 尿常规 | X | | | F |
| 2010.9.19 | 16:30 | 大便常规+OB | X | | | F |
| 2010.9.19 | 16:30 | 血常规 急 | X | | | F |
| 2010.9.19 | 16:30 | 血生化 急 | X | | | F |

陪检,观察病情

次日早晨留取标本,送检查

立即留取标本,安排送检查

续表

| 姓名 | 姜×× | 入院日期 | 2010.9.19 | 病区 | 神经内科 | 床号 | 13 | 住院号 | 218937 |
|---|---|---|---|---|---|---|---|---|---|

| 起始日期 | 时间 | 医嘱 | | 医师签名 | 执行时间 | 执行者 | 录入者 |
|---|---|---|---|---|---|---|---|
| 2010.9.19 | 16:30 | 20%甘露醇　　　250ml　　ivgtt　　st | | X | 16:30 | H | F |
| 2010.9.19 | 16:30 | 10%复方甘油果糖　　250ml　　ivgtt　st | | X | 续接 | H | F |
| 2010.9.19 | 16:30 | 0.9%　　　NS　　10ml　／　Ⅳ | | X | 17:00 | H | F |
| | | 速尿　　20mg　／　st | | | | | |
| …… | …… | …… | | | | | |
| 2010.10.5 | 9:00 | 出院 | | S | 9:00 | D | W |

执行者核对治疗卡并执行

◆ 通知相关部门
◆ 出院指导
◆ 办理出院手续

【备注】　①20%甘露醇:是高渗透脱水药,降颅压快、疗效准确。②10%复方甘油果糖:是高渗透脱水药,降颅压起效较缓,作用较弱。③呋塞米:利尿作用较强。④常药降压片(复方硫酸双肼屈嗪片):属于作用缓和降压药。

# 七、其他护理

**1. 指导休息**　是本病护理重点。

(1) 体位:①卧床休息2~4周。病情危重者发病初24~48小时内绝对卧床休息,避免搬动,避免大幅度翻身,避免摆动头部。②头抬高15°~30°,以减轻脑水肿。意识障碍者给予侧卧或头偏一侧,以免误吸。③维持肢体良肢位(功能性),防止或减轻患肢畸形,具体方法参见本章第4节"脑血栓形成病人的护理"相关内容。

(2) 早期康复训练:若病人生命体征平稳、病情不再进展,宜尽早进行康复训练,具体方法参见本章第4节"脑血栓形成病人的护理"相关内容。

**2. 饮食、排便护理**　①有意识障碍、消化道出血时:禁食24~48小时。此后若生命体征平稳、无颅内压增高症状、无上消化道大出血,可以根据病情给予流质,逐渐过渡到软食。②昏迷病人:每次鼻饲前应抽吸胃液,观察有无异常改变,若发现有咖啡色胃液等异常时要及时通知医生。鼻饲液温度不宜过高,一般不超过30℃。意识清醒后若无吞咽困难,可停止鼻饲,酌情给予软食。③软食要求:低盐、低脂、低胆固醇、低糖、高蛋白、高维生素、易消化。④保持电解质平衡:每日入水量按前一日尿量+500ml 计算。⑤戒烟酒,控制体重。⑥偏瘫病人进食注意点:参见本章第4节"脑血栓形成病人的护理"相关内容。⑦预防便秘:参见本章第4节"脑血栓形成病人的护理"相关内容。

**3. 观察病情**　是本病护理重点。

(1) 一般观察:①普通观察项目:观察神志、瞳孔、生命体征、临床表现,尤其要严密观察血压。②专科观察项目:注意有无颅高压或脑疝症状,有无出血情况,有无原有症状加重或出现新的瘫痪症状,有无心律失常、呼吸困难现象,发现异常及时通知医生。

(2) 加强监护:病情危重时给予心电监护、血压监测、体温观测、血糖监测。保持呼吸道通畅,给予吸氧、吸痰,必要时行气管插管或气管切开术。

(3) 了解水电解质情况:由于本病需用大量脱水药物,容易引起水电解质紊乱,故要密切观察水电解质情况,准确记录24小时出入量。

▲实训 9-6-3 参见《内科护理实训指导》

**4. 对症护理**

（1）生活护理：协助瘫痪病人进食、排便、洗漱、拭浴、更衣、修剪指（趾）甲、清洗会阴及保持床单位清洁等。

（2）防止再出血：是本病护理重点。①严密监控血压，避免血压过高。②避免搬动病人。③减少刺激：集中进行各项护理操作，动作轻柔。语言柔和，减少探视，保持病室安静，避免声、光刺激。④酌情止痛：病人有明显头痛、过度烦躁不安时，可遵医嘱给予镇静、止痛剂。

（3）预防脑疝：是本病护理重点。①避免剧烈咳嗽、打喷嚏、用力、屏气、情绪激动、头低脚高位等导致血压、颅内压增高的有关因素。②避免腰穿。③保持大便通畅，避免屏气用力排便，禁止灌肠，便秘时可用缓泻剂。④颅高压时要立即遵医嘱快速静脉滴入甘露醇等脱水剂，迅速降低颅内压，防止脑疝形成，同时密切观察生命体征等病情变化情况。

（4）中枢性高热护理：①予以吸氧。②物理降温：在颈、腋、腹股沟等大动脉处冰敷，头置冰袋或冰帽，垫冰毯、酒精拭浴等。③药物降温：必要时给予人工亚冬眠。④皮肤护理。

（5）预防并发症：预防肺部感染、尿路感染、应激性溃疡、压疮、口腔溃疡、便秘、深静脉血栓形成、水电解质平衡紊乱等并发症。具体方法参见本章第4节"脑血栓形成病人的护理"相关内容。

**5. 心理护理**　急性期若病人神志清楚，注意消除病人紧张、恐惧心理。恢复期注意帮助病人克服焦虑、抑郁心理。从关爱病人的角度出发，精心护理病人，使病人产生亲切感、信任感、安全感，保持病人情绪稳定。鼓励病人积极配合治疗，树立战胜疾病的信心。

☞考点：①急性期头抬高15°～30°，偏向一侧。②病初24～48小时内避免搬动。③急性脑出血病人有意识障碍、消化道出血时禁食24～48小时。④防止再出血：避免血压过高，避免搬动病人，减少刺激，酌情镇静或止痛。⑤预防脑疝：避免剧烈咳嗽、打喷嚏、用力、屏气、情绪激动、头低脚高位、腰穿、用力排便、灌肠。⑥中枢性高热者给予物理降温、人工亚冬眠。

# 八、 健康教育/出院指导

**1. 知识宣传**　①向病人及家属介绍本病基本知识，使其主动配合避免脑血管疾病的危险因素，发现异常能立即到医院诊治。②病人能注意保持情绪稳定，避免使血压、颅内压增高的诱因。

**2. 生活指导**　保持良好生活习惯、进行恢复期作业治疗，具体参见本章第4节"脑血栓形成病人的护理"相关内容。

**3. 用药指导**　坚持规律服用降压药，维持血压平稳。

**4. 定期复查**　具体参见本章第4节"脑血栓形成病人的护理"相关内容。

☞考点：保持良好生活习惯、进行恢复期作业治疗。

【情境37 护理工作过程】

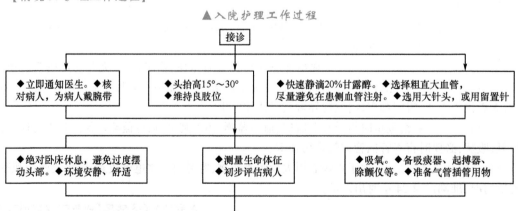
▲入院护理工作过程

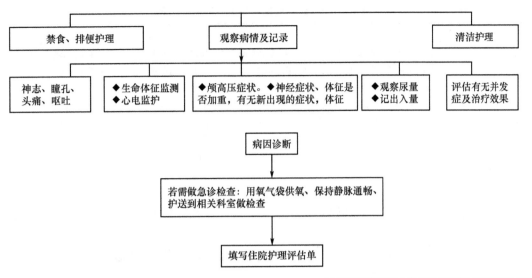

▲ 实训 9-6-4 参见《内科护理实训指导》

▲ 住院护理工作过程

加强巡视,观察生命体征、神志、瞳孔、颅高压情况、再出血情况→遵医嘱按时快速静脉滴注甘露醇,配合应用其他药物,保护静脉→避免与颅内压增高的有关因素→加强口腔、皮肤、呼吸道、尿道等部位基础护理,注意早期康复训练→给予低盐、低脂、低胆固醇、易消化饮食,注意偏瘫病人的饮食护理→若病人神志清楚进行心理安慰、健康教育→酌情填写护理记录单

▲ 出院护理工作过程

处理出院医嘱,撤销单据及卡片,整理出院病历,做好出院登记→指导病人积极治疗原发病,避免与颅内压增高的有关因素,坚持康复训练,定期复查,及时就诊→听取病人意见和建议,协助备好出院带药,交代用药知识及药物不良反应,遵医嘱用药→协助办理出院手续→护送病人出院→通知护工、膳食科→常规清洁消毒床单位→填写出院护理记录

# 九、小 结

▲脑出血是急性脑血管疾病中最严重的疾病。高血压、脑动脉硬化是脑出血最常见、最基本的病因。

▲脑出血主要因血压急剧升高导致脑动脉破裂出血所致。常在激动、用力时发病,病情发展快,多有颅高压,CT 显示高密度影改变。

▲脑出血最常累及豆纹动脉,影响内囊区,表现为"三偏征"。

▲最严重的并发症是脑疝。

▲最主要的治疗是甘露醇脱颅压及调整血压。

▲最具特色的护理措施是使用甘露醇护理、防止再出血、预防脑疝、密切观察病情等。

# 十、疾病鉴别

脑血栓形成和脑出血的特征比较见表 9-6-1。

表9-6-1 脑血栓形成和脑出血的特征比较

| 项目 | 脑血栓形成 | 脑出血 |
|---|---|---|
| 发病机理 | 脑动脉粥样硬化使血栓形成，脑动脉闭塞，脑细胞缺血缺氧坏死，引起神经定位体征(图9-6-2) | 高血压合并脑动脉硬化使脑动脉破裂，形成脑血肿压迫脑组织，导致脑细胞缺血缺氧，引起神经定位体征(图9-6-3) |
| 好发部位 | 常见大脑中动脉闭塞影响内囊区，表现为"三偏征" | 常见豆纹动脉破裂影响内囊区，表现为"三偏征" |
| 起病情况 | 常在静态发病，发病过程慢，生命体征平稳，意识清楚，无颅高压 | 常在动态发病，发病过程快，生命体征不平稳，意识障碍，有颅高压 |
| CT检查结果 | 发病早期CT正常，24小时后显示低密度影改变 | CT显示高密度影改变 |
| 常见严重并发症 | 瘫痪、失语 | 颅高压、脑疝 |
| 最主要治疗 | 超早期溶栓，抗凝，抗血小板聚集 | 降低颅内压、调整血压 |
| 护理重点 | 溶栓护理、早期康复、预防并发症 | 使用甘露醇护理、防止再出血、预防脑疝、观察病情 |

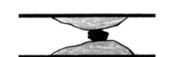

图9-6-2 脑血栓形成机制示意图

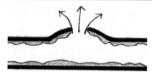

图9-6-3 脑出血形成机制示意图

# 第7节 蛛网膜下隙出血病人的护理

蛛网膜下隙出血(subarachnoid hemorrhage)是脑血管破裂后,血液流入蛛网膜下隙,引起的一种临床综合征。临床表现差异较大,轻者可无明显症状、体征,重者可突然昏迷甚至死亡。通常将蛛网膜下隙出血分为自发性与外伤性两类。自发性又分为原发性和继发性两种。由于脑表面血管破裂血液直接流入蛛网膜下隙,称为原发性蛛网膜下隙出血。由于脑实质出血,血液穿破脑组织而流入蛛网膜下隙,称为继发性蛛网膜下隙出血。以下主要介绍原发性蛛网膜下隙出血。蛛网膜下隙出血占脑卒中的10%左右。好发于青壮年。

☞考点:蛛网膜下隙出血的概念。

## 一、 病因与发病机制

（一）病因

①颅内动脉瘤:是最常见的原因,其中先天性粟粒样动脉瘤约占75%。②脑部血管畸形:比较多见。③其他:颅内肿瘤、血液病、抗凝治疗等。

（二）诱因

剧烈运动、过度疲劳、用力排便、过度屏气、情绪激动、环境刺激、饮食辛辣、吸烟酗酒等。

（三）发病机制

原发性蛛网膜下隙出血的发病机制见图9-7-1。

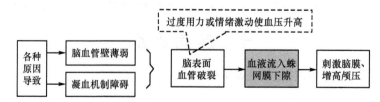

图9-7-1 原发性蛛网膜下隙出血的发病机制

☞考点:颅内动脉瘤是最常见的原因,其中先天性粟粒样动脉瘤尤其常见。

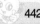

# 二、临床表现

**1. 一般特点** 起病突然,常在情绪激动、用力等诱因下突然剧烈头痛、呕吐、面色苍白、全身冷汗,数十分钟至数小时内发展至最严重的程度。部分病人有不同程度的意识障碍。部分病人可有癫痫发作。

**2. 神经系统特点**

(1)脑膜刺激征阳性:以颈项强直最明显,是本病特征性体征,常在发病后数小时出现,3~4周后消失。年老、体弱者不明显。

(2)神经系统定位体征:蛛网膜下隙出血很少有神经系统定位体征,无肢体瘫痪。有无神经系统定位体征及肢体瘫痪是蛛网膜下隙出血与脑出血的主要鉴别点之一。

(3)眼部症状:部分病人可见玻璃体下片状出血、视网膜出血、视盘水肿,与颅高压、眼静脉回流受阻有关。

(4)精神症状:部分病人可有精神症状,如欣快、谵妄和幻觉等,常在发病2~3周后消失。

**3. 并发症**

(1)再出血:是蛛网膜下隙出血主要的急性并发症,也是致命的并发症。与出血破裂处所形成的血凝块中的纤维蛋白被溶解有关。表现为病情稳定情况下,突然再次出现剧烈头痛、呕吐、抽搐、昏迷、脑膜刺激征阳性。复查脑脊液又转为鲜红色。

(2)脑血管痉挛:是死亡和伤残的重要原因。与血液流入蛛网膜下隙刺激脑膜、血管及血细胞破坏后释放出血管活性胺、多肽等各种血管活性物质作用有关。①早发性脑血管痉挛:出现于出血后不久,历时数十分钟至数小时缓解。②迟发性脑血管痉挛:发生于出血后3~5天,可继发脑梗死,常见症状有意识障碍、偏瘫等。

(3)脑疝:较多血液流入蛛网膜下隙,使颅内容物增加,颅内压力增加。颅内压过高可能会导致脑疝,引起死亡。

(4)脑积水:蛛网膜下隙出血刺激脑膜,发生无菌性脑膜炎,使蛛网膜粘连,或血块阻塞蛛网膜粒,使脑脊液渗入硬脑膜静脉窦减少,出现不同程度的脑积水(图9-1-5)。急性脑积水于发病后1~2周内发生,迟发性脑积水于发病后2~3周发生。脑积水轻者仅有嗜睡、近记忆受损等,重者可出现昏睡或昏迷,甚至因脑疝而死亡。

☞考点:①临床特点:剧烈头痛、呕吐、脑膜刺激征阳性,很少有神经系统定位体征,无肢体瘫痪。②常见并发症:再出血、脑血管痉挛、脑疝、脑积水等。其中再出血是蛛网膜下隙出血致命的并发症。脑血管痉挛是死亡和伤残的重要原因。

# 三、辅助检查

**1. CT 及 MRI**

(1)颅脑 CT:是确诊蛛网膜下隙出血的首选方法。CT 显示蛛网膜下隙内高密度影改变可以确诊蛛网膜下隙出血。CT 还可显示颅内动脉瘤的位置、出血吸收情况、有无再出血及继发脑梗死。

(2)颅脑 MRI:发病数天后,CT 检查敏感性降低,MRI 可发挥较大作用。

**2. 脑脊液检查** 是最具有诊断价值的特征性检查。由于血液流入蛛网膜下隙,脑脊液呈均匀鲜红色血性,且压力增高($>200mmH_2O$)。腰穿抽脑脊液检查有诱发脑疝的危险,故已做 CT 证实蛛网膜下隙出血者,一般不必再做腰穿。

**3. 数字减影脑血管造影(DSA)** 是诊断有无动脉瘤的金指标。DSA 可显示动脉瘤位置、血管解剖行程、侧支循环和血管痉挛情况等,还可显示引发蛛网膜下隙出血的其他病因,为蛛网膜下隙出血的病因诊断提供可靠的证据。

**4. 经颅多普勒超声（TCD）** 可监测蛛网膜下腔出血病人有无脑血管痉挛。

☞考点：①CT是蛛网膜下腔出血首选检查方法，也是确诊方法。②脑脊液检查是最具有诊断价值的特征性检查。③DSA是最有意义的病因诊断方法。

# 四、诊断要点

①发病急骤，突然出现剧烈头痛、恶心、呕吐。②无局灶性神经系统体征。③脑膜刺激征阳性。④脑脊液呈均匀鲜红血性，且压力增高。颅脑CT检查结果证实。

# 五、护理问题

1. 疼痛：头痛　与脑水肿、颅内高压、血液刺激脑膜等有关。
2. 潜在并发症：再出血。
3. 生活自理能力缺陷　与绝对卧床休息有关。
4. 恐惧　与担心再出血、害怕手术、担心预后有关。

# 六、治疗及其相关护理

**1. 防止再出血** 是本病护理重点。

（1）指导休息：①发病后绝对卧床休息4~6周。②头部稍抬高，减轻脑水肿。头置冰袋，以防再出血。③操作轻柔，避免刺激。环境安静，限制探视。

（2）镇静、镇痛：①病人有剧烈头痛、烦躁等症状时，可适当选用镇静剂、镇痛剂，保证病人安静休息。②常用地西泮、布桂嗪、异丙嗪等药物，用药后注意观察疗效、呼吸、神志情况。③慎用可能功能影响呼吸功能的止痛药，如吗啡、哌替啶等，慎用阿司匹林等可能影响凝血功能的非甾体消炎止痛药。

（3）抗纤溶药物治疗：延迟血块溶解，防止再出血。

1）常用制剂：氨甲苯酸（又称抗血纤溶芳酸、止血芳酸、PAMBA）、6-氨基己酸（EACA）、酚磺乙胺等。

2）用药注意事项：氨甲苯酸有促进血栓形成的副作用，用药后要警惕病人有无血栓形成情况（如静脉血栓、动脉血栓、肺血栓、脑血栓、急性心肌梗死等）。

（4）调控血压：防止血压过高导致再出血。一般选用尼卡地平等降压药，将收缩压控制在160mmHg以下。

（5）避免诱因：最好不用硝普钠，防止该药导致颅内压升高。①避免用力排便、咳嗽、打喷嚏，避免情绪激动、劳累、大幅度翻身、剧烈运动等诱发血压、颅内压增高的因素。②避免头部过度摆动，除非做CT等必要检查外，尽可能不搬动病人。③对烦躁不安者遵医嘱给予镇静处理，注意病人安全。

**2. 防止迟发性脑血管痉挛** 迟发性脑血管痉挛主要表现为认知功能障碍。一旦发生，很难逆转，即使存活也有50%左右病人遗留永久性残疾，所以要在疾病早期就开始防治脑血管痉挛。主要选用尼莫地平等静脉滴注。用药期间要注意观察病人有无头痛、头晕、血压下降过低等不良反应。

**3. 降低颅内压** 颅内压较高时，要立即使用甘露醇等脱颅压药。

**4. 外科治疗** 能根除病因，防止再出血，是治疗蛛网膜下腔出血的主要措施。一般于病后早期尽快进行手术治疗。

▲实训9-7-1参见《内科护理实训指导》

☞考点：①防止再出血：绝对卧床休息、避免诱因、镇静、镇痛、止血、调控血压等。②扩张血管可防止迟发性脑血管痉挛。③脱颅压可防止颅内高压。④手术能根除病因，是最主要措施，需早期尽快手术治疗。

# 七、其他护理

**1. 饮食、排便护理** 给予高蛋白、富含维生素、富含纤维素的易消化饮食，避免辛辣刺激食物，戒烟酒。保持大便通畅,避免用力排便。

**2. 观察病情** 首次蛛网膜下隙出血后1个月内再出血的危险性最大,其中2周内再出血发病率最高。再出血最初几天死亡率较高,需高度警惕。①严密监护生命体征、神志、瞳孔,观察有无颅高压、心律失常,有无临床症状、体征变化及并发症。②病情危重时进行心电监护、血压监测、体温监测,必要时给予吸氧、吸痰、保持呼吸道通畅。③注意有无再出血征象,若病情稳定后又有剧烈头痛、恶心、呕吐、意识障碍加重、原有神经症状和体征重新出现等情况,要及时通知医生。

**3. 腰穿护理**

(1) 观察病情变化:术中密切观察病人的生命体征、神志、面色、出汗、疼痛情况。发现异常及时通知医生。若病人有脑疝先兆,要立即建立静脉通道,使用脱颅压药,积极配合抢救。术后注意观察病人是否有头痛、恶心、呕吐、眩晕等情况。

(2) 安慰病人:腰穿期间护理人员在病人旁边适当解释,指导病人张开嘴巴,缓慢呼吸,放松心情,提醒病人勿动,必要时协助病人维持固定姿势。

(3) 协助收集脑脊液:使用无菌试管收集脑脊液。收集的脑脊液30分钟内送检,以免放置过久变质。若不能立即送检,应将脑脊液置40℃保温箱内。

(4) 术后护理:为预防病人腰穿后颅内压降低所致的头痛,术后去枕平卧4~6小时,24小时内不宜下床活动。鼓励病人多饮水,但颅内压较高者,不宜多饮水。若病人头痛,将其安排在较暗的房间休息12~24小时,脚略抬高10°~15°。

(5) 穿刺部位护理:保持纱布清洁干燥,观察有无渗液、渗血等情况。

▲ **实训 9-7-2** 参见《内科护理实训指导》

**4. 对症护理**

(1) 生活护理:具体方法参见本章第6节"脑出血病人的护理"相关内容。

(2) 头痛护理:具体方法参见本章第1节"神经系统基础知识"相关内容。

(3) 预防并发症:①预防脑疝:具体方法参见本章第6节"脑出血病人的护理"相关内容。②预防肺部感染、尿路感染、压疮、口腔溃疡、便秘、深静脉血栓形成、水电解质平衡紊乱、癫痫等并发症:具体方法参见本章第4节"脑血栓形成病人的护理"相关内容。

(4) 应激性溃疡护理:具体参见第4章第6节"上消化道出血病人的护理"相关内容。

**5. 心理护理** 向病人介绍蛛网膜下隙出血的有关知识,尤其要告诉病人如何预防再出血,使病人心中有数,能积极配合治疗和护理。进行特殊检查及手术前,向病人耐心解释,使其明确检查、手术的目的、注意事项,以便配合。告诉病人随着出血停止、血肿吸收,头痛会逐渐减轻。安慰病人,避免因精神高度紧张使病情加重,诱发再出血。

☞考点:①注意有无再出血征象。②保持大便通畅,避免用力排便。③安慰病人,避免因精神高度紧张使病情加重。④腰椎穿刺的护理。

# 八、 健康教育/出院指导

**1. 知识宣传**

(1) 向病人及家属介绍本病的基本知识,使其对本病病因有所了解,知道蛛网膜下隙出血死亡率较高的主要原因是易复发、易再出血,能够主动预防。

(2) 病人能够高度重视本病,但又不过分紧张,能配合治疗护理,能进行自我观察,发现头晕、头痛等病情变化,能及时就诊。

**2. 生活指导** 要特别注意指导病人避免使本病再出血的诱因,如剧烈运动、用力、打喷嚏、剧烈咳嗽、情绪激动、饮酒等。保持大便通畅。女病人患病后1~2年内避免妊娠及分娩。

**3. 配合治疗** 督促有条件的病人尽早进行手术,从根本上防止再出血。

**4. 定期复查**

☞考点：①告知病人本病死亡率较高的主要原因是易复发、易再出血。知道如何预防。②女病人患病后1~2年内避免妊娠及分娩。

▲**实训 9-7-3 参见《内科护理实训指导》**

# 九、小 结

▲蛛网膜下隙出血是指头颅血管破裂后，血液流入蛛网膜下隙所导致的临床综合征。

▲引起蛛网膜下隙出血的主要原因是脑动脉瘤和脑血管畸形。

▲常在情绪激动、用力时突然出现剧烈头痛、呕吐等症状，同时脑膜刺激征阳性，有血性脑脊液，颅脑 CT 证实。

▲最严重的并发症是再出血（致命的并发症）、脑血管痉挛（导致死亡、伤残的重要原因）。

▲最主要的治疗、护理措施是防止再出血。

# 十、疾 病 鉴 别

脑出血和蛛网膜下隙出血(原发性)临床特征比较见表 9-7-1。

**表 9-7-1　脑出血和蛛网膜下隙出血(原发性)临床特征比较**

| 项目 | 脑出血 | 蛛网膜下隙出血(原发性) |
| --- | --- | --- |
| 病因 | 高血压合并脑动脉硬化 | 脑动脉瘤、血管畸形 |
| 发病机制 | 脑实质动脉破裂，脑血肿压迫脑组织导致缺血、缺氧，引起神经定位体征(图 9-7-2) | 脑表面血管破裂后，血液流入蛛网膜下隙，刺激脑膜、增高颅压，引起一系列临床表现，往往无神经定位体征(图 9-7-3) |
| 好发部位 | 豆纹动脉，影响内囊区 | 脑组织表面血管 |
| 好发年龄 | 老年人 | 青壮年 |
| 瘫痪 | 多见 | 多无 |
| 表现 | 轻度头痛、呕吐，脑膜刺激征阴性 | 剧烈头痛、呕吐、脑膜刺激征阳性 |
| CT 检查 | 脑实质内有高密度影改变 | 蛛网膜下隙有高密度影改变 |
| 脑脊液检查 | 洗肉水样(淡红色) | 均匀血性 |
| 最严重并发症 | 颅高压、脑疝 | 再出血、脑血管痉挛、颅内高压、脑疝 |
| 最主要治疗 | 脱颅压、调节血压 | 镇静、抗纤溶、扩血管、脱颅压 |

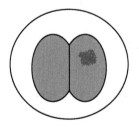

图 9-7-2　脑出血发病机制示意图

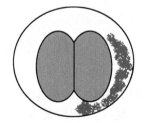

图 9-7-3　蛛网膜下隙出血(原发性)发病机制示意图

脑血栓形成、脑栓塞、脑出血、蛛网膜下隙出血(原发性)的鉴别要点见表 9-7-2。

表 9-7-2　脑血栓形成、脑栓塞、脑出血、蛛网膜下隙出血(原发性)的鉴别要点

| 疾病 | 脑血栓形成 | 脑栓塞 | 脑出血 | 蛛网膜下隙出血(原发性) |
|---|---|---|---|---|
| 发病机制 | 脑动脉内血栓形成 | 栓子堵塞脑动脉 | 脑实质动脉破裂 | 脑表面血管破裂 |
| CT 表现 | 脑实质内无高密度影改变 | 脑实质内无高密度影改变 | 脑实质内有高密度影改变 | 蛛网膜下隙有高密度影改变 |
| 脑脊液 | 无色 | 无色 | 淡红色 | 鲜红色 |
| 瘫痪 | 逐渐瘫痪 | 突然瘫痪 | 常有瘫痪 | 无瘫痪 |
| 主要表现 | 常神志清楚、生命体征平稳 | 常神志清楚、生命体征平稳 | 常神志不清、生命体征不稳 | 常神志清楚,剧烈头痛、呕吐 |

## 第 8 节　癫痫病人的护理

癫痫(epilepsy)是多种病因导致的脑神经元高度同步异常放电所引起的临床综合征。具有发作性、短暂性、重复性、刻板性的特点。根据异常神经元放电所涉及的部位、范围不同,癫痫的临床表现不同。癫痫是神经系统疾病中仅次于脑卒中的第二大常见病症。

☞考点:①癫痫的概念。②具有发作性、短暂性、重复性、刻板性的特点。③癫痫是常见病症。

## 一、病因与发病机制

（一）病因

根据病因,癫痫可分为三大类。

**1. 症状性癫痫**　其病因明确,占癫痫的大多数。常由局灶性或弥漫性脑部疾病及全身性疾病所引起。症状性癫痫药物治疗效果较差。

**2. 特发性癫痫**　指通过各种检查均未能找到引起癫痫原因。可能与遗传因素密切相关,常在某一年龄段起病。在特发性癫痫的近亲中,癫痫的患病率为 1%~6%,远远高于一般人群。特发性癫痫药物治疗效果较好。

**3. 隐源性癫痫**　指虽然目前尚未找到肯定的致病原因,但随着科学技术的发展,有的致病原因日渐清晰。隐源性癫痫占全部癫痫的 70% 左右。

（二）影响发作的因素

**1. 发病年龄**　0~2 岁:多为围产期损伤、先天性疾病、代谢性疾病等所致。2~12 岁:多为急性感染、发热性惊厥等所致。12~18 岁:多为特发性癫痫、血管畸形、脑外伤等所致。18~35 岁:多为脑肿瘤、特发性癫痫等所致。35~65 岁:多为脑肿瘤、代谢障碍所致。65 岁以后:多为脑血管疾病、脑肿瘤等所致。

**2. 遗传因素**　癫痫的近亲患病率较高,尤其单卵双胎癫痫发作一致率很高。

**3. 睡眠**　癫痫发作与睡眠-觉醒周期有密切关系,如全面强直-阵挛发作常在醒后发生。

**4. 内环境改变**　如内分泌失调、饥饿、暴食、饮酒、便秘、疲劳、困倦、电解质紊乱、代谢异常、感情冲动、妊娠、月经、强烈的声光刺激、惊吓、突然停药、减药、换药、漏服药等,异烟肼、利多卡因、氨茶碱及抗抑郁药均可诱发癫痫。

（三）发病机制

癫痫发病机制见图 9-8-1。

☞考点:影响癫痫发作的因素有年龄、遗传因素、睡眠、内环境改变等。

## 二、临床表现

所有癫痫都具有发作性、短暂性、重复性、刻板性特点。①发作性:指癫痫突然发生,持续一段时间后迅速恢复,间歇期正常。②短暂性:指病人发作持续的时间非常短,数秒钟、数分钟或数十分钟,

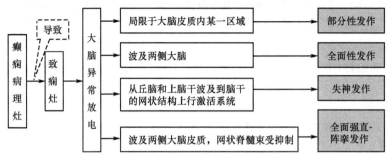

图 9-8-1 癫痫发病机制

除癫痫持续状态外,很少超过半小时。③重复性:指多次发作,仅发作一次不能诊断为癫痫。④刻板性:指每次发作的临床表现相似。此外,癫痫的类型较多,各类型发作可以单独或不同组合出现于同一个病人身上。抽搐是各类型癫痫的主要症状。临床常见的癫痫发作类型有:

（一）全面性发作

全面性发作时伴有意识障碍或以意识障碍为首发症状,异常放电来源于两侧大脑半球,以下主要介绍强直阵挛发作、失神发作。

**1. 强直阵挛发作（GTCS）** 又称大发作。①以病人突然意识丧失和全身抽搐为特征。②部分病人在发作前一瞬间可出现一些先兆症状,如上腹部不适,感觉胸、腹有气上升,眩晕、心悸、身体局部抽动,头、眼向一侧转动,无名恐惧,不真实感或如入梦境等。清醒后病人若能记忆起发作前的部分情景,这些情景即为先兆。先兆症状常提示脑部病灶的位置,但持续时间极其短暂。③发作时病人突然出现意识丧失、跌倒在地,随后的发作分为以下三期。

（1）强直期:①骨骼肌持续、强直收缩:导致上肢(肘、腕关节)屈曲、双拇指对掌握拳,下肢伸直。②眼肌收缩:导致眼球上翻或凝视。③咀嚼肌收缩:导致先张口,随后猛烈闭口。④喉肌和呼吸肌收缩:病人尖叫一声,呼吸暂停。呼吸暂停导致短暂脑缺氧,可能会造成脑组织损害,表现为瞳孔散大、对光反射消失等。果发作频繁,病人可能会发生智力衰退,甚至痴呆。⑤颈部和躯干肌收缩:颈和躯干先屈曲,后反张(见图9-8-2)。强直期持续10~20秒钟后进入阵挛期。

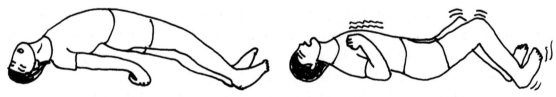

图 9-8-2 癫痫 GTCS 强直期　　　　　图 9-8-3 癫痫 GTCS 阵挛期

（2）阵挛期:全身肌肉呈现一张一弛性交替抽动(图9-8-3)。发作过程中痉挛频率由快变慢,松弛时间逐渐延长。0.5~1分钟后,出现最后一次强烈痉挛,抽搐突然停止,肌肉松弛,但意识、呼吸、瞳孔均无恢复。

以上两期都会出现心率增快、血压升高、出汗、唾液多、痰液多、瞳孔散大等自主神经征象,浅反射消失,病理反射阳性,舌咬伤等。

（3）发作后期:全身肌肉松弛,口鼻喷出泡沫或血沫等。可有轻微短暂的强直性痉挛,造成牙关紧闭、舌咬伤、小便失禁、发作后期首先恢复的是呼吸,脸色也逐渐转为恢复正常,随后瞳孔、血压、心率逐渐恢复正常,病人由昏迷、昏睡、意识模糊而转为清醒。醒后除先兆症状外,病人对发作经过不能回忆,往往感到头痛、头昏、全身酸痛乏力。

从发作开始至意识恢复5~15分钟。最能提示GTCS的两个特点是，先兆症状和发作后的意识模糊状态。病人发作后的意识模糊状态，是癫痫与其他疾病导致的晕厥(也伴有抽搐和尿失禁)相鉴别的要点。

**2. 失神发作** 又称小发作。以5~10岁起病多见。表现为短暂意识丧失(5~10秒)，如正在进行某种活动时突然动作中断、表情呆滞、凝视前方、呼之不应。发作后立即清醒，无明显不适，仍继续原有活动。对发作过程无记忆。

(二)部分性发作

异常放电来源于一侧脑部。

**1. 部分性发作** 多为症状性癫痫。发作时病人神志清楚，发作时间不超过1分钟。可分为以下几种类型。

(1) 部分感觉性发作:常有肢体麻木感、针刺感、触电感，幻觉有闪光，幻听到嗡嗡声，幻嗅到焦臭味，有眩晕、漂浮感等。

(2) 运动性发作:局部肢体、口角、眼睑抽搐。①若感觉性或运动性发作自一处开始后，按大脑皮质运动区的分布顺序缓慢的移动，如沿手、腕、肘、肩扩散到半身等，称为Jacksonian发作。②若运动性发作后，遗留暂时性肢体瘫痪，称为Todd瘫痪。

(3) 自主神经性发作:表现为心慌、烦渴、排尿感、出汗、面部及全身皮肤发红等。

(4) 精神症状性发作:表现为语言障碍、记忆障碍、认知障碍、情感异常和错觉等。精神性发作和部分感觉性发作常为复杂部分性发作、GTCS的先兆。

**2. 复杂部分性发作** 又称精神运动性发作。主要以意识障碍与精神症状为突出表现。精神症状主要指自动症(无意识动作)，如咂嘴、咀嚼、吞咽、舔舌、摸衣等，或机械地继续发作前的动作，如行走、骑车、进餐等，甚至表现为精神运动性兴奋，如无理吵闹、唱歌、裸体、爬墙、跳楼等，每次发作持续数分钟或更长时间，病人神志清楚后对发作情况无记忆。

**3. 部分性发作继发全面性发作** 先有部分性发作，然后出现全面性发作。

(三)癫痫持续状态

**1. 概念** ①传统定义:一次癫痫发作持续30分钟以上，或在短期内癫痫频繁发作，发作间期病人意识未完全恢复即为癫痫持续状态。②目前观点:GTCS持续时间超过5分钟就考虑是癫痫持续状态。任何类型的癫痫均可出现癫痫持续状态，其中GTCS所致的癫痫持续状态最常见、最危险，致残率和死亡率均很高，若不及时中止发作，可导致永久性脑损害。

**2. 诱因** 最常见的诱因是不恰当地停用抗癫痫药，或脑部疾病、药物中毒所致。不规则用药、全身感染、精神因素、过度疲劳、饮酒、孕产也是引起癫痫持续状态的诱因。

**3. 并发症** 癫痫持续状态时可伴有高热、循环衰竭、电解质紊乱、酸中毒等，继而发生多脏器功能衰竭、永久性脑损害导致死亡。

(四)预后

癫痫预后较差者多见于发病早、病程长、发作频繁、发作形式多样、发作时伴有精神症状、脑电图长期异常的癫痫病人。

☞考点:①癫痫的临床特点:发作性、短暂性、重复性、刻板性。②抽搐是各类癫痫的主要症状。③全面性强直-阵挛性发作(GTCS)分为强直期、阵挛期、发作后期。④最能提示GTCS的两个病史特点是，先兆症状和发作后的意识模糊状态。⑤发作持续30分钟以上，发作间期病人意识未完全恢复即为癫痫持续状态。⑥突然停用抗癫痫药物、不规则用药、全身感染、孕产均是引起癫痫持续状态的重要诱因。

# 三、辅 助 检 查

**1. 脑电图** 癫痫发作时脑电图常有异常改变，是诊断癫痫最常用、最具特征、最有价值的辅助检查方法。但癫痫发作时难以进行脑电图检查,所以,不能单纯依据脑电活动来确定是否为癫痫。为提高癫痫诊断水平,对诊断困难的病例可用动态脑电监测,也可做视频脑电图检查。

**2. 颅脑影像学检查** 如颅脑 X 线、CT、MRI、脑血管造影等检查能发现脑部器质性病变、占位性改变,有助于病因诊断。

☞考点:脑电图是癫痫最常用、最具特征、最有价值的辅助检查方法。

## 四、诊断要点

①有癫痫病史或家族史。②目击者描述发作时情景符合典型癫痫临床表现。③部分病人脑电图异常。

【情境 38】

病人,胡××,女,27 岁,5 小时前突然出现阵发性抽搐,眼球上窜、瞳孔散大、口吐白沫、口唇青紫、尿失禁,发作持续 10~15 秒,过 5~30 分钟后又出现发作,如此反复。发作间期意识不清。既往有癫痫发作史,服药治疗,因症状缓解自行减药三天。发作间期体检:T 38℃,P 100 次/分,R 20 次/分,BP 120/80mmHg,浅昏迷状态,双瞳孔等大等圆,直径约 3mm,对光反射灵敏,四肢时有抽搐,表现为上肢屈曲、下肢伸直、眼球上翻等。初步诊断:GTCS,癫痫持续状态。

【情境 38 诊断分析】▲虽然该病人未做脑电图,但有癫痫病史及典型 GTCS 临床表现,符合 GTCS 诊断。▲又因反复发作,发作间意识不清。▲故初步诊断:GTCS,癫痫持续状态。

## 五、护理问题

1. **有窒息的危险** 与癫痫发作时意识丧失、喉头痉挛、口腔和气管分泌物增多有关。
2. **有受伤的危险** 与癫痫发作时肌肉抽搐、意识丧失有关。
3. **社交孤独** 与害怕在公共场合发病引起的窘迫有关。
4. **潜在并发症**:酸中毒、水电解质紊乱、脑水肿等。

## 六、治疗及其相关护理

(一) 发作时处理

**1. GTCS 处理** 是本病护理重点。发作时不必立即用药制止,主要是预防外伤及并发症。因为任何药物无法控制本次发作,且药物尚未准备好,此次发作即已停止。

(1) 防止窒息:①发作时应立即使病人侧卧或平卧头偏一侧。头部位置略低,尽量让唾液和呕吐物流出口外,不致吸入气道。②放松衣领及裤带,保持呼吸道通畅。

(2) 防止损伤

1) 损伤原因:发作时病人可能因突然神志丧失跌倒而遭受不同程度的外伤;也可能在发作时由于肌肉的剧烈收缩而发生撞击伤;甚至下颌关节脱臼、肩关节脱臼、脊柱或股骨骨折、颅内血肿等。

2) 预防措施:①有发作先兆时要立即卧倒或蹲下,避免跌倒,且卧倒时头下垫软物。②将压舌板或筷子或纱布或手绢或小布卷等置于病人口腔一侧上下臼齿之间,防止舌、唇和颊部咬伤。但不要为了放入上述物品,而撬开紧咬的上下牙齿。③取下眼镜、义齿等身上活动物品。移开病人周围活动用物,用被、衣、毯、枕等柔软物品将病人与周围固定硬物隔开,以免摩擦、撞击等造成损伤。④抽搐时不可用力按压病人的肢体,以免造成骨折。⑤抽搐发作时护士要守护床边对病人进行保护。不要采取所谓掐"人中"的方法,因为此举不仅不能制止本病发作,反而有可能会对病人造成新的伤害。⑥严密观察生命体征、神志、瞳孔及发作类型。记录发作持续时间及频率,发作后意识恢复时间,有无其他伴随症状等。

**2. 癫痫持续状态的治疗** 是本病护理重点。癫痫持续状态是一种严重而紧急的情况,必须于最短时间内终止发作,防止并发症。

（1）立即建立静脉通道：保证用药及时、准确。首选地西泮 10～20mg，以<2mg/min 速度缓慢静脉注射，若有效再用地西泮 60～100mg 溶于 5% 葡萄糖溶液或生理盐水中，于 12 小时内缓慢静脉滴注。避免快速注射地西泮，以免抑制呼吸。

（2）防窒息、防损伤：①同 GTCS 处理相关内容。②给予氧气吸入，床边备吸引器、气器插管成切开的用物，保持呼吸道通畅。③环境安全：床头柜上无水瓶、杯子等危险物品。床旁有床档，并用棉垫、软物遮挡，保护关节及骨突处，避免损伤。保持病室环境安静，光线暗淡，避免刺激。④牙关紧闭者，应放置牙套。

（3）防治并发症：①防治脑水肿：快速静脉滴注甘露醇脱颅压、消除脑水肿，维持呼吸、循环系统功能。②抗感染，纠正水、电解质、酸碱平衡紊乱等。③少量多次给予鼻饲流质，既保证营养，又防止误吸。④注意口腔护理，保持口腔清洁。

（4）观察病情：①病人抽搐发作时需专人守护，尽可能对病人进行心电、血压、呼吸、脑电的监测，定时进行血气分析、生化全项检查。②观察和记录发作全过程、发作类型、抽搐部位、持续时间、间隔时间、发作频率等。③注意生命体征、神志和瞳孔变化，注意发作过程有无心率加快、血压升高、呼吸减慢或暂停、瞳孔散大等，注意有无大小便失禁。④注意意识恢复时有无自动症、头痛、疲乏及肌肉酸痛等表现。

▲ 实训 9-8-1 参见《内科护理实训指导》

（5）症状控制后治疗

1）苯妥英钠：静脉用地西泮有效后，将苯妥英钠加入生理盐水 500ml 中静脉滴注，速度不超过50mg/min。用药期间需监测血药浓度。

2）苯巴比妥：为巩固疗效，发作停止后可考虑用苯巴比妥肌注，每日 2 次，同时鼻饲其他抗癫痫药，病情好转后，逐渐停用苯巴比妥，继续口服其他抗癫痫药。

（6）治疗病因。

**3. 自动症病人发作时处理**　发作时应防止其自伤、伤人或毁物。

（二）发作间歇期药物治疗

多数病人在癫痫发作间歇期需长期口服抗癫痫药。

（1）用药原则：①半年内癫痫发作 2 次以上者应该用药。②根据癫痫发作类型选择药物。若选择药物不当不仅不能控制癫痫发作，反而会增加癫痫发作次数，导致癫痫持续状态。③单一用药，小剂量开始，逐渐增量，最大程度的控制发作，无或少不良反应。④单一用药无效时可考虑联合用药，但应注意药物间相互作用及不良反应。⑤必要时监测血中药物浓度，指导用药。

（2）常用制剂：苯妥英钠、卡马西平、丙戊酸钠、苯巴比妥（鲁米那）、乙琥胺、氯硝西泮等。

（3）用药注意事项：①遵医嘱定时定量服药，不能随意增减药量、更换药物或自行停药。②服药方法：多数抗癫痫药为碱性，饭后服用可减轻胃肠道反应。若用药剂量较大，可睡前服用，以减少白天的镇静作用。③注意药物不良反应：卡马西平不良反应有眩晕、共济失调、白细胞减少、骨髓抑制等；丙戊酸钠不良反应有食欲减退、恶心呕吐、血小板减少、肝功能损害等；苯妥英钠不良反应有胃肠道反应、牙龈增生、共济失调、粒细胞减少等。

▲ 实训 9-8-2 参见《内科护理实训指导》

（三）继发性癫痫治疗

强调病因治疗，以治疗原发病为主。

（四）手术治疗

颅内占位性病变所致癫痫首先考虑手术治疗。难治性复杂部分性发作也适宜手术治疗。常用手术方法有：切除占位性病变、切除致痫灶、前额叶切除术、颞叶以外的脑皮质切除术等。

☞考点：①GTCS 时：不必立即用药制止，主要是防窒息、防损伤。②癫痫持续状态抢救：首选静脉用地西泮，于最短时间内终止发作，防治并发症。③发作间歇期：口服抗癫痫药。单一用药，小剂量开始，逐渐增量；遵医嘱定时定量服药;监测血尿常规、肝肾功能;防止导致癫痫持续状态及其他并发症。

【情境 38 医嘱示例】

**长期医嘱单**

| 姓名 | 胡×× | 入院日期 | 2011.2.19 | | 病区 | 神经内科 | 床号 | 33 | 住院号 | 4565737 | |
|---|---|---|---|---|---|---|---|---|---|---|---|
| 起始日期 | 时间 | | 医嘱 | | | | | 医师签名 | 停止日期 | 停止时间 | 医师签名 | 录入者 |

| 起始日期 | 时间 | 医嘱 | | | | 医师签名 | 停止日期 | 停止时间 | 医师签名 | 录入者 |
|---|---|---|---|---|---|---|---|---|---|---|
| 2011.2.19 | 9:00 | 神经内科护理常规 | | | | A | | | | W |
| 2011.2.19 | 9:00 | 一级护理 | | | | A | | | | W |
| 2011.2.19 | 9:00 | 吸氧 | | prn | | A | | | | W |
| 2011.2.19 | 9:00 | 普食 | | | | A | | | | W |
| 2011.2.19 | 9:00 | 陪护一人 | | | | A | | | | W |
| 2011.2.20 | 9:30 | 0.9% NS | 500ml | | ivgtt | A | | | | W |
| | | 10% KCl | 10ml | | qd | | | | | |
| | | $VitB_6$ | 0.2 | | | | | | | |
| 2011.2.21 | 9:00 | 鲁米那 | 0.1 | IM | q12h | A | 2.23 | 9:00 | A | W |
| 2011.2.23 | 9:00 | 卡马西平 | 0.1 | | tid | A | | | | W |
| …… | …… | …… | | | | | | | | |

左侧标注：
- 录入长期护理单并执行（对应前5行）
- 录入长期静脉治疗单并执行（对应0.9%NS等3行）
- 录入长期服药治疗单并执行（对应鲁米那行）
- 录入长期注射治疗单并执行（对应卡马西平行）

**短期医嘱单**

| 姓名 | 胡×× | 入院日期 | 2011.2.19 | | 病区 | 神经内科 | 床号 | 33 | 住院号 | 4565737 | |
|---|---|---|---|---|---|---|---|---|---|---|---|
| 起始日期 | 时间 | | 医嘱 | | | | | 医师签名 | 执行时间 | 执行者 | 录入者 |

| 起始日期 | 时间 | 医嘱 | | | | | 医师签名 | 执行时间 | 执行者 | 录入者 |
|---|---|---|---|---|---|---|---|---|---|---|
| 2011.2.19 | 9:30 | 尿常规 | | | | | A | | | W |
| 2011.2.19 | 9:30 | 大便常规 | | | | | A | | | W |
| 2011.2.19 | 9:30 | 血常规 | | | | | A | | | W |
| 2011.2.19 | 9:30 | 血生化 | | | | | A | | | W |
| 2011.2.19 | 9:30 | 凝血象 | | | | | A | | | W |
| 2011.2.19 | 9:30 | 地西泮 | 10mg | IV | | st | A | 9:30 | R | W |
| 2011.2.19 | 9:30 | 5% | GS | 500ml | ivgtt | st | A | 9:30 | R | W |
| | | 地西泮 | 100mg | (10滴/分) | | | | | | |
| 2011.2.20 | 9:00 | 视频脑电图 | | | | | A | | | W |
| 2011.2.20 | 9:00 | …… | | | | | | | | |
| 2011.2.25 | 16:00 | 5%GS | 500ml | | ivgtt | | A | 16:00 | R | W |
| | | 10% KCl | 15ml | | st | | | | | |
| | | 门冬酸钾镁 | 20ml | | | | | | | |
| 2011.2.25 | 16:00 | 10% KCl | 20ml | st | | | A | 16:00 | R | W |
| …… | …… | …… | | | | | | | | |

左侧标注：
- 次日早晨留取标本,送检查（对应前5行）
- 执行者核对治疗卡并执行（对应地西泮等行）
- 配合检查（对应视频脑电图行）
- 执行者核对治疗卡并执行（对应5%GS等行）

| ◆通知相关部门<br>◆出院指导<br>◆办理出院手续 | ← | 2011.3.2 | 9:00 | 出院 | | A | 9:00 | R | W |
|---|---|---|---|---|---|---|---|---|---|

【备注】 ①卡马西平:是广谱抗癫痫药。②鲁米那(苯巴比妥钠):是中枢神经抑制药。随剂量由小到大,相继出现镇静、安眠、抗惊厥和麻醉作用。③地西泮:是中枢神经抑制药。

# 七、心理护理

长期反复突然癫痫发作对病人正常工作和生活影响较大,容易使病人产生自卑消极心理,表现为性情急躁、易发脾气、思想压力较大等。护理人员要同情、理解病人,多进行解释、安慰。告诉病人及家属癫痫是可以治疗的,大多数病人预后较好,增强病人及家属战胜疾病的信心,稳定病人情绪。

☞考点:稳定病人情绪。

# 八、健康教育/出院指导

**1. 知识宣传** 宣传、普及癫痫常识,消除歧视、恐惧心理。让大众了解癫痫先兆及癫痫发作时应如何及时保护病人,具体方法参见上述 GTCS 处理。

**2. 生活指导**

(1) 活动与休息:癫痫发作后应卧床休息。平时注意劳逸结合,生活规律,保证充足的睡眠。

(2) 饮食护理:给予清淡、无刺激、富于营养的饮食,保持大便通畅,避免饥饿或过饱,戒除烟、酒、咖啡及禁食辛辣刺激性食物。

(3) 避免引起癫痫持续状态的诱因。

(4) 注意安全:①避免明火,避免端移烫物,床铺要低而宽,避免单独一人洗澡。②一般癫痫病人可以外出,但要带够足量药物,随身携带信息卡(标有姓名、住址、联系电话、疾病诊断、急救措施等),以便发作时他人能及时救护与联系。

(5) 指导生活和工作:癫痫病人可以正常的生活,承担力所能及的工作,参加适当的社交活动,提高病人自信心和自尊心。但需注意以下问题:①双方均有癫痫不宜婚配,一方患癫痫,另一方有家族史,也不宜婚配。②癫痫病人不宜长时间地看电视、洗浴、玩游戏机等。尽量不去舞厅、歌厅、游戏厅。禁忌游泳、蒸汽浴、泡澡等发作时可能危及生命的活动。③不要从事高空作业、水上作业、驾驶、高速转动机器旁的工作、炉火旁的工作、高压电机旁的工作等发作时可能危及生命的工种。

**3. 用药指导**

(1) 遵医嘱坚持长期规律服药。

(2) 观察药物疗效:评价抗癫痫药效果最直接的指标是发作次数。指导家属留心记录发作次数、发作日期、诱因、表现、持续时间、发作后感觉等。注意癫痫发作次数是否减少、间歇期是否延长、发作过程是否缩短。

(3) 观察药物不良反应:目前没有既适用于各型癫痫,又无不良反应的抗癫痫药。要指导病人及家属注意观察不良反应,若发现不良反应及时就诊。

(4) 指导正确停药:调查结果显示 67%～75% 的癫痫病人用抗癫痫药后可以完全控制发作,40% 的癫痫病人发作控制后可以完全停药,但要在医师指导下停药。癫痫完全控制 3～5 年后可以考虑停药。停药前应有一个缓慢减量的过程,一般不少于 6 个月,以免诱发癫痫持续状态。

**4. 定期复查** 一般每月检查血、尿常规 1 次,每季检查肝、肾功能 1 次,以便以了解有无药物不良反应。

☞考点:①指导癫痫病人生活和工作,注意安全,避免引起癫痫持续状态的诱因。②遵医嘱坚持长期有规律服药,观察药物不良反应。

【情境 38 护理工作过程】

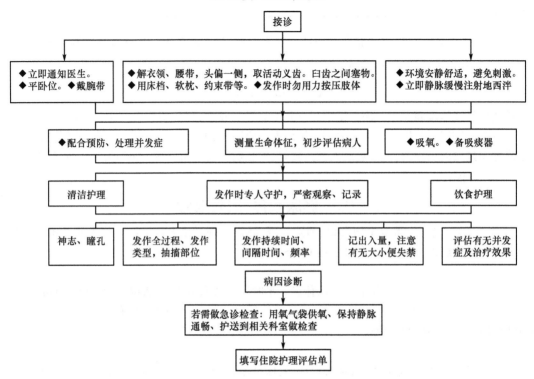

▲入院护理工作过程

接诊

◆立即通知医生。
◆平卧位。◆戴腕带

◆解衣领、腰带，头偏一侧，取活动义齿。臼齿之间塞物。
◆用床档、软枕、约束带等。◆发作时勿用力按压肢体

◆环境安静舒适，避免刺激。
◆立即静脉缓慢注射地西泮

◆配合预防、处理并发症

测量生命体征，初步评估病人

◆吸氧。◆备吸痰器

清洁护理

发作时专人守护，严密观察、记录

饮食护理

神志、瞳孔

发作全过程、发作类型，抽搐部位

发作持续时间、间隔时间、频率

记出入量，注意有无大小便失禁

评估有无并发症及治疗效果

病因诊断

若需做急诊检查：用氧气袋供氧、保持静脉通畅、护送到相关科室做检查

填写住院护理评估单

▲ 实训 9-8-3 参见《内科护理实训指导》

▲ 住院护理工作过程

遵医嘱缓慢静注地西泮，准确应用其他抗癫痫药物→防窒息、防损伤→加强巡视，观察和记录发作全过程、发作类型，抽搐部位、持续时间、间隔时间、频率、生命体征、神志、瞳孔→加强口腔、皮肤、呼吸道、尿道等部位基础护理→环境安静舒适，保证病人安全→配合防治并发症→病人清醒后进行心理安慰、健康教育→酌情填写护理记录单

▲ 出院护理工作过程

处理出院医嘱，撤销单据及卡片，整理出院病历，做好出院登记→稳定病人情绪，指导病人生活和工作，注意安全，避免诱因，定期复查→听取病人意见和建议，协助备好出院带药，交代用药知识及药物不良反应，遵医嘱长期有规律服药，避免擅自停药→协助办理出院手续→护送病人出院→通知护工、膳食科→常规清洁消毒床单位→填写出院护理记录

# 九、小 结

▲癫痫是多种病因导致的脑神经元高度同步异常放电的临床综合征。

▲全面性强直-阵挛性发作（GTCS）最常见，癫痫持续状态最危重。

▲脑电图检查是诊断癫痫最常用、最具特征、最有价值的辅助检查方法。但诊断不完全依赖脑电图检查，主要根据癫痫病史或家族史、发作时情景进行诊断。

▲①GTCS 治疗护理：以防窒息、防损伤为主。②癫痫持续状态治疗护理：以迅速制止发作、防窒息、防损伤为主。③间歇期治疗护理：指导病人遵医嘱坚持长期有规律服药。

▲健康指导内容主要是稳定病人情绪，合理生活和工作，注意安全问题。

## 第9节　三叉神经痛病人的护理

三叉神经痛(trigeminal neuralgia)是指在三叉神经分布区域内出现的短暂的、反复发作的、难以忍受的剧痛。三叉神经痛分为：①原发性三叉神经痛：发病原因不明。②继发性三叉神经痛：由颅内占位性病变、炎症、血管病变等引起。

三叉神经为混合神经，是第5对脑神经，也是面部最粗大的神经，含有一般躯体感觉和特殊内脏运动两种神经纤维。与一侧脸部、口腔、鼻腔的感觉和咀嚼肌的运动有关，也能将一侧头部的感觉讯息传送至大脑。三叉神经由眼支(第1支)、上颌支(第2支)和下颌支(第3支)汇合而成，分别分布在眼裂以上、眼裂和口裂之间、口裂以下区域。见图9-9-1。

本病成年人及老年人多见，女性多于男性。以下主要讨论原发性三叉神经痛。

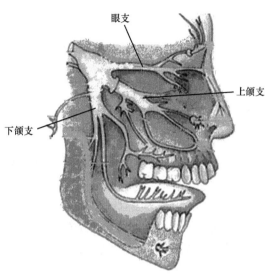

图9-9-1　三叉神经分布

☞考点：①三叉神经痛的概念。②三叉神经的眼支分布在眼裂以上，上颌支分布在眼裂和口裂之间，下颌支分布在口裂以下区域。

### 一、 病因与发病机制

一般认为病变部位在三叉神经脊束核内或脑干内，近年来有学者提出可能是三叉神经根被邻近的异常血管压迫，造成髓鞘脱落、伪突触形成而发生"短路"所致。轻微刺激即可通过"短路"很快达到一定的"总和"，从而引起一阵剧痛。

### 二、 临床表现

**1. 一般特点**

（1）无发作预兆：突发突止。发作只持续数秒或1~2分钟，发作间歇期临床表现完全正常，无神经系统阳性体征。

（2）好发部位：三叉神经第2、第3支疼痛发生率最高。

（3）临床表现：三叉神经痛常反复发作，被称为"天下第一痛"。表现为一侧面颊上颌、下颌及舌部非常明显的、剧烈的电击样、针刺样、刀割样、撕裂样疼痛，重者在床上翻滚，甚至有自杀念头。

（4）伴随症状：约60%病人疼痛发作时伴有同侧眼流泪及口角流口水。

（5）敏感区域：上唇外侧、鼻翼、颊部、舌等处为敏感区域，稍加触动或寒冷刺激即可诱发疼痛发作，故称上述部位为"扳机点"（或触发点）。

**2. 神经系统特点**　神经系统检查一般无阳性体征。

☞考点：①无发作预兆，突发突止，发作间歇期完全正常。②反复发作的阵发性剧烈单侧疼痛。③触动面部"扳机点"会诱发疼痛发作。

# 三、辅助检查

无特殊辅助检查。

# 四、诊断要点

①特殊的发作部位、性质。②面部"扳机点"。③神经系统无阳性体征。

# 五、护理问题

1. 疼痛　与三叉神经损害有关。
2. 焦虑　与疼痛发作剧烈,难以忍受有关。

# 六、治疗及其相关护理

**1. 药物治疗**

(1) 常用制剂:首选卡马西平,可抑制三叉神经的病理性神经反射。首次剂量为 0.1g,逐渐增量,至疼痛控制为止。有效剂量维持治疗 2~3 周后,逐渐减量至最小有效量,再服数月。服药 24~48 小时后即有镇痛效果。若卡马西平无效可改用苯妥英钠、氯硝西泮等药。

(2) 用药注意事项:①指导病人遵医嘱用药。②用药中注意观察有无头晕、嗜睡、恶心、消化不良等轻度不良反应,停药后即可消失,无需处理。③若发现皮疹、共济失调、再生障碍性贫血、昏迷、肝功能受损、心绞痛、精神症状等较重的不良反应,应立即告知医师,给予相应处理。

**2. 其他治疗**　药物治疗无效或失效时可选用神经阻滞治疗(封闭治疗)、射频电凝治疗、手术治疗等,阻断三叉神经传导。

☞考点:本病发作时首选卡马西平治疗。

# 七、其他护理

**1. 指导休息**　环境安静、整洁,保证病人充分休息。

**2. 饮食、排便护理**　给予清淡、易消化、易咀嚼的软食。保持大便通畅。

**3. 观察病情**　注意观察疼痛部位、性质、程度及病人反应等情况。了解发病诱因及治疗效果。

**4. 对症护理**　因说话、刷牙或微风拂面时都会触动面部"扳机点"诱发疼痛发作,所以,病人常不敢洗漱、进食,甚至连唾液都不敢下咽,从而影响正常的生活和工作。①指导病人洗脸、刷牙、剃须时动作要轻柔。②小口进餐,细嚼慢咽,咀嚼幅度要小。③注意面部保暖。

**5. 心理护理**　鼓励病人适当的参加娱乐活动,如看电视、欣赏轻音乐、跳交谊舞、练气功等,帮助病人身心放松,提高痛阈。

☞考点:指导病人洗漱、剃须动作要轻;进餐要细嚼慢咽,咀嚼幅度要小;注意面部保暖。

# 八、健康教育/出院指导

**1. 知识宣传**　告知病人三叉神经痛的发作特点及防治知识,使其心中有数,减轻恐惧,减少盲目。

**2. 生活指导**　告知病人生活要有规律,保证身心充分休息,注意面部保暖。指导病人适宜的洗漱、进餐方法。

**3. 用药指导**　提醒病人遵医嘱用药,不可随意停减、撤换药物。用卡马西平期间不要独自外出,不能开车或高处作业。

**4. 定期复查**　用药期间每周复查血象 1 次,定期监测肝肾功能。

## 九、小　结

▲三叉神经痛是指在三叉神经分布区（眼裂以上、眼裂和口裂之间、口裂以下区域）内出现的短暂、反复发作、难以忍受的剧痛。

▲每次发作只持续数秒或 1~2 分钟，突发突止；间歇期完全正常，神经系统检查无阳性体征。但面部有"扳机点"。

▲首选卡马西平治疗。

▲护理要点是保证休息，注意洗漱、进餐时动作轻柔，加强心理护理。

## 第 10 节　帕金森病病人的护理

帕金森病（parkinson's disease，PD），又称震颤麻痹，是黑质和黑质-纹状体通路变性的慢性疾病。由英国医生 James Parkinson 于 1817 年首先系统描述。本病常见于中老年人，男性略多于女性，病程可持续数年或数十年之久，不能自动缓解。病人主要死于疾病晚期出现的各种并发症。帕金森综合征指由药物、化学毒物、代谢障碍、脑血管病、肿瘤等原因造成的与帕金森病类似的临床表现和病理改变。

☞考点：①帕金森病、帕金森综合征概念。②帕金森病常见于中老年人。

## 一、病因与发病机制

（一）病因

**1. 年龄老化**　30 岁后黑质多巴胺能神经元开始退行性变，但一般不足以起病，只有当老化加速使黑质多巴胺能神经元明显减少，才可引起本病。所以，本病 40 岁以前发病十分少见。

**2. 环境因素**　嗜神经毒的甲苯基四氢基吡啶（MPTP）可导致多巴胺能神经元变性、丢失，从而诱发本病。与 MPTP 分子结构类似的工业或农业毒物可能也是帕金森病的病因之一。

**3. 遗传因素**　目前认为约 10% 的病人有家族史，与常染色体显性遗传有关。但绝大多数为散发性。

（二）发病机制

**1. 两个通路**　见图 9-10-1。

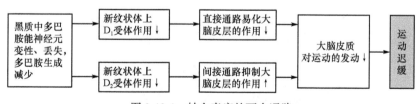

图 9-10-1　帕金森病的两个通路

**2. 两个递质**　多巴胺是抑制性神经递质，乙酰胆碱是兴奋性神经递质，两者都是纹状体内重要的神经递质，两者功能相互拮抗，完成调节肌张力、协调随意运动和维持身体姿势的功能。见图 9-10-2。

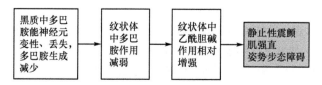

图 9-10-2　帕金森病的两个递质

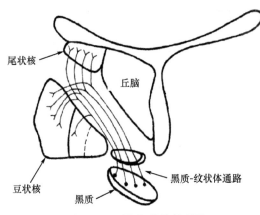

图 9-10-3　黑质-纹状体通路

纹状体包括豆状核和尾状核,通过黑质-纹状体通路与黑质关联(图 9-10-3)。帕金森病病理特征是黑质中形成路易小体。

☞考点:黑质多巴胺能神经元减少,使纹状体中多巴胺减少,乙酰胆碱作用相对增强。

## 二、临床表现

本病起病隐匿,发展缓慢,逐渐加剧。有四大主要特征:静止性震颤、肌强直、运动迟缓、姿势步态障碍。

**1. 静止性震颤**　常为首发症状,是本病特征性症状。①多从一侧上肢开始→同侧下肢→对侧上、下肢→口周→下颌→头部,逐渐扩展。②上肢震颤比下肢严重。③上肢表现为拇指对掌与余指呈"搓丸样动作",静止时出现且明显,随意运动时减轻或暂时停止,情绪激动时加重,睡眠时完全停止。取物手发抖,不能将食物准确送入口中。

**2. 肌强直**　被动运动关节时阻力增加,多从一侧上肢或下肢近端开始,逐渐蔓延至远端、对侧和全身肌肉,其特点为:①"铅管样肌强直":被动运动关节时阻力大小始终一致,类似弯曲软铅管。②"齿轮样肌强直":若病人合并有震颤,则在伸屈肢体时感到有断续的停顿,如同齿轮转动一样。③"屈曲体姿":由于四肢躯干和颈部肌肉强直,常表现出一种特殊的姿势(图 9-10-4),即头前倾、躯干俯屈、上臂内收、肘关节屈曲、腕关节伸直、手指内收、拇指对掌、指间关节伸直、髋及膝关节略弯曲。该姿势是帕金森病病人的特有体征。

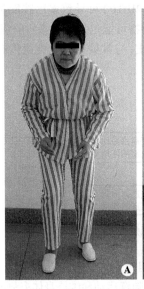
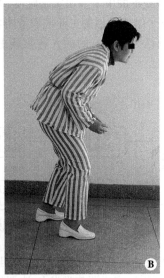

图 9-10-4　帕金森病病人特殊姿势

**3. 运动迟缓**　是本病一种特殊的运动障碍。①随意运动减少:多种动作缓慢,尤以开始时动作为甚。②日常活动受限:如坐下后不能起立,不能自行翻身、起床、穿脱衣裤和鞋袜、解系鞋带和纽扣,不能独立如厕、取水、沐浴、刷牙、修剪指甲、剃须,进食困难。③"面具脸":面部肌肉运动减少,表现为面无表情、不眨眼、双眼凝视。④"写字过小症":书写困难,所写字迹不正,越写越小。⑤病情严重时:口、咽、喉、舌等运动障碍可造成流涎,无力咀嚼食物,咽食时反呛或发噎,吞咽困难,吐字不清、语音变低、发音呈爆发性。

**4. 姿势步态障碍** ①"慌张步态":由于平衡障碍导致重心不稳,起步困难,迈步后往往以急促小步前冲,越走越快,不能立即停步,易跌跤。②走路拖步:两上肢无摆动。③转弯时必须连续原地小步移动:躯干和头部一起转动。

**5. 其他** ①乙酰胆碱作用增强使自主神经系统紊乱,表现为顽固性便秘、排尿不畅、出汗等。②皮脂腺分泌亢进时表现为面部皮脂溢出。③精神异常时最常见的表现为抑郁症,也可以有认知障碍。④晚期病人可有痴呆、忧郁症,甚至伴有继发性关节僵硬、肺炎、压疮等并发症。

☞考点:本病有四大主要特征:静止性震颤、肌强直、运动迟缓、姿势步态障碍。①"静止性震颤"为首发症状,是本病特征性症状。②"屈曲体姿"是帕金森病病人的特有体征。③"运动迟缓"是本病特殊的运动障碍。④"慌张步态"是本病致病人摔倒的重要原因。

## 三、辅助检查

本病缺乏有诊断价值的辅助检查。脑脊液中多巴胺及其代谢产物高香草酸含量降低,但缺乏特异性。

## 四、诊断要点

①中老年发病,病程进展缓慢。②运动迟缓。③静止性震颤、肌强直、姿势步态障碍中至少有 1 项。④左旋多巴治疗敏感

## 五、护理问题

1. 躯体移动障碍 与黑质病变,纹状体功能障碍有关。
2. 自尊紊乱 与自身形象改变、生活不能自理等有关。
3. 营养失调:低于机体需要量 与吞咽困难和肌强直、震颤致机体消耗量增加有关。
4. 自理缺陷 与黑质病变,纹状体功能障碍有关。

## 六、治疗及其相关护理

*(一)药物治疗*

目前尚无阻止原发性帕金森病自然进展的良好方法,相比之下,药物治疗最为有效。①药物治疗的目的主要是改善症状。②药物治疗的基本原理是恢复和调整多巴胺-乙酰胆碱平衡。③疾病早期无需特殊治疗,当疾病影响病人工作和生活时,适当的药物治疗可以不同程度的减轻症状,减少并发症,从而延长病人生命。④通常采用非替代疗法,疗效减弱后再改用或加用替代性药物。

**1. 非替代疗法**

(1) 抗胆碱能药物:具有阻断乙酰胆碱的作用。如盐酸苯海索(安坦)2~4mg,每日 3 次口服,或选用东莨菪碱等药,此类药常见不良反应为口干、瞳孔扩大、少汗、便秘、排尿困难等。青光眼及前列腺肥大者忌用。

(2) 金刚烷胺:增加多巴胺合成,促使多巴胺释放,改善帕金森病症状。本药偶有口渴、失眠、食欲不振、头晕、足踝水肿、视力障碍、心悸、精神症状等不良反应。肝、肾功能不全及癫痫者慎用。本药维持疗效时间不长,不宜长期服用。

**2. 多巴胺替代疗法** 是帕金森病最重要的治疗方法。①因多巴胺不易透过血脑屏障,故须用能透过血脑屏障的 L-多巴(又称为左旋多巴或多巴胺前体),弥补脑内多巴胺不足。②由于 L-多巴副作用很大,现已很少单独应用。目前应用 L-多巴与外周多巴脱羧酶抑制剂(苄丝肼、卡比多巴)组成的复

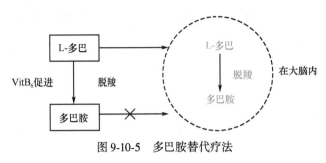

图9-10-5 多巴胺替代疗法

方多巴制剂,能使更多的L-多巴进入脑内后再脱羧成多巴胺。③维生素B₆能在中枢神经系统以外促进L-多巴转变为多巴胺,使脑内多巴胺减少,所以本病不宜用维生素B₆。见图9-10-5。

（1）常用制剂:①美多巴（多巴丝肼）:是L-多巴和苄丝肼的混合剂。美多巴缓释胶囊是L-多巴和苄丝肼复合物的控释制剂,能稳定L-多巴血浓度。②森纳梅脱（心宁美）:是L-多巴和卡比多巴的混合剂。息宁是森纳梅脱控释片。

（2）用药注意事项

1）此类药有食欲减退、恶心、呕吐等不良反应,应进餐时服药。

2）若出现幻觉、妄想等严重精神症状或有直立性低血压时,应报告医生及时处理。

3）不宜同时用利血平、氯丙嗪等药,以免导致直立性低血压。

4）长期服用左旋多巴制剂会出现运动障碍,表现为怪相、摇头以及双臂、双腿和躯干的各种异常运动。减量或停药后上述症状可改善或消失。

5）症状波动:包括"开-关现象"和"剂末恶化"两种情况。①"开-关现象":指症状在突然加重与突然缓解之间波动。遵医嘱加用多巴胺受体激动剂,减少左旋多巴用量,可以防止或减少"开-关现象"发生的次数。②"剂末恶化":又称疗效减退,指每次服药后药物的作用时间逐渐缩短。遵医嘱增加每天总剂量,分开多次服用可以预防"剂末恶化"的发生。

**3. 多巴胺受体激动剂** 早期应用可延迟多巴胺替代药物的使用,中、晚期应用可改善症状,并减少多巴胺替代药物的用量。

（1）常用制剂:①麦角类:培高利特、溴隐亭等。②非麦角类:吡贝地尔缓释片、普拉克索等。

（2）用药注意事项:①本类药最常见的不良反应为恶心、呕吐,加用多潘立酮（吗丁啉）,可缓解恶心、呕吐症状。②本类药可以有头晕、乏力、皮肤瘙痒、便秘等不适,需给予对症处理。③本类药剂量过大时,可有精神症状、直立性低血压等。宜从小剂量开始,逐渐缓慢增加剂量直至有效。不宜同时用利血平、氯丙嗪等药,以免导致直立性低血压。④麦角类多巴胺受体激动剂会导致心脏瓣膜病变和胸膜纤维化,目前已不主张使用。

**（二）手术治疗**

一般健康状况良好,且药物治疗效果不佳或副作用严重时,可采用脑深部电刺激术等外科手术治疗。外科手术只能改善症状,不能根治本病,手术后仍需用药物治疗,但可减少剂量。

☞考点:①通常采用非替代疗法（抗胆碱能药物、金刚烷胺等）,疗效减弱后再改用或加用替代性药物（美多巴、森纳梅脱等）。②多巴胺受体激动剂可延迟替代药物的使用或减少用量。③多巴胺替代疗法会导致症状波动,表现为"开-关现象"和"剂末恶化"。④"开-关现象"是因L-多巴用量过多。"剂末恶化"是因L-多巴用量过少。

# 七、其他护理

**1. 指导休息** 是本病护理重点。目的在于防止和推迟关节强直和肢体挛缩的程度。

（1）疾病早期:主要表现为震颤。①指导病人培养业余爱好,如养花、下棋、散步、打太极拳、做体操等,尽量参加有益的社交活动,尽可能继续工作。②生活用品固定放置,便于病人生活自理。鼓励病人尽量独立完成日常生活活动,如说话、写字、进食、穿衣、移动等。注意观察病人动作灵活性,必要时给予适当地帮助。③鼓励病人进行锻炼,注意保持身体和各关节的活动强度与最大活动范围,预防关节挛缩的发生。

（2）疾病中期：此期病人已出现一些行动障碍情况,要有计划有目的地指导锻炼,注意安全。①病人感到从椅子上起立或坐下有困难时,要反复多次练习起坐动作。②起步困难或步行中突然僵住不动时,病人往往会很紧张,应指导病人思想放松,步伐跨大,不要强行拉着病人走。当病人感到脚粘在地上时,可告诉病人先向后退一步,再往前走,这样会比直接向前容易。③训练病人向前走时抬高脚,不要拖脚,双臂摆动,目视前方,不要俯视地面。④转弯时,动作缓慢,否则易失去平衡。⑤温水浴、按摩等物理治疗有助于缓解肌肉僵硬,并可预防挛缩。⑥指导病人进行鼓腮、伸舌、撅嘴、龇牙、吹吸等面肌功能训练,可以改善面部表情和吞咽困难,协调发音。

（3）疾病晚期：此期病人往往卧床不起,应帮助病人采取舒适体位,给予被动关节活动,按摩四肢肌肉等,预防并发症发生。

**2. 饮食、排便护理**

（1）餐前评估病人：了解病人吞咽反射、口腔活动控制能力、咳嗽和呕吐反射、吞咽能力。给病人提供轻松愉快的进餐环境,保证充足的进餐时间,不打扰病人进餐。

（2）就餐方法：让端碗持筷困难的病人用把手较大的叉子及汤勺、不易碎的不锈钢饭碗、水杯等。若病人手指颤抖厉害,可将碗、勺暂时固定在手上,必要时协助其进食。进餐时不催促病人,但要注意保持食物温度,防止食物过热、过冷。

（3）食物要求：给予易咀嚼、易消化、易吞咽食物,可将食物切碎或给予半流质,便于病人咀嚼和吞咽。少量分次吞咽。对易呛咳病人给予鼻饲。必要时静脉补充营养物质。

（4）就餐后姿势：就餐后帮病人取坐姿,保持10~15分钟。

（5）合理饮食：给予高热量、高维生素、高纤维素、低盐、低脂、适量优质蛋白易消化饮食。①高蛋白饮食会降低左旋多巴类药物的疗效,故不宜盲目给予过多的蛋白质。槟榔为拟胆碱能食物,可降低抗胆碱能药物的疗效,也应避免食用。③鼓励病人多饮水,多食富含纤维素的食物,多食麻油、蜂蜜,多按摩腹部,养成定时排便习惯,必要时遵医嘱用缓泻剂。

（6）评估病人营养状况。

**3. 观察病情** ①观察肌震颤、肌强直、运动状况、姿势步态情况。②注意吞咽困难程度及每日进食量,了解体重变化情况。③观察有无肺炎、压疮等并发症。

**4. 对症护理** 是本病护理重点。

（1）安全护理：避免跌倒,防止伤害,是本病首要的护理措施。①设有扶手:楼梯两旁、墙上设置扶栏,尤其在门把手附近的墙上增设扶手,以增加病人开、关门时的安全性;厕所、浴室内增设扶手,可以防止病人在穿脱衣服或大小便时跌倒;过度震颤者应让其坐在有扶手的椅子上。②地面平整:地毯无皱起,并去除门槛,以免病人绊倒。必要时使用手杖。③方便如厕:对如厕有困难者,配备高座厕,厕座周围设扶手,使病人如厕时容易坐下、站起。手纸随手可取,通道无障碍。④防止坠床:床旁设有床栏;在床尾处绑上粗长的绳子,便于病人拉绳安全坐起。⑤防止损伤:去除尖角家具;禁止病人自行使用锐利器械、危险品及液化气炉灶;以防烧伤、尽量不让病人自己倒开水,以防烫伤。⑥协助用药:对认知障碍者要安排专人陪护;药品代为保管,每次送药到口。

（3）皮肤护理:给病人穿轻便宽松衣服,以减少对皮肤的刺激、摩擦。卧床病人给予气垫床,或使用柔软透气的厚垫絮。保持床单平整、干燥。每日至少用温水清洁皮肤1~2次,及时更衣。

（4）生活护理:①鼓励病人生活自理,必要时协助病人料理日常生活。②对出汗多者给予皮肤护理,保持皮肤、衣被清洁。③鼓励病人排便自理。④将病人安置在轮椅或椅子上更衣,以便病人更衣时有依靠。⑤建议病人穿宽松衣服,不穿带的鞋子或扣子较多的衣服等。鼓励病人尽量独立更衣、修饰。

**5. 心理护理** 鼓励病人说出自己的感受,给予心理支持。帮助病人积极参加社会活动,寻找有兴趣的活动,培养生活情趣,如郊游或旅行等,不仅能使病人精神振奋,还因车身震动有助于缓解病人的强直状态。告知病人和家属此病虽不能根治,但药物治疗可以减轻症状,预防并发症发生,调动病人配合治疗的积极性,鼓励病人主动配合治疗。

☞考点:活动训练。安全护理。

## 八、 健康教育/出院指导

**1. 知识宣传** 向病人及家属介绍本病基本知识,使其对本病有所了解,注意行为安全,外出时最好有人陪伴,随身携带有病人姓名、住址和联系方式的"安全卡"。病人能主动配合治疗护理,观察药物疗效及不良反应,能进行自我检测,发现病情加重,及时就诊。

**2. 生活指导** 生活有规律,保证充足休息与睡眠。增加营养、促进排便,注意活动安全。帮助病人保持良好心态,坚持参加力所能及的社会活动和体育锻炼,尽量保持最大限度的全关节活动。尽量生活自理,加强平衡功能和语言功能康复训练。

**3. 配合治疗** 让病人了解药物的种类、用法、剂量、服药注意事项、疗效及不良反应等,知道本病需要长期甚至终身服药治疗。病人能遵医嘱坚持用药,注意观察疗效及副作用。

**4. 定期复查**

☞考点:提高病人的生活自理能力。注意安全。配合治疗。

## 九、 小　　结

▲帕金森病是中老年人常见疾病。其发病与脑内多巴胺减少密切相关。

▲临床上以静止性震颤、肌强直、运动迟缓和姿势步态障碍为临床特征。其中"静止性震颤"是本病特征性症状。"屈曲体姿"是本病特有体征。"运动迟缓"是本病特殊的运动障碍。"慌张步态"是本病病人跌倒的重要原因。

▲常用非替代疗法、多巴胺替代疗法、多巴胺受体激动剂进行治疗。

▲最具特色的护理措施是指导休息与活动、安全护理。

## 第 11 节　急性炎症性脱髓鞘性多发性神经病病人的护理

急性炎症性脱髓鞘性多发性神经病(acute inflammatory demyelinating polyneuropathy)又称为吉兰-巴雷综合征(GBS),是自身免疫介导的周围神经病,常累及脊神经根、脊神经,甚至影响到脑神经。临床特征是急性、对称性、弛缓性肢体瘫痪及脑脊液蛋白-细胞分离。本病任何年龄均可发病,好发于青壮年。病死率为3%~4%,病残率为2%~10%。多数病人6~12个月基本痊愈。

☞考点:吉兰-巴雷综合征概念。临床特征是急性、对称性、弛缓性肢体瘫痪及脑脊液蛋白-细胞分离。

## 一、 病因与发病机制

(一) 病因

本病是与感染、疫苗接种有关的免疫介导的迟发型超敏反应。感染是启动免疫反应的首要因素,最主要的感染因子是空肠弯曲菌。约85%的病人以腹泻为前期症状。此外,病毒、支原体感染也与本病有关。

(二) 发病机制

吉兰-巴雷综合征的发病机制见图9-11-1。主要病理改变是周围神经广泛的炎症,节段性脱髓鞘。

☞考点:①感染是启动免疫反应的首要因素,最主要的感染因子是空肠弯曲菌。②自身免疫反应导致周围神经髓鞘脱落,神经根炎症。

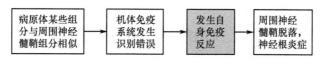

图 9-11-1 吉兰-巴雷综合征的发病机制

## 二、临床表现

**1. 一般特点** 多数病人在本病发病前 1~4 周有呼吸道、肠道感染病史或疫苗接种史。本病起病呈急性或亚急性,进展迅速,1~2 周内达高峰,4 周左右开始恢复。

**2. 神经系统特点** 主要表现为因神经传导速度减慢而导致的一系列症状。

(1) 瘫痪:首发症状为四肢对称性无力,多从双下肢开始,逐渐向上发展,出现弛缓性瘫痪。多于数日至 2 周达高峰。病情危重者在 1~2 日内迅速加重,甚至累及肋间肌和膈肌致呼吸肌麻痹,表现为呼吸困难、发绀、咳嗽无力。急性呼吸衰竭是本病死亡的主要原因。

(2) 感觉障碍:表现为肢体远端有麻木、蚁走感、针刺感、烧灼感等感觉异常,可出现手套、袜套样感觉减退(末梢型感觉障碍的特点)。感觉障碍可先于运动障碍,但比运动障碍轻。部分病人无明显感觉障碍体征。

(3) 脑神经损害:半数以上病人有脑神经损害,多为双侧。成人以双侧面神经麻痹最常见,表现为吞咽困难、构音障碍、饮水呛咳、不能咳痰等,易并发肺炎、肺不张、窒息及营养不良等。其他脑神经也可受到累及。

(4) 自主神经损害:以心脏损害最常见、最严重,表现为心律失常、心力衰竭、心肌缺血、血压不稳等,甚至突然死亡。此外,还可见多汗、皮肤潮红、手足肿胀、营养障碍、尿潴留等表现。自主神经受损是吉兰-巴雷综合征病情危重的标志。

**3. 并发症** 急性呼吸衰竭、窒息、肺部感染、心律失常等。

☞考点:①本病首发症状为四肢对称性无力。②急性呼吸衰竭是主要死因。③以末梢型感觉障碍为主。④自主神经受损是吉兰-巴雷综合征病情危重的标志。

## 三、辅助检查

**1. 脑脊液检查** 脑脊液蛋白-细胞分离现象是本病的重要特点,即脑脊液中细胞数正常,而蛋白质明显增高(因髓鞘脱落和神经根炎症所致)。蛋白-细胞分离现象在发病后 4~6 周达到高峰。脑脊液压力正常,无色透明。

**2. 肌电图检查** 早期正常,晚期可出现神经传导速度减慢现象。

**3. 腓肠神经活检** 可见神经脱髓鞘和炎性细胞浸润。

☞考点:脑脊液蛋白-细胞分离现象是本病的重要特点。

## 四、诊断要点

①病前 1~4 周有呼吸道、肠道感染病史或疫苗接种史。②四肢对称性弛缓性瘫痪。③末梢型感觉障碍伴脑神经损害。④脑脊液显示蛋白-细胞分离,肌电图异常。

## 五、护理问题

1. 低效性呼吸型态 与呼吸肌麻痹有关。

2. 清理呼吸道无效 与呼吸肌麻痹、咽反射减弱、肺部感染致呼吸道分泌物增多有关。

3. 躯体移动障碍 与脊神经受累有关。

4. 焦虑　与病人担心预后有关。

# 六、治疗及其相关护理

**1. 辅助呼吸**　维持呼吸功能是增加治愈率、减少死亡率的关键。若病人出现严重呼吸困难、极度缺氧,肺活量、血氧饱和度、动脉氧分压明显降低,应及早使用呼吸机。使用呼吸机,是防止因呼吸肌麻痹而死亡的最有效的治疗措施。

**2. 血浆置换疗法**　可清除血中有害抗体、补体及细胞因子等,从而减少和避免神经髓鞘损害,有条件者尽早进行。每次置换血浆量为每千克体重40~50ml,1~2周内进行3~5次。

**3. 滴注大剂量丙种球蛋白**　尽早或在出现呼吸肌麻痹前使用,可获得与血浆置换疗法相近的效果。按每日每千克体重0.4g静脉滴注,连用4~5天。

**4. 神经营养**　应用B族维生素等治疗。

**5. 其他**　抗空肠弯曲菌感染、对症治疗、预防并发症、早期康复治疗等。

☞考点:使用呼吸机,是防止因呼吸肌麻痹而死亡的最有效的治疗措施。有条件者尽早进行血浆置换疗法、滴注大剂量丙种球蛋白等抗免疫治疗。

# 七、其他护理

**1. 指导休息**　①环境:安静、整洁,温度、湿度适宜,通风良好,提供舒适的休息环境。②体位:不用呼吸机时取半卧位,有利于呼吸及排痰。

**2. 饮食、排便护理**　给予高蛋白、高维生素、高热量易消化饮食,多吃新鲜蔬菜、水果、豆及谷类、蛋、肝及瘦肉等。若有吞咽困难、进食呛咳等情况,应尽早进行鼻饲或肠外营养。保持大便通畅。

**3. 观察病情**　是本病护理重点。①重症病人应在重症监护病房治疗,给予生命体征监测、心电监护、血氧饱和度监测。②密切观察病人神志、呼吸、排痰情况,注意有无运动、感觉障碍,发现呼吸困难、烦躁、出汗、发绀、吞咽困难、呛咳等异常现象,及时通知医生处理。

**4. 对症护理**

(1) 保持呼吸道通畅:是本病的护理重点。①给予翻身、叩背、湿化痰液。鼓励病人深呼吸,进行有效咳嗽、咳痰,必要时吸痰。②病人呼吸困难时给予吸氧,必要时使用呼吸机辅助呼吸。③备好抢救物品,如气管插管包、气管切开包、呼吸机、氧气、吸引器、抢救车等。

(2) 呼吸机管理:具体参见《急救护理》相关内容。

(3) 康复锻炼:①保持病变肢体良肢位,防止关节畸形。②进行主动、被动肢体运动,防止肌肉萎缩及深静脉血栓形成。③进行吞咽功能训练,促进吞咽功能恢复。

(4) 预防并发症:①预防交叉感染:减少探视,医务人员接触病人时戴口罩,定期消毒病房空气。②预防压疮:保持床单干燥、平整,按时翻身,避免皮肤长期受压。③预防烫伤:病变肢体处慎用热水袋。④做好口腔护理。

**5. 心理护理**　认真倾听病人主诉,告诉病人本病具有自限性,预后较好,发病4周以后大多数病人可以基本痊愈。鼓励病人积极配合治疗,树立病人战胜疾病的信心。

☞考点:观察病人呼吸、排痰、运动、感觉情况。保持呼吸道通畅。预防并发症。

# 八、健康教育/出院指导

指导病人出院后保证足够的营养(高蛋白、高维生素饮食),坚持肢体功能锻炼,增强机体抵抗力。注意保暖,避免受凉、疲劳、淋雨、感冒等降低机体抵抗力的因素。

# 九、小　结

▲吉兰-巴雷综合征是主要与空肠弯曲菌感染有关的自身免疫性疾病。

▲首发症状是四肢对称性无力。临床特征是急性、对称性、弛缓性肢体瘫痪,脑脊液特点是有蛋白-细胞分离现象。

▲呼吸肌麻痹是本病的主要死因。

▲治疗关键是使用呼吸机维持正常呼吸功能,免疫治疗,促进神经功能的恢复。

▲护理特色是保持呼吸道通畅,预防并发症。

# 第 12 节　重症肌无力病人的护理

重症肌无力(myasthenia gravis,MG)是一种神经-肌肉接头传递功能障碍的获得性自身免疫性疾病。与神经-肌肉接头突触后膜上乙酰胆碱受体(AChR)受损有关。临床特征为受累骨骼肌易于疲劳,通常在活动后症状加重,经休息和抗胆碱酯酶药治疗后症状减轻。成年人重症肌无力有两个发病高峰,第一个高峰为 20~30 岁,以女性多见;第二个高峰为 40~50 岁,以男性多见。我国南方发病率较高。

☞考点:①重症肌无力的概念。②活动后症状加重,经休息和用胆碱酯酶抑制剂治疗后症状减轻。

## 一、病因与发病机制

(一) 病因

**1. 自身免疫**　大多数重症肌无力病人血清中能测到抗乙酰胆碱受体抗体(AChR-Ab)。

**2. 胸腺异常**　重症肌无力病人常有胸腺异常。可能由于病毒或其他非特异因子感染胸腺后,导致胸腺"肌样细胞"上的乙酰胆碱受体(AChR)构型发生变化,刺激机体产生 AChR-Ab。

**3. 遗传因素**　家族性重症肌无力的发现提示本病与遗传有关。

(二) 危象诱因

重症肌无力危象的主要诱因为用药不当、感染、妊娠、分娩、手术、精神创伤、过度疲劳等。

(三) 发病机制

重症肌无力的发病机制见图 9-12-1、图 9-12-2。

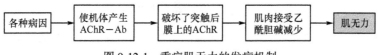

图 9-12-1　重症肌无力的发病机制

☞考点:本病病因主要是机体产生抗乙酰胆碱受体抗体(AChR-Ab)。

## 二、临 床 表 现

**1. 一般表现**　以颅神经支配的肌肉(眼外肌、表情肌、咽喉舌肌)受累最为多见。①首发症状:眼外肌不同程度无力,如上睑下垂、眼球活动受限、复视等,但瞳孔不受累。②表情肌、咽喉舌肌受累:面部缺乏表情、吹气不能、咀嚼无力、吞咽困难、饮水呛咳、构音困难等。③颈肌受累:抬头、转头无力。④四肢肌肉受累:常表现四肢无力,近端重于远端,严重者被迫卧床。⑤所有肌肉受累:都会有晨轻暮重、疲劳后症状加重的现象。⑥胆碱酯酶抑制剂治疗有效:是重症肌无力的重要临床

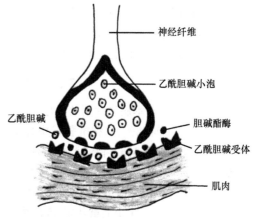

图 9-12-2　重症肌无力发病机制模式图

神经纤维

乙酰胆碱小泡

胆碱酯酶

乙酰胆碱受体

乙酰胆碱

肌肉

特征。胆碱酯酶是分解乙酰胆碱的酶。

**2. 多种危象**

（1）重症肌无力危象：因病变影响呼吸肌或胆碱酯酶抑制剂剂量不足所致，是最常见的危象及最常见的死因，以呼吸困难为突出症状。

（2）胆碱能危象：因胆碱酯酶抑制剂过量所致。病人肌无力症状加重，出现肌束震颤及毒蕈碱样作用。

（3）反拗危象：由于对胆碱酯酶抑制剂不敏感而出现极度呼吸困难，加大胆碱酯酶抑制剂剂量无济于事。

☞考点：①颅神经支配的肌肉受累最多见。首发症状是眼外肌不同程度无力。②有晨轻暮重、疲劳后症状加重的现象。③胆碱酯酶抑制剂治疗有效是特征。④危象诱因可诱发3种危象：重症肌无力危象、胆碱能危象、反拗危象。重症肌无力危象最常见，是最常见的死因，以呼吸困难为突出症状。⑤重症肌无力危象是胆碱酯酶抑制剂量不足所致；胆碱能危象是胆碱酯酶抑制剂过量所致；反拗危象是胆碱酯酶抑制剂不敏感所致。

# 三、辅 助 检 查

**1. 疲劳试验（Jolly 试验）**　令病人做受累肌群的重复性收缩，如反复睁闭眼、反复握伸拳等，若肌无力症状明显加重，为试验阳性。

**2. 胆碱酯酶抑制剂试验**　注射胆碱酯酶抑制剂新斯的明或依酚氯铵，观察受累骨骼肌的肌力变化，若肌无力显著改善，为试验阳性。

**3. 重复神经电刺激检查**　停用胆碱酯酶抑制剂 24 小时后，用低频（3Hz/s）电重复刺激尺神经或面神经，记录远端诱发电位。出现动作电位波幅递减 10% 以上，有助于本病的确诊。

**4. AChR-Ab 效价测定**　对重症肌无力的诊断具有特征性意义。80% 以上的重症肌无力病例的血清中 AChR-Ab 效价明显增高。

☞考点：①重复神经电刺激检查具有确诊价值。②AChR-Ab 效价测定对重症肌无力的诊断具有特征性意义。③疲劳试验、胆碱酯酶抑制剂试验有助于诊断。

# 四、诊 断 要 点

①肌肉无力，晨轻暮重，疲劳后加重。②胆碱酯酶抑制剂治疗有效。③辅助检查结果支持诊断。

# 五、护 理 问 题

1. 生活自理缺陷　与肌肉运动障碍有关。
2. 恐惧　与呼吸肌无力及濒死感有关。
3. 潜在并发症：重症肌无力危象。

# 六、治疗及其相关护理

**1. 药物治疗**　是本病最常用的治疗方法。

（1）胆碱酯酶抑制剂：又称抗胆碱酯酶药。是重症肌无力的最主要的治疗手段。抑制胆碱酯酶活性可以使乙酰胆碱（Ach）降解减慢，并使 Ach 和受体结合时间延长，从而代偿结合点的不足，缓解肌无力症状。

1）常用制剂：溴吡斯的明、新斯的明等药，其中最常用、副作用最小的是溴吡斯的明。

2）用药注意事项：①小剂量开始，逐渐增量。遵医嘱用药，按时用药。②存在发病诱因时可遵医嘱适当增加用药剂量。③用药期间若有恶心、呕吐、腹痛、腹泻、出汗等毒蕈碱样不良反应，可用阿托品对抗。④氯化钾、麻黄碱可加强胆碱酯酶抑制剂的作用，要观察协同作用，防止发生胆碱能危象。

（2）糖皮质激素：通过抑制 AChR-Ab 生成而发挥作用。主要用于胆碱酯酶抑制剂反应较差并已行胸腺切除的病人。部分病人用糖皮质激素后 2 周内会出现病情加重，甚至出现危象，故最初用药时应住院治疗，严密观察。

（3）免疫抑制剂：激素治疗半年症状无改善，可选用免疫抑制剂。

1）常用制剂：硫唑嘌呤、环磷酰胺、环孢霉素等。

2）用药注意事项：注意肝肾功能、血象、胃肠道反应、出血性膀胱炎等情况，发现异常及时通知医生，遵医嘱处理。

（4）禁用和慎用药物：①加重神经-肌肉接头传递障碍药：氨基糖苷类、磺胺类、新霉素、多黏菌素、巴龙霉素等。②降低肌膜兴奋性药：奎宁、奎尼丁等。③镇静、阻滞药：吗啡、地西泮、苯巴比妥、苯妥英钠、氯丙嗪、利多卡因、普萘洛尔等。

**2. 胸腺手术或放疗** 成人胸腺异常者一般考虑手术切除，尤其是病程短、伴发胸腺增生的年轻女性病人。60 岁以上非恶性胸腺瘤病人或病程 10 年以上的慢性病人原则上不推荐手术治疗。对不适于做胸腺切除者可行放射治疗。

**3. 血浆置换** 用正常人血浆或血浆代用品置换重症肌无力病人血浆，去除病人血中抗体。但作用时间较短，一般只维持 1 周左右，仅适用于危象和难治性重症肌无力。

**4. 免疫球蛋白** 可以干扰 AChR-Ab 与 AChR 结合。作为辅助治疗，可迅速改善病人症状，一般无明显副作用，但价格昂贵。

**5. 危象护理** 是本病护理重点。

（1）保持呼吸道通畅：是抢救危象的首要措施。①立即给予吸氧。②及时吸痰，保持空气清新、湿润，多饮水，必要时予以化痰药应用。抬高床头，鼓励病人深呼吸，尽量咳嗽、排痰。③当自主呼吸不能维持正常通气量时要及早气管切开，用呼吸机辅助呼吸。④防止呼吸道感染：但避免用氨基糖苷类等抑制神经兴奋传递的抗生素。

（2）病情监测：严密监测血氧饱和度、呼吸状况等，发现异常立即通知医生。同时做好气管切开、气管插管、使用呼吸机等抢救措施的准备和配合。

（3）合理使用胆碱酯酶抑制剂：①重症肌无力危象时：加大胆碱酯酶抑制剂剂量。②胆碱能危象时：立即停用胆碱酯酶抑制剂，待药物排泄后再重新调整使用剂量。③反拗危象时：暂停胆碱酯酶抑制剂，应用糖皮质激素，待运动终板功能恢复后，再重新调整胆碱酯酶抑制剂使用剂量。

（4）遵医嘱酌情用药：如糖皮质激素、免疫球蛋白、血浆置换

☞考点：①胆碱酯酶抑制剂是重症肌无力的最主要的治疗手段。其他还可用糖皮质激素、免疫抑制剂、免疫球蛋白、血浆置换治疗。②用糖皮质激素后 2 周内会出现病情加重，需严密观察。③禁用和慎用药物：加重神经-肌肉接头传递障碍药，如氨基糖苷类等；降低肌膜兴奋性药，如奎宁、奎尼丁等；镇静、阻滞药，如吗啡、地西泮、苯巴比妥等。④危象护理：最主要是保持呼吸道通畅，必要时要及早气管切开，用呼吸机辅助呼吸。

# 七、其他护理

**1. 指导休息** 是本病护理重点。日常活动宜在清晨、休息后、用胆碱酯酶抑制剂后等肌无力症状较轻时进行。活动量以不感到疲劳为度。若病人四肢无力，嘱其停止活动，充分休息。若病人晨起行走无力可在起床前服长效溴吡斯的明。

**2. 饮食、排便护理** ①给予高蛋白、高热量、高维生素、含钾丰富饮食。②注意饮食安全：若病人吞咽困难，可在餐前 30 分钟用胆碱酯酶抑制剂，不能强行进食、饮水，以免误吸。③给予富含纤维素饮食，保持大便通畅，必要时遵医嘱给予缓泻剂。

**3. 观察病情** 是本病护理重点。

（1）观察病人呼吸情况：注意有无呼吸困难现象。

（2）观察病人肌肉活动情况：注意晨轻暮重、休息轻、活动重的情况。

（3）了解有无肌肉病态疲劳现象：如持续睁眼时间<60秒，或平举、抬头、抬腿的最长时间各<120秒，或连续蹲下站立的最多次数<10次。

**4. 对症护理**

（1）生活护理：当肌无力症状明显时，协助病人做好洗漱、进食、穿衣、处理个人卫生等生活护理。

（2）避免危象诱因：是本病护理重点。如遵医嘱用药，积极抗感染，避免劳累、妊娠、分娩、手术、精神创伤等。

**5. 心理护理** 向病人介绍本病常识，使病人心中有数，有目的地积极配合治疗护理。告诉病人大多数重症肌无力者用药后可以得到有效的控制，不必过度紧张，不良情绪反而会使症状加重。树立病人战胜疾病的信心。

☞考点：①病人宜在清晨、休息后、用胆碱酯酶抑制剂后活动。②若病人吞咽困难，不能强行进食、饮水。③避免危象诱因。④病情观察内容。

# 八、健康教育/出院指导

①指导病人避免危象诱因。②遵医嘱按时服药，避免使用易使重症肌无力病情加重的药物。③告知病人使用胆碱酯酶抑制剂后，若出现肌无力症状加重、呼吸困难、恶心、呕吐、腹痛、大汗、瞳孔缩小等症状，要立即到医院就诊。④提醒病人外出时随身携带诊断卡和胆碱酯酶抑制剂。

☞考点：①避免诱因。②遵医嘱用药。③使用胆碱酯酶抑制剂后，若出现肌无力症状加重等异常症状，要立即到医院就诊。④外出时随身携带诊断卡和胆碱酯酶抑制剂。

# 九、小 结

▲重症肌无力是突触后膜AChR被AChR-Ab破坏的自身免疫性疾病。

▲有晨轻暮重、活动后肌无力加重的特点。

▲用胆碱酯酶抑制剂是重症肌无力最主要的治疗手段。重症肌无力危象是因胆碱酯酶抑制剂量不足；胆碱能危象是因胆碱酯酶抑制剂过量；反拗危象是因胆碱酯酶抑制剂不敏感。最常见的危象是重症肌无力危象。

▲严重呼吸困难，是本病最常见的死因。抢救重症肌无力危象的主要措施是保持呼吸道通畅，辅以呼吸机治疗。

▲护理措施主要是用药护理、病情观察、重症肌无力危象护理。

# 十、疾病鉴别

重症肌无力和吉兰-巴雷综合征的特征比较见表9-12-1。

**表9-12-1 重症肌无力和吉兰-巴雷综合征的特征比较**

| 项目 | 重症肌无力 | 吉兰-巴雷综合征 |
| --- | --- | --- |
| 发病机制 | 乙酰胆碱受体免疫性破坏，使肌肉接受乙酰胆碱少 | 与感染、疫苗接种有关的免疫反应。周围神经髓鞘脱落。神经传导速度减慢 |
| 首发症状 | 眼外肌不同程度的无力 | 四肢对称性无力，多从双下肢开始 |
| 临床表现 | 以颅神经支配的肌肉受累最为多见。重症肌无力危象有呼吸困难 | 四肢对称性弛缓性瘫痪。手套、袜子样分布感觉减退。严重者有呼吸肌麻痹 |
| 辅助检查 | 胆碱酯酶抑制剂试验阳性 | 脑脊液有蛋白-细胞分离现象 |
| 治疗 | 胆碱酯酶抑制剂有效 | 无特异性药物治疗 |

# 第13节 神经系统疾病常见临床表现综合归纳(自学)

## 一、头 痛

头痛分类见表9-13-1。

**表 9-13-1　头痛分类**

| 分类 | | 常见疾病及特点 |
|---|---|---|
| 颅内因素 | 颅内压增高头痛 | 见于引起颅内压增高性疾病,常夜间加重、持续性头部胀痛,阵发性加剧,伴有喷射性呕吐,严重头痛可伴有意识丧失、瞳孔大小不等、光反射消失、生命体征改变等 |
| | 颅内占位性头痛 | 见于颅内肿瘤、血肿等。常晨间加剧且进行性加重,止痛药无效,可以有相应的神经定位体征 |
| | 颅内感染性头痛 | 见于颅内感染性疾病,常伴有高热。如脑膜炎会导致剧烈的头痛,往往同时伴有高热、呕吐、脑膜刺激征 |
| 颅外因素 | 高血压头痛 | 见于高血压,常晨起重、搏动性跳痛 |
| | 眼病头痛 | 见于青光眼、虹膜炎等眼部疾患。常见于眼眶周围及前额,午后加重 |
| | 鼻、鼻窦、牙、耳病头痛 | 见于鼻窦炎,中耳炎等。主要表现为病灶位置处疼痛 |
| 偏头痛 | | 有视物模糊等先兆症状,常为一侧或双侧颞部,搏动性跳痛,往往同时伴有恶心、呕吐 |
| 三叉神经痛 | | 为面部阵发性电击样短促剧痛 |
| 劳累和精神紧张引起的头痛 | | 休息后可缓解 |

## 二、意 识 障 碍

意识障碍分类见表9-13-2。

**表 9-13-2　意识障碍分类**

| 分类 | | 特点 |
|---|---|---|
| 以觉醒改变为主 | 嗜睡 | 睡眠时间过长,但能被叫醒,可勉强回答简单问题,很快又入睡 |
| | 昏睡 | 须强刺激方可唤醒,可作含糊不清答话,很快又入睡 |
| | 浅昏迷 | 意识完全丧失,反射存在,生命体征无改变 |
| | 中昏迷 | 意识完全丧失,反射减弱,生命体征已改变 |
| | 深昏迷 | 意识完全丧失,反射消失,生命体征明显改变 |
| 以意识内容改变为主 | 意识模糊 | 定向力障碍、语言缺乏连贯性、对刺激反应低于正常 |
| | 谵妄 | 急性脑高级功能障碍,认知、反应能力下降,语言障碍、兴奋不安 |
| 脑死亡 | | 脊髓反射存在,脑干反射消失,自主呼吸停止,无脑电活动,无脑血流灌注,持续至少12小时 |
| 植物状态 | | 大脑严重受损,脑干功能相对保留,自身与外界的认知功能丧失,有原始反射、觉醒-睡眠周期 |
| 晕厥 | | 由于脑供血减少,导致伴有姿势张力丧失的发作性意识丧失 |

## 三、感觉障碍常规分类

感觉障碍常规分类见表9-13-3。

**表 9-13-3　感觉障碍常规分类**

| 分类 | 性质 | 意义 |
|------|------|------|
| 特殊感觉障碍 | 嗅觉障碍 | 相应脑神经功能 |
| | 视觉障碍 | |
| | 听觉障碍 | |
| | 味觉障碍 | |
| 一般感觉障碍 | 浅感觉障碍 | 来自皮肤、黏膜的痛觉、温觉、触觉 |
| | 深感觉障碍 | 来自肌腱、肌肉、骨膜、关节的运动觉、位置觉、振动觉 |
| | 复合感觉障碍 | 大脑皮质对深浅感觉的分析、比较、整合 |

## 四、感觉障碍病理分类

感觉障碍病理分类见表 9-13-4。

**表 9-13-4　感觉障碍的病理分类**

| 分类 | 性质 | 特点 |
|------|------|------|
| 抑制性症状 | 感觉减退 | 痛觉、温度觉、触觉、深感觉减退(强刺激,弱感觉) |
| | 感觉缺失 | 痛觉、温度觉、触觉、深感觉缺失(有刺激,无感觉) |
| | 分离性感觉障碍 | 某部位某种感觉障碍,其他感觉正常 |
| | 皮质感觉缺失 | 深感觉正常,但在无视觉参加下,对刺激部位、物体形状、重量等不能辨别 |
| 刺激性症状 | 感觉过敏 | 轻微刺激,强烈感觉 |
| | 感觉过度 | 潜伏期长,感受性降低,不愉快感觉,呈扩散性、延时性 |
| | 感觉异常 | 没有任何外界刺激而出现蚁行感、麻木、瘙痒、针刺、冷然等感觉 |
| | 感觉倒错 | 对刺激产生的错误感觉,如热刺激有冷感觉 |
| | 疼痛 | 局部疼痛,放射性疼痛,扩散性疼痛,牵涉性疼痛,幻肢疼痛,灼烧性神经疼痛 |

## 五、感觉障碍部位分类

感觉障碍部位分类见表 9-13-5。

**表 9-13-5　感觉障碍部位的分类**

| 分类 | 表现 | 常见疾病 |
|------|------|---------|
| 末梢型感觉障碍 | 四肢对称性的末端各种感觉障碍(温、痛、触觉和深感觉),呈手套、袜套型分布 | 多发性周围神经病等 |
| 髓内型感觉障碍 | 受累的脊髓节段以下感觉障碍 | 脊髓节段性病变等 |
| 神经干型感觉障碍 | 某一神经干分布区内各种感觉均减退或消失 | 单个神经病变等 |
| 交叉性感觉障碍 | 病变同侧的面部和对侧半身感觉障碍 | 脑干病变等 |
| 皮质型感觉障碍 | 单个肢体感觉缺失,以精细性感觉障碍为特点 | 大脑皮质病变等 |
| 偏身感觉障碍 | 病变对侧偏身感觉缺失或减退 | 内囊病变等 |

## 六、 中枢感觉障碍

中枢感觉障碍分类见表9-13-6。

**表9-13-6　中枢感觉障碍分类**

| 分类 | 表现 | 病变部位 | 常见原因 |
|---|---|---|---|
| 眩晕 | 是一种运动性或位置性错觉。表现为旋转、倾倒感觉 | 前庭感受器、小脑等 | 梅尼埃病、小脑病变、颈椎病眼部疾病、心血管疾病等 |
| 头昏 | 头重脚轻,步态不稳 | 脑神经功能失调 | 血液循环不畅、缺氧、低血糖等导致脑神经能量匮乏 |

## 七、 运动障碍神经部位分类

运动障碍神经部位分类见表9-13-7。

**表9-13-7　运动障碍神经部位分类**

| 分类 | 病变部位 |
|---|---|
| 上运动神经元性瘫痪 | 大脑皮质和大脑皮质与脑干之间的神经纤维病变所致瘫痪。痉挛性瘫痪 |
| 下运动神经元性瘫痪 | 脑干及以下神经纤维病变所致瘫痪。弛缓性瘫痪 |

## 八、 肢体功能障碍分类

肢体功能障碍分类见表9-13-8。

**表9-13-8　运动障碍肢体功能障碍的分类**

| 分类 | 表现 | 常见疾病 |
|---|---|---|
| 单瘫 | 单个上肢或单个下肢不能运动或运动无力 | 脑半球、脊髓、周围神经或肌肉等病变 |
| 偏瘫 | 一侧面部和肢体瘫痪 | 一侧大脑半球病变,如脑血栓形成、脑出血等导致的内囊病变 |
| 交叉瘫 | 病变侧脑神经麻痹和对侧肢体的瘫痪 | 一侧脑干病变 |
| 截瘫 | 双下肢瘫痪 | 脊髓横贯性损害 |
| 四肢瘫 | 四肢不能运动或肌力减退 | 高颈位病变 |
| 局限性瘫痪 | 某一神经根支配区肌肉瘫痪 | 单神经病变、局限性肌病 |

## 九、 肌 力 评 估

肌力评估见表9-13-9。

**表9-13-9　肌力评估**

| 肌力级别 | 表现 | 级别 | 表现 |
|---|---|---|---|
| 0级肌张力 | 为完全瘫痪 | 3级肌张力 | 肢体能抵抗重力,离开床面,但不能抵抗阻力 |
| 1级肌张力 | 肌肉可收缩,但不能产生动作 | 4级肌张力 | 肢体能作抗阻力动作,但未达到正常 |
| 2级肌张力 | 肢体能在床上移动,但不能抵抗自身重力,不能抬起 | 5级肌张力 | 正常肌力 |

牵张反射:是骨骼肌受外力牵拉而伸长,反射性地引起同一肌肉收缩的生理反射。牵张反射与维持人体正常的肌张力和姿势有关

僵硬:是肌张力增高所致肌肉持续收缩、活动受限或不能活动的一组症状群

## 十、 肢体动作评估

肢体动作评估见表9-13-10。

**表9-13-10 肢体动作评估**

| 评估类别 | 项目 | 特点 |
|---|---|---|
| 评估腱反射 | 深反射 | 肱二头肌反射、肱三头肌反射、桡骨膜反射、膝反射(图9-13-1A)、阵挛、Hoffmann征(霍夫曼征)、Rossolino征(罗索利莫征)阳性 |
| | 浅反射 | 腹壁反射、提睾反射(图9-13-1B)、跖反射、肛门反射阳性 |
| | 病理反射 | 巴宾斯基征(图9-13-1C)、巴宾斯基等位征、强握反射、脊髓自主反射阳性 |
| 评估动作协调性 | 静止性震颤 | 头或手不自主地震颤,出现于静止状态,运动时减轻,见于帕金森病等 |
| | 动作性震颤 | 安静时上述震颤症状轻微,运动时加重,见于小脑病变所致震颤等 |
| | 舞蹈样运动 | 挤眉弄眼、伸舌、耸肩、转颈、上下肢舞动、步行时跌撞等。见于风湿性舞蹈病等 |
| | 手足徐动 | 手指或足趾间歇的、缓慢的、扭曲的、蚯蚓蠕动样的伸展动作,见于肝豆状核变性等 |
| 评估动作平衡性 | 共济失调 | 病人站立不稳,索向前或后倾倒,行走时双足分开较宽,步态蹒跚,醉汉步态等,见于本体感觉、前庭迷路、小脑系统病变引起的机体维持平衡和协调不良 |

## 十一、 脑膜刺激征

脑膜刺激征常用检查项目见表9-13-11。

**表9-13-11 脑膜刺激征常用检查项目**

| 名称 | 项目 | 常见疾病 |
|---|---|---|
| 脑膜刺激征 | 颈强直 | 托病人枕部并使其头部前屈而表现不同程度的颈强 |
| | Kernig征(凯尔尼格征)阳性 | 病人仰卧,下肢于髋、膝关节处屈曲成直角,将小腿伸直与大腿成直线时,出现疼痛或受阻(图9-13-1D) |
| | Brudzinski征(布鲁津斯基征)阳性 | 病人仰卧屈颈时出现双侧髋、膝关节屈曲(图9-13-1E) |

## 十二、 语言障碍分类

语言障碍分类见表9-13-12。

**表9-13-12 语言障碍分类**

| 分类 | 表现 |
|---|---|
| 失语症 | 由于脑损害所致的语言交流能力障碍 |
| 构音障碍 | 由于神经肌肉的器质性病变,造成发音器官的肌无力及运动不协调所致 |

## 十三、 抽 搐

抽搐的病因见表9-13-13。

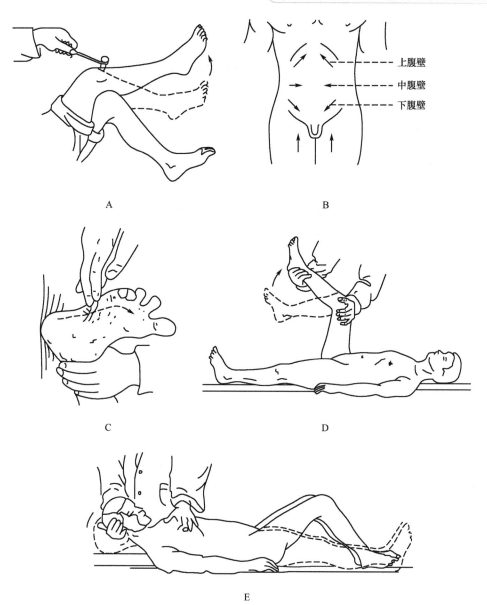

图 9-13-1 神经检查示意图

A. 膝反射；B. 腹壁反射、提睾反射；C. 巴宾斯基征；D. 凯尔尼格征；E. 布鲁津斯基征

表 9-13-13 抽搐病因

| 病因 | 疾病 |
| --- | --- |
| 脑组织病变 | 化脓性脑膜炎、脑肿瘤、脑损伤、癫痫等 |
| 全身疾病 | 高烧、阿-斯综合征、低血钙等 |
| 化学制剂 | 有机磷、酒精中毒等 |

（张小来）

# 参 考 文 献

陈灏珠 . 2005 年 . 实用内科学 . 第 12 版 . 北京 : 人民卫生出版社

葛均波, 徐永健 . 2013 年 . 内科学 . 第 8 版 . 北京 : 人民卫生出版社

胡月娟 . 2012 年 . 内外科护理学 . 台湾 : 华杏出版股份有限公司

贾建平, 陈生弟 . 2013 年 . 神经病学 . 第 7 版 . 北京 : 人民卫生出版社

全国护士执业资格考试用书编写专家委员会 . 2014 年 . 全国护士执业资格考试指导 . 北京 . 人民卫生出版社

万学红, 卢雪峰 . 2013 年 . 诊断学 . 第 8 版 . 北京 : 人民卫生出版社

卫生部和总后勤部卫生部 . 2011 年 . 临床护理实践指南 . 北京 : 人民军医出版社

尤黎明, 吴瑛 . 2012 年 . 内科护理学 . 第 5 版 . 北京 : 人民卫生出版社